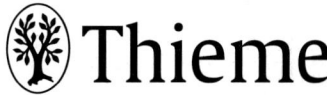

physiolehrbuch Praxis

Physiotherapie in der Traumatologie/Chirurgie

Herausgegeben von Antje Hüter-Becker
und Mechthild Dölken

Autoren:
Stephanie Fresenius
Michael Fresenius
Christian Münzing
Florian Schneider
Heide Suger-Wiedeck
Bärbel Trinkle

364 Abbildungen
 78 Tabellen

Georg Thieme Verlag
Stuttgart · New York

Bibliografische Information Der Deutschen Bibliothek
Die Deutsche Bibliothek verzeichnet diese Publikation in der Deutschen Nationalbibliographie; detaillierte bibliographische Daten sind im Internet über http://dnb.ddb.de abrufbar

Wichtiger Hinweis: Wie jede Wissenschaft ist die Medizin ständigen Entwicklungen unterworfen. Forschung und klinische Erfahrung erweitern unsere Erkenntnisse, insbesondere was Behandlung und medikamentöse Therapie anbelangt. Soweit in diesem Werk eine Dosierung oder eine Applikation erwähnt wird, darf der Leser zwar darauf vertrauen, dass Autoren, Herausgeber und Verlag große Sorgfalt darauf verwandt haben, dass diese Angabe **dem Wissensstand bei Fertigstellung des Werkes** entspricht.

Für Angaben über Dosierungsanweisungen und Applikationsformen kann vom Verlag jedoch keine Gewähr übernommen werden. Jeder Benutzer ist angehalten, durch sorgfältige Prüfung der Beipackzettel der verwendeten Präparate und gegebenenfalls nach Konsultation eines Spezialisten festzustellen, ob die dort gegebene Empfehlung für Dosierungen oder die Beachtung von Kontraindikationen gegenüber der Angabe in diesem Buch abweicht. Eine solche Prüfung ist besonders wichtig bei selten verwendeten Präparaten oder solchen, die neu auf den Markt gebracht worden sind. **Jede Dosierung oder Applikation erfolgt auf eigene Gefahr des Benutzers.** Autoren und Verlag appellieren an jeden Benutzer, ihm etwa auffallende Ungenauigkeiten dem Verlag mitzuteilen.

© 2005 Georg Thieme Verlag KG
Rüdigerstraße 14
D-70469 Stuttgart
Unsere Homepage: http://www.thieme.de

Printed in Germany

Zeichnungen: Martin Hoffman, Elchingen (Kap. 1–8)
                Helmut Holtermann, Dannenberg (Kap. 9)
Umschlaggestaltung: Thieme Verlagsgruppe
Umschlagfoto: Studio Nordbahnhof, Stuttgart
Satz: A–Z Satztechnik GmbH, Mannheim
Druck: Grafisches Centrum Cuno, Calbe

ISBN 3-13-129541-4   1 2 3 4 5 6

Geschützte Warennamen (Warenzeichen) werden **nicht** besonders kenntlich gemacht. Aus dem Fehlen eines solchen Hinweises kann also nicht geschlossen werden, dass es sich um einen freien Warennamen handele.
Das Werk, einschließlich aller seiner Teile, ist urheberrechtlich geschützt. Jede Verwertung außerhalb der engen Grenzen des Urheberrechtsgesetzes ist ohne Zustimmung des Verlages unzulässig und strafbar. Das gilt insbesondere für Vervielfältigungen, Übersetzungen, Mikroverfilmungen und die Einspeicherung und Verarbeitung in elektronischen Systemen.

Vorwort

In der Physiotherapie ist einiges in Bewegung geraten – mehr, als es bei diesem Bewegungsberuf ohnehin der Fall ist: Die Tür zu einer akademischen Ausbildung der Physiotherapeutinnen und Physiotherapeuten hat sich einen Spalt breit geöffnet; die ersten Absolventen eines Fachhochstudiums sind als Bachelor of Science oder als Bachelor of Arts ins Berufsfeld ausgeschwärmt. Der Professionalisierungsprozess schreitet voran. Und was bedeutet das alles für die Ausbildung von Physiotherapeuten?

In erster Linie bedeutet es, sich auf die Stärken des Berufs zu besinnen, auf das Charakteristische der deutschen Physiotherapie: die ausgezeichnete praktische Fachkompetenz, die uns auch im weltweiten Vergleich immer wieder bestätigt wird. Nach wie vor gilt, dass das beobachtende Auge - die haltende, aber auch sich wieder lösende Hand – das achtsame Herz zeitlos gültige Merkmale eines Physiotherapeuten, einer Physiotherapeutin sind. Mit dem ›Bachelor sc. Physiotherapie‹, der international als „reflektierender Praktiker" definiert wird, können wir einerseits diese praktische Kompetenz bewahren und andererseits den Anschluss finden an die weltweite Akademisierung der Physiotherapie, die notwendig ist, um das wissenschaftliche Fundament zu festigen.

Die Lehrbuchreihe Physiotherapie begleitet und dokumentiert seit Jahrzehnten die stetige Weiterentwicklung des Berufs. In dieser jüngsten Neukonzeption haben wir der Praxis des Untersuchens und Behandelns in allen Fachgebieten der klinischen Medizin ein noch deutlicheres Gewicht gegeben als vorher; die Gründe sind oben genannt. Die Inhalte repräsentieren klinische Inhalte, die von praktischer Bedeutung sind in der Ausbildung – vor allem aber auch später im Beruf. Auf drei Vertiefungsebenen werden die Kenntnisse angeboten: Stets gewinnen Sie zunächst einen Überblick über ein bestimmtes Thema, gehen dann in die Tiefe und einem Thema auf den Grund, um schließlich in Fallbeispielen konkrete Untersuchungs- und Behandlungssituationen kennen- und verstehen zu lernen. Zusammenfassungen und Hinweise sollen helfen, das Wissen zu strukturieren und in der Wiederholung sich anzueignen.

In diesem physiolehrbuch stellen die Autoren exemplarisch ausgewählte Verletzungen vor. Sie beschreiben zunächst die Prinzipien der Therapie nach spezifischen Verletzungen und in den einzelnen Körperregionen und ermöglichen damit den Lernenden Transferleistungen.

Das 9. Kapitel des Buches bereitet dann nicht nur auf das Arbeiten auf einer chirurgischen Intensivstation vor, sondern es soll auch die (Berührungs-)Angst vor den vielen unbekannten Apparaten nehmen, die das Bett des Patienten umgeben.

Physiotherapeuten begegnen in der Unfallcirurgie Patienten, die durch ihre erlebtes Trauma nicht nur auf körperlicher Ebene traumatisiert sind. Im Kapitel 1.6 erhalten die Leser wertvolle Hinweise zur Traumverarbeitung. Verändertes Verhalten der Patienten während der Therapie kann so besser verstanden werden.

Leserinnen und Leser, die mit kritischen Fragen oder Anmerkungen dazu beitragen möchten, die Lehrbuchreihe zu optimieren, sind den Autorinnen/Autoren und den Herausgeberinnen herzlich willkommen. Dem Thieme Verlag, und hier in erster Linie Rosi Haarer-Becker, sei gedankt für eine wiederum höchst engagierte und ergebnisreiche Zusammenarbeit bei Neukonzeption und Herstellung der physiolehrbücher.

Mechthild Dölken, Antje Hüter-Becker

Anschriften

Herausgeberinnen:
Antje Hüter-Becker
Hollmuthstraße 20
69151 Neckargemünd

Mechthild Dölken
Schule für Physiotherapeuten
Käfertaler Straße 162
68167 Mannheim

Autoren
Dr. med. Michael Fresenius
Ltd. Oberarzt
Klinik f. Anästhesie und operative Intensiv- und Schmerztherapie
Evangelisches Krankenhaus Düsseldorf
Kirchfeldstr. 40
40217 Düsseldorf

Stephanie Fresenius
Mendelweg 70
40591 Düsseldorf

Christian Münzing
Donautalstr. 14
89079 Ulm

Florian Schneider
ulmkolleg
Lehr- und Weiterbildungsinstitute
für Physiotherapie
Oberberghof 5
89081 Ulm

Prof. Dr. med. Heide Suger-Wiedeck
Klinik f. Anästhesie der Universität Ulm
Steinhövelstr. 9
89075 Ulm

Bärbel Trinkle
Schule für Physiotherapie
Mathildenstr. 5
67547 Worms

Inhaltsverzeichnis

1 Charakteristika des Arbeitsfeldes Traumatologie 3

1.1 Leitsymptom: Eingeschränkte Mobilität 3
Florian Schneider
1.1.1 Auswirkungen von Verletzungen und Immobilität auf Gelenke 3
1.1.2 Auswirkungen von Verletzungen auf die Haut 10
1.1.3 Auswirkungen von Verletzungen auf Muskulatur und Sehnen................ 14
1.1.4 Auswirkungen von Verletzungen auf das Nervenstrukturen 20
1.2 Leitsymptom: Reduzierte Belastbarkeit verletzter bzw. heilender Strukturen... 24
1.2.1 Belastung und Spannung................ 24
1.2.2 Stabilität und Belastbarkeit.............. 26
1.2.3 Beurteilen der Belastbarkeit 28
1.3 Prinzipen der Physiotherapie bei Bewegungseinschränkungen 31
1.3.1 Überblick über gezielte Maßnahmen zur Verbesserung der Mobilität 32
1.3.2 Mobilität/Immobilität des Individuums 33

1.4 Leitsymptom Schmerz 35
Christian Münzing
1.4.1 Neurophysiologische Grundlagen des Schmerzes 36
1.4.2 Das Bewegungssystem als Schmerzauslöser................................ 45
1.4.3 Physiotherapie bei Schmerzen.......... 45
1.5 Beeinträchtigungen der Vitalfunktionen........................... 48
Florian Schneider
1.5.1 Atmung und Herz-Kreislauf-Funktion 49
1.5.2 Flüssigkeits- und Nährstoffhaushalt...... 57
1.5.3 Gefährliche Störungen der Vitalfunktionen 59
1.6 Traumaverarbeitung.................. 64
Heide Suger-Wiedeck
1.6.1 Traumaerlebnis........................ 64
1.6.2 Symptome einer posttraumatischen Belastungsstörung (modifiziert nach Maercker 1997):....................... 65

2 Übersicht über Knochen- und Kapsel-Band-Verletzungen 73

Florian Schneider

2.1 Frakturen 73
2.1.1 Allgemeine Frakturlehre 73
2.1.2 Frakturheilung 75
2.1.3 Prinzipien der Physiotherapie bei Frakturen 76
2.2 Frakturen bei Kindern 78
Christian Münzing

2.2.1 Frakturformen......................... 78
2.3 Kapsel-Band-Verletzungen 79
2.3.1 Auswirkungen von Kapsel-Band-Verletzungen 79
2.3.2 Wundheilung von Gelenkkapsel und Gelenkbändern........................ 80
2.3.3 Therapie von Kapsel-Band-Verletzungen 81

3 Weichteilschäden 89

Christian Münzing

3.1 Physiotherapie bei primären Weichteilschäden......................... 90
3.2 Physiotherapie nach sekundären Weichteilschäden..................... 90
3.2.1 Kompartmentsyndrom.................. 91

3.2.2 Volkmann-Kontraktur 94
3.2.3 Weichteilinfektionen 94
3.2.4 Myositis ossificans..................... 94
3.2.5 Sympathische Reflexdystrophie (SRD).... 95

4 Nerven- und Gefäßverletzungen 101

Christian Münzing

- 4.1 Überblick über Nervenverletzungen .. 101
- 4.2 Prinzipien bei der Physiotherapie nach Verletzungen neuraler Strukturen 105
- 4.3 Physiotherapie bei Rückenmarkverletzungen 107
- 4.4 Überblick über Gefäßverletzungen 110

5 Amputationen 115

Christian Münzing

- 5.1 Überblick über das Krankheitsbild 115
- 5.2 Prothesenversorgung 116
- 5.3 Physiotherapie nach Amputationen ... 120
- 5.3.1 Physiotherapeutische Untersuchung nach Amputationen 120
- 5.3.2 Prinzipien der physiotherapeutischen Behandlung nach Amputationen 120

6 Verletzungen der unteren Extremität und des Beckens 133

Christian Münzing

- 6.1 Verletzungsarten 133
- 6.2 Prinzipien der physiotherapeutischen Untersuchung 134
- 6.2.1 Spezielle Tests und Untersuchungen 135
- 6.3 Prinzipien der physiotherapeutischen Behandlung 142
- 6.3.1 Prophylaxen 142
- 6.3.2 Mobilisation 146
- 6.3.3 Kräftigung 152
- 6.3.4 Stabilisation 155
- 6.3.5 Beinachsentraining 156
- 6.3.6 Gangschulung 158
- 6.3.7 Sekundärprävention 168
- 6.4 Azetabulumfraktur 168
- 6.4.1 Physiotherapeutische Untersuchung nach Azetabulumfrakturen 169
- 6.4.2 Physiotherapeutische Behandlung nach Azetabulumfraktur 170
- 6.5 Schenkelhalsfraktur 173
- 6.5.1 Physiotherapeutische Untersuchung nach Schenkelhalsfraktur 174
- 6.5.2 Physiotherapeutische Behandlung nach Schenkelhalsfraktur 175
- 6.6 Ruptur des vorderen Kreuzbandes 177
- 6.6.1 Physiotherapeutische Untersuchung nach Ruptur des vorderen Kreuzbandes 182
- 6.6.2 Physiotherapeutische Behandlung nach Ruptur des vorderen Kreuzbandes 183
- 6.7 Unterschenkelschaftfraktur 187
- 6.7.1 Physiotherapeutische Untersuchung nach Unterschenkelfraktur 187
- 6.7.2 Physiotherapeutische Behandlung nach Unterschenkelfraktur 188
- 6.8 Sprunggelenkfraktur 189
- 6.8.1 Physiotherapeutische Untersuchung nach Sprunggelenkfrakturen 191
- 6.8.2 Physiotherapeutische Behandlung nach Sprunggelenkfrakturen 191
- 6.9 Kalkaneusfraktur 196
- 6.9.1 Physiotherapeutische Untersuchung nach Kalkaneusfrakturen 197
- 6.9.2 Physiotherapeutische Behandlung nach Kalkaneusfrakturen 197

7 Verletzungen der oberen Extremität 203

Florian Schneider

- 7.1 Verletzungsarten 203
- 7.2 Prinzipien der physiotherapeutischen Untersuchung 206
- 7.2.1 Grundsätzliche physiotherapeutische Untersuchung der oberen Extremität.... 207
- 7.2.2 Spezielle Untersuchung des Schultergürtels und Schultergelenks 208
- 7.2.3 Spezielle Untersuchung des Ellbogengelenkkomplexes 212
- 7.2.4 Spezielle Untersuchung der Hand....... 215
- 7.3 Prinzipien der physiotherapeutischen Behandlung nach Verletzungen der oberen Extremität 221
- 7.3.1 Prophylaxen 221
- 7.3.2 Trainieren von Alltagsfunktionen 222
- 7.3.3 Behandlungsschwerpunkte nach Verletzungen im Bereich des Schultergelenks 222
- 7.3.4 Behandlungsschwerpunkte nach Verletzungen im Bereich des Ellbogengelenks 224
- 7.3.5 Behandlungsschwerpunkte nach Verletzungen im Bereich der Hand 226
- 7.4 Schulterluxation..................... 227
- 7.4.1 Physiotherapeutische Untersuchung nach Schulterluxationen 228
- 7.4.2 Physiotherapeutische Behandlung nach Schulterluxationen 229
- 7.5 Rotatorenmanschettenruptur 233
- 7.5.1 Physiotherapeutische Untersuchung und Behandlung bei und nach Rotatorenmanschettenruptur........... 234
- 7.6 Frakturen des proximalen Humerus 237
- 7.6.1 Physiotherapeutische Untersuchung und Behandlung nach Frakturen des proximalen Humerus 238
- 7.7 Humerusschaftfrakturen............. 241
- 7.7.1 Physiotherapeutische Untersuchung und Behandlung nach Humerusschaftfrakturen 242
- 7.8 Olekranonfraktur.................... 243
- 7.8.1 Physiotherapeutische Untersuchung und Behandlung nach Olekranonfraktur 243
- 7.9 Radiusköpfchenfrakturen............ 247
- 7.9.1 Physiotherapeutische Untersuchung und Behandlung nach Radiusköpfchenfrakturen 247
- 7.10 Unterarmfrakturen 248
- 7.10.1 Physiotherapeutische Untersuchung und Behandlung bei Unterarmfrakturen 249
- 7.11 Distale Radiusfraktur 250
- 7.11.1 Physiotherapeutische Untersuchung und Behandlung nach distaler Radiusfraktur............................. 251
- 7.12 Kahnbeinfraktur 253
- 7.12.1 Physiotherapeutische Untersuchung und Behandlung nach Kahnbeinfraktur 253
- 7.13 Sehnenverletzungen 255
- 7.13.1 Physiotherapie nach Sehnenverletzungen 255
- 7.14 Komplexe Verletzungen der Hand 256
- 7.14.1 Physiotherapie nach komplexen Handverletzungen.................... 256

8 Verletzungen der Wirbelsäule, des Kopfes und des Brustkorbs 261

Florian Schneider

- 8.1 Verletzungsarten 261
- 8.1.1 Verletzungen der Wirbelsäule 261
- 8.1.2 Verletzungen des Brustkorb 264
- 8.1.3 Kopfverletzungen..................... 265
- 8.2 Anatomische Grundlagen 266
- 8.2.1 Aufbau und Funktion der Wirbelsäule... 266
- 8.2.2 Aufbau und Funktion des Brustkorbs.... 272
- 8.2.3 Kopf................................ 273
- 8.3 Prinzipien der Physiotherapie bei Verletzungen der Wirbelsäule 274
- 8.3.1 Prinzipielle physiotherapeutische Untersuchung........................ 274
- 8.3.2 Prinzipielle physiotherapeutische Behandlung.......................... 275
- 8.4 Frakturen der Brust- und Lendenwirbelsäule 290
- 8.4.1 Physiotherapie nach Brust- und Lendenwirbelfrakturen 291
- 8.5 Frakturen der Halswirbelsäule........ 297
- 8.5.1 Physiotherapie nach Halswirbelsäulenfrakturen 299
- 8.6 HWS- Beschleunigungsverletzung (Schleudertrauma)................... 303
- 8.6.1 Physiotherapie nach Beschleunigungsverletzung 306
- 8.7 Verletzungen des Brustkorbs 311
- 8.7.1 Physiotherapeutische Untersuchung.... 311
- 8.7.2 Physiotherapeutische Behandlung 311
- 8.8 Rippenserienfraktur 314
- 8.8.1 Physiotherapie nach Rippenserienfraktur............................. 314

9 Physiotherapie auf der chirurgischen Intensivstation 321

Stephanie Fresenius, Bärbel Trinkle

- **9.1 Charakteristika der Physiotherapie im Arbeitsfeld Intensivstation 321**
  - 9.1.1 Das Team auf einer Intensivstation...... 321
  - 9.1.2 Aufgaben der Physiotherapeutin........ 321
  - 9.1.3 Arbeitskleidung und Hygiene........... 321
  - 9.1.4 Monitoring und therapeutische Hilfen   322
  - 9.1.5 Medikamente auf der Intensivstation ... 327
    Michael Fresenius
- **9.2 Psychosoziale Situation des Patienten 330**
  Stephanie Fresenius, Bärbel Trinkle
  - 9.2.1 Kommunikation mit dem Patienten..... 332
- **9.3 Prinzipien der Physiotherapie 333**
  - 9.3.1 Physiotherapeutische Untersuchung 333
  - 9.3.2 Präventive physiotherapeutische Behandlung........................... 334
  - 9.3.3 Atemtherapie 336
- **9.4 Operationen am Herzen.............. 343**
  - 9.4.1 Aortokoronarer Venenbypass (ACVB): Operation und postoperative Behandlung.................................. 343
  - 9.4.2 Physiotherapie 344
  - 9.4.3 Rehabilitation......................... 346
- **9.5 Operationen an der Lunge............ 347**
  - 9.5.1 Physiotherapie 348
  - 9.5.2 Sonderfall: Lungentransplantation...... 349
- **9.6 Operationen am Bauch............... 350**
  - 9.6.1 Physiotherapie 350

Über 2 Millionen Verkehrsunfälle jährlich in Deutschland – mehr als 500 000 Unfallopfer, ca. 25 % schwer verletzt

1 Charakteristika des Arbeitsfeldes Unfallchirurgie

- 1.1 Leitsymptom: Eingeschränkte Mobilität · 3
- 1.2 Leitsymptom: Reduzierte Belastbarkeit verletzter bzw. heilender Strukturen · 24
- 1.3 Prinzipien der Physiotherapie bei Bewegungseinschränkungen · 31
- 1.4 Leitsymptom Schmerz · 35
- 1.5 Beeinträchtigungen der Vitalfunktionen · 48
- 1.6 Traumaverarbeitung · 64

Wasserlösliche Crosslinks bauen sich nach ca. 6 Wochen in bindegewebige Gewebebrücken um. Folge: strukturelle Bewegungseinschränkungen!

Verletzungen verursachen Mobilitätsverlust!

1 Charakteristika des Arbeitsfeldes Traumatologie

Dieses einleitende Kapitel
- stellt Ihnen Leitsymptome der unfallverletzter Patienten vor und
- vermittelt Grundlagen für die folgenden Kapitel dieses Lehrbuches.

1.1 Leitsymptom: Eingeschränkte Mobilität

Florian Schneider

Unfälle und die damit verbundenen Verletzungen treffen den Menschen unvorbereitet. Entsprechend groß sind die Schwierigkeiten für Betroffene, mit den Folgen eines Unfalls umzugehen. Auch wenn die Verletzungen nicht lebensbedrohlich sind und die Schmerzen, z. B. durch Medikamente, gelindert werden können, verschlechtert sich die Lebensqualität von Unfallopfern oft dramatisch. Eine wesentliche Ursache hierfür ist der plötzliche Verlust von Mobilität. Dies bezieht sich sowohl auf die *Mobilität einzelner Gelenke* als auch auf die *Mobilität des gesamten Individuums*.

Eine Verletzung des Daumens z. B. kann alltägliche Bewegungen wie das Greifen von Gegenständen erschweren oder gar unmöglich machen. Ist ein Unfallopfer verletzungsbedingt ans Bett gefesselt, ist der Patient bei fast allen Tätigkeiten auf Hilfe angewiesen und muss außerdem damit rechnen, dass sich seine körperliche Verfassung durch Immobilisationsschäden weiter verschlechtert (z. B. Thromboserisiko, Gefahr einer Pneumonie, Veränderungen der Muskulatur).

Die Verrichtung von Aktivitäten des täglichen Lebens (ADL, Activity of Daily Living), wie z. B. Nahrungsaufnahme und Körperpflege, erfordern Bewegung. Bewegungsunfähigkeit macht den Betroffenen abhängig von fremder Hilfe. Daher spielt die Wiederherstellung der Mobilitäten in der modernen Unfallchirurgie die zentrale Rolle.

Unfallchirurgen bemühen sich, geschädigte Strukturen durch operative Maßnahmen wieder exakt zu rekonstruieren. Außerdem versuchen sie, die operationsbedingte Traumatisierung möglichst gering zu halten, um dadurch die physiologische Beweglichkeit nicht weiter zu beeinträchtigen. Mit Hilfe moderner Osteosynthesetechniken erreichen sie in der Regel eine hohe mechanische Belastbarkeit der geschädigten Strukturen. Von der Belastbarkeit hängt ab, wann und in welchem Umfang ein Patient nach einer Verletzung mobilisiert werden kann (siehe Kap. 2).

Physiotherapeutisch stellt sich die Aufgabe, einzelne Gelenke und/oder den ganzen Patienten unter Beachtung notwendiger Bewegungs- und Belastungsgrenzen zu mobilisieren.

Zusammenfassung

- Verletzungen verursachen einen Verlust von Mobilität.
- Dies kann sowohl einzelne Gelenke als auch das gesamte Individuum betreffen.
- Ein wesentliches Ziel unfallchirurgische Maßnahmen und der Physiotherapie in der Unfallchirurgie ist die Wiederherstellung der Mobilität.

1.1.1 Auswirkungen von Verletzungen und Immobilität auf Gelenke

Ein absoluter Schwerpunkt der Therapie in der Unfallchirurgie ist das Wiederherstellen der Beweglichkeit. Verletzte Strukturen, die zur Heilung Ruhe brauchen, Angst vor Schmerzen, Schmerzen oder die Angst vor erneuten Traumen, all das sind Gründe dafür, dass viele Patienten weniger bewegen, als sie dem Heilungszustand nach dürften.

Gelenktypen und Gelenkstrukturen

Beweglichkeit ist die Voraussetzung für Bewegung. Schaltstellen der Bewegung sind die Gelenke, flexible Verbindungen zwischen Knochen und/oder knorpeligen Strukturen. Man unterscheidet echte und unechte Gelenke, Diarthrosen und Synarthrosen. Diese Unterscheidung ist anatomisch begründet. Sie zeigt sich aber auch in der unterschiedlichen Funktion (**Abb. 1.1, Tab. 1.1**)

Tab. 1.1 Anatomie und Funktion „echter" und „unechter" Gelenke

Gelenktyp	Anatomie (allgemein)	Beispiele/Funktion
Diarthrosen	echtes Gelenk mit • Gelenkspalt • Knorpel bedeckten Gelenkflächen • Gelenkhöhle • Gelenkkapsel	die Strukturen bedingen umfangreiche und gut geführte Bewegungen, welche je nach Gelenkform um eine unterschiedliche Anzahl von Bewegungsachsen stattfinden
Scharniergelenk		einachsig, z. B. Art. humeroulnaris
Sattelgelenk		zweiachsig, z. B. Art. radiocarpea
Kugelgelenk		dreiachsig, z. B. Art. glenohumeralis
Synarthrosen	direkte Verbindung von Knochen oder knorpeligen Strukturen durch Bindegewebe oder Knorpel (im echten Gelenk)	bis auf wenige Ausnahmen (z. B. Bandscheiben) ist weniger Bewegung möglich als in Diarthrosen
Syndesmose	Bandhafte (Bandverbindung zwischen Knochen)	z. B. Syndesmosis tibiofibularis
Synchondrose	Knorpelhafte (Verbindung aus Hyalinknorpel)	z. B. Synchondrosis manubriosternalis
Symphyse	Knorpelhafte (Verbindung überwiegend aus Faserknorpel)	z. B. Zwischenwirbelscheiben, Symphysis pubica
Synostose	Knochenhafte (im Kindes- und Jugendalter oft zunächst Synchodrosen, z. B. Epiphysenfugen, die dann verknöchern)	z. B. Verbindungen der Sakralwirbel, funktionell keine Gelenke, da keine Bewegung mehr möglich ist

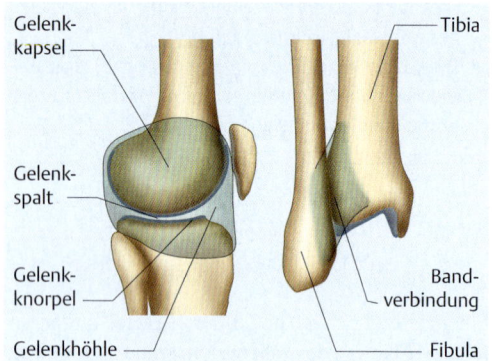

Abb. 1.1 Echte und unechte Gelenke am Beispiel Kniegelenk (Diarthrose) und Syndesmosis tibiofibularis (Synarthrose).

Zusammenfassung

Man unterscheidet zwei Arten von Gelenken:
- „echte" Gelenke (Diarthrosen) mit einem Gelenkspalt, Gelenkknorpel und einer Kapsel,
- „unechte" Gelenke (Synarthrosen) mit einer direkten bindegewebigen oder knorpeligen Verbindung.

Bewegungsformen

Grundsätzlich unterscheidet man zwei Bewegungsformen:
- rotatorische Bewegungen sind Drehbewegung um einen Drehpunkt, d. h. zumindest dieser eine Drehpunkt bewegt sich nicht,
- translatorische Bewegungen sind Verschiebebewegungen eines Gelenkpartners gegenüber dem anderen (**Abb. 1.2**).

Physiologische Bewegungen setzen sich in der Regel aus beiden Komponenten zusammen. Wird eine dieser Komponenten gestört, hat dies unweigerlich

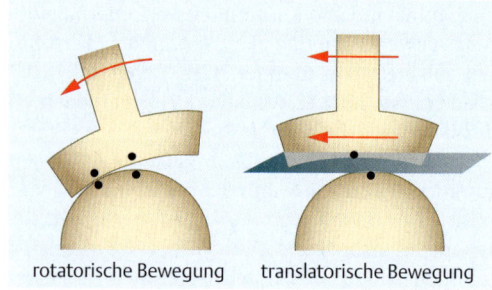

Abb. 1.2 Rotatorische und translatorische Bewegung.

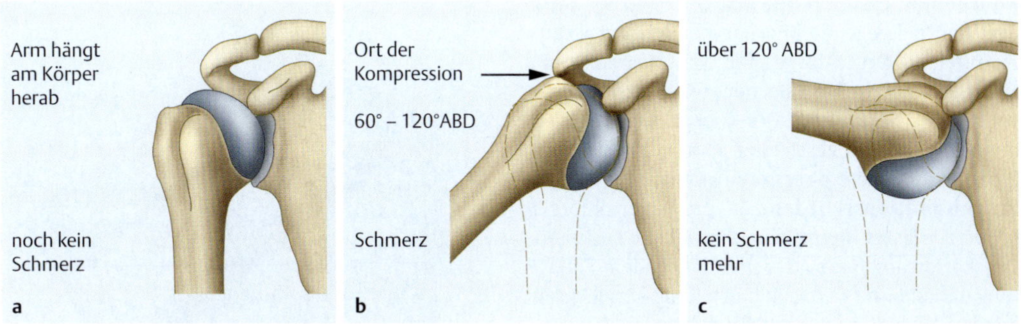

Abb. 1.3a–c Ausmaß der Abduktion im Schultergelenk in Abhängigkeit von der Rollbewegung. **a** Ruhestellung. **b** Zu viel Rollen im Verhältnis zum Gleiten stoppt die Bewegung vorzeitig, weil der Humeruskopf an das Akromion stößt. **c** Ist das Verhältnis von Rollen und Gleiten ausgeglichen ist mehr Bewegung möglich.

Auswirkungen auf die gesamte Mobilität des Gelenks (**Abb. 1.3a–c**). Dabei kann auch ein Zuviel der einen Komponente dazu führen, dass die Gesamtbeweglichkeit abnimmt!

Zusammenfassung

- Man unterscheidet rotatorische und translatorische Bewegungen.
- Physiologische Bewegungen setzen sich aus beiden Komponenten zusammen.

Bewegungsstrukturen

Gelenkknorpel

Hyaliner Knorpel überzieht die gelenkbildenden Knochenteile. Er hat einen sehr hohen Wassergehalt. Abgesehen vom direkten Übergang zum Knochen besitzt er keine Blutgefäße. Auch Nervenendigungen und Lymphgefäße fehlen. Die Ernährung erfolgt fast ausschließlich über Diffusion. Schädigungen werden nur indirekt wahrgenommen wenn Rezeptoren im Knochen oder Kapsel-Band-Apparat nozizeptiv reagieren. Die wesentlichen Aufgaben des Gelenkknorpels sind:

- Stoßdämpfung: Gelenkknorpel dämpft Stöße, die unter normalen Bedingungen auf Gelenke einwirken. Um Druckspitzen auf den darunter liegenden Knochen zu verhindern, muss er in der Lage sein, auf Druck mit Verformung zu reagieren. Trotzdem muss er formstabil sein, da durch sein Profil die Bewegung im Gelenk mit gesteuert wird.
- Bildung der Gleitfläche für die Bewegung: Gelenkknorpel hat eine sehr glatte Oberfläche. Somit ist die Reibung beim Gleiten der Gelenkpartner minimal. Dies reduziert die Kraft, die für die Bewegung aufgewendet werden muss. Der mechanische Abrieb bleibt gering.

Bedeutung der Bewegung für den Gelenkknorpel
Bewegung ist Voraussetzung für eine ausreichende Ernährung des Gelenkknorpels. Bei Bewegungen findet eine Umwälzung von Gelenkflüssigkeit statt. Fehlt Bewegung, kommt es zur Mangelversorgung des Gelenkknorpels, der damit seine wesentlichen Eigenschaften verliert. Ob die Bewegung aktiv oder passiv erfolgt ist dabei weniger wichtig.

> Der Einsatz einer Bewegungsschiene als Therapie begleitende Maßnahme gewährleistet eine ausreichende Knorpelernährung und verhindert Immobilisationsschäden im Gelenk.

Knorpelschäden
Mikroverletzungen: Häufig wiederkehrende Mikroverletzungen, die alleine noch keine Symptome verursachen, können ebenfalls zu einer Beschädigung des Knorpels führen und langfristig eine Arthrose verursachen.
Impressionen: Ist die Druckbelastung in einem Gelenk so hoch, dass sich die belastungsbedingte Verformung nicht zurückbildet, treten Knorpelschäden auf. Es kommt zu Störungen der Gelenkmechanik. Langfristig ist das Risiko einer Degeneration des Gelenkknorpels und der Entstehung einer Arthrose erhöht.
Intraartikuläre Frakturen: Durch intraartikuläre Frakturen können Gelenkstufen entstehen (siehe Kap. 2). Die Kongruenz der Gelenkflächen ist dadurch gestört und es kommt bei Bewegung zu mechanischem Abrieb des Gelenkknorpels. Wird dies nicht korrigiert führt auch dies zu einer Arthrose.

Knochenkontusion (Bone bruise): Wird der unter dem Knorpel liegende Knochen bei Belastungsspitzen direktem Druck ausgesetzt, kommt es zu einem Markraumödem. Der Knochen reagiert mit einer vermehrten Neubildung. Der Knorpel wird von seiner tiefen Zone her geschädigt, so dass degenerative Prozesse den Knorpel zerstören können.

Immobilisationsschäden: Ist der Gelenkknorpel verletzt, müssen Betroffene das Gelenk entlasten. Druckbelastung führt zu weiteren Schäden. Entlastung darf aber nicht mit Ruhigstellung verwechselt werden. Durch eine Ruhigstellung kann es zu weiteren Schäden kommen.

Ohne Bewegung und (ein Mindestmaß an Belastung) ist eine Knorpelernährung durch Diffusion nicht möglich. Der Stoffwechsel der Knorpelzellen erlahmt, der Wassergehalt nimmt ab. Dadurch reduziert sich die Elastizität des Gelenkknorpels. Die Verformbarkeit nimmt zu. Der Knorpel wird weniger belastbar und kann dann schon bei normaler Belastung weiter geschädigt werden (van den Berg 1999, S. 89f).

Faserknorpelscheiben

In den meisten synovialen Gelenken artikulieren passend geformte Gelenkflächen miteinander. Ist dies nicht der Fall, sorgen Faserknorpelscheiben (*Menisci articularis, Disci articularis*) für einen Ausgleich der Inkongruenz. Innen- und Außenmeniskus im Kniegelenk sind hierfür ein Beispiel.

Faserknorpelscheiben stabilisieren das Gelenk und gewährleisten die komplexe Funktion. Während der Bewegung des Gelenks sorgen sie für einen optimalen Kontakt der Gelenkflächen. Dabei spielen auch aktive Mechanismen eine Rolle. Verschiedene Muskeln strahlen z. B. mit Fasern in die Vorder- und Hinterhörner der Menisken ein und ziehen diese in Position (**Tab. 1.2**). Je nach Ausmaß der Kniegelenksbewegung verlagert sich der Außenmeniskus um bis zu 12 mm, der Innenmeniskus um bis zu 6 mm nach ventral oder dorsal (Kapandji 1992, S. 94ff).

Betrachtet man den histologischen Aufbau der Menisken, lässt der Faserverlauf darauf schließen, dass sie in der Lage sind, komplexen mechanischen Anforderungen gerecht zu werden. Mit den zwischen den Kollagenfibrillen eingelagerten Knorpelzellen ergibt sich ein hohe Belastbarkeit sowohl in Bezug auf Scher- als auch auf Druckkräfte (**Abb. 1.4**).

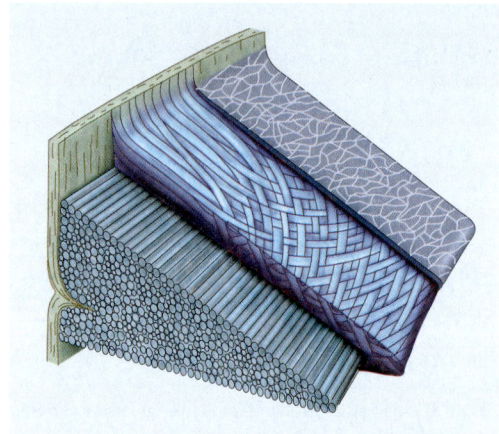

Abb. 1.4 Histologischer Aufbau des Meniskus (Hochschild 2002).

Tab. 1.2 Verschiebung der Menisci gegenüber dem Tibiaplateau bei verschiedenen Kniebewegungen

Bewegung	Meniskus	Verschiebung nach	Unterstützende Muskeln
Flexion	Innenmeniskus	dorsal	M. semimembranosus
	Außenmeniskus	dorsal	M. popliteus
Extension	Innenmeniskus	ventral	
	Außenmeniskus	ventral	
Innenrotation	Innenmeniskus	ventral	
	Außenmeniskus	dorsal	
Außenrotation	Innenmeniskus	dorsal	M. semimembranosus
	Außenmeniskus	ventral	

Auch in Bezug auf die Knorpelernährung spielen Faserknorpelscheiben eine wichtige Rolle. Durch ihre Lokalisation im Gelenkspalt sorgen sie für eine *Verkürzung der Diffusionsstrecke* zwischen Synovia und Chondrozyten. Zusätzlich sorgen sie für eine bessere Verteilung der Gelenkflüssigkeit während der Bewegung (de Morree 2001). Da nur wenige Bereiche der Menisken (Meniskusbasis, Vorder- und Hinterhorn) vaskularisiert sind, wird der größere Anteil über Diffusion zur Synovia ernährt. Das Vorhandensein von Propriozeptoren und freien Nervenendigungen lässt darauf schließen, dass die Menisken auch sensibel an der Gelenksteuerung beteiligt sind (zur Propriozeption siehe Kap. 1.1.2). In **Tab. 1.3** werden die Aufgaben den entsprechenden Konstruktionsmerkmalen gegenüber gestellt.

Tab. 1.3 Aufgaben und Funktion der Menisken

Aufgabe/Funktion	Konstruktionsmerkmal
Kongruenzausgleich der Gelenkflächen	• konkave Form der dem Femur zugewandten Flächen • plane Form zum Tibiaplateau
mechanische Stabilisierung des Gelenks	• Keilform mit verbreiterter Basis • komplexer Aufbau, Faserverlauf
mechanische Führung, Steuerung der Bewegung	• Mobilität der Menisken gegenüber dem Tibiaplateau
Stossdämpfung	• komplexer Aufbau und Faserverlauf • eingelagerte Knorpelzellen
Verbesserung des Gelenkstoffwechsels	• Verkürzung der Diffusionsstrecke der Gelenkflächen zur Synovia • bessere Verteilung der Synovia im Gelenk
sensorische Bewegungssteuerung (Propriozeption)	• Proprizeptoren v. a. im Bereich der Meniskusbasis

Meniskusschäden

Die Immobilisation des Kniegelenks begünstigt degenerative Veränderungen der Menisken. Durch einen Verlust von Grundsubstanz sinkt der Wassergehalt und damit auch die Belastbarkeit. Gleichzeitig wird die Beweglichkeit der Menisken durch Verklebungen der Menisken mit den Gelenk- bzw. Knorpelflächen eingeschränkt (van den Berg 1999, S. 100). Dieser Mechanismus kann auf Faserknorpelscheiben in anderen Gelenken übertragen werden. Sieht man von den Bandscheiben ab, wirken sich diese Veränderungen im Kniegelenk am gravierendsten aus, weil das Gelenk mechanisch stark beansprucht wird (siehe Kap. 6).

Bei einem Trauma kann es zu Einrissen der Menisken kommen. Grundsätzlich können diese Risse heilen, auch wenn sie die avaskuläre Zone betreffen (van den Berg 1999, S. 100). Es kann aber auch zu Einklemmungserscheinungen und zu einer Störung der Gleitbewegung im meniskotibialen Gelenk kommen. Beides beeinträchtigt die Funktion des Kniegelenks und macht u. U. einen operativen Eingriff erforderlich.

> Ist die Mobilität der Menisken wegen einer Ruhigstellung vermindert, kann es wegen der reduzierten Belastbarkeit schon bei „normalen" Bewegungen des Kniegelenks zu Überlastungsschäden der Menisken kommen!

Gelenkkapsel und Bänder

Die synovialen Gelenke werden von einer Gelenkkapsel umgeben. Die Kapsel besteht aus einem Mantel aus Bindegewebe (Membrana fibrosa), der auf der Innenseite von der Membrana synovialis ausgekleidet wird. Die Membrana synovialis setzt sich aus der dünnen, inneren Schicht von Synovialzellen (Intima) und einer dickeren Schicht aus losem Bindegewebe (Subintima) zusammen. An Gelenken (z. B. Kniegelenk, Schultergelenk) mit großem Bewegungsumfang bildet die Kapsel Ausstülpungen oder Falten (Recessi). Die Gelenkkapsel erfüllt verschiedene Aufgaben:
- Gelenkhülle,
- Druckregulation,
- Schutz der Synovialzellen,
- Gelenkstabilisation,
- Bewegungssteuerung.

Gelenkhülle: Die Gelenkhöhle ist ein geschlossener Raum, der durch die Kapsel von der Umgebung getrennt wird. In der Gelenkhöhle herrscht ein spezifisches Milieu, das die Funktion des Gelenkknorpels gewährleistet. Durch die Abgrenzung bleibt die Synovia im Gelenk.

Druckregulation: Um die Gelenkpartner zusammenzuhalten, ist neben dem Muskelzug auch ein leichter Unterdruck im Gelenk notwendig. Dieser Unterdruck wird durch Lymph- und Blutgefäße in der Kapselwand aufrecht erhalten, indem sie die Synovia samt den anfallenden Stoffwechselprodukten aufnehmen und abtransportieren. Dieser Vorgang wird durch Bewegung und die damit verbundene Aktivierung von Muskel- und Lymphpumpe unterstützt.

Am Beispiel Schultergelenk wird deutlich, wie wichtig dieser Unterdruck in Bezug auf die Gelenkstabilität ist. Da die Fossa glenoidalis den Humeruskopf bei weitem nicht umfasst, liegt die Gelenkklippe wie ein Pfropfen auf dem Humeruskopf auf (**Abb. 1.5**). Wird das Labrum glenoidale verletzt, kann dies zur Folge haben, dass der Unterdruck zwischen der Fossa glenoidalis und der Fläche des Caput humeri nicht aufrecht erhalten werden kann. Es kommt zur Subluxation oder Luxation.

Schutz der Synovialzellen: Die Subintima sorgt dafür, dass Kräfte, die bei Bewegungen auf die fibröse Kapsel wirken, nicht an die Intima weitergeleitet werden und die Funktion der Synovialzellen (Produktion der Synovia) stören. Zahlreiche Gefäße in der Subintima stellen außerdem die Flüssigkeit für die Produktion der Synovia bereit. Dehnung kann die Funktion der Kapillaren und der synovialen Zellen beeinträchtigen.

Tab. 1.4 Kapsuläre, intrakapsuläre und extrakapsuläre Bänder

Lokalisation	Band	Hauptfunktionen
kapsulär	Lig. pubofemoreale	hemmt die Abduktion und Außenrotation im Hüftgelenk
	Lig. collaterale tibiale	stabilisiert das Kniegelenk gegen Valgusstress
extrakapsulär	Lig. collaterale fibulare	stabilisiert das Kniegelenk gegen Varusstress
	Lig. interspinale	hemmt die Beugung der Wirbelsäule
intrakapsulär	Lig. cruciatum anterius	stabilisiert das Kniegelenk gegen die vordere Schublade
	Lig. cruciatum posterius	stabilisiert das Kniegelenk gegen die hintere Schublade
	Lig. capitis femoris	Gefäßstraße für die Arterie zur Ernährung des Hüftkopfes

Gelenkstabilisation/Bänder: Es gibt dünne und damit etwas elastische Anteile der Gelenkkapsel, die sich während der Bewegung verformen können. Ebenso gibt es Anteile, welche von kollagenem Bindegewebe mit nahezu parallel verlaufenden Fasern verstärkt werden. Diese sind unelastisch. Die Ausrichtung dieser Fasern wird durch die Bewegung, die gesteuert oder limitiert werden soll, bestimmt. Diese Kapselverstärkungen werden als *kapsuläre Bänder* bezeichnet. Sie haben die Aufgabe, das Gelenk zu stabilisieren und Bewegungen zu limitieren.

Neben den kapsulären Bändern gibt es auch *extrakapsuläre Bänder*, die nicht direkt mit der Gelenkkapsel verwachsen sind. *Intrakapsuläre Bänder* befinden sich innerhalb der Gelenkkapsel und stehen lediglich mit der Synovialmembran in Verbindung. Beide haben überwiegend die gleichen mechanischen Aufgaben wie kapsuläre Bänder. Wie man am Beispiel des Lig. capitis femoris sieht, können sie aber auch andere Funktionen erfüllen. Die **Tab. 1.4** nennt Beispiele.

Bewegungssteuerung: Je komplexer die Bewegungsmöglichkeiten eines Gelenks sind, umso aufwändiger ist der zugehörige Kapsel-Band-Apparat aufgebaut. Um bei entsprechenden Bewegungen die Faserverläufe aktiv auszurichten, strahlen häufig Fasern der gelenkumgebenden Muskulatur in Anteile von Bändern und Kapsel ein.

Bei genauerer Betrachtung vieler Gelenkbänder fällt auf, dass der Verlauf der Fasern nicht streng parallel ist. Außerdem sind Ansatz und Ursprung oftmals nicht punktuell, sondern breit und komplex angelegt (**Abb. 1.6**). Diese beiden Konstruktionsmerkmale bewirken, dass bei sich veränderter Gelenkstellung immer nur einige Anteile des Bandes anspannen. So wird gewährleistet, dass die Bewegung genügend Führung erfährt, ohne dass die Spannung des Bandes die Bewegung behindert. Gleichzeitig sorgen zahlreiche Rezeptoren in der Gelenkkapsel und den Bändern dafür, dass Spannungsänderungen wahrgenommen und bei der Bewegungssteuerung berücksichtigt werden (siehe Kap. 1.1.4, Tab. 1.9).

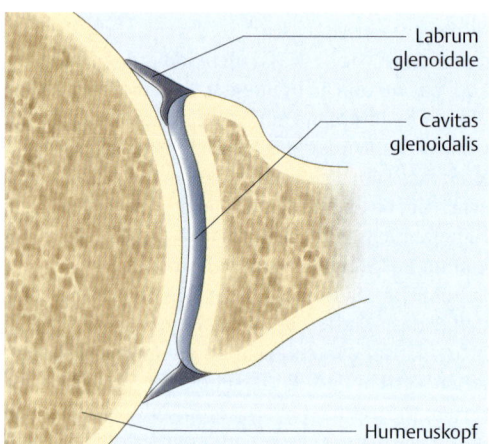

Abb. 1.5 Das Labrum glenoidale liegt dem Humeruskopf wie ein Pfropfen an.

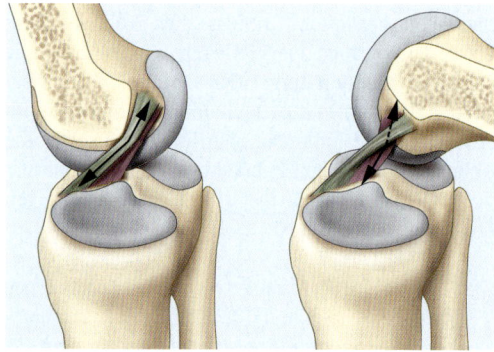

Abb. 1.6 Faserverlauf des vorderen Kreuzbandes in Extension- und Flexionstellung

Bei Bandersatzplastiken, z. B. dem Ersatz des vorderen Kreuzbands, können meist weder der komplexe Faserverlauf noch die Ansätze und Ursprünge genau rekonstruiert werden. Dies hat zur Folge, dass gute Stabilität mit Einschränkungen der Mobilität und gute Mobilität mit Einschränkungen der Stabilität einher gehen können. Außerdem kann der Bandersatz nicht die Informationen liefern, die ein intaktes Band zur Steuerung der Bewegung beiträgt. Der Ersatz ist nie so gut wie das Original!

Schäden am Kapsel-Band-Apparat
Immobilisationsschäden: Durch eine längere Ruhigstellung nimmt die Elastizität von Kapsel und Bändern ab. Dadurch verringert sich die Belastbarkeit des Kapsel-Band-Apparats und die Beweglichkeit des betroffenen Gelenks. Die Folge sind *Kontrakturen*.

Durch Immobilisation kann es zur Bildung von Wasserstoffbrücken zwischen den aufeinanderliegenden inneren Kapselanteilen eines Recessus kommen. Diese sind wasserlöslich und die dadurch verursachte Bewegungshemmung kann vergleichsweise einfach durch Bewegen im schmerzfreien Bereich behoben werden. Nach längerer Zeit bilden sich jedoch bindegewebige, nicht wasserlösliche *Crosslinks*. Diese müssen mit gezielten physiotherapeutischen Techniken behandelt oder chirurgisch behoben werden.

Bei Bändern kommt es durch Immobilisation zu einer Verlängerung (van den Berg 1999, S. 137). Dadurch *reduziert sich die Stabilität* im betroffenen Gelenk. Gleichzeitig nimmt auch die Zugfestigkeit deutlich ab, so dass die Mobilisation nach der Ruhigstellung sehr vorsichtig erfolgen muss.

Gelenkerguss: Wird die mechanische Belastbarkeit der fibrösen Kapsel durch ein Trauma überschritten, kommt es zur Schädigung der Subintima. Die Permeabilität der Gefäße wird durch das Trauma erhöht. Es wird mehr Gelenkflüssigkeit gebildet, so dass ein Gelenkerguss entsteht. Werden dabei auch Blutgefäße verletzt kommt es zu einem blutigen Erguss (Hämarthros, siehe Kap. 2).

Ein Gelenkerguss erhöht den intraartikulären Druck. Die damit einhergehende Kapselspannung verursacht Schmerzen. Gleichzeitig nimmt die Adhäsion zwischen den Knorpelflächen der artikulierenden Knochen ab. Die Stabilität des Gelenks wird geringer.

Auch bei einem Gelenkerguss sollte das betroffene Gelenk hubarm, schmerzfrei mit angepasster Amplitude bewegt werden, um Verklebungen der Kapsel zu verhindern. Dabei darf es nicht zu einer Überdehnung der Kapsel kommen, weil sonst eine dauerhafte Beeinträchtigung der Stabilität droht.

Gelenkflüssigkeit

Die Gelenkflüssigkeit (Synovia) wird von der Membrana synovialis gebildet (s.o.). Neben der Ernährung des Gelenkknorpels hat die Synovia folgende Aufgaben:
- Gelenkschmierung,
- Stoßdämpfung, v. a. bei axialer Belastung des Gelenks,
- die Synovia verhindert in Ruhe, dass sich die Gelenkflächen berühren.

Um diesen Anforderungen gerecht zu werden, besitzt die Gelenkflüssigkeit besondere Eigenschaften.
Veränderliche Viskosität: Die Viskosität der Gelenkflüssigkeit verändert sich in Abhängigkeit von der Bewegung. Scherkräfte, die durch das gegeneinander Gleiten der Gelenkflächen entstehen, führen dazu dass sich die Synovia verflüssigt. Je schneller sich das Gelenk bewegt, umso dünnflüssiger wird die Synovia. Das Gelenk ist leichter zu bewegen. Damit ein gewisser Gleitfilm zwischen den Gelenkflächen erhalten bleibt, fassen zähflüssigere Anteile der Synovia die dünnflüssigeren Anteile ein, sodass diese nicht verdrängt werden können.

Elastizität: In begrenztem Maß kann die Synovia auf kurzzeitigen Druck elastisch reagieren. Bei länger anhaltendem Druck wird die Gelenkflüssigkeit dickflüssiger. Dadurch bleibt gewährleistet, dass die Gelenkflächen auch in Ruhe unter Belastung voneinander getrennt bleiben (**Abb. 1.7a–b**).

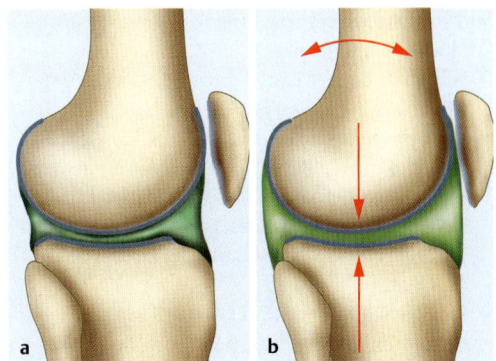

Abb. 1.7a–b Abstand der Gelenkflächen. **a** Gelenk in Ruhe: hohe Viskosität, Abstand der Gelenkflächen zueinander bleibt erhalten. **b** Gelenk in Bewegung: niedere Viskosität, gute Verteilung der Gelenkflüssigkeit, Schmierung der gesamten Gelenkfläche.

Veränderungen der Synovia bei Immobilisation
Durch die Immobilisation erhöht sich die Viskosität der Synovia. Der mechanische Widerstand für die Bewegung nimmt zu. Diesen Widerstand können Therapeuten reduzieren, indem sie das Gelenk zunächst langsam im schmerzfreien Bereich bewegen.

Zusammenfassung

- Gelenkknorpel hat einen sehr hohen Wassergehalt und makroskopisch eine glatte Oberfläche (*beachte:* mikroskopisch betrachtet ist die Oberfläche rau). Außer im Übergang zum Knochen besitzt er weder Nerven noch Gefäße und wird durch Diffusion ernährt. Bewegung und Belastung hält den Knorpel gesund. Immobilisation verursacht degenerative Veränderungen. Jeder Knorpelschaden begünstigt die Entstehung einer Arthrose.
- Faserknorpelscheiben gleichen die Inkongruenz von Gelenkflächen aus. Sie verbessern die Gelenkmechanik und wirken als Stoßdämpfer. Immobilisation reduziert die Belastbarkeit und Beweglichkeit der Knorpelscheiben. Meniskusrisse können heilen. In vielen Fällen ist eine Operation (Arthroskopie) aber unumgänglich.
- Die Gelenkkapsel besteht aus einer derben, bindegewebigen Hülle (Membrana fibrosa), die auf der Innenseite von der Synovialmembran ausgekleidet ist. Die Gelenkkapsel umschließt das Gelenk und schützt es.
- Bänder stabilisieren das Gelenk und verbessern die mechanische Führung.
- Rezeptoren in der Kapsel und den Bändern unterstützen die Steuerung von Bewegungen.
- Immobilisationsschäden am Kapselbandapparat führen oft zu erheblichen Einschränkungen der Beweglichkeit und vermindern die Belastbarkeit des Kapsel-Band-Apparates. Ein Gelenkerguss kann die Gelenkkapsel dehnen und Stabilität des Gelenks dauerhaft verringern.
- Die Gelenkflüssigkeit (Synovia) wird von den Synovialzellen gebildet. Sie ernährt den Knorpel und „schmiert" das Gelenk. Bei Immobilisation erhöht sich ihre Viskosität. Der Bewegungswiderstand nimmt zu.

1.1.2 Auswirkungen von Verletzungen auf die Haut

Die Haut ist das größte Organ des Menschen und die Hauptkontaktfläche zur Umwelt. Sie überzieht den gesamten Körper und damit auch alle Gelenke. Eine Störung der Hautfunktion oder ihrer Verschieblichkeit und Elastizität kann sehr schnell zu Beeinträchtigung der Beweglichkeit führen.
Die Haut hat eine Vielzahl von Funktionen:

- *Abgrenzung zur Umwelt*: Die Haut verhindert, dass schädliche Substanzen und Erreger in den Körper eindringen können. Ebenso sorgt sie dafür, dass unser überwiegend aus Flüssigkeit bestehender Körper nicht durch Kondensation austrocknet.
- *Isolierung und Thermoregulation*: Ohne die Haut würde die vom Körper erzeugte Wärme viel stärker abstrahlen. Mit dem Schwitzen verhindert sie eine zu starke Erwärmung des Körpers.
- *Schutz vor UV-Strahlung*: Pigmentzellen sorgen dafür, dass schädliche UV-Strahlung nicht zu tief in das Gewebe eindringt und dort Schäden anrichtet.
- *Schutz gegen mechanische Kräfte*: Hornhaut und subkutane Fettzellen (wie beispielsweise an der Fußsohle) bilden einen Schutz gegen von außen einwirkende Kräfte.
- *Wahrnehmung*: Die Haut ist das größte Sinnesorgan des menschlichen Körpers. Sie ist dank der vielen Rezeptoren, welche sich überwiegend in der Lederhaut (Dermis) befinden, in der Lage, verschiedene Umweltreize wahrzunehmen und weiterzuleiten (**Tab. 1.9**, S. 23).

Aufbau der Haut

Um den o.g. Aufgaben gerecht zu werden ist die Haut in drei Schichten aufgebaut. Jede dieser Schichten weist spezialisierte Zellen bzw. Strukturen auf, die bestimmte Aufgaben übernehmen (**Abb. 1.8**).

Epidermis

Die Epidermis (Oberhaut) besteht aus der Keimlage und der Hornlage. In der Epidermis befinden sich drei unterschiedliche Zelltypen, Keratinozyten (bilden das Plattenepithel), Melanozyten (Pigmentzellen) und Langerhans-Zellen, die zu den Immunzellen der Haut gehören (**Tab. 1.5**).

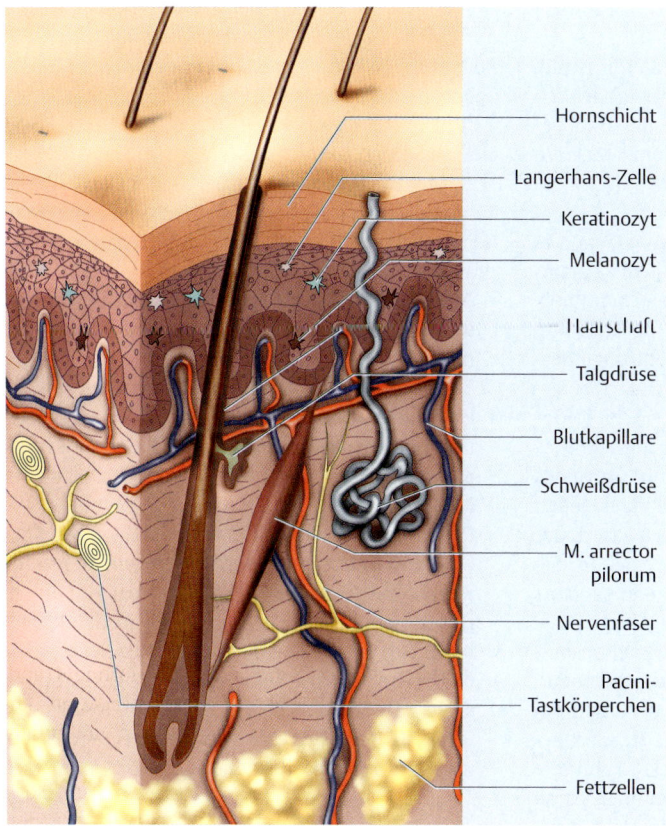

Abb. 1.8 Dreischichtiger Aufbau der Haut.

Tab. 1.5 Zelltypen der Epidermis

Zelltyp	Lokalisation	Funktion
Keratinozyten	Keimlage	<ul><li>ständige Zellteilung</li><li>Verdrängung älterer Keratinozyten Richtung Hornlage</li><li>Anreicherung von Keratin im Zellinneren</li></ul>
	Hornlage	<ul><li>als abgestorbene und ausgetrocknete Keratinozyten bilden sie im Verbund die Hornhaut</li></ul>
Melanozyten	Übergang Keim- zur Hornlage	<ul><li>Produktion des Pigments Melanin</li><li>Abgabe der Pigmentkörnchen zwischen die Keratinozyten</li></ul>
Langerhans-Zellen	Keim- und Hornlage	<ul><li>Erkennung der Antigene von eindringenden Viren oder Bakterien</li><li>Stimulierung der spezifischen Immunabwehr, z. B. über T- Lymphozyten</li></ul>

Dermis: Die sog. Lederhaut ist mit der Epidermis durch die *Lamina basalis* verbunden. Diese besteht aus einem sehr dünnen Kollagenfasergeflecht (Typ IV) und hilft mit Ankerfasern bei der Fixierung der Epidermis. Die Dermis selbst besteht aus überwiegend parallel verlaufendem kollagenem Bindegewebe. Zwischen diesen Fasern sind Elastinfasern eingelagert. In Richtung der kollagenen Fasern ist die Haut sehr zugfest. Das Elastin sorgt dafür, dass die junge, gesunde Haut keine Falten bildet.

Durch Ausstülpungen, dermale Papillen, der Dermis in die Oberhaut ist eine weitere Fixierung der Epidermis gewährleistet. Gleichzeitig wird dadurch die Diffusionsstrecke zu den Keratinozyten in der Epidermis verkürzt und deren Ernährung gewährleistet. Unter dieser Schicht liegt die eigentliche Lederhaut. Diese ist geprägt durch dicke kollagene Fasern welche mit Elastin durchflochten sind. Die Dermis verfügt über ein stark verästeltes Gefäßnetz. Dies hat mehrere Gründe:
- Die Epidermis wird über Diffusion ernährt. Deshalb sind im Übergang zwischen Dermis und Epidermis viele Kapillaren. In den Bereichen der

Schweiß- und Talgdrüsen und der Haarfollikel verhält es sich genauso.
- Damit die Kühlung, welche durch Verdunstung des Schweißes entsteht, nicht nur oberflächlich bleibt, ist es notwendig, dass auch das Blut gekühlt wird. Dies geschieht wie mit dem Wasser in den Kühlrippen eines Wasserkühlers mit dem Blut in den Kapillaren der Lederhaut.
- Durch die Grenzlage der Haut zur Umwelt kann es immer wieder zu Verletzungen und im Zusammenhang damit zu Verunreinigungen kommen. Für eine gute Wundheilung und eine adäquate Immunreaktion ist eine gute Durchblutung unerlässlich.

Hypodermis (Subkutis): Die unterste Schicht der Haut zeichnet sich durch die Einlagerung von großen Fettzellen zwischen den kollagenen Fasern des Bindegewebes aus. Als Fortsetzung des kollagenen Gewebes der Dermis sind die kollagenen Fasern der Hypodermis mit der Körperfaszie verbunden. Sie gruppieren sich lose um die Fettzellen und gewährleisten somit die Verschieblichkeit der Haut.

Neben der Funktion als langfristiger Energiespeicher stellt die Fettschicht eine Isolationsschicht dar. An bestimmten Stellen schützt sie vor erhöhtem mechanischen Druck. Wird die Dermis zu stark gegen tiefer liegende Knochen gedrückt, kann die Durchblutung so stark gestört werden, dass es zu Nekrosen (Dekubiti) kommt. Die Fettschicht dient als Puffer und wirkt dem entgegen.

Hautanhangsgebilde

Haare: Das Haar wird, ebenso wie die Hornhaut, von Keratinozyten gebildet. Auch sie sterben ab. Somit wird das Haar zum größten Teil aus totem Horn gebildet.

Die Keratinozyten befinden sich im unteren Drittel der Haarfollikel. Haarfollikel sind Einstülpungen der Epidermis bis in die Dermis. Man findet daher um die Haarwurzel eine Schichtfolge, die sich mit der sonstigen Haut vergleichen lässt. So entspricht die innere Wurzelscheide der Hornschicht, die äußere Wurzelschicht der Keimschicht der Epidermis und die bindegewebige Wurzelscheide der Lederhaut.

Im unteren Bereich der Follikel befinden sich auch Melanozyten, welche dem Haar über Pigmentkörnchen die Farbe geben. Hier beginnen die Haarzellen, Keratin anzureichern.

Talgdrüsen: An den oberen Teil der Haarfollikel sind die Talgdrüsen mit ihren Gängen angeschlossen. Die Talgdrüsen produzieren den fetthaltigen Talg und geben ihn über die Follikel an die Haut ab.

Schweißdrüsen: Es gibt zwei unterschiedliche Arten von Schweißdrüsen.
- *Apokrine Schweißdrüsen* kommen nur im Bereich der Kopfhaut, den Gehörgängen und den Achselhöhlen vor. Ihr Sekret wird wie der Talg der Talgdrüsen über einen Gang in den oberen Teil des Haarfollikels eingeleitet. Aufgrund der Lokalisation und der beschränkten Anzahl der apokrinen Schweißdrüsen geht man davon aus, dass sie keine große Rolle bei der Kühlung spielen.
- *Ekkrine Schweißdrüsen* sind über den ganzen Körper verteilt. Mit der Fähigkeit Schweiß zu produzieren sind sie in der Lage, den Körper zu kühlen. Die Schweißdrüsen befinden sich in der Lederhaut. Von den knäuelartig angelegten Sekret produzierenden Drüse führt ein leicht gekrümmter Gang zur Hautoberfläche. Über diesen wird der Schweiß zur Oberfläche geleitet wo er verdunstet und so das darunter liegende Gewebe kühlt.

> Ist bei Verletzungen die Keimschicht der Haut betroffen, können Keratinozyten aus den Schäften der Haarfollikel und der Schweißdrüsen für eine Neubildung des Epithels im Verletzungsgebiet sorgen. Da sie etwas tiefer liegen, sind sie oft nach Verletzungen noch intakt.

Beschädigung und Heilung

Wundheilungsphasen

Die Haut wird als äußere Kontaktfläche des menschlichen Körpers zur Umwelt bei äußerer Gewalteinwirkung als erstes verletzt. Aufgrund der vielen wichtigen Funktionen der Haut ist es wichtig, dass die entstandenen Schäden möglichst schnell vom Körper behoben werden. Wie bei anderen Geweben erfolgt die Heilung der Haut in drei Phasen (s. **Tab. 1.6**).

Tab. 1.6 Heilungsphasen der Haut

Phase	Dauer	Prozess
Entzündungsphase	einige Tage	- *Blutstillung*: primäre Vasokonstriktion und Bildung eines Eiweißpfropfs/Gerinnsels; - *Wundreinigung*: durch sekundäre Vasodilatation werden u.a. vermehrt Makrophagen mit dem Blut angeschwemmt, welche mit der Bekämpfung eingedrungener Bakterien beginnen; - der *oberflächliche Wundverschluss* beginnt durch Epidermiszellen die in das Gerinnsel einsprossen; - unter dem primären Eiweißpfropf bildet sich *Granulationsgewebe* aus neuen Blutgefäßen und Fibroblasten.
Proliferationsphase	5.–21. Tag	- Makrophagen bauen Blutgerinnsel ab; - es wandern vermehrt Fibroblasten ein und vermehren sich durch Zellteilung; - die Durchblutung wird durch *Angiogenese* der verletzten Gefäße wieder hergestellt; - Fibroblasten beginnen mit der *Produktion von kollagenen Fasern* (Typ III) um den Defekt aufzufüllen; - *Fibroblasten werden durch Zug* über die Kollagenfasern Typ III *ausgerichtet,* hierdurch können später die Kollagenfasern Typ I entsprechend der Zugrichtung angelegt werden; - einige Fibroblasten werden *Myofibroblasten* und helfen beim Zusammenziehen der Wunde.
Umbauphase	21. Tag–1 Jahr	- stärkere Kollagenfasern Typ I werden produziert; - Typ III Fasern werden abgebaut; - Typ I Fasern organisieren sich entsprechend dem wieder vermehrt einwirkenden Zug; - die kollagenen Fasern werden dicker und die Narbe wird kontinuierlich fester, erreicht aber nicht die Zugfestigkeit der ungeschädigten Haut.

Die angegebenen Zeiträume gelten nur bei normal verlaufender Wundheilung. Schlechter Allgemeinzustand, Stoffwechselerkrankungen (Diabetes) oder zusätzliche Belastungen des Patienten können die Wundheilungsphasen und somit die gesamt Heilung deutlich verzögern.

> *Durch gezieltes und dosiertes Bewegen in der Proliferations- und Umbauphase wird die physiologische Ausrichtung der kollagenen Fasern unterstützt. Dies gilt bei oberflächlichen wie bei tiefen Wunden. Somit tragen Maßnahmen wie CPM (continous passive motion), aktiv-assistives Bewegen, etc. zur funktionellen Narbenbildung bei.*

Auswirkungen der Verletzung auf die Wundheilung
Je nach Trauma können die verschiedene Schichten der Haut unterschiedlich stark betroffen sein.
Bei großen oberflächlichen Wunden kann es sein, dass die Epidermis so stark geschädigt ist, dass die Keratinozyten aus den Schäften der Haarfollikel und der Schweißdrüsen für die Reepithelisation sorgen müssen. Sind die Schäfte der Haarfollikel mitbetroffen oder ist die Wundfläche zu groß, hilft nur eine Abdeckung der Wunde mit Spalthaut (Hauttransplantation).

> *Bei Wunden, die mit Spalthaut abgedeckt werden, kann es sein, dass die Bewegung der angrenzenden Gelenke kurzzeitig limitiert werden muss. Dies ist dann notwendig, wenn durch die Bewegung Spannung auf die Wundfläche kommt und verhindert, dass das Transplantat anheilt. Die Ruhigstellung kann zur Folge haben, dass die Wunde zu „stramm" ausheilt und später selbst ein Bewegungshindernis darstellt.*

Primäre Wundheilung: Bei tiefen Wunden wird die Dermis und die Hypodermis in Mitleidenschaft gezogen. Liegt diese Wunde in einem Bereich, in dem die Haut unter Spannung steht, kommt es zum Klaffen. Um zu verhindern, dass eine hässliche Narbe entsteht verschließt der Chirurg die Wunde mit einer Naht und gewährleistet so eine primäre Wundheilung. Dies ist aber nur möglich wenn die Wunde sauber und die Gewebespannung nicht zu hoch ist.

Sekundäre Wundheilung: Kann eine Wunde nicht chirurgisch verschlossen werden, wird der Defekt durch Granulationsgewebe aufgefüllt. Es kommt zur sekundären Wundheilung, bei der die Haut von unteren Schichten her neu aufgebaut werden muss. Dieser Prozess dauert in der Regel wesentlich länger und verursacht häufig Narben.

Narbenkontrakturen: Je nach Tiefe der Verletzung überbrücken Narben mehrere Schichten der Haut. Diese sind nicht mehr gegeneinander verschieblich. Im Bereich von Gelenke führt dies unweigerlich zu Bewegungseinschränkungen.

Um Verklebungen der einzelnen Hautschichten zu verhindern, sollte bei tiefen Wunden spätestens nach drei Wochen mit manueller Narbenbehandlung begonnen werden.

Zusammenfassung

- Die Haut ist das größte Organ des Menschen.
- Ihr dreischichtiger Aufbau gewährleistet vielfältige Funktionen (Abgrenzung, Schutz, Wahrnehmung, Isolierung).
- Verletzungen der Haut heilen in drei Phasen: Entzündungs-, Proliferations- und Umbauphase.
- Immobilisation und Störungen der Wundheilung (Narbenbildung) können Störungen der Mobilität zur Folge haben.

1.1.3 Auswirkungen von Verletzungen auf Muskulatur und Sehnen

Muskulatur

Muskeln bewegen durch aktive Verkürzung (Kontraktion) die Gelenke. Jeder Muskel besteht aus einer großen Anzahl von Muskelfasern, die in einer bindegewebigen Hülle mit einer gemeinsamen Sehne zwischen knöchernen Ansatzstellen fixiert sind.

Aufbau der Skelettmuskulatur

Muskelfasern

Muskelfasern sind zylindrisch angelegt und variieren sehr stark in ihrem Durchmesser (40–100 mm) und ihrer Länge (0,2–30 cm) (Rauber, Kobsch 1987). Bindegewebe ordnet die Muskelfasern und bestimmt deren Verlauf. Sehnen geben die Kontraktion an den Knochen weiter und verursachen eine Bewegung im betreffenden Gelenk. In den Muskelfa-

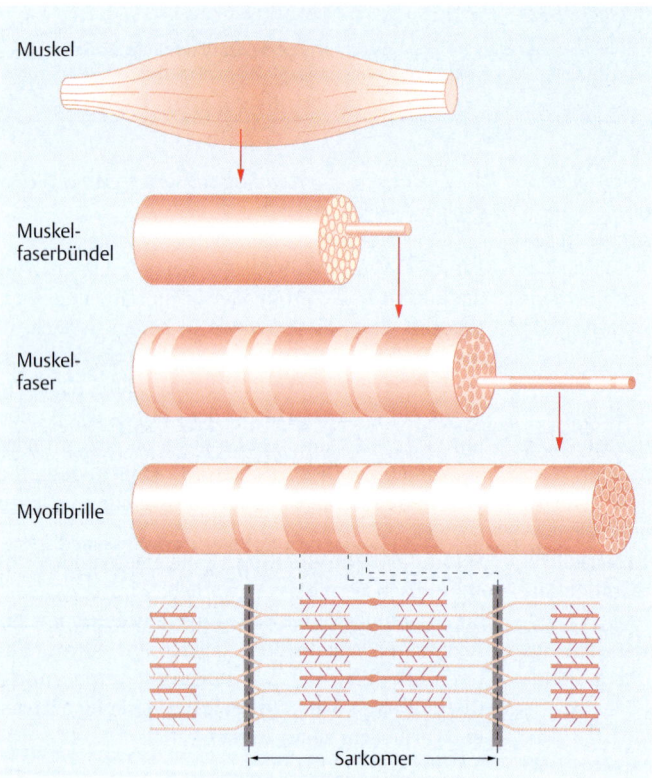

Abb. 1.9 Aufbau eines Sarkomers.

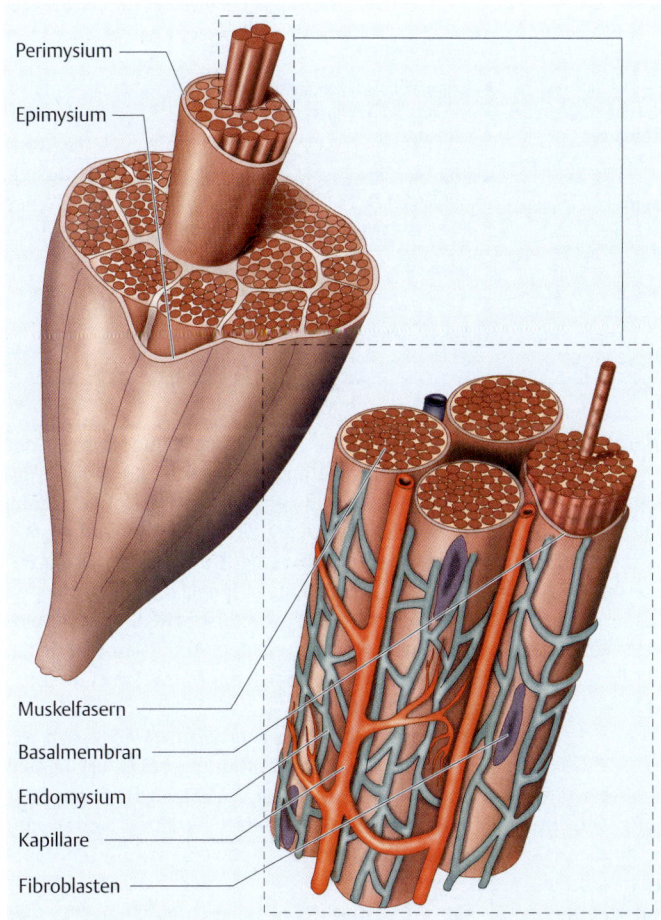

Abb. 1.10 Aufbau eines Skelettmuskels.

sern befinden sich mehrere Zellkerne, die Zellflüssigkeit (Sarkoplasma) und die Myofibrillen.

Myofibrillen sind die kontraktilen Elemente des Muskels. Sie bestehen aus mehreren Sarkomeren. *Das Sarkomer ist die kleinste funktionelle Einheit des Skelettmuskels.* Ein Sarkomer besteht aus Aktin- und Myosinfilamenten. Mikroskopisch lassen sich die Trennlinien zwischen zwei Sarkomeren als sog. Z-Scheiben erkennen. Die Aktinfilamente sind an diesen Z-Scheiben befestigt. Zwischen zwei Z-Scheiben und den dazu gehörenden Aktinfilamenten befinden sich Myosinfilamente (**Abb. 1.9**).

Ist die Muskelfaser entspannt, überlappen sich die Myosinfilamente teilweise mit den Aktinfilamenten. Bei der Kontraktion gleiten die Myosinfilamente auf beiden Sieten tiefer zwischen die Aktinfilamente. Dadurch werden die Aktinfilamente samt der zugehörigen Z-Scheiben auf einander zu bewegt.

Damit dies geschehen kann bilden die Myosinköpfchen unter dem Einfluss von einströmenden Kalziumionen ein Verbindung mit den Aktinfilamenten. Durch eine Kippbewegung der Myosinköpfchen werden dann die Aktinfilamente aufeinander zu bewegt. Danach lösen sich die Myosinköpfchen wieder, um zurückzuklappen und wieder Kontakt zu den Aktinfilamenten aufzunehmen. Dieser Vorgang wird mehrfach rasch wiederholt, so dass sich das Sarkomer stark verkürzt.

Damit die Muskelfaser wieder entspannen kann, müssen die Brückenverbindungen zwischen den Myosinköpfchen und den Aktinfilamenten wieder gelöst werden. Dies geschieht vermutlich unter Einfluss von ATP (Adenosintriphosphat) (Laube 2004). Die Kalziumpumpe sorgt dafür, dass die Kalziumionen wieder aktiv aus dem Sarkomer gepumpt werden.

Muskelbindegewebe

Muskeln und Muskelgruppen werden von Bindegewebe (Epimysium, Faszien) umhüllt. Innerhalb des Muskels befinden sich weitere Schichten (Endomysium, Perimysium) (**Abb. 1.10**). Dieses Bindegewebe ordnet die Muskelfasern und bestimmt deren

Tab. 1.7 Funktion des Muskelbindegewebes

Schicht	Lokalisation	Aufbau/Funktion
Endomysium	▪ intramuskulär ▪ direkt an der Basalmembran der Muskelzellen ▪ gesamte Muskelfaser wird umhüllt	▪ dünne, netzwerkartige kollagene Fasern ▪ verbindet Muskelfasern miteinander ▪ verbindet Muskelfasern mit den Kapillaren
Perimysium	▪ intramuskulär ▪ umhüllt mehrere Muskelfasern	▪ fester als Endomysium, da die kollagenen Fasern dichter verwoben sind ▪ grenzt Muskelbündel gegeneinander ab
Epimysium	▪ extramuskulär ▪ umgibt einen gesamten Muskel	▪ trennt einzelne Muskeln voneinander
Faszien	▪ extramuskulär ▪ umgeben meist mehrere Muskeln	▪ trennen verschieden Muskelgruppen voneinander

Verlauf (**Tab. 1.7**). So hat es einen Einfluss auf die Beweglichkeit.

Um Bewegung zuzulassen, müssen sämtliche bindegewebigen Anteile eine gewisse Dehnfähigkeit besitzen und gegenüber ihrer direkten Umgebung verschieblich sein. Um diese zwei Eigenschaften zu erhalten, ist es notwendig, dass der Muskel immer wieder auf Dehnung belastet wird und sich maximal verkürzt.

Aspekte der Muskelfunktion

Die Bewegungen einzelner Muskelfasern oder einfach aufgebauter Muskeln sind geradlinig. Um die primäre Eigenbewegung des Muskels in die gewünschte Bewegung des Gelenks umzusetzen, bedarf es keiner aufwändiger Konstruktion wie in einem Getriebe. Durch breitgefächerte Ursprünge und Ansätze und durch einen in mehrere Richtungen angelegten Faserverlauf sind einige Muskeln dazu in der Lage, sich in verschiedene Richtungen zu verkürzen. Diese Konstruktionsmerkmale haben mehrere Vorteile.

Kraftentfaltung
Entscheidend für die Kraftentfaltung eines Muskels ist der Muskelquerschnitt. Bei Muskeln mit großem Querschnitt sind viele Muskelfasern parallel wirksam, wodurch in der Summe mehr Kraft entfaltet wird. Neben dem Muskelquerschnitt spielt auch der Dehnungszustand und der wirksame Hebel, der dem Muskel zur Verfügung steht, eine entscheidende Rolle.

Dehnungszustand: Ist der Muskel stark gedehnt, ist die Überlappung der Aktin- und Myosinfilamente gering. Dadurch können bei der Kontraktion nur wenig Myosinköpfchen in Kontakt zu den Aktinfilamenten treten. Der Muskel hat wenig Kraft. Ist der Muskel schon stark angenähert, sind die Myosinfilamente schon so weit zwischen den Aktinfilamenten, dass sie nur noch wenig weiter gleiten können. Der Muskel arbeitet mit wenig Kraft und geringem Bewegungsausschlag. Eine *optimale Kraftentfaltung* ist dann möglich, wenn eine ausreichende Zahl Myosinköpfchen Kontakt zu den Aktinfilamenten hat. Dies ist der Fall, wenn sich der Muskel in einer mittleren Länge befindet.

Wirksamer Hebel: Der wirksame Hebel, den ein Muskel zu seiner Kraftentfaltung nutzt, ergibt sich aus der Entfernung seiner Wirklinie zum Drehpunkt des Gelenks. Muskeln, deren Wirklinie weiter vom Drehpunkt entfernt ist, haben einen größeren Hebel zur Verfügung.

Der wirksame Hebel ist auch abhängig von der Gelenkstellung. Bei extendiertem Ellbogen ist der wirksame Hebel für den Mebiceps triceps trachii im Vergleich zu einem in 90° Flexion eingestellten Ellbogen gering, da seine Wirklinie deutlich näher am Drehpunkt des Ellenbogengelenks liegt. Am Kniegelenk sorgt die Patella als Abstandshalter des M. quadriceps und des Lig. patellae für einen nahezu konstant großen wirksamen Hebel während der Bewegung des Kniegelenks (**Abb. 1.11a–c**).

> *Bei fast allen Übungen nutzen Physiotherapeuten das Hebelgesetz. Soll der Patient mehr arbeiten, wird für die Kraft, gegen die der Patient arbeiten muss (z. B. Schwerkraft, therapeutischer Widerstand), ein möglichst großer Hebel gewählt; oder der Therapeut wählt Gelenkstellungen, in denen der wirksame Hebel für die entsprechende Muskulatur ungünstig ist. Sollen die Übungen für den Patienten erleichtert werden, kann man den Hebel für den Widerstand verkürzen oder den wirksamen Hebel für die Muskeln verbessern.*

Muskelarbeit

Neben der Fähigkeit des Muskels, sich aktiv zu verkürzen, kann er auch eine Stellung halten oder eine Bewegung, welche seiner eigenen Funktion entgegengesetzt ist, bremsen. Nähern sich bei einer Bewegung Ursprung und Ansatz des Muskels einander an, arbeitet der Muskel *dynamisch konzentrisch*. Die Myosinfilamente gleiten zwischen die Aktinfilamente und verkürzen den Muskel aktiv.

Entfernen sich Ursprung und Ansatz des Muskels während der Anspannung, arbeitet der Muskel *dynamisch exzentrisch*. Neigen wir z. B. im Sitz den Oberkörper mit aufgerichteter Körperlängsachse nach vorne, kommt es zu einer Flexion im Hüftgelenk, eingeleitet vom proximalen Hebel Becken. Der M. gluteaus maximus und andere Extensoren bremsen diese Bewegung dynamisch exzentrisch.

Wenn sich der Abstand von Ursprung und Ansatz nicht ändert, verrichtet der Muskel Haltearbeit. Er arbeitet *statisch*. Neigen wir wie oben beschrieben den Oberkörper nach vorn, müssen die Rückenstrecker statisch gegen die Schwerkraft arbeiten, um eine Flexion der Wirbelsäule zu verhindern.

Muskelkoordination

Je nach Funktion und Lokalisation können Muskeln sehr groß aber auch sehr klein sein. So können kleine Gelenke mit vielen Freiheitsgraden, wie etwa das Daumensattelgelenk, mit einer entsprechenden Anzahl von kleinen Muskeln in alle Richtungen aktiv und koordiniert bewegt werden. Andererseits gibt es große Muskeln, die bei teilweiser Anspannung andere Bewegungen verursachen als bei der Anspannung des gesamten Muskels (z.B. der Flutäus maximus, dessen transversale Fasern Außenrotation machen können).

Intramuskuläre Koordination: Das Zusammenspiel verschiedener Anteile innerhalb eines Muskels bezeichnet man als intramuskuläre Koordination. Deutlich wird das z. B. an der Aktivität des M. glutaeus medius beim Gehen. Beim aufrechten Gang senkt sich das Becken auf der Schwungbeinseite leicht ab (ca. 5–7°). Damit diese Bewegung kontrolliert abläuft, arbeitet der M. glutaeus medius auf der Standbeinseite dynamisch exzentrisch. Da der gebremste Bewegungsausschlag in die Adduktion sehr gering ist, müssen Teile des Muskels für eine kurze Zeit statisch arbeiten. Gleichzeitig sind die hinteren Anteile des Muskels an der Extension beteiligt (dynamisch konzentrische Arbeit). Es finden sich somit zeitgleich völlig unterschiedliche Aktivitätsmuster innerhalb eines Muskels, ein Beispiel für eine außergewöhnliche Koordinationsleistung, die noch dazu unwillkürlich erfolgt (Götz-Neumann 2002)!

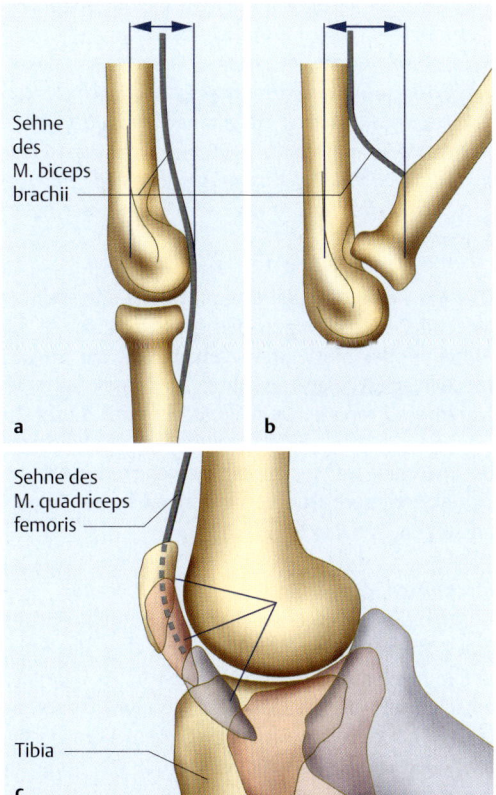

Abb. 1.11a–c Schematische Darstellung der Veränderung des wirksamen Hebels durch Gelenkbewegung. **a** Ellenbogen in Extension, kurzer wirksamer Hebel für den M. biceps brachii. **b** Ellenbogen in Flexion, größerer wirksamer Hebel. **c** Die Patella als Abstandhalter für die Sehne des M. quadriceps femoris gewährleistet für den Muskel einen nahezu konstanten wirksamen Hebel in unterschiedlichen Flexionsstellungen.

Funktionsumkehr/Funktionserweiterung

Muskeln können ihre Funktion verändern bzw. umkehren. Das hängt von der Stellung der Knochen, an denen sie ansetzen, zueinander ab und von der Lage der Zugrichtung des Muskels zur Bewegungsachse. Alle Muskelfasern des M. deltoideus, welche unterhalb des Drehpunkts für die Abduktions-/Adduktionbewegung liegen, wirken adduktorisch.

Je mehr der Oberarm abduziert wird, umso mehr Muskelfasern wandern über diesen Drehpunkt. Die Folge ist, dass diese nun adduktorisch wirken.

Durch das Vertauschen von *Punktum mobile* und *Punktum fixum* können Muskeln zusätzliche Funktionen erhalten. Werden beide Schultergelenke durch Stützaktivität fixiert, bewirkt z. B. die Kontraktion des M. latissimus dorsi eine Extension in der Wirbelsäule.

> Nach Hüftgelenksoperationen kommt es häufig wegen einer Schwäche der Abduktoren während der Standbeinphase zu Hinkmechanismen (siehe Kap. 6, S. 140). Wählt man zur Kräftigung Übungen, bei denen die Abduktoren nur konzentrisch arbeiten, kann es sein, dass es dem Patient selbst nach einer langen Rehabilitationsphase nicht gelingt, das Becken stabil über dem Standbein zu halten. Um dies zu verhindern, müssen die Abduktoren bei der Behandlung auch statische und exzentrische Arbeit leisten.

Intermuskuläre Koordination: Das Zusammenspiel verschiedener Muskeln bei einer Bewegung bezeichnet man als intermuskuläre Koordination. Dabei muss das Zusammenwirken der Agonisten und Synergisten geregelt werden, zum anderen müssen die Antagonisten der Bewegung nachgeben. Deshalb sind Agonist und Antagonist auf Rückenmarksebene so miteinander verschaltet, dass sie sich gegenseitig hemmen. Dies bedeutet, dass bei der Anspannung des Agonisten der Antagonist entspannt und umgekehrt.

> Nach Hüftoperationen sind die Hüftgelenksadduktoren aufgrund des OP-Traumas oft hyperton. Gelingt es nicht, diesen Tonus zu senken, besteht die Gefahr, dass kräftigende Übungen für die Abduktoren wirkungslos bleiben, weil sie antagonistisch gehemmt werden.

Gelenkstabilisation und Entlastung

Muskeln können durch ihre Anspannung ein Gelenk stabilisieren. Durch die gleichzeitige Anspannung von Agonisten und Antagonisten einer Bewegung (*Ko-Kontraktion*) wird der Kapsel-Band-Apparat entlastet und ein Teil der Last überträgt sich vom Gelenk auf die Muskulatur.

> Mit Stabilisationsübungen können verletzte Gelenkstrukturen aktiv entlastet werden.

Schäden der Muskulatur

Immobilisationsschäden

Wird ein Muskel wegen einer Verletzung ruhig gestellt, kommt es zur Atrophie, die Muskelmasse verringert sich. Die Anzahl der Sarkomere passt sich der aktuellen Ruhelänge des Muskels an. Dadurch verringert sich die Beweglichkeit des Muskels und seine Kraft nimmt ab.

> Muskeln, die infolge einer Verletzung nicht bewegt werden können, müssen so früh wie möglich isometrisch beansprucht werden. (Ausnahme: Muskelfaser-, Muskelbündelrisse und andere massive Schädigungen der Muskulatur.) Nur so kann das Ausmaß einer Atrophie begrenzt werden. In manchen Fällen kann mithilfe der Elektrostimulation die Kontraktionsbereitschaft der ruhig gestellten Muskeln und ein gewisses Maß an Kraft erhalten werden.

Das Muskelbindegewebe nimmt bei Ruhigstellung ab, in der Matrix bilden sich Crosslinks. Durch die Abnahme des Muskelbindegewebes ist der Muskel mechanisch weniger geschützt. Die Crosslinks reduzieren die Beweglichkeit. Verstärkt wird dieser Effekt, wenn sich bei einer Abnahme der Muskelmasse die Spannung im Muskelbindegewebe reduziert und dadurch weitere Querverbindungen in der Matrix entstehen (van den Berg 1999).

Strukturschäden

Auch die Folgen einer direkten Traumatisierung eines Muskels können dazu führen, dass das Muskelbindegewebe die Beweglichkeit eines Gelenkes einschränkt. Dies ist insbesondere dann zu erwarten, wenn verletzte Bindegewebsschichten narbig ausheilen und die vormals bestehende Trennung der einzelnen Muskelanteile oder Muskeln aufgehoben ist. Die gegenseitige Verschieblichkeit ist dann nicht mehr gewährleistet und es kommt zu einer Einschränkung der Mobilität.

Bei einer Osteosynthese mit einem Fixateur externe (**Abb. 1.12**) werden mehrere Weichteilschichten (Haut, Unterhaut, Muskelfaszien und Muskeln)

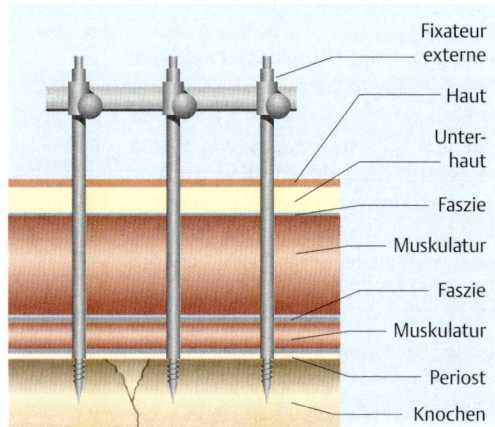

Abb. 1.12 Schematische Darstellung eines Fixateur externe.

an einem Pin „aufgefädelt". Da diese Schichten dadurch nur noch eingeschränkt gegeneinander beweglich sind, kann es zu Einschränkungen der Beweglichkeit der angrenzenden Gelenke kommen. Durch die Ruhigstellung reduziert sich die Muskelmasse, was die Bildung von Crosslinks zusätzlich fördert.

Zusammenfassung

- Jeder Muskel besteht aus einer Vielzahl von Muskelfasern. Diese sind aus zahlreichen Myofibrillen zusammengesetzt. In den Myofibrillen bilden die kontraktilen Filamente Aktin und Myosin Sarkomere, die kleinste funktionelle Einheit des Muskels. Bindegewebe in der Muskulatur ordnet die Muskelfasern und bestimmt deren Verlauf.
- Im Rahmen der Physiotherapie sind verschiedene Aspekte der Muskelfunktion bedeutsam:
  - Die Kraftentfaltung eines Muskels hängt nicht allein von seinem physiologischen Querschnitt ab. Entscheidenden Einfluss haben auch der Dehnungszustand und der wirksame Hebel.
  - Durch Vertauschen von Punktum fixum und Punktum mobile können Muskeln ihre Funktion umkehren bzw. verändern. In Abhängigkeit von der Gelenkstellung können Muskeln ihre Funktion erweitern.
  - Muskeln können dynamisch konzentrisch, dynamisch exzentrisch und statisch arbeiten.
  - Die intramuskuläre Koordination bestimmt das Zusammenspiel der Muskelfasern in einem Muskel. Die intermuskuläre Koordination regelt das Zusammenspiel verschiedener Muskeln bei einer Bewegung.
  - Muskeln können Gelenkstrukturen entlasten.
- Bewegung erhält die Muskelfunktion. Immobilisation führt zu einem Abbau von Muskelmasse (Atrophie), Muskelbindegewebe und kontaktile Fasern nehmen ab. Durch Crosslinks in der Matrix des Muskelbindegewebes reduziert sich die Beweglichkeit.

Sehnen

Sehnen stellen die Verbindung der Muskeln zu den Knochen her und gewährleisten, dass sich die Kraft des Muskels auf den Knochen und die Gelenke überträgt. Entsprechend der Funktionsweise der Muskeln werden sie mechanisch auf Zug beansprucht. Um dieser Beanspruchung gerecht zu werden, ist der Anteil an kollagenem Gewebe in der Sehne sehr hoch. Dieses Kollagen bildet *Fibrillen*, welche wiederum *Bündel* bilden. Diese sind in der Sehne zu *Faszikeln* angeordnet, welche vom dünnen *Endotenon* umhüllt werden. In dieser Hülle verlaufen auch Nervenfasern sowie Blut- und Lymphgefäße.

In den Faszikeln liegen zwischen den Kollagenbündeln *Tenoblasten*, welche u. a. für die Produktion von kollagenen und elastischen Fasern zuständig sind. Dadurch spielen sie eine wichtige Rolle bei der Heilung nach Sehnenverletzungen. Mehrere Faszikel, welche in Längsrichtung ein wenig gegeneinander verschieblich sind, werden durch das *Epitenon* zur Sehne zusammengefasst (**Abb. 1.13**).

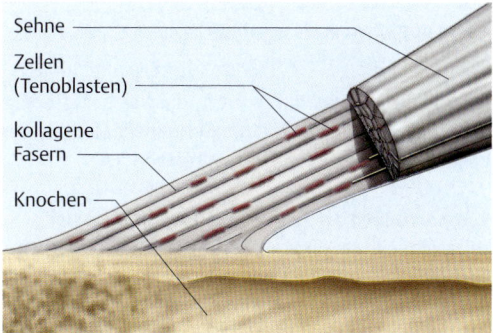

Abb. 1.13 Aufbau einer Sehne.

Sehnengleitlager
Damit Sehnen die aktive Kontraktion des Muskels an den Knochen weitergeben oder die passive Bewegung eines Gelenks zulassen können, müssen sie gegenüber dem umliegenden Gewebe beweglich sein. Deshalb liegt um das Peritenon das *Paratenon*, ein lockeres Bindegewebsvlies, welches die Sehne vom umliegenden Gewebe trennt. An der Außenseite des Paratenon befinden sich Synoviazellen, die mit der Produktion einer Synovia ähnlichen Flüssigkeit dafür sorgen, dass durch die Bewegung der Sehne weniger Reibung entsteht.

Sehnenscheide
In Bereichen, in denen die Sehnen in ihrer Verlaufsrichtung geführt werden müssen und stärkere Reibungskräfte entstehen, sind Sehnenscheiden angelegt. Diese haben einen ähnlichen Wandaufbau wie die Gelenkkapsel. Die Außenseite bildet ein bindegewebiger Mantel, während die Innenseite eine Membrana synovialis besitzt. Diese bildet synoviale

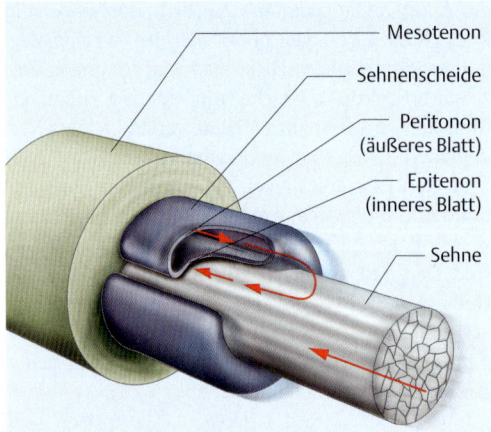

Abb. 1.14 Bewegung der Sehne in der Sehnenscheide.

Flüssigkeit, welche dafür sorgt, dass sich das obere Blatt und das untere Blatt der Sehnenscheide gut gegeneinander bewegen können (**Abb. 1.14**).

Veränderungen der Sehnen durch Immobilisation
Wird eine Sehne längere Zeit nicht belastet, verringert sich der Anteil an kollagenem Gewebe und die Belastbarkeit der Sehne nimmt deutlich ab. Dies erhöht die Anfälligkeit für Verletzungen.

> Nach längerer Ruhigstellung (ab ca. 3–4 Wochen) muss die Wiederaufnahme der Belastung sehr moderat erfolgen, damit sich das Sehnengewebe neu organisieren und der Belastung anpassen kann. Anderenfalls sind Überlastungsschäden bis hin zu schwerwiegenden Verletzungen vorprogrammiert.

Sehnen können, wenn sie z.B. direkt über Knochen verlaufen, auch Kompression ausgesetzt sein. An diesen Stellen bildet sich in der Sehne faseriges Knorpelmaterial. Dieser Vorgang ist physiologisch, wenn die Sehne dadurch vor zu großer Druckbelastung geschützt wird. Bildet sich aufgrund einer pathologischen Druckbelastung an der falschen Stelle Knorpel, kann dies zur Ruptur der Sehne führen! Dies liegt daran, dass der physiologische Belastungsreiz für Knorpel Druck und nicht Zug ist.

Beim Inpingementsyndrom an der Schulter z.B. kommt es zu wiederholten Einklemmungen der Sehnen der Rotatorenmanschette im subakromialen Raum. Betroffen ist meist die Sehne des M. supraspinatus. Dadurch kann es neben der Entzündung zu einem Umbau von Sehnengewebe kommen. Gelingt es nicht, durch gezielte physiotherapeutische Übungen und Maßnahmen, den Humeruskopf zu zentrieren bzw. zu kaudalisieren und somit die Rotatorenmanschette zu entlasten, besteht die Gefahr, dass der oben beschriebene Prozess zu einer Rotatorenmanschettenruptur führt (siehe Kap. 7, S. 223). Eine operative subakromiale Dekompression kann das Voranschreiten der Pathologie verhindern.

Zusammenfassung

- Sehnen übertragen die Kraft des Muskels auf Knochen und Gelenke. Sie werden dabei mechanisch auf Zug belastet. Kollagenes Bindegewebe sorgt für eine ausreichende Stabilität.
- Synovialflüssigkeit in den Sehnenscheiden und Sehnengleitlagern gewährleistet eine gute Beweglichkeit ohne Reibungsverluste.
- Durch Immobilisation verringert sich die Belastbarkeit von Sehnen. Die Gefahr für Verletzungen steigt.

1.1.4 Auswirkungen von Verletzungen auf das Nervenstrukturen

Die Bewegungssteuerung erfolgt im Wesentlichen durch übergeordnete Zentren des Zentralnervensystems.

> Mehr zu Bewegungssteuerung, Motorische Kontrolle und Motorisches Lernen finden Sie z.B. im physiolehrbuch „Physiotherapie in der Neurologie" (Wulf 2004) in dieser Reihe und im physiolehrbuch „Biomechanik, Bewegungslehre, Leistungsphysiologie, Trainingslehre" (Laube 2004). Mehr zur Mobilität des Nervensystems finden Sie in den Physiolehrbüchern „Untersuchen" und „Behandeln" (von der Heide 2005).

Periphere Nerven sorgen für die Signalübertragung zwischen Zentralnervensystem und der Skelettmuskulatur. Um ihrer Hauptaufgabe, der Reizweiterleitung gerecht zu werden, erstrecken sie sich über den gesamten menschlichen Körper. Bis zu den Rezeptoren an den distalen Enden der einzelnen Extremitäten haben sie sich oft verzweigt und eine ganze Reihe von Gelenken überquert. Dabei werden an das Nervengewebe mechanische Anforderungen gestellt.

Bindegewebsstrukturen peripherer Nerven

Vor allem in der Nähe von Gelenken mit großen Bewegungsausmaß sind periphere Nerven ständig Zug- und Druckkräften ausgesetzt. Um vor diesen Kräften geschützt zu sein, sind die Nervenfasern (Neurone) von verschiedenen Bindegewebsschichten umhüllt. Die bindegewebige Hülle der Nerven besteht aus drei Schichten (**Abb. 1.15**, **Tab. 1.8**):

- Um das Axon befindet sich das *Endoneurium*. Diese Schicht hat vor allem eine isolierende Funktion. Das Endoneurium verhindert eine Reizübertragung von einem auf das andere Axon und sorgt bei myelinisierten Neuronen für eine schnellere Reizleitung.
- Das *Perineurium* umfasst mehrere Nervenfasern zu „Kabelsträngen" (Faszikeln). Diese bilden die einzelnen Äste, wenn sich der Nerv verzweigt. Innerhalb dieser Faszikel sind die Nervenfasern teilweise spiralförmig angelegt. Dies bedeutet, dass eine geringe Verlängerung möglich ist (Reservelänge), ohne dass es zur Dehnung dieser Fasern kommt (Rauber, Kopsch 1987).
- Das *Epineurium* umschließt mehrere Faszikel, die innerhalb dieser Hülle gegeneinander beweglich sind. Es besteht aus überwiegend längs verlaufenden Bindegewebsfasern, die kollagene Fasern (Typ I) und Elastin enthalten. Daneben finden sich auch Fibroblasten, Fettzellen, Blut- und Lymphgefäße.

Tab. 1.8 Nervenbindegewebe: Lokalisation und Funktion.

Schicht	Lokalisation	Funktion
Endoneurium	<ul><li>innere Schicht</li><li>umgibt die einzelnen Nervenfasern</li></ul>	<ul><li>Isolation</li><li>Myelinisierung zur Steigerung der Reizleitungsgeschwindigkeit</li></ul>
Perineurium	<ul><li>mittlere Schicht</li><li>umgibt mehrere Nervenfasern und bildet Faszikel</li></ul>	<ul><li>Bereitstellung der Reservelänge durch spiralförmige Anordnung einzelner Nervenfasern</li><li>schützt Nervenfasern v. a. vor Zugbelastungen</li></ul>
Epineurium	<ul><li>äußere Schicht</li><li>umgibt mehrere Faszikel</li></ul>	<ul><li>lässt Verschiebung der Faszikel gegeneinander zu (intraneurale Mobilität)</li><li>Schutz vor Druck- und Zugbelastungen</li><li>Ernährung der Nervenfasern</li></ul>

Bindegewebsstrukturen des zentralen Nervensystems

Das Rückenmark befindet sich im Neuralrohr der Wirbelsäule. Die Nervenwurzeln und Nervenfasern müssen vor Druck- und Zugbelastungen geschützt werden. Insbesondere bei der Flexion der Wirbelsäule kommt es wegen der weit ventral gelegenen Drehpunkte der einzelnen Bewegungssegmente (im Discus intervertebralis) zu einer deutlichen Verlängerung des gesamten Wirbelkanals (**Abb. 1.16a–b**).

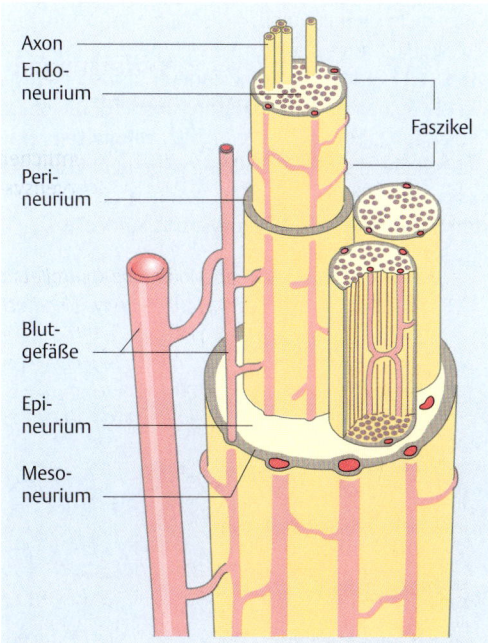

Abb. 1.15 Aufbau eines Nerven und seiner bindegewebigen Hülle.

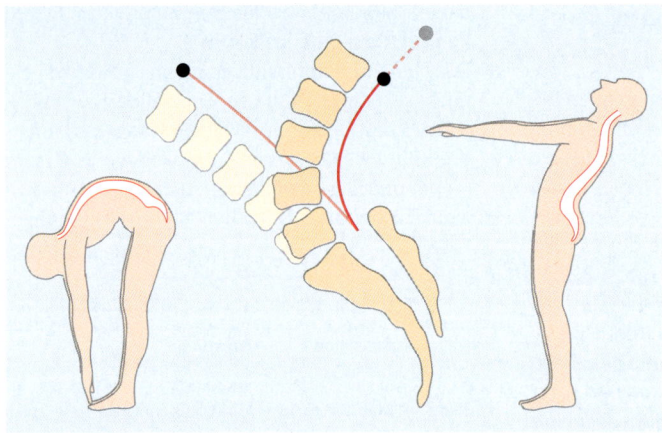

Abb. 1.16 Verlängerung des Neuralrohrs im Wirbelkanal durch Flexion.

Das Rückenmark ist von drei schützenden Bindegewebshüllen im Wirbelkanal umgeben. Direkt um das Rückenmark liegt die Gefäßhaut, *Pia mater*. Diese ist durch einen mit Hirnflüssigkeit (Liquor cerebrospinalis) gefüllten Raum (Subarachnoidalraum) von der *Arachnoidea spinalis* (Spinnengewebshaut) getrennt. Pia mater und Arachnoidea spinalis werden auch als weiche Rückenmarkshäute bezeichnet. Im Gegensatz dazu ist die direkt an die Spinnengewebshaut anliegende *Dura mater* wesentliche dicker und härter. Aus diesem Grund wird sie harte Rückenmarkshaut genannt. Sie bildet einen geschlossenen Sack, der die Innenseite des Spinalkanals auskleidet.

Die Dura mater kleidet auch die Foramina intervertebralia aus und schützt somit die Nervenwurzeln. Sie ist durch *durale Ligamente*, durch ein langes dorsales Septum und einer Verbindung zum Lig. longitudinalis posterior im Wirbelkanal aufgehängt. Kranial hat sie eine trichterförmige Aufhängung am Foramen magnum, kaudal stellt das Filum terminale externus eine elastische Verbindung zum Steißbein her.

All diese Strukturen weisen einen stark längsgerichteten Faserverlauf auf. Somit kann die durch Beugung verursachte Spannung von der Dura mater aufgenommen werden. Das empfindliche Rückenmark selbst „schwimmt" im Liquor des Subarachnoidalraums und ist diesen Kräften nicht direkt ausgesetzt.

| Alle drei Rückenmarkshäute finden in den entsprechenden Hirnhäuten ihre Fortsetzung nach kranial. Im Bereich der peripheren Nerven setzen sie sich als Epi- und Perineurium fort. Somit wird das gesamte Nervensystem von einer zusammenhängenden Bindegewebshülle geschützt. Dies erklärt, warum es bei Schädigungen an einer beliebigen Stelle des Systems zu weit entfernten Symptomen kommen kann.

Eine in Flexion eingestellte Wirbelsäule verlagert den N. ischiadicus nach proximal. Dies kann soweit gehen, dass die passive Beweglichkeit des Kniegelenks gestört wird, weil der Nerv bei Extension des Knies nicht weit genug nach distal gleiten kann. Dieses Beobachtung macht man sich beim Slump-Test (**Abb. 1.17**) und einer Reihe anderer klinischer Tests (wie Lasègue und den Spannungstests für die obere Extremität) zunutze. Die Tests beinhalten eine ganze Reihe definierter Gelenkstellungen. Wenn sie exakt durchgeführt werden, können sie eine gestörte Mobilität des Nervensystems aufdecken.

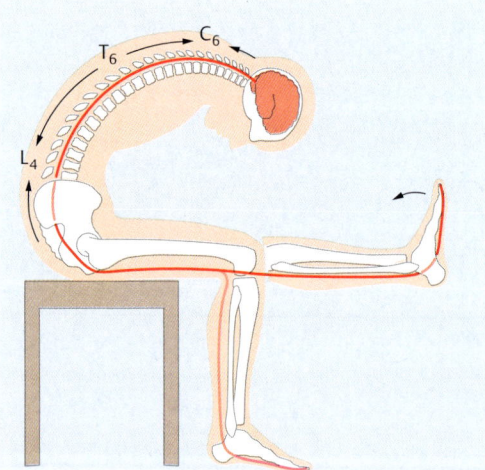

Abb. 1.17 Slump-Test. Durch das Zusammensacken des Oberkörpers („slump") und die gleichzeitige Streckung im Kniegelenk wird der Ischiasnerv auf Zug belastet.

Zusammenfassung

- Das Nervenbindegewebe schützt das empfindliche Nervengewebe und gewährleistet seine Funktion und Mobilität.
- Es umschließt das zentrale und das periphere Nervensystem vollständig. Daher können Schädigungen an einer beliebigen Stelle des Systems weit entfernte Symptome verursachen.

Peripheres Nervensystem

Afferentes System

Afferente Bahnen leiten Informationen aus der Körperperipherie zum Zentralnervensystem. Bestandteile des afferenten Systems sind:
- Rezeptoren, spezialisierte Nervenendigungen die verschiedene Reize wie z.B. Druck, Temperatur, Gewebsschäden registrieren. Jeder dieser Reize hat seinen eigenen Rezeptor bzw. jeder Rezeptor ist auf einen Reiz spezialisiert.
- sensible Fasern/sensorische Nerven. Sie leiten Impulse von den Rezeptoren aus verschiedenen Regionen (Haut, Muskulatur, Gelenkkapsel, etc.) zum Hinterhorn des Rückenmarks.
- Synapsen, die Verbindung zwischen zwei Neuronen.

Oberflächensensibilität
Alle Rezeptoren, die äußere Reize verarbeiten, sind Bestandteil der Oberflächensensibilität (siehe **Tab. 1.9**). Sie sind Grundlage jeder taktilen Wahrnehmung. Ihre Empfindungen sind wichtig, um den Körper vor Schädigungen zu schützen.

> *Wird durch eine Verletzung die Oberflächensensibilität beeinträchtigt, ist die Gefahr hoch, dass der Patient im Falle einer längeren Immobilisation ein Druckgeschwür (Dekubitus) bekommt. Er kann Weichteilschäden, welche durch zu langes Liegen in einer Position entstehen können, nicht wahrnehmen.*

Tiefensensibilität
Die Tiefensensibilität ist unser Haltungs- und Bewegungsempfinden. Für aktive Bewegungen ist die Tiefensensibilität wichtiger als die viel bewussteren Empfindungen der Oberflächensensibilität. Rezeptoren im Muskel, den Muskelsehnen, Gelenken, Gelenkkapseln und Bändern können verschiedene Reize aufnehmen (siehe **Tab. 1.9**):
- die Muskellänge und deren Veränderung,
- die muskuläre Kraft,
- muskuläre Spannung,
- Gewebeschädigung in der Tiefe,
- Gelenkstellung und -bewegung.

All diese Informationen sind notwendig, um eine Bewegung kontrolliert und koordiniert durchzuführen, weil das Zentralnervensystem als Kontrollinstanz wissen muss:
- wo die Bewegung losgeht,
- wo die Bewegung aufhört,
- wie schnell die Bewegung stattfindet,
- ob der Körper durch die Bewegung geschädigt wird,
- ob der Körper zu der Bewegung in der Lage ist.

> *Wird durch eine Verletzung die Tiefensensibilität gestört, kann der Patient dies bis zu einem gewissen Maß über die optische Kontrolle der Bewegung kompensieren. Nimmt man ihm diese Möglichkeit, wird die Koordination unweigerlich schlechter.*

Tab. 1.9 Oberflächen- und Tiefensensibilität

Qualität	Rezeptor	Lokalisation	Sensibilität
Oberflächensensibilität	Merkelzellen	- Epidermis	- Druck - Berührung
	Vater-Pacini-Körperchen	- Dermis	- Druck - Vibration
	Ruffini-Körperchen	- Dermis	- Druck - Zug - Abscherung
	Meissner Tastkörperchen	- Dermis (Handfläche, Lippen, Brustwarzen)	- Berührung - Druck - Tastsinn
	Freie Nervenendigungen	- Epidermis - Haarfollikel - Schleimhäute, u.a.	- Temperatur - Gewebsschäden (Schmerz)

Tab. 1.9 (Fortsetzung)

Tiefensensibilität	Muskelspindel	▪ Muskelbauch	▪ Muskellänge und deren Änderung
	Golgi-Sehnenorgan	▪ Muskelsehne	▪ Muskelspannung ▪ Kraft ▪ wirksame Belastung
	Pacini-Körperchen	▪ Gelenkkapsel ▪ Bänder der Wirbelsäule	▪ Gelenkbewegung
	Ruffini-Körperchen	▪ Gelenkkapsel ▪ Bänder der Wirbelsäule	▪ Gelenkstellung ▪ Bewegung
	Freie Nervenendigungen	▪ Gelenkkapsel ▪ Gelenkbänder ▪ Muskulatur	▪ Gewebsschädigung (Schmerz)

Efferentes System

Efferente Bahnen leiten die Information vom Zentralnervensystem zur Körperperipherie. Bestandteile des effenrenten Systems sind:
- Synapsen,
- Motoneurone (efferente Nerven),
- Motorische Endplatte.

Motorische Einheit

Das im Vorderhorn des Rückenmarks gelegene Motoneuron löst bei Erregung einen Impuls aus, der über seine Axone bis zu den einzelnen Muskelfasern weiter geleitet wird. Der efferente Nerv endet mit der motorischen Endplatte in der Mitte der Muskelfaser. Jede Muskelfaser wird von einer motorischen Endplatten angesteuert. Ein Motoneuron steuert immer mehrere Muskelfasern an.

> Das Motoneuron, seine Axone, deren Aufzweigungen mit den motorischen Endplatten und den zugehörigen Muskelfasern nennt man motorische Einheit.

Die Anzahl der von einem Nerv versorgten Muskelfasern in einer motorischen Einheit richtet sich nach der Aufgabe des zugehörigen Muskels. Muss dieser präzise und gut koordinierte Bewegungen ausführen, ist sie klein. Bei großen Muskeln, deren Hauptaufgabe große Kraftentfaltung ist, werden sehr viele Muskelfasern von nur einem Motoneuron erregt.

Zusammenfassung

- Das periphere Nervensystem besteht aus einem afferenten und einem efferenten System.
- Im afferenten System werden Reize der Oberflächen- und Tiefensensibilität zum Zentralnervensystem geleitet. Die Tiefensensibilität spielt für die Kontrolle aktiver Bewegungen die größere Rolle.
- Im efferenten System gelangen Informationen aus dem Zentralnervensystem zur Körperperipherie
- Motorische Einheiten in unterschiedlicher Größe ermöglichen eine große Vielfalt an Bewegungen.

Weiteres zu Nervenverletzungen finden Sie in Kap. 4 dieses Lehrbuches und z. B. im physiolehrbuch „Neurologie für Physiotherapeuten" (Jesel 2004). Physiotherapie bei Rückenmarksverletzungen (Querschnittlähmungen) finden Sie im physiolehrbuch „Physiotherapie in der Neurologie" (Pape 2004).

1.2 Leitsymptom: Reduzierte Belastbarkeit verletzter bzw. heilender Strukturen

> *Die mechanische Belastbarkeit ist der wichtigste limitierende Faktor für die physiotherapeutische Behandlung. Deshalb müssen Physiotherapeuten, die unfallverletzte Patienten behandeln, die Kriterien der Belastbarkeit verletzter Struktur kennen und beachten.*

1.2.1 Belastung und Spannung

Durch die Wirkung der Schwerkraft ist der Mensch ständig mechanischen Kräften ausgesetzt (statische Belastung). Durch Bewegung wirken dynamische Kräfte auf den Körper (dynamische Belastung). Statische und dynamische Belastungen führen zu mechanischen Spannungen in verschiedenen Körperstrukturen. Um diesen zu widerstehen, müssen die entsprechenden Strukturen eine gewisse Stabilität aufweisen. Eine zentrale Rolle spielt hierbei das knöcherne Skelett, aber auch die passiven Strukturen des Bewegungsapparates sind für die Stabilität wichtig.

Um das Ausmaß und die Folgen der von außen auf den Körper wirkenden Belastungen besser beurteilen zu können, ist es hilfreich zu wissen, welche Arten von Spannungen diese im Körper verursachen. Grundsätzlich unterscheidet man:
- Zugspannung,
- Druckspannung,
- Biegespannung.

Die unterschiedlichen Spannungen werden durch unterschiedliche Krafteinwirkungen verursacht. Nur bei absolut zentrisch einwirkender Kraft kommt es zu reiner Zug- oder Druckspannung (**Abb. 1.18 a**). Bei exzentrischer Krafteinwirkung kommt es auf der einen Seite der belasteten Struktur zu Zugspannungen, auf der anderen Seite zu Druckspannungen (**Abb. 1.18 b**). Die Summe aus diesen Spannungen bezeichnet man als Biegespannung, die bei entsprechender Größe eine Verformung zur Folge hat.

Sorgt eine Kraft, die senkrecht zur Längsachse des Körpers wirkt, dafür, dass es zu einem Abgleiten des Querschnitts des Körpers an einem Ende gegenüber dem Querschnitt am anderen Ende kommt, spricht man von Scherung. Dies passiert u. a. wenn der Körper keine homogene Stabilität aufweist.

> Eine Fraktur mindert die Stabilität des betroffenen Knochens. An den Frakturrändern kommt es deshalb bei parallel zur Frakturlinie wirkenden Kräften zur Scherung.

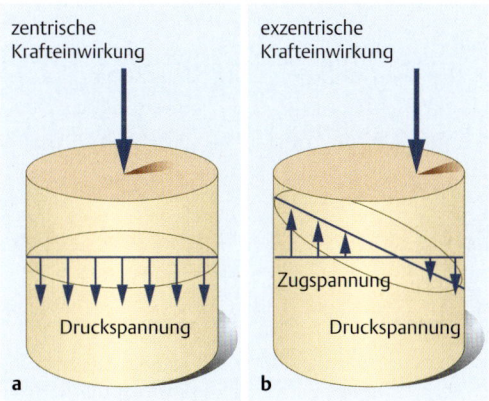

Abb. 1.18a–b Belastung eines mechanischen Bauteils. **a** Zentrische Krafteinwirkung. **b** Exzentrische Krafteinwirkung.

Die einzelnen Strukturen des Bewegungsapparats richten sich mit ihren anatomischen Konstruktionsmerkmalen sehr stark nach der mechanischen Belastung, der sie im Alltag ausgesetzt sind. So gibt es Strukturen, die so konstruiert sind, dass sie besonders gut Zug, Druck und Biegespannungen aufnehmen können (z. B. Knochen), es gibt Strukturen, die überwiegend Druckspannung aufnehmen (z. B. Faserknorpelscheiben) und Strukturen, die überwiegend Zugspannungen aufnehmen (z. B. Muskeln, Sehnen und Bänder). Generell kann festgestellt werden, dass sich die Strukturen in ihrer Masse immer nach der Stärke der Beanspruchung richten.

> *Die Schwerkraft und die Bewegungen des Körpers sind wichtige Bildungsreize für die Körperstrukturen. Fallen diese weg – z. B. der Reiz der Schwerkraft in der Raumfahrt – baut der Körper sofort entsprechend Gewebe ab. Dies macht lange Aufenthalte in der Schwerelosigkeit problematisch. Die Muskulatur baut ab und die Knochen verlieren an Stabilität.*

Weitere Beispiele verdeutlichen, was unter Anpassung zu verstehen ist.
- Das Lig. patellae kann mit seinem parallel zur Zugrichtung des M. quadriceps femoris ausgerichteten Faserverlauf die durch die Muskelkraft verursachte Zugspannung aufnehmen. Würde es in der gleichen Richtung auf Druck belastet, wäre es nicht in der Lage diese Kraft weiter zu geben.
- Die lasttragenden Knochen werden immer exzentrisch belastet. Das heißt es treten Zug-, Druck- und Biegespannungen auf. Da hierbei die größten Spannungen am Rand auftreten, sind die langen Knochen (Röhrenknochen) so konstruiert, dass sich dort, wo die Spannung am höchsten ist, die dichte und stabile Kortikalis befindet. Im Markraum wird Material und damit Gewicht gespart.

Durch Verletzungen kann die statische und die dynamische Belastbarkeit beeinträchtigt werden. Um herauszufinden, ob und wie stark die verletzte Struktur belastet werden kann, machen Ärzte eine genaue klinische und apparative Diagnose. Die Art von Spannung, der die verletzte Struktur normalerweise ausgesetzt ist, bestimmt das operative Verfahren. Wird z. B. eine Femurschaftfraktur mit einer Platte operativ versorgt, so wird diese auf der lateralen Seite des Knochens angebracht, um der dort auftretenden Zugspannung (**Abb. 1.19**) entgegen zu wirken.

Zusammenfassung

- Die mechanische Belastbarkeit ist der wichtigste limitierende Faktor für die physiotherapeutische Behandlung.
- Statische und dynamische Belastungen verursachen Zug-, Druck- und Biegespannungen. Die Strukturen des Bewegungsapparates reagieren verschieden auf die unterschiedlichen auftretenden Spannungen.
- Operative Verfahren nach Verletzungen werden auch entsprechend den Beanspruchungen der Strukturen im Alltag ausgewählt.

1.2.2 Stabilität und Belastbarkeit

Man kann die verschiedenen Arten mechanischer Spannung den verschiedenen Situationen bzw. Belastungen im täglichen Leben und in der Physiotherapie zuordnen. Da der Bewegungsapparat aber deutlich komplexer ist als ein idealisiert vereinfachtes mechanisches Bauteil, kann man davon ausgehen, dass eine Belastung selten nur eine Form der Spannung zur Folge hat. So führt z.B. die vermeintlich axiale Belastung im Stand aufgrund der Knochenform von Tibia und Femur zu Druck-, Zug- und Biegespannungen (**Abb. 1.19**).

Damit Physiotherapeuten beurteilen können inwieweit ein verletzter oder operierter Knochen belastbar ist, müssen sie die verschiedenen Belastungsarten und die daraus resultierenden Spannungen kennen. Dies ist aber nur eingeschränkt möglich, da jede Berechnung eine Modellrechnung ist, welche nicht allen Belangen gerecht wird. Um diese Problematik deutlich zu machen lohnt es sich, einige Schwächen der **Abb. 1.19** aufzuzeigen:

- Die Darstellung bezieht sich auf die statische Belastung im Stand. Verändert sich Stellung des Hüft- oder des Kniegelenks, verändern sich auch unweigerlich die auftretenden Spannungen.
- Es werden nur vertikale Kräfte berücksichtigt. Die Wirkung von horizontalen Kräften muss für jede Gelenkstellung neu berechnet werden.
- Das Modell berücksichtigt nur die knöchernen Strukturen, während andere „Bauteile" (Muskeln, Sehnen, Bänder) ignoriert werden. Diese können aber dafür sorgen, dass andere Belastungen auftreten (z.B. durch Anspannung der kleinen und mittleren Glutäen), oder dass sich die auftretenden Spannungen im Knochen reduzieren oder verändern (z.B. durch den Zug des Tractus iliotibialis).
- Individuelle Abweichungen in Größe, Form, Gestalt und Stabilität der Knochen sind schwer feststellbar und somit schwer zu berücksichtigen. Es wird immer von einem idealisierten Modell ausgegangen.

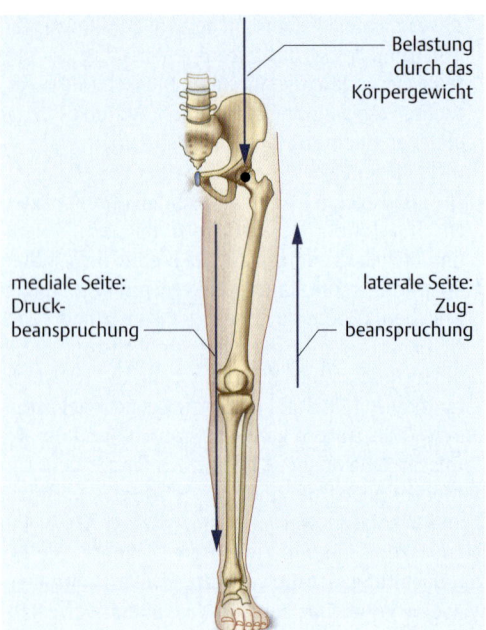

Abb. 1.19 Druck- und Zugbeanspruchung von Femur und Tibia unter Belastung.

Diese wenigen Aspekte machen deutlich, warum eine korrekte Berechnung unmöglich ist. Messungen bei Tieren sind nur bedingt übertragbar, da sich die Anatomie von Tieren nur teilweise mit der des Menschen vergleichen lässt. In-Vivo-Messungen beim Menschen gibt es nur sehr wenige. Einige dieser Messungen haben überraschende Ergebnisse gebracht:

- Die Ergebnisse einer Untersuchung mittels Messendoprothese (Bergmann 1989) zeigen, dass es auch unter der ärztlichen Vorgabe von Teilbelastung im täglichen Leben und bei einer physiotherapeutischen Übungsbehandlung erhebliche Kräfte auf das Hüftgelenk einwirken können (**Abb. 1.20**).
- Die unterschiedlichen Ergebnisse der intradiskalen Druckmessungen von Nachemson (1970) und Wilke (1998) weisen darauf hin, dass auch In-Vivo-Messungen ihre Tücken haben können. Die deutlichen Unterschiede bei der Druckbelastung

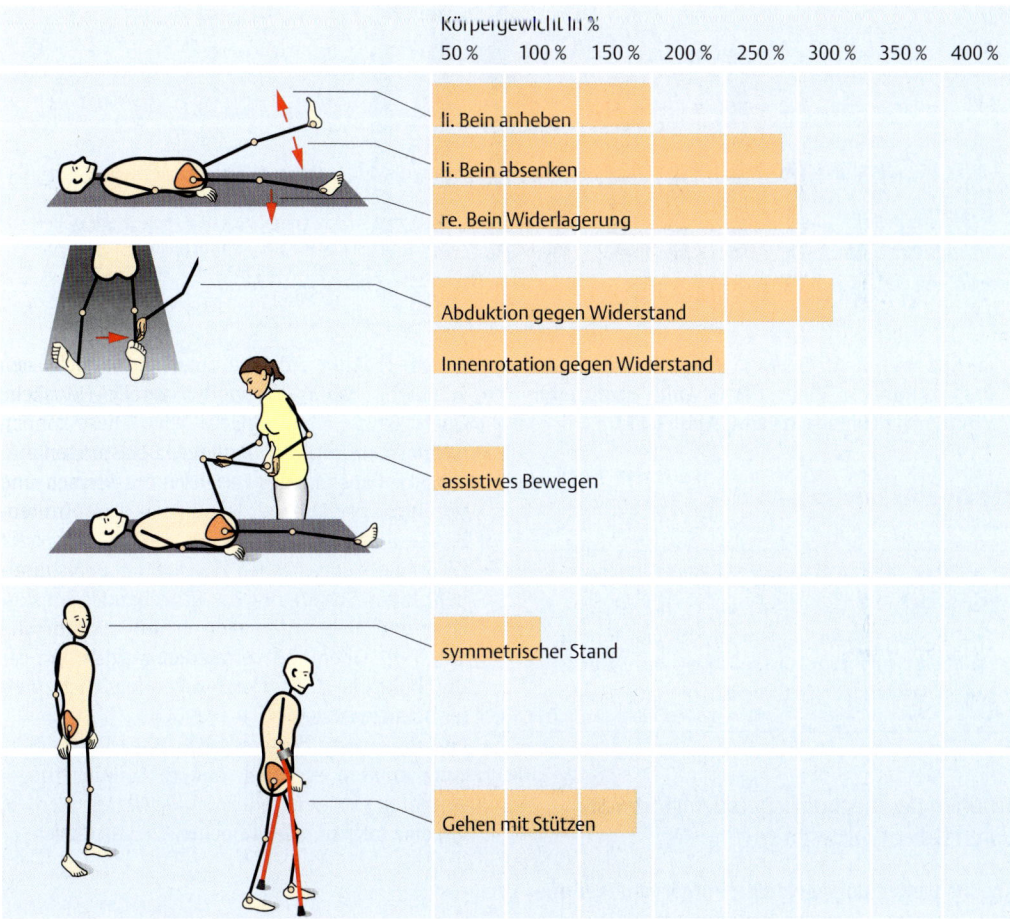

Abb. 1.20 Belastungen des Hüftgelenks bei verschiedenen Aktivitäten (Hochschild 2002).

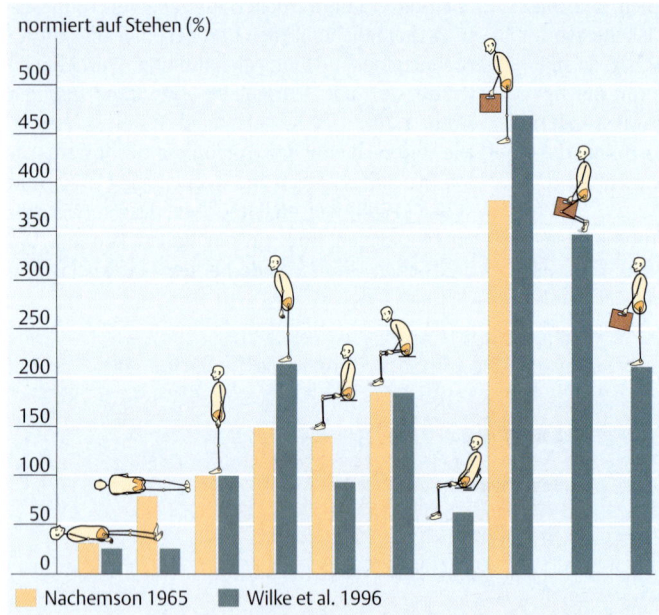

Abb. 1.21 Intradiskale Druckverhältnisse bei Alltagsbelastungen bezogen auf den Druck beim normalem Stehen nach Nachemson (gelb: 1965) im Vergleich zu den Daten von Wilke (blau: 1996).

im Sitz und in der Seitlage sind ein Indiz dafür, dass zumindest einer der jeweils ermittelten Werte nicht exakt sein kann (**Abb. 1.21**).

Zusammenfassung

- Stabilität und Belastbarkeit hängen von vielen Faktoren ab.
- Selbst bei genauer Kenntnis der auftretenden Kräfte ist eine korrekte Ermittlung der Belastung und Belastbarkeit nicht möglich.

Erhöhen der mechanischen Belastbarkeit durch Osteosynthesen

Knochenverletzungen werden immer häufiger operativ versorgt. Einer der Hauptansprüche, welcher an das Operationsergebnis gestellt wird, ist das Erhöhen der mechanischen Belastbarkeit. Um dies zu erreichen gibt es eine Vielzahl verschiedener Osteosyntheseverfahren (siehe Kap. 2). Die Wahl des richtigen Verfahrens ist u. a. von folgenden Faktoren abhängig:

- *Lokalisation der Fraktur*: je nach verletztem Knochen oder Knochenteil müssen in Größe und Gestalt unterschiedliche Osteosynthesematerialien verwendet werden.
- *Art der Fraktur*: eine Trümmerfraktur muss aufwändiger stabilisiert werden als eine einfache Querfraktur.
- *Allgemeinzustand des Patienten*: bei schlechtem Allgemeinzustand des Patienten müssen schnelle Verfahren gewählt werden, um das Narkoserisiko herabzusetzen.
- *Zustand des umgebenden Weichteilmantels*: bei einer großen Schädigung der umgebenden Muskulatur und Haut muss eine weitere Schädigung durch die Operation vermieden werden, um die Durchblutung des verletzten Bereichs nicht weiter herabzusetzen.
- *Infektionsrisiko*: bei entsprechender Verschmutzung müssen eventuell äußere Stabilisierungsverfahren (Fixateur externe) angewandt werden, um eine Infektion des Knochens zu vermeiden.

1.2.3 Beurteilen der Belastbarkeit

Geht man davon aus, dass es weder rechnerisch noch experimentell möglich ist, die Belastbarkeit von Knochen, Knochenbrüchen und deren operativer Versorgung exakt zu bestimmen, fragt man sich, wie es gelingt, die Belastbarkeit korrekt zu beurteilen.

Bei der Einführung neuer Osteosynthesetechniken verfährt man in Bezug auf die Belastbarkeit trotz aufwändiger mechanischer Tests zunächst vorsichtiger, als es die Laborergebnisse zulassen würden. Erst wenn bei entsprechend vielen Patienten der Verlauf komplikationslos ist, wird die Belastung mutiger gehandhabt. Dieses Vorgehen begründet sich zum einen durch individuelle Unterschiede von Patient zu Patient, zum anderen durch die Tatsache, dass die echte Belastbarkeit nur in vivo getestet werden kann.

> *Die festgelegten Belastungsgrenzen resultieren aus Berechnungen, experimentellen Versuchsreihen und zu einem erheblichen Teil aus klinischen Erfahrungen.*

In vielen Kliniken gibt es Bestrebungen, allen operativen Verfahren standardisierte Belastungsgrenzen zuzuordnen. Die Hauptmotivation hinter solchen Bemühungen ist, die nachfolgende Therapie zu vereinfachen. Zieht man aber in Betracht, dass es außer dem gewählten Verfahren noch viele individuelle Faktoren gibt, welche die Belastbarkeit beeinflussen, kann eine solcher Standard nie allen Patienten gerecht werden.

Würde man alle individuellen Faktoren berücksichtigen, welche die Stabilität herabsetzen, hätte dies unweigerlich zur Folge, dass viele Patienten zu schwach dosiert behandelt werden. Würden aber generell individuelle Faktoren ignoriert, würden manchen Patienten unweigerlich weitere Schäden zugefügt werden (z. B. bei Osteoporose). **Tab. 1.10** macht diese Zusammenhänge deutlich: Ein Trauma setzt die Belastbarkeit herunter. Durch die Operation wird versucht, diese zumindest teilweise wieder herzustellen. Zusatzverletzungen und Nebenerkrankungen können die Stabilität weiter negativ beeinflussen, während gute Hilfsmittel die Belastbarkeit erhöhen können. Je besser ein Patient mitarbeitet, umso „mutiger" können die Belastungslimits gewählt werden.

Tab. 1.10 Einflussfaktoren auf die Belastbarkeit

Verbesserung der Belastbarkeit durch:	Reduzierung der Belastbarkeit durch:
Operation	Trauma
Hilfsmittelversorgung	Zusatzverletzungen
Mitarbeit, Compliance	Zusatzerkrankungen
etc.	etc.

Zusammenfassung

- Die Belastbarkeit von Knochen, Frakturen und deren operativer Versorgung kann man trotz aufwändiger Rechenverfahren und Experimente nur auf der Grundlage klinischer Erfahrungen beurteilen.
- Belastungsstandards werden in der Regel dem Einzelnen nicht gerecht.

Belastungslimitierung

Eine effektive Physiotherapie setzt voraus, dass der Therapeut die Kriterien für die Belastungsgrenzen der Strukturen kennt und nachvollziehen kann. Alle limitierenden Faktoren sind dabei zu berücksichtigen. Der Operateur legt die Belastbarkeit fest. Er kennt den Zustand des Patienten und beurteilt nach einer Operation, wie gut die Stabilisierung gelungen ist.

Belastungsdefinitionen der Deutschen Gesellschaft für Unfallchirurgie (DGU)

Die Sektion Physikalische Therapie der DGU hat folgende Definitionen für in der Physiotherapie gebräuchliche Begriffe erarbeitet und eingeführt.
- „*lagerungsstabil*": Geringste Stufe eines medizinischen Behandlungsergebnisses. Es bedeutet, dass an dem betroffenen Körperabschnitt eine physiotherapeutische Behandlung (Bewegen) weder passiv noch assistiv möglich ist. Aus medizinischen Gründen notwendige Lagerungen sind zulässig. Zur Verbesserung der basalen Funktionen wie Atmung, venöser Rückstrom, etc. oder im Sinne einer Reizübertragung ist die Behandlung anderer Körperabschnitte und der nicht betroffenen Extremität möglich.
- „*bewegungsstabil*": Der Körperabschnitt darf in dem vorgegebenen Bewegungsausmaß bewegt werden. Diese Bewegung kann aktiv, passiv oder assistiv erfolgen. Passive oder assistive Bewegung erfordert eine geringere Festigkeit der betroffenen Strukturen als aktive Bewegung.
- „*belastungsstabil*": Bewegungen oder Übungen gegen Widerstand können abgestuft innerhalb der Grenzen der physiologischen Belastbarkeit des Körperabschnittes durchgeführt werden. Belastungsstabilität bedeutet in der Rehabilitation die höchstmögliche medizinische Therapiestufe. Therapeuten dürfen die Belastung kontinuierlich steigern, z. B. indem sie den Widerstand bei Bewegungen der Extremitäten immer weiter von proximal (kurzer Hebel) nach distal (langer Hebel) verlagern.

- *„trainingsstabil"*: Trainingsstabilität erlaubt die wiederholte aktive Bewegung eines Gliedmaßenabschnittes gegen die Schwerkraft oder gegen Widerstand, ohne dass die gehäufte Wiederholung negative Einflüsse auf ehemals verletzten Strukturen hat.

> Der Begriff „übungsstabil" wurde gestrichen, da er nach Einschätzung der Sektion keinen Hinweis auf die Krafteinwirkung und die Belastung enthielt.

Belastung beim Gehen

Um die axiale Belastung der unteren Extremität beim Gehen zu limitieren wurden ebenfalls von der DGU folgende Gangarten definiert:

- *„entlastender Gang"*: Gang mit vollständiger Entlastung des betroffenen Beines mittels Hilfsmittel (Gehbarren, Unterarmgehstützen, Gehwagen, etc.).
- *„minimal belastender Gang"*: hierbei wird die Belastung des Beines reduziert, indem beide Stützen das Bein entlastend begleiten (Dreipunktegang). Der Patient übt den normalen Gangrhythmus mit Abrollen des Fußes und Bewegung im Knie- und Hüftgelenk. Im Stand und im Sitz darf das Bein mit seinem Eigengewicht abgestellt werden.
- *„teilbelastender Gang"*: die Teilbelastung des betroffenen Beines erfolgt immer unter Einsatz von Hilfsmitteln (s.o.) Die erlaubte Belastung wird in Kilogramm oder Prozent des Körpergewichts vom Arzt vorgegeben.
- *„vollbelastender Gang"*: das betroffene Bein muss während des Gangzyklus das gesamte Körpergewicht frei tragen können, selbst wenn dies dem Patienten aufgrund von Schmerzen oder Schwäche noch nicht möglich ist. Das Gehen unter Vollbelastung ist mit Hilfsmitteln (z.B. Vier-Punkt-Gang mit Gehstützen) sowie ohne Hilfsmittel möglich.

Weitere Ausführungen zum entlasteten Gehen und zum Gehen mit Hilfsmitteln finden Sie in Kap. 6.

Beanspruchung und Belastbarkeit

Die Notwendigkeit einer Vereinheitlichung der Nomenklatur zur Belastungslimitierung ist unstrittig. Die von der DGU eingeführten Fachtermini erleichtern den Ärzten die Verordnung und die Kommunikation im Team. Für den einzelnen Patienten sollten Physiotherapeuten sich allerdings noch differenzierter mit der Frage auseinandersetzen, welche Belastungsformen die verletzten und oder operierten Strukturen wie stark beanspruchen.

Ist man sich der einzelnen Belastungsparameter bewusst, können Physiotherapeuten die Beanspruchung der Strukturen gezielt steuern. Die wichtigsten klinisch nutzbaren Limitierungen nach Verletzungen am Bewegungsapparat sind:
- Limitieren der Beweglichkeit,
- Limitieren der axialen Belastung,
- Limitieren des therapeutischen Widerstandes.

Tab. 1.11 zeigt, wie die einzelnen zu limitierenden Faktoren quantifiziert werden können. In Bezug auf den therapeutischen Widerstand wird vorgeschlagen, diesen mit den Werten der Muskelfunktionsprüfung (MFP) zu beschreiben. Gerade mit den Werten II, III und IV kann eine sehr genaue Dosierung vorgenommen werden. Dies ist dann sinnvoll, wenn durch die Verletzung die Belastbarkeit in Bezug auf die Biege- und Scherkräfte beeinträchtigt ist.

Zur Erinnerung in der unten stehenden Checkliste die Werte der Muskelfunktionsprüfung (Wieben, Falkenberg 2005):

Tab. 1.11 Quantifizieren der Limitierungen

Limitierung	Quantifizierung
Beweglichkeit	in Grad gemessen mittels der Neutral-Null-Methode
Axiale Belastung	Kilogramm oder Prozent des Körpergewichts des Patienten
Therapeutischer Widerstand	distal der Verletzung wirkender Widerstand entsprechend den unterschiedlichen Widerständen bei der MFP (I-V)

Checkliste

0	keine sicht- oder tastbare Anspannung eines an der Bewegung beteiligten Muskels
1	sicht- oder tastbare Muskelkontraktion, Bewegung ist nicht möglich
2	die Bewegung kann unter Aufhebung der Schwerkraft in einer horizontalen Ebene ausgeführt werden
3	die Bewegung kann vollständig ohne Widerstand gegen die Schwerkraft ausgeführt werden
4	die Bewegung kann vollständig gegen die Schwerkraft und gegen mäßigen Widerstand ausgeführt werden
5	die Bewegung kann vollständig gegen die Schwerkraft und gegen starken Widerstand ausgeführt werden
6	die Bewegung kann 10 mal vollständig gegen die Schwerkraft und gegen starken Widerstand ausgeführt werden

Die **Tab. 1.12** zeigt, dass die Einteilung der DGU die Belastungslimitierung unklar ausdrückt. Der Therapeut muss im Einzelfall entscheiden, wie das Beispiel in der Tabelle zeigt.

Tab. 1.12 Beispiel der Quantifizierung einer DGU-Verordnung am Beispiel einer mit Plattenosteosynthese versorgten Oberschenkelschaftfraktur

DGU-Verordnung	Quantifizierung
teilbelastender Gang mit 20 kg	axiale Belastung maximal 20 kg
trainingsstabil	Widerstand distal der Fraktur entspricht dem MFP-Wert III

Struktur bezogene Limitierungen

Die unterschiedlichen Formen der Belastung wirken sich in Abhängigkeit von der Funktion auf die verschiedenen Strukturen des Bewegungsapparates unterschiedlich aus. So kann bei vielen isolierten Bandverletzungen auf eine Limitierung des axialen Drucks verzichtet werden, weil die Gelenkbänder keinen axialen Druck aufnehmen. Bänder sind durch spezifische Bewegung Zugspannungen ausgesetzt, folglich müssen diese Bewegungen in ihrem Ausmaß begrenzt werden, um eine Schädigung der Bandstrukturen bzw. eine Störung der Heilung zu vermeiden.

Lange Knochen der unteren Extremität tragen unser Körpergewicht. Nach Verletzungen ist eine Limitierung der axialen Belastung notwendig. Kräfte wirken aber nicht nur axial. Physiotherapeuten müssen sich der Wirkung aller nicht axialen Kräfte bewusst sein, ihre Kenntnisse über Hebelgesetze und resultierende Kräfte nutzen. Lange Hebel und Krafteinwirkungen parallel zur Bruchlinie müssen limitiert werden. **Tab. 1.13** zeigt das an Beispielen.

Tab. 1.13 Limitierung bei verschiedenen Verletzungen

Verletzung	Limitierung	Begründung
Kalkaneusfraktur	axiale Belastung	Druckbelastung im Stand und Gang
Inversionstrauma	Bewegung: USG Inversion	Zugbelastung des lateralen Bandapparats
Querfraktur Tibiaschaft	axiale Belastung	Druckbelastung im Stand und Gang
	therapeutischer Widerstand	Scherbelastung
Meniskusläsion	axiale Belastung	Druckbelastung im Stand und Gang

Zusammenfassung

Belastungslimitierungen prägen die Dosierungen der Physiotherapie in der Traumatologie. In der Unfallchirurgie sind die Begriffe „lagerungsstabil", „bewegungsstabil", „belastungsstabil" und „trainingstabil" definiert und etabliert. Beim Gehen unterscheidet man den „entlastenden", den „minimal belastenden", den „teilbelastenden" und den „vollbelastenden" Gang. Andere Belastungslimits orientieren sich an der Beweglichkeit, dem Körpergewicht oder den Widerständen beim Muskelfunktionstest.

Mehr zu diesem Thema finden Sie z. B. im physiolehrbuch „Biomechanik, Bewegungslehre, Leistungsphysiologie, Trainingslehre" im Kapitel Biomechanik der Körperstrukturen (Schomacher 2004).

1.3 Prinzipen der Physiotherapie bei Bewegungseinschränkungen

Betrachtet man sämtliche bisher beschriebenen Strukturen und physiologischen Mechanismen ist klar, dass jede Bewegungseinschränkung viele Ursachen haben kann. Je nach Ursache kann man eine Bewegungshemmung besser oder schlechter mit Physiotherapie behandeln. Deshalb muss, mithilfe der Krankenakte, einer genauen Anamnese und einer differenzierten physiotherapeutischen Befundaufnahme die Ursache der Einschränkung herausgefunden werden.

Gelingt dies, fällt die Festlegung der richtigen Behandlungsziele mit den passenden Maßnahmen wesentlich leichter. Um zu verhindern, dass die Therapieplanung am Patient und am Problem vorbei geht, muss sich jeder Therapeut immer wieder folgende Fragen stellen:

- *Ist die Bewegungseinschränkung* für den Patienten und aus Sicht des Patienten funktionell bedeutsam? Es gibt funktionell bedeutsame, aber auch weniger bedeutsame Bewegungseinschränkungen. Schon ein vergleichsweise geringes Streckdefizit von 15° im Kniegelenk führt zu einer relevanten Verkürzung der funktionellen Beinlänge während ein Verlust von 15° Beugefähigkeit im Kniegelenk im Alltag kaum ins Gewicht fällt.

- *Welche Ziele hat der Patient?* Leider wird das Bedürfnis des Patienten in Bezug auf die Beweglichkeit immer noch zu wenig berücksichtigt. Dieses richtet sich im Normalfall nach den Gewohnheiten und den Aktivitäten, welche er vor der Verletzung hatte. Bei einem sportlich aktiven Menschen können diese, auch im fortgeschrittenen Alter, deutlich höher sein als bei Jüngeren, die weniger aktiv sind. Diese Tatsachen bergen ein gewisses Konfliktpotenzial. Zum einen kann es sein, dass, je nach Schwere der Verletzung, die Prognose schlechter ist als es den Bedürfnissen des Verletzten entspricht, oder dass sich der Patient von den an ihn gestellten Erwartungen überfordert fühlt. Um diesen Konflikten vorzubeugen ist es unbedingt notwendig, die Behandlungsplanung und die damit verbundenen Behandlungsziele fortlaufend mit dem Patienten zu besprechen, um sie mit dessen Erwartungen, wenn möglich, in Einklang zu bringen.
- *Kann die Bewegungseinschränkung mit physiotherapeutischen Mitteln positiv beeinflusst werden?* Auch wenn einer der Hauptansprüche, welche von Seiten der behandelnden Ärzte und der Patienten an den Physiotherapeuten gestellt werden, die Bewegungserweiterung ist, muss dieser erkennen, wenn seine Techniken nicht funktionieren. Eine Bewegungseinschränkung, welche auf ein konsolidiertes knöchernes Hindernis zurück zu führen ist, widersteht jeglicher noch so ausgefeilten und engagiert durchgeführten physiotherapeutischen Maßnahme. Fällt diese z.B. durch einen harten Stopp am Bewegungsende auf, muss dies mit dem Arzt und dem Patient besprochen werden, da sich dadurch die Prognose und das weitere Vorgehen ändert.

Zusammenfassung

Die Therapie von Bewegungseinschränkungen muss sich an den Bedürfnissen und Erwartungen des Patienten, den objektiven Gegebenheiten und an funktionellen Aspekten orientieren.
Nur wenn diese Faktoren berücksichtigt werden, ist ein zufriedenstellendes Behandlungsergebnis zu erwarten.

1.3.1 Überblick über gezielte Maßnahmen zur Verbesserung der Mobilität

Je nach Ursache der Bewegungseinschränkung müssen die Physiotherapeuten möglichst gezielte Maßnahmen wählen. In **Tab. 1.14** werden wichtige Strukturen und Mechanismen genannt, die passive Bewegungseinschränkungen in einem Gelenk verursachen können. Mit entsprechenden physiotherapeutischen Maßnahmen lassen sich die Einschränkungen beheben.

Es gibt auch Schädigungen und Mechanismen die eine aktive Bewegung einschränken oder unmöglich machen. In **Tab. 1.15** sind einige Beispiele aufgeführt.

Tab. 1.14 Ursachen von Bewegungseinschränkungen und Möglichkeiten der Behandlung

Struktur	Mögliche Ursache	Schädigung	Physiotherapeutische Maßnahmen
Gelenkknorpel	- erhöhte Druckbelastung (Sturz)	- posttraumatische Arthrose	- Traktion, - rotatorische und translatorische Bewegungen
	- Fraktur mit Gelenkbeteiligung	- Gelenkstufe	- keine spezifischen Maßnahmen
Menisken	- unphysiologische Krafteinwirkung	- Einrisse, - Ausrisse	- Traktion, - Bewegung mit verringerter axialer Belastung
Gelenkbänder	- posttraumatische Ruhigstellung	- Verkürzung	- Traktion, - rotatorische und translatorische Bewegungen
	- unphysiologische Krafteinwirkung	- Dehnung, - Riss, - Bewegungseinschränkung durch fehlende Führung	- Ruhigstellen, - limitiertes Bewegen, - propriozeptive Techniken

Tab. 1.14 (Fortsetzung)

Gelenkkapsel	▪ posttraumatische Ruhigstellung	▪ Verkürzung	▪ Traktion, ▪ rotatorische und translatorische Bewegungen
	▪ unphysiologische Krafteinwirkung	▪ Dehnung, ▪ Riss, ▪ Bewegungseinschränkung durch fehlende Führung	▪ Ruhigstellen, ▪ limitiertes Bewegen, propriozeptive Techniken, ▪ muskuläre Stabilisation
Muskelbindegewebe, Sehnen	▪ posttraumatische Ruhigstellung	▪ Verkürzung	▪ Dehntechniken, ▪ aktives Bewegen
Muskelfaser, Skelettmuskel	▪ posttraumatische Ruhigstellung	▪ Verkürzung durch Sarkomerabbau	▪ aktive und passive Dehntechniken
Haut	▪ Stich-, Brand-, Schürf-, Operationsverletzungen	▪ Vernarbung	▪ Narbenbehandlung, ▪ Lymphdrainage
Knochen	▪ Fraktur	▪ Stabilitätsverlust	▪ axiale Belastungsanpassung, ▪ Bewegen der angrenzenden Gelenke, ohne zu große Scherkräfte im Bereich der Fraktur zu verursachen.
	▪ Fraktur mit Gelenkbeteiligung	▪ Stabilitätsverlust und Gelenkstufenbildung	▪ axiale Belastungsanpassung, evtl. limitiertes Bewegen des betroffenen Gelenks unter Traktion

Tab. 1.15 Bewegungseinschränkungen mit begrenzten aktiven Behandlungsmöglichkeiten

Struktur	mögliche Ursache	Schädigung	physiotherapeutische Maßnahmen
Muskelsehne	▪ Schnitt durch scharfen Gegenstand	▪ keine Kraft- bzw. Bewegungsübertragung mehr möglich	▪ keine OP: Training der synergistischen Muskulatur
Skelettmuskel	▪ Bluterguss, ▪ Ödem durch Schlag auf den Muskelbauch	▪ reflektorischer Hypertonus der Synergisten um Dehnung und Schmerzen zu verhindern	▪ komplexe Physikalische Entstauungstherapie (KPE), ▪ Entspannung über antagonistisches Anspannen (Sherrington II)
afferente Nervenfasern	▪ Druckschädigung durch Schwellung	▪ weniger bewegungsauslösende Sensibilität bei leichter Schädigung	▪ KPE, ▪ angepasste Lagerung, ▪ aktives Bewegen zur Stimulation über die Propriozeptoren
efferente Nervenfasern	▪ Durchtrennung durch Knochenfragment	▪ totale Parese	▪ Unterstützung der Reinnervation durch taktile Reize, ▪ Zug/Druck auf betroffene Gelenke, ▪ passives Bewegen; ▪ Lagerungsschienen zur Kontrakturprophylaxe

1.3.2 Mobilität/Immobilität des Individuums

Der gesunde Mensch ist selbstständig mobil. Die Fähigkeit, sich zu bewegen, gilt als selbstverständlich. Erst wenn der Mensch durch eine Krankheit oder eine Verletzung Einschränkungen seiner Bewegungs*freiheit* erfährt, spürt er die enormen Auswirkungen auf sein tägliches Leben. Es verwundert deshalb nicht, dass die WHO der Mobilität des Individuums im Rahmen der Internationalen Klassifikation der Funktionsfähigkeit, Behinderung und Gesundheit (ICF) große Beachtung schenkt (de Bie, Kool 2004).

Folgende Faktoren werden darin als Parameter für Gesundheit definiert:
- Körperfunktionen und Körperstrukturen;
- Aktivität und Teilhabe (am öffentlichen Leben);
- Als Kontextfaktoren (Hintergrundfaktoren) gelten Umweltfaktoren.

Körperfunktionen und Körperstrukturen

Unter *Körperfunktionen* sind alle physiologischen Funktionen der Körpersysteme zusammengefasst, auch die psychologischen Funktionen.

Mit *Körperstrukturen* sind alle anatomischen Bestandteile (die unterschiedlichen Gewebe, Organe, Gliedmaßen, etc.) des Körpers gemeint. Eine Schädigung ist eine Beeinträchtigung einer Körperfunktion oder -struktur. Ein Trauma ist immer eine Ursache für Beeinträchtigung.

> *Ein traumatisch bedingte Verletzung wirkt sich stets - zumindest vorübergehend - auf die Körperfunktion Mobilität aus.*

Aktivität und Teilhabe

Die Aktivität beschreibt eine Handlung des Menschen. Unter Teilhabe (Partizipation) versteht man die Beteiligung und das Einbezogen sein in Lebenssituationen.

In der ICF wurde eine Liste erstellt, mit deren Hilfe man die Aktivität und die Teilhabe beurteilen kann. In dieser Liste taucht die *Mobilität* neben der Lernfähigkeit und der Fähigkeit der Wissensanwendung und der Kommunikationsfähigkeit nicht zufällig als wichtiger Faktor auf.

> *Die Mobilität ist der Motor für alle Aktivitäten der Selbstversorgung.*

Umweltfaktoren und personenbezogene Faktoren

Die Unweltfaktoren beschreiben die von außen auf den Menschen wirkenden Einflüsse. Man unterscheidet individuelle (Arbeitsplatz, Schule) und gesellschaftliche Faktoren (Staatswesen, Infrastruktur, Gesetze).

Personenbezogene Faktoren beschreiben den speziellen, individuellen Hintergrund eines Menschen, der nicht direkt Teil seines evtl. Gesundheitsproblems ist, wie z. B. Geschlecht, Fitness, Erziehung, Alter und Lebensstil.

Wechselwirkungen

Alle oben genannten Faktoren beeinflussen sich gegenseitig. Dies bedeutet, dass eine Schädigung oder Störung einer Körperstruktur Auswirkung auf alle Faktoren haben kann. Umgekehrt nehmen die anderen Faktoren Einfluss auf die Auswirkung der Schädigung.

Wird die Fähigkeit, sich zu bewegen, durch ein Trauma eingeschränkt, hat dies immer Einfluss auf alle Faktoren. Und die Überwindung der Bewegungseinschränkung wird ihrerseits positiv oder negativ von allen Faktoren beeinflusst.

In **Tab. 1.16** werden solche Wechselwirkungen am Beispiel einer Patienten mit Schenkelhalsfraktur beispielhaft aufgeführt.

Tab. 1.16 Wechselwirkung zwischen Mobilität, Behinderungsgrad und den in der ICF definierten Komponenten

Patientin mit Zustand nach medialer Schenkelhalsfraktur	ICF Komponente	Positiver Faktor	Negativer Faktor
	Körperfunktion und Körperstruktur	unkomplizierter Frakturverlauf	Depression
	Aktivität und Teilhabe	vor dem Trauma sportlich aktive Patientin	eingeschränkte Lernfähigkeit
	individueller Umweltfaktor	medizinische Bildung	Berufsunfähigkeit
	gesellschaftlicher Umweltfaktor	gesetzlich geregelte Krankenversicherung	schlecht ausgebautes Gesundheitswesen
	personenbezogener Faktor	gesunder Lebensstil	Nikotin, Alkohol

Physiotherapeuten müssen sich also bei der Behandlung einer Immobilität nicht nur möglichst genau darüber klar werden, welche Strukturen für die Bewegungseinschränkung verantwortlich sind, sondern auch welche begleitenden Faktoren negative Einfluss nehmen und in welchen Belangen der Patient durch die Bewegungseinschränkung negativ beeinträchtigt wird.

> *Die folgenden Kapitel Schmerz, Vitalfunktionen und Traumaverarbeitung befassen sich mit Einflussfaktoren, die für Patienten in der Traumatologie typisch sind.*

Komplexe Bewegungen und Mobilität

Betrachten wir die Arbeit am Bewegungssystem als ein zentrales *Tätigkeitsfeld* für Physiotherapeuten, muss jedem Therapeut die Auswirkung einer Bewegungsstörung eines Gelenks auf das gesamte Bewegungsverhalten klar sein, sie muss erkannt und beurteilt werden. Komplexe Bewegungen sind die Summe aus vielen Einzelbewegungen mehrerer Gelenke. Kann ein Gelenk nicht oder nicht im vollen Umfang genutzt werden, lassen sich dennoch Bewegungsziele erreichen. Nicht beeinträchtigte Gelenke kompensieren die Störung eines Gelenks.

Aus dieser Beobachtung ergeben sich drei Ansätze für die Therapie:
- *Therapie direkt am einzelnen Baustein*: ist als ursächlich zu bezeichnen, da hierbei versucht wird, die Ursache der Bewegungsstörung zu beseitigen. Je nach Verletzung ist dies aber nicht immer möglich.
- *Therapie an der Gesamtbewegung*: ist wichtig, um wieder erlangte Fähigkeiten in den Bewegungsablauf zu integrieren bzw. den Patienten auf eine neue Situation einzustellen (z. B. Üben des Gehens bei Teilbelastung).
- *Verhindern oder Ermöglichen von Kompensationen*: Physiotherapeuten müssen Bewegungskompensationen erkennen, um abwägen zu können, ob diese schädlich oder unerwünscht sind. Ebenso müssen sie Kompensationen zulassen oder schulen, wenn ohne diese die Gesamtmobilität oder gar die Lebensqualität des Patienten (z. B. Körperpflege) beeinträchtigen. Dabei sollen auch Hilfsmittel zu Kompensationen gefunden und genutzt werden.

> *Individuelle Mobilität ist ein wichtiger Bestandteil und Indikator der Lebensqualität jedes Einzelnen.*
> *Physiotherapie in der Traumatologie fördert Mobilität, verbessert sie, stellt sie wieder her.*

1.4 Leitsymptom Schmerz

Christian Münzing

Schmerz ist ein bedrohliches, unangenehmes Warnsignal und entsteht bei tatsächlicher oder potentieller Gewebsschädigung. Schmerz veranlasst den Patienten, die geschädigten Strukturen zu schonen und dem schädigenden Ereignis entgegenzuwirken.

Die Schmerzwahrnehmung geschieht auf mehreren Ebenen:
- auf der sensorischen Ebene wird die Intensität des Schmerzes wahrgenommen,
- auf der kognitiven Ebene spielt die Einstellung des Patienten zu seinem Schmerz eine Rolle,
- auf der emotionalen Ebene beeinflussen die Gefühle des Patienten seine Wahrnehmung.

Nach einem Trauma beeinträchtigen vorrangig akute Schmerzen die erste Phase der Rehabilitation. Die Behandlungskompetenz des Therapeuten im Umgang mit diesen Schmerzen ist bedeutsam für einen erfolgreichen Behandlungsverlauf.

> *Der Therapeut kann das Bedrohliche des Schmerzes reduzieren, in dem er dem Patienten – falls möglich - die Schmerzursache erklärt. So kann er beispielsweise eine Ödembildung mit Druck auf die Rezeptoren als normale Reaktion im Heilungsprozess beschreiben.*

Schmerz kann exogen durch Reizung eines sensiblen Rezeptors oder einer freien Nervenendigung verursacht werden. Rezeptoren für das Wahrnehmen schädigender Reize werden Nozizeptoren genannt und befinden sich in allen Geweben außer dem Knorpel- und Hirngewebe.

Der Schmerz auslösende Reiz wird auf seinem Weg vom Rezeptor bis zum Kortex über mindestens vier Ebenen weitergeleitet und verändert (**Abb. 1.22**):

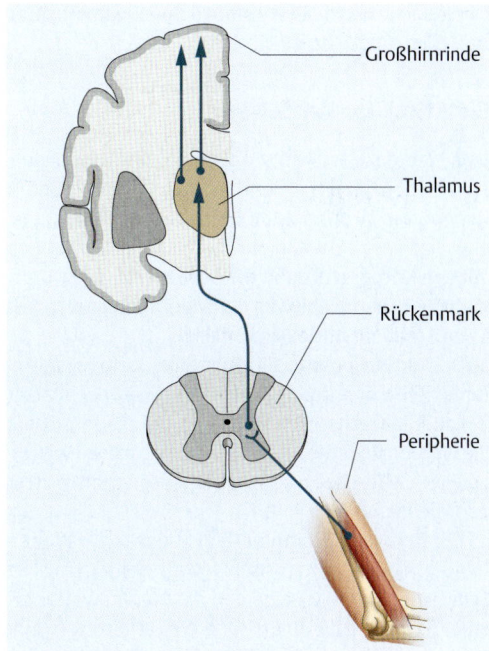

Abb. 1.22 Weg vom Rezeptor bis zum Großhirn – bis zur Schmerzwahrnehmung (Klinke, Silbernagl 2003).

- am Rezeptor, der den Reiz in Nervenimpulse umwandelt und über sein Axon fortleitet,
- auf Rückenmarksebene im Hinterhorn,
- auf Hirnstammebene im Bereich der Formatio reticularis und dem Thalamus,
- auf der Großhirnebene im Bereich des Neokortex und dem limbischen System.

Schmerzen können auch durch innere Organe ausgelöst und auf andere Körperregionen projiziert werden, beispielsweise Schmerzen im Arm bei einem Herzinfarkt.

1.4.1 Neurophysiologische Grundlagen des Schmerzes

Die Rolle des Nervensystems

Aufgabe des Nervensystems ist es, sämtliche auf unseren Körper eintreffenden Reize zu erfassen und darauf in angepasster Weise zu reagieren. Dies kann sich in Form eines Schutzmechanismus oder als bewusstes Annehmen eines Reizes (z. B. Wohlempfinden von Wärme) äußern. Jeder den Körper treffende Reiz wird in elektrische Energie umgesetzt. Das Weiterleiten des Reizes hängt von seiner Stärke ab. Der Reiz muss eine bestimmte Schwelle überschreiten (Alles-oder-Nichts-Gesetz).

Funktion der Reizleitung

Jede Nervenzelle besitzt aufgrund von Ladungsunterschieden innerhalb und außerhalb der Zelle ein Ruhepotenzial ihrer Membran. Dieses Ruhepotenzial wird gestört, wenn ein ausreichend starker Reiz auf den Körper trifft und die Zelle erregt. Die Durchlässigkeit (Permeabilität) der Membran ändert sich. Es entsteht ein Aktionspotenzial.

Das Aktionspotenzial bringt eine positive Ladung in die Zelle und durch Reaktionen in benachbarten Zellanteilen entstehen weitere Aktionspotenziale. Sie werden über die Axone der Nozizeptoren weitergeleitet (Afferenz) und in übergeordneten Zentren verarbeitet.

Der Reiz wird kontinuierlich (elektrische Weiterleitung) oder saltatorisch (von Schnürring zu Schnürring der Markscheiden des Nervs) weiter geleitet. Während die elektrische Weiterleitung in jede Richtung erfolgt, ist die saltatorische Reizweiterleitung aufgrund der Refraktärzeit nur in eine Richtung möglich.

Erregung ist eine spezielle Leistung des gesamten Nervengewebes, um positive und negative Einflüsse abzuwägen

und darauf in hoch spezialisierter Form zu reagieren. Die Stärke eines Aktionspotenzials bestimmt, ob der Reiz weitergeleitet wird oder nicht (Alles-oder-nichts-Gesetz). Je nach Aufbau der Nervenfaser (markhaltig/marklos) wird die Erregung schnell oder langsam fortgeleitet.

Funktionelle Eigenschaften von Nervenfasern

Nervenfasertypen und ihre Leitungsgeschwindigkeit
Man unterscheidet afferente Nerven in Abhängigkeit von der Leitungsgeschwindigkeit:
- dicke markhaltige A-alpha/beta-Fasern mit Leitungsgeschwindigkeiten von ca. 40-90 m/s,
- dünne markhaltige A-delta-Fasern mit Leitungsgeschwindigkeiten von 2–40 m/s,
- marklose C-Fasern mit Leitungsgeschwindigkeiten von < 2m/s.

Die Verteilung der verschiedenen Nervenfaserntypen in Haut, Muskulatur und Periost ist relativ ausgeglichen. Die viszeralen Nervenfasern bestehen fast ausschließlich aus dünnen markhaltigen und marklosen Nervenfasern.

Je dicker eine Nervenfaser ist, desto schwächere Reize genügen, um ein Aktionspotenzial auszulösen. Die dünnen C-Fasern benötigen die stärksten Reize. Eine Afferenz wird als schmerzhaft empfunden, sobald sie stark genug ist, die dünnen A-delta-Fasern zu erregen. Ist ein Reiz so stark, das zusätzlich C-Fasern erregt werden, wird die Schmerzempfindung stärker und klingt länger nach.

Strukturell bedingter Schmerz wird in erster Linie durch die dünnen Nervenfasern, die C-Fasern vermittelt.

Auslösende Reize für Fluchtreflexe werden durch die A-delta-Fasern geleitet.

Die bewusste Schmerzwahrnehmung und die Reflexe des vegetativen Nervensystems werden afferent durch C-Fasern weitergeleitet.

Die Leitungsgeschwindigkeit der C-Fasern ist so langsam, dass man die Impulsleitung durch A-delta-Fasern und C-Fasern teilweise selbst unterscheiden kann: Liegt der Reiz weit peripher, muss die Reizweiterleitung eine lange Wegstrecke zum ZNS zurücklegen. Hierbei entsteht das so genannte Doppelschmerzphänomen: Nach dem Reiz setzt sofort eine erste Schmerzempfindung ein (A-delta-Fasern) und nach einem kurzen schmerzfreien Intervall folgt dann die zweite Schmerzwelle (C-Fasern).

Bei einem länger anhaltenden Reiz verkürzt sich die Phase der ersten Schmerzwahrnehmung, während der zweite Schmerz kontinuierlich zunimmt. Die Zunahme des durch die C-Fasern vermittelten

Schmerzes entsteht wahrscheinlich durch die Summation in den zentralen Synapsen am Hinterhorn und ist abhängig von der Art des auslösenden Reizes.

Struktur der Nervenfasertypen

Die C-Fasern verlaufen in Gruppen vereint (sog. Remake-Bündel), die jeweils von den Schwann-Zellen gebildet werden, während die A-delta-Fasern jeweils einzeln von Schwann-Zellen umhüllt sind. Wenn die Axone auf dem Weg zu ihrem Innervationsgebiet die letzten feinen Nervenästchen verlassen haben, verlieren sie in ihren Endverzweigungen die Markscheide.

Nozizeptive Axone sind in der Regel mehrfach verzweigt und bilden sensorische Endbäumchen mit perlenartigen Auftreibungen. Das sensorische Axon ist hier nur noch zu $1/3$ von der Schwann-Zelle umschlossen. Es zeigt freie Flächen, an denen es mit seiner Basallamina direkt an die Umgebung grenzt. Es wird angenommen, dass dies die eigentlichen Sensoren sind, die sämtliche noxischen Reize aufnehmen und weiterleiten (*nozizeptive afferente Nervenendigung*).

Die peripheren Enden der primären afferenten Neuronen leiten nicht nur nozizeptive Stimuli, sondern verursachen über die Synthese der Neuropeptide auch:
- Vasodilatation,
- erhöhte kapilläre Permeabilität,
- Modifizierung der Aktivität des Immunsystems durch Entzündungsmediatoren,
- trophische Effekte,
- Kontrolle über den vaskulären Tonus,
- Schutzfunktion für gastrische und intestinale Mukosa (Schleimhäute).

Die Zellkörper der Nozirezeptoren liegen in den Hinterwurzelganglien und werden daher als *dorsal root ganglion* (DRG) bezeichnet. Nozizeptive Neurone synthetisieren Neuropeptide wie Neurokinin und Kalzitonin.

Erregungsübertragung von Zelle zu Zelle

Die Übertragung von einer Zelle zur nächsten geschieht mit Hilfe chemischer Überträgerstoffe (Transmitter) oder über elektrische Impulse an den zwischengeschalteten Synapsen.

Abb. 1.23 zeigt den schematischen Aufbau einer chemischen Synapse bei der Depolarisation einer synaptischen Endplatte. Es wird ein Transmitterstoff in den synaptischen Spalt ausgeschüttet und die Erregung an der postsynaptischen Membran weitergeleitet.

Der Transmitterstoff wird von spezialisierten Rezeptoren innerhalb des synaptischen Spalts aufgenommen und an der postsynaptischen Membran je nach Reizstärke ein neues Aktionspotenzial gebildet. Auf diese Weise werden die Aktionspotenziale bis zu ihrem Ziel (Rückenmarksebene, ZNS) weitergeleitet. Das Alles-oder-nichts-Gesetz entscheidet, ob der Reiz weiter geleitet wird oder nicht: Ist der Reiz stark genug und überschreitet die Reizschwelle, wird ein Aktionspotenzial gebildet. Ist der Reiz zu schwach, entsteht kein Aktionspotential und er wird nicht weiter geleitet.

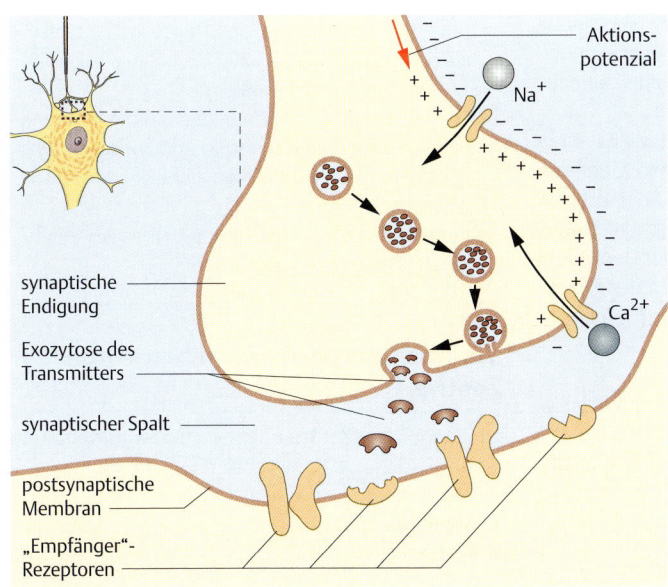

Abb. 1.23 Schema einer chemischen Synapse (Klinke, Silbernagl 2003).

In unserem Organismus gibt es ebenso viele erregende (EPSP = exzitatorische postsynaptische Potenziale) wie hemmende (IPSP = inhibitorische postsynaptische Potenziale) Synapsen.

Wird eine hemmende Nervenfaser erregt, die an der gleichen postsynaptischen Zelle angreift wie eine erregende, so ergibt sich ein IPSP; die Erregung wird also gehemmt. Werden hemmende und erregende Zellen gleichzeitig aktiviert, summieren sich die Potenziale und die resultierende Spannungsveränderung innerhalb der Nervenzelle fällt geringer aus. Dadurch wird die Übertragung der Erregung an der Synapse vermindert oder verhindert.

> An hemmenden Synapsen führt die Reaktion des präsynaptischen Transmitters mit dem dazugehörigen Rezeptor an der postsynaptischen Membran zu einem IPSP. Dies vermindert oder verhindert die Erregbarkeit der postsynaptischen Zelle.

Katecholamine
Adrenalin, Noradrenalin, Serotonin, Dopamin und Histamin zählen zu den Katecholaminen. Sie können im zentralen wie im peripheren Nervensystem erregende wie hemmende Potenziale auslösen. Im Falle eines akuten Ereignisses sorgen sie beispielsweise dafür, dass Schmerz entweder schwächer oder im Sinne eines Schutzmechanismus stärker wahrgenommen wird.

Das Gewebehormon Histamin ist in erster Linie als Übertragerstoff an den Gehirnzellen und im Magen-Darm-Kanal an der Entstehung von Entzündungsreaktionen beteiligt. Oberflächlich ist eine lokale Histaminausschüttung durch eine deutliche Rötung im geschädigten Bereich erkennbar, beispielsweise bei einem Sonnenbrand oder Mückenstich oder bei Entzündungen im bereich eines Gelenks oder im Bereich des operierten Gebietes.

Alle diese Übertragerstoffe binden jeweils einen speziellen Rezeptor der postsynaptischen Membran an sich, mit dem sie „kommunizieren". Spezifisch ist hier jedoch nur die Reaktion des Übertragerstoffes mit dem Rezeptor. Ob eine Erregung oder Hemmung eintritt, wird nur von den Eigenschaften des Rezeptors bestimmt, nicht vom Übertragerstoff selbst.

Peptidübertragerstoffe
Peptidübertragerstoffe sind im ZNS oder im vegetativen Nervensystem wirkende Stoffe, deren Funktionsweise noch nicht einwandfrei geklärt ist. Sicher ist, dass diesen Übertragerstoffen relativ langsame synaptische Effekte zugeordnet werden.

> Als Neuropeptide werden Transmitter bezeichnet, die vom Nervensystem selbst produziert und ausgeschüttet werden.

Agonisten und Antagonisten der Reizübertragung

Die Rezeptoren in der postsynaptischen Membran reagieren mit dem für sie spezifischen Übertragerstoff und bilden daraufhin die entsprechenden Potenziale aus. Die Spezifität für den Übertragerstoff ist jedoch nicht absolut bindend. Es gibt für fast alle postsynaptischen Rezeptoren weitere Substanzen, die ein identisches Potenzial auslösen können. Diese Substanzen werden als *Agonisten* bezeichnet.

Andere Substanzen, die an den präsynaptischen Rezeptor gebunden sind, verhindern die Leitfähigkeit, indem sie den Rezeptor besetzen. Sie verhindern so, dass Übertragerstoffe und ihre Agonisten wirken können. Diese Stoffe werden synaptische *Antagonisten genannt*.

Die *Bindung* eines Antagonisten kann *reversibel* oder irreversibel sein. Curare, das in der Anästhesie häufig als Muskelrelaxans verwendet wird, erzeugt eine reversible Bindung. Nach dem Abbau des Curare reagiert der Rezeptor wieder auf andere Transmitter. Eine *irreversible Bindung* entsteht z. B. durch das Botulinumtoxin.

Zusammenfassung

- An Synapsen werden Informationen mittels Transmitter (Übertragerstoffen) weitergegeben.
- Neben den klassischen Übertragerstoffen gibt es die Peptidübertragerstoffe, die relativ langsame synaptische Effekte bewirken.
- Stoffe, die postsynaptisch die gleiche Wirkung haben, nennt man Agonisten; Antagonisten dagegen behindern die Wirkung der betreffenden Übertragerstoffe.
- Viele Medikamente sind Agonisten bzw. Antagonisten der synaptischen Transmitter.

Verarbeitung der Reize in übergeordneten Zentren

Übergeordnete Zentren der Schmerzwahrnehmung sind:
- Rückenmark,
- Hypothalamus,
- Kortex.

Rückenmarksebene

Auf Rückenmarksebene werden die eingehenden Schmerzsignale verarbeitet und moduliert. Die afferenten Fasern der peripheren Nerven treten ins Hinterhorn des Rückenmarks ein (Hinterwurzelfasern). Das Hinterhorn ist aus verschiedenen Schichten aufgebaut. Die großen markhaltigen Fasern bilden die sog. *medialen Bündel*. Die dünnen markhaltigen und marklosen Fasern bilden das sog. *laterale Bündel*.

Serotonin und Noradrenalin haben auf Rückenmarksebene hemmenden Einfluss auf die Reizverarbeitung und Reizweiterleitung.

Vom Hinterhorn kreuzen die Schmerzsignale im Segment und werden über den Vorderseitenstrang weitergeleitet.

- **Auf subkortikaler Ebene** verändern einige morphinähnliche Stoffe den Schmerz. Man spricht von sog. Neuromodulatoren, zu denen auch das Endorphin gehört.
- **Auf kortikaler Ebene** werden Schmerzen lokalisiert und bewertet.

Nozizeption

Unter Nozizeption versteht man die Wahrnehmung von Schmerzen. Nozizeptive *Vorgänge* können sowohl im Wachzustand wie bei fehlendem Bewusstsein ablaufen. Die *Wahrnehmung* von Schmerzen ist dagegen immer an die Verarbeitung im wachen Gehirn gebunden. Dadurch erklärt sich auch der Sinn und Zweck einer Narkose: Das Schmerzempfinden wird ausgeschaltet.

Nozizeptive Reize werden von unserem Körper als akute oder drohende Gewebsschädigung interpretiert, auch wenn keine Schädigung dieser Art vorliegt. Die meisten Nozizeptoren werden schon erregt, bevor es zu einer manifesten Schädigung des Gewebes kommt. Dies ist physiologisch sinnvoll, da unser Körper so schädlichen Einflüssen - beispielsweise durch den Fluchtreflex - entgegen wirken kann.

Das Empfinden von Schmerz ist das Endprodukt nozizeptiver Vorgänge, wobei verschiedene Komponenten unterschieden werden müssen:
- Sensorische Komponenten (die Reizstärke ist die entscheidende Größe)
- Affektive Komponenten (hauptverantwortlich sind emotionale Einflüsse)

Die Vorgänge werden häufig von vegetativen, motorischen oder psychomotorischen Mechanismen begleitet oder durch sie verstärkt.

Nozizeptoren sind sensorische Endigungen langsam leitender afferenter Nervenfasern, die die noxischen Reize registrieren. Sie befinden sich in nahezu jeder Struktur unseres Körpers und bestehen aus:
- freien sensorischen Nervenendigungen,
- zugehörigen leitenden Axonen,
- Zellkörpern in den Hinterwurzelganglien der Wirbelsäule (Hinterhornneurone).

Je nach Ihrer Aufgabe und Ihrer Reizschwelle sind sie hoch spezialisiert und polymodal, d. h. auf verschiedenste Art und Weise erregbar. Folgende Faktoren können zur einer nozizeptiven Afferenz führen:
- überschwellige thermische Reize,
- überschwellige chemische Reize,
- überschwellige mechanische Faktoren,
- körpereigene Substanzen (z.B. Enzyme, Histamin).

Besteht ein noxischer Reiz über eine längere Zeit, beispielsweise ein Trauma oder eine Entzündung, kann es zu einer *Sensibilisierung von Nozizeptoren* kommen. Dies nennt man eine *primäre Hyperalgesie* (Schmerz-Überempfindlichkeit, S. 41). *Bei einer primären Hyperalgesie* rufen Reize geringer Intensität Schmerzen hervor.

Unabhängig von den Nozizeptoren kann eine Verletzung von Nerven *neurogene Schmerzen* erzeugen. Hierbei entstehen Schmerzempfindungen im Innervationsgebiet des peripheren Nerven ohne eine Reizung der Nozizeptoren. Da dieser Schmerz spontan auftreten kann und nur wenig beeinflussbar ist, wird er oft als besonders quälend empfunden.

Die nozizeptiven Informationen der primären Afferenzen werden im Hinterhorn des Rückenmarks synaptisch übertragen und durch verschiedene körpereigene Substanzen verändert. Die Sensibilisierung zentraler Synapsen führt zu einer *sekundären Hyperalgesie*, bei der Schmerzen empfunden werden, für die es keinen entsprechenden Reiz in der Peripherie gibt.

Grundgliederung nozizeptiver Vorgänge

Nozizeptoren reagieren auf chemische Stoffe, die bei einer Gewebeschädigung oder einer Störung des Gewebestoffwechsels (Entzündung) freigesetzt werden. Werden sie gereizt, wird der Schmerz über die afferenten sensorischen Nervenfasern (marklose C-Fasern) sehr langsam in das Rückenmark geleitet, wo sie im jeweiligen Rückenmarksegment zur Gegenseite kreuzen und im Vorderseitenstrang als Tractus spinothalamicus durch den Hirnstamm zum Thalamus laufen und in den Kortex weitergeleitet werden. Jetzt erst wird der Schmerz wahrgenommen.

Am Nozizeptor selbst findet die Umwandlung der Reizenergie in die primäre Erregung statt (*Transduktion*). Man spricht vom sog. Rezeptor- oder Sensorpotenzial, das in seiner Amplitude von der Reizstärke abhängt.

Im Folgenden wird es in eine Serie von Aktionspotenzialen umgesetzt, wobei die Frequenz der Aktionspotenziale die Höhe des Sensorpotenzials widerspiegelt. Je höher das Sensorpotenzial, desto höher die Frequenz des Aktionspotenzials und desto schneller die Reizleitung.

Die Aktionspotenziale werden über die peripheren afferenten Nervenfasern und die Hinterwurzel in das Hinterhorn geleitet. Hier findet die synaptische Übertragung auf das zweite Neuron statt.

Die nozizeptiven Nervenfasern aus der Peripherie kreuzen im Rückenmark und verlaufen im Vorderseitenstrang. Von dort ziehen sie in die Hinterstammkerne, oder nach weiterer Umschaltung in die Kerngebiete des Thalamus, um schließlich sensorische Areale der Großhirnrinde und andere Kortexareale erreichen (**Abb. 1.24**).

Die gesamten Vorgänge im supraspinalen Nervensystem werden als zentrale Verarbeitung der nozizeptiven Informationen zusammengefasst.

Anatomische und funktionelle Eigenschaften von Nozizeptoren

Nozizeptoren sind sog. freie Nervenendigungen markloser sensorischer Nervenfasern, die spezialisierte Endstrukturen besitzen. Diese Endstrukturen bestehen aus kleinen Verdickungen, die mit Mitochondrien und Vesikeln gefüllt sind. Sie haben rezeptive (Aktionspotenzial bestimmende) Aufgaben. Im Bereich dieser Verdickungen ist der Nerv nur zu ca. Zweidrittel von den Schwann Zellen umhüllt, wodurch die Zellmembran mit ihrer unmittelbaren Umgebung Kontakt hat und das Gewebe innerviert.

Durch die Stimulation der rezeptiven Felder über verschieden starke Reize kommt es zu den unterschiedlichen Reizantworten. Es lassen sich 3 Hauptgruppen von Nozizeptoren unterscheiden:

- *Hochschwellige mechanosensitive Afferenzen*, die insbesondere akute mechanische Ereignisse erfassen. Sie kommen am häufigsten in den A-delta-Fasern vor und sind für die schnellen nozizeptiven Vorgänge verantwortlich (z.B. Auslösen von Schutzreflexen).
- *Polymodale Nozizeptoren*, die durch mechanische, chemische und thermische Reize erregt werden können. Sie stellen den Hauptbestandteil der Nozizeptoren dar und sind vor allem in den C-Fasern zu finden. Sie übermitteln länger andauernde schmerzhafte Ereignisse.
- *Nozizeptoren der C-Fasern*, die über mechanische Reize nicht zu aktivieren sind und erst bei länger anhaltenden noxischen Reizen erregbar werden (z.B. bei Entzündungen). Sie werden auch als „schlafende Rezeptoren" bezeichnet und tragen entscheidend zur zentralen Sensibilisierung und damit zur sekundären Hyperalgesie bei (s.u.).

Innerhalb dieser drei Hauptgruppen von Nozizeptoren sind verschiedene Schmerzcharaktere zu unterscheiden:

- Gut lokalisierbar, stechend - scharf (A-delta-Fasern),
- Diffus, brennend - dumpf - bohrend (C-Fasern).

Aufgrund der unterschiedlichen Leitungsgeschwindigkeiten von A-delta-Fasern und C-Fasern wird zwischen einem ersten und zweiten Schmerzempfinden unterschieden, welches wiederum von der Art der erregten Nozizeptoren abhängig ist.

Nozizeptoren werden durch die unterschiedlichsten Transmitter aktiviert, die in Abhängigkeit vom jeweiligen Transmitterstoff für verschiedene

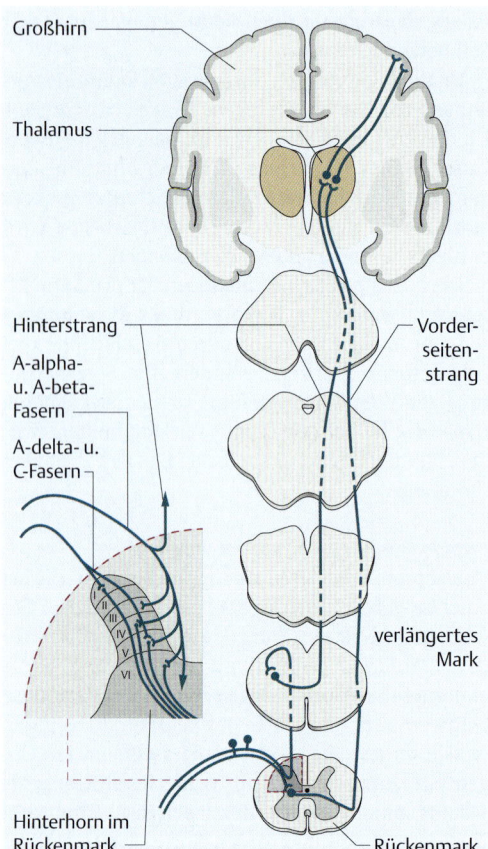

Abb. 1.24 Leitung und Verarbeitung des Reizes (Klinke, Silbernagl 2003).

Schmerzcharaktere verantwortlich sind. Neben ihrer wichtigen immunologischen Aufgabe können Neuropeptide auch Entzündungen hervorrufen und/oder verstärken. Sie haben also auf Grund ihrer Wirkung als Entzündungsmediatoren auch Nozizeptoren sensibilisierende Aufgaben. Hier können die Nervenfasern entweder direkt oder indirekt erregt werden.

Unter einer *indirekten Erregung* der Nervenfaser versteht man das Wecken sog. „schlafender Nervenfasern" (C-Fasern). Dies ist vor allem bei chronischen Gewebeläsionen durch Druckschädigungen oder Entzündungen der Fall.

Primäre und sekundäre Hyperalgesie

- **Primäre Hyperalgesie:** Die Stärke der Schmerzempfindung hängt in erster Linie von der Anzahl der nozizeptiven Afferenzen ab. Sie bewirkt die Sensibilisierung der nozizeptiven Felder. Noxische Reize werden umso schmerzhafter empfunden, je mehr die Schmerzschwelle gesenkt wird. Auf diese Weise können auch primär nicht schmerzhafte Reize Schmerzempfindungen auslösen. Die Schmerzen werden jedoch nur im geschädigten Bereich empfunden und werden durch die A delta-Fasern geleitet. Dieser Vorgang wird als primäre Hyperalgesie bezeichnet.
- **Eine sekundäre Hyperalgesie** breitet sich bis weit über den Ort der Verletzung aus und kann (zentral gesteuert) bis in unbeschädigtes Gewebe ausstrahlen. Sie ist hauptsächlich als Hyperalgesie durch mechanische Stimuli - beispielsweise durch Berührung - charakterisiert. Es besteht eine Überempfindlichkeit für Reize, die normalerweise gar nicht oder nur sehr gering schmerzhaft sind.

Neurogene Schmerzen

Bei Verletzungen peripherer Nerven entstehen Schmerzbilder, die Ähnlichkeit mit Schmerzen aufgrund von Entzündungen aufweisen können (z.B. Brennen, Kribbeln). Solche Schmerzen werden als neurogene Schmerzen bzw. als Neuralgien bezeichnet. Charakteristisch ist das *Schmerzempfinden innerhalb der Innervationsgebiete der geschädigten afferenten Faser.* Man spricht daher bei einer Neuralgie immer von projizierten Schmerzen.

Die Pathophysiologie der Vorgänge, die zu neurogenen Schmerzen führen ist wissenschaftlich noch nicht geklärt. Vermutet wird, dass die entscheidenden Veränderungen innerhalb des zentralen Nervensystems statt finden.

Erregungsübertragung und zentrale Sensibilisierung
Die primären Afferenzen treten über die Hinterwurzeln in das Hinterhorn ein, wo sie mit den sekundären Nervenfasern Kontakt aufnehmen. Der wichtigste Neurotransmitter in diesem Bereich ist das Glutamat, welches eine erregende Wirkung auf die sekundären Neurone hat. Die im Hinterhorn des Rückenmarks befindlichen sekundären Nervenfasern sind anatomisch und funktionell in zwei Schichten zu unterscheiden.
- Oberflächliche, weiße Schicht: Hier sind vor allem nozizeptiv spezialisierte Neurone zu finden, die ausschließlich Kontakt zu anderen nozizeptiven Fasern haben und dementsprechend auch ausschließlich nozizeptive Signale verarbeiten.
- Tiefe Schicht: In der tiefen Schicht sind vorwiegend polymodale Neurone zu finden, die sich in die Substantia gelatinosa erstrecken. Als Substantia gelatinosa wird die gallertartige Substanz im Inneren der grauen Substanz des Rückenmarks bezeichnet. Hier sind afferente Fasern der verschiedenen Sinneswahrnehmungen miteinander verschaltet. Beispielsweise mechanorezeptive und nozizeptive Afferenzen. Dies führt dazu, dass diese Neurone sowohl auf nicht-noxische (z.B. Berührung), als auch auf noxische (z.B. Schnittwunde) Reize reagieren.

Bei einer lang andauernden Nozizeption werden vermutlich Vorgänge aktiviert, die die Freisetzung von Neurotransmittern verstärken. Dies betrifft nicht nur die präsynaptischen Endigungen von afferenten Nervenfasern, sondern auch die Freisetzung von Neuropeptiden (siehe S. 37 „Erregungsübertragung von Zelle zu Zelle").

Dies kann dazu führen, dass bei andauerndem nozizeptiven Einstrom in das Rückenmark die Hinterhornneurone über längere Zeit depolarisiert werden und mit stärkeren und dauerhaften Entladungen nun auch relativ schwache Reize zu einer Antwort führen.

Klinischer Aspekt: Schon das leichte Streichen über die Hand bei einer sympatischen Reflexdystrophie kann Parästhesien (Missempfindungen) hervorrufen und einen Fluchtreflex auslösen, bei dem die Hand weggezogen wird..

Die an einem solchen Reflex beteiligten Neurone sind im Rückenmark und Hirnstamm lokalisiert und Reaktionen laufen schon ab, bevor der Schmerz das Bewusstsein erreicht.

Bei akuten oder chronischen Entzündungsprozessen der Bauchorgane kommt es häufig zu einer Sensibilisierung der besonderen Art: die Schmerzen werden nicht nur im erkrankten Organ selbst empfunden, sondern auch im zugehörigen Myotom und

Dermatom. Diese sekundär schmerzhaften Bereiche werden auch als *Head Zonen* bezeichnet und sind durch Verklebungen innerhalb des Bindegewebes und der Faszien charakterisiert. Es besteht eine Druckschmerzhaftigkeit des angespannten Gewebes, die jedoch völlig frei von einem spontanen Schmerzerleben ist.

Man nimmt als Ursache für die Head Zonen an, dass Afferenzen aus viszeralen Organen mit nozizeptiven Afferenzen von somatischen Geweben verschaltet sind. Diese nozizeptive Verschaltung bezieht sich ebenso auf das Dermatom wie Myotom und erfolgt in den tiefen Schichten des Rückenmarkes. Bei der Aktivierung aller dieser zentralen Neurone ist keine eindeutige Lokalisation der schmerzhaften Gewebe möglich.

Supraspinale Hemmung

Die Hinterhornneurone erhalten nicht nur Signale über die synaptische Verschaltung der direkten Afferenzen, sondern sind auch mit einer Vielzahl von erregenden (exhibierenden) und hemmenden (inhibierenden) Interneuronen verbunden. Diese Interneurone sind über prä- und postsynaptische Verbindungen untereinander verschaltet und kontrollieren so das aufsteigende Erregungsniveau.

Die wichtigsten inhibierenden Transmitter innerhalb der supraspinalen Hemmung sind GABA (und Opiate). Sie hemmen die Leitung von verschiedenen Reizen, so dass es zu keiner oder nur zu einer geringen Wahrnehmung von Schmerz kommt.

Die aus dem Kortex und dem Hypothalamus absteigenden Bahnen wirken über die beschriebenen Interneurone hemmend (Opiate, GABA) auf die nozizeptive Übertragung im Hinterhorn.

Bei einer Schwächung oder Schädigung dieser absteigenden hemmenden Bahnen kommt es wesentlich schneller zu einer zentralen Sensibilisierung. Es kann sogar zu einer Verselbständigung von zentralen nozizeptiven Mechanismen mit Dauerschmerz kommen. Diese sind klinisch sehr schwierig zu erkennen und müssen häufig medikamentös behandelt werden.

Schmerzbahn und zentrale Schmerzverarbeitung

Die Axone der aufsteigenden Hinterhornneurone kreuzen im entsprechenden Rückenmarkssegment auf die Gegenseite und laufen im Vorderseitenstrang zum Gehirn (s. **Abb. 1.24**).

Laterales System
Über den spinothalamischen Trakt werden die somatosensorischen Informationen der kontralateralen Körperhälfte lokalisiert. Zudem wird hier zwischen den verschiedenen noxischen Reizen unterschieden. Der spinothalamische Trakt ist also verantwortlich für die sensorische Dimension des Schmerzes.

Mediales System
Das mediale System erhält über den Thalamus und die retikulären Hirnstammgebiete Informationen beider Körperhälften. Es dient der Aufmerksamkeitssteigerung und der emotionalen Bewertung und ist damit für die affektive Bewertung von Schmerz verantwortlich.

Viszerozeption

Zur Wahrnehmung unseres Körpers tragen außer dem Hautsinn (Tastsinn) auch die sensorischen Innervationen der inneren Organe und des Bewegungssystems bei. Rezeptoren die Informationen der Inneren Organe aufnehmen sind Viszerosensoren. Diese sind in erster Linie mechano- und chemosensitiv.

Viszerosensoren innervieren die glatte Muskulatur der inneren Organe, des Herzens und der Drüsen und arbeiten weitgehend unwillkürlich (autonom). Ihre Hauptaufgabe ist der Erhalt des inneren Milieus, welches eine optimale Zellaktivität garantiert. Nur potentiell schädigende Reize der inneren Organe werden als Schmerz wahrgenommen. Physiologisch sind dies Hunger und Durst oder die zunehmende Füllung der Harnblase. Sie werden deshalb als schädigende Reize empfunden, weil hiervon die Energieversorgung unseres Körpers abhängt.

Vegetatives und somatisches Nervensystem arbeiten untrennbar zusammen. Ihre speziellen Transmitter sind in den zentralen Synapsen (Kortex) nicht mehr eindeutig voneinander zu unterscheiden. In der Peripherie kann man sie aufgrund verschiedener Symptome jedoch klar voneinander trennen.

Peripheres vegetatives Nervensystem

Das periphere vegetative Nervensystem besteht aus:
- Sympathikus,
- Parasympathikus,
- Darmnervensystem.

Das sympathische Nervensystem entspringt dem Brustmark und den oberen drei Segmenten des Lendenmarks (thorakolumbales System). Der Parasym-

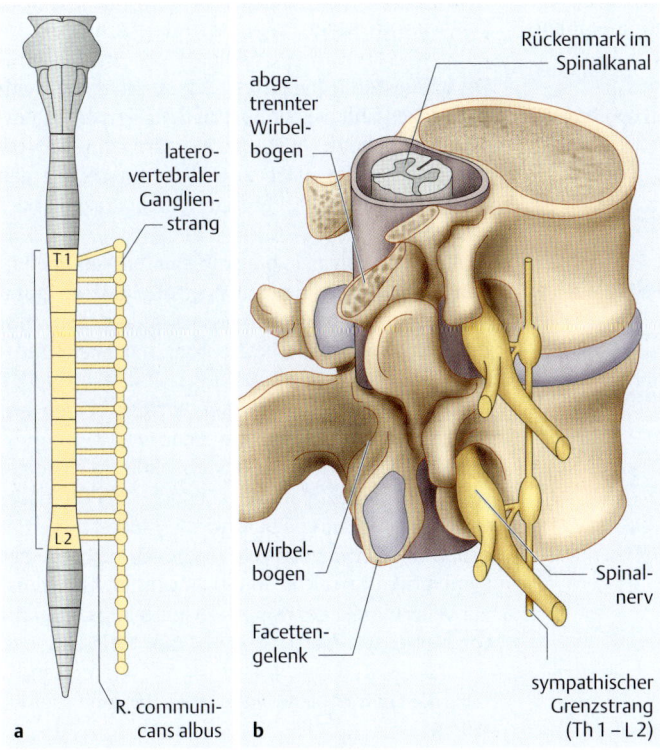

Abb. 1.25 Grenzstrang und vegetative Ganglien.

pathikus entspringt dem Hirnstamm und dem Sakralmark. Das Darmnervensystem ist ein spezialisierter Teil des vegetativen Nervensystems.

Die Nervenendigungen von Sympathikus und Parasympathikus liegen außerhalb des zentralen Nervensystems. Paravertebral bilden sie Ansammlungen von Zellkörpern (vegetative Ganglien). Sie werden aufgrund ihrer kettenähnlichen Anordnung als paravertebraler Grenzstrang bezeichnet.

Der Grenzstrang verläuft von der Hirnbasis aus ventral der Halswirbelsäule, ab dem 7. Halswirbel dorsal der Brustwirbelsäule. Etwa auf Höhe des 12. Brustwirbels verläuft er ventral der Lendenwirbelsäule und endet im Bereich des Kreuzbeins (**Abb. 1.25**).

Eine schlechte Haltung (auch eine posttraumatische oder durch Narben verursachte Schonhaltung) kann Irritationen des vegetativen Nervensystems verursachen, da Zug- und Kompressionskräfte auf den Grenzstrang wirken.

Axone der vegetativen Ganglien leiten die Informationen zu den Erfolgsorganen. Sie werden auch als postganglionäre Neurone bezeichnet. Umgekehrt nennt man Axone, die in die vegetativen Ganglien einstrahlen präganglionäre Neurone. Ihre Zellkörper liegen im Rückenmark und im Hirnstamm.

Sympathikus

Die Axone der sympathischen Nervenfasern sind dünn, größtenteils myelinisiert und haben eine Leitgeschwindigkeit von 1-15 m/s. Sie verlassen das Rückenmark über die Vorderwurzel und die *Rami communicantes albi*. Von hier aus organisieren sie sich in paravertebrale und prävertebrale Ganglien (s.o.). Die Erfolgsorgane der sympathischen Nervenfasern sind die glatte Muskulatur der inneren Organe, der Herzmuskel, sowie die exokrinen Drüsen.

Parasympathikus

Die präganglionären Axone des Parasympathikus sind etwa zu gleichen Teilen myelinisiert und unmyelinisiert. Im Gegensatz zum sympathischen Nervensystem sind sie sehr lang. Die hoch spezialisierten Neurone ziehen zu organnah gelegenen postganglionären Neuronen und finden sich auf, sowie in den Wänden der Erfolgsorgane. Hier vereinigen sie sich zu sog. parasympathischen Ganglien. **Tab. 1.17** zeigt die vom Sympathikus und Parasympathikus innervierten Gewebe.

Tab. 1.17 Innervationsgebiete Sympathikus und Parasympathikus

Sympathikus	Parasympathikus
Gefäßmuskulatur	Drüsen des Magen-Darm-Traktes
Ausscheidungsorgane	Muskulatur des Magen-Darm-Traktes
Pupillen	Ausscheidungsorgane
Lunge	Tränen- und Speicheldrüsen im Kopfbereich
Eingeweide	Sexualorgane
Herzmuskel	Lunge
Haare	Vorhöfe des Herzens
Schweißdrüsen	
Speichel- und Verdauungsdrüsen	
Fettzellen	
Leberzellen	
Lymphatisches Gewebe	

Wirkung von Sympathikus und Parasympathikus auf die Erfolgsorgane

Viele innere Organe werden gemeinsam vom sympathischen und vom parasympathischen Nervensystem innerviert. Zwar wirken beide Systeme funktionell synergistisch auf die inneren Organe, die Effekte der Erregung sind jedoch sehr häufig auch antagonistisch.

So kann beispielsweise eine Reizung des sympathischen Nervensystems durch ein plötzlich auftretendes Trauma, verbunden mit der häufig beschriebenen „Schrecksekunde", eine Zunahme der Schlagfrequenz und des Schlagvolumens des Herzens bewirken. Gleichzeitig kommt es zu einer Abnahme der Organmobiliät.

Im umgekehrten Fall ist das parasympathische Nervensystem in der Lage die Herzfrequenz und das Schlagvolumen zu senken, wobei die Organmobilität zunimmt.

Bei einer Überreaktion des Parasympathikus bildet sich kalter Schweiß im Gesicht eines Patienten. Es besteht die Gefahr des Kollabierens.

Synaptische Übertragung in Sympathikus und Parasympathikus (Transmitterstoffe)

Die häufigsten Transmitterstoffe innerhalb des sympathischen und parasympathischen Nervensystems sind Azetylcholin (ACH) und Noradrenalin (NA). Sie wirken über die ihnen zugeordneten cholinergen und adronergen Rezeptoren vasodilatorisch oder vasokontriktiv.

ACH wird von allen präganglionären Nervenendigungen und den meisten postganglionären parasympathischen Neuronen ausgeschüttet (Schweißdrüsen, vasodilatorische Neurone der Skelettmuskulatur).

Am Ende des ersten Neurons wird bei beiden Systemen ACH freigesetzt. Am Ende des 2. Neurons wird beim Parasympathikus ebenfalls ACH freigesetzt, beim Sympathikus jedoch Noradrenalin. Durch das Noradrenalin wird die Blutgefäß verengende Wirkung an den postganglionären Fasern des Sympathikus erreicht. In der folgenden Tabelle ist der Wirkungsort der Haupttransmitter des vegetativen Nervensystems dargestellt (**Tab. 1.18**).

Tab. 1.18 Transmitter des vegetativen Nervensystems

Transmitter	Sympathikus	Parasympathikus
ACH	prä- auf postganglionär	prä- auf postganglionär, postganglionär
Noradrenalin	postganglionär	

Je nach Transmitter sind natürlich auch hier die Rezeptortypen hoch spezialisiert. Die Rezeptortypen für das ACH sind im Bereich der motorischen Endplatten (nikotinerge Rezeptoren) und im Bereich des veget. Nervensystems (muskarinerge Rezeptoren) zu finden. Die Rezeptortypen für das Noradrenalin sind die Alpha- und Betarezeptoren (Betablocker hemmen am Herz den sympathischen Einfluss).

Beide Transmitter wirken je nach Organ erregend oder hemmend, da beide Systeme erregen und hemmen können. Fast alle Organe werden gegensinnig von beiden Systemen beeinflusst. Bei der Stimulierung eines Systems hängt seine Wirkung von den Eigenschaften der Rezeptoren ab.

1.4.2 Das Bewegungssystem als Schmerzauslöser

Alle Strukturen des Bewegungssystems mit Ausnahme des Knorpels enthalten Nozizeptoren.

Liegt die Schmerzursache im Gelenk, kommen als Auslöser in Frage:
- die Gelenkkapsel,
- Bandstrukturen,
- das Periost,
- die Synovialmembran,
- Schleimbeutel oder
- subchondrale Schichten der Gelenkflächen.

Posttraumatisch können entzündliche Gelenkschmerzen durch Gelenkergüsse auftreten. Der Therapeut erkennt sie durch die typischen Entzündungszeichen.

> *Typische Entzündungszeichen: Rötung, Schwellung, Schmerz, Temperaturerhöhung und Funktionsbeeinträchtigung des Gelenks.*

Der starke Schmerz bei *Gelenkergüssen* besteht bei Ruhe und Belastung oder Bewegung und ist scharf, teilweise bohrend und pulsierend. Alle Bewegungsrichtungen sind schmerzhaft eingeschränkt. Eine entzündete Kapsel schmerzt bei Zug (Traktion).

Liegt keine Entzündung vor, kann der Therapeut durch Provokationstests und/oder die Art des Schmerzes die Schmerz auslösende Struktur herausfinden.

Bänder schmerzen an ihren Insertionsstellen und der Schmerz strahlt teilweise in die umgebende Muskulatur aus.

Schleimbeutel sind bei Kompressions-, *Sehnenscheiden* bei Druck- und Zugbelastung schmerzhaft. Für diese Strukturen sind ziehende und reißende Schmerzen typisch.

Provokationstests können nur bei entsprechender Belastbarkeit der Gewebe durchgeführt werden.

Liegt ein *muskuläres Problem* vor, nimmt der Schmerz sowohl bei Kontraktion als auch bei Dehnung zu. Es bestehen „Anlaufschmerzen" nach einer längeren Belastungspause. Ursachen können ein Muskelfaserriss, Überlastung oder reflektorische Veränderungen zur Schonung verletzter Strukturen sein. Die Schmerzqualität beschreiben die Patienten eher als dumpf, bohrend und nicht genau auf einen Punkt zu lokalisieren. Im Bereich lokaler Triggerpunkte ist der Schmerz stark und scharf.

1.4.3 Physiotherapie bei Schmerzen

Die Wahrnehmung und Toleranz von Schmerzen ist individuell und wird stark von der psychischen Situation des Patienten beeinflusst. So kann z.B. Angst die Schmerzempfindung verstärken, kontrollierte Aktivität aber auch Schmerzen lindern. Mittels der Visuellen Analogskala (VAS) lässt sich Schmerz messen. Der Patient trägt die subjektiv empfundene Schmerzstärke auf der Skala ein (**Abb. 1.26**).

Die Angst des Patienten vor Schmerzen oder wegen der Schmerzen kann meistens durch Aufklärung reduziert werden. Wenn möglich kann dem Patienten die Ursache der Schmerzen erklärt werden, z.B. der Zusammenhang zwischen Schwellung, Heilung und Schmerz.

Eine günstige Behandlungsstrategie besteht darin, unangenehme Schmerzen Ernst zu nehmen und zusammen mit dem Patienten nach Möglichkeiten zu suchen, den Schmerz während der Behandlung und im Alltag zu vermeiden oder wenigstens stark zu reduzieren. Starke, häufig wiederkehrende Schmerzen fördern das „Schmerzgedächtnis" im ZNS: Neue Schmerzimpulse erinnern an frühere Schmerzerlebnisse und werden dann verstärkt wahrgenommen.

Wenn der Patient in Zusammenarbeit mit dem Therapeuten Aktivitäten entwickeln und lernen kann, um den Schmerz zu reduzieren oder ganz zu vermeiden, ist diese Vorgehensweise passiven Techniken vorzuziehen. Passive Techniken wie Massage können es je nach Einstellung, sozialem Umfeld und Gefühlswelt des Patienten „lohnend" erscheinen lassen, die Schmerzen weiter zu empfinden: So lange der Schmerz auftritt, erhält er (mehr) Zuwendung.

Ist der Patient aktiv in das Schmerzmanagement einbezogen, erlebt er sich selbst als handelnde (und nicht nur „behandelte") Person. Diese Position ist für den Rehabilitationsverlauf sicher günstiger als ein in der Passivität verharrender Patient.

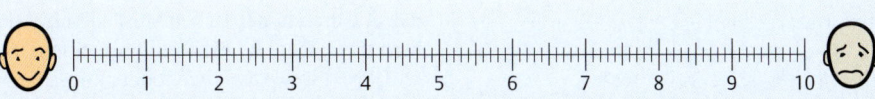

Abb. 1.26 Visuelle Analogskala, VAS.

Schmerz ist immer das Ereignis von Gewebemechanismen und Nozizeption. Der Therapeut konzentriert sich in der Schmerzbehandlung auf die Gewebe und das Reduzieren der nozizeptiven Impulse.

Um durch eine physiotherapeutische Behandlung Schmerzen zu reduzieren, muss die Schmerzursache so genau wie möglich analysiert werden. Ein Entzündungsschmerz wird durch andere Maßnahmen beeinflusst als eine sekundäre Hyperalgesie.

Primäres Ziel einer Behandlung muss es sein, normale Wundverhältnisse der verletzten Strukturen zu erreichen. Die Phasen der physiologischen Wundheilung (siehe S. 13) werden berücksichtigt. In den ersten 5 Tagen nach einem Trauma ist eine leichte Schwellung und Überwärmung normal. Bei jeder Wundheilung der Bindegewebe tritt eine physiologische Entzündungsreaktion auf. Diese ist durch geeignete Maßnahmen zu unterstützen und zu kontrollieren. Eine Dauerkühlung behindert die Heilungsvorgänge, die mit der Entzündung verbunden sind (siehe Kältetherapie).

Eine zentrale Aufgabe bei der Behandlung von Patienten direkt nach einem Trauma ist es, eine überschießende Entzündungsreaktion in der ersten Phase der Wundheilung zu verhindern und damit die Mobilität des Patienten zu fördern. Eine verstärkte Entzündungsreaktion mit ausgedehnter Ödembildung sensibilisiert die Nervenendigungen des verletzten Gewebes und erhöht ihre Aktivität. Der Schmerz verstärkt sich. Den Zusammenhang zwischen einer Gewebsschädigung und nachfolgenden Schmerzen veranschaulicht **Abb. 1.27**.

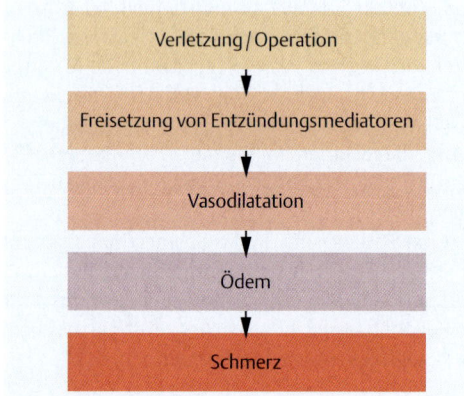

Abb. 1.27 Von der Gewebsschädigung zum Schmerz.

Therapeutische Verfahren zur Schmerzbehandlung

Kältetherapie

Im direkten Anschluss an ein Trauma oder eine Operation bietet sich neben der medikamentösen Therapie die Kühlung mit Eisumschlägen und Kompression an. Ziel ist ein Abkühlen der subfaszialen Schicht mit nachfolgender *Vasokonstriktion*. Dabei wird die Ausschüttung der Entzündungsmediatoren gehemmt und die posttraumatische Schwellung ist geringer. Sinkt die Temperatur jedoch unter 20°C, kann es zu einem Überschießen der Entzündungsreaktion kommen, weil bei verminderter Durchblutung mit Ödembildung die Entzündungsmediatoren nicht mehr abgebaut werden können.

Eine weitere Wirkung der Kälte ist die *Herabsetzung der Leitungsgeschwindigkeit der Nervenbahnen*. Die in der Hautoberfläche liegenden Thermorezeptoren melden Kälte über A delta-Fasern mit einer Geschwindigkeit von 2,5 bis 20m/s an die Rezeptoren des ZNS im Hypothalamus und im Rückenmark. Da die afferenten C-Fasern der Nozizeptoren unter 2,5m/s leiten, kommt es zum *Verdeckungs- oder Auslöschphänomen*.

Wird bei der Therapie keine Rücksicht auf die Schmerzgrenze genommen, führt die Wahrnehmung des Schmerzes zu einer Stressreaktion. Entzündungsmediatoren werden vermehrt ausgeschüttet, die Ödembildung nimmt zu und die Nozizeptoren werden weiter gereizt. Es entsteht also ein Teufelskreis.

> Längere Eisanwendungen oder zu starkes Abkühlen der subfaszialen Gewebeschicht können zu irreversiblen Schädigungen der peripheren Nerven führen.

Bewegung/Aktivität

Mechanorezeptoren können Nozirezeptoren bis zu einer bestimmten Schwelle der Potenzialentwicklung hemmen (Gate-Control-Theorie). Dies ist nach akuten traumatischen Verletzungen in der ersten Phase der Wundheilung sowie in den späteren Wundheilungsphasen (Proliferations- und Umbauphase) sinnvoll. Die therapeutische Vorgehensweise kennt hier keine Grenzen – außer dem Schmerz und der Belastbarkeit der verletzten Strukturen! Geeignet sind u. a. isometrischen Muskelkontraktionen im verletzten Gebiet, Arbeiten mit einem Overflow (z. B. PNF), sowie assistives oder aktives Bewegen.

Lagern

Eine weitere Möglichkeit, Schmerzen im Bereich von verletzten Gelenken zu hemmen und diese zu entlasten, ist das Lagern in entspannter Position. Hier bietet sich das *Lagern in der aktuellen Ruhestellung* mit entspanntem Kapsel-Bandapparat an. Der Druck auf die Gelenkflächen ist gering. Die Lagerung sollte in regelmäßigen Abständen verändert werden, um Komplikationen wie Dekubiti vorzubeugen. Weichteilschäden, Hämatome und extern angelegte Fixateure können das Lagern erschweren.

Manuelle Lymphdrainage (MLD)

Die MLD senkt den Sympathikotonus und hemmt die Aktivität der Nozizeptoren, wodurch die Schmerzschwelle gesenkt werden kann. Der Blutkapillardruck und der interstitielle Druck werden reguliert. Nimmt der interstitielle Druck ab, kommt es zu einer geringeren Reizung der Nozizeptoren. Das Gewebe wird besser versorgt, die schmerzaktiven Substanzen werden über das Lymphsystem und das venöse System abtransportiert. Häufig ist es schon ausreichend, die zentralen Punkte einer Extremität (Engpässe des Lymphgefäßsystems, Lymphknoten) zu behandeln, um den gewünschten Effekt zu erzielen.

> *Eine Weiterbildung in Manueller Lymphdrainage ist von Vorteil, wenn man sich für das Arbeitsfeld der Traumatologie entscheidet.*

Elektrotherapie

Die gewählte Stromform kann zusätzlich zur Schmerzreduzierung auch eine verbesserte Durchblutung und Ernährung des betroffenen Gewebes und eine verbesserte Muskel- und Gelenkfunktionen bewirken. Die elektrischen Reize können eine durchblutungssteigernde, elektrolytische oder iontophoretische Wirkung auf das Zellgeschehen haben. Somit kann man durch gezielte Anwendung der elektrischen Ströme Nerven- und Muskelsysteme beeinflussen, Funktionsabläufe normalisieren und funktionelle Störungen verhindern oder beseitigen.

Zur Behandlung akuter oder chronischer Schmerzzustände hat sich die *TENS*-Therapie (Transkutane Elektrische Nervenstimulation) bewährt. Geeignet sind kontinuierliche, mono- oder biphasische Rechteckströme mit einer Frequenz von 10–100 Hz. Der Abstand zu einem Metallimplantat sollte mindestens 7–10 cm betragen.

Eine ebenso analgesierende Wirkung hat der *Ultrareizstrom nach Träbert*. Er ist bei muskulären Verspannungen wie auch zur Behandlung schmerzhafter Gelenke indiziert. Die Schmerzhemmung tritt sofort ein und hält einige Stunden an. *Vorsicht bei Metallimplantaten!*

Diadynamische Ströme stimulieren die Stoffwechselvorgänge, lindern Schmerzen und fördern die Resorption. Durch die Unterlegung mit einem galvanischen Strom kann die Durchblutung und die Gewebsernährung günstig beeinflusst werden. Diese Stromform ist im Bereich von Metallimplantaten streng kontraindiziert!

Der *Hochvoltstrom* ist im Vergleich mit allen anderen in der physikalischen Therapie verwendeten Strömen ein Spezialfall. Da der Hochvoltstrom keinen Gleichstromanteil enthält, ergeben sich wesentliche Vorteile in der Anwendung. *Es kann jederzeit und ohne jede Nebenwirkung über metallischen Implantaten gearbeitet werden*, was bei vielen anderen Stromarten nicht möglich ist. Es entsteht keine Säure/Laugenbildung unter der Elektrode. Daher kann es auch bei einer Langzeit-Schmerztherapie nicht zu einer Verätzung der Haut kommen.

In **Tab. 1.19** sind die wichtigsten Frequenzbereiche mit ihren typischen Therapiemöglichkeiten aufgezeigt. Zum gezielten Einsatz der Elektrotherapie siehe weiterführende Literatur.

> *Bei Metallimplantaten und offenen Wunden ist die Elektrotherapie nur bedingt einsetzbar!*

Tab. 1.19 Wirkung unterschiedlicher Frequenzbereiche

Frequenzbereich	Therapie	Wirkung
1–10 Hz	Einzelkontraktionen z. B. zur Aktivierung der Muskel-Venenpumpe oder zur Muskellockerung	Detonisierend
10–25 Hz	Fibrilläre Zuckungen	Noch detonisierend
30–50 Hz	Funktionelle Muskelstimulation	Tonisierend zur Behandlung schlaffer, überdehnter Muskulatur
80–100 Hz	Detonisierung spastischer, hypertoner Muskulatur	Schmerztherapie, Durchblutungsförderung
100–150 Hz	Schmerztherapie	Analgetische Wirkung

Zusammenfassung

- Mit der Elektrotherapie lassen sich Schmerzen wirkungsvoll behandeln.
- Neben der analgetischen Wirkung verbessert sich häufig auch die Durchblutung und der Stoffwechsel.
- Besonders geeignet ist die Hochvolttherapie, da sie auch bei Metallimplantaten angewendet werden kann.
- Bei den übrigen Stromformen stellen Metallimplantate eine Kontraindikation dar.
- Grundsätzlich muss die Anwendung elektrotherapeutischer Maßnahmen mit dem behandelnden Arzt abgesprochen werden.

Wärmeanwendung

Die Anwendung von Wärme ist in der akuten Phase nach einer Verletzung nur in Ausnahmen erlaubt, da sie im Bereich eines akuten Geschehens eine aktive Hyperämie hervorruft und somit das posttraumatische Ödem begünstigen kann. Dies würde den Teufelskreis Schwellung – Minderdurchblutung – Schmerz begünstigen!

Bei reflektorisch auftretenden Schmerzen kann die dosierte Wärmeanwendung für den Patienten jedoch sehr erleichternd wirken. Patienten, die beispielsweise vor der Verletzung bereits unter chronischen Schmerzen litten oder bei denen es infolge der Verletzung zu Schmerzen in Regionen abseits der eigentlichen Verletzung kommt (z. B. durch das Gehen mit Unterarmgehstützen) können gut mit Wärme behandelt werden.

Hypertone Muskulatur, die über ihren Muskelzug Gelenke oder andere Strukturen belasten, können über die hyperämisierende Wärmeanwendung detonisiert werden. Dabei ist jedoch immer auf einen ausreichenden Abstand zum verletzten Körperabschnitt zu achten.

> *Das Detonisieren hypertoner Muskeln kann auch eine Verstärkung der Schmerzen hervorrufen, wenn der erhöhte Muskeltonus als Schutzmechanismus wirkt. In diesem ist Fall ist Wärme kontraindiziert.*

1.5 Beeinträchtigungen der Vitalfunktionen

Florian Schneider

Herz-Kreislauf-Tätigkeit und Atmung sichern das Überleben. Bei einer schweren Verletzung können diese Funktionen erheblich gestört werden. Eine Rippenserienfraktur kann zur lebensbedrohenden Verletzung werden, wenn sie die Atmung so stark einschränkt, dass nicht genug Sauerstoff ins Blut aufgenommen werden kann. Eine arterielle Gefäßverletzung kann sehr rasch zum Tod führen, wenn es nicht gelingt, die Blutung zu stillen.

Neben akuten oder primären Ursachen können auch die Folgen eines Traumas die Vitalfunktionen beeinträchtigen. Vor allem die Einschränkung der Mobilität erhöht das Risiko für das Auftreten von Thrombosen, Embolien und Lungenentzündungen. Die reduzierte Belastung des Herzens infolge der Immobilität verringert die Leistungsfähigkeit. Eine weitere Bedrohung der Vitalität ergibt sich aus dem Flüssigkeitsverlust und der gestörten Versorgung mit Nährstoffen nach einer Verletzung. Die Intensivmedizin hat die Aufgabe, für die Stabilisation der Herz-Kreislauf-Tätigkeit und der Atmung zu sorgen und eine ausreichende Zufuhr von Flüssigkeit und Nährstoffen zu gewährleisten.

> *Physiotherapeutische Maßnahmen tragen zur Sicherung der Vitalfunktionen bei. Jede Maßnahme, die die Funktionen des Herz-Kreislaufsystems oder der Atmung anregt, reduziert das Risiko für das Auftreten schwerwiegender Komplikationen.*

Daneben können Physiotherapeuten Patienten nach einem Trauma bei der Verarbeitung ihres Unfalls helfen. Gelingt es Patienten nicht, ihr erlittenes Trauma zu verarbeiten, kann es im Rahmen der Rehabilitation zu Verzögerungen oder zum Stillstand der Heilung kommen. Patienten sind dann trotz intakter Vitalfunktionen nicht dazu in der Lage, aktiv an ihrer Behandlung teilzunehmen (siehe Kap. 1.6).

Zusammenfassung

- Schwere Verletzungen und verletzungsbedingte Operationen können die Vitalfunktionen beeinträchtigen.
- Erleiden Patienten akute Verletzungen lebenswichtiger Organe, z. B. bei Thoraxverletzungen, müssen sie intensivmedizinisch betreut werden.
- Das Risiko von Störungen der Vitalfunktion ist auch gegeben, wenn Patienten längere Zeit nicht mobilisiert werden können.

1.5.1 Atmung und Herz-Kreislauf-Funktion

Das Hauptatemorgan, die Lunge, und der „Motor" des Blutkreislaufs, das Herz, befinden sich im Brustkorb. Thoraxverletzungen sind eine Hauptursache für Einschränkungen der Herz-Lungen-Funktionen.

Für Verletzungen im Bereich des Thorax gibt es mehrere Ursachen. Häufig sind sie Bestandteil von Polytraumen (Kinzl, Gebhardt 1996). Im Straßenverkehr können sie durch den Sicherheitsgurt oder z. B. durch Überrolltraumata verursacht werden. Mit der Einführung der allgemeinen Gurtpflicht wurde die Zahl der tödlichen Verkehrsunfälle deutlich reduziert. Natürlich können auch andere Unfälle (z. B. Sturz auf unebenen Untergrund) zu Verletzungen im Bereich des Brustkorbes führen.
Verletzungsarten:
- Thoraxkontusionen,
- Rippen und Sternumfrakturen,
- Wirbelfrakturen,
- Pneumothorax,
- Herzkontusion,
- Trachea-, Ösophagus- und Bronchusruptur,
- Verletzung thorakaler Gefäße.

Während bei der Verletzung wichtiger Gefäße oder von Luft- und Speiseröhre sehr häufig operiert werden muss, werden Frakturen der Rippen und des Sternums gewöhnlich konservativ behandelt. Die Behandlung von Wirbelfrakturen ist von der Lokalisation und Stabilität abhängig (siehe Kap. 8). Eine Herzkontusion führt zur Störung der Herztätigkeit. Geht diese mit einer großen Blutung einher muss operativ eine Stillung herbei geführt beziehungsweise ein entstandenes Hämatom ausgeräumt werden.

Die genannten, häufig durch den Sicherheitsgurt verursachten Verletzungen sind nur in extremen Fällen so stark, dass sie direkt lebensbedrohend werden. Trotzdem dürfen sie auf keinen Fall unterschätzt werden. Dies betrifft gleichermaßen bewusstlose sowie wache und ansprechbare Patienten. Um zu verhindern, dass sich aus einer Thoraxverletzung für den Patienten ein lebensbedrohender Zustand entwickelt, ist es unumgänglich, die Herz- und Lungenfunktionen nach dem Trauma zu überwachen und im Bedarfsfall zu unterstützen.

Atmung

Die Hauptfunktion der *äußeren Atmung* ist der Gasaustausch zwischen Organismus und Umwelt. In der Lunge diffundiert Sauerstoff aus der Atemluft ins Blut, während Kohlendioxid vom Blut in die Lunge und über die Atemwege aus dem Körper heraus transportiert wird.

Atemregulation
Verschiedene Faktoren beeinflussen die Atemtätigkeit. Ein wichtiger Faktor ist der Sauerstoffpartialdruck und pH-Wert des Blutes. Der Sauerstoffpartialdruck wird von Chemorezeptoren in der Aorta und in der A. carotis gemessen. Bei einem Abfall des Sauerstoffpartialdrucks im arteriellen Blut wird über den N. vagus und den N. glossopharyngeus die Atmung verstärkt.

Ein Anstieg der Kohlendioxidkonzentration führt zu einem Abfall des pH-Werts im Blut und im Liquor. Die Veränderung im Liquor wird von zentralen Chemorezeptoren der Medulla oblongata registriert und führt zu erhöhter Atemtätigkeit.

Neben diesen zwei Regelkreisläufen sind weitere Faktoren der Atemregulation:
- der Erregungszustand,
- der Blutdruck,
- die Willkür,
- körperliche Belastung, Ruhe, Schlaf,
- Außen- und Körpertemperatur.

In **Tab. 1.20** ist dargestellt, wie diese Faktoren Einfluss auf die Atmung nehmen.

Tab. 1.20 Zentrale Regulation und beeinflussende Faktoren der Atmung

Faktor	Mechanismus	Folgen, klinische Relevanz

Sauerstoff- und Kohlendioxidkonzentration in Blut und Liquor	Chemorezeptoren
	- im Aortenbogen,
	- in der A. carotis,
	- in der Medulla oblongata
	überwachen die Konzentration
		- Sauerstoffabfall und der Anstieg der Kohlendioxidkonzentration sorgen für eine verstärkte Atemaktivität.
		- Dieser Effekt wird therapeutisch genutzt:
		  – durch eine Totraumvergrößerung erhöht sich der Kohlendioxidgehalt zunächst in der Atemluft und dadurch schließlich im Blut,
		  – reflektorisch erfolgt eine vertiefte Einatmung.

Erregungszustand	höhere Nervenzentren im - limbischen System, - Hypothalamus, - Pons und die vegetative Reizlage nehmen Einfluss auf die Atmung	- die Atmung wird unbewusst den Erfordernissen verschiedener Situationen angepasst (z. B. Schmerz, Stress) - diese Faktoren können auch bei Atemwegserkrankungen (z. B. Asthma bronchiale) eine Rolle spielen, deshalb sind entspannende und den Sympathikus dämpfende Maßnahmen ein wichtiger Bestandteil der Atemtherapie.
Blutdruck	Pressorezeptoren in der Blutbahn haben Verbindung zum Atemzentrum	- bei stärkerem Blutdruckabfall kommt es einer Erhöhung der Atemaktivität, deshalb ist die Atemfrequenz auch ein wichtiger klinischer Parameter für die Herztätigkeit
Willkür	über den Kortex kann die Atmung willkürliche beeinflusst werden	- der gesunde Mensch passt seine Atmung bewusst den Erfordernissen an - viele Atemübungen erfordern eine aktive und willkürliche Mitarbeit des Patienten
körperliche Belastung, Ruhe, Schlaf	- Pressorezeptoren, - vegetatives Nervensystem, - Dehnungsrezeptoren der Muskulatur, - Hormone beeinflussen bzw. messen den Aktivitätszustand des Menschen	- Ist ein Patient zu schläfrig, um aktiv an der Atemtherapie teilzunehmen, leidet die Effektivität. Um zu verhindern, dass die Therapie aufgeschoben werden muss, kann man versuchen mit aktive Bewegungsübungen den Patienten zu wecken und gleichzeitig die Atmung indirekt über die genannten Mechanismen zu stimulieren.
Körpertemperatur und Außentemperatur	von Kälte- und Chemorezeptoren an das Atemzentrum weitergeleitete Veränderungen der Außen- und Körpertemperatur können die Atmung beeinflussen	- Fieber kann zu einer Erhöhung der Atemfrequenz und zu einer Verflachung der Atmung führen - durch einen äußern Kaltreiz (z. B. Alkoholabreibungen) kann kurzzeitig eine Atemvertiefung provoziert werden

Überwachen der Atmung
Wichtige Parameter geben Aufschluss über die Effektivität der Atmung geben. Die Überwachung dieser Parameter kann klinisch und apparativ erfolgen (**Tab. 1.21**).

Tab. 1.21 Atemparameter und ihre Beurteilung

Parameter/Störung	Kontrolle
Atemfrequenz	- Sicht- und Tastbefund - gezählt werden die Atemzüge pro Zeiteinheit (12–20/Minute sind physiologisch)

Atembewegung	- Sicht- und Tastbefund
	  – Ausmaß
	  – Richtung
	  – Symmetrie

Blutgase	- Sichtbefund (Färbung der Haut und der Lippen)
	  – viel Sauerstoff: rosige Hautfarbe, rote Lippen
	  – wenig Sauerstoff: graue Hautfarbe, bläuliche Lippen
	- apparativ
	  – Pulsoxymetrie: mittels Rotlichtsensor wird z. B. am Finger die Sauerstoffsättigung im Blut gemessen (Sollwert 95–100%)
	  – Blutgasanalyse (arteriell): neben der Sauerstoffsättigung können weitere wichtige Parameter wie CO_2-Partialdruck (35–45 mmHg) und O_2-Partialdruck (70–100 mmHG) exakt bestimmt werden
	  – Kapnometrie: bei beatmeten Patienten kann über die ständige Messung des Kohlendioxidgehalts der Ein- und Ausatemluft der Kohlendioxidgehalt im Blut beurteilt werden

Atemwege (Obstruktion, Atemnot)	- mit oder ohne Stethoskop können Atmgeräusche wahrgenommen werden, z. B.
	  – rasselnde Atmung
	  – Husten
	  – pfeifende Ein- und Ausatmung
	- Einziehungen am Thorax und starke Bewegungen der Nasenflügel weisen darauf hin, dass der Patient gegen einen starken Widerstand atmet

Atemunterstützende Maßnahmen

Ist ein Trauma so schwer, dass es die Atmung stört, können verschiedene Maßnahmen ergriffen werden um Patienten zu helfen. Die Maßnahmen müssen so gewählt werden, dass sie den Gasaustausch in genügendem Umfang sicher stellen, ohne die noch verbliebene Atemfunktion weiter einzuschränken. Um diesen Anforderungen gerecht zu werden, gibt es eine Vielzahl von künstlichen Beatmungsarten und Maßnahmen, welche die Atmung unterstützen. Diese werden in Kapitel 9.3.3 erläutert. Verläuft die Entwöhnung von der maschinellen Atemunterstützung erfolgreich, muss zunächst versucht werden diesen Zustand zu stabilisieren. Hierbei müssen verschiedene Aspekte beachtet werden.

> Patienten, die durch eine Trauma bedingte Einschränkung ihrer Atemkapazität keine genügende Sauerstoffsättigung des Blutes erreichen, wird häufig über eine Nasensonde Sauerstoff verabreicht. Wird hierbei zuviel Sauerstoff verabreicht, kann dies dazu führen, dass über das Atemzentrum die Einatemtiefe und die Atemfrequenz reduziert wird, die Atmung verflacht.

Schmerzen reduzieren

Durch eine Verletzung können beim Atmen Schmerzen auftreten. Patienten reduzieren die Atembewegungen unwillkürlich, um diese Schmerzen zu vermeiden. Die Atmung verflacht und die Ventilation der Lungen wird schlechter. Manche Lungenareale werden nicht ausreichend belüftet, die effektive Diffusionsfläche verringert sich und es kommt zu einer Reduzierung des Gasaustausches in den Alveolen. Das Atemzentrum versucht diesen Mangel zu kompensieren, z. B. durch eine höhere Atemfrequenz. Dies gelingt aber nur bis zu einem gewissen Maß, da bei einem eingeschränkten Atemzugvolumen die Atemkapazität nicht ausreicht, den Totraum der Lunge zu überwinden. Es gelangt zu wenig sauerstoffreiche Luft in die Lunge.

Aus diesen Gründen muss bei Patienten mit einem Thoraxtrauma zunächst der Schmerz reduziert werden, um ein Vertiefung der Atmung und eine Senkung der Atemfrequenz zu erreichen. Gerade Rippenfrakturen können über längere Zeit starke Schmerzen bei der vertieften Ein- und Ausatmung bereiten. Die Schmerzen werden hierbei durch die aneinander reibenden Bruchenden verursacht. Bei entsprechend starker Atembewegung kann es zur ständigen Dis- und Relokation der Bruchstücke kommen. Um dies zu verhindern kann je nach Lokalisation mit einer manuellen Kompression oder Schienung während der Atemtherapie versucht werden, die Fraktur zu stabilisieren (siehe Kap. 8, **Abb. 8.8**).

Entspannen: Je nach Lokalisation der Verletzung können eine entsprechende Lagerung und die Wahl der Ausgangsstellung bei der Behandlung die Schmerzen deutlich reduzieren. Entspannungstechniken können helfen, durch Verspannungen der Rumpfmuskulatur verursachte Schmerzen zu lindern.

Vertiefen der Atembewegung, Senkung der Atemfrequenz: Ist es gelungen, die durch die Atembewegung verursachten Schmerzen zu reduzieren müssen Physiotherapeuten versuchen, die Atmung des Patienten zu vertiefen. Hierfür eignen sich manuelle Techniken wie interkostale Streichungen und vorsichtige Packegriffe. Aktiv kann die Atmung z. B. durch Atemwahrnehmung und Atemhilfsgeräte (siehe Kap. 9) vertieft werden. Werden diese Techniken richtig ausgeführt, senkt sich automatisch auch die Atemfrequenz.

Helfen diese Maßnahmen nicht, sollten Physiotherapeuten von ärztlicher Seite eine adäquate medikamentöse Schmerztherapie fordern, um eine sekundäre Schädigung der Atemwege und der Lunge zu verhindern.

Lagern

Wie bereits erwähnt kann die Lagerung Schmerzen beim Atmen lindern. Daneben hat die Lagerung weitere günstige Effekte auf die Atmung.

Verbessern der Perfusion: Im kleinen Lungenkreislauf ist der Blutdruck deutlich geringer als im großen Körperkreislauf. Dies ist notwendig, damit der Gasaustausch in den Alveolen stattfinden kann, hat aber zur Folge, dass die Durchblutung der Lunge stärker von der Lage des Körpers beeinflusst wird. Liegt ein Patient auf dem Rücken bedeutet dies, dass die dorsalen Lungenareale stark, die ventralen hingegen schwach durchblutet sind. Beides kann zu Problemen führen. Ventral findet durch die herabgesetzte Durchblutung weniger Gasaustausch zwischen den Alveolen und dem in den Lungenkapillaren befindlichen Blut statt. Dorsal sorgt die vermehrte Durchblutung bzw. der erhöhte Druck dafür, dass weniger Sauerstoff aus den Alveolen ins Blut diffundieren kann.

Eine regelmäßige Lageänderung verhindert also nicht nur Druckgeschwüre, sondern sorgt auch dafür, dass alle Lungenareale besser durchblutet werden und somit mehr Sauerstoff vom Blut aufgenommen werden kann. Beim bewusstlosen Patienten kann dies über die regelmäßige pflegerische Lagerung erreicht werden. Beim wachen Patienten wird dies am besten mit den erlaubten Mobilisationsmaßnahmen erreicht (siehe auch Kap. 9).

Atmung erleichtern: Die Einatmung ist durch die Hebung des Brustkorbs und durch die Senkung des Zwerchfells gekennzeichnet. Um einem Patienten die Einatmung zu erleichtern, muss dafür gesorgt werden, dass diese Bewegungen gegen möglichst wenig Widerstand ausgeführt werden können. Dabei sind aber auch Faktoren zu beachten, die mit anderen Verletzungen oder Erkrankungen des Patienten zusammenhängen (siehe Kap. 9).

Aktivität/Mobilität

Sobald der Patient dazu in der Lage ist einzelne Gliedmaße oder seinen ganzen Körper zu bewegen, hat dies positive Auswirkung auf seine Atmung. Durch die stärkere Belastung des Herz-Kreislauf-Systems beim aktiven Bewegen steigert sich automatisch seine Atemaktivität. Durch die Fähigkeit, selbstständig die Ausgangsstellung zu wechseln, können Patienten die Ventilation, die Perfusion und die Diffusion in der Lunge positiv beeinflussen.

> *Da viele Atemübungen ein hohes Maß an Körperwahrnehmung erfordern, tun sich einige Patienten sehr schwer damit. Die Steigerung der körperlichen Belastung durch aktive Bewegungsübungen ist ein geeignetes Mittel, die Atmung zu vertiefen.*

Zusammenfassung

- Die Atmung gewährleistet die Sauerstoffversorgung des Organismus.
- Die Atemregulation kann aufgrund von Verletzungen und Schmerzen gestört sein.
- In schweren Fällen ist eine künstliche Beatmung erforderlich.
- Physiotherapie kann durch schmerzlindernde, entspannende und atemerleichternde Maßnahmen die Atemfunktion verbessern.
- Mobilisation und Lagern in verschiedenen Ausgangsstellungen unterstützen Perfusion und Diffusion der Lungen.

Herz-Kreislauf-System

> *Zu diesem Aspekt finden sich weitere wichtige Hinweise in Kap. 9.4 Operationen am Herzen.*

Damit jede Körperzelle mit Sauerstoff versorgt und das beim Stoffwechsel entstehende Kohlendioxid wieder über die Lunge abgeatmet werden kann, müssen diese Gase im Körper transportiert werden. Als Transportmittel hierfür dient das Blut, das vom Herzen durch das weit verzweigte Blutgefäßsystem gepumpt wird.

Neben den Atemgasen werden vom Blut u. a. auch Nährstoffe, Eiweiß- und Salzmoleküle, Hormone und Stoffwechselprodukte transportiert. Da der Stoffwechsel und die damit verbundenen *innere Atmung* ein ständiger Prozess ist, bedeutet dies, dass der Herzschlag ebenso wie die äußere Atmung permanent und automatisch erfolgen muss. Entsprechend der körperlichen Belastung muss das Herz mehr oder weniger Blut innerhalb einer Zeiteinheit durch den Körper pumpen.

Wie bereits beschrieben können Beeinträchtigungen der Herztätigkeit direkt traumatisch bedingt sein (Thoraxtrauma), in Folge einer vorübergehenden Immobilisation entstehen oder auf die Verwendung bestimmter Medikamente zurückgehen (siehe Kap. 9). Unmittelbar postoperativ können auch die Nachwirkungen der Narkose Ursache für Kreislaufprobleme sein.

Kreislaufregulation

Um zu gewährleisten, dass sämtliche Körperregionen und Organe in jeder Stufe der körperlichen Belastung genügend stark durchblutet sind und hierbei das Herz nicht überbelastet wird, bedarf es eines komplexen Regulationssystems. Hierbei wird zwischen lokaler Kreislaufregulation und der Regulation des Gesamtkreislaufs unterschieden.

Lokale Kreislaufregulation
Sämtliche Organe des menschlichen Körpers benötigen ein Mindestmaß an kontinuierlicher Durchblutung. Organe wie Herz, Lunge und Gehirn, die direkt im Zusammenhang mit den Vitalfunktionen stehen, müssen kontinuierlich stark durchblutet sein. Die Blutversorgung anderer Organe hingegen schwankt stärker, je nachdem, wie sehr sie beansprucht werden. Die Regulation erfolgt über die Weite der zum Organ hin- und vom Organ wegführenden Gefäße. Die Gefäßweite wird über den Gefäßmuskeltonus bestimmt. Dieser hängt von mehreren Faktoren ab:
- Die Gefäße sind sympathisch innerviert. Kommt es lokal zu einer verstärkten Aktivität sympathischer Nervenfasern führt dies zu einer Minderdurchblutung, da durch die sympathische Aktivität eine Vasokonstriktion ausgelöst wird.
- Bei einer schlagartigen lokalen intravasalen Druckerhöhung (z. B. durch Lagewechsel) kommt es reaktiv zu einer Kontraktion der Gefäßmuskeln, um den Blutfluss konstant zu halten.
- Zu einer lokalen Gefäßdilatation kommt es, wenn eine erhöhte Konzentration von Metaboliten auf einen lokal erhöhten Stoffwechsel hindeuten.
- Zusätzlich gibt es Stoffe (vasoaktive Substanzen, z. B. Serotonin, Prostaglandin und Histamin), welche lokal den Gefäßtonus und die Permeabilität der Gefäßwände beeinflussen. Das Gefäßendothel ist in der Lage, vasoaktive Substanzen zu synthetisieren aber auch abzubauen. Somit nimmt es auf die Konzentration der vasoaktiven Substanzen und deren Wirkung auf die Gefäßmuskulatur Einfluss.

> *Vasoaktive Substanzen spielen eine wichtige Rolle bei Verletzungen. Serotonin sorgt bei einer Verletzung eines Gefäßes für eine Vasokonstriktion und hat somit einen blutstillenden Effekt.*

Einige Hormone (z. B. Adrenalin, Noradrenalin und Angiotensin) beeinflussen die Gefäße verschiedener Organe. Die Wirkung erfolgt langsamer und ist davon abhängig welche Rezeptoren in welcher Anzahl am Wirkort vorhanden sind. Dies bedeutet, dass dasselbe Hormon an verschiedenen Stellen verschiedene Gefäßreaktionen auslösen kann.

Regulation des Gesamtkreislaufes
Um die Durchblutung der einzelnen Organe und Körperregionen je nach Beanspruchung im Gleichgewicht zu halten, ist eine übergeordnete Regulation des Gesamtkreislaufs notwendig. Der Blutdruck, die zirkulierende Blutmenge und das Herzzeitvolumen sind hierbei die wichtigsten Faktoren.

Blutdruck: Der Blutdruck wird über mehrere Regelkreise gesteuert. Presso- und Barorezeptoren im Sinus carotis und dem Aortenbogen kontrollieren den Blutdruck. Bei steigendem Blutdruck werden sie zunehmend aktiv. Über Verschaltungen mit vegetativen Fasern in der Medulla oblongata kommt es zum einen zu einer Senkung des Gefäßmuskeltonus (durch Hemmung von sympathischen Fasern), zum anderen sinken das Schlagvolumen und die Herzfrequenz durch die Wirkung parasympathischer Efferenzen zum Herz.

Sinkt der Blutdruck, vermindert sich die Aktivität der o.g. Rezeptoren, der Tonus der Gefäße, die Herzfrequenz und das Schlagvolumen steigen. Da die Regulation sehr schnell erfolgt, kann der Körper schnell auf sehr kurzfristige Veränderungen der Belastung reagieren, um den Blutdruck konstant zu halten.

Neben Presso- und Barorezeptoren gibt es Dehnungsrezeptoren im Bereich der Vorhöfe und der herznahen Venen. Deren Aktivität beeinflusst über Verschaltungen in der Medulla oblongata sympathische und parasympathische Fasern. Diese wiederum haben Einfluss auf die Nierengefäße und die Flüssigkeitsausscheidung. Dies führt zur Veränderung des Blutvolumens und beeinflusst den Blutdruck indirekt. Chemorezeptoren messen den Sauerstoffpartialdruck und lösen eine Konstriktion der Arteriolen aus.

Blutmenge (Volumenregulation): Die Menge des Wassers, das von der Niere aus dem Blut gefiltert wird, ist u. a. vom Blutdruck abhängig. Herrscht ein hoher Blutdruck scheidet die Niere mehr Wasser aus, das Blutvolumen nimmt ab und der Blutdruck sinkt. Bei niederem Blutdruck wird weniger Wasser ausgeschieden, um den Blutdruck zu stabilisieren.

Auch Hormone haben Einfluss darauf, wie viel Wasser ausgeschieden wird. Adiuretin z. B. vermindert die Wasserausscheidung. Die Ausschüttung von Adiuretin wiederum wird durch Aktivität der bereits erwähnten Dehnungsrezeptoren im Vorhof gehemmt. Sinkt der Adiuretin-Spiegel wird mehr Wasser ausgeschieden. Es greifen also mehrere Regelkreise ineinander.

Das Renin-Angiotensin-Aldosteron-System wirkt über mehrere Hormone einer Senkung des Plasmavolumens und damit einer Blutdrucksenkung entgegen. Folgende v. a. durch Angiotensin II und Aldosteron ausgelöste körperliche Reaktionen sorgen durch die Regulation des Plasmavolumens für eine Stabilisation des Kreislaufs bzw. des Blutdrucks:
- Salzappetit und Durst veranlassen eine Erhöhung der Flüssigkeits- und Salzzufuhr (durch Trinken und Essen),
- eine nachlassende Nierendurchblutung und Filtrationsrate reduziert die Salz und Wasserausscheidung.

Zusätzlich stabilisiert eine allgemeine Vasokonstriktion den Kreislauf.

Herzzeitvolumen: Das Herzzeitvolumen ist ein Maß für die Leistungsfähigkeit des Herzens. Es ist das Blutvolumen, welches das Herz in einer bestimmten Zeit durch den Körper pumpt (z. B. das Herzminutenvolumen). Das Herzzeitvolumen kann durch die Herzfrequenz und durch das Schlagvolumen beeinflusst werden. Steigt der Puls, ohne dass das Schlagvolumen deutlich abnimmt, wird mehr Blut in der gleiche Zeit vom Herz durch den Körper gepumpt.

Herzfrequenz und Schlagvolumen sind stark von der Erregungsbildung und -leitung abhängig. Diese erfolgt beim gesunden Herzen autonom und wird von vegetativen efferenten Herznerven und von Adrenalin im Blutplasma moduliert. Im Gegensatz zur Skelettmuskulatur pflanzt sich die Erregung von Herzmuskelzelle zu Herzmuskelzelle fort. Der Sinusknoten ist das erste Erregungszentrum und sorgt für die Kontraktion des Vorhofs. Über den AV-Knoten, das His-Bündel und die Tawara-Schenkel gelangt die Erregung zu den Purkinje-Fasern von wo aus die Erregung der Herzkammern erfolgt. Durch diese Abfolge wird gewährleistet, dass sich die Erregung der beiden Herzkammern von der Herzspitze zur Basis hin ausbreitet.

Je schneller das Herz schlägt umso geringer werden die Pausenzeiten zwischen den einzelnen Aktionspotentialen. Dies bedeutet, dass sich das Herz weniger füllen kann. Deshalb bleibt ab einer gewissen Schlagfrequenz das Herzzeitvolumen konstant oder es nimmt ab.

> *Herzkammerflimmern ist die extremste Form einer zu hohen Herzfrequenz. Asynchrone Aktionspotentiale erhöhen die Schlagfrequenz des Herzens auf 200-300/min. Der Blutauswurf bleibt aus, man spricht von einem funktionellen Herz-Kreislaufstillstand. Gelingt es nicht den Herzschlag durch Defibrillation bzw. Reanimation zu normalisieren kommt es unweigerlich zum Tod des Patienten.*

Anpassung auf Belastung

Die beschriebenen Regulationsmechanismen sind notwendig, damit der Kreislauf bei wechselnden Belastungen aufrecht erhalten werden kann. Physiotherapeutische Maßnahmen enthalten die wichtigsten physiologischen Belastungsarten, auf die der Körper reagieren muss:
- aktive körperliche Arbeit,
- hydrostatische Druckveränderung bei Lagewechsel,
- äußere thermische Einflüsse.

Belastung durch körperliche Arbeit

Bei aktiver Bewegung benötigt die ausführende Skelettmuskulatur mehr Sauerstoff und Nährstoffe als in Ruhe. Es erfolgen mehrere lokale und zentrale Anpassungen:
- lokale Anpassungen:
  - vermehrte Sauerstoffaufnahme aus dem Blut,
  - Durchblutungssteigerung durch Dilatation der lokalen Blutgefäße.
- zentrale Anpassung:
  - Erhöhung der Herzdurchblutung,
  - Erhöhung der Herzfrequenz,
  - Sympathikotonus sorgt für eine Minderdurchblutung der Organe und führt zu einer venösen Vasokonstriktion; dadurch kann der Muskulatur mehr Blut zur Verfügung gestellt werden.

Belastung durch hydrostatische Druckveränderung
Auch gesunde Menschen können beim Wechsel von der Rückenlage zum Stand Schwindel empfinden. Dieser wird durch die Veränderung des hydrostatischen Drucks hervorgerufen.

In Rückenlage ist der Einfluss der Schwerkraft auf den Kreislauf sehr gering, da die Schwerkraft nur in anteriorer-posteriorer Richtung auf den Körper wirkt. Im Stand wirkt die Schwerkraft von kranial nach kaudal, der Druck nimmt vom Kopf zu den Füßen stetig zu. Der Druck in den Beinvenen steigt. Der venöse Rückstrom zum Herzen nimmt ab. Dies reduziert die Füllung des Herzens und das Schlagvolumen, der arterielle Blutdruck sinkt. Presso- und Barorezeptoren im Vorhof, den herznahen Venen und im Aortenbogen registrieren den sinkenden Blutdruck. Über sympathische Fasern wird die Herzfrequenz und der Gefäßtonus erhöht (s. o.). Der Blutdruck steigt und wird den veränderten Verhältnissen angepasst. Die Regulationsvorgänge erfolgen sehr schnell und können nach Verletzungen und längerer Immobilisation gestört sein.

Belastung durch äußere thermische Einflüsse
Der Mensch verwendet viel Energie um eine konstante Körpertemperatur aufrecht zu erhalten. Diese ist notwendig, damit alle Organe einwandfrei arbeiten können. Insbesondere die Organe, welche die Vitalfunktionen gewährleisten, sind auf möglichst gleichbleibende Arbeitsbedingungen angewiesen.

Um auf äußere Temperaturschwankungen zu reagieren, verändert der Körper die Durchblutung der Haut. Bei Hitze werden die Hautgefäße weit gestellt. Durch die Verdunstung von Schweiß wird das durch die Hautgefäße fließende Blut gekühlt. Um zu verhindern, dass durch die Gefäßdilatation der Blutdruck zu stark sinkt muss die Herzleistung steigen. Zusätzlich werden andere Gefäße eng gestellt.

Bei äußerer Abkühlung sinkt die Durchblutung der Haut, um zu verhindern, dass zuviel Wärme an die Umwelt abgegeben wird. Dies bedeutet, dass das Blutvolumen zentral steigt. Um den Blutdruck konstant zu halten vermindert sich gleichzeitig die Herzfrequenz und damit das Herzzeitvolumen.

Alle drei Belastungsarten können sich gegenseitig positiv oder negativ beeinflussen. Daher muss bei jeder Erstmobilisation eines Patienten die Kreislaufsituation eingeschätzt und anhand verschiedener Parameter überprüft werden (s. **Tab. 1.22**). Mit gezielten und wohl dosierten Übungen in der Ausgangsstellung können Physiotherapeuten Patienten auf die hydrostatische Druckveränderung beim Aufstehen vorbereiten und Dysregulationen vermeiden. Durch die Aktivierung der Skelettmuskulatur wird die Herzfrequenz erhöht, der Sympathikus stimuliert und der periphere Widerstand im Gefäßsystem erhöht. Das Druckgefälle beim Lagewechsel sinkt.

Beurteilung der Belastbarkeit

Die Belastbarkeit der Herz-Kreislauf-Systems ist häufig schwer einzuschätzen und wird bei der ärztlichen Verordnung nicht immer berücksichtigt. Umso wichtiger ist es, dass sich der Physiotherapeut die entsprechenden Informationen beschafft und die klinischen Parameter kennt, mit denen er die Belastbarkeit des Patienten beurteilen kann. In **Tab. 1.22** sind die wichtigsten Parameter aufgeführt (siehe auch Kap. 9.4.2).

Tab. 1.22 Klinische Parameter für die Beurteilung der Belastbarkeit des Herz-Kreislauf-Systems

Parameter	Messmethode	Interpretation
Puls	Palpation • Radialispuls am Handgelenk, • Karotispuls am Hals, • Femoralispuls in der Leiste.	Beurteilt werden • Schlagfrequenz, • Regelmäßigkeit, • Stärke (relativer Wert, teilweise schwer zu beurteilen). Bei Belastung darf der Puls steigen, je nach Ausgangsruhewert bis maximal 100-120/min, fällt der Puls ist dies ein Hinweis auf eine mögliche Herzinsuffizienz.
arterieller Blutdruck	• am häufigsten mit einer Blutdruckmanschette und einem Stethoskop (Riva-Rocci-Methode), • bei arteriellem Zugang vom Monitor ablesbar.	• systolischer und diastolischer Druck können bestimmt werden, • die Druckamplitude gibt Aufschluss über die Dehnbarkeit der Arterien (bei großer Amplitude sind die Blutgefäße wenig dehnbar).
Atemfrequenz	• Beobachtung, • gezählt wird die Anzahl der Atemzüge pro Minute.	• wichtiger Parameter v. a. dann, wenn Herzmedikamente Blutdruck und Puls auch unter Belastung stabil halten (z. B. Betablocker), • bei entsprechender Belastung darf die Atemfrequenz bis maximal 30 Atemzüge/min steigen.

> *Verschiedene Medikamente beeinflussen die Herztätigkeit und die Blutdruckregulation. Herzfrequenz und Blutdruck erlauben dann keine objektive Beurteilung der Herz-Kreislauf-Belastung.*

Ergibt sich aus der Überprüfung dieser wichtigen Parameter, dass das Herz-Kreislauf-System überfordert ist, muss der Therapeut sofort die körperliche Belastung des Patienten reduzieren.

Bestimmte Erkrankungen oder Verletzungen können eine länger andauernde Überwachung mittels EKG und permanenter intraarterieller Druckmessung erforderlich machen. Die verschiedenen möglichen Ableitungen im EKG können weitere wichtige Informationen liefern. Vor allem der Ablauf und das Ausmaß der Herzerregung kann sehr genau und im Zusammenhang mit unterschiedlichen Belastungen untersucht werden.

Kreislauf unterstützende Maßnahmen

Volumengabe
Häufigste Ursache für Kreislaufprobleme bei Patienten in der Unfallchirurgie ist hoher Blutverlust durch das Primärtrauma oder bei der Operation. Das fehlende Blutvolumen verursacht ein Absinken des Blutdrucks, der vom Körper nicht kompensiert werden kann. Deshalb ist die Volumengabe ein wichtiger Bestandteil der ärztlichen Therapie.

Das Volumen kann kurzzeitig mit Infusionen physiologischer Kochsalzlösung oder kolloider Lösungen vergrößert werden. Wird neben dem fehlenden Volumen auch eine zu niedere Sauerstoffkonzentration im Blut festgestellt, muss auf Erythrozytenkonzentrate zurück gegriffen werden.

Medikamente
Die medikamentöse Therapie eines traumatisch bedingten Blutdruckabfalls unterstützt die körpereigenen Regelmechanismen. Wirkstoffe, die das vegetative Nervensystem beeinflussen, regulieren die Herzaktivität und den Gefäßtonus (**Tab. 1.23**). Die in der Tabelle genannten Wirkstoffe sind hoch wirksam und müssen deshalb sehr genau dosiert werden. Ist eine länger andauernde Gabe notwendig werden in der Intensivmedizin Perfusoren (Spritzenpumpen) eingesetzt (siehe Kap. 9).

Tab. 1.23 Kreislauf stabilisierende Medikamente

Wirkstoff	Wirkmechanismus und Wirkung
Atropin	- hemmt den Parasympathikus, - steigert die Herzaktivität, - verengt die peripheren Gefäße.
Noradrenalin	- verengt die peripheren Gefäße.
Adrenalin	- steigert die Herzaktivität, - verengt die peripheren Gefäße.

> *Bei der Mobilisation von Patienten mit bekannter Kreislaufschwäche kann der Arzt eine einmalige Gabe von Kreislauf unterstützenden Medikamenten anordnen (z. B. Effortil). Da diese nicht intravenös verabreicht werden, wirken sie nicht so schnell. Deshalb muss darauf geachtet werden, dass die auf dem Beipackzettel angegebene Zeit bis zur Wirkung des Medikaments abgewartet wird bevor der Patient aufsteht.*

Physiotherapeutische Maßnahmen
Physiotherapeuten haben mehrere Möglichkeiten ihre Maßnahmen so zu dosieren, dass das Herz-Kreislauf-System gestärkt, aber nicht überbelastet wird:

- Durch Übungen in intermittierender Dauerform (Göhring 2004) kann über die Anzahl und die Größe der eingesetzten Muskeln, die Anzahl der Wiederholungen und Pausen und die Dauer der Übung schon in Rückenlage die Belastung sehr fein dosiert werden.
- Jeder Lagewechsel trainiert den Kreislauf und hat, wie im Kapitel Atmung bereits beschrieben, positive Wirkung auf die Perfusion und Diffusion der Lunge. Hat ein Patient lange Zeit im Bett gelegen, muss die Aufrichtung sehr langsam erfolgen. Gleiches gilt für querschnittgelähmte Patienten, bei denen die vegetative Gefäßregulation gestört ist. Um die Gefäßregulation zu trainieren können Patienten auf einem Stehbett langsam stufenweise mobilisiert werden (siehe **Abb. 9.11**, S. 334).
- Auch Atemübungen haben einen Kreislauf stabilisierenden Effekt. Neben der höheren Sauerstoffsättigung im Blut kommt es bei vertiefter Ausatmung durch den im Thorax entstehenden Unterdruck zu einem verstärkten venösen Rückstrom des Blutes zum Herz.
- Thermische Reize können zusätzlich den Sympathikus und somit den Kreislauf anregen.

Zusammenfassung

- Die Regulation des Herz-Kreislauf-Systems kann nach einem Trauma verändert sein. Es kann zu Schwankungen des Blutdrucks, der zirkulierenden Blutmenge und des Herzzeitvolumens kommen.
- Dadurch verringert sich die Belastbarkeit der Patienten.
- Physiotherapie kann die Belastbarkeit des Herz-Kreislauf-Systems verbessern.
- Vor allem körperliche Arbeit in Form aktiver Bewegungen und Lagewechsel wirken sich positiv aus.
- Zur Kontrolle der Herz-Kreislauf-Funktion kann man den Pulsschlag, den arteriellen Blutdruck und die Atemfrequenz messen.

1.5.2 Flüssigkeits- und Nährstoffhaushalt

Flüssigkeitshaushalt

Der Flüssigkeitshaushalt hat direkten Einfluss auf den Blutdruck. Bei zu hoher Volumenbelastung des Herzens kann es zu Ödemen kommen:
- werden rechter Vorhof und rechte Herzkammer überlastet, treten Ödeme in der Peripherie auf,
- werden linker Vorhof und linke Herzkammer zu stark beansprucht, kann es zu Lungenödemen kommen.

Ist ein zu großes Blutvolumen Ursache für eine Hypertonie, helfen Diuretika die Urinproduktion und damit die Wasserausscheidung zu erhöhen und so die Volumenbelastung zu verringern. Mit dem gleichen Verfahren werden auch die Ödeme therapiert, wenn sie auf eine zu hohe Volumenbelastung zurückzuführen sind.

Neben der Auswirkung auf den Blutdruck hat der Flüssigkeitshaushalt viele andere Funktionen. Er regelt u. a. den Säure-Base- und den Elektrolyt-Haushalt, mit dem Urin werden Giftstoffe ausgeschieden. Das Schlüsselorgan für diese wichtigen Aufgaben ist die Niere.

Überwachen der Nierenfunktion

Der Mensch scheidet täglich etwa 0,5–2 Liter Harn aus. Um diese Menge zu produzieren, werden in den Nieren bis zu 180 Liter Primärharn aus dem Serum filtriert. Die Nieren können durch direkte Gewalteinwirkung bei einem Trauma (v. a. Bauchtraumata) geschädigt werden. Die Nierenfunktion kann aber auch bei einem weit vom Organ entfernten Trauma beeinträchtigt werden: Zell- und Stoffwechselabbauprodukte müssen über die Niere und die Harnwege aus dem Körper ausgeschieden werden, Medikamente können das Organ belasten. Deshalb ist nach einer Verletzung eine Kontrolle der Nierenfunktion erforderlich.

Die Kontrolle kann über eine Bilanzierung der Flüssigkeitsein- und -ausfuhr erfolgen. Dabei müssen sämtliche Flüssigkeiten berücksichtigt werden, die der Patient aufnimmt (Trinken, Nahrung, Infusionen) und die er über die Harnwege und die Haut (Schwitzen) ausscheidet.

Diese Bilanzierung kann durch weitere Untersuchungen ergänzt werden, z. B. Laboranalysen von Blut und Urin und die Sonographie der Nieren.

Die Bilanzierung ist Aufgabe des Pflegepersonals. Geben Physiotherapeuten den Patienten etwas zu trinken, muss sichergestellt sein, dass die verabreichte Flüssigkeitsmenge in der Bilanz berücksichtigt wird.

Therapie bei Nierenfunktionsstörungen

Um eine eingeschränkte Nierenfunktion zu behandeln, wird in der Regel mehr Volumen zugeführt und gleichzeitig über Diuretika die Urinproduktion gesteigert. Dadurch werden harnpflichtige Substanzen ausgeschwemmt. Sprechen die Nieren auf dies Maßnahmen nicht an muss, um einer Vergiftung vorzubeugen, auf Nierenersatzverfahren zurückgegriffen werden. Bei diesen sind großlumige Zugänge notwendig, da das Blut außerhalb des Körpers in entsprechenden Apparaturen v. a. von Harnstoffen gereinigt werden muss. In der Klinik werden hauptsächlich zwei Verfahren angewandt.

Hämofiltration: Wird normalerweise kontinuierlich durchgeführt. Bei diesem Verfahren werden durch einen Filter Wasser und kleinmolekulare Substanzen aus dem Blut herausgefiltert. Nach dem Filter wird das herausgefilterte Wasser durch eine Elektrolytlösung ersetzt.

Dialyse: Bei der Dialyse wird das Blut an einer semipermeablen Membran vorbei gepumpt. Auf der Gegenseite dieser Membran fließt die Dialyseflüssigkeit in entgegengesetzter Richtung. Hierbei kommt es zum Übertritt von kleinmolekularen Substanzen (z. B. Harnstoff) vom Blut in die Dialyseflüssigkeit. Dieses Verfahren muss nicht kontinuierlich durchgeführt werden, da die Blutreinigung schneller vonstatten geht.

Beide Verfahren bergen aufgrund der großlumigen Zugänge und der Tatsache, dass die Filtration bzw. Dialyse außerhalb des Körpers stattfindet, einige Probleme und Risiken wie z. B. Thrombosegefahr, höhere Kreislaufbelastung und Infektionsgefahr.

> *Venöse Zugänge am Hals (V. jugularis interna) oder in der Leiste (V. femoralis) können beim passiven Bewegen oder Mobilisieren von Patienten umknicken. Erfolgt über einen solchen Zugang eine Hämofiltration, kommt es durch das Umknicken zu einem Blutstau bzw. zum Stopp der Hämofiltration. Das Blut kann innerhalb kürzester Zeit gerinnen. Damit es nicht zu einer Thrombose oder Embolie kommt, muss der Zugang erneuert werden.*

Nährstoffhaushalt

Die Nahrungsaufnahme und der Nährstoffhaushalt können im Zusammenhang mit Verletzungen aus unterschiedlichen Gründen beeinträchtigt sein:
- Verletzungen der oberen Extremität können die Nahrungsaufnahme erschweren, u. U. benötigen Patienten Hilfe beim Essen;
- Verletzungen im Bereich des Magen-Darm-Traktes können eine parenterale Ernährung erforderlich machen, z. B. mittels Infusionen;
- Patienten mit Bewusstseinsstörungen bis hin zum Koma haben ein erhöhtes Risiko, sich bei der Nahrungsaufnahme zu verschlucken oder können nicht mehr selbstständig essen und trinken. Um eine Aspiration der Nahrung oder Flüssigkeit zu verhindern und die Versorgung mit Nährstoffen sicher zu stellen wird die Nahrung über Nahrungssonden direkt in den Magen bzw. den Dünndarm gebracht.

Die Unterstützung bei der Nahrungsaufnahme ist für die Patienten lebenswichtig. Störungen des Nährstoffhaushaltes können trotz der Maßnahmen nicht ausgeschlossen werden (**Tab. 1.24**). Je länger ein Patient auf die unterstützte Nahrungsaufnahme angewiesen ist, umso mehr können Störungen auftreten, die den Allgemeinzustand und die Mobilität des Patienten beeinträchtigen. Generell schränkt jede Form der unterstützten Ernährung die Lebensqualität ein.

> *Damit physiotherapeutische Übungen zum gewünschten Muskelaufbau führen können, ist eine adäquate Ernährung notwendig. Patienten müssen genügend Fette, Eiweiße, Kohlenhydrate, Vitamine und Spurenelemente zu sich nehmen.*

Überwachen der Ernährung

Das Körpergewicht allein gibt nicht genug Auskunft über die Ernährungslage eines Patienten. Ödeme, Blutergüsse, aber auch aufwändige Osteosyntheseverfahren können das Körpergewicht erhöhen. Um einen genaueren Rückschluss auf den Ernährungszustand des Patienten zu erhalten, können mittels Blutuntersuchungen verschiedene Parameter kontrolliert werden.

Blutzucker: Der Blutzuckerwert gibt Auskunft über den Glukosestoffwechsel. Dieser ist abhängig von der Insulinproduktion im Pankreas. Störungen der Nahrungsaufnahme und der Insulinproduktion können gefährliche Schwankungen der Blutzuckerwerte verursachen.

Hypoglykämischer Schock: Eine schwerwiegende Störung des Glukosestoffwechsels ist der hypoglykämische Schock. Dabei kommt es bei körperlicher Arbeit (z. B. Physiotherapie!) infolge eines Glukosemangels oder einer erhöhten Insulinmenge, bei Diabetikern z. B. nach der Insulingabe, zu einem abrupten Abfall des Blutzuckerspiegels. Betroffene fallen ins Koma und sind nicht mehr ansprechbar. Zuvor erscheinen sie verwirrt, sind desorientiert oder bekommen Krämpfe. Deutet sich ein solcher Zustand an, müssen Betroffene sofort Glukose zu sich nehmen um das Koma abzuwenden.

Tab. 1.24 Ursachen für Mangel bei unterstützter bzw. künstlicher Ernährung

Ernährungsform	Mögliche Ursache für Störungen
Essensgabe	- der Patient hat keine Kontrolle über die Nahrungsaufnahme, - Menge, Zusammensetzung und Konsistenz der Nahrung können nicht selbst bestimmt werden, - die Hilfsperson entscheidet über den Zeitpunkt der Nahrungsaufnahme und die Essgeschwindigkeit, - eine Abwehrhaltung des Patienten ist wahrscheinlich.
Sonde oder PEG (perkutane endoskopische Gastrostomie	- obwohl eine ganze Bandbreite von Ernährungslösungen entwickelt wurde um dem jeweiligen Funktionszustand des Verdauungstraktes gerecht zu werden kann es sein, dass nicht genügend Nahrung vom Darm resorbiert wird, - aufgrund der flüssigen Form der Sondenkost kann es zu Durchfällen kommen.
parenterale Ernährung (Infusionen)	- eine ausgewogene Ernährung ist kaum möglich, - hoch kalorische Lösungen können die Gefäßwände reizen.

> *Bei der Behandlung von Insulin pflichtigen Patienten sollten Physiotherapeuten wissen, wann „gespritzt" wurde und wann der Patient das letzte Mal gegessen hat. Um sicher zu gehen, dass der Zuckerspiegel eines Patienten während der Physiotherapie nicht zu sehr abfällt, kann es sinnvoll sein, die Behandlung direkt nach einer Mahlzeit durchzuführen.*

Cholesterin und Triglyceride: Beides sind wichtige Bestandteile der Lipoproteine, welche für den Transport der Fettsäuren im Blut notwendig sind. Im Gegensatz zum Zuckerstoffwechsel wird der Fettstoffwechsel durch Insulin gehemmt. Außer den Nervenzellen beziehen alle Körperzellen bei geringem Blutzuckerspiegel ihre Energie aus Fetten.

Gesamteiweiß und Harnstoff im Blut; Harnstoff- und Stickstoffausscheidung: Gibt Aufschluss über die Proteinzufuhr und den Proteinstoffwechsel, d.h. ob Proteine zum Aufbau von neuem Gewebe im Körper verwendet wird (Anabolismus) oder ob im Körper Proteine und somit Zellen abgebaut werden (Katabolismus). Der Eiweißstoffwechsel wird wie der Zuckerstoffwechsel durch Insulin angeregt.

Neben diesen Werten geben der Sauerstoffverbrauch und die Kohlendioxidproduktion Aufschluss über den aktuellen Kalorienverbrauch.

Therapie bei Ernährungsproblemen
Im Rahmen der künstlichen Ernährung kann durch moderne Sondennahrung oder durch entsprechende Infusionslösungen dafür gesorgt werden, dass genügend Kohlenhydrate, Fette und Eiweiße verabreicht werden. Damit diese auch „verstoffwechselt" werden, ist v. a. die körpereigene Insulinproduktion wichtig. Wird von der Bauchspeicheldrüse nicht genügend Insulin produziert, muss der Blutzuckerspiegel über die kontrollierte Insulingabe reguliert werden. Außerdem müssen Spurenelemente zugeführt werden.

Ist der Patient selbst dazu in der Lage Nahrung aufzunehmen, sollte diese ausgewogen sein. Um dafür zu sorgen, dass Patienten genügend essen, sind neben der Ausgewogenheit der Nahrung auch andere Dinge wichtig: das Essen sollte dem Patienten schmecken und er muss die notwendige Zeit zur Nahrungsaufnahme haben. Dasselbe gilt auch für die Flüssigkeitsaufnahme.

Der Kontakt zu den Angehörigen kann sehr hilfreich sein, um gewisse Vorlieben des Patienten zu erfahren. Bereitet eine gestörte Koordination der Mund und Rachenmotorik oder des Schluckreflexes Schwierigkeiten, muss dies mit einem Esstraining unter Anleitung von Logopäden, Ergo- und Physiotherapeuten behandelt werden.

Weitere Faktoren, die die Nahrungsaufnahme beeinflussen, sind:
Zahnprothesen: Trägt ein Patient eine Zahnprothese, muss dafür gesorgt werden, dass er diese zur Verfügung hat und dass ihm die Prothese passt.
Stuhlgang und Urinausscheidung: Kann ein Patient nicht ungestört auf die Toilette gehen oder hat er Probleme, im Bett Wasser zu lassen oder abzuführen, kann es sein, dass er versucht, über reduzierte Nahrungs- und Flüssigkeitsaufnahme die für ihn peinliche Situationen zu vermeiden.
Appetit: Patienten in Krankenhäuser leiden oft an Appetitlosigkeit. Neben Medikamenten und der psychischen Belastung kann auch fehlende Bewegung Ursache für den fehlenden Hunger sein. Die regelmäßige Physiotherapie und aktive Übungsprogramme regen den Appetit an.

Zusammenfassung

- Störungen des Flüssigkeits- und Nährstoffhaushaltes können durch Physiotherapie nicht unmittelbar beeinflusst werden.
- Physiotherapeuten sollen aber auf Zeichen dieser Störungen achten und sie dem Arzt, dem Pflegepersonal oder Angehörigen mitteilen.
- Bei Zuckerkranken kann es infolge körperlicher Belastung zu einem hypoglykämischen Schock kommen.

1.5.3 Gefährliche Störungen der Vitalfunktionen

Nach einem Trauma können gefährliche Störungen der Vitalfunktionen auftreten, auch mit größerem zeitlichen Abstand zum Unfall oder einer Operation. Physiotherapeut müssen die Zeichen solcher Störungen erkennen und angemessen darauf reagieren. Be allen genannten Störungen ist schnelles Handeln wichtig, damit aus der gefährlichen Situation kein lebensbedrohlicher Zustand wird.

Thrombose

Die Entstehung einer Thrombose ist eine gefürchtete Komplikation, die von vielen Faktoren beeinflusst wird (**Tab. 1.25**). Es kommt es zu einem teilweisen oder vollständigen Verschluss von Körpervenen oder Arterien durch einen Thrombus (Blutpfropf), der das betroffenen Gefäß und seine Umgebung schädigt.

Das Entstehen einer Thrombose wird außerdem von folgenden Faktoren begünstigt:
- Adipositas,
- Östrogenbelastung (z. B. Antibabypille),
- Rauchen,
- höheres Lebensalter,
- Krampfadern.

Tab. 1.25 Risikofaktoren für das Entstehen einer Thrombose

Risikofaktor	Mechanismus
Unfall und Operationstrauma	▪ Freisetzung von Thromboplastin durch die Schädigung von Körpergewebe erhöht die Gerinnungsneigung ▪ mit zunehmender Dauer einer Operation steigt die Konzentration verschiedener Gerinnungsfaktoren im Blut
Anästhesie	▪ statistisch haben Patienten nach einer Vollnarkose ein höheres Thromboserisiko als Patienten, welche eine spinale oder eine epidurale Anästhesie bekommen haben
Endothelläsion	▪ bei Operation kommt es z. B. durch das Abklemmen von Gefäßen zu Endothelläsionen an denen sich Thromben bilden können
Immobilisation	▪ durch fehlende Bewegung verlangsamt sich der venöse Rückstrom, die tiefen Beinvenen werden nicht mehr durch die Anspannung und Dehnung der umgebenden Muskeln nach proximal „ausgedrückt"

Thromboseprophylaxe

Die Thromboseprophylaxe stützt sich im wesentlichen auf medikamentöse Blutverdünnung; Kompression und Physiotherapie.

Medikamentöse Therapie: durch die subkutane Injektion gerinnungshemmender Substanzen (Heparin). Je nach Präparat sind eine bis drei Injektionen am Tag erforderlich.

Kompression: Antithrombosestrümpfe erhöhen von außen den Druck auf die Beinvenen und das umgebende Gewebe. Die Venenwände werden stabilisiert und die Venenklappen können effektiver arbeiten.

> *Damit die Antithrombosestrümpfen auch tatsächlich ihren Zweck erfüllen, müssen die Strümpfe möglichst exakt angepasst sein, v. a. in Bezug auf den Umfang. Patienten müssen die Strümpfe permanent tragen, es dürfen sich keine Falten bilden.*

Physiotherapie

Verschiedene physiotherapeutische Maßnahmen sorgen für einen erhöhten venösen Rückstrom und senken somit das Thromboserisiko:
- Langsame, gleichmäßige und möglichst endgradige Bewegungen der Sprunggelenke und der Zehen dehnen und aktivieren die Muskeln des Unterschenkels, insbesondere die der Waden. Dies führt dazu, dass der Druck um die tiefen Beinvenen steigt und das Blut zum Herzen hin gepumpt wird (Muskel-Venen-Pumpe).
- Bei der Mobilisation mit Teil- oder Vollbelastung kommt es ebenfalls zu diesem Effekt (s. a. Kap. 7.3.1).
- Die Atemtherapie sorgt für eine Vertiefung der Atmung. Sinkt der intrathorakale Druck während der Atmung wird das Blut aus den Venen angesaugt. Der venöse Blutstrom wird angeregt.

Lungenembolie

Löst sich ein Thrombus und gelangt über das rechte Herz in den Lungenkreislauf, verlegt er je nach Größe einen oder mehrere Äste der A. pulmonalis dextra oder sinistra. Dies hat verschiedene Auswirkungen:
- der Gasaustausch in der Lunge wird behindert, es strömt zu wenig venöses Blut zu den Alveolen,
- durch den erhöhten Strömungswiderstand im kleinen Blutkreislauf erhöht sich die Rechtsherzbelastung,
- das Herzzeitvolumen sinkt, da weniger Blut am linken Herz ankommt und somit weniger in den großen Kreislauf ausgestoßen werden kann,
- bleibt die Verlegung über einen längeren Zeitraum bestehen kann es zum Lungeninfarkt kommen.

> *Bewegung v. a. der unteren Extremitäten und eine vertiefte Atmung erhöhen den venösen Rückstrom. Bei entsprechender Risikolage können physiotherapeutische Maßnahmen eine Embolie auslösen (siehe Fallbeispiel unten).*

In Abhängigkeit der betroffenen Lungeareale gibt es verschiedene Schweregrade der Lungenembolie (**Tab. 1.26**). Je nach Schweregrad sind die Auswirkungen für den Patienten mehr oder weniger dramatisch. Kleine Embolien (Grad I) werden oft nicht erkannt.

Tab. 1.26 Schweregrade der Lungenembolie (Schulte 1987)

Schweregrad	Symptome
Grad I	kleine Embolie: • Blockade weniger als 25 %, • Dyspnoe, aber normale Blutgase.
Grad II	submassive Embolie: • Blockade 25- 50 %, • Tachypnoe; • pCO_2 kleiner 35 mmHg.
Grad III	massive Embolie: • Blockade 50- 00 %, • pCO_2 kleiner 30 mmHg, • pO_2 kleiner 65 mmHG, • Zyanose, • Tachykardie, • kardiogener Schock.
Grad IV	fulminante Embolie • Blockade größer 80 %, • Herz-Kreislauf-Stillstand, • pO_2 kleiner 50 %.

Diagnose

Die Embolie ist ein akutes Ereignis und zeigt bei entsprechender Schwere akute Symptome. Klinische Zeichen sind:
- plötzlich auftretende Dyspnoe,
- Beklemmungsgefühle,
- Übelkeit,
- Angst,
- Schweißausbrüche,
- Brechreiz
- unregelmäßiger bzw. schneller Puls.

Auch eine Graufärbung im Gesicht kann ein Hinweis auf eine Embolie sein. Um sicher zu gehen, dass es sich um eine Embolie handelt und um den Schweregrad exakt festlegen zu können sind weitere Untersuchungen nötig:
- Röntgen-Thorax: Untersuchung der Lungengefäße nach Gefäßlücken; Transparenzzunahme und Zwerchfellhochstand; zur sicheren Diagnose Pulmonalisangiographie.
- Blutgase: siehe Einteilung nach Schulte (**Tab. 1.26**).
- Szintigraphie: zum Nachweis der gestörten Blutverteilung.
- Messung des zentralen Venendrucks: durch den Rückstau erhöht.
- EKG: in entsprechenden Ableitungen sind typische Veräderungen sichtbar.

Therapie

Im akuten Stadium muss sichergestellt werden, dass noch genügend Sauerstoff ins Blut aufgenommen werden kann. Deshalb wird über eine Nasensonde Sauerstoff gegeben. Reicht dies nicht aus, muss der Patient intubiert werden damit er beatmet werden kann. Zusätzlich wird hochdosiert Heparin gegeben um zu verhindern, dass sich weitere eventuell bestehende Thromben lösen.

Schmerzmittel sollen bestehende Schmerzen lindern, Sedativa werden gegen die Unruhe des Patienten gegeben.

Bei den Schweregraden I und II kann die Therapie konservativ mittels Heparinperfusor für ca. 10 Tage erfolgen. Anschließend muss für einen Zeitraum von bis zu 8 Monaten die Antikoagulation mit oralen Medikamenten erfolgen.

Bei Schweregrad III und IV muss zunächst eine systemische Lysetherapie bei gleichzeitiger Kontrolle der Blutgerinnung erfolgen. Ist diese erfolgreich wird die Therapie konservativ wie bei einer Embolie im Stadium I und II fortgesetzt. Gelingt es nicht innerhalb der ersten Stunden nach dem Auftreten der Embolie die Vitalfunktionen eines Patienten zu stabilisieren, muss operiert werden. Der Embolus wird entweder über Saugkatheter oder über die Eröffnung der kurzzeitig abgeklemmten Arterie entfernt (Embolektomie). Nach der Operation gewährleistet ein Heparinperfusor wie bei der konservativen Therapie, dass kein Rezidiv entsteht.

Im folgenden Patientenbeispiel wird gezeigt, wie es im Rahmen der Mobilisation zu einer Embolie kommen kann und wie die erforderlichen Notfallmaßnahmen aussehen.

Fallbeispiel: Patient, 28 Jahre, Nichtraucher, hat sich bei einem Verkehrsunfall Frakturen der 2. und 3. Lendenwirbelkörper zugezogen. Diese wurden operativ mit einer dorsalen Spondylodese versorgt und sind axial belastungsstabil. Um zu verhindern, dass der Patient in den ersten postoperativen Wochen ungünstige Rumpfbewegungen macht, verordnet der Operateur ein Drei-Punkt-Stützkorsett. Am dritten postoperativen Tag kommt der Orthopädiemechaniker in die Klinik, um das Korsett anzupassen. Der Stationsarzt ordnet an, dass die Erstmobilisation erfolgen soll, sobald der Orthopädiemechaniker seine Arbeit beendet hat.

Der Patient hat bereits am ersten Tag gelernt, wie er über den Spannungsaufbau von distal den Rumpf muskulär stabilisieren kann. Nachdem er diese Spannungsübungen wiederholt hat und sein Kreislauf über dosierte Schnellkraftübungen in intermittierender Dauerform angeregt wurde, beginnt die Mobilisation in Richtung Stand. Der Physiotherapeut zeigt dem Patienten, wie er seinen Rumpf mit der Muskelspannung während der Transfers von Rückenlage in Seitlage, von Seitlage in den erhöhten Sitz und vom Sitz in den Stand stabilisieren kann. Eine Krankenschwester ist anwesend, um bei Bedarf zu helfen.

Im Stand muss der Patient zunächst husten. Nachdem sich der Husten gelegt hat, atmete er mit deutlich erhöhter Atemfrequenz. Er bekommt Schweißausbrüche und klagt, nicht genügend Luft zu bekommen. Seine Gesichtshaut wird fahl bis grau. Die Krankenschwester und der Physiotherapeut beschließen, den Patienten sofort zurück ins Bett zu legen. Um dem Patienten das Atmen zu erleichtern, erhöhen sie das Kopfteil ein wenig. Dabei muss der gesamte Oberkörper auf dem Kopfteil liegen, damit die Fraktur nicht auf Biegung beansprucht wird. Die Krankenschwester löst den Stationsnotruf aus und führt dem Patienten mit einer Nasensonde hochdosiert Sauerstoff zu (12 l/min). Der Patient bleibt bei Bewusstsein, wirkt aber immer ängstlicher.

Nachdem der eintreffende anästhesiologische Notfalldienst mittels Rotlichtklemme eine sehr geringe Sauerstoffsättigung festgestellt hat, beschließt er den Patienten vor Ort zu intubieren. Danach wird der Patient auf die Intensivstation gebracht und maschinell beatmet. Weitere Untersuchungen ergeben eine massive Lungenembolie Grad III. In der Angiographie werden weitere Thromben in der V. iliaca communis gefunden. Noch am gleichen Tag werden eine Thrombektomie und eine Embolektomie vorgenommen.

Nach anschließender Lyse- und Heparintherapie und oraler Antikoagulation ist der Patient 8 Monaten später in Bezug auf seine Atmung und seine Herztätigkeit beschwerdefrei. Das gute interdisziplinäre Notfallmanagement hat dafür gesorgt, dass der Patient keinen weiteren Schaden erlitten hat.

Aspiration

Dringen Flüssigkeiten oder feste Stoffe in die Atemwege ein, spricht man von Aspiration. Dies geschieht immer dann, wenn der Kehldeckel (Epiglottis) nicht geschlossen ist, während Nahrung oder Flüssigkeit den Rachen passiert.

Liegt eine Schädigung des zentralen Nervensystems vor, kann die Mund-Rachenmotorik so stark beeinträchtigt sein, dass es bei Nahrungsaufnahme zur Aspiration kommt. Bei bewusstlosen Patienten ist Gefahr sehr groß, dass sie Erbrochenes aspirieren. Deshalb ist die stabile Seitenlage eine wichtiger Bestandteil der Sofortmaßnahmen bei bewusstlosen Patienten.

Je nach Größe und Menge des aspirierten Materials muss mit unterschiedlichen Folgen gerechnet werden. Die Symptome, die durch eine Aspiration ausgelöst werden, können denen einer Lungenembolie ähnlich sein:

- die Vitalkapazität kann durch aspirierte Substanzen verringert werden, es kommt zur *Hypoxie,*
- Fremdkörper in der Lunge können ein Nährboden für die Entstehung von *Pneumonien* sein,
- werden die Atemwege komplett verlegt, kann dies zum *Tod* führen.

Physiotherapeuten müssen diese Gefahren kennen. Kommt es während der Behandlung aus irgendeinem Grund zur Aspiration, muss der Physiotherapeut

- beruhigend auf den Patient einwirken,
- weitere Aspirationen vermeiden (z.B. durch die stabile Seitenlage),
- Atemerleichterungen verschaffen,
- den ärztlichen Notfalldienst verständigen, damit dieser weitere notwendige Schritte einleiten kann.

Angina pectoris Anfall

Bei Patienten mit koronarer Herzkrankheit (KHK) kann es unter Belastung aufgrund der schlechten Blutversorgung des Herzens zur Sauerstoff*unter*versorgung des Herzmuskels kommen. Ursache für die Mangeldurchblutung ist häufig eine Sklerosierung der Herzkranzgefäße. Spasmen dieser Gefäße können zu den typischen Symptomen eines Angina pectoris Anfalls führen:

- Engegefühl der Brust,
- Angst,
- retrosternaler Schmerz, evtl. mit Ausstrahlung in den linken Arm.

Die Sauerstoffunterversorgung kann zu kleinen Nekrosen mit anschließender Fibrosierung im Myokard führen. Sind große Bereiche des Herzmuskels über einen längeren Zeitraum von der Ischämie betroffen kommt es zum Herzinfarkt. Dauert die Minderdurchblutung nur kurze Zeit, kann sie auch folgenlos sein.

Diagnose
Die o.g. Symptome sind oft die ersten Anzeichen für eine koronare Herzkrankheit und machen eine weitergehende Diagnostik erforderlich. Eine zentrale Rolle spielt das Elektrokardiogramm (EKG) mit seinen verschiedenen Ableitungen unter verschiedenen Belastungen. Laborbefunde und weitere apparative Untersuchungen sichern die Diagnose.

> *Patienten mit Herzerkrankungen bekommen häufig Betablocker. Da diese einen Anstieg von Puls und Blutdruck verhindern, ist die Atemfrequenz der einzige klinische Leistungsparameter, mit dem die Belastung des Patienten eingeschätzt werden kann.*

Therapie

Im akuten Anfall gibt man Patienten Präparate mit Nitroglyzerin (Spray oder Kapsel), die das Lumen der Koronargefäße sofort erweitern und die Symptome des Anfalls lindern. Ist eine KHK manifestiert, müssen alle Risikofaktoren beseitigt und die Belastbarkeit des Herz-Kreislauf-Systems gesteigert werden. Neben Medikamenten gehört hierzu auch die programmierte und dosierte Bewegungstherapie.

> *Bei der Befunderhebung frisch verletzter Patienten sollte immer nach bekannten Erkrankungen des Herzens gefragt werden. Patienten, die Nitro-Präparate benötigen, müssen diese bei der Therapie immer mit sich führen. Wenn Patienten aufgrund Ihrer Verletzung längere Zeit bettlägerig waren, kann ihre koronare Leistungsfähigkeit weiter gemindert sein. Dies kann dazu führen, dass körperliche Anstrengungen, die dem Patienten vor seinem Unfall nichts ausmachten, plötzlich zu Problemen führen.*

Mit dem folgenden Patientenbeispiel soll dies verdeutlicht werden.

Fallbeispiel: Ein 48jähriger Patient hat sich bei der Apfelernte durch einen Sturz vom Baum eine Kalkaneustrümmerfraktur rechts zugezogen. Die Schwellung war posttraumatisch so stark, dass er erst nach 6 Tagen Bettruhe und Hochlagern des Fußes operiert werden konnte. Postoperativ ist eine starke Schwellung vorhanden. Wegen einer seit 2 Jahren bekannten Arteriosklerose der Herzkranzgefäße nimmt der Patient nieder dosiert Acetylsalicylsäure (Aspirin) zur Blutverdünnung ein was die erhebliche Schwellungsneigung erklärt.

Im Rahmen der physiotherapeutischen Befunderhebung gibt der Patient an, dass er durch seine KHK in seiner körperlichen Leistungsfähigkeit kaum eingeschränkt war. Dies verdankt er der Umstellung seiner Lebensgewohnheiten und dem regelmäßigen Training: 3 mal in der Woche geht der Patient joggen, seine Belastung kontrolliert er mit einer Pulsuhr (maximal 120 Schläge/min). Auf Anraten seines Hausarztes hat er sich angewöhnt, beim Sport ein Nitrolingualspray mitzuführen.

Um den Operationserfolg nicht zu gefährden, darf der Patient die ersten 6 Tage nicht mobilisiert werden. Nur zum Waschen und zur Toilette darf er sitzen. Neben der Mobilisation der angrenzenden Gelenke beschränkt sich die Physiotherapie während dieser Zeit auf Lymphdrainage, Atemtherapie und Bewegungsübungen in intermittierender Dauerform (früher als „Kreislaufgymnastik" bezeichnet). Am 7. postoperativen Tag ist die Schwellung soweit zurückgegangen, dass der Stationsarzt das Aufstehen ohne Belastung des operierten Beins erlaubt. Zur Sicherheit nimmt der behandelnde Physiotherapeut eine Kollegin und das Nitrolingualspray mit zur Behandlung.

In Ruhe sind der Blutdruck und der Puls des Patienten unauffällig. (RR 130/80 mmHg, Puls 80/min). Nach den gewohnten Übungen in Rückenlage steigt der Puls nur leicht an (88/min). Dies ändert sich auch im Sitz mit hochgelegtem Bein nicht. Nachdem der Patient in dieser Ausgangsstellung seinen Kreislauf mit Aktivitäten der Arme und Hände angeregt hat, helfen ihm die Therapeuten aufzustehen. Den verletzten Fuß muss der Patient nach unten hängen lassen. Die erneute Pulskontrolle ergibt einen Anstieg auf 104 Schläge/min.

Unterstützt von den Therapeuten macht der Patienten einige Schritte mit dem Gehwagen. Der herunterhängende Fuß verursacht mit der Zeit zunehmende Schmerzen. Eine deutlich erhöhte Atemfrequenz veranlasst den Physiotherapeuten, erneut den Puls des Patienten zu messen. Die Frequenz hat sich auf 132/min erhöht, was eine Folge der Anstrengung oder der Schmerzen sein kann.

Die Kollegin holt einen Rollstuhl, damit der Patient sich hinsetzen kann. Im Sitz werden die Schmerzen besser, da er den Fuß etwas hochlegen kann. Sein Puls jedoch bleibt hoch und er gibt ein leichtes Engegefühl im Bereich des Brustkorbs an. Der Physiotherapeut entschließt sich, dem Patienten einen Hub des Nitro-Sprays zu geben, woraufsich nach kurzer Zeit Puls und Atmung des Patienten beruhigen. Im Rollstuhl sitzend wird der Patient zum Bett zurückgebracht.

Aufgrund dieses Ereignisses intensiviert der Patient seine Kreislaufübungen (höhere Anzahl der Übungsintervalle/Tag). Um die Gefäße des Fußes an die Schwerkraft zu gewöhnen wird der Patient aufgefordert, diesen fünf mal am Tag über die Bettkante hängen zu lassen. Dies soll er immer nur solange machen bis die Schmerzen zunehmen. Diese Ergänzungen der Behandlung zeigen im Laufe der darauffolgenden Tage Erfolg und der Patient kann ohne weitere Probleme im Gehwagen mobilisiert werden.

Zusammenfassung

- Nach einem Trauma können gefährliche Störungen der Vitalfunktionen auftreten, auch mit größerem zeitlichen Abstand zum Unfall oder einer Operation. Der Physiotherapeut müssen die Zeichen solcher Störungen erkennen und angemessen darauf reagieren.
- Thrombosen treten in erster Linie nach Verletzungen der unteren Extremität, bei längerer Bettlägerigkeit und nach Operationen auf. Zeichen einer Thrombose sind brennende Schmerzen, Rötung und Schwellung betroffener Bereiche. Druck und Belastung sind schmerzhaft. Die Thromboseprophylaxe ist ein wichtiger Bestandteil der Behandlung von Patienten in der Traumatologie.
- Eine Lungenembolie macht sich mit Atemstörungen (Dyspnoe), Beklemmungsgefühlen, Schweißausbrüchen und Übelkeit bemerkbar. Patienten wirken ängstlich und haben einen schnellen Puls (Tachykardie). Die physiotherapeutische Behandlung kann eine Lungenembolie auslösen, wenn sich beim Bewegen ein Thrombus löst und in die Lungengefäße gelangt. Die Behandlung muss sofort abgebrochen werden. In der Klinik muss der Notruf betätigt werden. In der Praxis muss der Notarzt gerufen werden.
- Die Aspiration von Nahrungsbestandteilen oder Flüssigkeit kann akut eine Hypoxie auslösen. Sekundär kann sich eine Pneumonie entwickeln. Die Symptome können denen einer Lungenembolie ähneln. Prophylaktisch muss bei Patienten mit bekannten Schluckstörungen ein Schlucktraining durchgeführt werden. Dies ist in der Regel Aufgabe der Logopädie oder Ergotherapie.
- Angina pectoris Anfälle treten meist nur bei Vorerkrankungen der Herzkranzgefäße auf. Allerdings sind diese Vorerkrankungen nicht immer bekannt und Patienten können aufgrund der Immobilisation eine deutlich reduzierte Belastbarkeit des Herz-Kreislauf-Systems haben. Anzeichen eines Angina pectoris Anfalls sind retrosternale Schmerzen, evtl. mit Ausstrahlungen in die linke Schulter und den linken Arm, ein Engegefühl in der Brust und Angst, Atemnot und Tachykardie. Patienten mit bekannter KHK sollten geeignete Medikamente bei sich haben, mit denen sich die Symptome kurzfristig behandeln lassen. Danach sollte die Belastung bei der Behandlung herabgesetzt werden. Nehmen Patienten Betablocker, sind Pulsschlag und Blutdruck zur Bestimmung der Belastung nicht geeignet. Es müssen objektive Kriterien oder die Atemfrequenz genutzt werden.
- Bei allen genannten Störungen ist schnelles Handeln wichtig, damit aus der gefährlichen Situation kein lebensbedrohlicher Zustand wird.

1.6 Traumaverarbeitung

Heide Suger-Wiedeck

„Es sind nicht die Ereignisse, die die Menschen beunruhigen, sondern die Vorstellungen von den Ereignissen". Dieser Satz des antiken Stoikers Epiktet drückte aus, dass der Mensch grundsätzlich alle Arten von Ereignissen, wie schrecklich diese auch immer sein mögen, verkraften kann und verkraften sollte, wenn er sie nur richtig betrachtet. Seit den 80er Jahren setzte sich aber die Erkenntnis immer weiter durch, dass es auch Ereignisse gibt, auf die Betroffene sehr häufig „unnormal" reagieren, dass diese „unnormale Reaktion" die eigentlich normale Antwort ist. Deshalb wurde von der Gesellschaft der amerikanischen Psychiater und der Weltgesundheitsorganisation für solche psychischen Zustände, in denen die Regulations- und Kompensationsmöglichkeiten des Menschen überfordert werden, die Diagnose der posttraumatischen Belastungsstörung eingeführt (Maercker 1997).

Zu den Hauptkriterien der posttraumatischen Belastungsstörung (PTB) gehören:
- Erlebnis eines Traumas
- Der Symptomenkomplex:
  - Unwillkürliche und belastende Erinnerungen an das Trauma
  - Vermeidungsverhalten und allgemeiner emotionaler Taubheitszustand
  - Anhaltende physiologische Übererregung
- Nachweis der Symptome länger als 4 Wochen

1.6.1 Traumaerlebnis

Das Traumakriterium wird von der American Psychiatric Association definiert als „potentielle oder reale Todesbedrohung, ernsthafte Verletzung oder Bedrohung der körperlichen Versehrtheit bei sich oder anderen, auf die mit intensiver Furcht, Hilflosigkeit oder Schrecken reagiert wird". Von den vielen unterschiedlichen traumatischen Ereignissen, auf die diese Definition zutrifft, interessieren hier nur die Unfalltraumen und im Besonderen die schwerverletzten Patienten, die auf einer Intensivstation behandelt werden müssen.

In Deutschland ereignen sich jährlich über 2 Millionen Verkehrsunfälle mit mehr als 500 000 Unfallopfern, von denen ca. 25% schwerverletzt sind.

In den wenigen bis heute existierenden Studien zu dieser Problematik liegt die Inzidenz der posttraumatischen Belastungsstörung zwischen 10 und 40%. Der Verlauf einer PTB variiert stark. Die Symptomatik bildet sich bei vielen Patienten in den ersten 6 Monaten nach dem Unfall auch ohne Behandlung zurück. In ca. 10–30% der Fälle nimmt die Symptomatik einen chronischen Verlauf (Taylor, Koch 1995).

1.6.2 Symptome einer posttraumatischen Belastungsstörung (modifiziert nach Maercker 1997):

- „Wiederkehrende und eindringliche Erinnerungen", die sich ungewollt – und in der Regel unkontrollierbar – immer wieder aufdrängen und als belastend empfunden werden.
- „Wiederkehrende Träume" sind dann relevant, wenn sie im Zusammenhang mit dem traumatischen Ereignis stehen und den Patienten stark belasten.
- „Plötzliches Handeln und Fühlen, als ob das Ereignis wiederkehre", mit Illusionen und Halluzinationen.
- „Unfähigkeit einen wichtigen Aspekt des Traumas zu erinnern", die mit normaler Vergesslichkeit oder Erschöpfung nicht zu erklären sind.
- Schwierigkeiten einzuschlafen oder durchzuschlafen.
- Konzentrationsschwierigkeiten.
- Übermäßige Schreckreaktionen.
- Physiologische Reaktionen bei Konfrontation mit Ereignissen, die das Trauma symbolisieren und sich in einer Vielzahl von quälenden Symptomen manifestieren können z. B.
    - Atemschwierigkeiten,
    - Herzklopfen,
    - Erstickungs- oder Beklemmungsgefühle,
    - Übelkeit,
    - Todesangst.

Die Abgrenzung dieser für eine posttraumatische Belastungsstörung definierten Symptome vom Zustandsbild eines Intensive-care-unit-Syndroms (ICU-Syndrom) ist oft schwierig, die Übergänge sind häufig fließend. Zu der Vielzahl von Faktoren, die bei Intensivpatienten ein ICU-Syndrom auslösen können, zählen zum einen Belastungen, die aus dem erlittenen Trauma und der Persönlichkeit des Patienten resultieren. Ebenso zählen Belastungen, die z.B. durch intensivtherapeutische Maßnahmen, 24 Stunden Betrieb, Orientierungsmangel und akustische Alarmsignale bedingt sind und zu Schmerzen, verändertem Schlaf-Wach-Rhythmus und Angst führen, dazu. Darüber hinaus stellen auch die „Sprachlosigkeit" (durch Intubation und Beatmung), das Gefühl des Ausgeliefertseins und die soziale Isolation (eingeschränkte Besuchszeiten) für viele Intensivpatienten eine große Belastung dar.

Die Diagnose einer posttraumatischen Belastungsstörung bei Intensivpatienten nach Verkehrsunfällen wird selten gestellt. Dies liegt zum einen daran, dass Patienten auf der Intensivstation multiplen Einflüssen ausgesetzt sind, die zu ähnlichen Symptomen führen und der „unruhige" oder „nicht kooperative" Patient zum „Alltag" auf der Intensivstation gehört, sodass die Symptome der posttraumatischen Belastungsstörung häufig fehlgedeutet werden. Zum anderen ist die Möglichkeit, mit dem Patienten zu kommunizieren, häufig drastisch eingeschränkt. Dazu kommt, dass wir über die Ursachen psychischer Veränderungen bei Intensivpatienten nur wenig wissen.

Therapeutische Möglichkeiten

Leidet ein Intensivpatient an einer posttraumatischen Belastungsstörung, die möglicherweise durch ein Intensive-care-unit-Syndrom verstärkt wird, ist seine Kooperationsfähigkeit häufig erheblich eingeschränkt. Diese Situation löst bei Pflegepersonal, Physiotherapeuten und behandelnden Ärzten oft Hilflosigkeit oder Befremden aus. Dies gilt vor allen Dingen dann, wenn nicht durchführbare Maßnahmen wie z. B. eine Atemtherapie zu einer Verschlechterung der pulmonalen Situation führen und eine erneute Intubation notwendig machen.

Die Schwierigkeit für alle an der Behandlung beteiligten Berufsgruppen liegt darin, die psychische Situation des Intensivpatienten einzuschätzen, der seine Umwelt mehr oder weniger wahrnehmen kann, dem aber alle Handlungsmöglichkeiten und die Fähigkeit zur aktiven Kommunikation fehlen.

Verhaltenstherapeutische Behandlung

Es liegen bisher keine kontrollierten Studien zur Psychotherapie der posttraumatischen Belastungsstörung nach Verkehrsunfällen vor. In der Literatur wird lediglich von mehreren Fällen berichtet, die erfolgreich mit verhaltenstherapeutischen Techniken wie z. B. Entspannungsverfahren und anderen behandelt wurden. Dabei beziehen sich die Aussagen nur auf Patienten, die zumindest körperlich wiederhergestellt waren. Zur Therapie bei Patienten auf der Intensivstation gibt es keine Fallberichte.

Psychopharmakotherapie

Auch zur Wirksamkeit von Psychopharmaka bei posttraumatischer Belastungsstörung nach Verkehrsunfällen gibt es keine kontrollierten Studien. In Fallbeschreibungen wurden Patienten sowohl mit Anxiolytika (angstlösende Medikamente) wie auch mit Antidepressiva behandelt und zeigten eine Verbesserung der Symptomatik. Nach bisherigen Erfahrungen nimmt diese medikamentöse Therapie aber mindestens einen Zeitraum von 3 Monaten in Anspruch. Zur akuten Intervention bei Intensivpatienten mit posttraumatischer Belastungsstörung ist dies aber die einzige Therapiemöglichkeit.

Fallbeispiele

Wie bedrohlich die Symptome einer posttraumatischen Belastungsstörung für Intensivpatienten sein können, soll im folgenden an Beispielen unserer Intensivstation aufgezeigt werden.

Fallbeispiel 1: Der 19-jährige Patient – Lastwagenfahrer – war seinem Kollegen beim Abladen eines ca. 1,5 Tonnen schweren Gerätes behilflich, als die Ladung ins Rutschen kam und auf ihn stürzte. Herr M. war am Unfallort wach und ansprechbar, hatte aber massive Luftnot. Die Bergung des Patienten war schwierig. Er wurde am Unfallort intubiert und beatmet und mit dem Hubschrauber in äußerst kritischem Zustand in die Klinik transportiert. Dort erfolgte bei Abriss des linken Hauptbronchus eine sofortige Operation. Da es intraoperativ zum Herz-Kreislaufstillstand kam, musste unter Reanimationsbedingungen der linke Lungenflügel entfernt werden.

Herr M. kam postoperativ auf die Intensivstation und erholte sich trotz mehrerer Komplikationen und weiterer operativer Eingriffe in den nächsten 4 Wochen, sodass mit der Entwöhnung vom Beatmungsgerät begonnen werden konnte. Nach Reduktion der sedierenden Medikamente war er kontaktfähig, befolgte Aufforderungen und wurde schrittweise bis zur Bettkante mobilisiert. Er kommunizierte mit seinen Angehörigen zunächst mit einer Buchstabentafel, im weiteren Verlauf konnte er sich schriftlich mitteilen. Eine Woche später konnten wir Herrn M. zumindest für einige Stunden am Tag dekanülieren (Entfernung der Trachealkanüle). Die Freude über die wiedergewonnene Sprache war groß. Er äußerte klar seine Wünsche, war kooperativ und wir begannen langsam mit dem Kostaufbau.

Einige Tage später wurde er nachts sehr unruhig, begann zu schwitzen, war tachykard und hypertensiv, äußerte Atemnot und machte Abwehrbewegungen mit Armen und Beinen. Auf Befragen, warum er so unruhig sei, konnte er keine Erklärung geben. Die Situation hatte sich inzwischen so zugespitzt, dass wir ihn, nachdem organische Gründe ausgeschlossen waren, in der Annahme er halluziniere, medikamentös ruhig stellten. Am nächsten Morgen schien sein Zustand zunächst gebessert, er war aber weiter nicht kooperativ und lehnte nun jede Maßnahme ab, sodass er bei zunehmender Verschlechterung der Lungenfunktion wieder beatmungspflichtig wurde. Damit einher ging eine ausgeprägte Übelkeit mit Brechreiz, die sowohl eine orale wie auch enterale Nahrungszufuhr über Magensonde unmöglich machte, sodass er erneut parenteral ernährt werden musste. Dies war zum Teil sicher auch psychisch bedingt, da Herr M. seine Situation in Gesprächen als „zum Kotzen" beschrieb. Trotz der von uns eingeleiteten medikamentösen Therapie verbesserte sich sein Zustand nicht. Er starrte mit angstgefüllten Augen an die Decke und wehrte unsichtbare Dinge ab. Nach drei Tagen entschlossen wir uns einen Psychiater hinzuzuziehen. Nach eingehender Befragung des Patienten und der Angehörigen über eventuell vorbestehende psychische Probleme (was verneint wurde) konnte er die Diagnose „posttraumatische Belastungsstörung" stellen und empfahl eine Psychopharmakatherapie mit angstlösenden Medikamenten.

Was hatte er im Gespräch erfahren? Da Herr M. nicht sprechen konnte kommunizierte er mit dem Psychiater schriftlich. Auf die Frage, was er an der Decke sehe, und warum ihn das beängstige schrieb Herr M. „ Lastwagen....Gerät" auf seinen Schreibblock und deutete mit der Hand auf den über ihm an einer Laufschiene angebrachten Infusionsständer. Der Psychiater interpretierte dies als „plötzliches Handeln oder Fühlen, als ob das Ereignis wiederkehre" mit der Halluzination, dass der Infusionsständer – das 1,5 Tonnen schwere Gerät symbolisierend – auf ihn herabstürzt. Das Wiedererleben seines Unfalls war für ihn mit vielen bedrohlichen physiologischen Reaktionen verbunden.

Die vorgeschlagene Psychopharmakatherapie war erfolgreich, sodass wir Herrn M. zwei Wochen später problemlos nach zügiger Entwöhnung vom Beatmungsgerät dekanülieren konnten und wenige Tage später von der Intensivstation verlegen konnten. Erfreulicherweise verschwand seine posttraumatische Belastungsstörung ohne weitere Therapie, sodass er nach einer mehrmonatigen Rehabilitation jetzt seine Umschulung in Angriff genommen hat.

Fallbeispiel 2: Der 32-jährige Herr U. war abends mit seinem Auto ohne Fremdeinwirkung von der Straße abgekommen und hatte sich überschlagen. Am Unfallort war Herr U. wach und ansprechbar, wurde aber wegen der schwierigen Bergung, einer drittgradig offenen Unterschenkelfraktur und Atemnot intubiert und beatmet in die Klinik transportiert. Nach Röntgen- und computertomographischer Diagnostik sowie Ausschluss eines Thoraxtraumas wurde die Unterschenkelfraktur operativ versorgt und Herr U. postoperativ zur Narkoseausleitung auf die Intensivstation verlegt. Dort konnte Herr U. bei stabilen Kreislaufverhältnissen und guter pulmonaler Funktion am nächsten Morgen vom Beatmungsgerät entwöhnt und extubiert werden.

In den folgenden Stunden war Herr U. sehr schläfrig und öffnete die Augen auch auf forcierte Ansprache nicht. Wir führten dies zunächst auf eine Restwirkung von Narkosemittel zurück. Aber auch am nächsten Morgen hatte sich sein Zustand nicht geändert. Er lag mit geschlossenen Augen im Bett, bewegte sich nicht und reagierte auch auf Ansprache nicht, sodass wir eine Computertomographie zum Ausschluss eines Schädelhirntraumas durchführten. Trotz unauffälligem Befund änderte sich sein Zustand auch in den nächsten zwei Tagen nicht. Er war zu keinerlei Aktivität zu motivieren, ließ sich passiv durchbewegen, zeigte bei Lagerungstherapie keine Schmerzreaktion oder Gegenwehr und kommunizierte auch mit seinen Angehörigen nicht. Da er auch atemtherapeutische Maßnahmen nicht mitmachte, verschlechterte sich seine Lungenfunktion, sodass wir ihn nach 3 Tagen wieder intubieren und beatmen mussten. Klinische Anhaltspunkte, die seinen Zustand hätten erklären können, ließen sich nicht nachweisen. Wir waren ratlos. In einem ausführlichen Gespräch mit der Mutter des Patienten schildert diese ihren Sohn als erfolgreichen jungen Geschäftsmann, der sich wenige Monate zuvor mit seinem Partner selbstständig gemacht hatte. Er sei zwar sensibel, habe aber nie psychische Probleme gehabt.

Nach weiteren 3 Tagen konnte Herr U. erneut extubiert werden. In den folgenden Tagen ließ er sich zwar zu Bewegungsübungen und Atemgymnastik motivieren, lag aber ansonsten teilnahmslos im Bett. Wir versuchten immer wieder zu ihm „durchzudringen", ihn über den Unfallhergang zu befragen, hatten aber keinen Erfolg. Nach 10 Tagen verlegten wir Herrn U. auf die Normalstation in einem im wesentlichen unveränderten psychischen Zustand. Der weitere Verlauf im Krankenhaus war geprägt von seiner fortbestehenden Teilnahmslosigkeit, „als ob ihn dies alles gar nichts anginge". Ca. 4 Wochen später wurde er aus der Klinik entlassen.

Über seine weitere Entwicklung berichtete uns seine Mutter. Nach seiner Entlassung war Herr U. – obwohl körperlich ohne Funktionseinschränkung wiederhergestellt – über Monate nicht in der Lage seine Arbeit wieder aufzunehmen. Er konnte nicht mehr Auto fahren und hatte sich vollständig zurückgezogen. Seine anfängliche Ablehnung, sich einer psychologisch-psychotherapeutischen Behandlung zu unterziehen, hatte er 6 Monate nach seinem Unfall aufgegeben und war nach Diagnosestellung einer posttraumatischen Belastungsstörung und anschließender mehrmonatiger verhaltenstherapeutischer Behandlung ein Jahr nach seinem Unfall wieder in der Lage zu arbeiten.

Herr U. hat uns nach $1\,^1/_2$ Jahren noch einmal besucht und seine Ängste während seines Aufenthalts auf der Intensivstation und danach bis zu seiner Entlassung aus dem Krankenhaus erzählt. Neben wiederkehrenden Erinnerungen an den Unfall hätten ihn vor allen Dingen Schuldgefühle „zum Unfallzeitpunkt nicht richtig aufgepasst zu haben" belastet und die Angst, durch den Unfall seine Zukunft (Karriere) ruiniert zu haben. Darüber hinaus hätte er bewusst versucht alle Gedanken oder Gefühle, die mit seinem Unfall zusammenhingen, zu vermeiden „das bin gar nicht ich, dem das passiert ist" was ihm aber nicht immer gelungen wäre. Selbst nach $1\,^1/_2$ Jahren holte Herrn U. die Erinnerung wieder ein, er begann während der Unterhaltung zu schwitzen und fühlte sich sichtlich unwohl, sodass er seinen Besuch nach kurzer Zeit abbrach.

Fallbeispiel 3: Der 17-jährige Herr R. verunglückte auf dem Weg nach Hause mit seinem Mofa und zog sich eine drittgradig offene Oberschenkelfraktur mit Gefäßverletzung und ein stumpfes Bauchtrauma zu. Auch er war am Unfallort wach und ansprechbar, und wurde bei Volumenmangelschock und starken Schmerzen nach Erstversorgung intubiert und beatmet in die Klinik gebracht. Die Oberschenkelverletzung war so schwerwiegend, dass eine Amputation durchgeführt werden musste, und bei Zerreißung der Milz eine Splenektomie erfolgte. Postoperativ erholte sich der 17-Jährige rasch, sodass er nach einigen Tagen bei guter Lungenfunktion extubiert werden konnte. In den folgenden Tagen war Herr R. zunächst kooperativ, ließ sich teilmobilisieren, vermied aber konsequent sein amputiertes Bein anzusehen. Gespräche über das Unfallgeschehen und seine Folgen verweigerte er. Ca. zwei Wochen nach dem Unfall wurde der Junge psychisch auffällig, mit Angst- und Unruhezuständen, die mit einer schnellen Atmung, Bluthochdruck, schnellem Pulsschlag und Schwitzen einhergingen. Diese Unruhezustände traten überwiegend nachts auf. Ohne die Diagnose einer posttraumatischen Belastungsstörung gestellt zu haben, die zum damaligen Zeitpunkt als Folge eines Unfalls weitgehend unbekannt war, therapierten wir Herrn R. mit einem angstlösenden Medikament. Unter dieser Therapie war er schon nach wenigen Tagen in der Lage, seine Ängste zu benennen, zu schildern, dass er seinen Unfall immer wieder erlebe, sich aber in seinen Träumen immer mit zwei Beinen sehe. Da in den 80iger Jahren die psychologisch-psychotherapeutische Behandlung eines Intensivpatienten eine Seltenheit war, haben wir gemeinsam mit den sehr engagierten Eltern versucht den Jungen dahin zu führen, seine Amputation zu akzeptieren und durch intensive Physiotherapie mit zunehmender Mobilisierung davon zu überzeugen, dass er auch mit der Oberschenkelamputation wieder mobil werden wird. In diesen Wochen gab es immer wieder Rückschläge, in denen bei Herrn R. Gefühle wie „der Unfall habe sein Leben zerstört", „er habe keine Zukunft mehr" auftraten. Ein entscheidendes Ereignis war sicherlich die Anpassung seiner Oberschenkelprothese und das erste Stehen auf „zwei Beinen". Die Symptome der posttraumatischen Belastungsstörung verschwanden bei Herrn R. erfreulicherweise ohne weitere Therapie. Am Ende seiner Rehabilitation besuchte er uns frei gehend auf der Intensivstation und berichtete stolz, dass er mit seiner Prothese bereits wieder Traktor fahre.

Dass nicht nur Patienten, also unmittelbar Betroffene, sondern auch Angehörige eine posttraumatische Belastungsstörung entwickeln können, soll das letzte Beispiel zeigen:

Fallbeispiel 4: Der 24-jährige Sohn, begeisterter Sportler, wurde beim Fußballspielen in einem aufziehenden Gewitter vom Blitz getroffen. Nachdem er als Einziger nach dem Blitzeinschlag auf dem Fußballfeld nicht mehr aufstand, wurde der Notarzt aus dem nahegelegenen Krankenhaus alarmiert, der bei seinem Eintreffen einen Herz-Kreislaufstillstand feststellte. Nach erfolgreicher Wiederbelebung erfolgte die Verlegung auf unsere Intensivstation. In den nächsten 3 Tagen entwickelte sich ein Mehrorganversagen, wobei der durch den Herz-Kreislaufstillstand verursachte Sauerstoffmangel des Gehirns zu einem malignen Hirnödem und damit zum Durchblutungsstopp im Gehirn und schlussendlich zum Tod des Patienten führte. In langen Gesprächen versuchten wir den Eltern das für sie Unfassbare zu erklären. Trotz ihrer Trauer waren sie gefasst, bedankten sich für den Einsatz des Intensivteams und verließen die Station. Zwei Jahre später ruft der Vater auf der Intensivstation an und bittet um ein Gespräch, das nicht auf der Intensivstation stattfinden soll, weil seine Frau den Ort, an dem ihr Sohn gestorben ist, nicht betreten kann. Wir treffen uns zwei Tage später in einem neutralen Raum, der allerdings in der Klinik liegt. Die Eltern treffen etwas verspätet ein, weil die Mutter vor dem Klinikeingang wieder umkehren wollte, überwältigt von den Erinnerungen an „jene Tage". Ihr Mann überredet sie, doch hineinzugehen, sich zu konfrontieren. Im Gespräch möchte die Mutter von mir wissen, woran denn ihr Sohn jetzt gestorben sei. Sie erzählt, dass sie in den Wochen und Monaten nach dem Tod ihres Sohnes immer wiederkehrende Träume von den Tagen auf der Intensivstation hatte, dass sie Herzklopfen hatte, wenn sie daran dachte, schwitzte und zitterte. Sie konnte zwar ihr „Tagesgeschäft" verrichten, hatte aber lange Zeit Schlafschwierigkeiten und keine gesellschaftlichen Interessen mehr. Vor einiger Zeit hätten sie nun begonnen, jedes Jahr an dem Tag, an dem ihr Sohn vom Blitz getroffen wurde, ein „Gedächtnisfußballspiel" zu veranstalten. Das hätte ihr geholfen. Nur in die Klinik zu gehen, auf die Intensivstation, das hätte sie nicht geschafft. Im Gespräch wird noch einmal in aller Ausführlichkeit der Krankheitsverlauf geschildert und im Besonderen die nicht mehr reparable Schädigung des Gehirns erklärt, die zum Tod ihres Sohnes geführt hat. Ob dieses Gespräch geholfen hat, ihre psychischen Beschwerden zu reduzieren, bleibt ungewiss. Die Eltern haben sich danach nie wieder gemeldet.

Zusammenfassung

- Die posttraumatische Belastungsstörung (PTB) ist auch heute noch zumindest in der Intensivtherapie eine selten diagnostizierte psychische Erkrankung. Das hängt nicht zuletzt damit zusammen, dass bei Intensivpatienten viele Faktoren Einfluss auf die Psyche nehmen.
- Neben Arzneimittelwirkungen, Orientierungsmangel und Kommunikationsproblemen befindet sich der Patient in einer Extremsituation, in der er manchmal über Wochen zwangsweise abhängig ist und ihm jegliche Handlungsmöglichkeit fehlt.
- Diese Einflüsse können zu einem der PTB ähnlichen Syndrom dem sogenannten ICU-Syndrom führen.
- Trotzdem sollte bei Traumapatienten bei Auftreten der vorgenannten Symptome an eine posttraumatische Belastungsstörung gedacht und die Hilfe von Psychiatern in Anspruch genommen werden.

Literatur und weiterführende Literatur

AWMF online Behandlung akuter perioperativer und posttraumatischer Schmerzen 7/01. www.ever-med.de

Bergmann G et al. In-Vivo-Messungen der Hüftgelenksbelastung. Z. Orthopädie, 1989; 127.

Berrymann C. Krankengymnastik. Z. f. Physiotherapeuten 2002; 54: Seite 218 – 225.

De Bie R, Kool J. Wissenschaftliches Arbeiten. In: Hüter-Becker A, Dölken M (Hrsg.). Beruf, Recht, Wissenschaftliches Arbeiten. Stuttgart: Thieme; 2004.

De Morree JJ. Dynamik des menschlichen Bindegewebes. München: Urban & Fischer; 2001.

Götz-Neumann K. Gehen verstehen. Stuttgart: Thieme; 2002.

Göhring H. Physiotherapie in der Inneren Medizin. In: Hüter-Becker A, Dölken M (Hrsg.) Physiotherapie in der Inneren Medizin. Stuttgart: Thieme; 2004.

Handwerker H.O. Einführung in die Pathophysiologie des Schmerzes. Berlin: Springer; 1999.

Hochschild J. Strukturen und Funktionen begreifen. Band 1. Stuttgart: Thieme; 1998.

Hochschild J. Strukturen und Funktionen begreifen. Band 2. Stuttgart: Thieme; 2002.

Internationale Klassifikation der Funktionsfähigkeit, Behinderung und Gesundheit der Weltgesundheitsorganisation (WHO). Entwurf der deutschsprachigen Fassung. April 2002.

Jesel M. Neurologie für Physiotherapeuten. Stuttgart: Thieme; 2004.

Kapandji I.A. Funktionelle Anatomie der Gelenke. Band 2. Untere Extremität. 2., unveränderte Auflage. Stuttgart: Enke; 1992.

Klinke R, Silbnagl S. Lehrbuch der Physiologie. 4. Auflage. Stuttgart: Thieme; 2003.

Krischak G. Traumatologie für Physiotherapeuten. Stuttgart: Thieme; 2005.

Laube W. Leistungsphysiologie. In: Hüter-Becker A, Dölken M. (Hrsg.). Biomechanik, Bewegungslehre, Leistungsphysiologie, Trainingslehre. Stuttgart: Thieme; 2004.

Liedtke A. Die blaue Mafia – subjektives Erleben von Patienten bei Langzeitintensivtherapie. Intensiv- und Notfallbehandlung. 2002; 27 (2): 77.

Maerker A. Therapie der posttraumatischen Belastungsstörung. Berlin, Heidelberg: Springer Verlag; 1997.

Nachemson A, Jonsson E. Neck and Back Pain: The Scientific Evidence of Causes, Diagnosis, and Treatment. 1970.

Rauber/ Kopsch. Anatomie des Menschen. Bewegungsapparat. Stuttgart: Thieme; 1987.

Sandkühler J. Schmerzgedächtnis, Entstehung, Vermeidung, Löschung. Deutsches Ärzteblatt. 10/01.Schiebler T.H. Schmidt W. (Hrsg.) Anatomie. Berlin, Heidelberg, Springer; 2002.

Schomacher J. Biomechanik der Körperstrukturen. In: Hüter-Becker A, Dölken M. (Hrsg.) Biomechanik, Bewegungslehre, Leistungsphysiologie, Trainingslehre. Stuttgart: Thieme; 2004.

Sibernagl S, Despopoulos A. Taschenatlas der Physiologie, 5. Auflage, Stuttgart: Thieme; 2001.

Taylor S. Koch W.J. Anxiety disorders due to motor vehicle accidents – Nature and treatment. Clinical Psychology Review. 1995; 15: 721-738.

Travell JG, Simons DG. Handbuch der Muskeltriggerpunkte. Untere Extremität. München: Urban & Fischer; 2000.

Tittel K. Beschreibende und funktionelle Anatomie des Menschen. 12. Auflage. Stuttgart: Fischer; 1994.

van den Berg F. Angewandte Physiologie. Band 1. Das Bindegewebe des Bewegungsapparates verstehen und beeinflussen. Stuttgart: Thieme; 1999.

van den Berg F. Angewandte Physiologie. Band 3. Therapie, Training, Tests. Stuttgart: Thieme; 2001.

van den Berg F. Angewandte Physiologie. Band 4. Schmerzen verstehen und beeinflussen. Stuttgart: Thieme; 2003.

Wenk W. Elektrotherapie. Berlin: Springer; 2003.

Wilke J. Skriptum zum Biomechanikunterricht für Physiotherapeuten. Ulm: ulmkolleg; 2002.

Wulf D. Motorische Kontrolle. In: Hüter-Becker A, Dölken M. Physiotherapie in der Neurologie. Stuttgart: Thieme; 2004.

Wulf D. Motorisches Lernen. In: Hüter-Becker A, Dölken M. Physiotherapie in der Neurologie. Stuttgart: Thieme; 2004.

Frakturen kindlicher Knochen heilen gut

2 Übersicht über Knochen- und Kapsel-Band-Verletzungen

2.1 Frakturen · 73
2.2 Frakturen bei Kindern · 78
2.3 Kapsel-Band-Verletzungen · 79

Gefühl der Instabilität nach Bandersatzplastiken: Grund ist die fehlende Propriozeption

Frühfunktionelle Behandlung:
Verletzte Strukturen werden durch wohl dosierte Bewegung in ihrer Heilung unterstützt

Die Belastbarkeit von Kapsel-Band-Strukturen ist nach Verletzungen in Bezug auf Zugspannungen deutlich herabgesetzt

2 Übersicht über Knochen- und Kapsel-Band-Verletzungen

Florian Schneider

2.1 Frakturen

2.1.1 Allgemeine Frakturlehre

Ursachen

Bei einer Knochenverletzung wird die mechanische Belastbarkeit eines Knochens durch direkte oder indirekte Gewalteinwirkung überschritten (**Tab. 2.1**). Es kommt es zu einer Kontinuitätsunterbrechung des Knochens, der in zwei oder mehr Fragmente (Bruchstücke) getrennt wird.

Tab. 2.1 Ursache von Knochenverletzungen

Art der Gewalteinwirkung	Verletzungsmechanismus
direkt	Schlag, Stoß
indirekt	Drehung, Biegung

Daneben gibt es *Sonderfälle*, bei denen Knochen entweder nicht vollständig durchtrennt werden oder schon bei relativ geringer Belastung brechen:

- *Grünholzfraktur*: der Knochen ist in seiner Kontinuität unterbrochen, das Periost ist intakt (bei Kindern vor Abschluss des Knochenwachstums, siehe Kap. 2.2).
- *Spontanfraktur*: der Knochen bricht ohne adäquates Trauma (bei geringer Gewalteinwirkung), z.B. bei Tumoren, Osteoporose, etc. (pathologische Fraktur).
- *Ermüdungsbruch*: chronische Überlastung führt zu einer nachlassenden Stabilität des Knochens, z.B. bei Fehlstellungen, erhöhter Aktivität (Marschfraktur).

Einteilung der Frakturen

Frakturen können nach der Bruchform unterteilt werden. In **Tab. 2.2** werden die häufigsten Bruchformen dargestellt.

Tab. 2.2 Bruchformen

Fraktur	Bruchform	Ärztliche Therapie
Abb. 2.1 Querfraktur	Frakturlinie verläuft gerade und nahezu senkrecht zum Schaft	- *konservativ:* Extensionsbehandlung, Ruhigstellung mit Gips, Schiene oder andere Orthesen - *operativ:* Stabilisation mittels Plattenosteosynthese, Marknagelung oder Spickdrähten
Abb. 2.2 Schrägfraktur	Frakturlinie verläuft nicht senkrecht zum Schaft sondern um mindestens 30° gekippt	- *konservativ:* Extensionsbehandlung, Ruhigstellung mit Gips, Schiene oder anderer Orthese - *operativ:* Stabilisation mittels Plattenosteosynthese, Marknagelung oder Spickdrähten

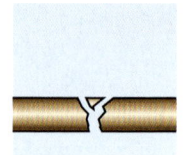

Abb. 2.3 Biegungsfraktur mit Biegekeil

durch eine senkrecht auf den Schaft wirkende Kraft entsteht eine Biegebeanspruchung; diese bewirkt einen Y-förmigen Frakturverlauf, auf der Seite der einwirkenden Kraft entsteht ein keilförmiges Fragment

- *konservativ:* Ruhigstellung mit Gips, Schiene oder anderer Orthese
- *operativ:* Stabilisation mittels Plattenosteosynthese, Marknagelung, zusätzlich evtl. Fixation des Biegungskeil mittels Zugschraube

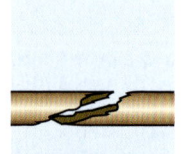

Abb. 2.4 Spiralfraktur

durch eine zu starke Beanspruchung im Sinne einer Torsion entsteht eine spiralförmige Frakturlinie

- *konservativ:* Ruhigstellung mit Gips, Schiene oder anderer Orthese
- *operativ:* Stabilisation mittels Plattenosteosynthese oder Marknagelung

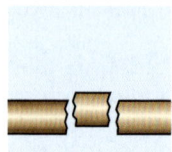

Abb. 2.5 Zweietagenfraktur

zwei parallele Querfrakturen an einem Knochen

- *konservativ:* Ruhigstellung mit Gips, Schiene oder anderer Orthese
- *operativ:* Stabilisation mittels Plattenosteosynthese oder Marknagelung

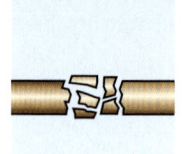

Abb. 2.6 Mehrfragmentfraktur

Fraktur mit mehr als 3 Knochenfragmenten, entsteht bei entsprechend großer, oftmals quetschender Gewalteinwirkung
- 4-6 Fragmente = Mehrfragmentfraktur
- \> 6 Fragmente = Trümmerfraktur

- *konservativ:* wegen schlechter Prognose keine konservative Therapie üblich
- *operativ:* zum Wiederherstellen eines knöchernen Verbundes oft Mischverfahren aus Platten-, Schrauben-, Zuggurtungsosteosynthesen oder Fixateur externe, je nach Lokalisation Spezialverfahren, z. B. Ulmer Platte bei Kalkaneusfrakturen

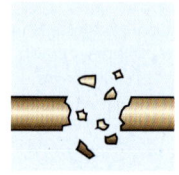
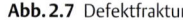

Abb. 2.7 Defektfraktur

starke Schädigung des Knochens mit vielen kleinen Knochenfragmenten, die teilweise operativ nicht mehr in Verbund gebracht werden können

- *konservativ:* nicht möglich
- *operativ:* Entfernen der zu kleinen Fragmente, Readaptation des distalen Fragments an das proximale mittels Fixateur externe, bei zu großem Längenverlust nach knöchernen Ausheilung Verlängern über Treppenosteotomie oder andere interne oder externe Verfahren (s. Krischak 2004)

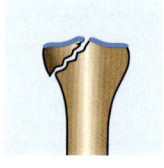

Abb. 2.8 Gelenkfraktur

Frakturlinie im Gelenkbereich, Schädigung des Gelenkknorpels

- *konservativ:* nur wenn keine Gelenkstufe besteht; Ruhigstellung mit Gips, Schienen oder anderer Orthesen
- *operativ:* Rekonstruieren der Gelenkflächen und Stabilisierung mittels Spickdraht, Zugschrauben, Platten- oder Zuggurtungsosteosynthesen

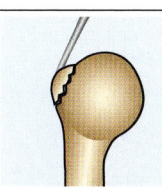 Abriss/Abscherung von Knochenvorsprüngen, oft mit Dislokation des abgerissenen Fragments durch den Zug ansetzender Muskeln

- *konservativ:* wenn das Fragment nicht disloziert Ruhigstellung mit Gips, Schienen und anderen Orthesen
- *operativ:* Refixieren des Fragments mit Zug- oder Kleinfragmentschrauben, Drahtzuggurtung oder Plattenosteosynthese

Abb. 2.9 Abrissfraktur

Offene und geschlossene Frakturen

Grundsätzlich unterscheidet man zwischen offenen und geschlossenen Frakturen. Bei offenen Frakturen wird die Haut und der Weichteilmantel durch Gewalteinwirkung von außen oder durch Knochenfragmente von innen zerstört. Die Wunden können verschmutzen und es besteht eine erhöhte Infektionsgefahr (siehe Kap. 3). Offene Frakturen müssen immer operativ versorgt werden. Sie werden in drei Schweregrade eingeteilt. Die Einteilung bezieht sich auf das Ausmaß der Weichteilschädigung und die Größe der Hautläsion (siehe auch Krischak 2005).

Bei geschlossenen Frakturen bleibt die umgebende Haut intakt. Es kann aber durch spitze Fragmente ebenfalls zur Schädigung von Weichteilen kommen.

Klassifikation der Frakturen

Die Arbeitsgemeinschaft für Osteosynthese (AO) hat eine Klassifikation von Frakturen eingeführt (Müller 1995).

Bei dieser Einteilung werden den verschiedenen Verläufen bzw. der Lokalisation der Frakturen die Buchstaben a, b oder c zugeordnet. Die Schweregrad ist von a nach c aufsteigend.
- Die meisten „a" Frakturen sind ohne Gelenkbeteiligung,
- die meisten „c"- Frakturen mit Gelenkbeteiligung.

Um den Schweregrad weiter zu beschreiben werden den Buchstaben Ziffern von 1 bis 3 zugeordnet. Auch diese sind nach Schwere aufsteigend. Für die entsprechende Ziffernzuordnung sind häufig der Grad der Dislokation und die Anzahl der Fragmente entscheidend.

Die Klassifikation gibt einen Hinweis auf die notwendige Therapie und die Prognose. Dies bedeutet, dass eine Fraktur, die als „a 1-Fraktur" klassifiziert wurde, weniger aufwendig therapiert werden muss und eine bessere Prognose hat als eine „c 3 Fraktur" im selben Gebiet.

Zusammenfassung

- Frakturen entstehen durch direkte oder indirekte Gewalteinwirkung.
- Die Bruchform ist abhängig von der Richtung und der Größe der einwirkenden Kraft.
- Kommt es zu einer Verletzung der Weichteile und der Haut, spricht man von einer offenen Fraktur.
- Die Klassifikation von Frakturen erfolgt nach Richtlinien der Arbeitsgemeinschaft für Osteosynthese entsprechend dem Schweregrad der Verletzung, der indizierten Behandlung und der Prognose für die Knochenbruchheilung.

2.1.2 Frakturheilung

Die Frakturheilung findet wie bei anderen Geweben in verschiedenen Phasen statt. Der Ablauf dieser Phasen ist gegenüber der Heilung anderer Gewebe beschleunigt, die Funktion verletzter Knochen ist früher wieder hergestellt (van den Berg 2003).

Bei der *konservativen* Behandlung bildet sich bindegewebiger Kallus, der anschließend verknorpelt und schließlich in Knochen umgebaut wird (sekundäre Frakturheilung). Voraussetzung für eine störungsfreie Heilung ist die vollständige Ruhigstellung, die meist nur zu erreichen ist, wenn die angrenzenden Gelenke ebenfalls ruhig gestellt werden.

Eine *frühfunktionelle* Behandlung ist dann möglich, wenn die Fragmente relativ stabil ineinander gestaucht sind und trotz Bewegung nicht mit einer Dislokation zu rechnen ist. Vor allem bei älteren Menschen nimmt man den Nachteil einer nicht exakten Reposition in Kauf, um das Risiko einer länger dauernden Immobilisation zu verringern.

Bei der *operativen* Behandlung werden die Fragmente nach der Reposition osteosynthetisch stabilisiert (primäre Frakturheilung). In der Regel ist der Knochen danach bewegungs- und oft auch belastungsstabil. Immobilisationsschäden sind bei komplikationslosem Verlauf nicht zu erwarten. Die Wundheilungsphasen des Knochens beeinflussen wegen der primären Stabilität nicht die Behandlung. Der Zustand der Weichteile kann die Behandlungsmöglichkeiten beeinflussen. Qualitativ unterscheiden sich die primäre und die sekundäre Frakturheilung nicht (Trentz, Bühren 2001, s. a. Krischak 2004).

In **Tab. 2.3** sind die Vor- und Nachteile der unterschiedlichen Verfahren zusammengefasst.

> *Ist bei einer osteosynthetisch versorgten Fraktur im Röntgenbild eine wolkige Aufhellung erkennbar, ist dies ein Hinweis auf Kallusbildung. Damit kann sich eine drohende Pseudarthrose andeuten (mangelnde Fixation, Störung der Wundheilung), es kann sich aber auch um einen erwünschten Vorgang handeln. Es gibt auch operativ versorgte Frakturen, bei denen eine sekundäre Knochenheilung stattfindet!*

Tab. 2.3 Vor- und Nachteile der konservativen und operativen Versorgung

Art der Versorgung	Vorteile	Nachteile
konservativ	▪ keine weitere Gewebsschädigung, ▪ kein Operationsrisiko	▪ Reposition nicht immer exakt möglich ▪ Gefahr von Immobilisationsschäden wegen langer Ruhigstellung, v. a. in den angrenzenden Gelenken und der Muskulatur
funktionell	▪ keine Immobilisationsschäden, ▪ schnelle Belastbarkeit, ▪ Bewegungsstabilität	▪ häufig Restfunktionsstörungen wegen nicht exakter Stellung der Fragmente, ▪ Risiko der Dislokation, ▪ nur in wenigen Fällen möglich
operativ	▪ exakte Reposition, ▪ keine Immobilisationsschäden, ▪ schnelle Belastbarkeit, ▪ Bewegungsstabilität, ▪ geringer Einfluss der Wundheilungsphasen auf die Behandlung	▪ Gewebeschäden durch die Operation (erneute Traumatisierung), ▪ Narkoserisiko, ▪ Infektionsrisiko ▪ Gefahr einer schlechteren Durchblutung der Fragmente (Trentz, Bühren 2001)

Komplikationen

Frakturen verursachen einen Stabilitätsverlust, der in der Regel mit erheblichen Schmerzen verbunden ist. In Abhängigkeit von der Knochenform, dem Ausmaß und der Lokalisation der Fraktur können verschiedene Komplikationen auftreten (s. **Tab. 2.4**).

Tab. 2.4 Schwerwiegende Komplikationen bei Frakturen

Verletzung	Komplikation	Ursache
▪ Fraktur großer Röhrenknochen, ▪ Beckenbrüche	▪ hämorrhagischer Schock	▪ großer Blutverlust
▪ Fraktur großer Röhrenknochen, ▪ ausgedehnte Weichteilverletzungen	▪ Fettembolie	▪ Fettpfropfen verschließt Gefäß in der Lunge
▪ offenen Frakturen	▪ Infektion, mit nachfolgender – Wundheilungsstörung, – Osteomyelitis, – Sepsis	▪ ausgedehnter Keimbefall, ▪ Abwehrschwäche bei schwerwiegenden Verletzungen, ▪ Durchblutungsstörungen im Frakturbereich bei Verletzung großer Gefäße
▪ offene Fraktur, ▪ spitze, dislozierte Fragmente	▪ Weichteilschäden (s. Kap. 3)	▪ Verletzung von Weichteilen durch einwirkendes Trauma oder Knochenfragmente
▪ bei allen Frakturformen	▪ Wundheilungsstörungen	▪ Verletzung großer Gefäße, ▪ Durchblutungsstörungen
▪ bei distalen Extremitätenverletzungen	▪ Sympathische Reflexdystrophie (SRD, siehe Kap. 3.2.5)	▪ unbekannt, ▪ häufiger bei Frauen

2.1.3 Prinzipien der Physiotherapie bei Frakturen

Die physiotherapeutische Nachbehandlung erfolgt in Abhängigkeit von der ärztlichen Behandlung, der Wundheilung und der Rehabilitationsphase (s. Kap. 1.1.4). Auf Besonderheiten, die bei der Behandlung spezieller Frakturen beachtet werden müssen, wird an entsprechender Stelle hingewiesen.

> *Entscheidend sind in erster Linie die Vorgaben des behandelnden Arztes. Begleitverletzungen können zu deutlichen Abweichungen von diesem Schema führen. Im Verlauf der Heilung nimmt die Stabilität und Belastbarkeit in der Regel zu.*

Physiotherapie bei Schaftfrakturen

Bei Schaftfrakturen müssen Physiotherapeuten die Beweglichkeit in angrenzende Gelenke frei halten. Die Bezeichnung „angrenzende Gelenke" beschränkt sich hierbei nicht nur auf die vom geschädigten Knochen gebildeten Gelenke (die bei konservativer Behandlung ohnehin fixiert sind), sondern auf alle Gelenke welche durch die Verletzung in ihrer Mobilität beeinträchtigt sind, etwa durch die Mitbeteiligung von Nerven und mehrgelenkige Muskeln. Ebenso muss darauf geachtet werden, welche Veränderungen im Bewegungsverhalten (insbesondere Schonhaltungen) festzustellen sind und ob diese physiotherapeutisch verbessert werden können.

Physiotherapie bei Gelenkfrakturen
Bei Gelenkfrakturen kommt es häufig zu Dislokationen und dadurch zur Bildung von Gelenkstufen. Bei Mehrfragment- oder Trümmerfrakturen ist eine längere Ruhigstellung des Gelenks (z. B. mittels Fixateur externe) erforderlich. Es kann dadurch zu einem Verlust der Beweglichkeit kommen.

Die Mobilisation betroffener Gelenke beginnt, sobald eine ärztliche Verordnung vorliegt. Dies kann bereits unmittelbar nach der Operation sein, bei konservativ versorgten Gelenkfrakturen nach der Ruhigstellung. Hilfsmittel wie Bewegungsschienen können die Arbeit der Therapeuten unterstützen. Physiotherapeuten müssen angrenzende Gelenke bewegen, um Kontrakturen zu verhindern.

Wird eine Gelenkfraktur nur lagerungsstabil versorgt, kann das betroffene Gelenk eventuell in unterschiedlichen Gelenksstellungen gelagert werden. Schon im akuten Stadium können thermo- und elektrotherapeutische Anwendungen den Gelenkstoffwechsel positiv beeinflussen und somit den Heilungsprozess v. a. des Gelenkknorpels fördern (van den Berg 2000).

Da fast jedes Trauma eine Tonusveränderung der Muskulatur nach sich zieht, müssen möglichst früh aktive Dehn- und Entspannungstechniken (z. B. PNF, contract-relax) eingesetzt werden, um einer strukturellen Verkürzung der Muskulatur (Sarkomerabbau) vorzubeugen. Manuelle Techniken wie die Traktion unterstützen die Heilung, solange sie nicht überdosiert sind.

Kommt es im weiteren Verlauf zu kapsulär bedingten Bewegungseinschränkungen liegt der Schwerpunkt der Behandlung auf dem Wiederherstellen der freien Beweglichkeit mit manuellen Techniken. Knöchern bedingte Bewegungseinschränkungen können mit physiotherapeutischen Behandlungstechniken nicht behoben werden. In diesem Fall muss mit dem behandelnden Arzt über das weitere Vorgehen gesprochen werden.

> *Ist abzusehen, dass die vollständige Beweglichkeit eines Gelenks nicht wieder herzustellen ist, müssen Patienten Kompensationenmechanismen einüben, mit denen sie die Aufgaben des täglichen Lebens bewältigen können. Physiotherapeuten können sie dabei unterstützen und helfen, die Erwartungen hinsichtlich der Funktion verletzter Strukturen zu korrigieren.*

Physiotherapie bei Abrissfrakturen
Bei Abrissfrakturen kann es aus verschiedenen Gründen zu Bewegungseinschränkungen unmittelbar benachbarter Gelenke kommen. Mögliche Gründe hierfür sind:
- *Dislokation*: da sich die Knochenvorsprünge in Gelenknähe befinden, kann bereits eine geringfügige Dislokation zu einem Bewegungshindernis werden. Einschränkungen der aktiven und passiven Beweglichkeit sind die Folge (**Abb. 2.10**).
- *gestörte Muskelfunktion*: da keine feste Verbindung zum Knochen mehr besteht, verlieren die am Fragment ansetzenden Muskeln zumindest teilweise ihre Funktion in Bezug auf das zugehörige Gelenk.
- *Schmerzen*: das Anspannen der am abgerissenen Fragment ansetzenden Muskulatur kann Schmerzen verursachen.
- *Limitierung der Bewegung*: um eine gute Heilung zu gewährleisten, müssen Bewegungen limitiert werden, bei denen es durch das Anspannen der am Fragment ansetzenden Muskeln zu einer Zugwirkung auf den Frakturspalt kommt. Dies gilt auch, wenn das Fragment operativ fixiert wurde.

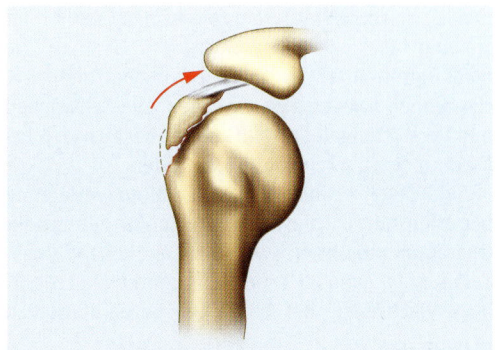

Abb. 2.10 Abrissfraktur des Tuberculum majus mit Dislokation unter das Akromion.

Einschränkungen der Beweglichkeit nach Abrissfrakturen dürfen nur behandelt werden, wenn keine medizinischen Gründe dagegen sprechen (s. o.). Neben einer Störung der Frakturheilung kann es zu einer Schädigung der Weichteile kommen (siehe Kap. 3).

> Die Zugspannung, die beim Anspannen der Muskulatur auftritt, ist in der Regel deutlich größer als die Zugspannung, die passiv durch das Dehnen der Muskeln oder durch Bänder übertragen wird. Deshalb soll ohne Widerstand bewegt werden.

Physiotherapie bei Frakturen kurzer Knochen

Kurze Knochen haben im Verhältnis zu ihrer Masse und Größe vergleichsweise viele und große Gelenkflächen. Daher sind bei Frakturen sehr häufig Gelenke mitbetroffen. Kalkaneusfrakturen z. B. treten zu mehr als $^2/_3$ mit Gelenkbeteiligung auf. Auch Mehrfragment- bzw. Trümmerfrakturen sind relativ häufig. Da kurze Knochen oft über sehr wenige und sehr kleine Gefäße versorgt werden, ist die Gefahr von Knochennekrosen, Pseudarthrosen oder Infektionen besonders groß, weil die Gefäße bei Frakturen kurzer Knochen häufig mit verletzt werden.

Gelenkflächen und der Korpus mit eventuell vorhandenen Knochenvorsprünge liegen bei kurzen Knochen eng beieinander. Je nach Fraktur kann es deshalb gleichzeitig zu all den Schwierigkeiten und Limitierungen kommen, die bei Schaft-, Gelenk- und Abrissfraktur an langen Knochen auftreten können.

Generell heilen kurze Knochen deutlich langsamer als lange Knochen. Lange Knochen können in der Regel nach 6 bis 8 Wochen wieder voll belastet werden. Kurze Knochen sind oft erst nach 12 bis 14 Wochen wieder voll belastbar.

2.2 Frakturen bei Kindern

Christian Münzing

2.2.1 Frakturformen

Frakturen bei Kindern zeigen eine gute Heilungstendenz. Kindlicher Knochen heilt besser als der von Erwachsenen. Fehlstellungen werden durch die Anpassung der Wachstumsprozesse leichter ausgeglichen. Dies gilt v. a. für seitliche Verschiebungen und Achsenfehler, weniger für Rotationsfehler. Weil auch die Folgen einer länger dauernden Immobilisierung bei Kindern geringer sind, können Frakturen bei Kindern in den meisten Fällen konservativ behandelt werden. Physiotherapie ist nach der Ruhigstellung oft nicht erforderlich, weil Gelenke, die nicht unmittelbar von der Verletzung betroffen waren schnell wieder mobil werden. Die Schwächen und Verkürzungen der Muskulatur bessern sich bei Kindern durch spielerische Aktivitäten.

Sind Gelenke unmittelbar von einer Verletzung betroffen, müssen diese nach der Ruhigstellung oder Operation mobilisiert werden. Der Behandlungszeitraum ist dann aber meistens deutlich kürzer als bei Erwachsenen und nach einer guten ärztlichen Behandlung können die Betroffenen mit einem guten Behandlungsergebnis rechnen. Probleme kann es bei Verletzungsformen geben, die vorwiegend nur im Kindesalter auftreten: Grünholzfrakturen und Verletzungen der Epiphysenfugen.

Grünholzfrakturen

Grünholzfrakturen treten als Schaftfrakturen von Röhrenknochen, v. a. des Unterarms, auf. Dabei reißt die Kortikalis auf der Konvexseite (bezogen auf die Biegebeanspruchung), während sie auf der Konkavseite teilweise intakt bleibt. Das Periost bleibt unverletzt. Grünholzfrakturen lassen sich gut einrichten und heilen relativ schnell. Es kann aber auch ausgehend von der intakten Kortikalis der Konkavseite zu einem Zug auf den Knochen und somit zu einem Rezidiv der Fehlstellung kommen (Burri 1982).

Verletzungen der Epiphysenfugen

Das Längenwachstum von Knochen findet in der Epiphysenfuge statt. Diese besteht aus unterschiedlichen Wachstumszonen, von denen die Mineralisationszone mechanisch betrachtet eine Schwachstelle ist. Nach Aitken unterscheidet man drei Ver-

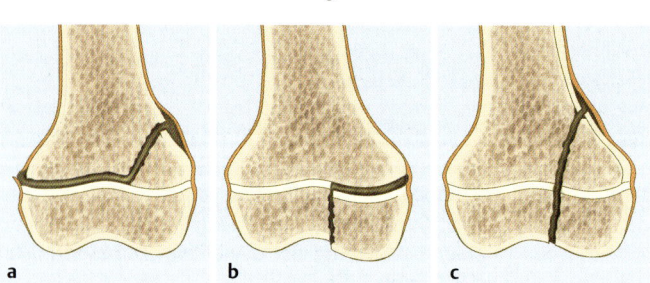

Abb. 2.11 a–c Klassifikation der Epiphysenverletzungen nach Aitken. **a** Typ Aitken I mit metaphysärem Fragment. **b** Typ Aitken II mit epiphysärem Fragment. **c** Typ Aitken III mit epi-metaphysärem Fragment.

letzungsformen (**Abb. 2.11a–c**) (Burri 1982, Trentz, Bühren 2001).

Die Prognose für Aitken I-Verletzungen, die meist durch Scherkräfte entstehen und bei denen die Wachstumsfuge selbst unverletzt bleibt, ist gut. Es kommt nur selten zu Wachstumsstörungen, da lediglich die perichondrale Blutversorgung vorübergehend gestört wird.

Verletzungen der Formen Aitken II und III haben eine schlechtere Prognose. Zum einen sind immer Teile der Gelenkfläche betroffen, zum anderen ist die Wachstumsfuge verletzt und es kann zu Störungen des Längenwachstums kommen. Dies ist v. a. dann der Fall, wenn der Frakturspalt nicht vollständig geschlossen wird und sich zwischen Epiphyse und Metaphyse knöcherne Brücken bilden, die beide Anteile des Knochens gewissermaßen aneinander klammern. Um dies zu verhindern, werden Frakturen der Epiphysenfuge in den meisten Fällen operativ versorgt.

2.3 Kapsel-Band-Verletzungen

Bei Gelenkverletzungen kommt es unabhängig von der Verletzung knöcherner Strukturen häufig zu Verletzungen des Kapsel-Band-Apparates. Dies geschieht vor allem dann, wenn die Gewalteinwirkung nicht axial, sondern seitlich auftritt oder das Gelenk in eine extreme, nicht seiner Beweglichkeit entsprechende Position gezwungen wird.

Das Ausmaß der kapsulären und ligamentären Schädigung hängt vom Verletzungsmechanismus und der Stärke des Traumas ab. In der Traumatologie haben sich verschiedene Bezeichnungen etabliert, welche die verschiedenen Schweregrade bzw. Schädigungsarten beschreiben. In der **Tab. 2.5** sind die wichtigsten Verletzungen aufgeführt und kurz beschrieben.

Bei allen Kapsel-Band-Verletzungen kann es zu knöchernen Begleitverletzungen kommen. Umgekehrt können bei gelenknahen Frakturen immer auch Anteile des Kapsel-Band-Apparates mit verletzt werden.

2.3.1 Auswirkungen von Kapsel-Band-Verletzungen

Instabilität

Die meisten Kapsel-Band-Verletzungen verursachen einen Stabilitätsverlust im betroffenen Gelenk. Hierfür können mehrere Mechanismen verantwortlich sein:
- Ein Gelenkerguss erhöht den Gelenkinnendruck. Die Adhäsionskräfte im Gelenk werden kleiner. Die Gelenkpartner haften nicht mehr so stark aneinander.
- Die überdehnten oder gerissenen Kapsel-Band-Strukturen sind zu locker um genügend Stabilität zu gewährleisten.
- Die Führung der Gelenkbewegungen leidet, wenn Kapsel-Band-Strukturen überdehnt oder gerissen sind.
- Propriozeptoren in den Bändern und der Kapsel sprechen in überdehntem Zustand später auf spezifische Belastungen an. Dies beeinträchtigt den Tonus und die Aktivität der gelenkumgebenden Muskulatur. Die Koordination verschlechtert sich.

Patienten mit Bandersatzplastiken (z. B. nach Ruptur des vorderen Kreuzbandesr) haben häufig das Gefühl, ihr Gelenk sei instabil, obwohl der Bandersatz objektiv eine ausreichende Stabilität gewährleistet. Der Grund hierfür ist die fehlende Propriozeption.

Alle oben genannten Mechanismen bieten einen Ansatzpunkte für die ärztliche und physiotherapeutische Behandlung.

Tab. 2.5 Merkmale häufiger Kapsel-Band-Verletzungen

Verletzung	Merkmale
Kontusion (Prellung)	- entsteht durch stumpfe Gewalteinwirkung, - kommt es zur Verletzung der Membrana synovialis oder anderer Binnenstrukturen kommt es zu einem blutigen Gelenkerguss (Hämarthros)
Distorsion (Zerrung)	- entsteht bei indirekter, nicht axialer Gewalteinwirkung, - neben der Überdehnung der Gelenkkapsel kann es zur Überdehnung von Gelenkbändern kommen
Luxation (Ausrenkung)	- kann durch direkt und indirekte Gewalteinwirkung entstehen, - die Gelenkpartner werden durch die Gewalteinwirkung soweit von einander entfernt, dass sie nur noch teilweise oder gar nicht mehr in Verbindung stehen, - die Kontinuität des Gelenks ist aufgehoben
Bänderriss	- entsteht überwiegend durch seitlich auf das Gelenk einwirkende Kräfte, - die Ruptur eines Gelenkbandes verursacht eine Instabilität - knöcherne Ausrisse müssen operiert werden

Bewegungseinschränkungen

Unmittelbar nach einer Verletzung ist die Beweglichkeit des betroffenen Gelenks deutlich reduziert. Dies hat verschiedene Ursachen:
- Kapsel-Band-Verletzungen verursachen häufig einen Gelenkerguss. Der Erguss überdehnt die Gelenkkapsel und verursacht Schmerzen. Weil es bei Bewegungen zu einer weiteren Dehnung der Kapsel kommt vermeiden Betroffene unwillkürlich Bewegungen des betroffenen Gelenks.
- Wegen der Schmerzen kommt es reflektorisch zu einer Hypertonie der gelenkumgebenden Muskulatur. Dadurch wird die Beweglichkeit des verletzten Gelenks herabgesetzt.

Beide Ursachen für die posttraumatische Bewegungseinschränkung sind physiologisch und schützen das Gelenk vor weiteren Schäden. Mit dem Abklingen der Entzündung nehmen Schmerzen und Schwellung ab. Die Beweglichkeit wird wieder besser.

Im weiteren Verlauf der Wundheilung kann die Beweglichkeit durch die Bildung wasserlöslicher Crosslinks gestört sein. Auf die spätere Beweglichkeit haben diese noch keinen nachteiligen Einfluss. Erst wenn wasserlösliche Crosslinks nach etwa 6 Wochen in bindegewebige Gewebebrücken umgebaut werden, entstehen strukturelle Bewegungseinschränkungen, die mit forcierten Techniken behandelt werden müssen (s.u.).

Komplikationen

Bei einer intraartikulären Fraktur kann sich z.B. ein blutiger Gelenkerguss, ein Hämarthros bilden. Dieser muss sofort vom Arzt punktiert werden, da er die Synoviaproduktion und die Gelenkknorpelernährung stört. Außerdem kann er zum Nährboden für eine Arthrofibrose werden. Bei einer Arthrofibrose schrumpft die Gelenkkapsel und es kommt in der Gelenkhöhle zu bindegewebigen Verwachsungen. Eine massive Bewegungseinschränkung ist die Folge. Diese kann so massiv sein, dass sie nur operativ behandelt werden kann.

> *Bei akuten Gelenktraumen kann eine weitere (operative) Traumatisierung die Entstehung einer Arthrofibrose begünstigen. Aus diesem Grund werden häufig arthroskopische Operationen (z.B. Kreuzbandplastik) erst dann durchgeführt, wenn im entsprechenden Gelenk keine akute Reizung mehr vorliegt.*

2.3.2 Wundheilung von Gelenkkapsel und Gelenkbändern

Gelenkkapsel

Die Heilung von Gelenkkapseln verläuft in den bekannten Heilungsphasen. In der Entzündungsphase (Dauer je nach Verlauf ca. 5 Tage) werden Belastung und Bewegung limitiert. Ist der akute Gelenkerguss deutlich zurück gegangen kann die Belastung gesteigert werden, während die Bewegungslimitierung weiter eingehalten werden muss. Die bei Bewegungen auftretenden Zugkräfte können die Heilung geschädigter Kapsel-Band-Strukturen beeinträchtigen. Am Beispiel der Kreuzbänder des Kniegelenks erkennt man, wie sich die Spannung der Bänder in Abhängigkeit von der Gelenkbewegung ändert (s. **Tab. 2.6**).

Tab. 2.6 Spannung der Kreuzbänder bei verschiedenen Kniegelenksstellungen

Gelenkstellung	Spannungszustand
0–5° Extension	Vorderes Kreuzband (VKB) komplett angespannt, obere Anteile des hinteren Kreuzband (HKB) angespannt
0–60° Flexion	Spannung beider Bänder nimmt ab
60–90° Flexion	Spannung des HKB nimmt zu (HKB>VKB)
90–120° Flexion	Spannung des VKB steigt, bleibt aber unter der des HKB
Innenrotation	VKB und HKB wickeln sich umeinander, Spannung beider Bänder nimmt zu
Außenrotation	VKB und HKB entspannen

Ganz auf Bewegung verzichten sollte man in dieser und der anschließenden Phase der Wundheilung (Proliferationsphase) allerdings nicht. Bewegung ist der physiologische Reiz, der dafür sorgt, dass sich das neu gebildete Kollagen im Wundgebiet entsprechend der geforderten Funktion organisiert. Die Proliferationsphase dauert bei Kapsel- und Bandgewebe etwa 6 Wochen. Danach setzt die Umbauphase ein. Spätestens dann sollte eine Bewegungslimitierung nicht mehr notwendig sein.

Um die Propriozeption zu schulen, können Patienten schon in der Proliferationsphase im Rahmen der erlaubten Bewegungen und Belastungen funktionelle Übungen machen. Diese sollten sich immer an den Anforderungen orientieren, die im Alltag an das Gelenk gestellt werden. Bei der Behandlung von Gelenken der unteren Extremität werden deshalb oft Übungen eingesetzt, die Bewegungsmuster beinhalten, die sich am menschlichen Gang orientieren. Übungen im geschlossenen System gewährleisten eine gute Gelenksicherung (siehe Kap. 6). Besteht noch eine Belastungslimitierung, kann eine Personenwaage als Hilfsmittel eingesetzt werden.

Durch eine Steigerung der Belastung muss in der Umbauphase dafür gesorgt werden, dass sich die Belastbarkeit des neu gebildeten Gewebes erhöht. Mit reaktiven Übungen und dem Training auf labilen Untergründen bereitet man Patienten auf sportspezifische Belastungen vor.

Bänder

Bandrupturen heilen ähnlich gut wie die Kapselverletzungen. Ist die Kontinuität eines Bandes nicht vollständig unterbrochen (Teilruptur), kann sich das neu bildende Gewebe am Verlauf der noch bestehenden Fasern orientieren. Anders verhält es sich bei Totalrupturen. Hier sind die Heilungschancen abhängig von der Art des Bandes.

Kapsuläre Bänder werden über die Gelenkkapsel gut mit Nährstoffen versorgt und können sich entlang der Kapsel als Führungsstruktur (van den Berg 1999, S.142) neu organisieren. Eine vorübergehende Limitierung der Bewegung und ein vorsichtiger Wiederaufbau der Belastung bringen meist gute Ergebnisse.

Bei intra- und extrakapsulären Bändern sind die Voraussetzungen für eine vollständige Heilung schlechter. Zum einen ist die Versorgung mit Nährstoffen wegen der schlechteren Durchblutung nicht so gut wie bei kapsulären Bändern. Zum anderen liegen die Abrissenden meist so weit auseinander, dass spontan keine Kontinuität der kollagenen Fasern – und damit auch keine Stabilität – erreicht werden kann. Die Gefahr der Narbenbildung ist erhöht. Will man eine gute Stabilität der gerissenen Bänder erreichen ist daher eine Operation erforderlich (s. u.).

Zusammenfassung

- Die Belastbarkeit von Kapsel-Band-Strukturen ist nach Verletzungen in Bezug auf Zugspannungen deutlich herabgesetzt.
- Kapselverletzungen haben gute Heilungschancen. Während der Entzündungsphase muss sowohl die Belastung wie auch die Bewegung reduziert werden. Danach kann die axiale Belastung schnell gesteigert werden, während die Bewegung wegen der auftretenden Zugspannungen länger limitiert werden muss (bis zu 6 Wochen nach der Verletzung).
- Die Heilungschancen von Bandverletzungen hängen vom Bandtyp ab. Kapsuläre Bänder haben bessere Chancen spontan zu heilen als intra- und extrakapsuläre Bänder. Während kapsuläre Bänder gut mit Nährstoffen versorgt werden und sich entlang der Kapsel neu organisieren können, ist die Durchblutung intra- und extrakapsulärer Bänder meist schlechter und es fehlt ihnen die Führungsstruktur.

2.3.3 Therapie von Kapsel-Band-Verletzungen

Physiotherapie

Das therapeutische Vorgehen richtet sich nach dem Ausmaß der Verletzung und dem Stand der Wundheilung.

Therapie in Abhängigkeit von den Wundheilungsphasen

Entzündungsphase
Die Therapie in der Entzündungsphase ist ein Stück weit davon abhängig, ob Blutgefäße im Gelenk verletzt sind. Ist dies der Fall, besteht die Gefahr, dass sich ein Hämarthros bildet. Ein blutiger Gelenkerguss schädigt mit der Zeit den Gelenkknorpel (van den Berg 1999). Deshalb wird das Gelenk bei Verdacht auf einen blutigen Erguss vom behandelnden Arzt punktiert.

> *Ein Hämarthros nach einem Gelenktrauma ist immer ein Hinweis darauf, dass gut durchblutete Binnenstrukturen verletzt wurden. Unblutige Ergüsse weisen auf eine Veränderung der Permeabilität der Membrana synovialis, z. B. durch Überdehnung oder die Verletzung weniger gut durchbluteter Strukturen (z. B. Gelenkknorpel, Menisken) hin.*

Da blutige und unblutige Gelenkergüsse eine deutliche Störung der Gelenkmechanik und Stabilität verursachen, müssen Physiotherapeuten mit abschwellenden Maßnahmen versuchen, das Ausmaß der Schwellung zu begrenzen. Hierzu eignen sich im akuten Stadium
- Hochlagern,
- Kühlen,
- Entlasten

des verletzten Gelenks. Bewegung in geringem Umfang kann helfen, den Schmerz zu reduzieren. Durch die Mechanorezeptorenaktivität wird der nozizeptive Input überlagert (siehe Kap. 1.4).

Beispiel: Bekommt ein Fußballspieler einen schmerzhaften Schlag auf das Sprunggelenk, kann er zunächst kaum auftreten, gehen oder laufen. Mit ein paar Schritten nimmt der Schmerz ab und er kann plötzlich wieder normal am Spiel teilnehmen. Viele Zuschauer vermuten dann natürlich, dass der Spieler nur „markiert" hat, obwohl ein physiologischer Mechanismus (Gate-control-Theorie) für die schnelle Beschwerdebesserung verantwortlich war (Brügger 1980).

Die Beweglichkeit ist unmittelbar nach dem Trauma durch eine reflektorische Tonuserhöhung der Muskulatur herabgesetzt. Die Bewegungseinschränkung ist physiologisch und unterstützt den Heilungsprozess. „Aggressive" Maßnahmen wie Dehnungen und forcierte manuelle Techniken sind in dieser Phase kontraindiziert.

Der Schwerpunkt der physiotherapeutischen Behandlung liegt bei Maßnahmen, welche die Wundheilung unterstützen und dafür sorgen, dass die Entzündung möglichst rasch vorüber geht. Hierzu eignen sich:
- die Manuelle Lymphdrainage, da sie die Schwellung reduziert und den Stoffwechsel im Gelenk verbessert;
- leichte Traktionen der Stufe I;
- passive Mobilisation im erlaubten bzw. möglichen Bewegungsausmaß ohne Provokation von Schmerzen, bei großen Gelenken auch mit motorgetriebenen Bewegungsschienen (CPM = continuous passiv motion).

Weichteiltechniken, Wärme und Elektrotherapie im segmentalen Bereich unterstützen die Heilung.

> *Mit passiven Bewegungen auf der Motorschiene kann man den Gelenkstoffwechsel gut unterstützen. Bewegungslimits müssen dabei aber genau eingehalten und die Schiene muss für den Patienten exakt angepasst werden. Falscher Ehrgeiz ist fehl am Platz. Will man die Bewegung mit der Schiene über die gesetzten Grenzen erweitern, können genau so erneute Verletzungen auftreten wie bei anderen Fehlbelastungen durch den Therapeut oder den Patienten. Der Heilungsverlauf verzögert sich!*

Proliferationsphase

In der Proliferationsphase findet die kollagene Heilung statt. Hierfür ist eine gute Stoffwechselaktivität notwendig. Die o.g. physiotherapeutische Maßnahmen können weiterhin flankierend eingesetzt werden. Damit sich die kollagenen Fasern entsprechend der zu erwartenden Belastung ausrichten, müssen Physiotherapeuten entsprechend der aktuellen Belastbarkeit adäquate Reize setzen. Hierzu zählen in erster Linie
- Bewegung,
- Zug,
- Druck.

Der Arzt muss festlegen, zu welchem Zeitpunkt welche dieser Belastungen in welchem Ausmaß erlaubt bzw. erwünscht sind.

Mit Voranschreiten der Heilung sind aktive Bewegungen möglich. Zunächst üben Physiotherapeuten mit Patienten Einzelbewegungen und integrieren diese in komplexe Bewegungsabläufe. Hierzu eignen sich der Belastbarkeit angepasste PNF-Pattern genauso wie Übungen in Anlehnung an Alltagsaktivitäten. Bei Sportlern wählt man Übungen aus, die sich an der ausgeübten Sportart orientieren.

Bei Bedarf können Orthesen dafür sorgen, dass Bewegungen limitiert werden, welche die Heilung gefährden, während unbedenkliche Bewegungen ohne Einschränkung möglich sind.

Bestehen zu diesem Zeitpunkt noch Bewegungseinschränkungen, sind diese meist auf einen erhöhten Muskeltonus zurückzuführen. Funktionsmassagen, aktive Muskelentspannungs- und Dehntechniken helfen, die Beweglichkeit zu verbessern.

Propriozeptive Fähigkeiten trainieren Patienten mit variantenreichen Übungen (siehe z.B. Kap. 6). Variable sensible Reize verbessern die Wahrnehmung und veranlassen angepasste Reaktionen der Muskulatur. Belastet der Patient z.B. die betroffene Extremität, erhöht sich der sensorische Input (Tiefensensibilität). Der Tonus der gelenkstabilisierenden Muskulatur nimmt zu. Ähnliches gilt in Bezug auf die Oberflächensensibilität. Die Rezeptoren der Fußsohle etwa sind wichtig für die Koordination der Beinmuskulatur (siehe Kap. 6, S. 195, **Abb. 6.59**). So wirkt sich die Stimulation von Rezeptoren der Fußsohle durch Bodenkontakt günstig auf die Reaktionsfähigkeit der Muskulatur aus (Bizzini 2000).

Umbauphase

In der Umbauphase wird das in der Proliferationsphase gebildete neue Gewebe weiter den Beanspruchungen angepasst. Die Belastungsreize müssen deshalb immer stärker werden. Der Umstand, dass kein Bewegungs- und Belastungslimit mehr notwendig ist muss in der Therapie für entsprechend anspruchsvolle Übungen in Bezug auf Propriozeption und Stabilität genutzt werden.

Die Physiotherapie beginnt mit in Ausmaß und Richtung festgelegten eindimensionalen Bewegungen. Eine Steigerung ist möglich, wenn mehrdimensionale und freie Bewegungen zugelassen werden. Variationen von Tempo und Richtung, Zusatzaufgaben und Kleingeräte (z.B. Posturomed, Therapiekreisel, ...) erhöhen den Anspruch. Sportler üben schließlich unter Aufsicht sportartspezifische Bewegung, die sich u.U. auch an dem Verletzungsmechanismus orientieren. Hierbei kann der Bewegungsablauf modifiziert werden um das Verletzungsrisiko zu senken.

In **Tab. 2.7** ist ein Behandlungsaufbau skizziert, der sich an den Wundheilungsphasen orientiert.

Tab. 2.7 Behandlungsaufbau bei Kapsel-Band-Verletzungen in Abhängigkeit von der Wundheilung

Phase	ärztliche Therapie und Belastungslimit	Beispiele für physiotherapeutische Maßnahmen
Entzündungsphase mit blutigem Gelenkerguss	Kühlung im Akutstadium leichte Kompression axiale Nullbelastung Punktion Immobilisation der Gelenkbewegung in Traumarichtung Limitierung der restlichen Bewegung	Manuelle Lymphdrainage leichte Traktion (Stufe I) unbelastetes schmerzfreies Bewegen evtl. Wärme oder Elektrotherapie im zugehörigen Segment CPM (=continuous passive motion)
Proliferationsphase	Belastungsaufbau und Reduzierung der Bewegungslimits mittels funktioneller Orthesen oder funktioneller Verbände(z.B. Tape)	zusätzlich aktive Bewegung und aktive Muskeltechniken zu Mobilisation; komplexe Übungen unter Berücksichtigung der Bewegungs- und Belastungslimits; reaktive Übungen
Umbauphase	Vollbelastung und völlige Freigabe aller Bewegungen	gezielter Belastungsaufbau für das Gelenk bis hin zum Training von sportartspezifischen Situationen und Belastungen.

Andere, die Therapie beeinflussende Faktoren

Da der Ablauf der Wundheilung in der Reihenfolge immer gleich ist, gelten die oben aufgezählten Prinzipien bei allen Kapsel und Bandverletzungen. Daneben hat die Lokalisation und die Stärke der Verletzung Einfluss auf das therapeutische Vorgehen. Dies kann an Beispielen verdeutlicht werden.

Nach einer Luxation des Schultergelenks verordnet der Arzt die konsequente Ruhigstellung der Schulter über einen längeren Zeitraum in einem Gilchrist-Verband. Dabei nimmt der Arzt bewusst in Kauf, dass die Gelenkkapsel schrumpft und es zur Bildung einer unorganisierten Narbe kommt. Beides erhöht die Stabilität des Gelenks. Der Effekt kann erhöht werden, wenn der Arzt die Kapsel mit elektro- oder laserchirurgischen Verfahren gezielt schrumpft. Durch die narbige Ausheilung der durch die Operation verursachten Verletzungen an der Synovialmembran kommt es zur zusätzlichen Stabilisierung.

Bei Beschleunigungsverletzungen der Halswirbelsäule („Schleudertrauma") gibt es immer noch viel Unsicherheit in Bezug auf die Art und Dauer der Ruhigstellung. Die Orientierung an den Wundheilungsphasen ist schwierig, da diese bei dieser Verletzung in der Dauer stark variieren. Dafür gibt es verschiedene Ursachen:

- Die Klassifizierung der Beschleunigungsverletzung ist schwierig und beschreibt nur unzureichend das Ausmaß des strukturellen Schadens.
- Die gängigen Orthesen für die Halswirbelsäule sind zumindest teilweise nicht dafür geeignet, den betroffenen Wirbelsäulenabschnitt ruhig zu stellen.
- Die stabilisierende Halsmuskulatur atrophiert bei einer Ruhigstellung der Halswirbelsäule sehr schnell.
- Neben Gelenkkapseln und -bändern sind auch noch weitere Strukturen (z.B. Muskulatur, Nerven) betroffen.

Die klinische Erfahrung und einige Therapiestudien (z.B. Hartwig und Kramer 2003) weisen darauf hin, dass eine Ruhigstellung während der Entzündungsphase sinnvoll ist. Um den Vorgängen in den verschiedenen Heilungsphasen gerecht zu werden sollte schnell auf die Halskrause verzichtet werden. Ausschlaggebend ist das Befinden des Patienten.

Bei einer Außenbandruptur am Knöchel ist eine konsequente Ruhigstellung in in- und eversorischer Richtung mittels Orthese für einen Zeitraum von mehr als 3 Wochen empfehlenswert. Nur so ist gewährleistet, dass das rupturierte Band während dieser Zeit genügend geschützt ist, um stabil auszuheilen. Eine axiale Belastung hingegen bedeutet keine gefährliche mechanische Beanspruchung für die Seitenbänder. Deshalb darf der Patient den betroffenen Fuß mit Orthese vollbelasten. Voraussetzungen sind allerdings, dass erstens die Schwellung zurückgegangen ist und dass zweitens die Schmerzgrenze beachtet wird.

Operative Therapie

Verspricht die konservative Behandlung keinen Erfolg ist die Indikation zur Operation gegeben. Bei ausgeprägten Einrissen der Gelenkkapsel und knöchernen Bandausrissen entscheiden sich die meisten Ärzte sofort für ein operatives Vorgehen. Ebenso bei Rupturen intra- oder extrakapsulärer Bänder die eine geringe Aussicht auf Heilung haben (s.o.). Bei der Entscheidung für oder gegen eine Operation spielen aber auch individuelle Faktoren wie das Alter und der Aktivitätsgrad des Patienten, Begleitverletzungen, etc. eine wichtige Rolle.

Es ist nicht immer vorhersehbar wie stark die Stabilität eines Gelenks durch die Ruptur eines oder mehrerer Bänder leidet. Daher kommt es vor, dass zunächst konservativ versucht wird die Stabilität herzustellen. Erst wenn sich im längeren Verlauf herausstellt, dass dies nicht gelingt und eine chronischen Instabilität droht, werden die gerissenen Bänder durch eine Bandplastik ersetzt.

Bandnaht
Grundsätzlich wird bei totalen Bandrupturen die operative Rekonstruktion des verletzten Bandes angestrebt. Um dies zu erreichen müssen die Bandstümpfe über eine Bandnaht operativ readaptiert werden. Dies ist meist nur in den ersten 10 Tagen nach dem Trauma möglich. Danach können die Bandstümpfe nicht mehr gefasst und miteinander verbunden werden. Die notwendige Stabilität ist dann nur noch über eine Bandplastik zu erreichen.

Eine Operation am frisch verletzten Gelenk erhöht die Gefahr für das Entstehen einer Arthrofibrose. Dabei kommt es durch ausgeprägte Verklebungen im Gelenk zu erheblichen Bewegungseinschränkungen die nur schwer zu behandeln sind. Eine verzögerte Operation, bei der das verletzte Band ersetzt wird, bringt für den Patienten oft ein besseres Ergebnis. Den Zeitraum bis zur Operation kann man mit Physiotherapie überbrücken, was die Heilungsaussichten für die spätere Operation erhöht.

Bandplastik
Eine Bandplastik ersetzt ein zerstörtes Gelenkband durch körpereigenes oder körperfremdes Gewebe. Als körpereigenes Gewebe kommen benachbarte Sehnenanteile in Frage, die möglichst mit einem Knochenfragment entnommen und im Verlauf des verletzten Bandes eingepasst werden. Die häufigste Anwendung dieser Methode findet man bei Kreuzbandverletzungen im Kniegelenk (siehe Kap. 7.6). Als körperfremdes Gewebe kommen entweder Transplantate oder synthetische Materialien in Frage. Transplantate werden gelegentlich nach Kreuzbandrissen implantiert. Synthetische Materialien wie Kohlefasern werden z.B. bei Instabilitäten des oberen Sprunggelenks verwendet.

Grundsätzlich ist es besser, wenn das Originalband erhalten bleibt, weil dann auch Funktionen wie die Propriozeption weitgehend erhalten bleiben. Eine Bandplastik kann diese Funktion nicht übernehmen.

Literatur

Bizzini M. Sensomotorische Rehabilitation nach Beinverletzungen. Stuttgart: Thieme; 2000.

Brügger A. „Die Erkrankungen des Bewegungsapparats und seines Nervensystems" Stuttgart: Fischer; 1980.

Burri C. et al. Unfallchirurgie. Berlin, Heidelberg, New York: Springer; 1982.

De Morree JJ. Dynamik des menschlichen Bindegewebes. München: Urban & Fischer; 2001.

Habermayer P, Schweiberer L. Schulterchirurgie. München: Urban & Schwarzenberg; 1996.

Krischak G. Traumatologie für Physiotherapeuten. Stuttgart: Thieme; 2005.

Müller M. Chirurgie für Studium und Praxis. Reisach med. Verl.- und Informationsdienste. 2001

Müller M u. a. AO- Manual für Osteosynthesen, Berlin: Springer; 1995.

Trentz O. Bühren V. Checkliste Traumatologie. Stuttgart: Thieme; 2001.

van den Berg F. Angewandte Physiologie. Das Bindegewebe des Bewegungsapparates verstehen und beeinflussen. 1. Auflage. Stuttgart: Thieme; 1999.

van den Berg F. Angewandte Physiologie. Band 3: Therapie, Training, Tests. Stuttgart: Thieme; 2000.

van den Berg F. Angewandte Physiologie. Band 1. Das Bindegewebe des Bewegungsapparates verstehen und beeinflussen. 2. korrigierte Auflage. Stuttgart: Thieme; 2003.

Kramer M, Schneider F, Medwed T, Strobel P, Scheich M, Kinzl L, Hartwig E. Beeinflussen organisatorische Strukturen und Faktoren den Erfolg physiotherapeutischer Maßnahmen? - Fragebogenuntersuchung am Beispiel der HWS-Beschleunigungsverletzung. Zeitschrift für Orthopädie. 2003; 06.

www.schulterchirurgie.de

Die sympathische Reflexdystrophie (SRD) ist eine neurologische Erkrankung, die in der Regel eine Extremität betrifft

3 Weichteilschäden

3.1 Physiotherapie bei primären Weichteilschaden · *90*
3.2 Physiotherapie nach sekundären Weichteilschäden · *90*

PT ist eine der wichtigsten Therapien bei SRD

Wunden schonen und den Heilungsprozess des Gewebes unterstützen!

3 Weichteilschäden

Christian Münzing

Alle nicht knöchernen Strukturen unseres Körpers können als Weichteile beschrieben werden. Sie haben teilweise hoch spezialisierte Funktionen.

Weichteilverletzungen entstehen auf unterschiedliche Weise: in der Freizeit oder im Beruf, z. B. als Schürf- und Schnittwunden, im Sport, z. B. als Muskelzerrung, oder als Begleitverletzung bei Frakturen. Allerdings muss nicht jede Fraktur automatisch eine Verletzung oder Schädigung der Weichteile mit sich bringen.

Die verschiedenen Klassifikationen der Weichteilverletzungen nach der Arbeitsgemeinschaft für Osteosynthese (AO) von 1991 sind in **Tab. 3.1** aufgeführt. Bei Frakturen wird zwischen offenen und geschlossenen Frakturen, mit primärer oder sekundärer Weichteilschädigung unterschieden. Je nach Form und Umfang der Weichteilverletzung ist die Therapie unterschiedlich.

Tab. 3.1 Klassifikation der Weichteilverletzungen bei Frakturen (AO 1991)

A) Haut: IC = integument closed [geschlossene Frakturen]	
IC I	Geschlossene Haut, keine manifeste Weichteilschädigung
IC II	Prellung
IC III	Schürfung, umschriebenes Décollement (Ablederung)
IC IV	Ausgedehntes Décollement
IC V	Geschlossene Hautnekrose
B) Haut: IO = integument open [offene Frakturen]	
IO I	Durchbrechen der Haut von innen nach außen
IO II	Durchbrechen des Hautmantels von außen nach innen, Hautöffnung < 5 cm, kontusionierte Wundränder
IO III	Wunde > 5 cm, ausgedehnte Kontusionszonen, devitalisierte Wundränder
IO IV	Ausgedehnte, tiefe Kontusionszonen mit Haut- und Weichteilverlust, subtotale Amputationen
C) Muskeln/Sehnen: MT = muscle/tendon	
MT I	Keine Läsion
MT II	Umschriebene Verletzung einer Muskel-Sehnen Gruppe
MT III	Ausgedehnte Muskel-Sehnen-Verletzung (2 Kompartimente betroffen)
MT IV	Sehnen- und Muskeldefekte (ausgedehnte Kontusion)
MT V	Kompartmentsyndrom
D) Nerven und Gefäße: NV = nerve/vessel	
NV I	Keine Läsion
NV II	Isolierte Nervenläsion
NV III	Isolierte Gefäßläsion
NV IV	Kombinierte Nerven- und Gefäßläsion
NV V	Subtotale oder vollständige traumatische Amputation

3.1 Physiotherapie bei primären Weichteilschäden

Ist ein Bereich primär durch ein Trauma geschädigt, spricht man von primären Weichteilschäden. Diese sind nicht automatisch mit einem Funktionsverlust des betroffenen Körperabschnittes verbunden. Eine kleine Schürfwunde lässt Gelenk- und Muskelbeweglichkeit zu. Bei einer Fraktur mit Durchspießung der Weichteile durch knöcherne Fragmente ist dies anders. Hier kommt es zur Funktionseinschränkung bis hin zum vollständigen Funktionsverlust des betroffenen Körperabschnittes.

> *Prinzipiell gilt für die Therapie nach Weichteilverletzungen, die Wunde zu schonen und den Heilungsprozess des Gewebes zu unterstützen. Bewegungen oder Maßnahmen, welche die verletzten Bereiche belasten, sind kontraindiziert. Sie stören die Wundheilung und behindern damit den Rehabilitationsverlauf.*

Maßnahmen, die die Heilung unterstützen

Die Heilung lässt sich durch folgende Maßnahmen positiv beeinflussen:
- *Manuelle Lymphdrainage* im verletzten Bereich und im Bereich der proximalen Lymphstraßen kann die Homöostase des Gewebes verbessern.
- Die verletzten Strukturen werden ihrer physiologischen Aufgabe entsprechend bereits während der Heilungsphase dosiert beansprucht (**Tab. 3.2**).
- Muskeln werden in entspannter, also angenäherter Position in ihrer Längselastizität bewegt.
- Knochen- und Knorpelgewebe lebt von *Be- und Entlastung*.

Überdosierte Bewegungen, die nicht der physiologischen Funktion des Gewebes entsprechen, schädigen das Gewebe und sind entweder sehr schmerzhaft oder gar nicht möglich, da der Körper über die A-delta-Fasern einen Schutzreflex einsetzt (siehe Kap. 1.4).

Tab. 3.2 Physiologische Beanspruchung einzelner Weichteile

Weichteilgewebe	Physiologische Beanspruchung
Knorpel	Translation, Kompression, Distraktion, Rotation
Menisken, Disken	Rotation, Translation, Kompression, Distraktion
Kapsel, Bänder	Kompression, Distraktion, Rotation, Translation
Muskeln, Sehnen	Nutzen der Längselastizität (Spannungsveränderung)
Nerven	Nutzen der Längselastizität (siehe Kap. 4)
Gefäße	Nutzen der Längselastizität (Volumenveränderung, vgl. Thromboseprophylaxe Kap. 1.5)
Haut	Nutzen der Längs- und Querelastizität

Zusammenfassung

- Primäre Weichteilschäden sind unmittelbar durch ein Trauma verursachte Verletzungen der Haut, Muskeln, Sehnen, Nerven und Gefäße.
- Sie sind nicht zwingend mit einem Funktionsverlust der betroffenen Körperabschnitte verbunden.
- Behandlungsmaßnahmen nach Weichteilverletzungen müssen die Wunde schonen und haben das Ziel, den Heilungsprozess des Gewebes zu unterstützen.

3.2 Physiotherapie nach sekundären Weichteilschäden

Sekundäre Weichteilschäden treten auf, wenn es in der posttraumatischen oder postoperativen Phase zu Komplikationen kommt, welche die Wundheilung beeinträchtigen. Sie können schwerwiegende Folgen für die verletzten Körperabschnitte haben und den Heilungsverlauf erheblich verzögern. Je früher sie erkannt werden, umso besser sind die Heilungsaussichten.

Mögliche Ursachen sind z. B.:
- Kompartmentsyndrom,
- Volkmann-Kontraktur (ischämische Muskelkontraktur),
- Weichteilinfektionen,
- Myositis ossificans,
- Sympathische Reflexdystrophie (SRD).

3.2.1 Kompartmentsyndrom

Bei kleineren Verletzungen von Arterien ist der Körper in der Lage, die Gefäßöffnung wieder selbstständig zu verschließen. Ist dies nicht der Fall, kommt es zum Einbluten in das umliegende Gewebe. Besonders betroffen sind faszienreiche Extremitätenabschnitte, da hier durch die straff angelegten Faszienlogen eine Flüssigkeitsansammlung mit resultierender Druckerhöhung schneller wirksam wird.

Die Druckerhöhung im Gewebe geht mit einer Störung der Mikrozirkulation (kapilläre Minderdurchblutung) und Endothelschädigung einher. Dies kann zu einem vorübergehenden oder dauerhaften Funktionsverlust von Nerven und Muskeln bis hin zu Nekrosen führen.

Typische Lokalisationen von Kompartmentsyndromen sind:
- Im Bereich der oberen Extremität (**Abb. 3.1**):
  - Dorsale und ventrale Oberarmlogen,
  - Unterarmbeuger- und -streckerlogen,
  - Mm. interossei palmares/ dorsales.

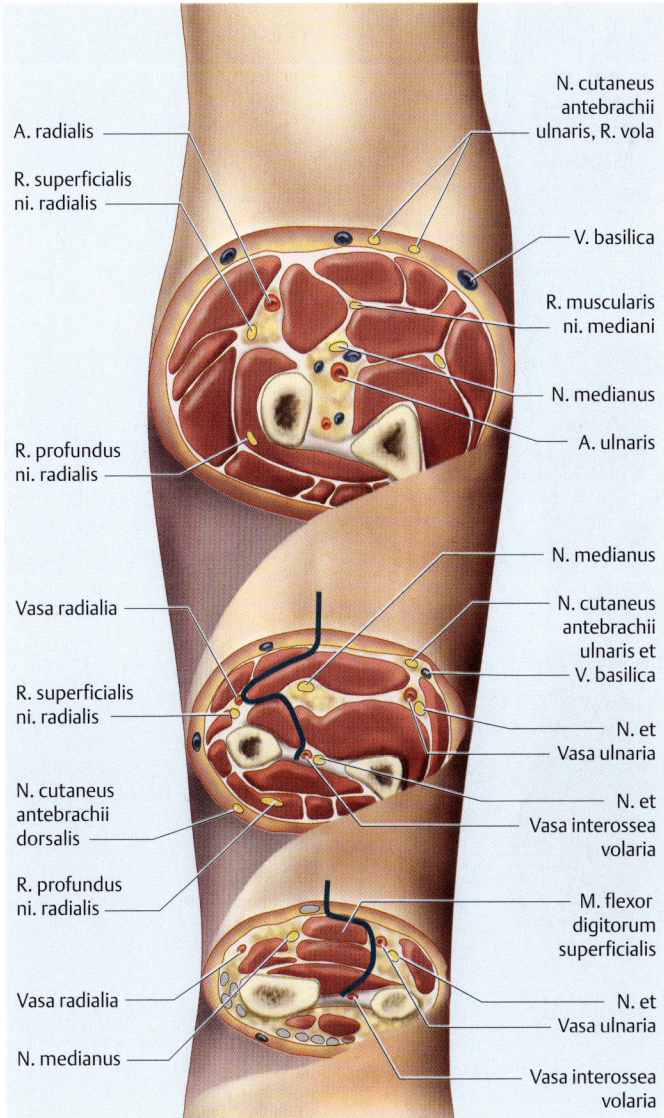

Abb. 3.1 Kompartment des Unterarms mit Lokalisation einer möglichen Faszienspaltung.

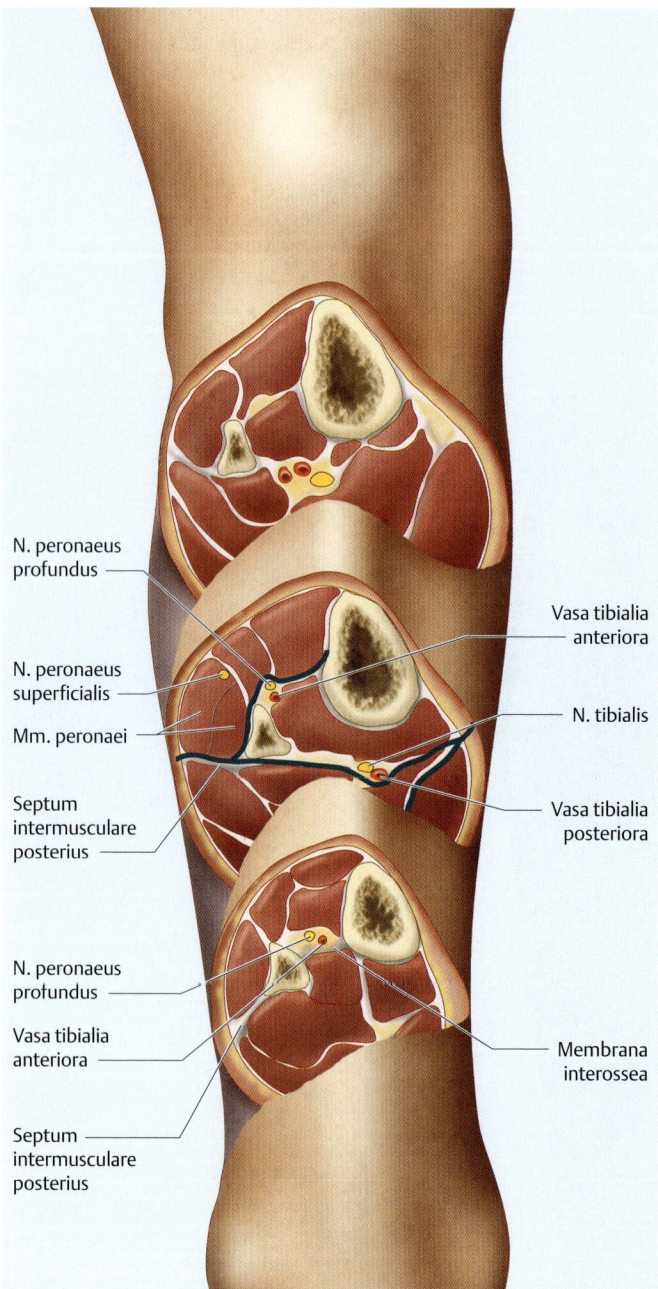

Abb. 3.2 Kompartment des Unterschenkels mit Lokalisation einer möglichen Faszienspaltung.

- Im Bereich der unteren Extremität (**Abb. 3.2**):
  - Glutäalmuskulatur,
  - dorsale und laterale Oberschenkelloge (Fascia lata),
  - antero-ventrale Unterschenkelloge (Tibialisloge, Peronäusloge),
  - dorsale Unterschenkelloge (M. gastrocnemius, M. soleus),
  - Mittelfuß.

Ein von einem Frakturhämatom ausgehender erhöhter Gewebedruck kann insbesondere am lateralen Unterschenkel oder dorsalen Unterarm zu einer kapillaren Minderversorgung des Gewebes (v. a. des Nervengewebes) führen, da es hier besonders kräftige Faszien gibt.

Zwischen dem akuten Ereignis und dem Ausbilden eines Kompartmentsyndroms können mehrere Stunden (primäres Kompartmentsyndrom) bis Tage (sekundäres Kompartmentsyndrom) vergehen.

Ein Kompartmentsyndrom kann durch zu eng anliegende Gipse oder Verbände verursacht werden. Es ist wichtig, auf typische Zeichen zu achten, um ein Kompartmentsyndrom frühzeitig zu erkennen.

> *Physiotherapeuten müssen die entsprechenden Symptome kennen. Nicht selten werden diese gerade während der Physiotherapie bemerkt und sind dann sofort dem Arzt mitzuteilen.*

Mögliche Symptome sind:
- Dehnschmerz der betroffenen Muskulatur,
- bohrender, stechender Schmerz,
- Parästhesien,
- motorische Ausfälle unter Erhalt der peripheren Pulse,
- druckdolentes Kompartment.

Ärztliche und physiotherapeutische Behandlung

Im Falle der Entwicklung eines Kompartmentsyndrom ist die sofortige operative Entlastung des Gewebes indiziert (*Kompartmentspaltung*), um einer Druckschädigung von Gefäßen, Muskeln und Nerven vorzubeugen. Ist es im Bereich des Kompartments schon zu Nekrosen gekommen, werden diese reseziert und mit einer sog. Spalthaut (gitterartiges Aufarbeiten körpereigener Haut) verschlossen (**Abb. 3.3a–b**).

Im weiteren Verlauf muss die betroffene Extremität konsequent zur Druckentlastung und Entstauung, hochgelagert werden. Zudem sind sämtliche ande-

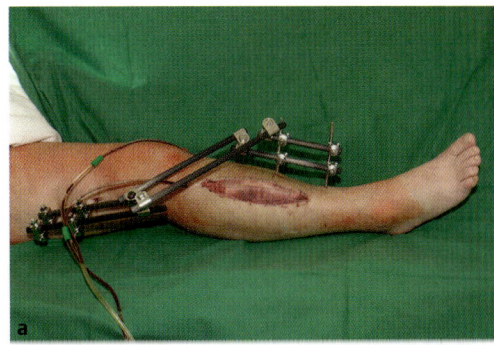

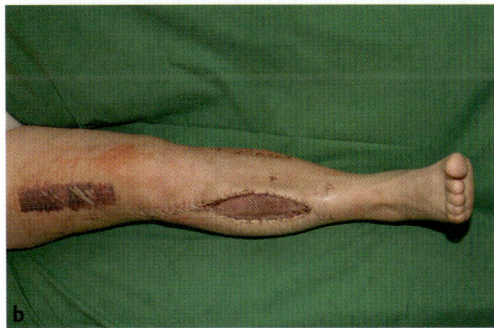

Abb. 3.3a–b Kompartmentsyndrom **a** Nach Spaltung. **b** Nach Versorgung mit Spalthaut.

ren entstauenden Maßnahmen wie z. B. Manuelle Lymphdrainage oder Komplexe Physikalische Entstauungstherapie (KPE) indiziert, um die Lymph- und damit auch die Vasoaktivität anzuregen und die Sekundärnaht (endgültiger Wundverschluss) zu begünstigen.

> *Eine prophylaktische Übungsbehandlung ist nicht möglich, da sich ein Kompartmentsyndrom binnen weniger Stunden nach dem Trauma aufbauen kann. Ähnlich wie beim Kompartmentsyndrom kann es auch durch ein lokales Hämatom zu einer Gewebeschädigung kommen. In diesem Fall muss das Hämatom operativ ausgeräumt werden, um irreversible Gewebeschädigungen zu vermeiden.*

Nach optimaler Versorgung erholt sich das Gewebe vollständig. Bei nicht Erkennen des Kompartments und zu später Entlastung sind Nekrosen an Muskeln und Nerven die Folge. Als Spätfolgen sind Fibrosen, neurologische Defizite, sowie die Volkmann-Kontraktur bis hin zu schwerwiegenden Deformitäten zu erwarten. Dies kann beispielsweise am Unterschenkel zu einem „Stelzenbein" führen, also einem Bein, das einer Stelze gleicht.

3.2.2 Volkmann-Kontraktur

Ursache für die Volkmann-Kontraktur ist eine Ischämie der betroffenen Extremität. Ursache der Ischämie wiederum sind Frakturhämatome, Fehlstellungen oder zu enge Verbände, die zu Zirkulationsstörungen (Rückstau) im venösen System führen. Weiter führt das sich entwickelnde Ödem zum Anstieg des interstitiellen Druckes und damit zu einer reduzierten arteriellen Durchblutung. Die zunehmende Hypoxie führt zur fibrösen Degeneration und damit zu einer irreversiblen Schädigung der Muskulatur. Diese wiederum ist mit einem teilweisen oder vollständigen Funktionsausfall verbunden. Die Symptome entwickeln sich innerhalb von 24 Stunden nach dem Trauma.

Sollte man in der Physiotherapie folgende Symptome feststellen, muss der Patient dem Arzt vorgestellt werden.

Es kommt zu:
- Schmerzen bei passiver Bewegung,
- Kältegefühl,
- Kraftlosigkeit,
- Pulsausfall,
- Gefühllosigkeit,
- Paresen.

Therapie

Beim ersten Verdacht müssen einschnürende Verbände entfernt und die Extremität hoch gelagert werden. Kommt es nicht zu einer Verbesserung der Symptomatik, ist die operative Entlastung der betroffenen Faszienlogen notwendig.

Physiotherapeutisch ist eine Volkmann-Kontraktur nicht zu beeinflussen.

3.2.3 Weichteilinfektionen

Weichteilinfektionen sollen Physiotherapeuten bekannt sein, auch wenn sie physiotherapeutisch selbstverständlich nicht therapierbar sind.

Zur Infektion von Weichteilen kommt es aufgrund von Verschmutzungen verletzter Körperabschnitte. Je ausgedehnter die Verletzung und je höher die Anzahl an Erregern, umso wahrscheinlicher ist Gefahr einer Infektion. Die Entstehung und die Ausdehnung einer Infektion ist aber auch vom Zustand des Immunsystems und der lokalen Durchblutung abhängig.

Weichteilinfektionen gehen mit den typischen Entzündungszeichen einher (Schmerzen, Überwärmung, Rötung, Schwellung, Funktionsstörung). Im Einzelnen unterscheiden sich die Symptome je nach Art der Infektion und Erreger (**Tab. 4.3**).

Tab. 4.3 Lokalisationen von Weichteilinfektionen und deren Definition

Mögliche Infektionsformen nach Weichteilverletzungen	
Abszess	Lokalisierte, ummantelte, eitrige Gewebeeinschmelzung im Bereich der Körperoberfläche oder von Organen, die von einer Entzündung umgeben ist
Empyem	Eiteransammlung in einer Körperhöhle, jedoch ohne Entzündungssaum, im Bereich von Gelenken und Organen
Erysipel	Akute Entzündung der Haut, welche scharf begrenzt ist und eine gleichmäßige, flächenhafte Rötung zeigt (Wundrose)
Lymphangitis	Entzündung der regionalen Lymphbahnen und Lymphknoten, streifenförmige und druckdolente Rötung, die vom Infektionsherd nach proximal hin fortschreitet
Phlegmone	Diffuse Entzündung, die sich im interstitiellen Bindegewebe ausbreitet
Gangrän	Nekrotisierende Entzündung, meist auf dem Boden einer arteriellen Durchblutungsstörung
Panaritium	Eitrige Entzündung des Fingers mit anatomisch bedingten Erscheinungsformen (P. cutaneum, P. subcutaneum)

3.2.4 Myositis ossificans

Die Myositis ossificans entsteht durch eine in der Muskulatur lokalisierte Entzündung nach einer massiven Muskelquetschung, Hämatombildung oder durch Schädigung der Weichteile während operativer Eingriffe. Muskelgewebe wird in Knochenmaterial umgebaut.

Symptome wie Funktionseinschränkung der betroffenen Weichteile, Bewegungs- und Palpationsschmerz, Atrophie und evtl. Kontrakturen deuten auf eine Myositis ossificans hin.

Eine Myositis ossificans kann sich spontan zurückbilden oder aber rezidivierend auftreten. Aus diesem Grund ist die operative Resektion eines betroffenen Bereiches nur in Einzelfällen angebracht.

> Um schwerwiegende Komplikation zu vermeiden, dürfen auch beim passiven Bewegen in der Physiotherapie Strukturen nie über die Schmerzgrenze belastet werden, da ansonsten Zytokine und Mastzellen freigesetzt werden. Es kommt zur Bildung von Fibrinogen, was die Ossifikation der Strukturen beschleunigt (Handwerker 1999).

3.2.5 Sympathische Reflexdystrophie (SRD)

> Synonyme: Morbus Sudeck, komplexes regionales Schmerzsyndrom (CRPS = complex regional pain syndrome), neurodystrophisches Syndrom.

Die sympathische Reflexdystrophie ist eine *neurologische Erkrankung*, die in der Regel eine (sehr selten mehr als eine) Extremität betrifft. Ihre Entstehung wird von dem Freiburger Neurologen H. Blumberg folgendermaßen beschrieben.

„Nach einem schädigenden Ereignis, jedoch unabhängig von dessen Art und Lokalisation, entwickelt sich meist akut im distalen Bereich der betroffenen Extremität in generalisierter Form eine Trias von autonomen, sensiblen und motorischen Symptomen". Dies ist gleichbedeutend mit einer pathologisch gesteigerten Heilentzündung. Betroffen sind besonders vegetativ labile Patienten, da sie eine regelrechte „Erkrankungsbereitschaft" besitzen (Sudeck 1942).

Auslösende Faktoren (Abram 1990)

Nach ihrer Häufigkeit geordnet im folgenden auslösende Faktoren einer SRD:
- Trauma 67 %
- Postoperativ 21 %
- Verbrennungen 2 %
- Herzinfarkt 2 %
- Zerebrale Erkrankungen 1 %
- Rückenmarksschädigungen < 1 %

Die Schmerzen beim auslösenden Ereignis erregen die Nozizeptoren, daraus resultiert eine reflektorische Störung der sympathischen Gefäßinnervation (siehe Kapitel 1.4). Eine Aktivitätsänderung der sympathischen Vasokonstriktoren bewirkt einen erhöhten Venentonus. Daraus resultiert eine Abflussbehinderung aus dem Kapillarbereich mit nachfolgendem Ödem. Das Ödem führt zu Spontan- und Bewegungsschmerzen, die wiederum andere Nozizeptoren erregen. Es entsteht also ein *Circulus vitiosus (Teufelskreis)* mit Bewegungseinschränkung bis hin zur Fibrose (Bindegewebsvermehrung). Eine SRD kann über Jahre hinweg bestehen, wenn sie nicht rechtzeitig erkannt und therapiert wird.

Symptomatische Trias: Bei der SRD kann sich sowohl das Bild einer kalten, zyanotischen Extremität als auch das einer warmen und geschwollenen Extremität zeigen (**Abb. 3.4a–b**). Trophische Störungen treten in beiden Fällen auf. Für die Therapie von Bedeutung sind die primäre Läsion und der aktuelle SRD-Befund, der die in der folgenden Checkliste zusammengefasste Symptome zeigt.

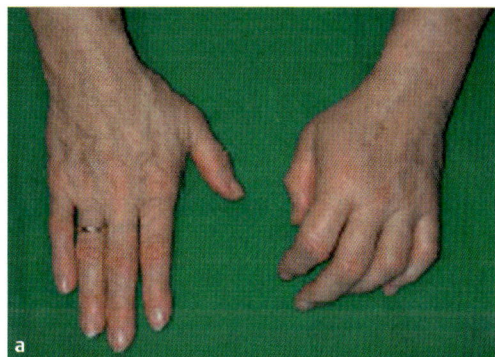

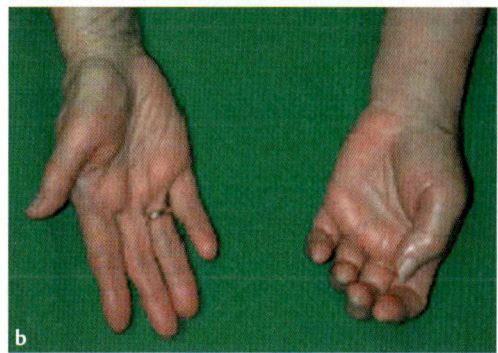

Abb. 3.4a–b Ödeme bei einer SRD der Hand. **a** Schwellung von Handrücken und Fingern. **b** Ödem in der Handinnenfläche.

Checkliste

Autonome (sympathische) Symptome	• distale, generalisierte Schwellung • veränderte Hautdurchblutung • gestörte Schweißsekretion • rötlich oder livide verfärbte Haut • gestörtes Wachstum der Haut und Hautanhangsgebilde (Nägel, Haare) • die Haut wird zunehmend glänzend, dünn, straff und glatt • die Haarstruktur wird rauer, • die Nägel werden steif und brüchiger
Sensible Symptome	• diffus, tief auftretende Spontanschmerzen • Orthostasephänomen (Schmerzverstärkung, wenn die Extremität herunterhängt, Schmerzlinderung bei Hochlagerung) • belastungsabhängige Schmerzen • Hyperästhesie, Dysästhesie, Allodynie (veränderte Berührungsempfinden, Druckschmerzhaftigkeit)
Motorische Symptome	• aktive und passive Bewegungs- und Funktionseinschränkung • Kraftminderung • Halte-, Aktionstremor • evtl. Plegien, von distal nach proximal hin zunehmend • Dystonie • Koordinationsstörungen

Als Folge der symptomatischen Trias kann es im weiteren Verlauf auch zu Trophischen Störungen kommen. Nach ihnen wurde die SRD ursprünglich benannt.

Trophische Störungen sind Kennzeichen einer unbehandelten oder inkonsequent behandelten SRD. Sie bleiben bei rechtzeitiger, konsequenter Therapie aus. Einmal eingetreten sind sie schlecht oder nicht mehr reversibel.
- Veränderung der Haut und der Hautanhangsgebilde (Farbveränderungen, glänzende Oberfläche, vermehrtes Haar- und Nagelwachstum)
- Veränderungen der Muskulatur (Atrophie, Kontrakturen, Lähmungen)
- Veränderungen von Knochen und Gelenken (das Röntgenbild zeigt eine punktförmige Demineralisation)

Verlauf und Stadieneinteilung: Die spontan verlaufende, unbehandelte SRD kann jahrelang relativ konstant bestehen. Die trophischen Störungen können sehr langsam zunehmen, sodass das klinische Bild lange Zeit von den langsam nachlassenden akuten Störungen beherrscht wird. Bei inkonsequenter Therapie kann eine SRD auch rezidivierend verlaufen. Entgegen der früheren Einteilung in drei Stadien wird heute die Einteilung in ein frühes und ein spätes Stadium allgemein bevorzugt.
- Frühes Stadium:
  - generalisierte Symptome an der (meist) distalen Extremität,
  - klar erkennbare Trias autonomer, sensibler und motorischer Störungen,
  - motorische Störung betrifft die aktive Beweglichkeit,
  - passive Beweglichkeit noch schmerzfrei möglich,
  - trophische Störungen noch wenig ausgeprägt,
  - akutes Schmerzsyndrom.
- Spätes Stadium:
  - die SRD besteht Monate oder Jahre,
  - sie wurde nicht konsequent behandelt,
  - trophische Störungen beherrschen das klinische Bild,
  - deutliche aktive Bewegungseinschränkung mit Fibrosebildungen, Lähmungen, Kontrakturen und Schwund des subkutanen Fettgewebes,
  - chronisches Schmerzsyndrom,
  - u. U. Befall der kontralateralen Seite.

Manifeste Schäden im späten Stadium lassen sich auch mit intensiver Therapie kaum mehr verbessern.

Ziele und Maßnahmen der Physiotherapie bei sympathischer Reflexdystrophie

Bereits Sudeck plädierte in seiner letzten Arbeit 1942 dafür, „die vorliegende Entzündung als Wegweiser für die Behandlung zu respektieren".

Die physiotherapeutische Behandlung ist die wichtigste Therapie bei der Behandlung der SRD. Sie sollte täglich und schmerzfrei durchgeführt werden. Ansonsten droht eine Reaktivierung der SRD. Zu frühe oder zu starke Belastung der betroffenen Extremität kann die Symptomatik wieder aufflackern lassen.

Die Behandlung hat folgende Ziele:
- Reduzieren bzw. Beseitigen von Schwellung und Schmerz,
- Unterbrechen des Circulus vitiosus zwischen Schmerz, Sympathikusaktivierung und sympathiko-nozizeptiver Koppelung,
- Vermeiden trophischer Störungen,
- Erhalten der Gelenkbeweglichkeit und Muskelkraft.

Die gesamte Therapie muss wohldosiert unter funktionellen Gesichtspunkten verlaufen, damit die Komplikationen der Spätphase so gering wie möglich ausfallen.

Die therapeutischen Maßnahmen dürfen auf keinen Fall zu einer aktiven Hyperämie führen. Durch sie steigt der Blutkapillardruck und die Entstehung eines Ödems wird begünstigt. Somit bliebe man im Circulus vitiosus!

- Mögliche passive Maßnahmen:
    - Hochlagern der Extremität
    - Passive Bewegungstherapie, auch der kontralateralen Seite
    - Manuelle Therapie zum Erhalt bzw. zur Verbesserung der Gelenkbeweglichkeit
    - Manuelle Lymphdrainage
    - Ausstreichende Massagetechniken
    - Kompressionsbehandlung mit Handschuhen oder Strümpfen aus dehnbarem, jedoch komprimierendem Material bei ausgeprägtem Ödem
    - Kältebehandlung im absteigenden Wasserbad bei überwärmter Extremität
- Mögliche aktive Maßnahmen:
    - Einbeziehen aller Gelenke der betroffenen Extremität in die Therapie
    - Schmerzfreie Übungen
    - Hochlagerung, wenn eine Erleichterung der Schmerzen erreicht wird
    - Entstauendes An- und Entspannen bzw. isometrische Spannungsübungen
    - Haltungsschulung, um die betroffene Extremität zu entlasten und das Gesamtbefinden des Patienten zu verbessern

Bis zum Abklingen der akuten Symptome mit Schwellung und Überwärmung ist die Ruhigstellung der Extremität mit Hochlagern, Kälteapplikation (falls sie toleriert wird) und ausschließlich aktiven Übungen der rumpfnahen Gelenke indiziert.

Erst danach folgt die aktive Bewegungstherapie auch für die distalen Gelenke, die Dosierung soll unterhalb der Schmerzgrenze bleiben. Überdosierung der mechanischen Reize durch die Behandlung führt zu einer Zunahme der Beschwerden und bringt das Behandlungsziel in Gefahr.

Ziel der Physiotherapie ist der wieder schmerzfrei möglich funktionelle Gebrauch des Extremität.

Die Erfahrung zeigt, dass sich in der Behandlung der SRD begleitend zu Physiotherapie die Anwendung der manuellen Lymphdrainage zur Reduzierung des Ödems sowie andere physikalische Maßnahmen wie Kohlensäurebäder, Bindegewebsmassage, Elektrotherapie bewährt haben. Außerdem sollten die Patienten auch ergotherapeutisch behandelt werden. Alle Maßnahmen müssen prinzipiell dem aktuellen Krankheitsstadium angepasst werden. Das klingt einfacher als es ist. Eine genaue Stadieneinteilung ist oft nicht möglich, der Zustand verändert sich „fließend".

Erlaubt ist, was gut tut!

Von ärztlicher Seite aus kann mit Analgetika und Sympathikusblockaden behandelt werden; komplementär auch mit Akupunktur. In Ausnahmefällen, z. B. bei langjährigem Krankheitsverlauf, werden Antidepressiva und Psychotherapie verordnet.

Die Forschungen der letzten Jahre zeigten, dass es sich bei der SRD um ein äußerst vielschichtiges Geschehen handelt. Die Entstehung ist bis heute nicht geklärt, folglich ist die Therapie nur symptomatisch. Neben ärztlicher Grundlagenforschung sind kontrollierte Therapiestudien auch von Physiotherapeuten dringend erforderlich.

Zusammenfassung

- Die sympathische Reflexdystrophie ist eine schwerwiegende Erkrankung, die v. a. bei vegetativ labilen Patienten nach vergleichsweise harmlosen Verletzungen auftritt.
- Sie ist gekennzeichnet von einer symptomatischen Trias (autonome, sensible, motorische Symptome) und verläuft im zwei Stadien.
- Die Therapie gestaltet sich schwierig und darf zu keiner Verstärkung der Symptome führen.
- Unbehandelt können schwerwiegende Schäden an der betroffenen Extremität auftreten.

Literatur

Bizzini M. Sensomotorische Rehabilitation nach Beinverletzungen. Stuttgart: Thieme; 2000.

Handwerker HO. Einführung in die Pathophysiologie des Schmerzes. Berlin: Springer; 1999.

Köck FX. Das komplexe regionale Schmerzsyndrom Typ I (CRPS I); Der Orthopäde. 2003, 32;418-431.

Rüter A, Trentz O, Wagner M, Unfallchirurgie. München: Urban & Fischer; 1995.

Schröder B. Handtherapie. Stuttgart: Thieme; 1999.

Trentz O, Bühren V. Checkliste Traumatologie. Stuttgart: Thieme; 2001.

Wittlinger G, Wittlinger H. Lehrbuch der manuellen Lymphdrainage nach Dr. Vodder. Stuttgart: Thieme; 1996.

Sudeck P. Die sogenannte akute Knochenatrophie als Entzündungsvorgang. Der Chirurg 1942, 14: 449-458.

van den Berg F. Angewandte Physiologie, Band 2: Organsysteme verstehen und beeinflussen. Stuttgart: Thieme; 2000.

Nervengewebe ist das am besten durchblutete Gewebe unseres Körpers

4 Nerven- und Gefäßverletzungen

4.1 Überblick über Nervenverletzungen · *101*
4.2 Prinzipien bei der Physiotherapie nach Verletzungen neuraler Strukturen · *105*
4.3 Physiotherapie bei Rückenmarksverletzungen · *107*
4.4 Überblick über Gefäßverletzungen · *110*

Nehmen Kribbeln, Schmerzen oder Sensibilitätsstörungen zu, sind dies Zeichen einer Überdosierung der Maßnahmen

Bei Überbeanspruchung der Längenelastizität von Nervengewebe kommt es zur kapillaren Minderdurchblutung!!

4 Nerven- und Gefäßverletzungen

Christian Münzing

4.1 Überblick über Nervenverletzungen

Die häufigste Ursache für eine periphere Nervenverletzung ist die mechanische Belastung von neuralem Gewebe durch einen unkontrollierten, schnell auftretenden Unfallmechanismus. Als Ursache kommt beispielsweise eine Luxation des Schultergelenkes (große Krafteinwirkung auf den Arm) oder die Druckschädigung des Nervengewebes durch Frakturteile in Frage.

> *Nervengewebe ist das am besten durchblutete Gewebe unseres Körpers. Es beansprucht etwa 20% des zirkulierenden Blutes.*

Allerdings kann es schon bei geringer Zugbelastung auf die Nerven zu einer Minderdurchblutung kommen, da das Nervengewebe selbst nur sehr wenig in seiner Länge beansprucht werden kann.

Innerviert wird das Bindegewebe des Nervensystems durch die Nn. nervorum. Sie melden chemische, mechanische und thermische Veränderungen. Kommt es zu einer Minderversorgung des Nervensystems, melden die Nn. nervorum die Ischämie. Der Körper reagiert mit Schmerzen bzw. in Form eines Schutzmechanismus oder eines Schutzreflexes.

An der oberen Extremität treten aufgrund der anatomischen Verhältnisse Läsionen peripherer Nerven wesentlich häufiger auf als an der unteren. Dies liegt an der deutlich größeren Beweglichkeit der oberen Extremität und der damit verbundenen höheren Beanspruchung der neuralen Strukturen. Die größeren Bewegungsmöglichkeiten fordern eine höhere Mobilität des Nervensystems. So kommt es z. B. bei Luxationen des Schultergelenkes nach ventral häufig zu einer Kompression des N. axillaris. Bei Humerusschaftfrakturen sind Läsionen des N. radialis nicht selten, der Nerv verläuft in diesem Bereich sehr „ungeschützt" im Sulcus n. radialis.

Bei Kompressions- oder Elastizitätstraumen kommt es zu einer Ödembildung im Bereich der Myelinscheiden. Die Folge ist eine kapillare Minderdurchblutung des Nervengewebes. Bei einer Minderdurchblutung aufgrund von Kompression oder einer Dehnung von bis zu 8% kommt es zu venösen Durchblutungsstörungen, bei einer Längenveränderung von 15% zur vollständigen arteriellen Ischämie! An den sog. *Tension points* ist das Nervengewebe besonders gut durch Bindegewebe fixiert, da hier sehr viele Gefäße einsprossen, die für die Ernährung des peripheren Nerv notwendig sind.

Bei einer hypoxischen Läsion kommt es zu weitreichenden Veränderungen in den afferenten Neuronen: die Synthese vieler Neuropeptide und Rezeptoren wird herunterreguliert, während die Synthese anderer Substanzen vermehrt wird. Diese Umstellung dient wahrscheinlich der Regeneration der Neurone. Sie wird von zentral gesteuert und ist damit nur in sehr geringem Umfang beeinflussbar (Handwerker 1999).

An der unteren Extremität finden sich Nervenschädigungen eher auf Grund von Kompartmentsyndromen (siehe Kap. 3), Luxationen oder offenen Frakturen, v. a. am Unterschenkel. Dabei kommt es zur sekundären Kompression (*Neurapraxie*) bzw. zur Durchtrennung des Nervs (*Neurotmesis*) infolge des Traumas. Je nach Intensität des traumatischen Ereignisses kann das Perineurium, das Axon selbst (Axonotmesis) oder die Nervenwurzel betroffen sein.

Die Verletzungsarten der peripheren Nerven sind in der folgenden Checkliste zusammengefasst und in **Abb. 4.1a–e** grafisch dargestellt.

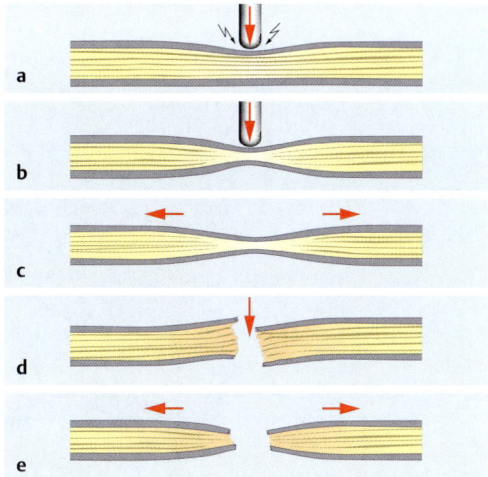

Abb. 4.1 a–e Schema von Nervenverletzungen (Trentz, Bühren 2001). **a** Neurapraxie. **b** Axonotmesis durch indirekte Kompression. **c** Axonotmesis durch Dehnung. **d** Neurotmesis durch scharfe Durchtrennung. **e** Neurotmesis duch Zerreißung.

Checkliste

Neurapraxie	Ischämische Läsion mit Schädigung des Perineuriums, Spontanerholung nach einigen Tagen, das Axon ist nach 3 Wochen vollständig regeneriert
Axonotmesis	Schädigung des Axons mit Erhalt des Perineuriums, Regenerationszeit entsprechend des Nervenwachstums (ca. 1 mm / Tag).
Neurotmesis	Nervenabriss/Nervenbündeldurchtrennung, i. d. R. in Kombination mit Verletzungen anderer Strukturen; immer Nervennaht erforderlich
Wurzelausriss	Ausriss der Nervenwurzel, neurochirurgische Refixation der Nervenwurzel im Rückenmark

Ärztliche Diagnostik und Therapie

Zur Bestimmung des Verletzungsgrades sind neben der sensiblen und motorischen Funktionsprüfung folgende ärztliche Untersuchungen notwendig:
- Bestimmen der Nervenleitgeschwindigkeit (elektrophysiologische Untersuchung),
- Elektromyogramm (bei Durchtrennung motorischer Fasern),
- Elektroneurographie,
- Klopftest distal am Nerv (bewirkt elektrisierendes Gefühl im Versorgungsgebiet).

Aus diesen Diagnosepunkten ergeben sich die Therapierichtlinien. Die Art der Ursache entscheidet über die Therapie. So wird eine ischämische Nerven-

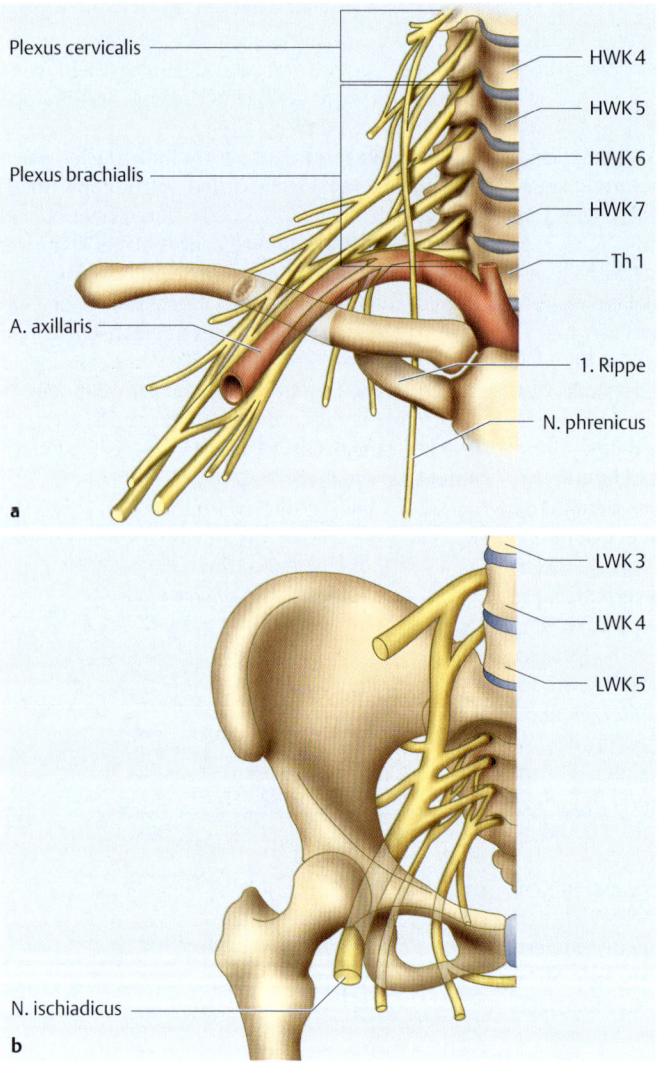

Abb. 4.2a–b Plexusstrukturen. **a** Plexus brachialis. **b** Plexus lumbalis.

läsion physiotherapeutisch anders behandelt, als ein Wurzelausriss oder eine Neurotmesis.
- Die Neurapraxie und Axonotmesis werden konservativ mit Physiotherapie und Elektrotherapie behandelt.
- Im Falle einer Neurotmesis oder eines Wurzelausrisses ist die operative End-zu-End-Anastomose die Therapie der Wahl. Sie wird in Abhängigkeit von den Begleitverletzungen zeitlich versetzt durchgeführt. Je nach dem Verletzungsgrad ist zumindest teilweise mit einer Wiedererlangung der Funktion innerhalb von Tagen bis hin zu zwei Jahren zu rechnen.

Mobilität des peripheren Nervensystems

Die Hauptfunktion des Nervensystems ist die Gewährleistung der stetigen Impulsleitung. Das Nervensystem muss sich dabei aber auch den jeweiligen, durch Bewegung entstehenden Längenveränderungen anpassen. Damit diese „Mobilitäts"-Funktion gewährleistet bleibt, sind die Nervenfasern im proximalen Nervensystem durch die Plexus strukturiert. Sie sorgen neben einer Segment übergreifenden Verschaltung der Nervenfasern auch für eine erhöhte Mobilität und Reservebeweglichkeit im Falle unkontrollierter Ereignisse. Die **Abb. 4.2a** und **b** zeigen die Anlage des Plexus brachialis und des Plexus lumbalis.

Distal sind die Nervenfasern untereinander verschlungen (**Abb. 4.3**). Während einer Längenzunahme innerhalb der Nervenfasern kommt es zunächst zum Entfalten und dann zum Entschlingen der Faserbündel. Erst wenn diese zwei Mechanismen vollständig ausgeschöpft sind, kommt es zu einer Dehnung und damit zu einer kapillaren Minderdurchblutung des Nervs. Diese geht einher mit Schmerzen und einem Schutzspasmus der angrenzenden Muskulatur.

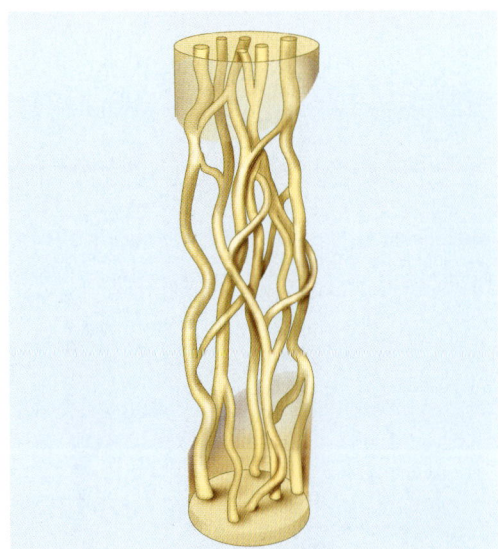

Abb. 4.3 Nervenschlinge (Butler 1995)

Bei einer Überbeanspruchung der Längenelastizität von Nervengewebe kommt es zur kapillaren Minderdurchblutung. Dies geschieht bei verletzten Nervenfasern früher als bei intakten. Das Nervensystem antwortet darauf mit einem Schutzspasmus der Muskulatur und Schmerzen.

Lokalisation peripherer Nervenstraßen

Die Versorgungsgebiete der peripheren Nerven sind dem Verlauf der Nervenstämme zuzuordnen. Im Verlauf dieser Nervenstämme kommt es zu Aufzweigungen bis hin zu den Nervenendigungen (Rezeptoren). Beispiele für die Lokalisationen der peripheren Nervenstämme sind in **Abb. 4.4a–e** dargestellt.

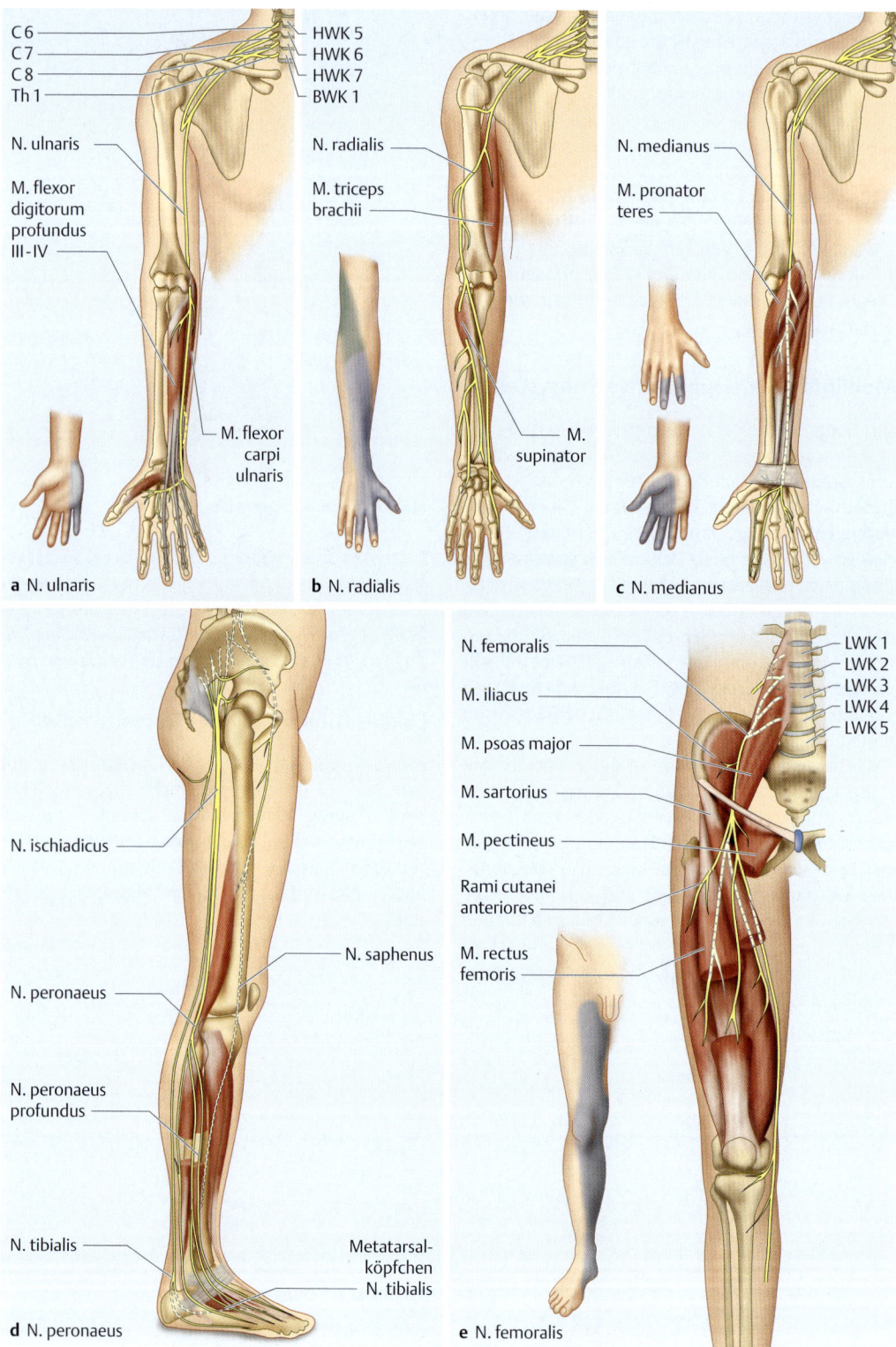

Abb. 4.4a–e Periphere Nerven und sensible Versorgungsgebiete. **a** N. ulnaris. **b** N. radialis. **c** N. medianus. **d** N. ischiadicus/N. peronaeus. **e** N. femoralis.

4.2 Prinzipien bei der Physiotherapie nach Verletzungen neuraler Strukturen

> *Veränderungen in der Neurologie sind stets zu beachten. Nehmen beispielsweise Kribbeln, Schmerzen oder Sensibilitätsstörungen zu, sind dies Zeichen für eine Überdosierung der Maßnahmen.*

Folgende Ziele und Maßnahmen sind Schwerpunkte der Behandlung.

Kontrakturprophylaxe

- Um Kontrakturen an Gelenken zu vermeiden, dürfen die betroffenen Extremitätenabschnitte isoliert passiv/assistiv in alle Bewegungsrichtungen bewegt werden. Dabei ist darauf zu achten, dass die betroffenen neuralen Strukturen nur über ein Gelenk bewegt werden, sodass die intraneurale Spannung begrenzt wird (s. u.).
- Die Bewegungen der Extremitäten sind so zu dosieren, dass der Patient keinerlei Symptome verspürt, da es sonst zu negativen Nachreaktionen wie Schmerzen und Parästhesien kommen kann.

Bewegen, ohne neurale Strukturen zu belasten

- Das neurale Gewebe muss bewegt werden, um die Ernährung und Durchblutung des Gewebes um den Nerv zu gewährleisten.
- Um bei Bewegungen der Extremitäten Irritationen verletzter Nerven zu vermeiden, ist es wichtig, die genaue Lokalisation einer Läsion zu kennen.
- Symptome wie Schmerzen oder Parästhesien sind Zeichen einer Überdosierung. Ihr Auftreten durch Bewegen ist zu vermeiden.
- Symptomfreiheit und Durchblutung fördern die Regeneration des Nervengewebes und wirken Vernarbungen innerhalb der Myelinscheiden entgegen.
- Die Spannung im neuralen System nimmt von distal nach proximal bzw. umgekehrt kontinuierlich zu, wenn sich entsprechende Bewegungen addieren. Soll Zug auf neurale Strukturen vermieden werden, muss diese z. B. im Bereich des proximalen Gelenks entlastet sein, damit im distalen Bereich eine endgradige, normalerweise den Nerv irritierende/belastende Bewegung toleriert wird.
  - **Beispiel:** Die Bewegungen des Sprunggelenks haben auf die Spannung des N. femoralis keinen Einfluss. Im Bereich des Kniegelenks verläuft der N. saphenus (als Fortsetzung des N. femoralis) medial und hinter der Beuge-Streck-Achse des Kniegelenks. Eine Knieflexion reduziert die Spannung in den Anteilen des Nervs, die distal des Kniegelenks liegen. Eine Veränderung der Fußstellung hat auf die relevanten Anteile des N. femoralis (proximal des Kniegelenk) keinen Einfluss!

Lagern in entspannter Position des geschädigten neuralen Gewebes.

- Stresspositionen für die Nerven sind für alle direkt beteiligten neuralen Strukturen in der frühen Phase nach einer Nervenverletzung zu vermeiden (siehe **Tab. 4.1** und **Tab. 4.2**).

Verbessern der Muskelfunktion

- Elektrostimulation durch mittelfrequente Ströme zwischen 5 und 20 kHz.
- Muskelfunktionsschulung bzw. Muskelinnervationsschulung durch aktive Übungen.
- Schulen der Tiefen- und Oberflächensensibilität auch bei Teilinnervation, um den Behandlungsverlauf genauer dokumentieren zu können.

Tab. 4.1 Gelenkstellungen der oberen Extremität und ihre Wirkung auf die neuralen Strukturen

Nerv	Gelenk	Entspannte Position	Belastende Position
N. radialis (C5 – Th1)	skapulothorakales Gelenk	Protraktion, Elevation	Retraktion, Depression
	Schultergelenk	Adduktion, mäßige Flexion	Abduktion, Innenrotation
	Humeroulnargelenk	Flexion	Extension
	Radioulnargelenke	Pronation	Supination
	Handgelenk / Finger	Dorsalextension, Ruhestellung	Palmarflexion, Flexion der Finger, ulnare Abduktion
	HWS	Extension, Lateralflexion zur gleichen Seite	Flexion, Lateralflexion zur Gegenseite
	obere BWS	Extension, Lateralflexion zur gleichen Seite	Flexion, Lateralflexion zur Gegenseite

Nerv	Gelenk	Entspannte Position	Belastende Position
N. medianus (C6 – Th1)	skapulothorakales Gelenk	Protraktion, Elevation	Retraktion, Depression
	Schultergelenk	Adduktion, Innenrotation	Abduktion, Außenrotation
	Humeroulnargelenk	Flexion	Extension
	Radioulnargelenke	Pronation	Supination
	Handgelenk / Finger	Palmarflexion, Flexion	Dorsalextension, Extension der Finger 1-3, ulnare Abduktion
	HWS	Extension, Lateralflexion zur gleichen Seite	Flexion, Lateralflexion zur Gegenseite
	obere BWS	Extension, Lateralflexion zur gleichen Seite	Flexion, Lateralflexion zur Gegenseite

Nerv	Gelenk	Entspannte Position	Belastende Position
N. ulnaris (C8 – Th1)	skapulothorakales Gelenk	Elevation / Protraktion	Depression / Retraktion
	Schultergelenk	Adduktion, Innenrotation	Abduktion, Außenrotation
	Humeroulnargelenk	Extension	Flexion
	Radioulnargelenke	Supination	Pronation
	Handgelenk / Finger	Palmarflexion	Dorsalextension, radiale Abduktion, Extension der Finger 3-5
	HWS	Extension, Lateralflexion zur gleichen Seite	Flexion, Lateralflexion zur Gegenseite
	obere BWS	zur gleichen Seite	Flexion, Lateralflexion zur Gegenseite

Tab. 4.2 Gelenkstellungen der unteren Extremität und ihre Wirkung auf die neuralen Strukturen

Nerv	Gelenk	Entspannte Position	Belastende Position
N. ischiadicus (L4 – S3)	Hüftgelenk	Extension	Flexion
	Kniegelenk	Flexion	Extension
	Sprunggelenk	Plantarflexion	Dorsalextension
	LWS	Extension, Lateralflexion zur gleichen Seite	Flexion, Lateralflexion zur Gegenseite
Nerv	Gelenk	Entspannte Position	Belastende Position
N. femoralis (L1 – L4)	Hüftgelenk	Flexion	Extension
	Kniegelenk	Extension	Flexion
	LWS	Extension, Lateralflexion zur gleichen Seite	Flexion, Lateralflexion zur Gegenseite

4.3 Physiotherapie bei Rückenmarkverletzungen

> *Die Autoren Brüggemann, Pape, Wittmann, beschreiben im physiolehrbuch „Physiotherapie in der Neurologie" (2004) ausführlich die Physiotherapie und den Sport bei querschnittgelähmten Patienten. Da in normalen traumatologischen Abteilungen Patienten mit Querschnittlähmung bis zu deren Verlegen in eine Spezialabteilung bzw. -klinik angetroffen werden können, sind im folgenden Kapitel Ziele und Prinzipien der Physiotherapie der ersten Tage zusammengefasst.*

Zu traumatisch bedingten Verletzungen des Rückenmarks kommt es überwiegend durch Trümmer- und Luxationsfrakturen (instabile Frakturen) von Wirbelkörpern. Instabile Wirbelsäulenverletzungen verursachen häufig neurologische Ausfälle unterschiedlichen Grades, bis hin zu einer Querschnittlähmung.

Eine Commotio (Erschütterung) oder eine Contusio (Quetschung) des Rückenmarks kann zu einer Blutung bzw. zu einem Ödem im Bereich der Rückenmarkshäute führen. Diese raumfordernden Prozesse können eine ischämischen Minderversorgung des Rückenmarkes zur Folge haben.

Raumbeengende Fragmente und/oder Weichteile müssen aus dem Spinalkanal entfernt werden und im Falle einer instabilen Fraktur ist die sofortige operative Stabilisation der Wirbelsäule zur Entlastung des Rückenmarks notwendig (siehe Kap. 8).

Je nach dem Schweregrad der Verletzung kann die Läsion *irreversibel*, *teilweise reversibel* oder *reversibel* ausfallen. Eine vollständige Durchtrennung des Rückmarkes (aufsteigende und absteigende Nervenfasern) bringt eine irreversible Schädigung mit einer kompletten Querschnittsymptomatik mit sich. Die motorischen, sensiblen und vegetativen Körperfunktionen ab dem betroffenen Segment fallen vollständig aus.

Sind die Bahnen nicht vollständig durchtrennt, kann es zu einer inkompletten Querschnittsymptomatik mit unterschiedlichen klinischen Bildern motorischer Teilparesen und Parästhesien kommen.

Je nach Höhe der Verletzung betrifft die Lähmung die unteren Extremitäten (Paraplegie) oder Arme und Beine (Tetraplegie).

> *Die (segmentale) Höhe der Verletzung, die frühestmögliche Entlastung des Rückenmarks und (auch operative) Wiederherstellung der anatomischen Verhältnisse, sowie die frühestmögliche und gezielte Physio- und Ergotherapie sind ausschlaggebend für den Verlauf der Rehabilitation, die in der Regel in Spezialabteilungen bzw. -kliniken stattfindet.*

Ziele und Maßnahmen in der frühen Phase einer Querschnittverletzung

- Verbessern der Vitalfunktionen.
- Vermeiden von posttraumatischen Komplikationen wie z. B. Thrombose, Pneumonie.
- Vermeiden von Kontrakturen, z. B. durch adäquates Lagern und Bewegen.
- Erreichen einer Funktionshand bei hochzervikalen Verletzungen (s. u.).
- Verbessern der Funktion paretischer Muskelgruppen bei inkompletter Lähmung.
- Verbessern der Sensibilität in den entsprechenden Körperregionen über sensibilisierende Techniken wie Streichungen, sanfte Abreibungen mit

verschiedenen (auch unterschiedlich temperierten) Materialien. Der Patient darf dabei nie ein unangenehmes Gefühl oder Symptome angeben.

> Im Folgenden wird ausschließlich auf die Funktionshand eingegangen. Alle anderen therapeutischen Maßnahmen entsprechen weitgehend denen, die nach Wirbelsäulenverletzungen ohne Rückenmarkschädigung indiziert sind bzw. sind ausführlich im o.g. physiolehrbuch „Physiotherapie in der Neurologie" nachzulesen.

Die therapeutische Strategie zur Unterstützung der Ausbildung einer Funktionshand bei Tetraplegikern muss vom ersten Tag an greifen.

Funktionshand bei Tetraplegie

Die Funktionshand ist Voraussetzung für eine sog. Trickbewegungen, die für die Selbstständigkeit eines Tetraplegikers entscheidend ist (**Abb. 4.5a–b**).

Bei Lähmungen oberhalb C5/6 fallen sämtliche Finger- und Daumenmuskeln aus. Die Dorsalextension im Handgelenk ist durch den noch innervierten M. extensor carpi radialis teilweise oder vollständig möglich. Die Trickbewegung schließt bei aktiver Dorsalextension des Handgelenkes die Hand. Dies wird durch eine *absichtlich erzielte Verkürzung* der Fingerbeuger erreicht. Diese Verkürzung wird durch gezieltes Lagern der Hände in der Funktionsstellung und spezifisches Bewegen erreicht.

Schließen der aktiven Funktionshand: Durch die Kontraktion des M. extensor carpi radialis schließt sich die Hand, weil die verkürzten Beugesehnen der Finger unter Zug geraten. Der Daumen legt sich dem gebeugten Zeigefinger in Form des Lateralgriffes fest an. Dieser Faustschluss ermöglicht gezielte Halte- und Greiffunktionen. Die Festigkeit des Faustschlusses ist vom Ausmaß der Verkürzung der Fingerbeugesehnen und von der Kraft des M. extensor carpi radialis abhängig.

Grundvoraussetzung für die Funktionshand ist das Erhalten der notwendigen Gelenkbeweglichkeit in Extension und Flexion des Handgelenkes.

> Das Dehnen der Flexoren über alle Gelenke ist verboten, die Finger dürfen nur bei palmarflektiertem Handgelenk gestreckt werden.

Öffnen der aktiven Funktionshand: Bei passiver Flexion im Handgelenk in Pronationsstellung des Unterarms kann die Hand unter Ausnutzung der Schwerkraft wieder geöffnet werden. Die Finger geraten in den Grundgelenken in leichte Streckung.

Nicht fachgerechtes Lagern führt zu Extensionskontrakturen der Finger oder zur Krallenhand. Die Gefahr der Selbstverletzungen steigt, die Chancen des Wiedererreichens weitgehender Selbstständigkeit werden erheblich eingeschränkt oder ganz genommen.

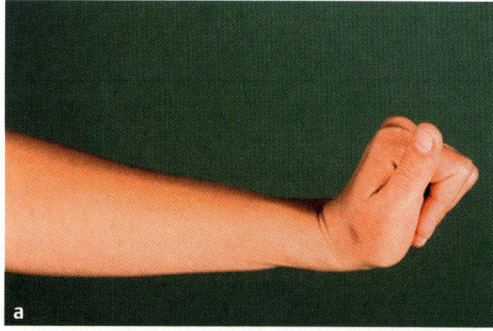

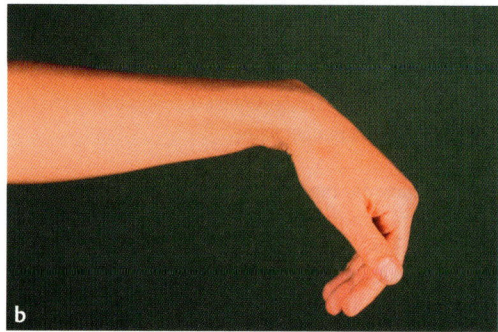

Abb. 4.5a–b Aktive Funktionshand **a** Schließen **b** Öffnen der aktiven Funktionshand.

Passive Funktionshand: Bei einer kompletten Querschnittsymptomatik oberhalb von C 5 sind alle Muskeln, die auf Finger- und Handgelenk einwirken, gelähmt.

Mittels speziell und individuell angefertigter Schienen (in der Regel durch Ergotherapeuten) oder durch Kleben und Lagern wird das Handgelenk in 30° Dorsalextension stabilisiert (**Abb. 4.6**). Der Patient kann mit Hilfe des M. biceps brachii in Teilbereichen selbstständig werden (Pape 2004).

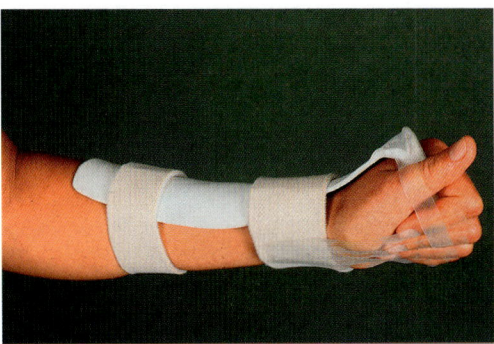

Abb. 4.6 Passive Funktionshand

Beim Kleben und Lagern werden folgende Stellungen fixiert:
- 30° Dorsalextension im Handgelenk,
- 90° Flexion in den Metakarpophalangealgelenken (MCP),
- 90° Flexion in den proximalen Interphalangealgelenken (PIP),
- Volle Streckung in den distalen Interphalangealgelenken (DIP).

In die Innenfläche wird von der Kleinfingerseite eine kleine Rolle eingeschoben (Daumen bleibt angelegt). Der Durchmesser der Rolle soll den Fingern ihr Umschließen in Funktionshandstellung ermöglichen.

Zum Kleben eignet sich besonders Leukofix. Der Leukofixstreifen wird auf den Fingernägeln der vier Langfinger angesetzt (allergische Reaktionen werden vermieden) und über das Handgelenk hinausgeklebt. Dabei wird strahlenförmig auf eine Stelle geklebt (**Abb. 4.7a–c**), welche zum Schutz der Haut variieren soll. Wichtig ist, dass die Finger stets parallel liegen und sich nicht übereinander schieben.

Der Daumen wird in gestreckter Stellung im Bereich der PIP mit Klebestreifen fixiert Die Hand wird in 30° Dorsalextension im Handgelenk gelagert.

Passives Bewegen der Funktionshand: Um eine unkontrollierte Kontraktur im Bereich der Finger und der Hand zu vermeiden, muss im Sinne der Funktionshand regelmäßig passiv bzw. assistiv bewegt werden. Dabei ist darauf zu achten, dass die Finger niemals bei Dorsalextension des Handgelenks gestreckt werden. Das würde einer Verkürzung der langen Beugesehnen entgegenwirken! Volle Streckung in den proximalen und distalen In-

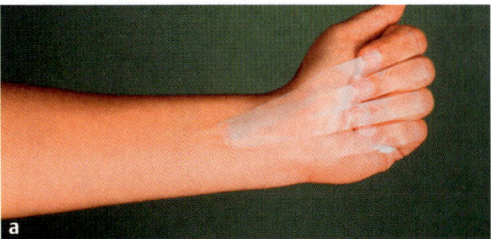
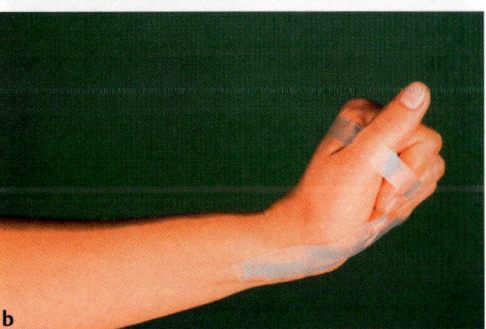
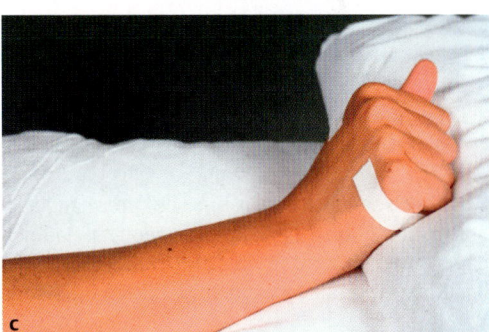

Abb. 4.7a–c Kleben und Lagern der Funktionshand. **a** Die parallel liegenden Langfinger werden strahlenförmig fixiert. **b** Der Daumen wird fixiert. **c** Lagerung der geklebten Funktionshand.

terphalangealgelenken (PIP und DIP) ist nur bei Palmarflexion erlaubt (**Abb. 4.8a–b**).

Das Daumengrundgelenk darf nicht in Extension und Abduktion bewegt werden, da eine gute Stabilität des Daumens später eine bessere Greiffunktion bedeutet.

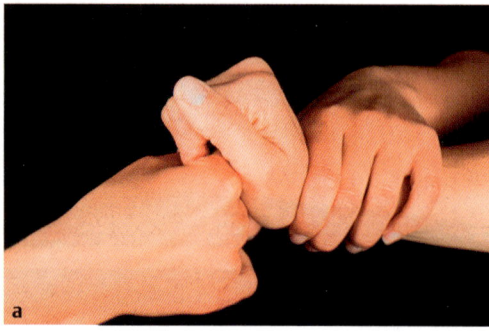
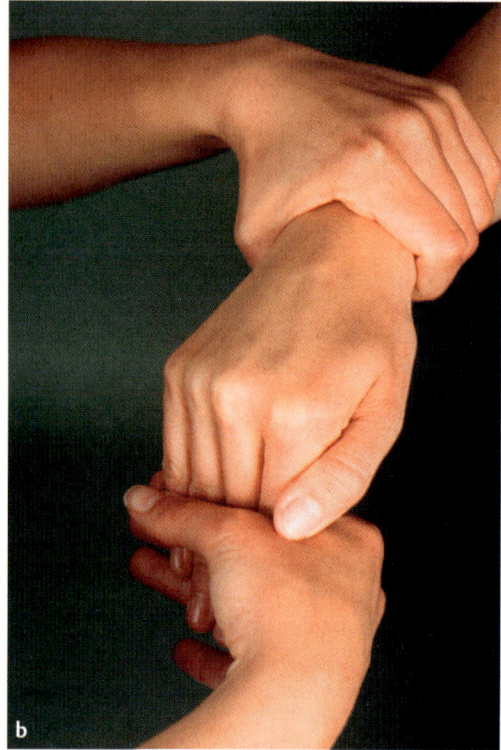

Abb. 4.8a–b Passives Bewegen der Funktionshand. **a** Ausgangsstellung. **b** Endstellung.

Soll sich beim Patienten eine Funktionshand ausbilden, muss auch bei pflegerischen Maßnahmen darauf geachtet werden, dass die Grundsätze der Behandlung eingehalten werden. So dürfen die Hände des Betroffenen grundsätzlich nur in Palmarflexion gewaschen werden. Die Finger dürfen nur minimal abduziert werden, um die weiterlaufende Bewegung in die Öffnung der Hand zu vermeiden.

4.4 Überblick über Gefäßverletzungen

Gefäßverletzungen sind physiotherapeutisch selbstverständlich nicht behandelbar. Da sie aber Begleitverletzungen vieler Traumen darstellen, gehören Kenntnisse über deren Ursache, Symptome und die ärztliche Therapie zum medizinischen Grundwissen der Physiotherapeuten.

Arterielle Gefäßverletzungen

In der Regel sind offene, perforierende oder geschlossene, stumpfe Verletzungen mit direkter oder indirekter Gewalteinwirkung die Ursache. Infolgedessen kommt es zu einem akuten Gefäßverschluss oder zu einer arteriellen Blutung. Das wichtigste klinische Zeichen der arteriellen Gefäßverletzung ist neben der lokalen Blutung auch die periphere akute Ischämie und Pulslosigkeit.

Als klinische Leitsymptome, die Physiotherapeuten bekannt sein sollten, sind die *6 „P" nach Pratt* definiert:
- Pain (Schmerz)
- Paleness (Blässe)
- Paraesthesia (Sensibilitätsstörung)
- Pulselessness (Pulslosigkeit)
- Paralysis (Bewegungsunfähigkeit)
- Prostation (Erschöpfung/Schock)

Stumpfe Traumen: Hier beginnt die Schädigung an der Intima (innerste Schicht der Gefäßwand) und kann fortschreitend die gesamte Gefäßwand betreffen. Gefäßeröffnungen mit einhergehendem Blutverlust sind hier eher selten zu finden, da sich die Intima und Media (mittlere Schicht der Gefäßwand) retrahieren und damit die Gefäßschicht wieder verschließen können (**Abb. 4.9**).

Perforierende Traumen: Bei offenen Verletzungen oder Verletzungen durch Knochenfragmente kommt es zur Verletzung eines Gefäßes von außen nach innen. Diese führt zu einer Blutung in das umliegende Gewebe, in eine Körperhöhle oder nach außen, beispielsweise durch Stich-, Schuss- oder Pfählungsverletzungen. Ebenso von starken Blutungen begleitet sind tangentiale Gefäßverletzungen (s. **Abb. 4.10**).

In Abhängigkeit von der Größe des verletzten Gefäßes muss eine Blutstillung oder ein rekonstruktiver Eingriff erfolgen, um eine ischämische Muskelkontraktur (siehe Kap. 3) oder eine Amputation (siehe Kap. 5) zu vermelden.

Schweregrade von Gefäßverletzungen:
- Grad I: Nur die Adventitia ist betroffen (geschlossenes Lumen)
- Grad II: Lumeneröffnung bei erhaltener Kontinuität
- Grad III: Abrisss, vollständige Kontinuitätsdurchtrennung

Therapie: Tangentiale Gefäßverletzungen lassen sich i.d.R. operativ durch eine spannungsfreie Direktnaht versorgen und sind übungsstabil. Die Behandlung richtet sich nach den Begleitverletzungen und nach dem Allgemeinzustand des Patienten (Vitalfunktionen, Schmerz, Mobilität).

Bei langstreckigen Defekten von Arterien wird häufig ein Gefäßtransplantat oder ein Bypass durch körpereignes Venenmaterial verwendet. Hier ist die

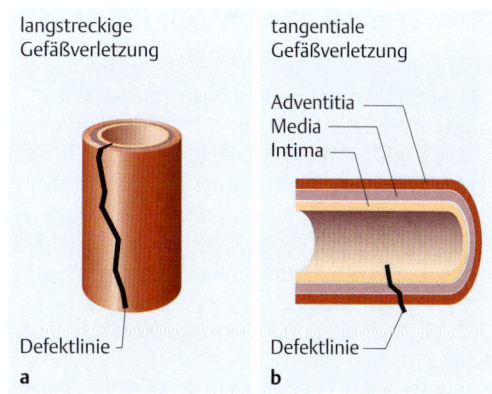

Abb. 4.10 Tangentiale und langstreckige Gefäßwanddefekte.

Belastbarkeit in Abhängigkeit von den begleitenden Verletzungen vom Operateur individuell zu definieren.

Venöse Gefäßverletzungen

Bei einer peripheren Venenverletzung kommt es zu einer starken Blutung und Schwellung der betroffenen Extremität. Unterschieden wird auch hier zwischen
- perforierenden Gefäßverletzungen und
- stumpfen bzw. geschlossenen Gefäßverletzungen.

Bei Verletzungen der Venen ist eine operative Rekonstruktion nur dann notwendig, wenn eine größere Distanz einer Hauptvene oder mehrerer Venenstränge defekt ist. Ansonsten ist ein steriler Kompressionsverband und Hochlagern der Extremität ausreichend um die Blutung zu stillen. Der Körper ist in der Lage den Defekt eines Venenstranges über die Bildung von sog. Gefäßkollateralen auszugleichen und somit den Rückstrom zu gewährleisten.

Muss jedoch eine Venennaht durchgeführt werden, ist die *Gefahr einer lokalen Thrombose* sehr hoch, da sich auf Grund der niedrigen Strömungsgeschwindigkeit des Blutes an der Nahtstelle Thromben organisieren können (Virchows-Trias: Gefäßwandschaden, veränderte Blutströmung, veränderte Blutzusammensetzung).

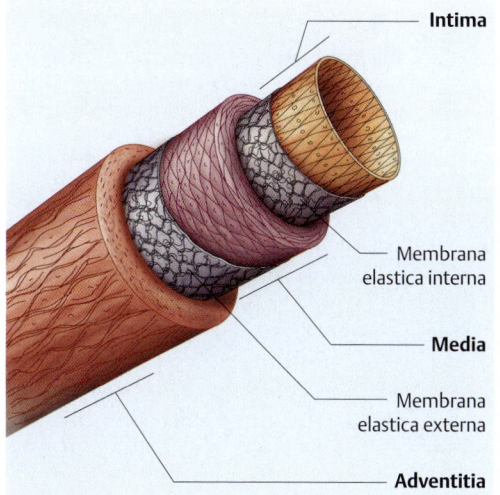

Abb. 4.9 Schichten der Gefäßwände: Intima, Media, Adventitia (aus: Lüllmann-Rauch 2003).

> *Die Belastbarkeit der Extremität, auch für das Üben gegen die Schwerkraft, definiert der Arzt individuell und in Abhängigkeit von den Begleitverletzungen.*

Literatur und weiterführende Literatur

Beckmann C, Klein-Neuhold M. Physiotherapie bei Querschnittlähmung. Stuttgart: Thieme; 2001.

Brüggemann K, Wittmann C. Sporttherapie bei Querschnittlähmung. In: Hüter-Becker A, Dölken M. Physiotherapie in der Neurologie. Stuttgart: Thieme; 2004.

Butler D.S. Die Mobilisation des Nervensystems. 2. korrigierter Nachdruck. Berlin, Heidelberg: Springer-Verlag; 1998.

Jesel M. Neurologie für Physiotherapeuten. Stuttgart: Thieme; 2004.

Handwerker HO. Einführung in die Pathophysiologie des Schmerzes. Berlin: Springer; 1999.

Krischak G. Traumatologie für Physiotherapeuten. Stuttgart: Thieme; 2005

Lüllmann-Rauch R. Histologie. Stuttgart: Thieme; 2003.

Pape A. Physiotherapie bei Querschnittlähmung. In: Hüter-Becker A, Dölken M. Physiotherapie in der Neurologie. Stuttgart: Thieme; 2004.

Rauber A. Kopsch F. Thieme Anatomie des Menschen. Band III. Stuttgart: Thieme 1. Auflage, 1987.

Schomacher J. Diagnostik und Therapie des Bewegungsapparates in der Physiotherapie. Stuttgart: Thieme; 2001.

Trentz O. Bühren V. Checklisten der aktuellen Medizin. Checkliste Traumatologie. 5. überarbeitete und erweiterte Auflage. Stuttgart: Thieme 2001.

Fehlende Teile der Gliedmaßen erzeugen muskuläre Dysbalancen

5 Amputationen

5.1 Überblick über das Krankheitsbild · *115*
5.2 Prothesenversorgung · *116*
5.3 Physiotherapie nach Amputationen · *120*

Ziel der Reha: größtmögliche Selbstständigkeit des Patienten

Prothesenversorgung so früh wie möglich!

Die Pflege des Stumpfes ist für den Verlauf der Behandlung und Rehabilitation entscheidend

5 Amputationen

Christian Münzing

5.1 Überblick über das Krankheitsbild

Eine Amputation ist für jeden Betroffenen ein elementarer Lebenseinschnitt. Wie der Betroffene mit der neuen Situation zurecht kommt, hängt davon ab, wie er zukünftig den Alltag meistern kann. Dies wiederum ist auch vom Ausmaß der Amputation abhängig.

> Ziel der Rehabilitation muss von Anfang an die größtmögliche bzw. vollständige Selbstständigkeit des Patienten sein.

Die häufigsten Ursachen für Amputationen in der Unfallchirurgie sind schwere Polytraumen. Sekundär können Amputationen durch Infektionen notwendig werden, z.B. nach Gelenkersatz oder um ein weiteres Übergreifen von Noxen auf das Organsystem zu verhindern. In diesem Fall spricht man von einer lebenserhaltenden Maßnahme.

Die Entscheidung zur Amputation eines Körperabschnittes ist abhängig vom Lokalbefund und vom Gesamtbefinden des Patienten. Entweder zwingt die neurovaskuläre Schädigung mit definitivem Funktionsausfall der Extremität oder das Gesamtverletzungsmuster zur Amputation.

2-15% aller Amputationen sind der Literatur nach traumatisch bedingt, etwa 95% der Amputationen haben ihre Ursache in Gefäßerkrankungen (Kinzl 1996).

Amputate können eine gewisse Zeit replantiert werden. Je nach Erstversorgung am Unfallort und in Abhängigkeit vom anoxischen Gewebeschaden des Amputats ist dies bis zu 24 Stunden nach dem Trauma möglich. Im optimalen Fall wird das Amputat steril und kühl (hypothermisch) verpackt. Infektionen und länger anhaltende Anoxie führen zu einer schlechten Einheilung des Amputats mit mangelhaftem funktionellem Ergebnis. **Tab. 5.1** zeigt den zeitlichen Verlauf einer irreversiblen Gewebeschädigung, entsprechend der Versorgungsart des Amputats (Engelhardt 1991).

Tab. 5.1 Zeitlicher Verlauf der Gewebeschädigung nicht versorgter Amputate (warme Ischämie) und optimal versorgter Amputate (Hypothermie)

Amputat	warme Ischämie	Hypothermie
ganze Extremitäten	nach 5-6 Stunden	nach 10 Stunden
Hände, Füße	nach 5-6 Stunden	nach 12 Stunden
Finger, Zehen	nach 10-15 Stunden	nach 24 Stunden

Die Indikation zur Extremitätenreplantation hängt von der funktionellen Bedeutung des Amputats und dem zu erwartenden funktionellen Wert nach der Replantation ab. Ist nicht mit einem guten funktionellen Ergebnis zu rechnen, wird darauf verzichtet. Therapieziel ist dann ein möglichst funktionsfähiger Stumpf, der eine gute Prothesenversorgung ermöglicht. Die folgenden **Tabellen 5.2** und **5.3** zeigen die unterschiedlichen Amputationshöhen an der oberen und unteren Extremität.

Tab. 5.2 Amputationen an der unteren Extremität

Amputationshöhe	Beschreibung der Amputation
Vorfußamputation	• Amputation einer oder aller Zehen, sowie eines oder mehrerer Metatarsalen • terminal belastbar
Lisfranc-Linie	• Trennung zwischen Fußwurzelknochen und Metatarsalen (die anatomisch vorgegebene, gezackte Amputationslinie stellt später ein funktionelles Problem dar) • terminal belastbar
Rückfußamputation	• Exartikulation im Chopartgelenk, • terminal belastbar
Unterschenkelamputation	• das Kniegelenk bleibt bei voller Funktionsfähigkeit erhalten, je länger der Stumpf, umso besser die Prothesenführung • die terminale Belastbarkeit nimmt mit zunehmender Länge ab, da im distalen Bereich des Unterschenkels wenig Weichteile vorhanden sind, die das Stumpfende decken (Dekubitusgefahr durch Druck der Prothese!)

Tab. 5.2 (Fortsetzung)

Knieexartikulation	▪ Amputation auf Höhe des Gelenkspaltes, das Fehlen des Kniegelenkes bringt Probleme mit sich, da das Kniegelenk der Prothese tiefer steht als das Kniegelenk der gesunden Seite ▪ terminal belastbar
transkondyläre Oberschenkelamputation	▪ diese Form der Amputation wird nach schwerer intraartikulärer Verletzungen des Kniegelenkes transkondylär durchgeführt ▪ je nach Kallusbildung am Stumpfende ist der Stumpf terminal belastbar
Oberschenkelamputation	▪ je länger der Stumpf, desto günstiger für die Prothesenversorgung ▪ je proximaler die Amputation, um so größer muskuläre Dysbalancen ▪ keine terminale Belastbarkeit ▪ das Gewicht wird am Tuber ischiadicum über die Prothese abgestützt
Hüftexartikulation	▪ Amputation auf Höhe des Hüftgelenkes
Hemipelvektomie	▪ (seltene) Amputation des Beines und einer Beckenseite, Ursache kann z. B. ein Tumor sein

Tab. 5.3 Amputationen der oberen Extremität

Amputationshöhe	Beschreibung der Amputation
Fingeramputationen	▪ je nach Art der Verletzung im Bereich der distalen und proximalen Interphalangealgelenk (DIP, PIP) oder der Metacarpophalangealgelenke (MCP) der Finger I bis IV
Daumenamputationen	▪ grundsätzlich wird so viel Gewebe wie möglich zugunsten einer guten Restfunktion erhalten
radiale Amputationen	▪ Resektion des Daumens, der radialen Mittelhandknochen und u. U. der radialen Handwurzelknochen, z. B. nach Explosionsverletzungen

Tab. 5.3 (Fortsetzung)

ulnare Amputationen	▪ Resektion der ulnaren Finger, der ulnaren Mittelhandknochen und u. U. der ulnaren Handwurzelknochen
transversale Amputationen	▪ Amputation im Bereich mehrerer Mittelhandknochen oder entlang der proximalen oder distalen Handwurzelreihe
Unterarmamputationen	▪ je distaler die Amputation, umso besser die prothetische Versorgung (z. B. mit einer Myoprothese) ▪ die Beweglichkeit der Pronation und Supination ist von der Stumpflänge abhängig
Ellenbogenexartikulationen	▪ Amputation im Humeroulnargelenk
Oberarmamputationen	▪ je nach Lokalisation der Weichteilschäden Amputation im Bereich der Epikondylen oder des Humerusschaftes ▪ Ursache meist schwere Ellenbogentrümmerverletzungen oder distale Humerusschaftverletzungen mit Zerstörung der Weichteile und Gefäße

Zusammenfassung

- Eine Amputationen stellt einen dramatischen Lebenseinschnitt dar.
- Ca. 2-15% aller Amputationen sind traumatisch bedingt.
- Im günstigsten Fall können abgerissene Gliedmaßen replantiert werden. Ist dies nicht möglich, ist es Ziel der Operation, einen funktionsfähigen Stumpf für eine gute Prothesenversorgung zu erhalten.
- Ziel der Rehabilitation ist die größtmögliche Selbstständigkeit des Patienten.

5.2 Prothesenversorgung

In einem ersten Gespräch wird der Patient vom *Orthopädiemechaniker* über die prothetischen Versorgungsmöglichkeiten aufgeklärt. Dies geschieht in enger Zusammenarbeit mit Ärzten und Physiotherapeuten. Die folgenden Abbildungen zeigen Prothesen für Arm- und Beinamputierte (**Abb. 5.1–5.7**, Bildmaterial mit freundlicher Genehmigung des Sanitätshauses Häussler, Ulm).

Verschiedenste Prothesen, die nach den individuellen Bedürfnissen der Patienten angepasst werden, ermöglichen eine Vielzahl von Funktionen. Moderne Prothesen sind nicht nur „alltagstauglich", es gibt auch spezifische Modelle für Freizeitaktivitäten, besonders für den Sport.

Die modernste Prothesenform ist die *myoelektrische Prothese*. Hier sind im Prothesenschaft Elektroden eingearbeitet, die bei optimalem Sitz der Prothese die Spannungsveränderungen in der Haut messen, bei Armprothesen z. B. ventral bzw. dorsal am Unterarm. Der elektronisch wahrgenommene Impuls wird an einen Motor in der künstlichen Hand weitergeleitet. Die Hand kann dann durch gezielte Muskelkontraktionen im Bereich des Stumpfes mittels der Elektronik geöffnet und geschlossen wer-

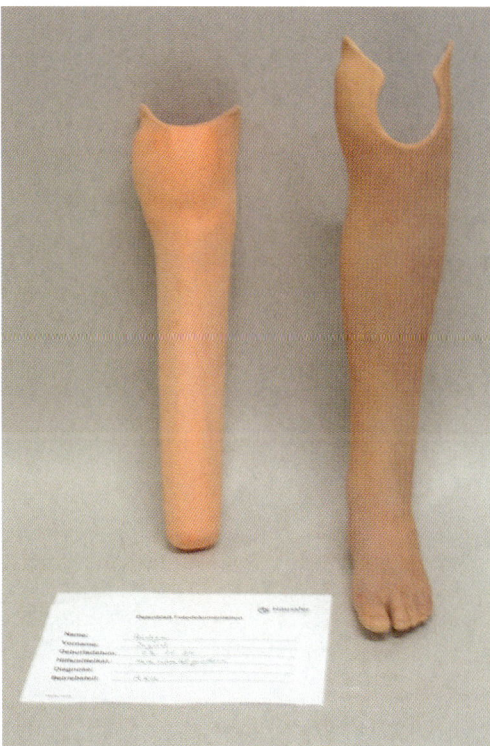

Abb. 5.1 Unterschenkelprothese mit Silikoninliner.

den. Bisher sind mit einer solchen Prothese jedoch nur einfache Aktivitäten möglich, die allerdings im Alltag eine deutliche Erleichterung mit sich bringen können. Der Einsatz der myoelektrischen Prothese hat sich bisher nur an der oberen Extremität bewährt, da für die Bewegungen in der unteren Extremität sehr komplexe elektronische Funktionen notwendig sind. Die Muskeln der unteren Extremität arbeiten vorwiegend im geschlossenen System und in Stützfunktion synergistisch Einzelne mehr oder weniger isolierte Kontraktionen zur Steuerung der Prothese sind nicht wie am Arm möglich.

Sobald die Wunde trocken ist und die Redonschläuche der Sekretdrainage gezogen sind, wird der Stumpf durch den Orthopädiemechaniker mit einer *Interimsprothese* (vorübergehende Prothese) versorgt. Da sich die Stumpfverhältnisse täglich ändern (Schwellung, Muskelatrophie), ist die Prothese in regelmäßigen Abständen (bei Bedarf sogar täglich) anzupassen. Der regelmäßige Kontakt und die intensive Betreuung der Patienten bringt Vertrauen in das Rehabilitationsteam und trägt zur Motivation des Patienten bei.

| Die frühe Versorgung der Extremität mit der Prothese ist sehr wichtig, damit der Stumpf so früh wie möglich eine

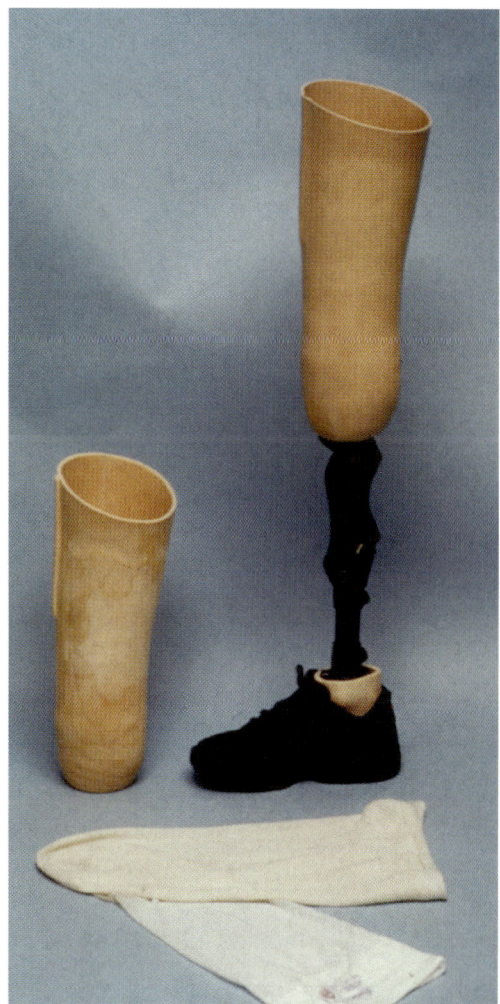

Abb. 5.2 Oberschenkelprothese.

| konische Form erhält und das Gewebe des Stumpfendes an seine neue Aufgabe gewöhnt wird.

In der späteren Phase der Therapie ist neben der Zusammenarbeit mit dem Orthopädiemechaniker auch die mit den *Ergotherapeuten* wichtig. Dies gilt besonders nach Amputationen an der oberen Extremität. Ergotherapie hat grundsätzlich das Ziel, die Handlungskompetenzen des Patienten zu verbessern. Die Patienten lernen mit ihren Prothesen im häuslichen und beruflichen Alltag zurechtzukommen.

In der Regel kann das Training mit der Prothese bei Amputationen an der oberen Extremität früher beginnen als bei Amputationen an den Beinen, weil die Wundheilung schneller abgeschlossen ist und der Stumpf keine so große Belastung erfährt wie an der gewichtstragenden unteren Extremität.

118 5 Amputationen

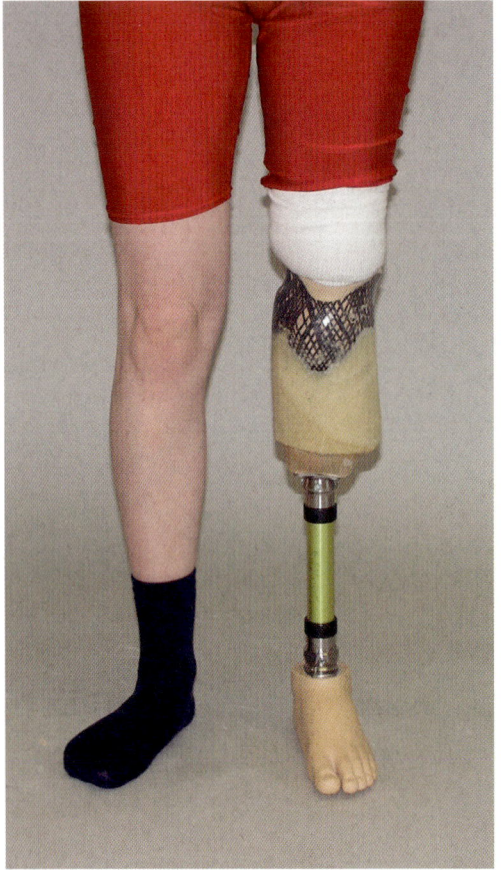

Abb. 5.3 Prothese nach Knieexartikulation.

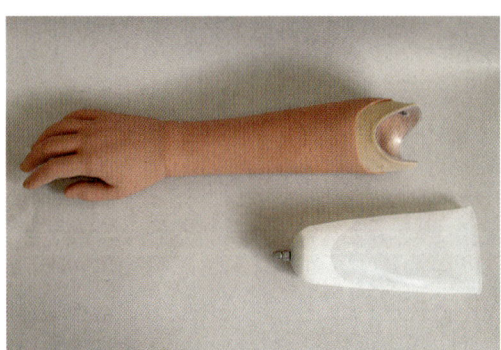

Abb. 5.5 Unterarmprothese mit Silikoninliner.

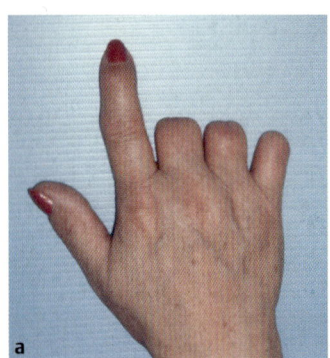
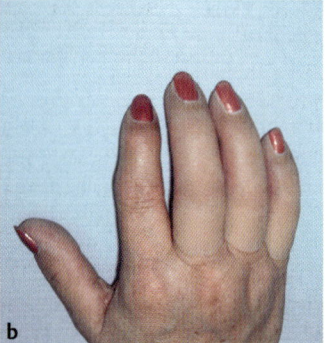

Abb. 5.4a–b Fingerprothesen **a** Amputierte Finger. **b** Prothesen.

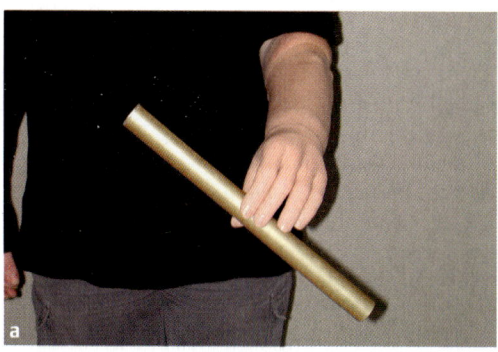
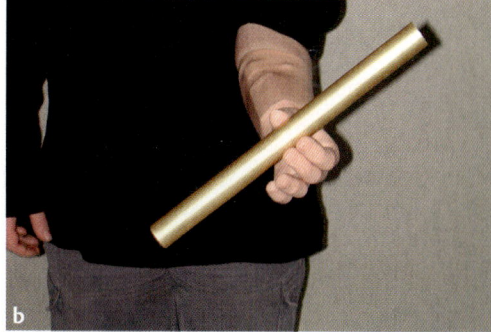

Abb. 5.6a–b Unterarmprothese in Funktionsstellung. **a** Pronation. **b** Supination.

Grundsätzlich gilt für das Prothesentraining dasselbe wie für die gesamte Rehabilitation: Der selbstständige Umgang (An- und Ausziehen, Pflege) mit der Prothese und ihr konsequentes Nutzen fördern die Selbstständigkeit des Patienten.

> *Die Lernfortschritte hängen von der Motivation des Patienten ab und von der Häufigkeit des Übens. Üben bedeutet Wiederholen!*

Zusammenfassung

- Die Prothesenversorgung erfolgt so früh wie möglich. Dies ist eine Voraussetzung für eine gute konische Ausformung des Stumpfes.
- Im interdisziplinären Team wird der Patient über die Möglichkeiten der Prothesenversorgung aufgeklärt und an der Entscheidung für ein geeignetes Prothesenmodell beteiligt.
- Bis zur endgültigen Versorgung wird die Prothese den jeweiligen Stumpfverhältnissen regelmäßig angepasst.
- Gegebenenfalls kommt eine Interimsprothese zum Einsatz.
- Der Umgang mit der Prothese muss geübt werden. Motivation und Übungshäufigkeit entscheiden über Lernfortschritte.

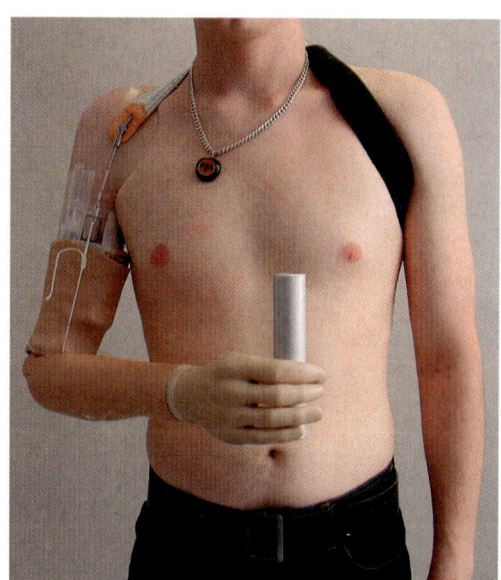

Abb. 5.7 Oberarmprothese.

5.3 Physiotherapie nach Amputationen

5.3.1 Physiotherapeutische Untersuchung nach Amputationen

In der folgenden Checkliste sind die wichtigsten Bestandteile der Untersuchung zusammengefasst:

Checkliste

Befundkriterien	
Allgemeinzustand	- Begleitverletzungen - daraus resultierende Symptome (Lungen-, Organ-, Wirbelsäulenverletzungen)
Sichtbefund	- Amputationshöhe - Schwellung, Rötung, Hämatome - Stumpfform - Wundverhältnisse, Narbe, Druckstellen, Hautfarbe
Messbefund	- Umfangmessungen (regelmäßige Kontrolle) - Vitalfunktionen
Schonhaltung	- Haltung angrenzender Gelenke - Schonung ist auch bei evtl. Begleitverletzungen möglich
Schmerzen	- Wundschmerzen - Phantomschmerzen (Aufklärung!)
muskuläres Gleichgewicht	- veränderte Hebelverhältnisse nach der Amputation - auch *prätraumatische* Fehlhaltungen beachten (z. B. Morbus Bechterew)
Mobilität	- selbstständig mobil im Bett, Zimmer, Rollstuhl, Flur, Gehwagen, mit und ohne Prothese - Hilfsmittel - Einsetzen des Beinstumpfes als Balancehebel im Stand
Aktivitäten des Patienten vor dem Trauma, vor der Amputation	- häusliches Umfeld - Beruf - Hobbys, Sport

5.3.2 Prinzipien der physiotherapeutischen Behandlung nach Amputationen

Das Ausmaß der Amputation und der Begleitverletzungen bestimmt die Therapie vom ersten posttraumatischen Tag bis zur Integration des Patienten in das Alltagsleben. *Limitierende Begleitverletzungen beeinflussen den Therapieverlauf. Ihre Therapie ist von Anfang an in die Behandlung zu integrieren.* Dies können z. B. Verletzungen anderer Extremitäten oder Verletzungen der Atmungsorgane sein. Der Patient muss über die therapeutische Vorgehensweise (Interimsprothese, prothetische Möglichkeiten, Umgang mit Phantom- und Wundschmerz) aufgeklärt werden.

Das häusliche und soziale Umfeld des Patienten muss berücksichtigt und die Familie in die Behandlung mit einbezogen werden.

Falls notwendig, wird dem Patienten vom Arzt die Hilfe eines Psychologen angeboten, der ihn bei der Bewältigung der neuen Situation unterstützen kann.

Ziele der Physiotherapie umfassen alle Ebenen der ICF (Internationale Klassifikation der Funktionsfähigkeit, Behinderung und Gesundheit, WHO). Ziele und Maßnahmen betreffen sowohl die Struktur- und Funktionsebene (z. B. Muskelkräftigung, Gehen mit der Prothese) als auch die Ebenen der Aktivitäten im Alltag (z. B. mit der Beinprothese ins Auto einsteigen, mit der Handprothese die Haare kämmen) und der Partizipation am öffentlichen und sozialen Leben (z. B. mit der Beinprothese sicher durch die schmalen Reihen der Kinositze gehen).

Sobald es der Allgemeinzustand des Patienten zulässt, soll er über seine Möglichkeiten, Sport zu treiben, informiert werden.

> *Die sensationellen Ergebnisse von Sportlern mit Amputationen z. B. bei den Paralympics sind bekannt und werden in immer größerem Maße auch von der Öffentlichkeit wahrgenommen.*

Ziele und Maßnahmen

- Ausgleich pulmonaler Defizite durch Atemtherapie,
- Lagern des Stumpfes und Vermeiden eventueller Komplikationen durch das Lagern,
- Kreislaufstabilisierende Maßnahmen (Patienten erlitten häufig starken Blutverlust),
- Entstauende Maßnahmen, insbesondere der verletzten Extremität,
- Pflege des Stumpfes,
- Frühes Fördern von Eigenaktivitäten und Selbstständigkeit,
- Verbessern der Bewegungskontrolle,
- Schmerzen lindern,
- Psychische Betreuung, Fördern der Motivation zur Mitarbeit und Zielerreichung.

Ausgleich pulmonaler Defizite durch Atemtherapie

> Der Allgemeinzustand des Patienten und die Leitsymptome bestimmen die Schwerpunkte der Therapie in der Frühphase.

Bei polytraumatisierten Patienten zum Beispiel stellt häufig zu Beginn nicht die Amputation das primäre Problem dar, sondern die multiplen Verletzungen innerer Organe und hier insbesondere der Lunge. Folgen pulmonaler Defizite können Wundheilungsstörungen und eine verlängerte Immobilität sein. Diese wirken sich negativ auf die Psyche des Patienten aus. Therapeuten und Patienten dürfen daher die Bedeutung der Atemtherapie nicht unterschätzen. Die Patienten werden dazu angeleitet, auch selbstständig verschiedene atemtherapeutische Übungen durchzuführen.

Lagern des Stumpfes und Vermeiden eventueller Komplikationen durch das Lagern

Das Lagern hat folgende Ziele:
- Reduzieren des postoperativen Wundödems und Entlasten der Wundnaht,
- Kontrakturprophylaxe,
- Reduzieren der Schmerzen.

Reduzieren des postoperativen Wundödems und Entlasten der Wundnaht: Der Stumpf wird hochgelagert, um den venösen Rückfluss zu fördern. Bei Amputationen an der unteren Extremität kann das Fußende des Bettes leicht erhöht werden, um die Gefahr von Kontrakturen zu verringern, die beim Unterlagern des Stumpfes gegeben wäre (**Abb. 5.8a–b**). Dies gilt ganz besonders für Oberschenkelamputationen. (Lagern in Flexion des Hüftgelenkes begünstigt die Verkürzung der Hüftbeuger!).

Voraussetzung für die entstauende Lagerung ist eine gute arterielle Durchblutung (Anamnese und Sichtbefund beachten!). Durch den Abfluss von Gewebeflüssigkeit aus dem Interstitium wird der Spannungszustand der Haut reduziert und damit die Wundnaht entlastet.

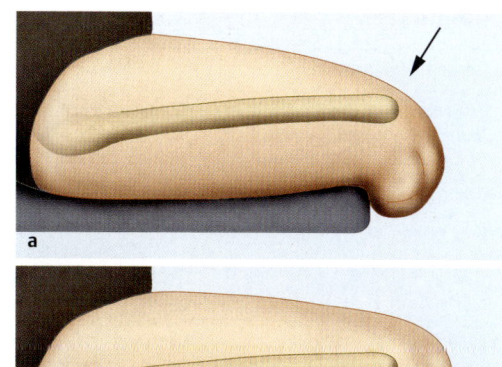
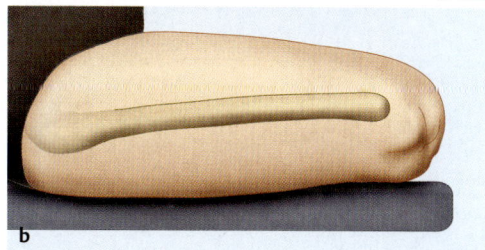

Abb. 5.8a–b Hochlagern des Stumpfes. **a** Falsche Lagerung bei Oberschenkelamputation, Weichteile hängen über die Unterlage. **b** Korrekte Lagerung (Wilde 2000).

> Das Hochlagern des Stumpfes ist nur bei guter arterieller Durchblutung erlaubt!

Kontrakturprophylaxe: Je nach Amputationshöhe kommt es durch den Verlust von Muskelansätzen und veränderte Hebellängen zu muskulären Dysbalancen. Muskeln, die normalerweise viel Kraft aufbringen, um einen langen Hebel zu bewegen, arbeiten nach einem (Teil-)Verlust der Extremität mit einem deutlich kürzeren Hebel.

> Je kürzer der Stumpf, umso größer die Gefahr muskulärer Dysbalancen, die ohne Therapie zu Fehlhaltungen und Kontrakturen führen und die Funktion der gesamten Extremität erheblich einschränken können.

Beispielsweise neigt der M. iliopsoas mit seinem hohen Anteil an tonischen Muskelfasern sehr rasch zur Verkürzung. Dies wird durch das fehlende Beingewicht bei Oberschenkelamputationen begünstigt. An der oberen Extremität entsteht eine vergleichbare Situation für den M. biceps brachii bei Amputation im Bereich des Unterarm.

Die folgende Checkliste stellt Ursachen für Kontrakturen zusammen:

Checkliste

Ursachen für Kontrakturen	
Verlust von Muskelansätzen und veränderte Hebellängen	▪ Es entstehen muskuläre Dysbalancen, die wiederum zu Kontrakturen führen können.
Schonhaltung	▪ Sie entsteht z. B. schmerzbedingt oder zum Schutz des Stumpfes. ▪ Beispiele: – Nach einer Oberarmamputation wird der Armstumpf oft nah am Körper gehalten, daraus resultiert die Gefahr einer Adduktionskontraktur im Schultergelenk. – Nach einer Unterarmamputation kommt es oft zur Beugekontraktur im Ellbogengelenk und zum Schulterhochstand
Generelle Immobilisation	▪ Sie kann die Folge von Begleitverletzungen sein.
Langes Sitzen	▪ Patienten mit schlechtem Allgemeinzustand verbringen nicht selten viel Zeit sitzend im Rollstuhl. Das birgt die Gefahr der Hüftbeugekontraktur bei Oberschenkelamputationen.
Einsetzen des Beinstumpfes als Balancehebel im Stand	▪ Der amputierte Oberschenkel wird im Stand und/oder beim Gehen ohne Prothese in Flexionsstellung im Hüftgelenk gehalten.
Ablegen des Beinstumpfes z. B. auf dem Handgriff der Unterarmstütze	▪ Oberschenkelamputierte, die ohne Prothese gehen, ruhen sich im Stehen gerne auf diese Weise aus!

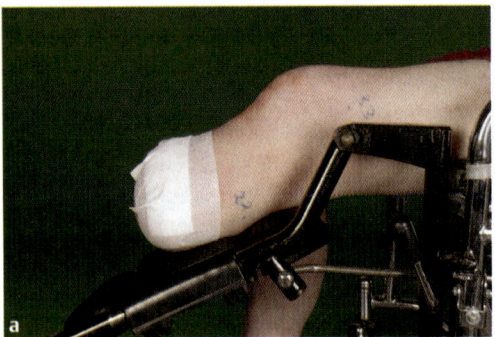 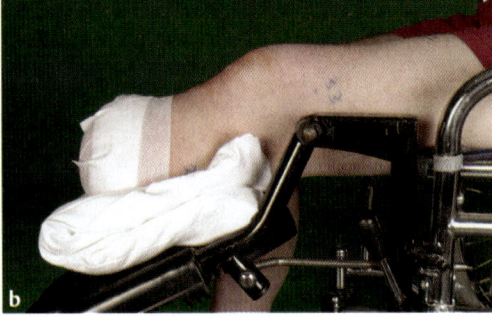

Abb. 5.9a–b Lagern des Stumpfes im Rollstuhl. **a** Falsch. **b** Richtig.

> *Schmerzfreies Lagern und frühes Bewegen der betroffenen Gelenke sind effektive Maßnahmen gegen Kontrakturen* (**Abb. 5.9a–b**).

Reduzieren von Schmerzen: Eine bequeme und dennoch den o.g. Zielen entsprechende Lagerung wirkt entspannend. Der Patient muss das Gewicht des Stumpfes wirklich ablegen können. Die Entspannung der Weichteile verringert den Druck im Amputationsgebiet. Somit werden Nerven und Muskelgewebe entlastet, was Schmerzen reduzieren kann.

Kreislaufstabilisierende Maßnahmen

Frühes Aufstehen nach der Operation fördert die Leistungsfähigkeit des kardiopulmonalen Systems. Der Kreislauf wird durch den Lagewechsel angeregt und die Atmung verbessert, weil z. B. das Diaphragma in vertikaler Position des Körpers wieder genügend Platz hat, sich bei der Einatmung nach kaudal zu entfalten.

Entstauende Maßnahmen

Neben den oben genannten Maßnahmen wird die Muskelpumpe zum Aktivieren des venösen Rückflusses aktiviert. Dosierte *isometrische Muskelkontraktionen* gegen gedachte oder geringe Widerstände aktivieren die Muskelpumpe, wirken resorptionsfördernd und dienen der Thromboseprophylaxe. Zudem kommt es durch die wiederholten Kontraktionen zu einer leichten Hyperämie im Stumpf- und Wundgebiet, was den Heilungsverlauf der Strukturen begünstigt. Muskelatrophien lassen sich durch diese Übungen jedoch kaum vermeiden. Starke Muskelkontraktionen sind bis weit in die Proliferationsphase zu vermeiden, da sie die Heilung negativ beeinflussen können. Der Zeitpunkt, zu dem die Übungsbehandlung mit Widerständen intensiviert werden kann, ist individuell und vom Zustand der Wunde und vom Allgemeinzustand des Patienten abhängig.

Eine gute entstauende Wirkung erzielt man mit der *Manuellen Lymphdrainage*. Sie wirkt auch bei Wundheilungsstörungen. Die Lymphdrainage unterstützt den Abtransport der lymphpflichtigen Last im Gewebe, reguliert die Homöostase und beschleunigt damit den Wundheilungsprozess (van den Berg 2001, Wittlingen, 1996).

Liegen keine arteriellen Durchblutungsstörungen vor, sind *Kurzzeiteisanwendungen* zur Vasokonstriktion möglich, falls der Patient diese toleriert.

Pflege des Stumpfes

Ziele der Stumpfpflege sind das
- Abhärten der Haut,
- Vermeiden von Druckstellen,
- Erreichen einer konischen Form für die Prothesenversorgung.

Abhärten der Haut: Im Gegensatz zur unteren Extremität kann je nach Toleranz des Patienten an der oberen Extremität sofort mit der Stumpfabhärtung begonnen werden, da hier das Stumpfende nicht der direkten Druckbelastung durch das Körpergewicht beim Gehen/Stehen ausgesetzt ist. An der unteren Extremität wird mit der Stumpfabhärtung begonnen, sobald die Wundverhältnisse trocken und reizlos sind. Abhärtend wirken folgende Maßnahmen:
- Griffe aus der Massage: z.B. leichte Klopfungen auf der Haut und Streichungen (z.B. mit den Fingerbeeren oder der ganzen Hand),
- Abreiben des Stumpfes mit verschiedenen Materialien (Schwämme, Bürsten, Igelball, etc.),
- thermische Reize, wie Kurzzeiteisanwendungen bei intakter arterieller Durchblutung,
- Hautpflegemittel mit rückfettenden und feuchtigkeitsspendenden Eigenschaften,
- Wechselbäder.

Vermeiden von Druckstellen: Stümpfe mit schlechter Weichteildeckung (z.B. am Sprunggelenk) neigen zur Entwicklung von Dekubiti. Das Stumpfende wird beim Anlegen der Prothese mit weichem Polstermaterial unterlagert, eine Druckerhöhung im oberen (ventralen) Bereich des Stumpfendes muss vermieden werden.

Nach Ablegen der Prothese muss der Stumpf hinsichtlich erster Anzeichen erhöhter Druckbelastung (v.a. Hautrötung) untersucht werden. Beim erneuten Anlegen der Prothese muss versucht werden, den stärker belasteten Bereich zu entlasten. Ist dies nicht möglich, muss der Orthopädiemechaniker die Prothese erneut anpassen.

Beim Wickeln des Stumpfes muss auf die Entlastung der Weichteile und knöchernen Strukturen geachtet werden. Das Wickeln entlastet auch die Wunde und später die Narbe. Während der Wundheilung wird immer auf die Wunde zu gewickelt, der Zug der Bandage wirkt schließend.

Sachgerechtes und regelmäßiges Wickeln ist enorm wichtig. Der Stumpf erhält so seine feste konische Form und der Patient gewöhnt sich an den Druck, den später die Prothese auf den Stumpf ausübt.

Neben guten Wundverhältnissen ist der gut geformte Stumpf die Grundvoraussetzung für den optimalen Sitz der Prothese. Wenn möglich soll der Stumpf Tag und Nacht bandagiert sein. Der Patient muss, wenn dies möglich ist, angeleitet werden, den Stumpf selbst optimal zu wickeln. Die Stumpfbandage muss mehrmals täglich erneuert und sofort entfernt werden, wenn sie Schmerzen verursacht. Ein verrutschter Wickel ist nicht nur wirkungslos, sondern kann durch Strangulation auch schädlich sein. Die **Abb. 5.10a–g** zeigen das Wickeln am Beispiel einer Unterschenkelamputation in einzelnen Schritten.

> *Die Pflege des Stumpfes ist für den weiteren Verlauf der Behandlung entscheidend. Mit abhärtenden Maßnahmen wird der Stumpf auf die kontinuierliche Belastung vorbereitet. Die Kontrolle der Haut nach dem Ablegen der Prothese ist erforderlich, um früh zu erkennen wo die Prothese drückt. Das Wickeln des Stumpfes ist die wichtigste Voraussetzung für das Ausbilden einer konischen Stumpfform und damit für den optimalen Sitz der Prothese.*

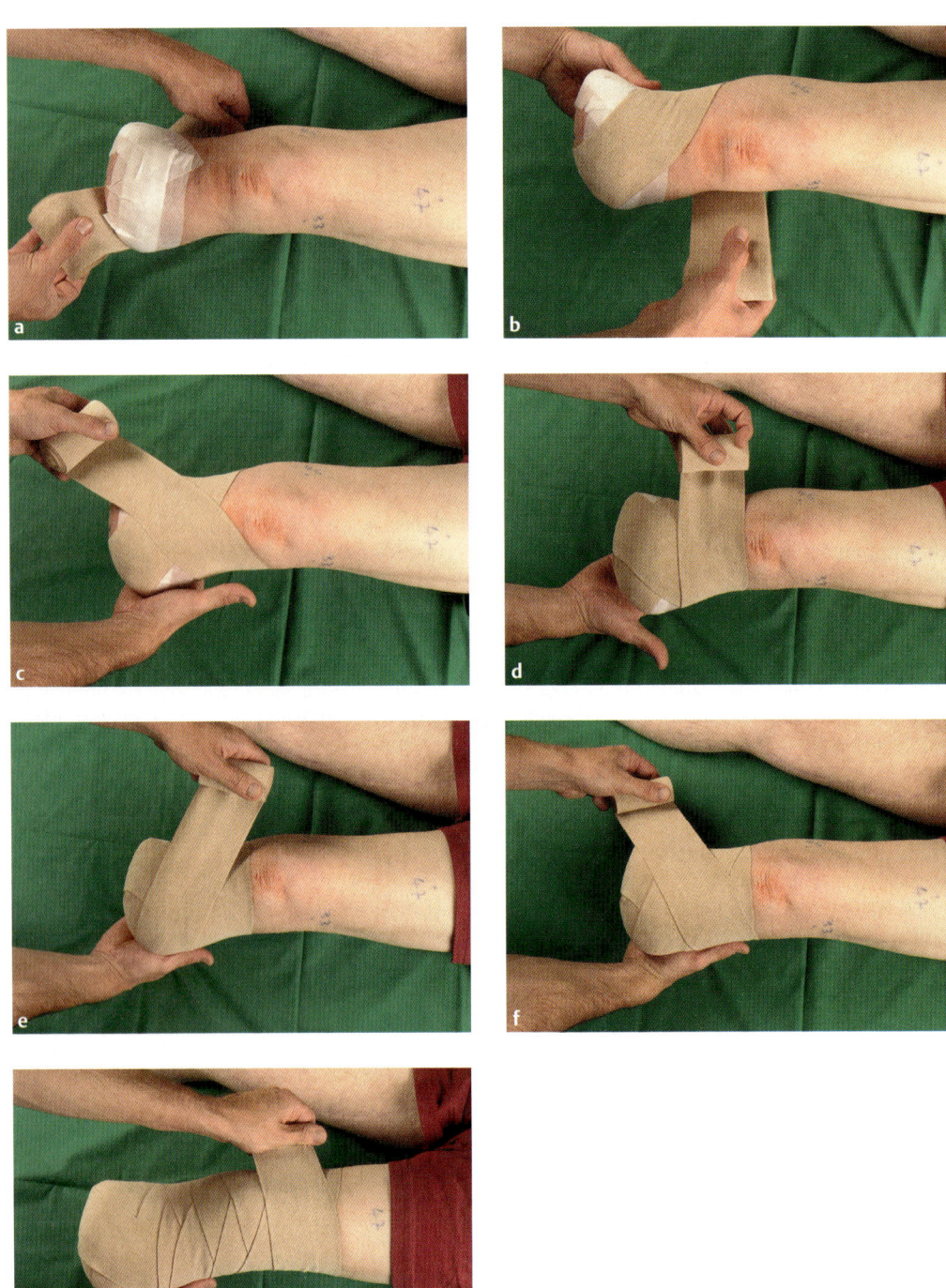

Abb. 5.10a–g Die Fotoserie zeigt das Wickeln des Stumpfes.

Frühes Fördern von Eigenaktivitäten und Selbstständigkeit des Patienten

Der Behandlungsverlauf und das Erreichen der Behandlungsziele hängen sehr von der Mitarbeit des Patienten ab. Sein Allgemeinzustand (z. B. nach Polytrauma) und die Motivation spielen eine große Rolle für das Erreichen der Therapieziele. Nicht zu unterschätzen ist der Einfluss von Eigenaktivität auf die Psyche. Der Patienten erkennt, zu welchen Aktivitäten er in der Lage ist und, dass er über die Ergebnisse der Rehabilitation mitentscheiden kann.
Funktionelle Bewegungsmuster, die wiederholt geübt werden, hemmen die Nozizeptoraktivitäten und können so das Phantomgefühl und den Phantomschmerz vorübergehend reduzieren (siehe Kap. 1.4).
Gehen mit und ohne Prothese soll so früh wie möglich gefordert werden. Bis der beinamputierte Patient seine endgültige Prothese erhält, wird er in der Regel mit einer Interimsprothese versorgt. So kann er schon wenige Tage nach der Amputation die ersten Schritte selbstständig gehen. Der Orthopädiemechaniker legt die Interimsprothese an, sobald:
- die Wunde trocken und abgeheilt ist,
- der Stumpf abgeschwollen ist,
- eine konische Stumpfform vorhanden bzw. annähernd vorhanden ist,
- eine entsprechende Beweglichkeit in den angrenzenden Gelenke besteht, die für das Gehen mit einer Prothese notwendig ist (die Hüftextension verriegelt beispielsweise eine Kniegelenksprothese in Streckung),
- der beinamputierte Patient stehen kann.

Training der Aktivitäten des täglichen Lebens (ADL): Bewegungsabläufe, die für das Alltagsverhalten und das An-, bzw. Ausziehen der Prothese wichtig sind, bilden den Schwerpunkt der Physiotherapie.

| *Alltagsbewegungen sollen von Anfang an gezielt und wiederholt geübt werden, damit sich ein Lernprozess und ein Trainingseffekt einstellen können. Dabei sollen die Umweltbedingungen beim Üben variiert werden.*

Der Patient soll z. B. das Aufstehen mit und ohne Prothese vom Bett oder von verschiedenen Stühlen aus üben. Komplexe Aktivitäten können, falls es der Allgemeinzustand des Patienten erfordert, in einzelne Bewegungsschritte zerlegt werden. Beispielsweise kann das symmetrische Vorneigen des Oberkörpers als Vorbereitung für das Aufstehen und die Gewichtsübernahme auf die Beine geübt werden. Oder es können über PNF-Muster für die Arme Aktivitäten in den Beinen ausgelöst werden, die z. B. dem Aufstehen dienen.

| *Grundsätzlich gilt: Das Üben von Alltagsbewegungen hat erste Priorität in der Therapie.*

Um eine Beinprothese anziehen zu können, muss der Patient im Stand Gewicht auf die betroffene Extremität verlagern können (Hüftextension), damit der Stumpf vollständig in die Prothese einsinken kann und einen festen Halt bekommt.
Auch das An- und Ausziehen einer Armprothese erfordert Geschicklichkeit, die nur durch wiederholtes Üben erreicht werden kann.
Orthopädiemechaniker, die die Prothesen bauen, haben selbstverständlich auch das Ziel, den Patienten den Umgang mit der Prothese so einfach wie möglich zu machen.

| *Nutzen Sie bei Fragen zur Protheseversorgung die Beratung eines Orthopädiemechanikers.*

Verbessern der Bewegungskontrolle

Veränderte, asymmetrische Hebelverhältnisse beeinflussen das Bewegungsverhalten und die Bewegungskontrolle. Um die Selbstständigkeit des Patienten zu erreichen, muss die Bewegungskontrolle von Beginn an geübt werden. Dies betrifft nicht nur lokal die betroffene Extremität sondern die gesamte Rumpfmuskulatur. Es ist wichtig, Schonhaltungen, Kraftlosigkeit und nach postoperativer Immobilisation und skoliotischen Fehlhaltungen (besonders nach Amputationen der oberen Extremität) vorzubeugen.
Ziele und Maßnahmen dazu sind:
- Erhalten der Funktionsfähigkeit der gesunden Extremitäten und des Rumpfes,
- Funktionstraining (besonders im Sinne der ADL) der amputierten Extremität, mit und ohne Prothese,
- Sport mit und ohne Prothese.

Neben den veränderten Hebelverhältnissen können auch psychische Faktoren die Bewegungsabläufe beeinflussen. Die Patienten befinden sich in einer völlig neuen Situation und müssen lernen, im Alltag mit ihrem Körper zurecht zu kommen. Angst z. B. vor dem Belasten der amputierten Extremität, eine depressive Stimmungslage und mangelndes Selbstbewusstsein reduzieren die "Lust auf Bewegung und Öffentlichkeit", und beeinflussen die Körperhaltung ganz beträchtlich.

Erhalten der Funktionsfähigkeit der gesunden Extremitäten und des Rumpfes

Die gesunden Extremitäten müssen in der Lage bleiben, alle Bewegungsfunktionen zu unterstützen. Dazu gehören – besonders in der Frühphase – alle Lagewechsel, der Transfer aus dem Bett in den Rollstuhl bzw. in den Stand, das Gehen mit und ohne Prothese so wie alle Aktivitäten des täglichen Lebens (ADL, s. u.). Ist z. B. abzusehen, dass der beinamputierte Patient über einen längeren Zeitraum mit Unterarmstützen gehen muss, sollte die Stützkraft der Arme verbessert werden.

> Das Training für die gesunden Extremitäten hat das Ziel, Kraft und Ausdauer zu erhalten. Dafür soll der Patient so früh wie möglich auch selbst trainieren, z. B. mit dem Theraband, mit Hanteln, oder am Zugapparat.

Koordinierte, selektive Beckenbewegungen sollen besonders Patienten mit Amputationen der unteren Extremität für das Gehen mit der Prothese lernen. Sehr proximale Oberschenkelamputationen oder gar Exartikulationen erschweren das Führen einer Prothese. Beckenbewegungen unterstützen das Be- und Entlasten sowie das Führen der Prothese (s. Fallbeispiel 2, S. 127). Es ist wichtig evtl. Ausweich- und Kompensationsbewegungen zu erkennen und diesen von Anfang an entgegen zu wirken, damit sie sich nicht manifestieren. Die selektive Beckenbeweglichkeit kann beispielsweise durch hubarme/hubfreie Mobilisationen unbelastet vorgeübt werden. Im Stand (z. B. im Gehbarren) können die Bewegungen des Beckens auf dem Standbein trainiert werden. Der Patient nimmt die Beckenbewegungen und -stellungen wahr. Die tiefe Hüftmuskulatur, sowie die Koordination zwischen beugender und streckender Muskulatur wird geschult. Auf dem Laufband kann das Gehen unter kontrollierten Bedingungen (konstante Geschwindigkeit, Gewichtsabnahme) korrigiert und trainiert werden.

Ein weiterer wichtiger Bestandteil ist das Trainieren des Gehens auf verschiedenen Bodenbeschaffenheiten. Das Gehen auf stumpfen und glatten Böden, auf Kopfsteinpflaster, Kieswegen oder auf Gras, aber auch bergauf/bergab und auf Treppen verlangt ein hohes Maß an Sicherheit, das nur durch Übung erreicht wird.

Bei allen Amputationen ist von Anfang an die dynamische Stabilisierung der HWS (**Abb. 5.11**), BWS und der LWS mit einzubeziehen, um Fehlstatik und Dysfunktionen vorzubeugen. Dies ist sehr wichtig, da sich beispielsweise ein fehlendes Armgewicht durch eine Ausgleichsbewegung in der LWS bemerkbar machen kann. Durch selektive Bewegungen an den betreffenden Körperabschnitten, beispielsweise über die verschiedenen PNF-Muster, werden die umliegenden Strukturen vermehrt durchblutet und der Stoffwechsel angeregt, was sekundär auch zu einer Steigerung der Lymphaktivität führt (entstauende Wirkung für die betroffene Extremität).

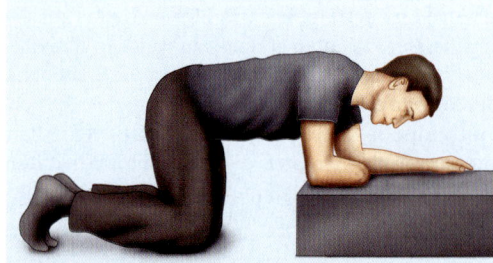

Abb. 5.11 Beispiel einer dynamischen Stabilisierung des zervikothorakalen Überganges nach Amputation eines Unterarmes Vierfüßlerstand.

Oberflächlich liegende Rücken- und Bauchmuskeln und ganz besonders die tief liegende, lokale Muskulatur, die rotatorisch und segmentstabilisierend wirkt, müssen für das Ziel der symmetrischen Stabilisierung in entsprechenden Übungen angesprochen und trainiert werden.

Beispiel: Neben der lokalen segmentalen Stabilisation bietet sich das wiederholte Üben der therapeutischen Übung „Klassischer Vierfüßler" aus der FBL (Funktionelle Bewegungslehre) mit verschiedenen (je nach Befund möglichen) Modifikationen. Über wechselnden Druck unter den Händen (bei vertikaler Armlängsachse) und/oder unter den Knien kommt es bei stabilisierter Brustwirbelsäule zu kleinen alternierenden rotatorischen Bewegungen der Wirbelsäule. Tiefliegende Muskeln werden angesprochen. Wichtig ist, die Druckaktivitäten der Extremitäten in einem rhythmischen Tempo (z. B. 120 mal pro Minute) durchzuführen, damit sich der Effekt der dynamischen Stabilisation einstellt (Klein-Vogelbach 2001). Stützt der Patient z. B. in der Ausgangsstellung Kniestand, mit den Händen gegen eine Wand, ist die Wirbelsäule vertikal eingestellt; die Übung wird dadurch koordinativ anspruchsvoller.

Funktionstraining der amputierten Extremität, mit und ohne Prothese

Ein Teil der Stumpfmuskulatur dient der Weichteildeckung des durchtrennten Knochens. Ihre Funktion geht dadurch vollständig verloren. Die Erhaltung der Kraft dieser Muskulatur ist nicht möglich, Atrophien sind unvermeidlich.

Dennoch lässt sich das Training der intakten Stumpfmuskulatur effektiver gestalten, wenn diese Muskeln und die der Phantomgliedmaße im Sinne der Irradiation in die Aktivität der Muskelkette einbezogen werden. Die Kraftentwicklung ist besser, die Durchblutung nimmt zu, Stumpf- und Phantomschmerzen können gelindert werden. Ein Abklingen der Stumpf- und Phantomschmerzen ist nahezu immer zu beobachten. Jedoch gibt es keine wissenschaftlich gesicherten Begründungen dafür. Vermutlich ist die zentrale Hemmung der freien Nervenendigungen im Bereich des Stumpfes dafür verantwortlich.

> Die Kontraktionen der Muskeln, die zur Weichteildeckung genutzt wurden, dürfen die Wunde nicht irritieren. Die Wunde darf nicht nässen, die Kontraktion darf keinen Wundschmerz auslösen. Wundheilungsstörungen verzögern nicht nur den Heilungsprozess sondern auch die Protheseversorgung und damit den Rehabilitationsverlauf.

Das gezielte Übungsprogramm mit dem Stumpf, dem stumpfnahen Rumpfbereich und dem gesamten Individuum wirkt Schonhaltungen und Kontrakturen entgegen, die durch das fehlende Gewicht der Extremität begünstigt sind. Phasische Muskeln werde tonisiert (z. B. Hüftabduktoren, Rotatorenmanschette des Schultergelenkes) und tonische Muskeln erfahren dadurch eine Tonusregulation (z. B. Hüftflexoren, Ellbogenflexoren).

Fallbeispiel 1: Patient mit Unterarmamputation links, Training der dynamischen Stabilisation des Schultergelenkes, -gürtels und des Rumpfes innerhalb des modifizierten Vierfüßlerstandes. Der Patient sitzt aufrecht auf dem Stuhl vor einer Behandlungsbank. Die Unterarme liegen in Nullstellung vollständig auf der Bank, die Füße stehen unter dem Kniegelenken hüftbreit auseinander. Die Lagerung des Armes muss in jedem Fall schmerzfrei sein. Der Patient bekommt den Auftrag, an seiner gesunden Hand die Finger zu spreizen, den Handrücken in Extension und nach lateral zu bewegen, ohne, dass die Ellenbogen die Nähe zum Körper verlieren. Der Patient spürt nun die weiterlaufende muskuläre Aktivität in den Schultergürtel und evtl. bis in die Wirbelsäule. Gegebenenfalls müssen Ausweichbewegungen korrigiert und durch gezielte Bewegungsabläufe (z. B. Schultergürtel, Becken) geschult und bewusst gemacht werden. Jetzt soll der Patient dies gleichzeitig mit der betroffenen Seite durchführen, gedanklich Finger und Handgelenk einsetzen, die dabei entstehende Muskelaktivität in der verletzten Extremität spüren und dann den Unterarm nach außen bewegen, ohne dass sich der Ellbogen vom Körper weg bewegt. Dies mehrmals wiederholen, bis der Patient die Übung ohne Korrekturen ausführen kann. Jetzt bekommt der Patient den Auftrag, seine rechte Handfläche aus der eben erreichten Stellung seitlich neben das rechte Schultergelenk zu führen, sie von außen gegen das Schultergelenk zu halten und sich vorzustellen, das Schultergelenk mit der geöffneten Handinnenfläche zu „fotografieren". Dabei ist darauf zu achten, dass der Ellbogen etwas vor dem Schultergelenk steht, damit die Muskelaktivität extensorisch und retrahierend auf die Wirbelsäule, den Schultergürtel und das Schultergelenk wirkt. Nun geht die rechte Hand wieder langsam zurück in die Ausgangsstellung und löst die Spannung auf. Im dritten Schritt wird diese Form der Stabilisation im schmerzfreien Bereich auch mit der betroffenen linken Extremität durchgeführt. Der Patient soll in jedem Fall versuchen, seine nicht mehr vorhandene Extremität voll in die Übung mit einzubeziehen (Phantomübung).

Je nach Leistungsstand des Patienten kann diese Form der Stabilisation statisch und dynamisch, symmetrisch oder asymmetrisch angewandt werden. Wichtig ist, auf genügend Pausen zu achten, damit der Patient eventuelle Veränderungen im Stumpfgebiet äußern und der Therapeut entsprechend reagieren kann. Neben der stabilisierenden Wirkung hat diese Übung folgende Ziele:

- Vermeiden von Kontrakturen (endgradige Außenrotation),
- Innervationsschulung der Stumpfmuskulatur (besonders wichtig, wenn der Patient später eine Myoprothese tragen möchte),
- entstauende Wirkung (angepasste Muskelaktivität),
- Stoffwechsel anregend.

Fallbeispiel 2: Patient mit Oberschenkelamputation links, Ausschnitt aus der Behandlung mit dem primären Ziel der selektiven Hüftextension als Vorbereitung für das Gehen mit Prothese (notwendig, um das Prothesenkniegelenk in Extension in der Standbeinphase zu verriegeln).

Der Patient befindet sich in Seitenlage rechts, die Wirbelsäule ist annähernd in Nullstellung, beide Beine liegen leicht angebeugt (ca. 45° Hüftflexion) übereinander. Zwischen beiden Oberschenkeln befindet sich u. U. ein Kissen. Nachdem dem Patienten die Referenzpunkte Bauchnabel und Schambein (Symphyse) erklärt und gezeigt worden sind, erhält er den Auftrag, im Wechsel den Abstand zu verkürzen und zu verlängern (hubarme Mobilisation der Hüftgelenke vom proximalen Hebel Becken). Als Hilfestellung soll die linke Hand des Patienten mit Daumen und Zeigefinger die Referenzpunkte berühren und so die Veränderung des Abstandes wahrnehmen. Die Oberschenkel bleiben aufeinander liegen. Indem der Therapeut die Bewegungsrichtungen verbal führt, kann durch ein gezieltes Kommando die Hüftextension vermehrt beübt werden. Anzustreben wäre hier ein Tempo von ca. 112 – 120 Bewegungen pro Minute, was einem physiologischen Gangtempo entspricht. Nachdem der Patient dies beherrscht, wird die Ausgangsstellung so verändert, dass die Beine weiter in Hüftextension, evtl. sogar in Nullstellung der Hüftgelenke, gelagert werden (Erschwernis, Betonung der Hüftextension).

Bei der nächsten Übung liegt der Patient auf der rechten Seite (Wirbelsäule in Nullstellung), das untere (rechte) Bein befindet sich in 90° Hüft- und Knieflexion, der linksseitige Stumpf ist großflächig in annähernder Nullstellung des Hüftgelenks unterlagert. Die Lagerung und Ausgangsstellung muss schmerzfrei sein. Nun bekommt der Patient den Auftrag, gedanklich seinen linken Vorfuß im oberen Sprunggelenk hochzuziehen (Dorsalextension) und das gestreckte Kniegelenk auf dem Lagerungswürfel nach hinten zu bewegen (mit weiterlaufender Aktivität), ohne das die linke Beckenhälfte nach dorsal rotiert. Ebenso ist dabei auf einen gleich bleibenden Abstand zwischen Bauchnabel und Symphyse zu achten, um eine Ausweichbewegung der LWS zu verhindern.

Im Gehwagen kann das Gehen mit physiologischem Einsetzen des Stumpfes entsprechend der Gangphasen mit zugehörigen Knie- und Fußbewegungen geübt werden. Obgleich dies nicht dem physiologischen Gehen entspricht, sollte dies auch ohne Prothese geübt werden. Der Patient lernt so selektiv die Hüftextension durchzuführen. Außerdem reduziert das Bewegen des Stumpfes die Gefahr von Kontrakturen der Hüftbeuger.

Im Gehbarren kann der Patient stehend mit der Prothese die Hüftgelenksextension wie in Ausgangsstellung 1 beschrieben üben. Mit Unterstützung des Therapeuten kann er im Gehbarren erste Schritte machen. Es ist dabei wichtig, den Patienten immer wieder die Hüftgelenksextension bewusst zu machen.

Sport mit und ohne Prothese
Je nach Gesamtverletzungsmuster und der resultierenden Mobilität sind viele Freizeitaktivitäten möglich. Dies reicht vom Billardspielen mit Oberarmamputation bis hin zum Leistungssport. Für viele Patienten ist Sport ein wichtiger Weg durch eine außergewöhnliche körperliche Leistung Anerkennung in der Gesellschaft zu finden. Sportler nutzen ihre Fitness außerdem zur Bewältigung des Alltags.

Schmerzen lindern

Grundsätzlich können bei Patienten mit Amputationen Stumpf- und Phantomschmerzen unterschieden werden.

Stumpfschmerzen sind Wundschmerzen, die mit fortschreitender Wundheilung abklingen und während der Proliferations- und Umbauphase wieder verschwinden. Die Behandlung von Wundschmerzen ist mit Medikamenten und verschiedenen physiotherapeutischen Techniken möglich (siehe Kap. 1.4).

Stumpfschmerzen entstehen aber auch, wenn Nervenendigungen in die Wunde (Narbe) einwachsen oder durch ischämisches Gewebe (Narbengewebe) am Nervenstumpf.

Phantomschmerzen und Phantomempfindungen sind Folge der Durchtrennung der großen Nervenäste. Durch die mechanische oder noxische Reizung von Stumpfneurinomen oder schlecht durchblutetem Gewebe um die Nervenendigung kann es zum Phantomschmerz kommen.

Phantomschmerzen entstehen aber vermutlich auch über Veränderungen innerhalb des ZNS in Form einer Überempfindlichkeit der zentralen Synapsen (sensibilisiert durch das Trauma; Wilde, Baumgartner 2000).

In der Praxis werden bei Phantomschmerzen an der unteren Extremität gute Ergebnisse mit der Fußreflexzonenmassage erzielt (Marquardt 2001) Mit viel Druck fährt der Therapeut mit dem Daumen an einer Linie, die der funktionellen Fußlängsachse entspricht, vom lateralen Kalkaneusrand zum Großzehengrundgelenk entlang (**Abb. 5.12**). Ein wissenschaftlichen Nachweis für die erzielten Wirkungen gibt es bisher allerdings nicht.

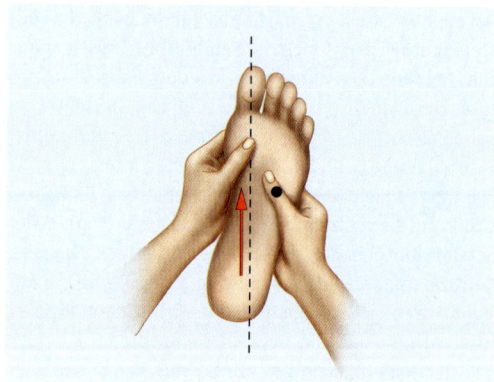

Abb. 5.12 Massage entlang der funktionellen Fußlängsachse.

Erfahrungsgemäß tragen die Physiotherapie und das frühe Fördern der Eigenaktivität entscheidend dazu bei, dass Schmerzen innerhalb von Wochen oder, im ungünstigeren Fall, Monaten verschwinden. Allerdings klagen einige Patienten nach Jahren wieder über spontan auftretende Phantomschmerzen (Wilde, Baumgartner 2000).

Der sorgsame Umgang mit dem Stumpf, der gute Sitz der Prothese, welche die Zirkulation nicht stört und keine Druckstellen erzeugt, und entspannte bzw. entspannende Lagerungen (s.o.) vermeiden Irritationen und Schmerzen.

Unterstützend zu den aufgezählten Therapiemöglichkeiten bietet sich die Behandlung mittels *Elektrotherapie* an. Mögliche Stromformen sind die Schwellstrombehandlung, Hochvolttherapie und TENS (Transkutane elektrische Nervenstimulation siehe Kap. 1.4). Beim Einsatz von Elektrotherapie ist auf Sensibilitätsstörungen zu achten. Unter Umständen sollte die Elektrodenanlage segmental erfolgen.

Psychische Betreuung, Fördern der Motivation zur Mitarbeit und Zielerreichung

Patienten nach schweren Unfällen oder Amputationen verarbeiten ihr Trauma in der Regel nachts (siehe Kap. 1.6). Tagsüber kann das zu Konzentrationsschwierigkeiten und zu mangelnder Motivation führen. Wenn es die Situation verlangt, ist es daher manchmal effektiver, dem Patienten zuzuhören, als ein geplantes Übungsprogramm durchzuführen.

Der Patient soll die Ziele der Physiotherapie kennen. Frühe Mobilität mit und ohne Prothese, besonders nach Amputationen der unteren Extremität, trägt wesentlich zur Motivation bei. Sie fördert die Selbstständigkeit und erleichtert die Integration in den Alltag. Zuversichtliche, motivierende Therapeuten lassen bei allen Maßnahmen, die zum Erreichen von Teilzielen notwenig sind, dieses Hauptziel erkennen und fördern so die Motivation des Patienten.

Zusammenfassung

- Die Pflege des Stumpfes ist für den Rehabilitationsverlauf entscheidend. Mit abhärtenden Maßnahmen wird der Stumpf auf die kontinuierliche Belastung vorbereitet. Die kontinuierliche Kontrolle der Haut ist wichtig, z.B. um Druckstellen früh zu erkennen. Das Wickeln des Stumpfes dient dem Ausbilden seiner konischen Stumpfform. Sie ist Voraussetzung für den optimalen Sitz der Prothese.
- Die Eigenaktivität des Patienten ist so früh wie möglich zu fördern. Sie fördert die Mobilität und Selbstständigkeit des Patienten.
- Die Bewegungskontrolle ist ein wesentliches Ziel der physiotherapeutischen Behandlung. Sie beinhaltet neben der Bewegung der betroffenen Extremität auch die Funktion der gesunden Extremitäten und die Kontrolle des Rumpfes und des gesamten Organismus. Geeignet sind alle physiotherapeutischen Maßnahmen, die eine Verbesserung der Beweglichkeit, Kraft, Koordination und Ausdauer zur Folge haben. Auch der Sport kann entscheidend zur Wiedereingliederung des Patienten in den Alltag beitragen.
- Schmerzen nach Amputationen können verschiedene Ursachen haben. Stumpfschmerzen treten während der Wundheilung auf und lassen sich relativ leicht mit Medikamenten und Physiotherapie bekämpfen. Phantomschmerzen betreffen den abgetrennten Teil der Extremität und sind in ihrer Entstehung noch nicht restlos geklärt. Die Behandlung von Phantomschmerzen ist schwierig. Bewegung und Elektrotherapie können die Beschwerden lindern.

Literatur und weiterführende Literatur

Engelhardt G H. Unfallheilkunde für die Praxis. Walter de Gruyter; 1991.

Kinzl L, Gebhardt F. Trauma Taschenbuch. Berlin: Springer; 1996.

Klein-Vogelbach S. Funktionelle Bewegungslehre. 5. Aufl. Berlin: Springer; 2000.

Klein-Vogelbach S. Funktionelle Bewegungslehre. Therapeutische Übungen. 4. Aufl. Berlin: Springer; 2001.

Krischak G. Traumatologie für Physiotherapeuten. Stuttgart: Thieme; 2005.

Marquardt H. Praktisches Lehrbuch der Fußreflexzonentherapie am Fuß. 5. Aufl. Stuttgart: Hippokrates; 2001.

Wenk W. Elektrotherapie. Berlin: Springer; 2003.

Wilde B, Baumgartner R. Physiotherapie und Sport nach Beinamputationen. Stuttgart: Thieme; 2000.

Wittlinger G, Wittlinger H. Lehrbuch der manuellen Lymphdrainage nach Dr. Vodder. Stuttgart: Thieme; 1996.

van den Berg F. Angewandte Physiologie. Band 3: Therapie, Training, Tests. Stuttgart: Thieme; 2001.

van den Berg F. Angewandte Physiologie. Band 4: Schmerzen verstehen und beeinflussen. Stuttgart: Thieme; 2003.

Hinkmechanismen haben viele Ursachen, manchmal sind es sinnvolle Kompensationen!

6 Verletzungen der unteren Extremität und des Beckens

Menisken werden bei Bewegungen des Kniegelenks unter Belastung verformt. Sie sind daher für Verletzungen besonders anfällig

- 6.1 Verletzungsarten · *133*
- 6.2 Prinzipien der physiotherapeutischen Untersuchung · *134*
- 6.3 Prinzipien der physiotherapeutischen Behandlung · *142*
- 6.4 Azetabulumfraktur · *168*
- 6.5 Schenkelhalsfraktur · *173*
- 6.6 Ruptur des vorderen Kreuzbandes · *177*
- 6.7 Unterschenkelschaftfraktur · *187*
- 6.8 Sprunggelenksfraktur · *189*
- 6.9 Kalkaneusfraktur · *196*

Motorgetriebene Bewegungsschienen ermöglichen eine kontinuierliche passive Bewegung im erlaubten Ausmaß

Beinachsentraining ist ein zentraler Übungsteil der Rehabilitation

6 Verletzungen der unteren Extremität und des Beckens

Christian Münzing

Verletzungen der unteren Extremität und des Beckens beeinträchtigen die Gehfähigkeit. Unabhängig von der Art der Verletzung ist das wichtigste Ziel der Physiotherapie, dass Patienten beschwerdefrei gehen und sich im Alltag sicher bewegen können. Weitere Ziele sind das Unterstützen der Wundheilung und das Vermeiden von Immobilisationsschäden.

Voraussetzungen für das Gehen sind neben einer optimalen mechanischen Belastbarkeit der Strukturen und Schmerzfreiheit die ausreichende Beweglichkeit der Beine, eine gute Muskelkraft und der sichere Umgang mit erforderlichen Hilfsmitteln. Indem Physiotherapeuten die Wundheilung optimal fördern, tragen sie dazu bei, die Rate posttraumatischer Komplikationen und sekundärer pathologischer Veränderungen zu verringern.

Im folgenden Kapitel werden neben einem allgemeinen Überblick über die Verletzungsarten die Grundlagen der physiotherapeutischen Untersuchung und Behandlung bei Verletzungen der unteren Extremität und des Beckens dargestellt. Sechs typische Verletzungen werden ausführlich erläutert, um die Prinzipien der Untersuchung und Behandlung zu demonstrieren.

> *Die exemplarisch ausgewählten Verletzungen betreffen Becken und Hüftgelenk, Kniegelenk, Sprunggelenke und den Fuß.*

6.1 Verletzungsarten

Je nach dem Verletzungsmechanismus und der Größe der einwirkenden Kräfte auf das Gewebe kommt es zur Schädigung von Knochen, Kapseln, Bändern, Muskeln und Sehnen. Bei Traumen mit hoher Gewalteinwirkung, z. B. bei einem Autounfall, treten häufig Knochenverletzungen auf; geringere Krafteinwirkungen z. B. beim Sport und in der Freizeit führen eher zu Kapsel-Band- und Muskel-Sehnen-Verletzungen (Ski fahren). Bei schweren Traumen wie Verkehrsunfällen hat der Körper keine Chance die Weichteile im Sinne eines Schutzes einzusetzen, Kräfte wirken sich direkt auf das Skelettsystem aus. In ungünstigsten Fällen führen aber auch geringe Krafteinwirkungen zu Frakturen, nämlich dann wenn die Kraft einen Schwachpunkt der Spongiosabälkchen trifft. Häufig entstehen so Spiralfrakturen langer Röhrenknochen (siehe Kap. 2).

Frakturen

Die Beckenknochen und die Beinknochen Femur, Tibia, Talus und Kalkaneus sind sehr stabil. Liegt keine Grunderkrankung vor (Tumor, Osteoporose) brechen diese Knochen nur bei großer Krafteinwirkung wie sie z. B. bei Verkehrsunfällen oder Stürzen aus großer Höhe auftreten. Da diese Knochen das gesamte Körpergewicht tragen ist eine vollständige Wiederherstellung der anatomischen Struktur das Ziel der ärztlichen Therapie. Außerdem muss die Wiederherstellung bzw. der Erhalt der Beinachsen gewährleistet sein, um Folgeschäden in Hüft-, Knie-, und Sprunggelenken oder der Wirbelsäule zu vermeiden. Wegen der großen Krafteinwirkung bei der Verletzung kommt es oft zu begleitenden Weichteilschäden (siehe Kap. 3). Weiter kann das gesamte Kreislaufsystem durch hohen Blutverlust beeinträchtigt sein. Während der Therapie muss stets auf Zeichen der Durchblutung distal der Verletzung geachtet werden, um Gewebeschädigungen durch Mangeldurchblutung zu vermeiden.

Fibula, Patella, Mittelfußknochen und die Zehen sind weniger stabil und können schon bei geringerer Krafteinwirkung brechen. Auch hier ist eine möglichst optimale anatomische Rekonstruktion Voraussetzung für das schmerzfreie Gehen und die Vermeidung von Folgeschäden.

Luxationen

Luxationen im Bereich des Beckens (Hüftgelenke, Symphyse, Iliosakralgelenke) und der unteren Extremität treten selten isoliert auf. Meist kommt es zu knöchernen Begleitverletzungen (Luxationsfrakturen) oder Schädigungen des Kapsel-Band-Apparates, insbesondere am Knie- und Sprunggelenk. Relativ häufig ist die Patellaluxation, weil die knöcherne Führung gering und die Kniestreckmuskulatur oft zu schwach ist. Bei einer Luxation kann es zu begleitenden Verletzungen von Nerven und Gefäßen kommen.

Kapsel-Band-Verletzungen

Kapsel-Band-Verletzungen treten sehr häufig am Knie- und oberen Sprunggelenk auf. Bei Distorsionen oder Subluxationen können Bänder überdehnt werden oder reißen. Im Kniegelenk werden dabei oft die Menisken mit verletzt, außerdem kann es zu knöchernen Bandausrissen kommen.

Kapsel-Band-Verletzungen müssen nicht immer operativ versorgt werden. Neben der Stabilität nach dem Trauma und dem Ausmaß der Verletzung spielen bei der Behandlung auch das Lebensalter und die (sportliche) Motivation eine Rolle. Grundsätzlich können Muskeln Gelenke ausreichend stabilisieren. Allerdings wirkt sich das Fehlen von Bändern nachteilig auf die Propriozeption und die Gelenkmechanik aus. Das Risiko für Folgeschäden (chronische Instabilität, Arthrose) ist erhöht. Moderne rekonstruierende Operationsverfahren können dieses Defizit nur bedingt kompensieren, da Ersatzplastiken das sensible Defizit nie in vollem Umfang ausgleichen (fehlende Innervation von Transplantaten).

Besonders nach Bandverletzungen von Knie- und Sprunggelenk beeinflusst die Physiotherapie entscheidend den Verlauf der Heilung und das Risiko für das Auftreten von Folgeschäden. Physiotherapie kann bei diesen Verletzungen viel dazu beitragen, dass Patienten das Niveau ihrer sportlichen Leistungsfähigkeit vor der Verletzung wieder erreichen.

Muskel-Sehnen-Verletzungen

Traumatische Verletzungen von Muskeln und Sehnen der unteren Extremität betreffen v. a. die Beuger und Strecker des Kniegelenks, die Adduktoren des Hüftgelenks und die Wade. Zerrungen und Muskelfaserrisse können sehr schmerzhaft sein und erhebliche Funktionsstörungen verursachen. Abrisse einzelner Muskeln oder Sehnen haben einen kompletten Funktionsverlust zur Folge, der in der Regel nur operativ zu beheben ist. Die Nachbehandlung setzt genaue Kenntnisse der Wundheilungsphasen und Belastbarkeit der entsprechenden Strukturen voraus.

Amputationen

Der Verlust von Teilen der unteren Extremitäten hat großen Einfluss auf die Gehfähigkeit und Selbstständigkeit der Patienten. Ziel der ärztlichen Behandlung ist es, optimale Voraussetzungen für die Versorgung mit Prothesen zu schaffen. Physiotherapeuten sind dafür verantwortlich, dass Patienten das Gehen mit Prothesen oder anderen Hilfsmitteln erlernen. Die Physiotherapie kann außerdem dazu beitragen, das Ausmaß posttraumatischer Schmerzen zu reduzieren und den Patienten einen Weg aufzuzeigen, wie sie trotz der Verletzung selbstständig leben können (siehe Kap. 5).

Polytraumen

Von einem Polytrauma spricht man bei gleichzeitiger Verletzung mehrerer Körperabschnitte oder Organsysteme, wobei wenigstens eine Verletzung oder die Kombination mehrerer Verletzungen lebensbedrohlich sind. Polytraumen kommen in Kombination mit Verletzungen der unteren Extremität häufig vor. Oft sind sie Folge schwerer Unfälle im Straßenverkehr. Die Behandlung ist in der Regel langwierig und erfordert von Patienten und Physiotherapeuten viel Geduld und Kreativität.

6.2 Prinzipien der physiotherapeutischen Untersuchung

In der folgenden Checkliste werden die Kriterien und Aspekte der Untersuchung hervorgehoben, die bei Verletzungen der unteren Extremität von besonderem Interesse sind.

Checkliste

Selbstständigkeit des Patienten	<ul><li>noch bettlägerig</li><li>aufstehen und gehen mit Hilfsmitteln möglich, Patient braucht aber noch Unterstützung z. B. beim An- und Ausziehen</li><li>usw.</li></ul>
Allgemeinbefund	<ul><li>Kreislaufsituation</li><li>Allgemeinzustand</li><li>Kraft des nicht betroffenen Beines, des gesamten Körpers</li></ul>

obere Extremität	- Kraft und Beweglichkeit des Schultergürtels und der Arme (Stützkraft, Verletzungen, Schmerzen) - Hände und Handgelenke (Hypermobilität, rheumatische Veränderungen, sind spezielle Griffe an den Unterarmgehstützen nötig?)
untere Extremität	- operative Rekonstruktion (von Gelenkflächen, -winkeln und Knochen) - Beinachsen (unbelastet, belastet) - Belastbarkeit
Stabilität der Extremität	- lagerungsstabil - bewegungsstabil - belastungsstabil
Schmerzen	- wo, in welcher Situation - in Ruhe - bei Bewegung - beim Teilbelasten - beim Vollbelasten
Angst	- vor dem Aufstehen und Gehen
Ganganalyse	- Belastung des betroffenen Beines (wie erlaubt, zu hoch, zu niedrig) - Hinkmechanismen - Schonhaltung der betroffenen und nicht betroffenen Extremitäten und des Rumpfes
Hilfsmittel	- erforderliche Hilfsmittel (Unterarmstöcke, Gehwagen, …) - Geschicklichkeit im Umgang mit den Gehhilfen

häusliches Umfeld	- Was erwartet den Patient zu Hause, falls anzunehmen ist, dass er mit den Gehhilfen entlassen wird?
	  – Muss der Patient zu Hause Treppen steigen?
	  – Kann er die Wohnung selbstständig verlassen?
	  – Wie ist das Umfeld um seine Wohnung (Kopfsteinpflaster, öffentliche Verkehrsmittel)?
	  – Gibt es Stolperfallen in seiner Wohnung (Teppiche, Läufer, etc.)?
	- Ist zu erwarten, dass seine Selbstständigkeit eingeschränkt ist/bleibt?
	- Müssen Angehörige zur Unterstützung angeleitet werden?

6.2.1 Spezielle Tests und Untersuchungen

Untersuchen eines Kniegelenkergusses – Test der „Tanzenden Patella"

Mit diesem Test lassen sich Gelenkergüsse im Kniegelenk diagnostizieren. Die Hände des Therapeuten umgreifen bei maximal extendiertem Kniegelenk flächig die Patella von kranial und kaudal und schieben dabei die Flüssigkeit im Gelenk unter die Patella. Diese hebt sich dabei etwas an. Mit dem Zeigefinger lässt sich die Kniescheibe dann leicht nach unten drücken und federt beim Loslassen in die Ausgangsstellung zurück: sie „tanzt" unter dem Finger des Therapeuten (**Abb. 6.1**).

- Diskrete Gelenkergüsse des Kniegelenks können bei gestrecktem Bein häufig besser in der Kniekehle ertastet werden. Die dorsale Kapsel ist zwischen den Sehnen der Flexoren des Kniegelenks relativ schwach.
- Persistierende Kniegelenksergüsse können mit der Zeit zu einer Überdehnung der dorsalen Kapselwand führen. Es bildet sich eine Popliteal- oder Bakerzyste, die Betroffenen oft Beschwerden bereitet und u. U. operativ revidiert werden muss. Leider ist die Rezidivrate einer Bakerzyste sehr hoch. Aus diesem Grund sollte die Behandlung unbedingt an den aktuellen Zustand des Weichteilgewebes angepasst und um Techniken aus der Manuellen Lymphdrainage ergänzt werden.

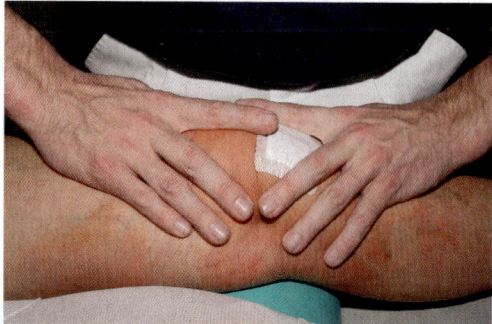

Abb. 6.1 Prüfen eines Kniegelenkergusses: „Test der tanzenden Patella".

Prüfen der Beinachsen

Der Bewegungsablauf und die Beanspruchung einzelner Strukturen beim Gehen hängen neben vielen Faktoren (Tempo, Gewohnheit) auch von der Ausrichtung der Beinachsen ab. Achsenabweichungen, die sich aus der Verletzung ergaben oder bereits vor der Verletzung bestanden, können mittel- und langfristig nachteilige Folgen für die Gelenkstrukturen im Bereich der Beine (Knorpel, Menisken, Bänder) und die Wirbelsäule (Fehlstatik) haben.

Knöcherne Achsenabweichungen können Physiotherapeuten selbstverständlich nicht verändern. Sie können aber darauf achten, dass Patienten im Rahmen der Therapie und Rehabilitation die bestmögliche achsengerechte Belastung erlernen und diese bei alltäglichen Belastungen erhalten. Fehlhaltungen dagegen können verbessert werden. Um dieses Ziel zu erreichen, müssen Physiotherapeuten Abweichungen erkennen und geeignete Maßnahmen ergreifen, um Fehlbelastung von Hüft-, Knie- und Sprunggelenken zu vermeiden oder zu reduzieren.

Beurteilt werden die Beinachsen unbelastet (im Liegen) und belastet (im Stehen, beim Gehen). Weil falsche Beinachsenbelastungen oft zu Schmerzen und Gelenkverschleiß führen, haben Physiotherapeuten mit dem *Beinachsentraining* (s. u.) die Möglichkeit, diese Beschwerden wirksam zu behandeln oder zu verhindern.

Physiologische Norm der Beinachsen

Hüft-, Knie- und oberes Sprunggelenk liegen von ventral betrachtet in der Traglinie des Beines (**Abb. 6.2a**). Dadurch werden die distal auftretenden Kräfte geradlinig auf das Hüftgelenk und weiter nach proximal übertragen.

Achsenabweichungen des Kniegelenks

Wegen der normalen Abweichung der Femurachse nach lateral um ca. 6° gegenüber der mechanischen Achse bilden die anatomischen Achsen von Femur und Tibia im Kniegelenk einen nach außen offenen Winkel (sog. Knieaußenwinkel) von ca. 175° und stehen somit in einer geringen, physiologischen Valgusstellung. Dies beeinflusst die Lastverteilung auf dem Tibiaplateau. Diese physiologische Valgusstellung wird durch die Form der Femurkondylen ausgeglichen, so dass die Flexions-Extensions-Achse im Kniegelenk horizontal verläuft. In der Ansicht von frontal ist der mediale Kondylus etwas größer als der laterale. In der transversalen Ansicht ist der laterale Kondylus kürzer und breiter als der mediale.

Korrekt beurteilen kann man Achsenabweichungen der Beine nur bei Belastung!

Typische Achsenabweichungen im Kniegelenk sind das Genu valgum und Genu varum.

- Verkleinert sich der Winkel zwischen Femurschaft und Tibia deutlich unter 175° spricht man von einem *Genu valgum* (X-Bein). Das Kniegelenk liegt medial der Traglinie (**Abb. 6.2b**). Dies führt zu einer vermehrten Druckbeanspruchung des lateralen Tibiaplateaus bei einer gleichzeitig erhöhten Zugbeanspruchung des medialen Bandapparates im Kniegelenk.
- Vergrößert sich der Winkel zwischen Femurschaft und Tibia spricht man von einem *Genu varum* (O-Bein). Das Kniegelenk liegt lateral der Traglinie (**Abb. 6.2c**). Die Druckbeanspruchung des lateralen Tibiaplateaus ist erhöht, während der mediale Bandapparat des Kniegelenks stärker auf Zug beansprucht wird.

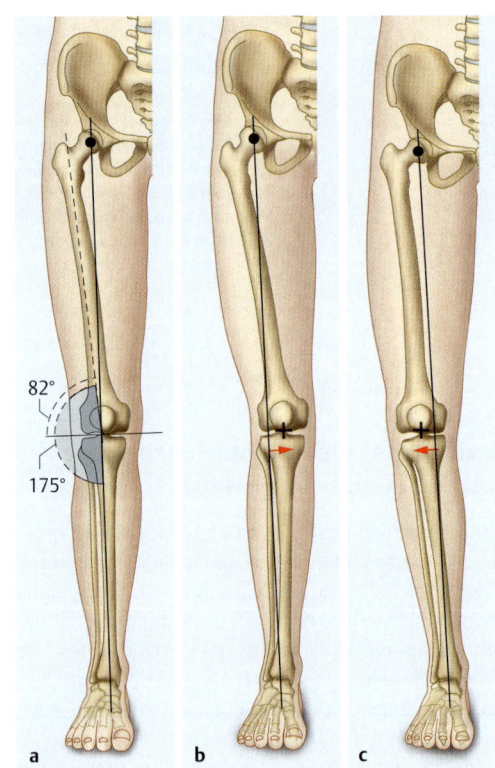

Abb. 6.2a–c Mechanische Achse (Traglinie) des Beines. **a** Normale Achsenverhältnisse. Die Traglinie verläuft durch die Mitte des Kniegelenks. **b** Genu valgum: Das Zentrum des Kniegelenks liegt medial der Traglinie. **c** Genu varum: Das Zentrum des Kniegelenks liegt lateral der Traglinie.

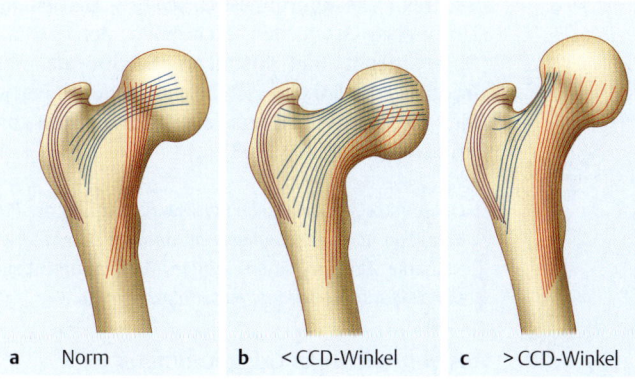

Abb. 6.3a–c Stellungen des Schenkelhalses. **a** Norm. **b** Varische Stellung. **c** Valgische Stellung.

a Norm   b < CCD-Winkel   c > CCD-Winkel

> Achsenabweichungen des Kniegelenks können traumatisch verursacht sein. Oft findet man Fehlstellungen nach komplizierten Frakturen des Femurs oder der Tibia. Aber auch Meniskusverletzungen und Schädigungen des Bandapparates können zu Achsenabweichung führen.

Achsenabweichung im Bereich des Schenkelhalses in der Frontalebene

Der Winkel zwischen dem Zentrum des Hüftkopfs, dem Oberschenkelhals und dem Femurschaft (CCD Winkel = Caput-Collum-Diaphysen-Winkel) beträgt ca. 125-130° (**Abb. 6.3a–c**). Operateure versuchen nach Verletzungen im Bereich des proximalen Femurs, diesen physiologischen Winkel zu rekonstruieren, da eine Abweichung ungünstige Auswirkungen auf die Funktion der Hüftgelenksmuskulatur, insbesondere der Hüftgelenksabduktoren hat.

Eine *Verkleinerung des Winkels* im Sinne einer Varisierung (die nach Verletzungen eher zu erwarten ist) verursacht eine *Verlängerung des Kraftarms* der Hüftgelenksabduktoren. Diese müssen für die Stabilisierung des Beckens in der Standbeinphase und beim Einbeinstand weniger Kraft aufbringen. Der *mediale Schenkelhals wird stärker belastet* (Hochschild 2002). Gleichzeitig verursacht die Winkeländerung eine unphysiologische Vordehnung, was die Belastung der Sehnenansätze und Schleimbeutel am Trochanter major erhöhen und Entzündungen verursachen kann.

Achsenabweichung der Beinachsen in der Transversalebene

Die Achse des Schenkelhalses bildet mit der Querachse der Femurkondylen einen Winkel von 12° (Antetorsion, Normwert). Die Querachse des Tibiakopfes bildet mit der Querachse der distalen Tibia (Verbindung der Malleolen) einen nach ventral offenen Winkel von ca. 23° (Tibiatorsion, nach Hochschild 2002, Klein-Vogelbach 2000, Schünke 2000).

In der Summe gewährleisten Antetorsion und Tibiatorsion, dass die Flexions-Extensions-Achsen von Knie- und oberem Sprunggelenk horizontal in der frontalen Ebene ausgerichtet sind und die funktionelle Fußlängsachse nach vorne zeigt (siehe **Abb. 6.5**).

Veränderungen von Antetorsion und Tibiatorsion treten traumatisch sehr selten nach komplizierten Schaftfrakturen an Femur oder Tibia auf und beeinflussen die Beanspruchung von Knie- und oberem Sprunggelenk bzw. die Ausrichtung der funktionellen Fußlängsachse. Sind sie knöchern fixiert, lassen sich diese Veränderungen nicht korrigieren. Physiotherapeuten müssen Patienten auf die Konsequenzen solcher Fehlstellungen (erhöhte Beanspruchung von Menisken und Bandstrukturen) hinweisen und Ratschläge für Gelenke schonendes Verhalten, z.B. bei der Ausübung bestimmter Sportarten, geben.

Betrachtung des Beines in der Sagittalebene

Seitlich auf den Körper projiziert verläuft die Traglinie des Beines durch die Mitte des Trochanter major, etwas hinter der Mitte des Kniegelenks und knapp vor der Mitte des oberen Sprunggelenks (Hochschild 2003). Physiotherapeuten achten bei der Beurteilung der Beinstatik auf die Streckfähigkeit von Hüft- und Kniegelenk. Verkürzte Hüftbeugemuskeln können die Streckung der Hüftgelenke im Stand und beim Gehen verhindern. Dies führt zu unphysiologischen Belastungen der Hüftgelenke und der Lendenwirbelsäule (kompensatorische Hyperlordose).

Ist das Kniegelenk überstreckt (*Genu recurvatum*) kann dies Gewohnheit im Sinne einer mangelhaften Bewegungs- und Haltungsqualität sein, aber auch ein Hinweis auf eine Überdehnung des dorsalen Kapsel-Band-Apparates und der Kreuzbänder. Verletzungen der Kreuzbänder werden gelegentlich übersehen oder ereignen sich, ohne dass Betroffene

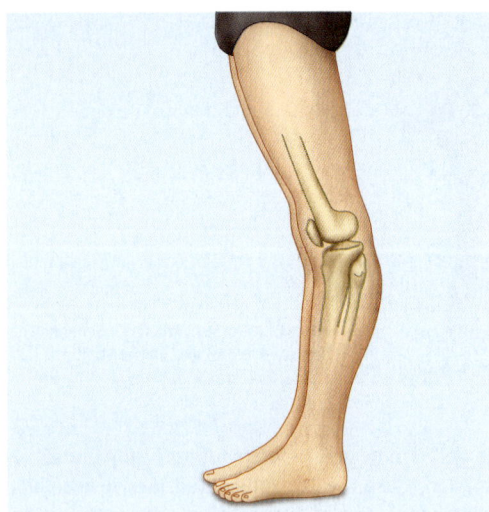

Abb. 6.4 Das überstreckte Kniegelenk im Stand belastet dorsale Strukturen und „schaltet" die normale Aktivität des Quadrizeps „aus".

die Schwere der Verletzung bemerken. Ein überstrecktes Kniegelenk überdehnt den dorsalen Kapsel-Band-Apparat und verursacht eine erhöhte Druckbelastung der Hinterhörner beider Menisken (siehe Kap. 6.6). Der M. quadriceps ist im Stand inaktiv, was eine Atrophie des Muskels begünstigt und die Belastung der passiven Strukturen erhöht. Beinachsentraining ist in solchen Fällen sehr wirksam und erlaubt es Betroffenen, die fehlende passive Stabilität zumindest teilweise aktiv zu kompensieren.

Ganganalyse

Bei der Ganganalyse beobachten Physiotherapeuten Patienten beim Gehen und suchen anhand definierter Kriterien individuelle Einschränkungen und Defizite. Gleichzeitig ist die Ganganalyse geeignet, Ursachen von Gangstörungen herauszufinden, die bei der „normalen" Befunderhebung oft nicht erkannt werden.

Die Ganganalyse beinhaltet verschiedene Beobachtungskriterien, mit denen sich Abweichungen des Gangbildes (Körperfunktion) und der Körperstruktur erkennen lassen. Oft sind diese Kriterien gleichzeitig geeignete Ansatzpunkte für die Therapie.

Hier sollen nur einige wenige Merkmale einer funktionellen Ganganalyse erläutert werden. Für die Vertiefung sei weiterführende Literatur empfohlen, z. B. „Gehen verstehen. Ganganalyse in der Physiotherapie" (Götz-Neumann 2003). In dem Buch beschreibt die Autorin ausführlich die funktionelle Ganganalyse nach den Richtlinien der O.G.I.G. (Observational Gait Instructor Group) auf der Grundlage des Rancho Systems von Jacquelin Perry. Oder die deutsche Übersetzung des Buches von Perry „Ganganalyse" (2003).

> Da das störungsfreie Gehen das wichtigste Ziel der Behandlung nach Verletzungen der unteren Extremitäten ist, ist die Ganganalyse ein wichtiges Messinstrument zur Überprüfung des Behandlungserfolgs.

Auswahl wichtiger Gangparameter

Gehgeschwindigkeit
Nach Verletzungen gehen die Patienten langsamer. Das Tempo ist so zu wählen, dass der Patient sich sicher fühlt und nicht an die Grenze seiner kardiopulmonalen Belastbarkeit kommt (Atemfrequenz, -geräusche beachten!). Auch die Beschleunigung des Gangs kann die Sicherheit erhöhen! Der Bewegungsablauf kommt dem automatisierten Geh-Ablauf näher und die Balance ist leichter zu halten.

Um die Geschwindigkeit genau festzustellen messen Physiotherapeuten:
- die zurückgelegte Strecke in einer festgelegten Zeiteinheit oder
- die benötigte Zeit für eine festgelegte Strecke.

> Auf dem Laufband kann die Geschwindigkeit direkt abgelesen werden. Da die Geschwindigkeit vom Therapeuten vorgegeben wird, ist dieser Wert nicht das Maß für das individuelle Gangtempo des Patienten.

Schrittlänge
Die Schrittlänge beider Beine soll gleich sein. Einschränkungen der Gelenkbeweglichkeit oder der Kraft können die Ursache für unterschiedliche Schrittlängen beider Seiten sein. Die Länge einer Schrittfolge (*stride length*) ist ein wichtiger Parameter der Gehgeschwindigkeit (**Abb. 6.5**).

Kadenz
Die Kadenz (Anzahl der Schritte pro Zeiteinheit) ist individuell verschieden. Als Norm gilt eine Kadenz von ca. 100-130 Schritten/min (Götz-Neumann 2003).

Gehstrecke
Die Länge der Gehstrecke, die ein Patient ohne größere Probleme (Schmerzen, Hinken) zurücklegen kann, ist ein wichtiges Beurteilungskriterium.

Zeitliches Verhältnis von Stand- und Schwungphase

Bezogen auf den Gangzyklus (2 aufeinander folgende Bodenkontakte desselben Beins) dauert die Standphase etwa 60%, die Schwungphase etwa 40% der erforderlichen Zeit. Die Einbeinstandphase dauert so lange wie die Schwungphase des kontralateralen Beins. Ist das Gehen verlangsamt, verlängert sich die doppelt unterstützte Standphase (beide Füße haben Bodenkontakt).

> Patienten verkürzen nach Verletzungen der unteren Extremität oft unwillkürlich die Standphase auf der betroffenen Seite.

Funktionelle Fußlängsachse

Die funktionelle Fußlängsachse (**Abb. 6.5**) zeigt in die Gehrichtung, rechte und linke Achse sind parallel. Die Stellung der funktionellen Fußlängsachse ist für den Vorgang des Abrollens von Bedeutung. Bei korrekter Ausrichtung des Fußes können die von kranial und kaudal wirkenden Kräfte optimal gepuffert werden. Das Körpergewicht wird ökonomisch über den Fuß fortbewegt. Zusammen mit den Gewölben stellt dies eine Basis für ein ungestörtes Gangbild dar. Nicht immer lassen sich Abweichungen aus der Gehrichtung korrigieren! Ursache dafür können sein:

- Fehlstellungen von Femur und Tibia in der Transversalebene (z. B. nach Schaftfrakturen),
- verringerte Beweglichkeit (z. B. Einschränkung der Dorsalextension im oberen Sprunggelenk),
- Schmerzen (Ausweichbewegung).

Spurbreite

Diese Größe ist als Abstand zwischen den beiden funktionellen Fußlängsachsen definiert (**Abb. 6.5**). Die Spurbreite ist bei Patienten mit Beinverletzungen oft verbreitert (größere Unterstützungsfläche,

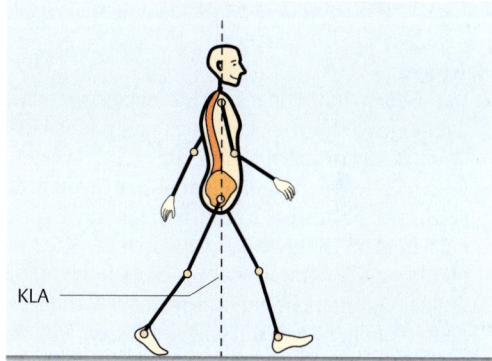

Abb. 6.6 Vertikale Ausrichtung der Körperlängsachse (KLA) beim Gehen.

mehr Sicherheit), die Schrittlänge verkürzt (Bewegungseinschränkung, Schmerzen, fehlende Kraft). Veränderungen dieser Parameter sind ein guter Hinweis auf den Verlauf der Heilung.

Ausrichtung von Körperlängsachse und Kopf

Körperlängsachse und Kopf sind bei Patienten, die mit Gehilfe gehen, oft nicht gut eingeordnet. Optimal ist die nahezu vertikale Ausrichtung (**Abb. 6.6**).

Kennen und Respektieren der Belastbarkeit der verletzten Strukturen

Die Belastbarkeit nach einer Verletzung der unteren Extremität ist selbstverständlich reduziert. Die Therapie ist auf Patienten ausgerichtet, die komplett entlasten müssen bzw. wieder voll belasten dürfen. Auch in späten Rehabilitationsphasen kann der Zustand reduzierter Belastbarkeit vorherrschen. Ursache hierfür sind nicht verheilte Verletzungen, mangelnde Stabilität oder Schmerzen. Grundsätzlich müssen Physiotherapeuten dafür sorgen, dass Patienten ein Gefühl für die erlaubte Belastung bekommen und Belastungsgrenzen einhalten.

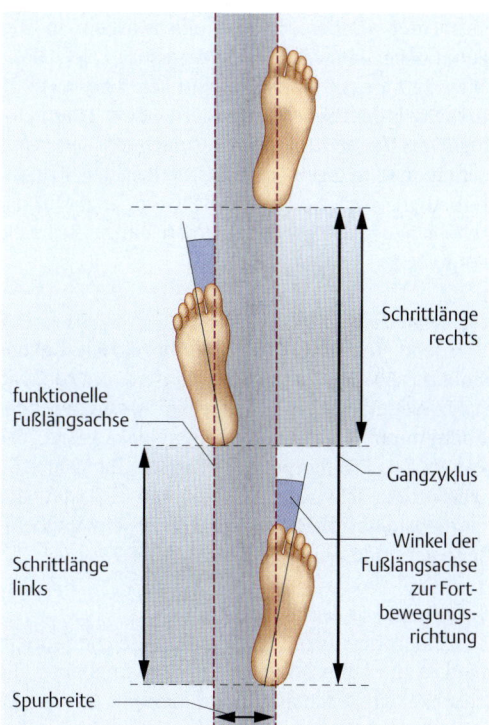

Abb. 6.5 Schrittlänge, funktionelle Fußlängsachse und Spurbreite.

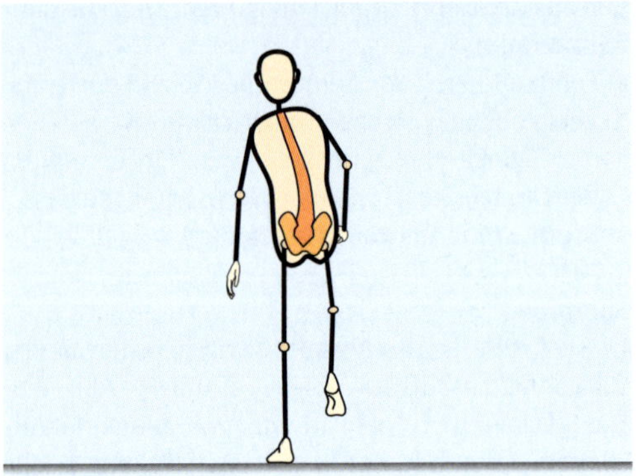

Abb. 6.7 Duchenne-Hinken.

Beispiele:
- Das Gehen mit Bodenkontakt entspricht etwa dem Eigengewicht eines Beines und damit einer Gewichtsbelastung von 10-15 kg.
- Gehen Patienten nur mit einer Stütze (Unterarmgehstütze, Handstock), reduziert sich die Druckbelastung im Hüftgelenk, weil durch die Stützaktivität auf der kontralateralen Seite die Abduktoren der betroffenen Seite während der Standbeinphase weniger Kraft aufbringen müssen, um das Becken auf dem Standbein zu stabilisieren (Hochschild 2002). Die Einstellung der Beinachsen ist beim Gehen mit einer Stütze allerdings oft mangelhaft. Die Patienten neigen sich zum Stock hin.

> Eine gute Gewichtsentlastung eines Beines ist nur mit zwei Stützen möglich!

Hinkmechanismen

Patienten hinken aus verschiedenen Gründen:
- um Schmerzen zu vermeiden,
- wegen fehlender Kraft,
- aus Angst oder Unsicherheit,
- unbewusst um Strukturen zu schützen im Sinne einer Modifikation des Bewegungsmusters (Brügger 1996).

Hinkmechanismen weisen folgende Gemeinsamkeiten auf:
- das Tempo einzelner Gangphasen wird verändert, um die Dauer der Beanspruchung bestimmter Strukturen zu verkürzen (verlängerte Standphase der nicht betroffenen Seite bzw. verkürzte der betroffenen),
- die Gehbewegungen werden verändert, um Strukturen zu schonen oder insuffiziente Funktionen zu kompensieren.

Solange Patienten mit Entlastung gehen, kann Hinken – auch durch das Stützen der Arme – in der Regel vermieden werden. Wenn die Patienten vom ersten Tag an lernen, wie Sie die Füße und Beine einstellen sollen (siehe Beinachsentraining, S. 156), dient das der Prophylaxe, weil die für die einzelnen Gangphasen notwenige Muskulatur eingesetzt werden muss. Das Gehen findet dabei in einem so langsamen Tempo statt, dass eine aktive Wahrnehmung der Bein- und Fußstellung möglich ist.

> *Frühzeitiges Beinachsentraining kann das Risiko für das Auftreten von Fehlbelastungen bzw. Hinkmechanismen verringern. Es wäre hilfreich zu wissen, wie die Achsenstellung der Extremität vor der Verletzung war, um einen Anhaltspunkt für das Therapieziel zu erhalten. Die Beinachse der Gegenseite kann ein Anhaltspunkt sein, ist aber nicht immer ein geeigneter Maßstab.*

Ursachen typischer Hinkmechanismen

Im Einzelfall müssen Therapeuten herausfinden, welche Ursache ein Hinkmechanismus hat. Nur so ist eine gezielte Therapie möglich. Um Hinkmechanismen zu erkennen und zu vermeiden, muss das Bewegungssystem des Patienten als Ganzes betrachtet werden, da sich alle Muskeln in sog. Funktionsgemeinschaften synergistisch verhalten. Dies kann sich in physiologischen wie auch in pathologischen Synergien äußern. In der Traumatologie resultieren Hinkmechanismen nicht selten aus Schmerzen, mangelnder Belastbarkeit der Strukturen, Angst vor der erlaubten Belastung und Muskelschwäche. Im Folgenden werden einige Beispiele vorgestellt.

Duchenne-Hinken
Während des normalen, physiologischen Gehens sinkt das Becken auf der Spielbeinseite um ca. 5° ab (Götz-Neumann 2003). Bei einer Insuffizienz der Abduktoren des Standbeinhüftgelenks neigt der Patient den Oberkörper über die Standbeinseite. So werden die schwachen Abduktoren entlastet, das vermehrte Absinken des Beckens zur Schwungbeinseite verhindert oder begrenzt (**Abb. 6.7**).

Trendelenburg-Zeichen
Von einem positiven Trendelenburg-Zeichen spricht man, wenn beim Anheben des Schwungbeines die gleichseitige Beckenhälfte um mehr als 5° absinkt. Dies spricht für eine Insuffizienz des M. glutaeus medius auf der Standbeinseite („positiver Trendelenburg") (**Abb. 6.8**).

Destabilisiertes Fußgewölbe und Konvergenz der funktionellen Fußlängsachse

Im Bereich des Fußes kommt es bei einem „medialen Kollaps" des Kniegelenks wegen der proximalen Achsenabweichungen zu einer deutlichen subtalaren Pronation, bei der sich das mediale Fußlängsgewölbe senkt. Dieser Mechanismus tritt nicht nur bei Schwächen der Hüftgelenksabduktoren auf sondern kann auch die Folge einer gestörten Funktion im subtalaren Gelenk oder im Kniegelenk sein (Instabilität, Bandinsuffizienz). Es kommt immer zur Fehlbelastung der gesamten Extremität.

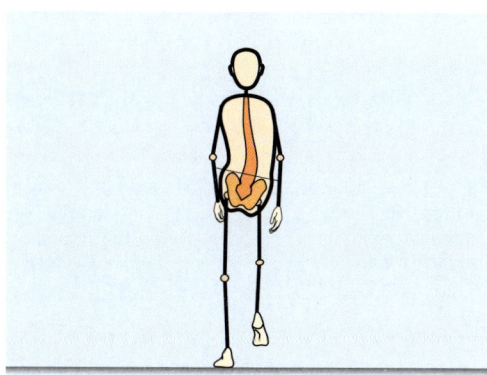

Abb. 6.8 Trendelenburg-Zeichen.

Solange der Patient mit Unterarmgehstützen geht, zeigen sich diese beiden Hinkmechanismen nicht. Bei einem muskulär gut stabilisierten Rumpf wirkt der M. latissimus dorsi durch seine Aktivität beim Stützen auf der Spielbeinseite dem Absinken des Beckens entgegen.

„Medialer Kollaps" des Kniegelenkes

Kann die Beinachse nicht stabilisiert werden und

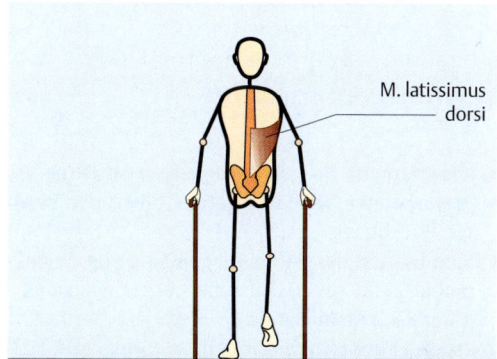

Abb. 6.9 Beckenstabilisierende Aktivität des M. latissimus dorsi beim Stützen.

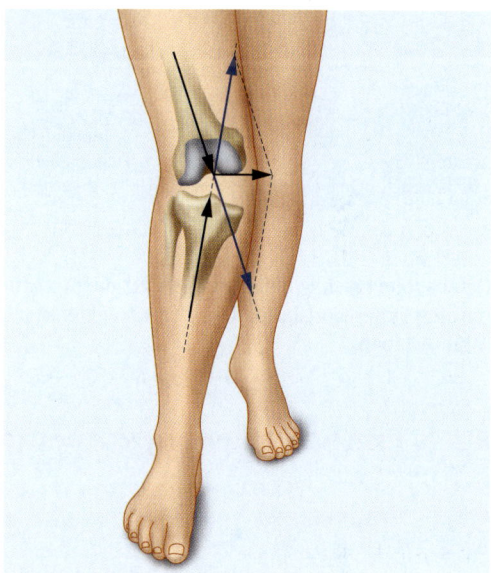

Abb. 6.10 Medialer Kollaps des Kniegelenks.

kollabiert das Kniegelenk während der Standbeinphase im Sinne einer Valgusstellung nach medial (Bizzini 2000), kommt es weiterlaufend zu einer Innenrotation im Hüftgelenk und zu einer relativen Außenrotation des Unterschenkels im Kniegelenk. Die gesamte untere Extremität ist damit einer Fehlbelastung ausgesetzt, die zu einem abnormen Bewegungsverhalten führt (**Abb. 6.10**).

Eine Folge des „medialen Kollaps" ist die daraus resultierende Konvergenz des Fußes.

> Im optimalen Fall steht der Fuß in einer sog. funktionellen Divergenz von 11°, das heißt die anatomische Fußlängsachse, die durch den 2. Mittelfußnochen verläuft, divergiert. Die funktionelle Fußlängsachse, die vom dorsalen Kalkaneusrand zum Großzehgrundgelenk verläuft, zeigt dann nach vorn.

Weicht die Ausrichtung des Fußes im Sinne einer vermehrten oder verminderten Divergenz oder gar einer Konvergenz von der beschriebenen Norm ab, wird nicht mehr über das Längsgewölbe sondern über den Fußinnen- bzw. -außenrand abgerollt.

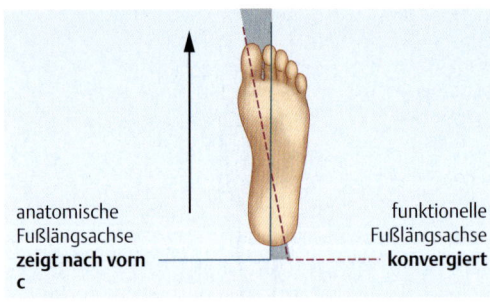

Abb. 6.11a–b Ausrichtung der funktionellen Fußlängsachse beim Gehen. **a** Divergenz. **b** Konvergenz, im gezeigten Beispiel ist die anatomische Fußlängsachse nach vorn gerichtet.

Daraus leiten sich Fehlbelastungen für die Strukturen des Fußes und besonders der Kniegelenke ab (**Abb. 6.11a–b**).

6.3 Prinzipien der physiotherapeutischen Behandlung

6.3.1 Prophylaxen

Unter den allgemeinen Maßnahmen werden die Elemente der Behandlung beschrieben, die zwar nicht speziell typisch für die Physiotherapie nach Verletzungen der unteren Extremität, aber eben auch bei diesen Verletzungen notwendig sind. Dazu gehören die Thromboseprophylaxe, entstauende Maßnahmen und das Fördern der Wundheilung.

Thromboseprophylaxe

Maßnahmen der Thromboseprophylaxe sind in der Frühphase nach der Verletzung und nach Operationen wichtig. V. a. bei immobilisierten Patienten ist die Thromboseprophylaxe wesentlicher Bestandteil einer Therapieeinheit. Geeignet sind alle Maßnahmen, die der Verbesserung des venösen Rückstroms dienen. Hierzu zählen:

- passives Bewegen der Beine mit der maximal erlaubten Extension und Flexion in Hüft-, Knie- und oberem Sprunggelenk,
- Continous passive motion (CPM, Bewegungsschiene, siehe S. 149),
- alle erlaubten aktiven Bewegungen der Beine,
- Atemtherapie (tiefe Inspiration fördert den venösen Rückfluss),
- Mobilisation des Patienten (im Sinn von Gelenkmobilisation sowie Aufstehen und Gehen, siehe unter 6.3.2 Mobilisation),
- allgemeine Kräftigungsübungen (Stützkraft, Haltung),
- kreislaufanregende Maßnahmen,
- Kompressionsstrümpfe / -bandagen,
- Manuelle Lymphdrainage.

Eine Untersuchung der Chirurgischen Klinik der Universität Ulm hat ergeben, dass bei gesunden Probanden eine Teilbelastung des Beins von 20 kg den venösen Rückstrom signifikant erhöht. Außerdem konnte in einer weiteren Untersuchung nachgewiesen werden, dass bei einem Bewegungsausschlag von 20° in die Dorsalextension des oberen Sprunggelenks unabhängig von der Ausgangsstellung ein optimaler venöser Rückstrom stattfindet (Eisele 2002). Patienten sollen deshalb so früh wie möglich mit Teilbelastung gehen, um das Risiko für das Auftreten einer Thrombose so gering wie möglich zu halten.

Entstauende Maßnahmen

Lagerung
In der vaskulären Phase der Entzündung nach einer Verletzung oder einer Operation (0.–2. Tag) reduziert das Hochlagern den intravasalen Druck und verringert so das Einbluten in das Wundgebiet (van den Berg 2001). Diese Gefahr besteht nach dem Abdichten der Gefäße nicht mehr. Da die Gefäße wegen der Entzündungsreaktion in der zellulären Phase (2.–5. Tag) noch vermehrt durchlässig für die Plasmaflüssigkeit des Blutes sind, sollte die betroffene Extremität bis zum Abklingen der Entzündungszeichen aber weiterhin hoch gelagert werden.

Eis (Kryotherapie)
Der Einsatz von Eis in der Entzündungsphase ist, abgesehen von den ersten 10–20 Minuten (!) unmittelbar nach der Verletzung, umstritten (van den Berg, 2001). Der Grund hierfür ist, dass den erwünschten physiologischen Wirkungen von Eis in Bezug auf die Wundheilung unerwünschte Wirkungen gegenüberstehen (**Tab. 6.1**).

Tab. 6.1 Physiologische Wirkung von Eis (nach Knight 1990)

symptomlindernde Wirkung	unerwünschte Wirkung
vasokonstriktiv	Ödem bildend
Muskelspannung senkend	Gewebsspannung erhöhend
antiphlogistisch	immundepressiv
analgetisch	

Kompression
Leichte Kompression in den ersten Minuten (!) nach einer Verletzung kann die reflektorische Vasokonstriktion im Wundgebiet unterstützen. Dabei darf der Druck aber nicht zu hoch sein (unter dem arteriellen Blutdruck von 80–120 mmHg), weil es sonst im Wundgebiet zu einer Mangelversorgung kommen kann (van den Berg 2001). In der zellulären Phase (2.–5. Tag) der Entzündung muss der Druck sogar noch geringer ausfallen, weil sonst die Venen und Lymphbahnen komprimiert werden. Die Druckerhöhung hat in dieser Phase eine ähnliche Wirkung wie das Hochlagern.

Manuelle Lymphdrainage
Die Manuelle Lymphdrainage unterstützt die normale Wundheilung. Günstig beeinflusst werden (van den Berg 2001):
- der Lymphabfluss von der Peripherie nach zentral,
- die Bildung neuer Lymphbahnen und von Lymphkollektoren
- die Funktion der Anastomosen des Lymphgefäßsystems,
- die Aktivität der Makrophagen, was den kolloidosmotischen Druck normalisiert, eine „wichtige Voraussetzung für eine normale Wundheilung" (van den Berg 2001, S. 6),
- der Abtransport von Entzündungsmediatoren, Exsudat und zerstörtem Gewebe.

Entstauende Drainage im gelenknahen Bereich: Nach einer Übungsbehandlung ist zur Sympathikusdämpfung und Entstauung der Extremität eine Lymphdrainage sinnvoll. Dabei werden in erster Linie die Schlüsselpunkte im Bereich von Gelenken behandelt um das Lymphgefäßsystem anzuregen (**Abb. 6.12 - 6.14**). Neben dem Abtransport großmolekularer Stoffe (Eiweiße, Lipide, Enzyme) kommt es aufgrund der geringeren Schwellung zu einer verbesserten Durchblutung, was die Wundheilung begünstigt.

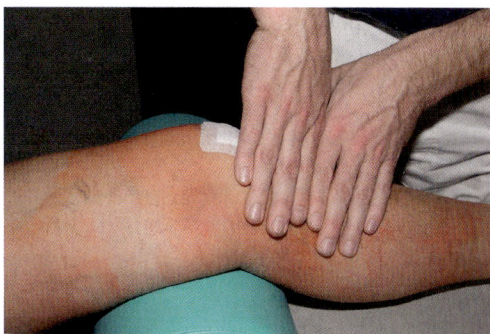

Abb. 6.12 Manuelle Lymphdrainage, ventral und distal des Kniegelenks.

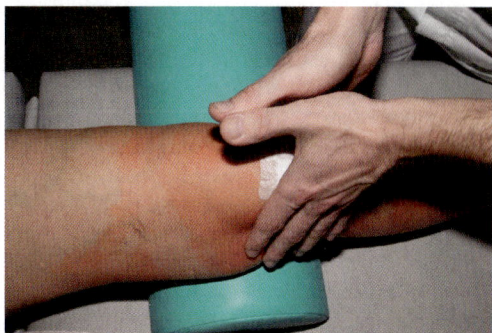

Abb. 6.13 Manuelle Lymphdrainage, medial und lateral des Kniegelenks.

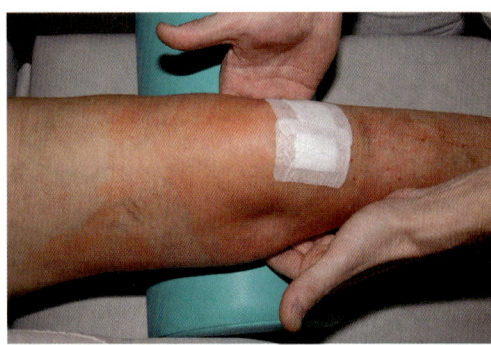

Abb. 6.14 Manuelle Lymphdrainage, popliteale Lymphknoten.

Behandlung eines Gelenkergusses (am Beispiel Kniegelenk): Liegt ein Gelenkerguss vor, ist das Bewegen des betroffenen Gelenks im schmerzfreien Bereich besonders wichtig, um Adhäsionen der Gelenkkapsel zu verhindern und den Abbau des Ergusses zu beschleunigen. Dabei darf es nicht zu einer Überdehnung der Gelenkkapsel kommen. In schweren Fällen kann auch eine Ruhigstellung der Extremität indiziert sein.

In der „physiologischen Entzündungsphase" (van den Berg 2001) werden Bewegungen ohne Einfluss der Schwerkraft durchgeführt (hubfrei/hubarm). Wichtig ist dabei die Spannungsfreiheit und die ausreichend lange Dauer der Bewegung. Man erreicht diese Ziele z. B. durch:

- CPM (continous passive motion = passive Bewegungsschiene) siehe S. 149.
- Intermittierende Traktion (Stufe I und II).
- Pendelbewegungen des Fußes; das Eigengewicht der Extremität sorgt für die Traktion der Stufe I-II. Voraussetzung hierfür ist eine ausreichende Mobilität (mind. 90° Knieflexion). Ist diese Übung im Sitz nicht möglich (Schwellungsneigung, Schmerzen), bietet sich die nächste Variante an.
- Automobilisation im Schlingentisch: Der Patient liegt auf der nicht betroffenen Seite. Da sich in dieser Position die betroffene Extremität auf bzw. über der Höhe des Herzens befindet kann die Flüssigkeit aus dem Bein gut abfließen:
  - der Unterschenkel des Patienten hängt in einer breiten Schlinge, der Aufhängepunkt ist über dem Kniegelenk (vermeidet Scherkräfte im Kniegelenk),
  - der Oberschenkel des Patienten kann mit zwei sich kreuzenden Zügen fixiert werden (verhindert Ausweichbewegungen des Oberschenkels),
  - der Patient soll das Bein wechselnd strecken und beugen (aktiviert die Muskelpumpe).
- Bewegen im Schlingentisch gegen eine Zugfeder. Der Patient befindet sich in Rückenlage, das Knie wird mit einer breiten Schlinge an einer Zugfeder aufgehängt, der Fuß hängt in einer Fußschlinge. Das Knie wird in die Schlinge gedrückt, dann entspannt das Bein wieder. Die stetige Wiederholung dieser Bewegung aktiviert die gesamte Beinmuskulatur, besonders die darsale Kette. Durch die geringe Bewegungsamplitude wird das Gelenk schonend mobilisiert und der Erguss gewissermaßen abgepumpt. Es bietet sich an, beide Beine aufzuhängen und wechselnd zu aktivieren (**Abb. 6.15**).
- Manuelle Lymphdrainage.
- Elektrotherapie: diadynamischer Ströme. Die Wirksamkeit dieser Ströme ist durch die Gewöhnung, die innerhalb weniger Minuten eintritt, begrenzt. Je nach Stromform kommt es neben der Resorptionsförderung zur Stimulierung der Stoffwechselvorgänge und zur Schmerzlinderung.

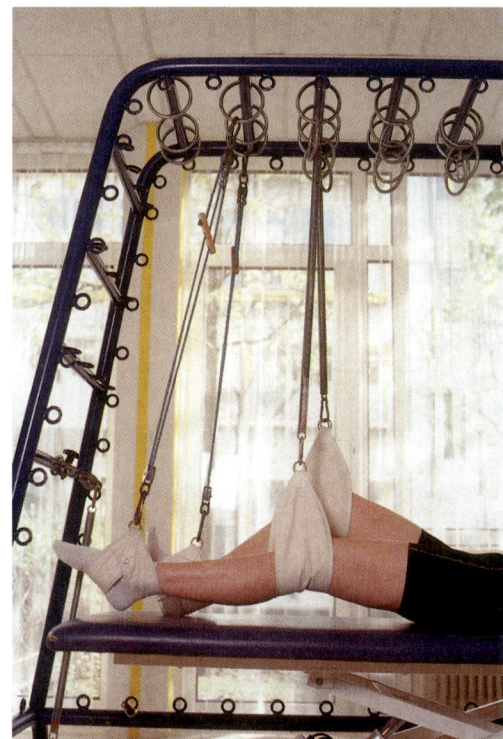

Abb. 6.15 Der Patient bewegt abwechselnd die Beine gegen den Expanderzug in die Extension.

Bei Einsatz von elektrischen Strömen sind unbedingt die Kontraindikationen, wie z. B. Metall im Körper, zu beachten.

Fördern der Wundheilung

Physiotherapeuten können mit verschiedenen Maßnahmen die Wundheilung unterstützen. Je besser sie über die Abläufe und zeitlichen Phasen der Wundheilung informiert sind, umso gezielter können sie die verschiedenen Maßnahmen anwenden.

Entzündungsphase
In der vaskulären Phase (0.–2. Tag) unterstützen die o.g. entstauenden Maßnahmen wirkungsvoll die Wundheilung. Ein weiterer wichtiger Punkt ist Ruhigstellung des verletzten bzw. operierten Bereichs, um die physiologischen Heilungsvorgänge nicht zu stören. Wenn der Arzt Bewegung erlaubt, muss diese in dieser frühen Phase wohl dosiert im absolut schmerzfreien Bereich erfolgen. Die *vorsichtige Mobilisation* kann dazu beitragen, die Schmerzwahrnehmung durch Stimulation der Mechanorezeptoren zu unterbinden und wirkt im Sinne der Gate-Control-Theorie schmerzlindernd (siehe Kap. 1.4).
In der zellulären Phase (2.–5 Tag) hat die Physiotherapie das Ziel, die physiologischen Vorgänge zu unterstützen. Neben den entstauenden Maßnahmen kann die Mobilisation der verletzten Strukturen im schmerzfreien und vom Arzt erlaubten Bereich gesteigert werden. Die dadurch geförderte Kollagensynthese (Typ III) begünstigt die funktionelle Neuorganisation des Bindegewebes.

Maßnahmen welche die sympathische Reflexaktivität senken (z.B. klassische oder Bindegewebsmassage im Bereich der Brustwirbelsäule) tragen positiv zur Wundheilung bei, weil die Regulation des vegetativen Nervensystems von einer Dominanz des Sympathikus zu einem ausgeglichenen Zustand gefördert wird (van den Berg 2001). Das Risiko des Auftretens einer vegetativen Dysregulation (sympathische Reflexdystrophie, siehe Kap. 3) wird verringert. In diesem Zusammenhang ist auch die psychische Unterstützung des Patienten wichtig.

Proliferationsphase
In der Proliferationsphase (5.–21. Tag) klingt die Entzündung ab, das Gewebe wird neu organisiert. Wichtige Voraussetzung dafür ist eine ausreichende lokale Durchblutung, damit genug Sauerstoff und Nährstoffe das Wundgebiet erreichen (van den Berg 2001). Günstig sind in dieser Phase alle Maßnahmen, die zu einer verbesserten lokalen Durchblutung beitragen:
- aktive Maßnahmen (dosierte Bewegungen im schmerzfreien Bereich, funktionelle Belastung),
- verschiedene Massagetechniken (Friktionen, Bindegewebs- und Funktionsmassagen),
- physikalische Maßnahmen wie Elektrotherapie, Ultraschall, Wärmeanwendungen (*Kontraindikationen beachten!*).

Bewegung trägt auch in dieser Phase dazu bei, die Schmerzen im Wundgebiet und angrenzenden Strukturen (z.B. verspannten Muskeln) zu reduzieren. Orthesen oder funktionelle Verbände verbessern die Propriozeption und schützen das Gelenk, wenn die körpereigenen Strukturen dazu noch nicht in der Lage sind. Damit helfen Orthesen Fehlbelastungen zu vermeiden. Wenn möglich sollten die Verbände für die Dauer der Behandlung abgenommen werden.

Umbauphase
In der Umbauphase (21.–360. Tag) organisiert sich das neu gebildete Gewebe, die Belastbarkeit nimmt zu. Therapeutische Maßnahmen in dieser Phase unterstützen die Anpassungsvorgänge und orientieren sich zunehmend an den individuellen Zielen des Patienten. Die Förderung der Durchblutung und des Stoffwechsels durch passive Maßnahmen sorgt dafür, dass die physiologischen Anpassungsvorgänge störungsfrei ablaufen können. Eine größere Bedeutung haben aktive Maßnahmen weil sie den adäquaten Reiz für den Gewebeumbau darstellen (van den Berg 2001).

Nicht nur die verletzten Strukturen, der gesamte Körper wird in die Rehabilitation einbezogen. In funktionellen Bewegungsabläufen und Positionen wird die Muskulatur gekräftigt. Dazu zählen an der unteren Extremität in erster Linie Übungen im geschlossenen System. Im Training wird auf Variationen geachtet, z.B. auf unterschiedliche Bodenbeschaffenheit. Die Anforderung an die Propriozeption und damit an die Koordination steigt und die Beinmuskulatur wird funktionell beansprucht. Alltagsbewegungen, auch aus dem Sport, den der Patient z.B. ausübt, sind wichtig. Ein Training unter physiologischen Gesichtspunkten ist Voraussetzung dafür, das neu gebildete Gewebe entsprechend der Belastung umzubauen und damit den ursprünglichen Zustand wieder herzustellen.

Bei ängstlichen Patienten ist es weiter sinnvoll, Bewegungen, die durch den Verletzungsmechanismus vermieden werden, z.B. entsprechende Fußbewegungen nach einem Supinationstrauma, in der Therapie zu üben.

Gewebespezifische Behandlung während der Wundheilung

Muskel- und Sehnenverletzungen: In der vaskulären Phase wird das verletzte Gewebe in einer leicht verlängerten Stellung ruhig gestellt, um es zu schonen und eine Kontraktur der Fasern zu verhindern. Für Muskelfaserrisse im Bereich der Wadenmuskulatur ist dies die Neutral–Nullstellung (Unterschenkelgipsschiene), für Verletzungen der ischiokruralen Muskulatur die gestreckte Position des Kniegelenkes (Mecronschiene). Meist muss der Patient in den ersten Tagen an Unterarmstützen gehen, damit die Extremität schmerzfrei belastet werden kann.

Nach Abschluss der vaskulären Phase wird das verletzte Gewebe im schmerzfreien Bereich funktionell beübt. Dies kann beispielsweise in PNF-Diagonalen passiv, assistiv oder aktiv über die Antagonisten geschehen. Im Falle der konzentrischen Antagonistenaktivität sind die Agonisten (verletztes Muskelgewebe) in einem exzentrischen Aktivitätszustand.

Knochenverletzungen: Je nach Lokalisation, Art und ärztlicher Versorgung der Fraktur kann das Bein teilbelastet werden. Der Patient lernt den Gebrauch von Unterarmgehstützen. Dies ist allerdings nur erlaubt, wenn die Bruchform die benötigte Stabilität aufweist. In Abhängigkeit vom Alter des Patienten und den Begleiterkrankungen benötigt Knochengewebe etwa 6 Wochen, um einen Defekt zu schließen. In der Regel dürfen die Patienten nach Ablauf dieser Zeit wieder mit dem Belasten beginnen. Es gibt aber auch Osteosyntheseformen, die früheres Belasten ermöglichen, z. B. ein Marknagel nach Unterschenkelfraktur. Während dieser Phase sind die primären Ziele das Erhalten der Beweglichkeit und Prophylaxen.

Kapsel-Band-Verletzungen: Je nach dem Schweregrad und möglicherweise resultierender Instabilität wird das betroffene Gelenk für bis zu 6 Wochen mit einer Orthese stabilisiert. Die für das Gehen notwendigen Bewegungen sind damit möglich, schmerzfreies Belasten ist meistens erlaubt. Ein erneutes Trauma wird durch die passive Stabilisierung und durch die Limitierbarkeit der Bewegungsfreiheit verhindert. Im Bereich des Kniegelenkes wird bei Kreuz- oder Seitenbandschäden z. B. mit der Donjoiy-Schiene stabilisiert, am Sprunggelenk mit dem Aircast. Neben dem Training der Beinachsen werden Muskeln, die die Stabilität der verletzten Strukturen unterstützen, trainiert. Bei einer lateralen Knieinstabilität sind dies beispielsweise die ventro- und dorsolaterale Oberschenkelmuskulatur sowie der M. popliteus.

Knorpelverletzungen haben eine ungünstige Prognose, da Spätkomplikationen wie Arthrosen vorprogrammiert sind. Aus diesem Grund muss bei einem nachgewiesenem traumatischen Knorpelschaden äußerst schonend mit dem Gelenk umgegangen werden. Wichtig ist, das Gelenk so oft wie möglich entlastet zu bewegen. Schmerzfreie Bewegungen mit großer Bewegungsamplitude fördern die Bildung von Synovia und unterstützen die Regeneration. Je nach Ausmaß des Knorpelschadens kann eine Entlastung des Gelenkes für bis zu 12 Wochen notwendig sein. Ziel der Therapie ist es, kapsuläre Bewegungseinschränkungen zu vermeiden. Darf nach dieser Zeit die Belastung wieder aufgebaut werden, ist dies in „10 kg-Schritten" zu steigern. Das Knorpelgewebe benötigt eine gewisse Zeit, um sich an die Druckbeanspruchung zu gewöhnen und zu härten.

Meniskusverletzungen: Je nach Form der Verletzung und der ärztlichen Vorgehensweise sollen Stresssituationen in der vaskulären Phase vermieden werden. Im Falle eines Korbhenkelrisses dürfen Rotationen im Kniegelenk nicht isoliert geübt werden. Rotationen als normale Begleitbewegung bei Flexion und Extension sind nicht vermeidbar. Zwar ist gerade die Rotation eine wichtige Bewegung für den Erhalt der Mobilität der Menisken, jedoch kann ihr forciertes Üben ein weiteres Einreißen provozieren. Alle das Gelenk entlastenden Techniken und das Aktivieren der Muskeln im geschlossenen System und der Muskeln, die eine direkte Verbindung zu den Menisken haben, sind indiziert.

6.3.2 Mobilisation

Die Mobilisation der Gelenke hat folgende Ziele:
- Erhalten oder Wiedererlangen der Beweglichkeit,
- Vermeiden von Immobilisationsschäden,
- Fördern der Wundheilung,
- Thromboseprophylaxe,
- Entstauen der verletzten Extremität,
- Abbau von Gelenkergüssen,
- Vorbereiten auf die alltägliche Belastung.

Im Klinikalltag benutzen Ärzte und das Pflegeteam den Begriff Mobilisation für das Aufstehen und Gehen der Patienten. Physiotherapeuten denken bei diesem Begriff an die Verbesserung der Beweglichkeit einzelner Gelenke.

Geeignete Maßnahmen zur Mobilisation sind alle aktiven Techniken (z. B. PNF-Pattern, Techniken und therapeutische Übungen der Funktionellen Bewegungslehre (FBL), Dehnungen), soweit sie die aktuell erlaubte Belastung nicht übersteigen. Passive Maßnahmen sind in Abhängigkeit von der Verletzung, der Operation und der Wundheilung erlaubt. Dazu zählen z. B. Thermotherapien, Massage, Quer- und Längsdehnungen der Muskeln sowie Techniken aus der Manuellen Therapie.

Gesichtspunkte der Mobilisation in Abhängigkeit zur Wundheilung

Entzündungsphase

In der vaskulären Phase unterstützt die *Ruhigstellung* betroffener Gelenke die physiologischen Heilungsvorgänge. In diesem kurzen Zeitraum sind nachteilige Folgen nicht zu erwarten. Ist bereits unmittelbar nach einer Verletzung oder postoperativ Bewegung erlaubt, darf diese nur vorsichtig dosiert werden. Sie muss auf jeden Fall schmerzfrei erfolgen und hat nur dann einen günstigen Einfluss (Schmerzlinderung).

> *Je nach Schwere einer Verletzung und der ärztlichen Behandlung kann die Immobilisation (bzw. Retention) in einem Gipsverband mehrere Wochen dauern. In solchen Fällen lassen sich Immobilisationsschäden kaum vermeiden, müssen im Interesse der Wundheilung aber hingenommen werden.*

In der zellulären Phase erfolgt die Mobilisation im schmerzfreien Bereich. Verbände oder Orthesen können nicht erlaubte Bewegungen verhindern, sollten aber während der Therapie abgelegt werden. Durch die Bewegung wird die im Zusammenhang mit einer Entzündung bestehende reflektorische Bewegungseinschränkung behandelt. Die physiologischen Mechanismen hierbei sind:
- Schmerzlindern durch Stimulation der Mechanorezeptoren (Gate-Control-Mechanismus, siehe Kap. 1.4),
- Senken der sympathischen Reflexaktivität, z. B. durch Bindegewebsmassage.

Damit verhindert die Mobilisation das Entstehen von Adhäsionen und beugt der Entstehung von Kontrakturen vor. Außerdem fördert die Bewegung in dieser Phase der Entzündung die Kollagensynthese und stellt die Weichen für eine funktionelle Neubildung von Gewebe.

> *Bewegungseinschränkungen in der Entzündungsphase sind physiologisch! Forcierte Mobilisationen betroffener Gelenke sind in dieser Phase der Wundheilung absolut kontraindiziert und verzögern die Heilung (van den Berg 2001)!*

Gelegentlich kann man beobachten, dass Patienten nach einer Operation, die für bewegungsstabile Verhältnisse sorgt, längere Zeit in einem Verband (Gipsschale oder -tutor) ruhig gestellt werden. In diesem Fall sollten Physiotherapeuten zusammen mit den Ärzten die Folgen der Immobilisation besprechen und abwägend in die Entscheidung einfließen lassen. Es gibt nur wenig Gründe, die in diesen Fällen eine vollständige Ruhigstellung erforderlich machen (z. B. begleitende Weichteilschäden, Infektionen).

Proliferationsphase

In der Proliferationsphase kann die Mobilisation vorsichtig gesteigert werden. Normalerweise bessert sich die Beweglichkeit mit Abklingen der Entzündungszeichen. Vorgegebene Limitierungen haben den Zweck, die Heilung empfindlicher Strukturen zu gewährleisten und müssen von Patient und Therapeut respektiert werden.

> *Jede Form der Bewegungsbehandlung hat, sofern sie schmerzfrei erfolgt, in dieser Phase der Heilung ihre Berechtigung und unterstützt die Wundheilung optimal (van den Berg 2001).*

Stellen Therapeuten in dieser Phase der Heilung Bewegungseinschränkungen fest, können sie diese mit verschiedenen Dehntechniken und vorsichtigen manuellen Techniken behandeln. Geeignet sind intermittierende oder oszillierende Traktionen und Gleittechniken bis Stufe II, die lediglich den Slack aufnehmen (den Kapselbandapparat straffen) und die aktuelle physiologische Grenze nicht überschreiten (Dvorak 1997, Schomacher 2001, van den Berg 2001).

Die manuelle Mobilisation der Gelenke hat einen günstigen Einfluss auf die lokale Durchblutung. Sie fördert die Wundheilung und senkt die sympathische Reflexaktivität. Wasserlösliche *Crosslinks* (Bindegewebsbrücken) im Gewebe werden aufgebrochen und die Mobilität verbessert (**Abb. 6.16**). Nach der manuellen Mobilisation müssen die behandelten Gelenke mehrmals aktiv innerhalb der neuen Bewegungsgrenzen bewegt werden (van den Berg 2003, Schomacher 2004).

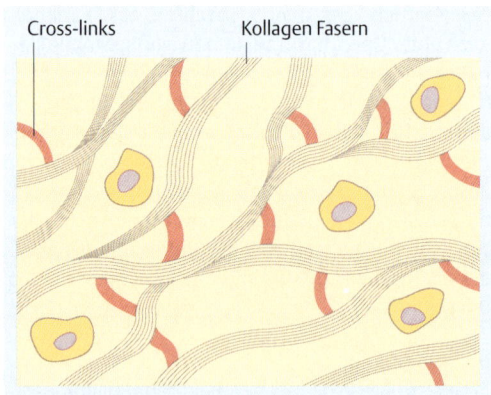

Abb. 6.16 Crosslinks zwischen Kollagenfasern.

Umbauphase
In der Umbauphase (21.- 360. Tag) kann die Mobilisation weiter gesteigert werden. Ziel ist die Wiederherstellung der freien Gelenkbeweglichkeit. An Gelenken, die wegen der Behandlung mehr als 6 Wochen völlig ruhig gestellt waren (z. B. im Gipsverband nach Frakturen) oder nicht in vollem Umfang bewegt werden durften, finden sich zu diesem Zeitpunkt meist strukturelle Bewegungseinschränkungen. Diese sind Folge physiologischer Reaktionen des Bindegewebes und müssen mit Dehnungen und manuellen Mobilisationstechniken behandelt werden.

> *Während in der Frühphase nach einer Verletzung oder Operation vor allem wasserlösliche Crosslinks die Bewegungen einschränken, dominieren ca. ab der 6. Woche bindegewebige Crosslinks. Bewegungen innerhalb der gegebenen Grenzen, bei denen es zu einer Mehrdurchblutung der Gewebe kommt, sind nicht in der Lage, diese Gewebebrücken aufzulösen. Für die Verbesserung der Bewegung sind forcierte Dehntechniken erforderlich. Diese Techniken müssen für den Patienten schmerzfrei sein, damit die Heilung nicht durch erneute Entzündungen aufgehalten wird.*

Gesichtspunkte der Mobilisation in Abhängigkeit von der Ursache der Einschränkung

Strukturelle Bewegungseinschränkungen haben unterschiedliche Ursachen. Gelenke können wegen einer Kapselverkürzung, einer Kapselverklebung, eingeschränktem Rollgleiten und Muskelverkürzungen weniger beweglich werden. Die Behandlung erfordert Geduld, weil der erforderliche Gewebeumbau mehrere Monate in Anspruch nehmen kann. Vor der Anwendung spezifischer Techniken sollten die behandelten Strukturen immer erwärmt werden (aktive Bewegungen, passive Maßnahmen).
Kapselverkürzungen lassen sich durch wiederholte endgradige Bewegungen behandeln. Dabei passt sich mittel- und langfristig die Kollagenstruktur an die Bewegung an. Günstig sind intermittierende Bewegungen (van den Berg 2001).
Kapselverklebungen lassen sich mit physiotherapeutischen Techniken kaum behandeln. Betroffene Gelenke müssen u. U. in Narkose mobilisiert werden. Dabei werden Gewebebrücken regelrecht zerrissen. Zuvor muss ausgeschlossen werden, dass die Bewegungseinschränkung reflektorisch ist oder eine Kapselverkürzung als Ursache hat (Schmerzen weisen auf reflektorische Einschränkungen hin). Gelenkentzündungen gelten als Kontraindikation (van den Berg 2001).

> *Physiotherapeuten haben die Aufgabe zu verhindern dass es zu Kapselverklebungen kommt. Dies gelingt mit Mobilisation, die an die jeweilige Heilungsphase angepasst ist und die ohne Schmerzen und andere Störungen der Wundheilung erfolgen.*

Arthrokinematische Störungen werden mit manuellen Techniken behandelt (s. u.). Diese verbessern die Gelenkmechanik und haben reflektorisch Einfluss auf den Stoffwechsel im Gelenk und die Spannung der Muskulatur.
Verkürzte Muskeln müssen gedehnt werden. Einzige Ausnahme sind reflektorisch verspannte Muskeln, deren Länge erst beurteilt werden kann, wenn die Spannung sich durch entsprechende Maßnahmen (Massagen, Wärmebehandlung, Elektrotherapie, Entspannungstechniken) normalisiert hat.

Trotz zahlreicher Untersuchungen konnte die Überlegenheit einer bestimmten Dehntechnik nicht nachgewiesen werden. Fest steht, dass der Dehnung erst eine Aufwärmphase vorausgehen sollte und die Dauer der Dehnung ausreichend lang (insgesamt ca. 3 Minuten) und schmerzfrei erfolgt sein muss (van den Berg 2001). Nur wenn diese Bedingungen erfüllt sind, kommt es zu den erwünschten Veränderungen im Gewebe (Abbau von Crosslinks, Zunahme von Sarkomeren).

Manuelle Mobilisation

Zur Behandlung von Schmerzen, die eine intraartikuläre Ursache haben (z. B. Erguss) eignet sich die *Traktion*. Die Gelenkpartner werden in Traktionsstufe I oder II für einige Sekunden gehalten. Die Flüssigkeit bekommt etwas Raum, um sich zu verteilen. Leichte Traktion gekoppelt mit Bewegung kann den Effekt der Schmerzreduzierung noch erhöhen (Mechanorezeptoren, Gate-Control-Theorie, siehe Kap. 1.4).

Schmerzen, die ihre Ursache in den periartikulären Strukturen finden, lassen sich meist durch *Kompression* der Gelenkpartner reduzieren. Zwar steigt die intraartikuläre Belastung, doch die Spannung in den extraartikulären Strukturen sinkt. Patienten, die nach der Implantation einer Totalendoprothese in das Hüftgelenk auch während der Proliferationsphase noch über Schmerzen klagen, empfinden eine leichte Kompression über den Femurschaft auf das Hüftgelenk als erleichternd. Intermittierende Kompression kann das Einheilen der Prothese günstig beeinflussen.

Kompression muss ebenso wie Traktion immer schmerzfrei durchgeführt werden. Die Erfahrung hat gezeigt, das beide Techniken intermittierend durchgeführt eine bessere Wirkung erzielen und von Patienten auch als angenehmer empfunden werden.

Gleitmobilisationen werden in der akuten Phase nach einer Verletzung nur sehr selten eingesetzt.

Zusammenfassung

- Die Mobilisation erfolgt immer schmerzfrei und in Abhängigkeit von der Wundheilung. Sie trägt zur Heilung bei und verhindert das Auftreten von Immobilisationsschäden.
  - In der *Entzündungsphase* muss die Mobilisation sehr vorsichtig erfolgen. Oft ist sie wegen der Schwere der Verletzung kontraindiziert.
  - In der *Proliferationsphase* kann die Bewegung vorsichtig gesteigert werden. Bewegungseinschränkungen dürfen nicht forciert behandelt werden weil sie die Wundheilung stören. Sie sind in dieser Phase der Wundheilung normal.
  - In der *Umbauphase* muss die vollständige Gelenkbeweglichkeit wieder hergestellt werden.
- Durch wiederholte endgradige Bewegungen erhält das Bindegewebe die für den Gewebeumbau erforderlichen Reize. Ist die endgradige Bewegung nicht möglich, müssen Therapeuten die Ursache der Bewegungsstörung herausfinden. Dabei ist v. a. die Unterscheidung zwischen physiologischen und strukturellen Einschränkungen wichtig.
- Strukturelle Bewegungseinschränkungen müssen mit forcierten Techniken schmerzfrei behandelt werden.

Maßnahmen zur Mobilisation

Continous passive motion (CPM)

Motorgetriebene Bewegungsschienen (**Abb. 6.17**) ermöglichen eine kontinuierliche passive Bewegung im erlaubten Bewegungsausmaß. Diese verhindern, dass es im betroffenen Gelenk zu Immobilisations-

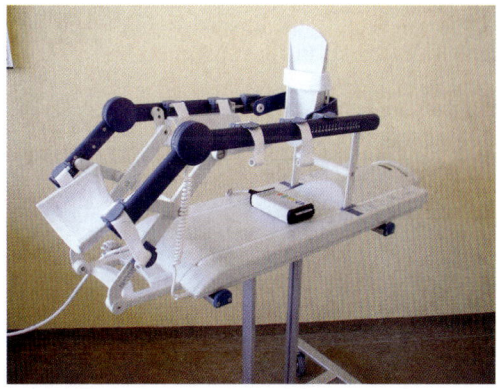

Abb. 6.17 Passive, motorgetriebene Bewegungsschiene.

schäden kommt und regen die Knorpelheilung an. Wichtig ist eine gute Anpassung und Einstellung der Schiene, um Fehlbelastungen zu verhindern. Das Bewegungstempo sollte langsam und der Umkehrpunkt der Bewegung im schmerzfreien Bereich eingestellt sein.

Aktive Bewegungsschienen
Funktionell betrachtet sind aktive Bewegungsschienen zu bevorzugen, da sie eine Aktivität der Muskulatur erfordern. Ihr Einsatz muss jedoch genau überlegt werden, damit durch die Aktivität keine übermäßigen Reize im Wundgebiet oder auf geschädigtes Knorpelgewebe ausgeübt werden. Günstig wirkt sich die aktive Bewegung auf die Rezeptoren im Kniegelenk aus. Außerdem können Patienten mit der aktiven Bewegungsschiene die Einstellung ihrer Beinachsen unter Teilbelastung üben. Bewegungen im oberen Sprunggelenk ermöglichen weiterlaufend die Aktivierung ganzer Muskelketten. Eine umgekehrte Aktivität der das Sprunggelenk bewegenden Muskulatur schult die Koordination und steigert die Intensität (widerlagernde Aktivität, **Tab. 6.2**).

Tab. 6.2 Kinematische Kette der unteren Extremität

Bewegung	Muskelaktivität im Bereich des oberen Sprunggelenks	Muskelaktivität im Bereich des Oberschenkels	Steigerung durch distale Widerlagerung
Knieextension	Dorsalextension	M. quadriceps	Plantarflexion
Knieflexion	Plantarflexion	Mm. ischiocrurales	Dorsalextension

Die Variation der Fußkomponenten im Sinne von Pronation oder Supination wirkt sich nach proximal weiterlaufend auf die medialen oder lateralen Anteile der Muskulatur aus (**Tab. 6.3**).

Tab. 6.3 Einfluss der Fußkomponente auf die Aktivität des M. quadriceps

Fußstellung	Dorsalextension	Plantarflexion
Mittelstellung	M. rectus femoris	Mm. ischiocrurales
Pronation	M. vastus lateralis (laterale Kette)	M. biceps femoris (laterale Kette)
Supination	M- vastus medialis (mediale Kette)	Mm. semitendinosus und semimembranosus (mediale Kette)

Patellamobilisation

Die Beweglichkeit der Kniescheibe ist Voraussetzung für eine freie Beweglichkeit des Kniegelenks. Sie ist in die Sehne des M. quadriceps als Hypomochlion integriert und gewährleistet dessen Funktion. Nach einem blutigen Gelenkerguss und postoperativ kann es zu Verklebungen der Gelenkkapsel kommen, welche die Beweglichkeit der Kniescheibe einschränken. Diese treten vor allem im Recessus suprapatellaris auf. Nach längerer Ruhigstellung oder Limitierung der Kniegelenksbewegungen ist das Patellaspiel ebenfalls gestört.

Optimal ist es, eine Einschränkung der Patellabeweglichkeit zu verhindern. Nach arthroskopischen Eingriffen erreicht man dies, indem man Patienten das Bein im Kniegelenk in den gegebenen Grenzen aktiv bewegen lässt. Auch passive Bewegungen mit der Motorschiene (CPM) verhindern ein Verkleben der Patella.

Da man nach Verletzungen oder Operationen im Bereich des Kniegelenks anfangs möglich wenig Reize setzen sollte, verbietet sich die manuelle Mobilisation der Patella in der Entzündungs- und frühen Umbauphase. Erst wenn in der Umbauphase Einschränkungen festgestellt werden, ist die direkte Behandlung erforderlich.

Hierzu unterlagert man das Kniegelenk mit einer Rolle (ca. 20° Flexion) und übt mit der „Schwimmhaut" zwischen Daumen und Zeigefinger einen flächigen Schub in die zu mobilisierende Richtung aus (**Abb. 6.18**). Die Griffanlage muss dabei schmerzfrei sein, es darf kein Druck auf die Kniescheibe ausgeübt werden. Da die Kniescheibe die größte Beweglichkeit nach kranial/kaudal und medial/lateral besitzt (Hochschild 2002) werden diese Richtungen vorrangig behandelt. Damit erreicht man meist eine gute Mobilität der Kniescheibe.

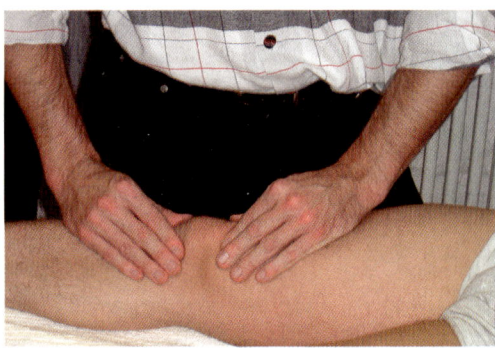

Abb. 6.18 Patellamobilisation.

Aktive Maßnahmen

Es gibt in der Physiotherapie viele verschiedene Theorien und Konzepte. Sie habe alle ihre Berechtigung und sind für die Behandlung geeignet, wenn sie die schmerzfreie Bewegung im vorgegebenen Rahmen ermöglichen. Steverding (2001) stellt fest, *„..., dass dosierte und schmerzfreie Bewegungsreize alle beschriebenen Forderungen einer funktionellen und physiologischen Heilung in sich vereinigen. Die natürliche Bewegung ist somit die ursprünglichste Form einer gezielten Therapie des Bewegungsapparats"* (Steverding 2001, S. 139).

> *Im Folgenden werden exemplarisch verschiedene Mobilisationsübungen vorgestellt, die sich bei der Behandlung von Patienten mit Verletzungen der unteren Extremität bewährt haben.*

„Fersenschaukel" (Klein-Vogelbach 1995): Die Übung ist eine koordinierte Abroll- oder Schaukelbewegung der Ferse auf der Unterlage, die weiterlaufend Bewegungen von Hüft-, Knie- und Sprunggelenken auslöst. Die Aktivität in der geschlossenen Kette (s. u.) begünstigt die Sicherung der beteiligten Gelenke. Die „Fersenschaukel" eignet sich für die Frühmobilisation verletzter oder operierter Gelenke (**Abb. 6.19**).

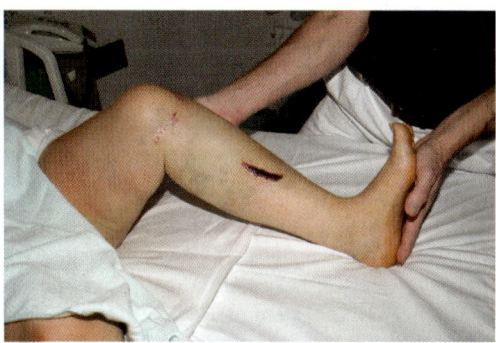

Abb. 6.19 Fersenschaukel in Rückenlage, Ausgangsstellung.

Die Ziele der therapeutischen Übung sind:
- Verbessern der Extension des Kniegelenks,
- Automatisieren der (Schluss-)Rotationen im Standbein ohne Belastung und unter Beibehalten der funktionellen Beinachsen,
- ökonomisches Training der mehrgelenkigen Muskulatur,
- Koordination der Stellungsänderungen in den Gelenken der unteren Extremität.

In der Ausgangsstellung befindet sich das Kniegelenk in leichter Flexion. Die Flexion sollte nicht mehr als 45° betragen, da in erster Linie die Extension mit der Schlussrotation im Kniegelenk geübt werden soll. Die Schlussrotation stellt sich am Ende der Knieextension automatisch ein.

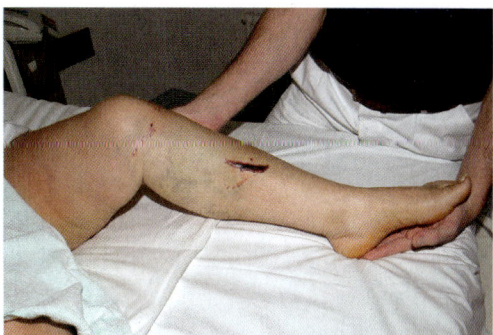

Abb. 6.20 Fersenschaukel in Rückenlage, Weg in die Endstellung.

Die Bewegungen im Kniegelenk werden durch aktive Bewegungen des Fußes eingeleitet. Macht der Patient eine Dorsalextension, beugt sich das Knie; macht er eine Plantarflexion, streckt sich das Kniegelenk weiterlaufend. Die Ferse rollt dabei auf der Unterlage ab, die Muskulatur arbeitet in einer geschlossenen Kette. Die Übung wird in gangtypischem Tempo (120 Wechsel/min) durchgeführt. Probleme mit der Koordination lassen sich durch eine Funktionsmassage der Oberschenkelmuskulatur, taktile Hilfen oder eine Änderung der Ausgangsstellung beheben. Die Übung kann auch im Sitzen gemacht werden.

Hubfreie und hubarme Mobilisation des Hüft- oder Kniegelenkes im Schlingentisch: Es bietet sich eine Aufhängung des gesamten Beins im Schlingentisch an, z. B. in Seitenlage.

Mobilisation durch Nutzen des Pezziballs: Dieses Therapiegerät bietet sehr viele Übungsmöglichkeiten, zwei werden stellvertretend für viele Übungen beschrieben:

- Der Patient legt in Rückenlage beide Unterschenkel auf dem Pezziball ab. Je nach Beweglichkeit des Kniegelenkes sollte der Durchmesser des Balles etwa der Oberschenkellänge entsprechen. Der Patient erhält den Auftrag den Ball mit beiden Füßen zu sich heran und wieder weg zu rollen. Je größer der Ball, desto mehr Arbeit muss die

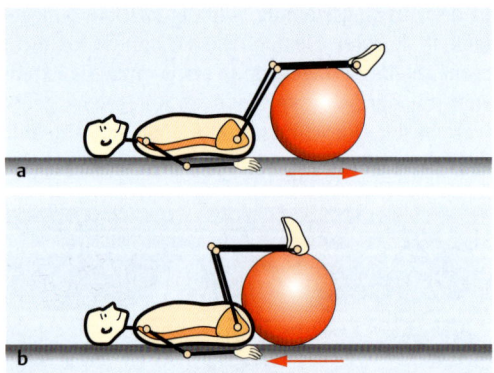

Abb. 6.21a–b Unterschenkel auf dem Ball. **a** Der Ball wird zum Fußende gerollt, im Kniegelenk entsteht eine Extenison. **b** Der Ball wird zum Körper hin gerollt, im Kniegelenk entsteht eine Flexion.

Streckmuskulatur am Oberschenkel leisten (**Abb. 6.21a–b**).

- „Die Waage" (**Klein-Vogelbach 2003**): Der Patient sitzt auf dem Ball. Die Höhe des Balls entspricht der Unterschenkellänge. Der Patient rollt den Ball alternierend nach von und hinten und achtet darauf, den Druck unter seinen Füßen gleich zu halten. So wird der Oberköper des Patienten zu einer Gleichgewichtsreaktion veranlasst, die den gleich bleibenden Druck unter den Füßen gewährleistet. Der Patient neigt sich nach vorn, wenn der Ball nach hinten rollt und umgekehrt. Flexions- und Extensionsbewegungen in Hüft- und Kniegelenk werden reaktiv geübt (**Abb. 6.22a–b**).

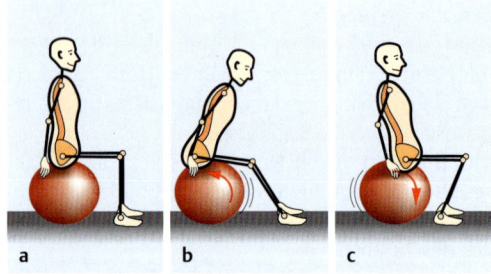

Abb. 6.22a–b Die Waage **a** Der Ball rollt nach hinten, im Kniegelenk entsteht eine Extension. **b** Der Ball rollt nach vorn, im Kniegelenk entsteht eine Flexion.

6.3.3 Kräftigung

Aufgrund der Verletzung wird die Spannung vor allem der phasischen Muskeln vom Körper im Sinne eines Schutzmechanismus gesenkt (geringere Gewebespannung – weniger Schmerz). Es ist jedoch wichtig, Muskelatro-phien soweit wie möglich zu begrenzen und so viele Muskelfasern wie möglich kontraktionsfähig zu halten.

Dies gelingt am besten durch Üben der für die Muskulatur typischen Bewegungen. Dazu werden bevorzugt Bewegungsmuster gewählt, die vertraut, aus dem Alltag sind. Natürlich hält uns die ursprüngliche Funktion unseres muskuloskeletalen Systems vertikal im Raum und ermöglicht uns Bewegung, was jedoch zum großen Teil mit einer hohen Belastung für Gelenke und Weichteile verbunden ist. Es ist sinnvoll sich in der Therapie in abgewandelter Form (Teilbelastung, Entlastung) an diese ursprüngliche Funktion unseres Körpers anzulehnen, da diese den Strukturen (unserem Körper) bekannt sind und somit Trainingsreize auf diese Art besser von unserem Körper angenommen werden können. Während der Bewegung kommt es sowohl in der offenen als auch in der geschlossenen Kette zu einem ständigen Wechsel von konzentrischen und exzentrischen Muskelkontraktionen (beispielsweise zur Stabilisation des Kniegelenkes in der Standbeinphase). Sind Funktionen gefordert, die einen hohen Anspruch an Haltearbeit haben (Halten eines Gewichtes), muss neben dem Bewegungsübergang des Hebens auch isometrisch die Haltearbeit der entsprechenden Muskeln trainiert werden. Übungen zur Kräftigung sollten wenn möglich dreidimensional und dem Verlauf der Muskulatur entsprechend durchgeführt werden.

Üben in der geschlossenen Kette

Übungen an der unteren Extremität sollten bevorzugt im geschlossenen System durchgeführt werden, da die Stabilisation der Extremitäten und des gesamten Körpers in der Vertikalen gebraucht wird, und dies einen sehr hohen Anspruch an unser Bewegungssystem und unsere posturale Kontrolle stellt. Üben im geschlossenen System heißt: Die Extremität hat Bodenkontakt. Die Belastung wird dabei der Belastbarkeit der verletzten Struktur angepasst und beginnt in der Regel mit Sohlenkontakt (ohne Gewichtübernahme) und reicht bis zur Vollbelastung. Die Muskelaktivitäten verlaufen von distal nach proximal. An der Fußsohle kommt es zur Aktivierung der Propriozeptoren, was das Beinachsentraining fördert. Im Bereich der Beine wird sehr viel exzentrische Muskelarbeit gebraucht, auch das ist beim Üben so zu planen.

Nicht immer lässt sich ein Training im geschlossenen System oder in der Vertikalen durchführen. Patienten mit z. B. einem Erguss oder mit starker Weichteilschwellung tolerieren die vertikale Position des Beines nicht, wenn die Gewebeflüssigkeit der Schwerkraft entsprechend nach unten drängt und Schmerzen entstehen. Ziel ist dann zunächst die Entstauung der Extremität, gekräftigt wird in der offenen Kette.

Am Kniegelenk sind verschiedene Bewegungsmöglichkeiten vorhanden, die zusammen hoch komplex eine Schaltstelle für Statik und Dynamik in der unteren Extremität darstellen. Neben der Stabilisation in der frontalen und sagittalen Ebene ist auch die Stabilisation in der transversalen Ebene für physiologische Bewegungsabläufe erforderlich. Zur Koordination dieser Bewegungsabläufe ist wiederum ein enges Zusammenspiel zwischen Kapsel-Band-Apparat und neuromuskulärem System unabdingbar.

Muskeln können eine höhere Kraft entfalten, wenn sie exzentrisch arbeiten. Da die medialen, dorsalen und lateralen Muskeln (Knieflexoren) den ventralen Muskeln (Knieextensoren) im Verhältnis von 11:4 in der Anzahl überwiegen, sind die Flexoren maßgeblich an der Stabilitätsarbeit beim Stehen, in der Standbeinphase und bei Bewegung beteiligt. In der Tab. 6.4 sind die Muskelaktivitäten im Bereich des Kniegelenkes in der offenen und geschlossenen Kette aufgeführt.

Tab. 6.4 Muskelaktivitäten am Kniegelenk in der offenen und geschlossenen Kette

Muskulatur	Geschlossene Kette	Offene Kette
M. quadriceps femoris	konzentrisch in Flexion	konzentrisch in Extension
	exzentrisch in Extension	exzentrisch in Flexion
M. semimembranosus M. semitendinosus M. bizeps femoris M. gracilis M. sartorius M. popliteus	exzentrisch in Extension	konzentrisch in Flexion

Unter Belastung (Standbein) arbeiten die medialen, dorsalen und lateralen Muskeln nicht als Flexoren, sondern als exzentrische statodynamische Stabilisatoren (Bizzini 2000, **Abb. 6.23**). Auch die propriozeptiven Informationen sind während exzentrischer Muskelarbeit größer, was ein ständiges Adaptieren der unteren Extremität an wechselnde Situationen (Gelenkstellungen, Untergrund) ermöglicht.

> *Um die untere Extremität unter physiologischen Bedingungen zu trainieren sind Übungen in der geschlossenen Kette erforderlich.*

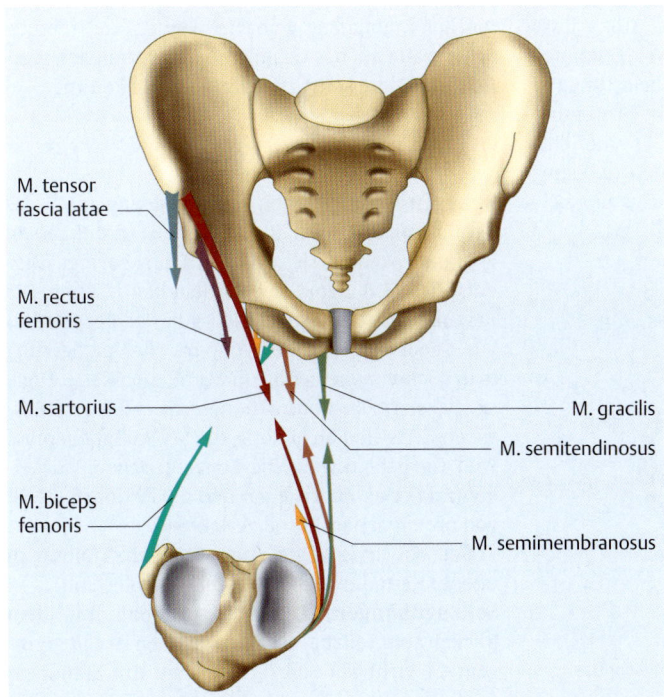

Abb. 6.23 Das Kniegelenk stabilisierende Muskeln in der Standbeinphase (Sicht von kranial).

Beispiel: Behandlung nach Kreuzbandverletzung (siehe Kap. 6.6). Bei einer Kreuzbandruptur sind alle Flexoren und Extensoren des Kniegelenks, als auch die Kreuzband und Knie stabilisierenden Muskeln vom ersten Tag an in die aktive Therapie mit einzubeziehen. Durch die angepasste, frühzeitige und der physiologischen Belastung nahen Therapie (Druck und Zug) der ligamentären Struktur wird die frühe Bildung kollagener Fasern stimuliert. Diese richten sich entsprechend ihrer physiologischen Belastungsrichtung aus und sind so nach Abschluss der Umbauphase in der Lage das Gelenk optimal zu stabilisieren. Es bildet sich eine Struktur mit annähernd physiologischen Stabilitätsmerkmalen.

Übungsbeispiele – geschlossene Kette
„Fersenschaukel" (Klein-Vogelbach 1995): An dieser Stelle soll bei der oben beschriebenen Übung (siehe S. 151) der Aspekt der Gelenksicherung hervorgehoben werden. Durch den Fersenkontakt wird die Beinmuskulatur in der geschlossenen Kette aktiviert und das Kniegelenk in jeder Stellung gesichert und geführt. Die Fersenschaukel ist eine Übung, mit der Therapeuten Patienten in unbelasteter Ausgangsstellung (Rückenlage) auf Belastung vorbereiten können.
Beinpresse/Funktionsstemme: Die Beinpresse (Leg-Press) ermöglicht eine Kräftigung der gesamten Beinmuskulatur. Der Schwerpunkt liegt auf der Kräftigung des M. quadriceps. Die Belastung lässt sich entsprechend der Wahl des Widerstandes genau dosieren. Somit ist auch bei Teilbelastung ein Training möglich. Patienten können die Einstellung ihrer Beinachsen optisch kontrollieren. Es empfiehlt sich, die Übung immer mit beiden Beinen zu beginnen und dabei auf eine gleichmäßige Belastung beider Beine zu achten (**Abb. 6.24**).

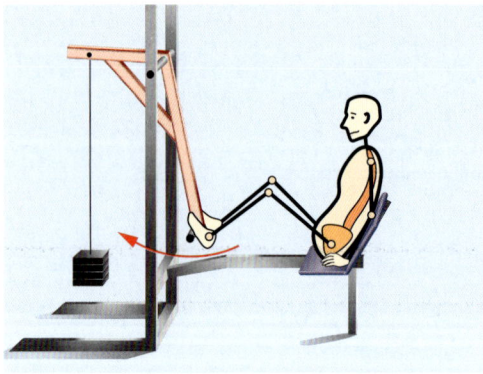

Abb. 6.24 Üben in geschlossener Kette mit der Beinpresse.

Der Stepper bietet sich sowohl als Trainingsgerät speziell zum Aufwärmen vor der Behandlung an, als auch zum Abschluss einer Therapie, um ein Beinachsentraining dynamisch zu gestalten. Auch ein Ausdauertraining nach längerer Ruhepause ist damit möglich (**Abb. 6.25**).

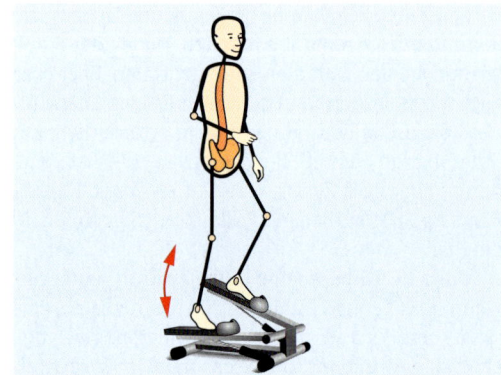

Abb. 6.25 Üben in geschlossener Kette auf dem Stepper.

Fahrradergometer: Sind in den Kniegelenken mindestens 90° Flexion möglich, kann vorbereitend für die Therapie auf dem Fahrradergometer je nach Zustand der gelenkumgebenden Strukturen 15-30 Minuten geradelt werden. Der gewählte Widerstand sollte vom Zustand der Weichteile und der Gelenkmechanik abhängig gemacht werden. Auftretende Scherkräfte auf das Gelenk müssen vermieden werden, es könnte sonst zu Reizzuständen kommen.

Üben in der offenen Kette

Bewegen in der offenen Kette bedeutet, dass das Bein *proximal* muskulär verankert ist, *distal* keinen Fixpunkt hat und sich frei im Raum bewegt. Dies entspricht z. B. dem Schwungbein beim Gehen. Die Beinmuskulatur befindet sich von der Beschleunigung über den Mittelschwung bis zur Verzögerung in der Schwungbeinphase in der offenen Kette. Hoch spezialisierte Ko-Kontraktionen wie in der geschlossenen Kette sind nicht nötig, das Schwungbein muss kein Gewicht tragen. Die konzentrischen Muskelkontraktionen überwiegen und die Aktionsfolge ist von proximal nach distal verlaufend.

Bei schwachem Quadrizeps kann ein Training in offener Kette für diesen Muskel sinnvoll sein.
Seilzugübungen: Der Patient steht mit dem Rücken zum Seilzug, das Schwungbein ist mit geringem Gewicht am Seilzug befestigt. Am Standbein

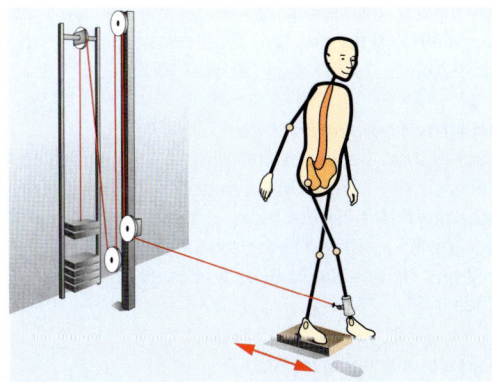

Abb. 6.26 Üben in offener Kette mit dem Seilzug.

wird auf eine gute Einstellung der Beinachsen geachtet. Der Patient bekommt den Auftrag das Schwungbein alternierend z. B. nach vorn/hinten zu bewegen (**Abb. 6.26**).

6.3.4 Stabilisation

Instabilitäten gelten als Ursache für chronische Schmerzzustände und Dysfunktionen des muskuloskeletalen Systems. Um eine Instabilität definieren zu können, müssen die Grundvoraussetzungen von Stabilität bekannt sein. Nach Panjabi (1992) hat das stabilisierende System die Aufgabe, die Gelenkbewegungen zu kontrollieren und zu führen. Dazu bedarf es 3 verschiedener Untersysteme, die in Interaktion stehen:
- Passives System: Knochen, Kapseln, Ligamente;
- Aktives System: Muskeln und Sehnen;
- Kontroll- und Steuerungssystem: peripheres und zentrales Nervensystem mit den unterschiedlichen Propriozeptoren.

Dynamische Stabilisation

In dem von Klein-Vogelbach (2000) geprägten Begriff der *dynamischen Stabilisation* ist das differenzierte Zusammenspiel der 3 Untersysteme zu erkennen.

> Jede Instabilität geht mit einer Funktionsstörung innerhalb des stabilisierenden Systems einher.

Mit Ausnahme des passiven Systems ist das stabilisierende System in der Lage, kompensatorisch zu arbeiten. Beispielsweise kann nach einer Ruptur des vorderen Kreuzbandes die Kniegelenksmuskulatur das Gelenk dank des Inputs der Propriozeptoren nach entsprechendem Training und Kraftaufbau so stabilisieren, dass der Patient beschwerdefrei werden kann.

Die Kernpunkte der dynamischen Stabilisation sind:
- Isoliertes Training der primär stabilisierenden Muskulatur,
- Training des Kontroll- und Steuerungssystems durch sensorischen Input, z. B. stehen auf Schaukelbrett (**Abb. 6.27**),
- Wiedereingliedern der trainierten, primär stabilisierenden Muskulatur in komplexe Bewegungsabläufe.

> *Die dynamische Stabilisation stellt ein effektives therapeutisches Mittel zur Behandlung von Dysfunktionen dar und sollte auch in der Sekundärprävention eine große Rolle spielen.*

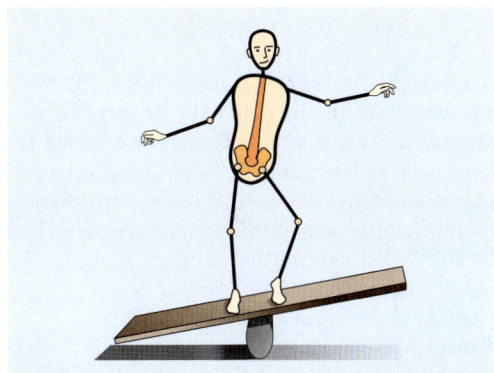

Abb. 6.27 Dynamische Stabilisation auf einem Schaukelbrett.

Fördern der Balance und Geschicklichkeit

Das Verbessern des Gleichgewichts hat nicht nur das Ziel einer sicheren posturalen Kontrolle für das Sitzen, Stehen und Gehen. Übungen, die die Balance fordern, eignen sich auch, um die Stabilisationsfähigkeit der Gelenke zu verbessern. Im Training übt der Patient in verschiedenen Ausgangsstellungen und auf verschiedenen Unterlagen/Unterstützungsflächen wie z. B. auf einem Schaukelbrett, Therapie-

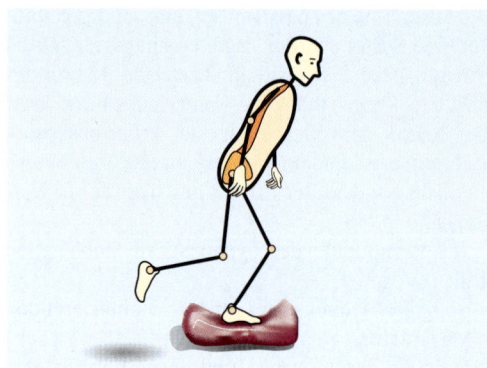

Abb. 6.28 Das Üben auf der weichen Matte fordert und fördert die Balance und Geschicklichkeit, nicht nur der Beinmuskulatur.

kreisel oder auf einer weichen Bodenmatte (**Abb. 6.28**).

> Das Training steigert sich mit dem Verkleinerung der Unterstützungsfläche und der Zunahme der Beweglichkeit der Unterlage.

6.3.5 Beinachsentraining

Das Beinachsentraining hat die Aufgabe, Patienten das Wissen um und ein Gefühl für die korrekte, achsengerechte Belastung ihrer Beine zu vermitteln. Sie lernen, die aktuelle Stellung ihrer Hüft-, Knie- und oberen Sprunggelenke zueinander wahrzunehmen, Abweichung zu erkennen, diese zu korrigieren und in ihr alltägliches Bewegungsprogramm zu integrieren. Es trägt bei zur:
- Automatisierung der Bewegungsabläufe,
- ökonomischen Muskelaktivität,
- Stabilisation von
  - Hüft-, Knie-, Sprung- und Fußgelenken,
  - des Rumpfes,
- Sicherung der Heilung verletzter Strukturen,
- Vermeidung von Folgeschäden (Sekundärprävention).

Das Beinachsentraining beginnt unmittelbar postoperativ, gegebenenfalls im Liegen. In einfachen, kontrollierten Ausgangsstellungen steht die Wahrnehmung und Korrektur der Beinachsen im Vordergrund. Mit zunehmender Belastung und Schwierigkeit lernen Patienten, ihre Beine in achsengerechter Position zu stabilisieren bis sie die Fähigkeit haben, alltägliche und sportliche Anforderungen ohne Schmerzen und Unsicherheiten zu meistern. Häufig wird eine Abweichung der Beinachse erst im Stand unter Belastung sichtbar, da hier die höchste koordinative und stabilisierende Aktivität gefragt ist. Ein Abknicken der Beinachse nach medial wird als *medialer Kollaps* des Kniegelenkes bezeichnet und ist in **Abb. 6.29** zu sehen (Bizzini 2000).

Beinachsentraining im Liegen
Auch für das Beinachsentraining in Rückenlage eignet sich die bereits beschriebene Übung „Fersenschaukel". Der Patient lernt, z. B. mittels der Orientierung an der Kniescheibe, die Einstellung des Kniegelenks in der Sagittalebene des Hüftgelenks zu üben.

Beinachsentraining im Sitz
Bei einer Fraktur, die bewegungsstabil ist, kann das Beinachsentraining im Sitz an der hohen Bettkante erfolgen. Die therapeutische Widerstände am Oberschenkel zur Stabilisation sind dosiert proximal der Fraktur erlaubt. Sie dienen als Führungswiderstände, damit Patienten sich die Richtungen für die Einstellung des Beines vorstellen können und sie spüren.

Als koordinative Steigerung kann der Patient gleichzeitig mit einem Theraband im Sinne des Stützmusters aus dem der PNF das Gehen mit Unterarmgehstützen vorbereitend trainieren. Wechselnder Fersen- und Vorfußkontakt unter Beibehalten der Beinachse trainiert dynamisch die Muskulatur und fördert die Stabilität der Extremität.

Die Waage (**Klein-Vogelbach 2003**, siehe **Abb. 6.22a–b**) kann ebenfalls für das Training der Beinachsen genutzt werden. Bei der Aktion der Ball-

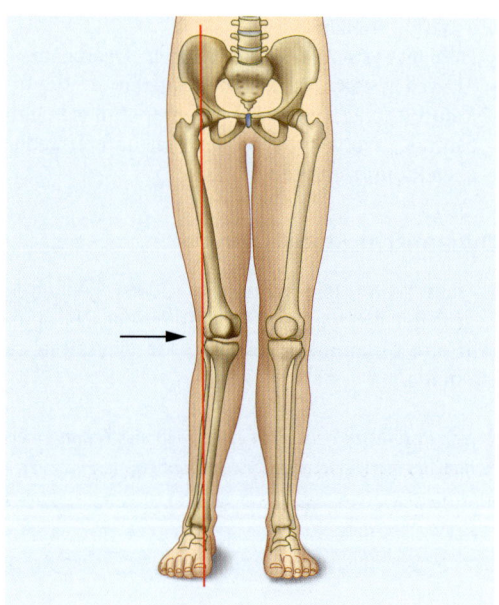

Abb. 6.29 Medialer Kollaps des Kniegelenks.

rollung nach hinten werden die Längsachsen von Femur und Tibia in korrigierter Stellung gehalten. Je höher der Ball ist, umso eher entspricht das Beinachsentraining der vertikalen Position Stand, d. h. die Belastung für das Bein nimmt zu.

Der Cowboy (Klein-Vogelbach 2003) eignet sich sehr gut, um die Muskeln, die die Beinachseneinstellung sichern, dynamisch/reflektorisch zu beüben. Je tiefer die Sitzposition ist, umso höher wird der Anspruch für die Muskulatur den Körper in Richtung stehende/aufrechte Position zu „federn", die Quadrizepsaktivität steigt.

Die Aktion für das Hopsen kommt beim Training der Beinachse aus kurzen gestoppten Unterarmbewegungen nach unten. Fuß und Beinachsen müssen dabei erhalten bleiben. Das Hopsen wird so durchgeführt, dass das Becken irgendwann den Ballkontakt verliert und die Beine das volle Gewicht übernehmen müssen. Unter Umständen kann diese Position einige Sekunden unter Kontrolle der Achsen gehalten werden, bevor das Becken den Ballkontakt wieder aufnimmt. Diese Übung eignet sich sehr gut, um den Übergang vom Sitz zum Stand zu üben (**Abb. 6.30**).

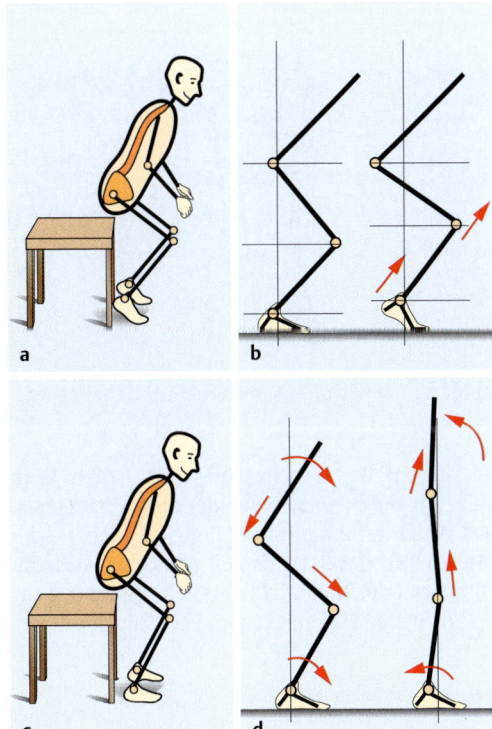

Abb. 6.31a–d Beinachsentraining im Stand. **a** Dynamisch stabilisierte Zweibeinbeuge. **b** Bewegungsablauf. **c** Dynamisch stabilisierte Einbeinbeuge. **d** Bewegungsablauf.

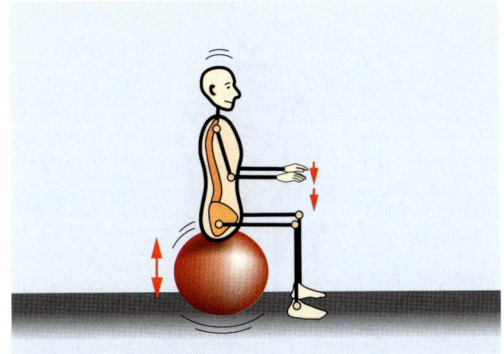

Abb. 6.30 Die Ballübung „Der Cowboy" fördert die dynamische Stabilisation des Kniegelenks.

Beinachsentraining im Stand

Wie in allen anderen Ausgangsstellungen des Beinachsentrainings muss auch im Stand das Kollabieren des Kniegelenkes nach medial verhindert werden. Voraussetzung für das Training der Beinachse sind unblockierte (nicht überstreckte) Kniegelenke in leichter Flexion. Bizzini (2000) beschreibt neben dem statischen und dynamischen Ausgangsstellungen im Beinachsentraining auch den sog. 3-Flex- und 4-Flex-Stand. Der 3-Flex-Stand beschreibt die Gelenkstellungen von Hüfte (Flexion), Knie (Flexion) und Sprunggelenk (Dorsalflexion), der 4-Flex-Stand zusätzlich noch die Flexion der Zehengelenke,

was einer Verkleinerung der Unterstützungsfläche gleichkommt und ein hohes Maß an Gleichgewichtsreaktionen nötig macht.

Folgende Basiskörperstellungen bzw. Übungen sind von Bizzini als Training der Beinachsen im Stand definiert (**Abb. 6.31a–d**):
- Statisch stabilisierter Zweibeinstand
- Statisch stabilisierter Einbeinstand
- Dynamisch stabilisierte Zweibeinbeuge (3-Flex-Stand)
- Dynamisch stabilisierte Einbeinbeuge (4-Flex-Stand)
- Alle Aktivitäten des täglichen Lebens (ADL) wie Aufstehen, Treppensteigen, Bücken, Gegenstände heben, sportartspezifische Bewegungen ...

> *Wichtige Merkmale des Beinachsentrainings sind das Verhindern des medialen Kollaps, sowie das Halten des Körperschwerpunktes und der KLA innerhalb der Unterstützungsfläche bei provozierten Gleichgewichtsreaktionen.*

Statische und dynamische Einbeinstabilisationen erfordern ein erhöhtes Maß an Gleichgewicht. Bis

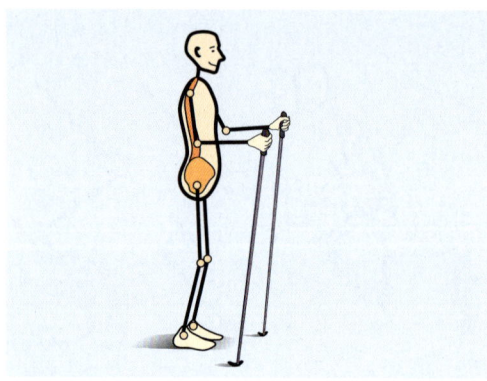

Abb. 6.32 Der Einsatz der Stöcke erleichtert die Stabilisationsaufgabe.

der Patient die Einbeinstabilisation halten kann, kann z. B. durch einen Stab oder durch den Einsatz von Walkingstöcken Hilfestellung gegeben werden (**Abb. 6.32**). Dabei ist darauf zu achten, dass die Hilfsmittel nur zum Erhalt des Gleichgewichtes eingesetzt werden und nicht zum Entlasten der Beine.

Zusammenfassung

- Das Beinachsentraining hilft Patienten, die physiologische Belastung nach einer Verletzung wahrzunehmen und diese bei allen Alltagsbewegungen und Übungen aufrechtzuerhalten.
- Die korrekte Beinachsenbelastung ist Voraussetzung für eine gelenkschonende Belastung und schützt vor Folgeschäden nach einer Verletzung.
- Physiotherapeuten müssen erkennen, ob die Voraussetzungen für eine korrekte Belastung gegeben sind und im Falle von Abweichungen mit den Patienten Alternativen erarbeiten.
- Das Beinachsentraining beginnt im Liegen und setzt sich bis zur Vollbelastung im Einbeinstand fort.

6.3.6 Gangschulung

Patienten mit Verletzungen im Bereich der unteren Extremität müssen beim Gehen auf verschiedene Dinge achten. Oft ist die volle Belastung des betroffenen Beins verboten. In manchen Fällen ist der Bewegungsablauf wegen einer Einschränkung der Beweglichkeit gestört. Es kann aufgrund der Verletzung zu Störungen der Sensibilität und Koordination kommen. Nervenschädigungen können Lähmungen verursachen. Schmerzen verändern das Gehen und das Gangbild. In all diesen Fällen müssen Patienten das Gehen üben oder sogar neu erlernen.

> *Die Gangschulung beginnt nicht erst, wenn Patienten das Bett verlassen. Mobilisations- und Stabilisationsübungen im Liegen, bei denen Physiotherapeuten auf die korrekte Einstellung der Beinachsen achten, dienen der Vorbereitung der Gangschulung.*

Prinzip des Entlastens

Grundvoraussetzung für das entlastete Gehen ist eine ausreichende Stützkraft der Arme. Körpergewicht wird durch das Stützen über die Arme auf die Gehhilfe übertragen. Besonders gefordert sind dabei Muskeln, die den Brustkorb und das Becken mit dem Schultergürtel und den Armen verbinden (M. pectoralis major, M. latissimus dorsi) sowie die Muskeln für die Stabilisierung des Ellbogengelenks (M. triceps brachii, M. biceps brachii, M. brachialis, M. brachioradialis). Dieser *muskuläre Synergismus* wird prinzipiell immer benötigt, egal welche Gehhilfe zum Einsatz kommt (**Abb. 6.33**).

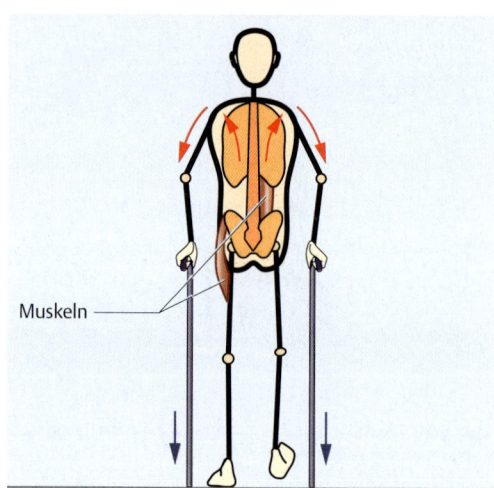

Abb. 6.33 Der muskuläre Synergismus beim Gehen mit Gehhilfen.

Beim Stützen liegt das Punctum mobile der Muskeln des o. g. Synergismus proximal; beim M. latissimus dorsi u. a. am Beckenkamm und an den Dornfortsätzen der unteren Brustwirbelsäule, beim M. pectoralis major an den Rippen. Sie heben den Körper an und „hängen" ihn an den Schultergürtel und die Arme (Klein-Vogelbach 2000). Rücken- und Bauchmuskulatur stabilisieren die Wirbelsäule in aufrechter Haltung.

6.3 Prinzipien der physiotherapeutischen Behandlung 159

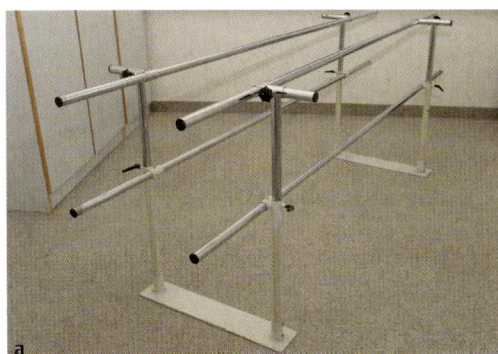
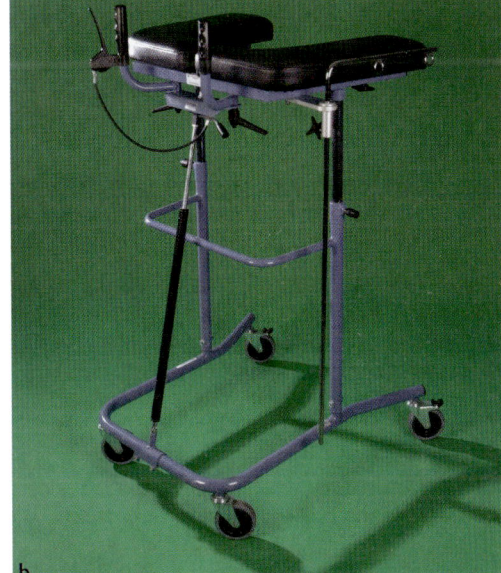
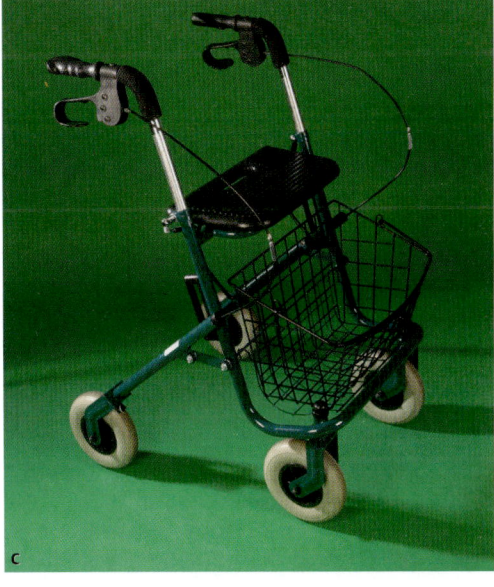
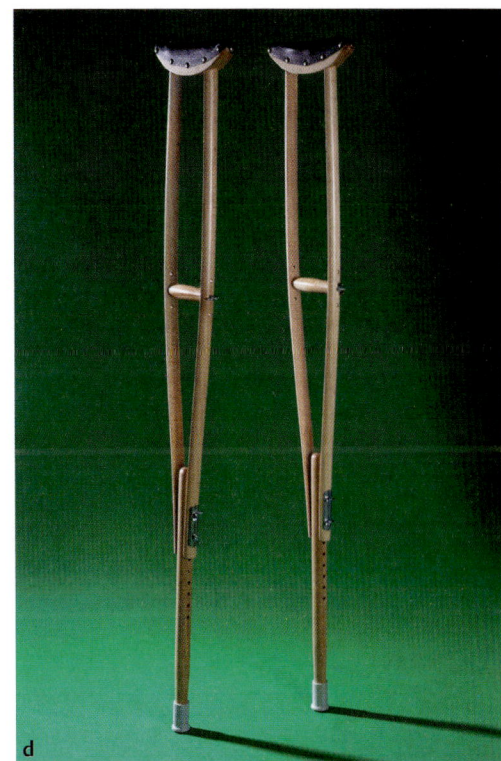
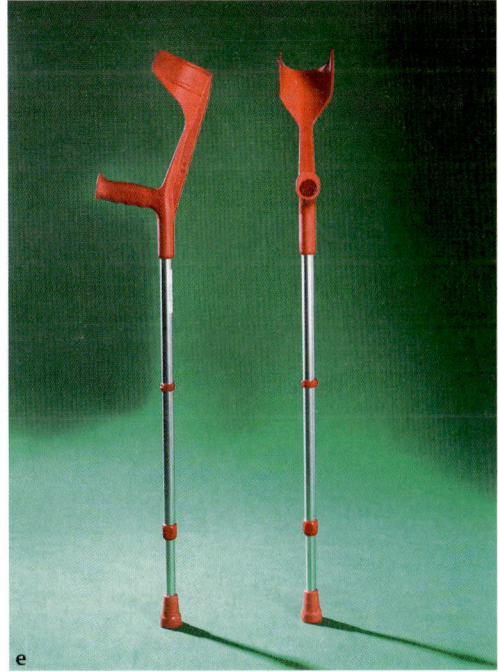

Abb. 6.34a–e Gehhilfen. **a** Gehbarren. **b** Gehwagen. **c** Rollator. **d** Achselstützen. **e** Unterarmgehstützen

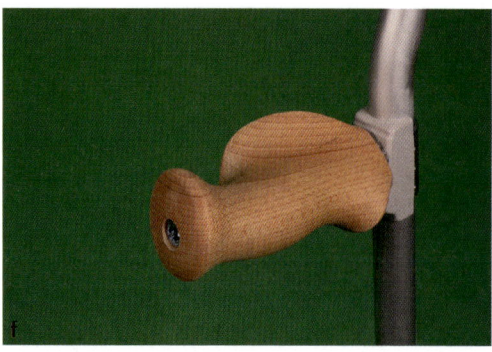
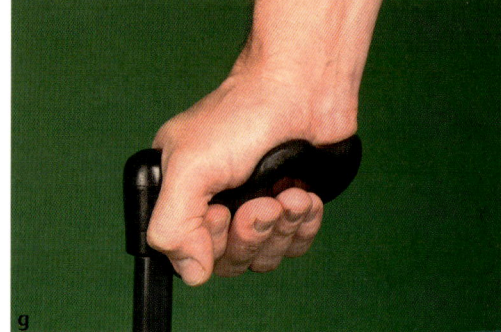

Abb. 6.34f–g f Anatomischer Griff. g Handstock.

Gehen mit Gehhilfen

Für das entlastete Gehen gibt es verschiedene Hilfsmittel. Die Auswahl der Gehhilfe hängt von der erlaubten Belastung und vom Allgemeinzustand des Patienten ab. Der Patient muss lernen, mit der jeweiligen Gehhilfe zu gehen, Treppen zu steigen und alle anderen Bewegungsabläufe, wie z. B. das Hinsetzen und Aufstehen zu meistern. **Abb. 6.34a–g** zeigt und die folgende Checkliste *beschreibt* eine Auswahl der am häufigsten verwendeten Hilfsmittel.

Checkliste

Gehwagen	eignet sich für ältere und ängstliche Patienten auf ebenem Untergrund (Klinikflur). ▪ Gehwagen sind relativ stabil und geben Sicherheit, erlauben aber nur eingeschränkt ein physiologisches Gehen, weil sie das Mitschwingen der Arme unterdrücken. ▪ Im Prinzip entspricht das Gehen mit dem Gehwagen dem Drei-Punkte-Gang. ▪ Für Patienten, die nicht ausreichend stützen können (fehlende Kraft, Begleitverletzungen), gibt es Gehwagen mit Achselstützen.
Rollator	eignet sich für Patienten, die voll belasten dürfen, aber beim Gehen sehr unsicher sind (gestörtes Gleichgewicht, labiler Kreislauf, fehlende Kraft). ▪ Die großen Räder ermöglichen auch das Gehen auf Asphalt oder festen Wegen. ▪ Viele Rollatoren besitzen einen integrierten Sitz und Feststellbremsen, sodass sich der Patient bei Bedarf ausruhen kann.
Achselstützen	eignen sich bei mangelnder Stützkraft der Arme oder Nebenerkrankungen, die das Stützen erschweren. ▪ Sie sind relativ unhandlich und unbequem. ▪ Längere Strecken sind nur mit großer Anstrengung zu bewältigen. ▪ Im Prinzip sind alle Formen des entlasteten Gehens möglich.
Unterarmgehstützen	▪ Die meisten Patienten lernen das entlastete Gehen mit Unterarmgehstützen. ▪ Diese sind leicht, gut zu handhaben und ermöglichen sukzessive mit zunehmender Belastung und Gangsicherheit einen Abbau der Hilfe. ▪ Unterarmgehstützen gibt es bei entsprechender Indikation mit anatomischen Handgriffen (ältere Patienten, rheumatische Hand, länger dauernder Einsatz). ▪ Einstellen der Unterarmgehstützen: – Bei Patienten, die zum ersten Mal aufstehen, müssen die Gehstützen im Liegen eingestellt werden. Dies ist wichtig, damit sich Physiotherapeuten beim Aufstehen auf den Patienten konzentrieren können und ein eventuelles Kollabieren des Patienten frühzeitig erkennen. ▪ Für das Einstellen bietet sich folgende Vorgehensweise an (**Abb. 6.36**): – Der auf dem Rücken liegende Patient hat beide Arme neben dem Körper, die Schultergelenke sind in leichter Depression/Adduktion, die Ellenbogen gestreckt und die Handgelenke dorsalflektiert. Die Stützenlänge wird von der Schuhsohle im Bereich des Mittelfußes bis zum Handgelenk auf die richtige Länge eingestellt.

Handstock	Unsichere und schwache Patienten, die voll belasten dürfen, können einen Handstock benutzen. Er wird grundsätzlich auf der nicht betroffenen Seite eingesetzt und entlastet die Muskulatur der Standbeinseite. Gewichtsentlastung ist mit einem Handstock kaum möglich. Handstöcke mit einem anatomischen Griff erleichtern Patienten die Handhabung. Um den Patienten Sicherheit zu geben, können auch Ski-, Walkingstöcke oder ein „Hirtenstab" eingesetzt werden.
Gehbarren	Im Gehbarren können bei Bedarf das Stehen, einzelne Phasen des entlasteten Gehens und das Stützen geübt werden. Er ersetzt nicht die „transportablen" Gehhilfen. Vor allem zu Beginn der Therapie und Rehabilitation ist der Gehbarren eine nützliche Hilfe.
Laufband	Das Laufband kommt in jüngerer Zeit immer häufiger zum Einsatz. Auf dem Laufband können Patienten das Gehen wieder lernen und sich gut auf einzelne Phasen der Bewegung konzentrieren. Tempovarianten und längere Gehstrecken erhöhen die Sicherheit und Ausdauer. Manche Geräte können eine leichte Steigung simulieren und helfen so, die Muskelkraft zu verbessern. Reha-Aufsätze und an der Decke befestigte Gurtsysteme ermöglichen es den Patienten, mit Entlastung zu gehen. Therapeuten können bei langsamem Tempo das betroffene Bein führen und nach vorn setzen (**Abb. 6.35**).

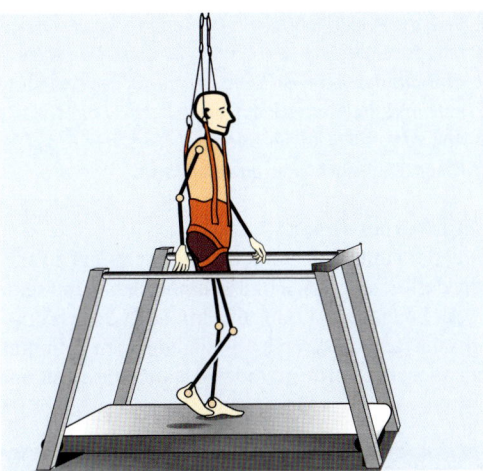

Abb. 6.35 Gehtraining auf dem Laufband.

Ziele und Maßnahmen bei der Vorbereitung des Patienten auf das Gehen mit Gehhilfen und bei der Gangschulung mit den Hilfsmitteln; hier zunächst im Überblick. Auf die einzelnen Punkte wird im Folgenden weiter eingegangen.
- Sichere Transfers
  - Kontraindikationen bei unterschiedlichen Verletzungen beachten
  - Variationen ausprobieren und die geeigneten Varianten trainieren
- Verbessern der Stützkraft der Arme
  - isometrische Übungen
  - statische und dynamische Übungen mit dem Theraband
  - PNF-Pattern, z.B. Armpattern Extension/Abduktion/Innenrotation
- Einhalten der erlaubten Belastung
  - Anleitung mit Hilfe einer Waage
  - Bewusstmachen der Druckbelastung
  - Schulung der Tiefensensibilität
- Fördern der Sicherheit beim Gehen durch Variieren folgender Gangparameter beim Üben
  - Tempo
  - Schrittlänge
  - Gehstrecke
  - Richtung
  - Untergrund (unterschiedliche Beschaffenheit, eben, ansteigend, abfallend)
- Treppengehen mit Gehstützen
  - Anleitung
  - kontrollierte Wiederholung
  - Eigentraining des Patienten
- Hinkmechanismen vermeiden
  - nicht zu früh auf die Gehhilfen verzichten
  - funktionelles Kräftigen der Muskulatur
  - Pausen einlegen
  - Gehstrecke verkürzen

> *Grundsätzlich gilt: Sicherheit und bestmögliche Selbstständigkeit des Patienten gehen vor Schönheit des Gangbildes!*

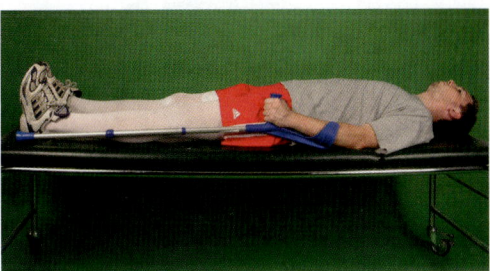

Abb. 6.36 Einstellen der Unterarmgehstützen in Rückenlage.

Transfers

Patienten, die nicht voll belasten dürfen, müssen den Transfer vom Liegen und Sitz in den Stand und zurück üben. In Abhängigkeit von der Verletzung gelten bestimmte Einschränkungen. Auch Alltagsaktivitäten wie das Einsteigen in ein Auto oder in eine Badewanne sollten mit dem Patienten geübt werden, damit Gefahrensituationen aufgezeigt und Komplikationen vermieden werden. Teilweise decken sich diese Aufgaben mit den Zielen der Ergotherapie. Absprachen im Team sind also erforderlich.

Transfer in den Stand

Das Aufstehen aus dem Bett ist für Patienten v. a. nach Verletzungen der unteren Extremität oft erschwert. Es muss daher geübt werden. Insbesondere vor dem ersten Aufstehen nach längerer Bettlägerigkeit muss der Patient auch darauf vorbereitet werden.

Vorbereiten des Patienten
- Aufklären des Patienten über das therapeutische Vorgehen,
- Erklären der Entlastung oder Teilbelastung mit den zugehörigen Konsequenzen,
- bei kreislaufabilen Patienten Antithrombosestrümpfe anlegen, damit das venöse Gefäßsystem unterstützt wird,
- festes Schuhwerk des Patienten schon im Bett anziehen, damit der Patient sofort stabile Verhältnisse vorfindet, wenn er Bodenkontakt hat,
- Gehstützen im Liegen einstellen (siehe **Abb. 6.36**),
- wenn möglich mit beiden Füßen sofort Bodenkontakt herstellen.

Aufstehen aus der Rückenlage
Wie der Patient aufsteht, hängt in erster Linie von der Diagnose ab. Ein Patient mit einer LWS Fraktur wird z. B. „en bloc" mobilisiert (siehe Kap. 8), während bei einem Patienten mit Hüftprothese nach einer Schenkelhalsfraktur entscheidend ist, dass er über die betroffene Seite aufsteht. Ob das Kopfteil des Bettes hochgestellt ist und wie dem Patienten assistiert wird, entscheidet der Einzelfall.

> *Bei Patienten, die nach einer Operation oder einer längeren Immobilisation zum ersten Mal aufstehen, sollte in der Nähe des Bettes ein Stuhl stehen, auf den der Patient sich im Notfall setzen kann, wenn ihn die Kraft verlässt. Außerdem sollte immer eine zweite Person (z. B. aus der Pflege oder Angehörige) anwesend sein.*

Aufstehen aus dem Sitz
Sitzt der Patient an der Bettkante, ist darauf zu achten, dass er nicht nach hinten kippen kann und seine Füße Bodenkontakt haben. Im Falle von hüftgelenksnahen Frakturen ist es sinnvoll, den Patienten etwas weiter vorne an die Bettkante zu setzen und

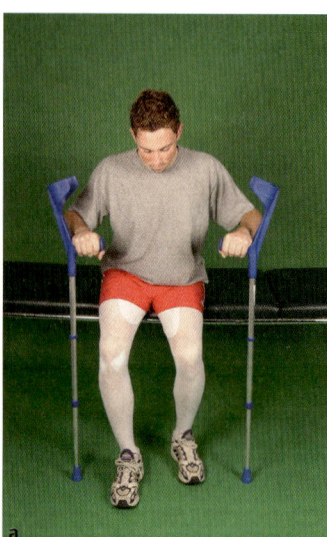 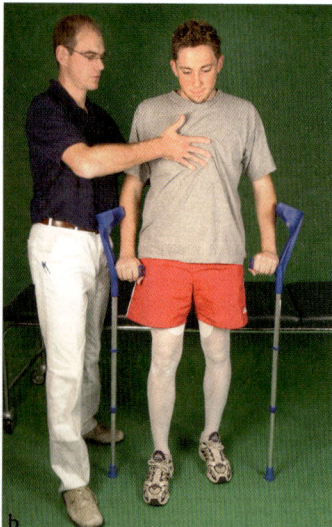 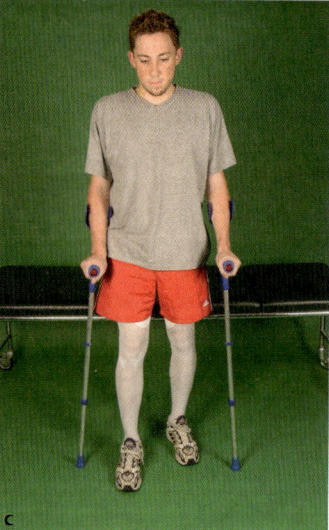

Abb. 6.37a–c Aufstehen mit Unterarmstützen. **a** Das hintere Bein wird mehr belastet als das vorne stehende. **b** Im Stand zunächst die Haltung ausrichten und dann **c** die Unterarme in die Stützen drehen.

das Bett etwas hochzustellen, um Schmerzen und eine Fehlbelastung zu vermeiden.

Erst wenn der Patient einen kreislaufstabilen Eindruck macht, darf die weitere Mobilisation in den Stand beginnen. Um ein eventuelles Kollabieren des Patienten zu vermeiden, wird das Aufstehen in verschiedenen Stufen vorbereitet.

Der Patient bekommt beide Stützen umgedreht in die Hand. Das betroffene Bein steht etwas weiter vorne, damit der Patient es nicht belastet. Er bekommt den Auftrag, seinen Oberkörper nach vorne zu neigen (z. B. im Sinne des „Klötzchenspiels" aus der FBL). Dabei soll ihm bewusst gemacht werden, dass der Druck unter seinem hinten stehenden Bein zunimmt. Wenn er das Gewicht vollständig übernimmt, dreht er die Stützen um, steht auf und schlüpft in die Unterarmschale hinein (**Abb. 6.37a–c**). Das Hinsetzen aus dem Stand erfolgt auf umgekehrtem Weg.

Der Bewegungsübergang vom Sitz zum Stand und zurück sollte einige Male durchgeführt werden, damit der Patient die nötige Sicherheit bekommt. Physiotherapeuten müssen Patienten auf die von der Diagnose abhängigen Fehler-/Gefahrenquellen innerhalb des Transfers hinweisen, damit ihnen die Notwendigkeit der korrekten Bewegung bewusst wird.

Verbessern der Stützkraft der Arme

Die Stützkraft kann vom ersten posttraumatischen Tag an trainiert werden. Dabei spielt es keine Rolle, ob der Patient bereits operiert wurde oder nicht. Weiterlaufende Aktivitäten und Bewegungen können genutzt werden, um die Muskulatur immobilisierter Körperabschnitte anzusprechen, z. B. mittels PNF-Pattern. Allerdings kann dieser Overflow auf die betroffene Körperregion auch kontraindiziert sein, z. B. bei größeren Weichteilschäden, instabilen Fragmenten oder bei stark ausgeprägten Entzündungen.

Übungsmöglichkeiten

> *Stützen kann der Patient in der Regel alleine üben!*

Wichtig ist, dass Physiotherapeuten den Patienten gut anleiten und sowohl die Ausführung als auch das Ergebnis der Übungen immer wieder kontrollieren. Assistive Übungen, bei denen der Therapeut externe Widerstände setzt, sind in erster Linie dann indiziert, wenn Patienten lange immobilisiert sind und mit den Übungen auch allgemeine Effekte erzielt werden sollen (Atemvertiefung, Herz-Kreislauf-Training), oder wenn Patienten keine Vorstellung von der Stützaktivität haben.

Isometrie

Offene Kette: Rückenlage, die Arme liegen gestreckt neben dem Körper. Der Patient spannt das Gesäß an und drückt die Fersen mit extendierten Zehen und Vorfuß in die Unterlage (Extension in Hüftgelenk, Kniegelenk, oberem Sprunggelenk und Zehengelenken). Die Arme liegen gestreckt neben dem Körper und spannen bei leichter Dorsalextension im Handgelenk entweder mit der Ulnarkante der Hand (Nullstellung im Schultergelenk) oder mit dem Handrücken (Schultergelenk in Außenrotation) in die Unterlage.

Geschlossene Kette: Im aufrechten Sitz stützt der Patient seine Arme neben den Hüften auf die Unterlage. Optimal ist ein Stuhl, weil hier die Hände entsprechend der Einstellung in den Unterarmgehstützen positioniert werden können. Der Patient kontrolliert seine Haltung vor einem Spiegel. An der Gewichtsbelastung seines Gesäßes kann er die Wirkung des Stützens überprüfen.

> *Vorrangig sollte in der geschlossenen Kette geübt werden, um den muskulären Synergismus für das Entlasten zu schulen.*

Theraband (oder Seilzug)

Wegen seiner Flexibilität, den unterschiedlichen Stärken und vielseitigen Einsatzmöglichkeiten ist das Theraband für das Üben der Stützkraft das Mittel der Wahl. Eine kleine Auswahl an Übungen zeigt verschiedene Schwerpunkte.

Geschlossene Kette, „Stütz-Pattern" aus der PNF: Patient liegt in Rückenlage, das Theraband ist am Kopfende seines Bettes (oder darüber, z. B. am „Galgen") befestigt. Oder er sitzt z. B. vor der Sprossenwand, an der das Theraband befestigt ist. Aus

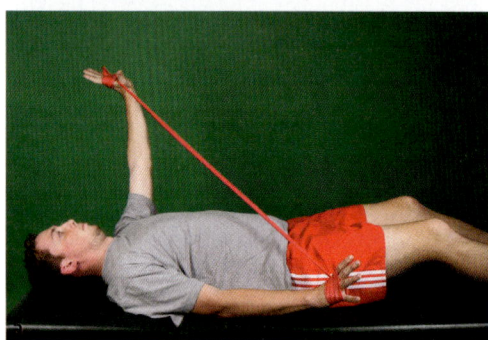

Abb. 6.38a–b Eigenübungen mit dem Theraband zur Verbesserung der Stützkraft. a Stütz-Pattern aus der PNF. b Kräftigung des M. triceps brachii.

Flexion/Adduktion/Außenrotation zieht der Patient mit gestrecktem Ellenbogen gegen den Widerstand des Bandes in Extension/Abduktion/Innenrotation. Diese Übung kann statisch oder dynamisch, einseitig oder beidseitig ausgeführt werden (**Abb. 6.38a**)
Offene Kette: Kräftigung des M. triceps brachii: In Rückenlage oder im Sitz hält der Patient mit einem Arm in Flexion/Abduktion/Außenrotation das eine Ende des Bandes fest. Der andere Arm zieht gegen den Widerstand des Bandes bei adduziertem Oberarm aus der Flexion im Ellenbogen in die Extension (**Abb. 6.38b**).

Alternativ zum Theraband kann die Stützaktivität von mobilen Patienten auch am Seilzug trainiert werden.

> Anregungen für das Training mit Theraband und Seilzug findet man in zahlreichen Fachbüchern (siehe auch „Weiterführende Literatur" am Kapitelende).

PNF

Physiotherapeuten können mit Hilfe der unterschiedlichen Arm- und Schulterblatt-Pattern gezielt den Synergismus für das Entlasten mit dem Patienten trainieren. Die verschiedenen Techniken der PNF (rhythmische Bewegungseinleitung, wiederholte Kontraktion mit Initial- und Restretch, etc.) erlauben es den Therapeuten, Schwerpunkte zu setzen und mit dem Overflow auch die betroffene Extremität anzusteuern (Kontraindikationen beachten, s.o.).

Um mit Patienten das Bewegungsmuster für das Stützen zu erarbeiten, wenden Physiotherapeuten bevorzugt das Arm-Pattern Extension/Adduktion/Innenrotation an. In langsamer Umkehr mit dem Muster Flexion/Adduktion/Außenrotation prägen Patienten sich die Bewegung gut ein. Approximation in Richtung des Schultergelenks erhöht die Intensität der Anspannung.

Einhalten erlaubter Belastung beim Gehen

Der Wechsel zwischen Be- und Entlastung ist der physiologische Reiz für die Neuorganisation des Bindegewebes. Das Gehen mit der erlaubten Belastung fördert die Frakturheilung. Deswegen sollen Patienten so früh wie möglich „mobilisiert" werden. Während die erlaubte Belastung die Heilung fördert, kann Überlastung das Gegenteil bewirken. Es kann zu Komplikationen wie Schwellung, Schmerzen und Funktionseinbußen kommen, die Wundheilung kann gestört werden.

Schmerzen müssen nicht immer Zeichen einer Überlastung sein. Sie verhindern aber oft, dass Patienten die erlaubte Belastung tolerieren. In diesem Fall müssen die Patienten über die Bedeutung der (Teil-)Belastung im Hinblick auf die Heilung aufgeklärt und langsam an die erlaubte Belastungsgrenze herangeführt werden. Unter Umständen verordnet der Arzt schmerzlindernde Medikamente. Physiotherapeuten können mit passiven Maßnahmen ebenfalls etwas gegen die Schmerzen unternehmen (siehe Kap. 1.4).

> Patienten überschreiten häufig die erlaubte Belastung. Neben der fehlenden Wahrnehmung ist oft auch die

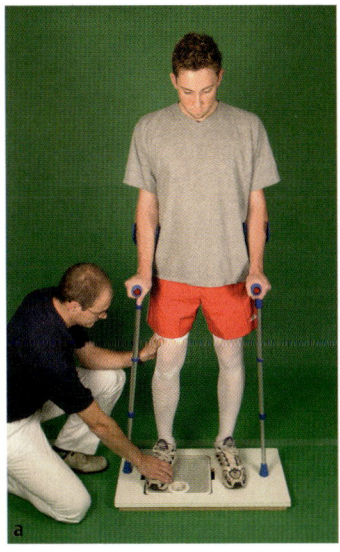 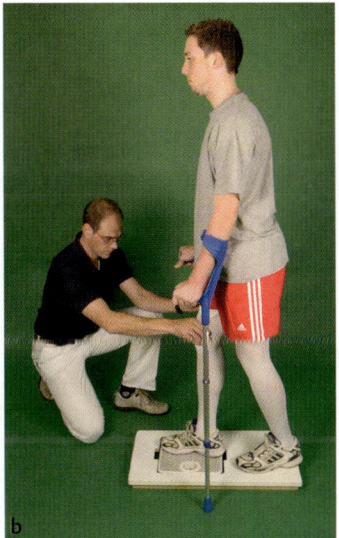 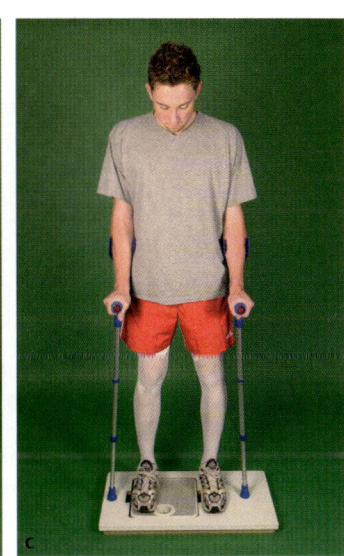

Abb. 6.39a–c Üben der Teilbelastung mithilfe einer Waage. **a** und **b** Der Therapeut prüft die Einstellung der Beinachsen. **c** Der Patient kontrolliert die Belastung zunächst mit Blick auf die Waage, belastet dann ohne visuelle Kontrolle bzw. kontrolliert visuell erst nach der Einstellung der Teilbelastung.

> mangelnde Aufklärung über die Folgen einer Fehlbelastung dafür verantwortlich. Physiotherapeuten sollten versuchen, Patienten nicht nur bezüglich der korrekten Belastung anzuleiten, sondern sie auch auf die nachteiligen Folgen einer Fehlbelastung hinzuweisen. Verhindern Schmerzen, dass Patienten die erlaubte Belastung tolerieren, muss zunächst der Schmerz oder dessen Ursache behoben werden. Die erlaubte Belastung fördert die Heilung.

Mithilfe einer Personenwaage in einem Holzrahmen kann die erlaubte Belastung geübt werden (**Abb. 6.39a–c**). Der Patient soll mit seinem Fuß die erlaubte Gewichtsbelastung unter optischer Kontrolle mehrmals wiederholen. Dabei ist es wichtig, dass sich der Patient am Druckgefühl unter der Fußsohle orientiert und nicht am Schmerz, da die Schmerzschwelle individuell beeinflusst werden kann (Psyche, Medikamente, etc.). Beherrscht der Patient die Teilbelastung unter optischer Kontrolle, wird ohne optische Kontrolle geübt.

> Bei einer Untersuchung von 70 stationären Patienten an der Chirurgischen Klinik der Universität Ulm (Experimentelle und klinische Untersuchung zur Thromboseprophylaxe in der Unfallchirurgie, R. Eisele 2002) konnte man zeigen, dass diese die Belastung des Beins (Zielwert 20 kg, +/− 1 kg) bereits nach 3 Tagen korrekt einschätzen und reproduzieren konnten (p-Wert 0,05). Die Studie kam zu dem Ergebnis, dass eine konkrete Vorgabe der Teilbelas-

> tung sinnvoll ist und bei entsprechender physiotherapeutischer Anleitung gut realisiert werden kann.

Die Teilbelastung sollte dynamisch geübt werden, da dies der Belastung beim Gehen entspricht und somit einen physiologischen Reiz darstellt. Außerdem ist der koordinative Anspruch wie beim Beinachsentraining bereits beschrieben in der Dynamik größer als in der Statik.

Gehen mit Entlastung und mit Teilbelastung

Drei-Punkte-Gang
Gehen mit entlastender bzw. minimaler Belastung: Das betroffene Bein wird mit Bodenkontakt zwischen die Stützen gesetzt; die Belastung geht je nach Befund vom reinen Sohlenkontakt (keine Gewichtsübernahme) bis zu ca. 15 kg Belastung, was etwa der Eigenschwere eines Beines gleich kommt. So bleibt das normale Gangbild weitgehend erhalten.

> Häufig kann man bei Patienten das „Durchschwingen" beobachten. Diese Form des entlastenden Gehens kann aus physiotherapeutischer Sicht nicht als „Gehen" bezeichnet werden, auch wenn es eine Art der Fortbewegung darstellt. Das „Durchschwingen" ohne jeden Bodenkontakt ist medizinisch nur in Ausnahmefällen erforderlich (z.B. unmittelbar postoperativ, wenn Redon-Drainagen noch nicht gezogen sind; bei Versorgung mit

Liegegips) und sollte nur für absolut notwendige Transfers toleriert werden (Gang zur Toilette u. Ä.).

Gehen mit Teilbelastung: Es gleicht im Prinzip dem minimal belastenden Gang, wobei die Belastung entsprechend den Angaben des Arztes erfolgt. Die Schulung der Teilbelastung erfolgt mithilfe einer Personenwaage (s. o.).

Gehen mit Vollbelastung

Zwei-Punkte-Gang

Der Patient setzt gleichzeitig die rechte Stütze und das linke Bein nach vorn; danach folgt die linke Stütze und das rechte Bein, etc. (Kreuzgang). Grundvoraussetzung ist, dass der Patient voll belasten darf. Diese Form des Gehens bietet sich vor allem für ältere Menschen mit Unsicherheiten beim Gehen an. Der Zwei-Punkte-Gang ist dem Vier-Punkte-Gang vorzuziehen, da er ein flüssigeres Gehen erlaubt.

Vier-Punkte-Gang

Der Patient setzt nacheinander rechte Stütze, linkes Bein – linke Stütze, rechtes Bein auf (analog zum Kreuzgang). Den Vier-Punkte-Gang üben nur die Patienten, die mit dem Zwei-Punkte-Gang nicht zurechtkommen und voll belasten dürfen.

Gehen mit einem Handstock

Die Stütze wird *immer auf der nicht betroffenen Seite* und gleichzeitig mit dem betroffenen Bein nach vorne gesetzt. Ist der Handstock noch nicht vorhanden, bietet es sich an, die normale Gehstütze umzudrehen und so als Handstock zu nutzen. Der Patient hat jetzt nicht mehr die Möglichkeit, sich in die Unterarmschale zu „hängen", sein Bein muss vermehrt Gewicht übernehmen.

Fördern der Sicherheit beim Gehen

Um die Gangsicherheit zu erhöhen ist es sinnvoll, mit Patienten unterschiedliche Variationen des Gehens zu üben. Dabei können die verschiedenen Parameter isoliert oder kombiniert verändert werden, sofern keine medizinischen Gründe dagegen sprechen und der Patient sich beim Üben noch sicher fühlt (oder gut gesichert werden kann).

> Bei älteren Patienten gilt: Sicherheit vor Übungsvielfalt. Besser ist es, wiederholt die gleichen Abläufe zu üben, und zwar entsprechend den Gegebenheiten, die der Patient zu Hause vorfindet.

Tempo

Zu Beginn der Therapie gehen Patienten meist langsamer als dies ihrem individuellen Gangtempo entspricht. Mit zunehmender Genesung erhöht sich automatisch die Geschwindigkeit. Um diesen Prozess zu beschleunigen und die Sicherheit beim Gehen zu erhöhen, kann das Gangtempo vom Therapeuten vorgegeben werden. Der Patient muss z. B. eine abgemessene Gehstrecke mit unterschiedlicher Geschwindigkeit zurücklegen. Auf dem Laufband kann man das Tempo exakt einstellen und Trainingsfortschritte dokumentieren.

Schrittlänge

Ziel der Behandlung ist eine annähernd identische Schrittlänge beider Beine. Variationen der Schrittlänge erhöhen die Anforderungen an Koordination und Gleichgewicht und verbessern so die Gangsicherheit.

Kadenz

Die Kadenz (Anzahl der Schritte pro Zeiteinheit) ist nach Verletzungen oft reduziert. Anzustreben ist eine altersentsprechende Schrittfrequenz von etwa 120 Schritten/min. Die Kadenz kann in der Therapie mit einem Metronom vorgegeben werden.

Gehstrecke

Die Gehstrecke sollte im Behandlungsverlauf kontinuierlich gesteigert werden. Mit zunehmender Mobilität und Selbstständigkeit des Patienten erhöht sich die täglich zurückgelegte Strecke. Auf dem Laufband können auch größere Strecken genau gemessen werden. Für den Patienten stellt dies eine zusätzliche Motivation dar. Treten mit zunehmender Belastung und bei längeren Strecken Hinkmechanismen oder unphysiologische Belastungen auf, muss der Patient darauf hingewiesen und die Gehstrecke reduziert werden.

Richtung

Vorwärts-, Rückwärts- und Seitwärtsgehen stellen unterschiedliche Anforderungen an die Koordination und sind gut geeignet, die Gangsicherheit zu erhöhen. Allerdings sind die Kontraindikationen genau zu beachten (z. B. keine Adduktion nach Implantation einer Hüftendoprothese).

Untergrund

Je nach Art der Verletzung, dem Allgemeinzustand des Patienten und dem Rehabilitationsverlauf sollte das Gehen in der entsprechenden Belastungsform auf verschiedenen Untergründen geübt werden. Asphalt, Kies, Kopfsteinpflaster und Rasen geben dem Patienten ein unterschiedliches Feedback und stellen eine hohe Anforderung an seine Koordination. Instabile Unterlagen (verschiedene Matten und Geräte) schulen das Gleichgewicht.

| *Physiotherapeuten, die mit ihren Patienten außerhalb des Klinikgebäudes das Gehen üben, sollten das Klinikgelände aus versicherungsrechtlichen Gründen auf keinen Fall verlassen.*

Treppengehen mit Gehstützen

Das Treppengehen kann mit zwei Stützen oder mit nur einer geübt werden. Dies ist abhängig von der häuslichen Situation, die den Patienten erwartet.

| *Wird die Gangschulung mit einer Hand am Geländer durchgeführt, ist darauf zu achten, dass der Patient die zweite Stütze von außen in die andere, stützende Hand nimmt. Sollte sie dem Patienten aus der Hand rutschen, fällt sie ihm so nicht zwischen die Füße!*

Beim Treppaufgehen geht grundsätzlich das gesunde Bein voran. Die Stützen bleiben bei dem betroffenen Bein und werden zusammen mit der verletzten Extremität auf die gleiche Stufe nachgeholt. (**Abb. 6.40**). Der Therapeut steht beim Aufwärtsgehen immer schräg hinter dem Patienten, um im Falle von Unsicherheit den Patienten besser unterstützen zu können.

Beim Treppabgehen geht grundsätzlich das verletzte Bein zusammen mit den Stützen voran (**Abb. 6.41**). Können die Stützen nicht zeitgleich mit dem Bein nach unten gesetzt werden oder nimmt der Patient erst die Gehhilfen auf die tiefer liegende Stufe, muss der Patient eine starke Oberkörpervorneigung durchführen. Dies beeinträchtigt neben der Körperhaltung auch das Gangbild und die Sicherheit des Patienten (Sturzgefahr!).

Auch beim Treppabgehen können Patienten sich mit einer Hand am Geländer fest halten. Das gesunde Bein wird, nachdem das Gewicht auf die Stütze und das Geländer übernommen worden ist, nachgeholt. Beim Heruntergehen stehen Therapeuten immer schräg vor dem Patienten (Sicherheit).

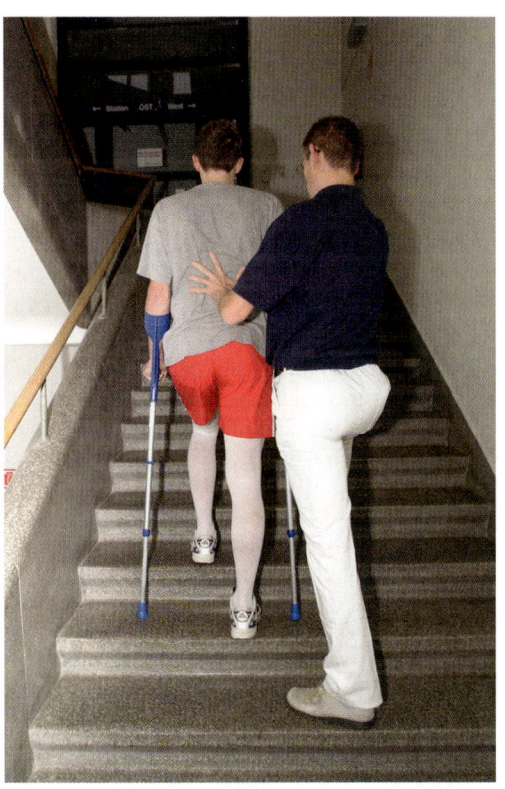

Abb. 6.40 Treppaufgehen mit Unterarmstützen.

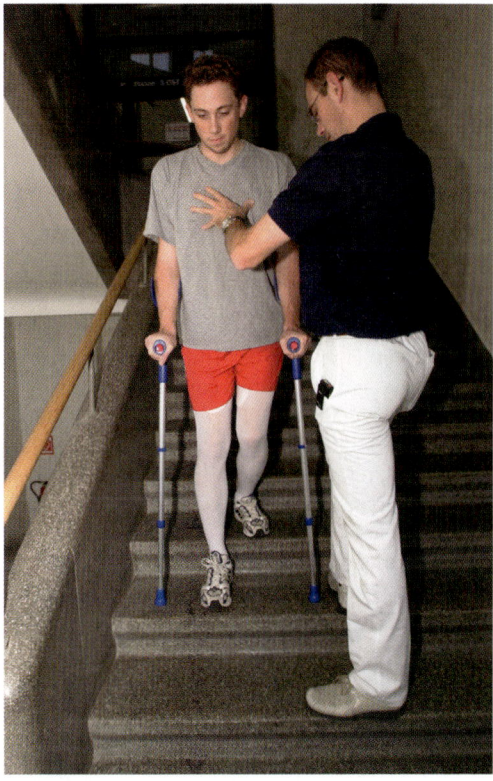

Abb. 6.41 Treppabgehen mit Unterarmstützen.

> *Folgender Satz kann Patienten helfen sich zu merken, welche Seite beim Treppauf- und Treppabgehen jeweils vorangeht. Das „Gute" ist das nicht betroffene, das „Schlechte" das betroffene Bein: „Das Gute in den Himmel, das Schlechte in die Hölle!"*

Eigentraining
Wenn Patienten das Treppengehen sicher erlernt haben, sollten sie dazu ermuntert werden, es auch alleine zu üben. Dies gilt *nicht* für kreislauflabile und schwache Patienten. Das regelmäßige Treppengehen verbessert die Sicherheit, trainiert das Herz-Kreislauf-System und die Muskulatur.

Zusammenfassung

- Die Gangschulung hat die Aufgabe, Patienten das Gehen unter Berücksichtigung der vorgegebenen Parameter Belastung und Mobilität sowie unter Beachtung individueller Gegebenheiten beizubringen. Dabei orientieren sich Physiotherapeuten immer am physiologischen Gang.
- Ist es wegen der Verletzung nicht möglich, physiologisches Gehen zu erreichen, müssen Kompromisse gemacht und bestmögliche Hinkmechanismen, die dann Kompensationsmechanismen sind, gefunden werden.
- Für Patienten hat die selbstständige Fortbewegung mit so vielen Hilfsmitteln wie nötig und so wenigen wie möglich die größte Priorität.

6.3.7 Sekundärprävention

Nach Verletzungen am Bewegungsapparat sind langfristige Funktionseinbußen dank moderner Chirurgie zwar nicht an der Tagesordnung, aber sie sind möglich. Hier kann Physiotherapie einen großen Beitrag leisten und vorbeugend im Sinne der Sekundärprävention Einschränkungen – auch der Lebensqualität – entgegenwirken. Beispielsweise können Physiotherapeuten
- Anforderungen des Alltags analysieren und Bewegungsabläufe optimieren;
- beratend wirken in Fragen
  - zu Hilfsmitteln,
  - Schuhen,
  - zur Ergonomie,
  - zum Sport,
- mit den Patienten regelmäßige Untersuchungen vereinbaren, z.B. halbjährlich und so langfristig Unterstützung anbieten.

Diesen Teil der Therapie sollte man nicht unterschätzen. Viele Patienten wissen gar nicht, dass sie zur Prävention auch ohne ärztliche Verordnung zur Physiotherapie kommen können.

6.4 Azetabulumfraktur

Zu isolierten Frakturen der Hüftpfanne kommt es durch eine große Kraftwirkung des Hüftkopfes gegen das Azetabulum. Diese geht oft mit einer Luxation des Hüftgelenks einher. Art und Lokalisation der Frakturen werden weitgehend von der Stellung des Hüftgelenkes zum Zeitpunkt des Unfalls geprägt. Bevorzugt treten sie bei gebeugter Hüfte, z.B. bei Autounfällen auf (dashboard-injury). Begleitend kann es zu Verletzung der Symphyse oder der Iliosakralgelenke kommen.

Entsprechend der Wachstumsfuge gibt es am Azetabulum einen ventral und einen dorsal tragenden Pfeiler zu finden. Der ventrale Pfeiler erstreckt sich von der Christa iliaca bis zur Symphyse und umfasst die vordere Wand des Azetabulums. Der dorsale Pfeiler breitet sich vom Foramen ischiadicum, zum Ramus inferior ossis pubis und zum Tuber ischiadicum aus (Kinzl 1996). Der kraniale Teil des Azetabulums setzt sich aus Anteilen des vorderen und hinteren Pfeilers zusammen. Die Klassifikation der Azetabulumfrakturen nach Tile zeigt **Tab. 6.5** (Trentz, Bühren 2001).

Tab. 6.5 Klassifikation der Azetabulumfrakturen nach Tile

Klassifikation	Merkmale
Typ A (**Abb. 6.42a**)	Frakturen eines Pfeilers mit oder ohne Dislokation
Typ B (**Abb. 6.42**b)	Querfraktur mit teilweise stabilem Pfannendach
Typ C (**Abb. 6.42c**)	Zwei-Pfeilerfraktur, totale Instabilität des Azetabulums, keine tragende Funktion über das Os ilium mehr vorhanden

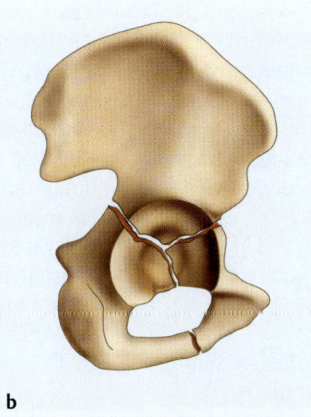
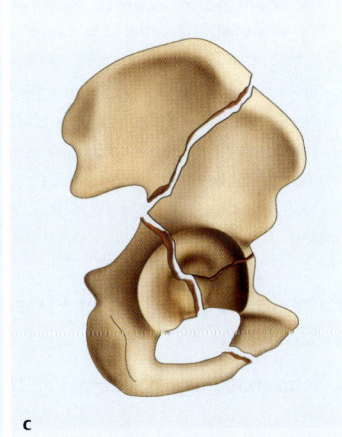

Abb. 6.42a–c Klassifikation der Azetabulumfraktur. **a** Typ A. **b** Typ B. **c** Typ C.

Typische Begleitverletzungen/Komplikationen
- Verletzungen der A. iliaca interna (häufig mit großen Hämatomen im Genitalbereich).
- Verletzungen der A. iliaca externa (je nach Ausmaß der Läsion mit einer Ischämie der Extremität).
- Verletzungen des N. ischiadicus (Sensibilitätsstörungen, teilweise oder vollständiger Funktionsverlust der Fußheber, Wadenmuskulatur und der ischiokruralen Muskulatur). Eine Ischiadicusläsion kommt in 8,6% der Fälle vor (Kinzl 1996).
- Verletzung der Harnwege und Genitalorgane (Rupturen, Ödeme, Hämatome).
- Rektum- und Analläsionen.
- Kreislaufinstabilität (Blutverlust), Thrombosen, Embolien.

Mögliche Spätfolgen
- Beinverkürzung,
- Hüftkopfnekrose (Verletzung des Lig. capitis femoris oder der Aa. circumflexae femoralis medialis und lateralis),
- Arthrose der Hüftpfanne,
- Kalzifikation der Weichteile,
- Inkontinenz und Störungen der Sexualfunktion.

Ärztliche Therapie

Primäres Ziel nach Azetabulumfrakturen ist die Wiederherstellung der Gelenkflächen. Bei nicht dislozierten Frakturen sowie Pfannenrandabbrüchen ohne Luxationstendenz des Hüftkopfes wird die konservative Therapie bevorzugt. In diesem Fall wird die Extremität frühfunktionell beübt. Nach anfänglicher Bettruhe muss das Gelenk im weiteren Verlauf für bis zu zwölf Wochen entlastet werden (Drei-Punkte-Gang).

Dislozierte Frakturen mit Gelenksflächeninkongruenz, Instabilität und Luxationsneigung werden so früh wie möglich operativ versorgt (siehe auch Krischak 2005). Kleinere Fragente werden mittels Schrauben fixiert, Pfeilerbrüche erfordern in der Regel eine Osteosynthese. Die Nachbehandlung richtet sich nach dem Befund und wird vom Operateur vorgegeben.

6.4.1 Physiotherapeutische Untersuchung nach Azetabulumfrakturen

Atmung/Kreislauf

Weil Frakturen im Bereich des Beckens oft mit erheblichem Blutverlust verbunden sind, muss der Kreislaufsituation des Patienten besondere Beachtung beigemessen werden. Unter Umständen und je nach Alter und Allgemeinzustand des Patienten sind Atemtherapie zur Pneumonieprophylaxe und kreislaufanregende Übungen angebracht.

Sicht- und Tastbefund

- Häufig hat der Patient stark ausgeprägte *Hämatome* im Bereich des Oberschenkels und der Genitalien.
- Nach operativer Versorgung müssen die *Wundverhältnisse* respektiert werden, auf evtl. Entzündungszeichen ist zu achten. Dies ist wichtig, um keine Überreizung des Gewebes durch Überdosierung der Behandlung zu provozieren.

- Immobilisation kann in Kombination mit einer Veneninsuffizienz zu einer reduzierten lymphatischen Aktivität und damit zu Ödemen führen.
- Die Kontrolle der *peripheren Durchblutung* sowie das Prüfen der *Sensibilität* auf der dorsalen Seite des Unterschenkels und an der Fußsohle sind ebenso angebracht, wie das Testen der Kennmuskeln, die durch den N. ischiadicus innerviert werden.

Funktionsbefund in der Phase der Entlastung

- **Schonhaltung:** Das Bein der betroffenen Seite wird in einer starken Außenrotation des Hüftgelenks gehalten.
- **Muskulatur:** Eine Bewertung der Kraft der Hüftgelenkmuskulatur über den Wert 2 hinaus ist in der Akutphase nicht möglich. Das Heben des Beines aus der Rückenlage muss vermieden werden, weil sich dabei Kräfte entwickeln, die um ein Vielfaches höher sein können als die erlaubte Gewichtsbelastung beim Gehen!
- **Bei Nervenläsionen** müssen die entsprechenden Kennmuskeln getestet werden. Einen sicheren neurologischen Status kann nur die ärztliche elektrophysiologische Untersuchung ergeben.
- **Beweglichkeit:** Schmerzhafte Bewegungen im Hüftgelenk können unter leichter Traktion schmerzfrei möglich sein. Bewegungseinschränkungen angrenzender Gelenke müssen ebenso erfasst werden, wie die des Hüftgelenks. Es ist wichtig herauszufinden, ob Schmerzen die Bewegung begrenzen oder ob strukturelle Einschränkungen vorliegen.

Funktionsbefund bei voller Belastbarkeit

- **Funktionsdefizite** und deren Einfluss auf die Selbstständigkeit des Patienten, auf dessen Alltag (Beruf und Freizeit) müssen festgestellt und dokumentiert werden.
- **Der allgemeine Trainingszustand** sowie die Kraft und Stabilisationsfähigkeit des betroffenen Beines müssen beurteilt werden:
  - Muskelfunktionstests,
  - Fähigkeit der Stabilisation der Beinachsen unter unterschiedlichen Bedingungen,
  - Beweglichkeit des Beines und des Beckens im Hüftgelenk und in der Lendenwirbelsäule,
  - Beurteilen von Hinkmechanismen (Schutz, Folge von muskulärer Schwäche oder von Bewegungseinschränkungen).

6.4.2 Physiotherapeutische Behandlung nach Azetabulumfraktur

Jede Azetabulumfraktur wird in der ersten Phase nach dem Trauma/der operativen Reposition entlastet. Die artikulierenden Gelenkflächen des Hüftgelenkes müssen vom ersten Tag an unter Entlastung bewegt werden, um die Ernährung des Knorpelgewebes sicherzustellen. Da Knorpelgewebe zwar in erster Linie von Be- und Entlastung lebt, aber besonders die Gleitbewegungen zwischen den Gelenkpartnern die Bildung von Synovia anregen, bietet sich hier die aktive Innen- und Außenrotation des Beines in der Transversalebene unter Entlastung an.

> *Eine Knorpelerweichung wird durch frühzeitiges Bewegen unter entlasteten Bedingungen hinausgezögert. Damit reduziert sich die Gefahr der posttraumatischen Arthrose.*

Ziele und Maßnahmen

Folgende Checkliste gibt einen Überblick über Ziele und Maßnahmen:

Checkliste

Prophylaxen	- Thromboseprophylaxe - Pneumonieprophylaxe - Frühmobilisation - Verhindern von Immobilisationsschäden durch soviel Bewegung wie möglich und erlaubt
Fördern der Wundheilung und der Resorption	- entstauende Maßnahmen, - Manuelle Lymphdrainage - Lagern - Das Bein wird schmerzfrei in einer flachen Schaumstoffschiene gelagert. Physiotherapeuten müssen Patienten über die Notwendigkeit der Lagerungskontrolle aufklären: wird das Bein andauernd in einer Schonhaltung gehalten, z. B. in Flexionsstellung des Hüftgelenks, entwickelt sich eine Beugekontraktur (M. iliopsoas). - Muskelpumpe

„Arthroseprophylaxe"	- viel Bewegen ohne Belastung - manuelle Techniken wie intermittierende Traktionen

Verbessern der Stützkraft der Arme	- Bereits in der Frühphase können Patienten ihre Arme kräftigen, damit sie in der Lage sind, die betroffene Extremität zu entlasten und das Hüftgelenk zu schonen. So werden optimale Verhältnisse für das Ausheilen der Verletzung geschaffen.
	  – Eigentraining z. B. mit dem Theraband oder mit Hanteln,
	  – PNF-Armpattern

Verbessern der Muskelfunktion	- alle Formen der Kräftigung, die nicht im Widerspruch zur Verletzung/Indikation stehen
Verbessern der Koordination	- Schulen selektiver Bewegungen - hubarme/hubfreie Mobilisation des Hüftgelenks - Beinachsentraining
Sicherheit beim Gehen	- Gangschulung - Stabilisations- und Gleichgewichtsübungen

In der frühen Phase der Therapie stehen Prophylaxen, Maßnahmen zur Förderung der Wundheilung und zur Verbesserung der Stützkraft der Arme im Vordergrund. Das Bewegen im schmerzfreien Bereich (Rotationen, Flexion/Extension, Abduktion/Adduktion) dient den ersten beiden Zielen und kann als Vorbereitung auf das Gehen betrachtet werden. Außerdem unterstützt Bewegung die Heilung des Gelenkknorpels und beugt so einer sekundären Arthrose vor.

Muskelaktivitäten der Hüftgelenkstrecker und der Oberschenkelmuskulatur im Sekundenrhythmus verbessern die periartikuläre Durchblutung und die intraartikulären Verhältnisse. Ein postoperatives Ödem bzw. Hämatom lässt sich so regelrecht abpumpen. Intermittierende Kontraktionen regen den Stoffwechsel in der Muskulatur an. Interstitielle Flüssigkeit wird in das venöse und lymphatische System gepumpt und durch strukturbildendes Material und Nährstoffe ersetzt. Die Kontraktion einer Funktionseinheit wirkt sich nicht ausschließlich auf den Muskel selbst aus, sondern beeinflusst auch Gelenke, Bänder, Kapsel, Knorpelgewebe und die Haut. Nahezu alle Muskeln lassen sich isoliert im Sekundenrhythmus auf verschiedenste Art und Weise kontrahieren. Die effektivste Muskelkontraktion geht immer mit einer Bewegung des Gelenkes einher.

Spätphase: Patienten mit einer Azetabulumfraktur haben berechtigte Sorge, dass sie nach Abheilen der Verletzung Funktionseinbußen haben. Physiotherapeuten haben die Aufgabe, Betroffene auf die möglichen langfristigen Folgen, insbesondere die Arthrose des Hüftgelenks, hinzuweisen und realistische Ziele aufzuzeigen. Meist wird nach einer Azetabulumfraktur eine endgradige Bewegungseinschränkung im betroffene Hüftgelenk zurückbleiben. Dies muss aber nicht bedeuten, dass Patienten Probleme bei Alltagsbewegungen haben werden. Eine endgradige Einschränkung der Hüftgelenksflexion macht sich nur bei extremen Bewegungen bemerkbar (tiefe Hocke z. B.) und schließt Aktivitäten wie Radfahren oder Wandern nicht aus. Mehr Beschwerden bereitet langfristig eine fehlende Extensionsfähigkeit der Hüfte, weil es hierbei zu einer Mehrbelastung des Hüftgelenks und der Lendenwirbelsäule (Hyperlordose) kommt.

> *Patienten können zur Prävention einer Arthrose des Hüftgelenks beim Gehen Stöcke benützen. Vor allem bergab können sie mit dem Stockeinsatz die Gelenkbelastung deutlich herabsetzen. Bei längeren Strecken reduzieren sie mit den Stöcken den erforderlichen Kraftaufwand und vermeiden so das Auftreten von Hinkmechanismen.*

Fallbeispiel: Bei einem Frontalzusammenstoß mit einem PKW kam es bei einem 37-jährigen Patienten zu einer Hüftgelenksluxation rechts mit Fraktur des Azetabulums (**Abb. 6.43**). Die Fraktur wurde operativ mit einer Platten- und Schraubenosteosynthese versorgt und eine

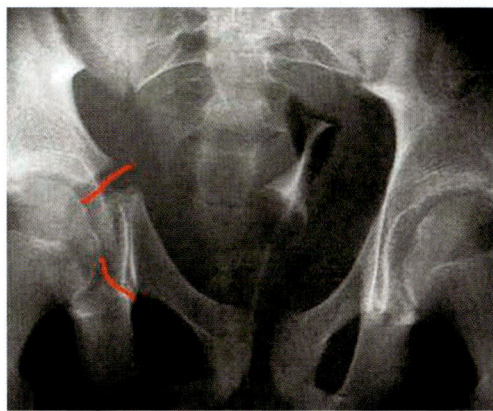

Abb. 6.43 Azetabulumfraktur.

Redondrainage gelegt. Die ersten drei postoperativen Tage hat der Patient Bettruhe, um die peri- und intraartikulären Strukturen zu schonen und die Entstehung eines organisierten (abgekapselten) Hämatoms zu verhindern. Die Lagerung der Extremität erfolgt in einer Schaumstoffschiene in Nullstellung des Hüftgelenkes.

Im Folgenden werden wesentliche Bestandteile der Therapie in den ersten 3 postoperativen Tagen genannt. Der Patient wird darüber aufgeklärt, dass das erhöhte Kopfteil des Bettes die Stellung im Hüftgelenk beeinflusst (Flexion vom proximalen Hebel). So oft wie möglich sollte das Kopfteil deshalb flach eingestellt werden. Außerdem soll der Oberschenkel in der Rotationsnullstellung gelagert und die Außenrotation verhindert werden. Aufgrund des ventralen operativen Zugangs begünstigt die Außenrotation eine Luxation des Hüftgelenks.

Hubfreie Mobilisation, Abduktion und Adduktion des Hüftgelenks: Um die gelenknahe Muskulatur zu stimulieren übt der Therapeut mit dem Patient in Rückenlage die hubfreie Abduktion und Adduktion (Klein-Vogelbach, 2000) mit kleinen Bewegungsausschlägen. Gleichzeitig wirkt sich diese Übung günstig für die Durchblutung der periartikulären Strukturen und die Knorpelernährung aus. Die Wundheilung wird gefördert und Schmerzen werden durch die Bewegung entsprechend der Gate-Control-Theorie gelindert (siehe Kap. 1.4).

In der Ausgangsstellung hat der Patient seine Hände beidseits an der Christa iliaca. Er wird instruiert, die Ferse der betroffenen Extremität in Verlängerung des Beines nach unten wegzuschieben. Dabei wird ihm die weiterlaufende Bewegung des Beckens beim Wegschieben der Ferse bewusst gemacht. Der Patient muss lernen, den Körperabschnitt Becken im Hüftgelenk selektiv und kontrolliert ohne Ausweichmechanismen zu bewegen und normalisiert darüber u. a. den Spannungszustand des Gewebes. Über taktile Reize des Therapeuten seitlich am Oberschenkel oder an der Ferse wird die Richtung der Abduktion bevorzugt beübt, da der Rückweg in Richtung Nullstellung u. a. durch den Bewegungsrhythmus und die Eigenelastizität des Gewebes gegeben ist. Die Adduktion sollte in den ersten Wochen nicht forciert beübt werden, da sie in Kombination mit Rotationen eine Luxation des Gelenkes begünstigen kann. Die Lateralflexion der Lendenwirbelsäule wirkt sich auf segmentalem Weg positiv auf die Muskulatur und die Wundheilung aus.

Hubarme Mobilisation, Extension und Flexion des Hüftgelenks: Die Übung aktiviert die Hüftgelenksmuskulatur in korrekter Beinachsenstellung und betont in der gewählten Ausgangsstellung die Extension im Hüftgelenk. Gleichzeitig schult sie die intramuskuläre Koordination zwischen ventralen und dorsalen Muskelgruppen, beugt Fehlhaltungen in der späteren Rehabilitationsphase vor, ermöglicht eine selektive Bewegung des Hüftgelenks und beeinflusst die Wundheilung positiv. (Genaue Instruktion siehe Kap. 6.5).

> *Im optimalen Fall zieht sich eine therapeutische Übung durch den gesamten Rehabilitationsverlauf des Patienten, indem der Physiotherapeut sie immer wieder individuell an die aktuelle Situation des Patienten anpasst. Dazu gehört auch ein Üben in verschiedenen (funktionellen) Ausgangsstellungen (**Abb. 6.44a–b**).*

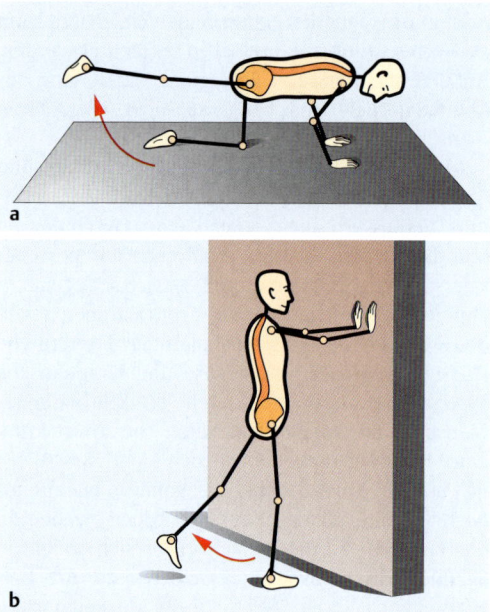

Abb. 6.44a–b Üben der Extension des Beines. **a** Im Vierfüßlerstand. **b** Im Stand.

6.5 Schenkelhalsfraktur

Schenkelhalsfrakturen ereignen sich vor allem bei Stürzen auf die Hüfte oder das abgespreizte Bein. Bei alten Menschen bricht der Schenkelhals schon bei geringer Krafteinwirkung. Der Grund hierfür ist die alters- oder krankheitsbedingte Demineralisation im Bereich der Hauptbelastungszone des Knochens. Tumorkranke können pathologische Frakturen erleiden.

Bei älteren Patienten kann eine Schenkelhalsfraktur schwere Komplikationen verursachen. Wegen der drohenden dauerhaften Immobilität ist daher das erste Ziel der Behandlung, Betroffene so schnell wie möglich wieder auf die Beine zu bringen.

Unterschieden werden
- mediale (intrakapsuläre),
- intermediäre (intrakapsuläre),
- laterale (extrakapsuläre) Schenkelhalsfrakturen.

Mediale Schenkelhalsfrakturen treten v.a. bei älteren Menschen zwischen dem 70. und 80. Lebensjahr auf. Vor dem 40. Lebensjahr überwiegen laterale Frakturen. Frauen sind aufgrund hormoneller Störungen (Osteoporose) häufiger betroffen als Männer (80%).

Die Einteilung von Schenkelhalsfrakturen nach Pauwels berücksichtigt die Lage der Frakturlinie zur Horizontalen (**Tab. 6.6**). Die Klassifikation erlaubt eine Aussage über die Gefahr einer Pseudarthrose: je höher der Pauwelsgrad, desto größer ist das Risiko für die Ausbildung einer Pseudarthrose.

Tab. 6.6 Klassifikation nach Pauwels (nach Trentz, Bühren 2001)

Typ	Winkel
Typ I (**Abb. 6.45a**)	< 30° (Abduktionsfraktur)
Typ II (**Abb. 6.45b**)	30-70° (Adduktionsfraktur)
Typ II (**Abb. 6.45c**)	> 70° (Abscherfraktur)

Mögliche Komplikationen und Spätfolgen
- Infektionen,
- Hüftkopfnekrose,
- Pseudarthrose,
- Luxationen,
- Prothesenlockerung,
- Läsion des N. ischiadicus (10% – 15%!),
- periartikuläre Ossifikationen.

> *Für alte Menschen ist die Schenkelhalsfraktur eine lebensbedrohliche Erkrankung. Trotz moderner Therapieverfahren treten häufig schwerwiegende Komplikationen auf: Pneumonie, Thrombosen, Druckgeschwüre, Herzinsuffizienz, dauerhafte Immobilisation.*

Ärztliche Therapie

Eingestauchte stabile Abduktionsfrakturen und Patienten mit einem erhöhten Operationsrisiko werden konservativ behandelt. Patienten mit stabiler Fraktur können nach dem Abklingen der akuten Schmerzen (etwa ab dem 3. posttraumatischen Tag) unter physiotherapeutischer Anleitung aufstehen. Bei der konservativen Behandlung drohen folgende Komplikationen:
- sekundäres Abrutschen des Fragments (bei 15% der Patienten) - in diesem Fall wird das Fragment operativ refixiert,
- Hüftkopfnekrosen (bei 10-20% der Fälle) - in diesem Fall wird das Gelenk durch eine Hüftgelenksendoprothese ersetzt.

Bei der operativen Behandlung stehen verschiedene Verfahren zur Auswahl. Das Operationsverfahren richtet sich nach der Lokalisation der Fraktur und dem Alter des Patienten:
- Schraubenosteosynthese (Kinder und Jugendliche);

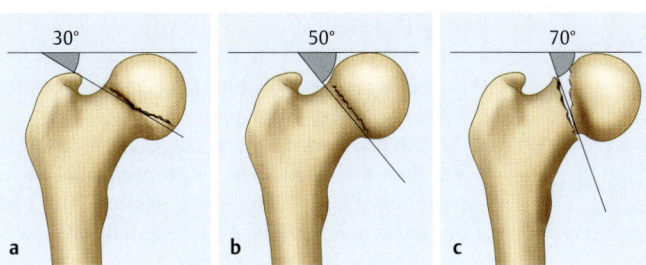

Abb. 6.45a–c Klassifikation nach Pauwels. **a** Typ I. **b** Typ II. **c** Typ III.

- Dynamische Hüftschraube (DHS) – das Gelenk bleibt unberührt;
- Endoprothese (ältere Patienten mit starker Zerstörung der Gelenkstruktur).

6.5.1 Physiotherapeutische Untersuchung nach Schenkelhalsfraktur

Atmung/Kreislauf

Bei älteren Patienten sind infolge der Verletzung Störungen der Vitalfunktionen möglich. Vorerkrankungen (z. B. Diabetes) können Ursachen weiterer Komplikationen sein. Ein Atembefund und die Beurteilung der Herz-Kreislauf-Situation sind meistens nötig. Informationen zu Vorerkrankungen des Patienten können der Patientenakte entnommen werden.

Sicht- und Tastbefund

Es gelten die Kriterien wie bei der Azetabulumfraktur. Hämatome können Muskelfunktionen beeinträchtigen und Schmerzen verursachen, da sie eine Raumforderung im Gewebe darstellen.

Funktionsbefund in der Frühphase

Muskulatur: Um nach der Operation die Muskulatur zu beurteilen, muss selbstverständlich vom üblichen Muskelfunktionstest abgewichen werden. Die in Tab. 6.7 vorgeschlagene Vorgehensweise hat sich in der Behandlung frisch operierter Patienten bewährt. Es hängt von der Belastbarkeit der Osteosynthese bzw. der Endoprothese ab, ob bereits gegen die Schwerkraft oder nur auf den Muskelwert 2 getestet werden darf.

Tab. 6.7 Postoperatives Prüfen der Muskulatur bei Schenkelhalsfrakturen

Widerstand gegen	getestete Muskeln	Patient in Rückenlage, Test
Extension im Hüftgelenk	M. glutaeus maximus	▪ Patient drückt das gestreckte Bein in die Unterlage ▪ Widerstand dorsal am proximalen Oberschenkel ▪ spürbare Anspannung bis Wert 2
Abduktion im Hüftgelenk	M. glutaeus maximus und M. glutaeus medius	▪ Patient drückt das gestreckte Bein in Richtung Abduktion ▪ Widerstand seitlich am proximalen Oberschenkel ▪ spürbare Anspannung bis Wert 2

Tab. 6.7 (Fortsetzung)

Knieextension	M. quadriceps	▪ getestet wird nur die Funktion im Kniegelenk ▪ Extension des Knies aus leichter Knieflexion (Rolle unters Knie) ▪ kein maximaler Widerstand (weiterlaufende Bewegung vermeiden)
Knieflexion	ischiokrurale Muskulatur	▪ Anspannung aus Extension in die Flexion ▪ leichte Flexionsstellung der Hüfte erlaubt ▪ Kniegelenk unterlagert (Rolle) ▪ kein maximaler Widerstand (weiterlaufende Bewegung vermeiden)

Nervenläsionen: Bei Läsionen des N. ischiadicus können isoliert oder kombiniert Zeichen einer Peronäus- und Tibialislähmung auftreten. Bewegungen des Fußes sind stark eingeschränkt, Patienten können den Fuß nicht stabilisieren:
- N. peronäus
  - schwache Pronatoren, schwache Plantarflexoren (N. peronäus superficialis),
  - schwache Dorsalextensoren, schwache Extensoren der Zehen – Spitzfußstellung (N. peronäus profundus).
- N. tibialis
  - schwache Plantarflexoren – Zehenstand unmöglich,
  - schwache Zehenflexoren.
- Daneben kann es zu Lähmungen folgender Muskeln kommen (die wesentlichen Kniebeuger fallen aus und bei der Außenrotation der Hüfte tritt eine Schwäche auf):
  - M. biceps femoris,
  - Mm. semimembranosus und semitendinosus,
  - Mm. obturator externus, gemelli, quadratus femoris.

Einen sicheren neurologischen Status kann nur die ärztliche elektrophysiologische Untersuchung ergeben.

Beweglichkeit:
- Am Hüftgelenk kann die Abduktion (aus der Rückenlage unter Abnahme der Eigenschwere des Beins) gemessen werden.
- Die Extension wird in Rückenlage beurteilt: Bleibt das Bein in Nullstellung liegen, wenn das nicht betroffene Bein im Hüftgelenk flektiert wird und das Becken weiterlaufend eine Extensionsbewegung in den Hüftgelenken macht?
- Adduktion, Flexion, Außen- und Innenrotation werden unmittelbar nach der Verletzung bzw. der

Operation nicht gemessen (Gefahr der Luxation, Scherkräfte, siehe **Tab. 6.9**).
- Die Beweglichkeit der übrigen Gelenke des betroffenen Beines und der nicht betroffenen Extremität können ohne Einschränkung gemessen werden.

Gehen mit Hilfsmitteln: Kann der Patient aufstehen? Kommt er mit dem Gehwagen oder den Unterarmstützen zurecht? Hat er Angst vor dem Belasten, Angst erneut zu stürzen?

Funktionsbefund in der Spätphase

Die wichtigste Frage ist, ob der Patient durch die Schenkelhalsfraktur an Selbstständigkeit verloren hat und falls ja, wie er durch Physiotherapie unterstützt werden kann.

6.5.2 Physiotherapeutische Behandlung nach Schenkelhalsfraktur

Behandlungsrelevante Aspekte bei konservativer Therapie

In den ersten Tagen wird das betroffene Bein der Patienten in einer Schaumstoffschiene gelagert. Bei älteren Patienten ist in dieser Phase das Unterstützen der Vitalfunktionen und das Prophylaxenprogramm ein wichtiger Bestandteil der Therapie. Das erste Aufstehen, meistens ab dem dritten Tag, wird mithilfe des Gehwagens oder bei gutem Allgemeinzustand mit Unterarmstützen bewältigt. Die Patienten dürfen in der Regel schmerzadaptiert belasten.

> *Bei einer eingestauchten Fraktur begünstigt die Belastung die Knochenheilung.*

Beim Gehen sollen die Patienten keine langen Schritte machen (die Gefahr dazu ist gering), um die Rotationsbewegungen in den Hüftgelenken gering zu halten. Rotationen im Hüftgelenk begünstigen das Abkippen des Fragmentes und machen eine operative Intervention erforderlich (siehe **Tab. 6.9**).

Alle stabilisierenden Maßnahmen, die den Erhalt der Beinachsen fördern und die Extremität kräftigen sind erlaubt, sofern die rotatorischen Bewegungskomponenten gering bleiben.

Behandlungsrelevante Aspekte nach operativer Therapie

Neben den Wundheilungsphasen beeinflusst die primäre Stabilität der Prothese (**Tab. 6.8**) und der operative Zugang die Behandlung:
- bei einem *vorderen Zugang* wird die Kapsel von vorne eröffnet und ist in diesem Bereich instabil; da bei einer Außenrotation der Hüftkopf gegen die ventrale Kapselwand strebt, besteht eine *Luxationsgefahr bei der Außenrotation*,
- bei einem *hinteren Zugang* ist die dorsale Kapselwand geschwächt; da bei einer Innenrotation der Hüftkopf nach dorsal gegen die Kapselwand drückt, besteht eine *Luxationsgefahr bei der Innenrotation*.

Tab. 6.8 Primäre Stabilität von Hüftgelenkprothesen

Prothesentyp	Stabilität
zementiert	- belastungsstabil - in Abhängigkeit von den Wundverhältnissen Gehen mit Vollbelastung sofort erlaubt
autophor (nicht zementiert)	- bewegungsstabil - 6 Wochen Gehen mit Teilbelastung

Die Flexion und Abduktion des gestreckten Beines im Hüftgelenk gefährden wegen der großen Scherkräfte die Einheilung der Prothese (langer Hebel). Diese Bewegungen sind frühestens ab der 7. Woche erlaubt (**Tab. 6.9**).

Tab. 6.9 Kontraindizierte Bewegungen in den ersten 6 Wochen nach Implantation einer Hüftgelenkendoprothese

Bewegung	Verbot
Rotation	- bei vorderem Zugang keine Außenrotation - bei hinterem Zugang keine Innenrotation - keine Rotation in Flexionsstellung des Hüftgelenks - Rotationskorrekturen bis zur Neutral-Null-Stellung sind erlaubt!
Adduktion	- weder in Flexion noch Extension (Spreizschiene für 5 Tage)
Flexion, Abduktion	- Bewegung mit langem Hebel (gestrecktem Kniegelenk)

Daneben müssen Patienten weitere Regeln beachten um die Gefahr einer Luxation des Hüftgelenks zu reduzieren (**Tab. 6.10**).

Tab. 6.10 Verhaltensregeln für Patienten mit Hüftgelenkendoprothese

Regel	Begründung
„Aufstehen über die betroffene Seite!"	▪ geringere Luxationsgefahr als beim Aufstehen über die nicht betroffene Seite wegen der abduktorischen Aktivität der Hüftgelenkmuskulatur
„Bett hochstellen!" (Gemeint ist das gesamte Bett, nicht nur das Kopfteil!)	▪ steht das Bett zu tief, kann es beim Hinsetzen zu einer Ausweichbewegung auf das nicht betroffene Bein kommen. Das operierte Bein fällt in die Adduktion und Innenrotation und droht zu luxieren (v. a. bei hinterem Zugang)
„Toilettensitz erhöhen!"	▪ wie zuvor, eine zu tiefe Toilette bzw. ein falsches Bewegungsverhalten ist oft Ursache von Luxationen
Nachtkästchen entsprechend der Operation platzieren	▪ bei vorderem Zugang auf der operierten Seite ▪ bei hinterem Zugang auf der nicht operierten Seite ▪ beim Hinüberlehnen zum Nachtkästchen treten weiterlaufend Rotationen im Hüftgelenk auf
„Beine nicht übereinander schlagen!"	▪ die Adduktion im Hüftgelenk erhöht die Gefahr einer Luxation

Axiale Bewegungen in Richtung Flexion, Extension und Abduktion sind notwendig für die Heilung und müssen von Anfang an schmerzadaptiert durchgeführt werden. Dabei sollte das Eigengewicht der Extremität abgenommen werden, um die Belastung im Gelenk so gering wie möglich zu halten.

> *Überbelastungen des frisch operierten Gelenks gefährden die Wundheilung und begünstigen die Lockerung des Prothesenschafts. Die Folge sind Schmerzen und Instabilität.*

Ziele und Maßnahmen

Folgende Checkliste gibt einen Überblick über Ziele und Maßnahmen:

Checkliste

▪ Vermeiden von Immobilisationsschäden	▪ passives Bewegen ▪ aktives Bewegen der nicht betroffenen Gelenke und Extremitäten ▪ Frühmobilisation, v. a. ältere Patienten müssen das Bett so schnell wie möglich verlassen
Prophylaxen	▪ Thromboseprophylaxe ▪ Pneumonieprophylaxe
Fördern der Wundheilung und der Resorption	▪ entstauende Maßnahmen ▪ Manuelle Lymphdrainage ▪ Lagern ▪ Muskelpumpe
Verbessern der Stützkraft der Arme	▪ Eigentraining mit Therabändern, Hanteln o. Ä. ▪ PNF-Armpattern
Verbessern der Muskelfunktion	▪ Isometrie ▪ aktive Bewegungen ▪ alle Formen der Kräftigung der Beinmuskulatur, die nicht im Widerspruch zur Verletzung und aktuellen Belastbarkeit stehen ▪ Aktivierung der Bauch- und Rückenmuskulatur ▪ Stabilisation der LBH–Region (Lendenwirbelsäule-Becken-Hüftgelenks-Region)
Verbessern der Koordination	▪ hubarme/hubfreie Mobilisation des Hüftgelenks ▪ Steh- und Gehtraining, Sicherheit durch Üben geben ▪ Stabilisations- und Gleichgewichtsübungen ▪ Beinachsentraining
Fördern der Selbstständigkeit	▪ Gehen (auch auf unebenem Boden), Treppensteigen, ▪ Hinsetzen, Aufstehen, Einsteigen ins Auto, Anziehen/Ausziehen
Sturzprophylaxe	▪ Patienten, deren Allgemeinzustand neues Stürzen erwarten lässt oder die Osteoporose haben, könnten evtl. zum Schutz Hüftprotektoren tragen.

Behandlungsbeispiel „Hubarme Mobilisation des Hüftgelenks"

Ziele:
- Die Beweglichkeit im betroffenen Bereich in der Frühphase nach der Verletzung üben,
- die Muskulatur selektiv ansprechen.

Ausführung: Der Patient liegt in Rückenlage, er lernt den Abstand zwischen Oberschenkel und Spina iliaca anterior superior (SIAS) wahrzunehmen. Die Daumen des Patienten liegen dazu an der rechten SIAS und die Zeigefinger liegen abgespreizt in Verlängerung auf dem Oberschenkel. Seine Fingerspitzen sollen nicht auf der Haut rutschen, die Kontaktstellen bleiben gleich.

- **Flexion im Hüftgelenk:** Das Bein wird aktiv oder assistiv bis zur Schmerzgrenze im Hüftgelenk flektiert, die Ferse rutscht auf der Unterlage. In der Endstellung wird der Fuß in einer schmerzfreien Position wenn möglich in der Sagittalebene von Hüft- und Kniegelenk abgestellt. Nun bekommt der Patient den Auftrag den Vorfuß anzuheben, der Fuß rollt auf der Ferse ab, die Flexion im Hüftgelenk nimmt noch ein bisschen zu, das Becken bleibt dabei in veränderter Position, was der Patient an der SIAS kontrollieren kann.
- **Bewegen des Beckens im Hüftgelenk:** Während die Beine in unterschiedlichen Beugestellungen in Hüft- und Kniegelenken eingestellt bleiben (angestellt oder unterlagert), lernt der Patient die Bewegungen in den Hüftgelenken vom Becken aus durchzuführen. Voraussetzung dafür sind flexorische/extensorische Bewegungsmöglichkeiten in der Lendenwirbelsäule und in der unteren Brustwirbelsäule.
- **Extension im Hüftgelenk:** Die Extension im Hüftgelenk kann in Rückenlage vom proximalen Hebel Becken aus geübt werden. Das angestellte, nicht betroffene Bein, unterstützt durch seine Position die Bewegung des Beckens.
- Das Tempo dieser kleinen Bewegungen, die wiederholt und rhythmisch durchgeführt werden sollen, soll sobald der Bewegungsablauf gekonnt wird, hoch sein und in etwa dem Gangtempo entsprechen (120 Bewegungen pro Minute).

Behandlungsbeispiel „Steh- und Gehtraining" bei alten Patienten

- **Freies Stehen:** Damit der Patient wieder Vertrauen in freies Stehen bekommt, kann im Stand mit allen Varianten, die die Balance fordern, geübt werden,
  - Der Patient kann zunächst sein Gewicht auf den Füßen verlagern, rechts/links, vor/zurück;
  - er kann mit den Armen große Bewegungen durchführen, er kann z. B. einen Ball fangen und werfen,
  - er kann gegen manuell gesetzte Widerstände des Therapeuten stabilisieren oder
  - das berühmte Buch auf dem Kopf balancieren.
- **Beim Gehen** soll der Patient wieder
  - Abrollen lernen,
  - Hindernisse wie Teppichränder und Läufer bewusst wahrnehmen und überwinden lernen,
  - die Richtungen wechseln können, auch mal seitwärts gehen (ohne die Beine zu überkreuzen),
  - bergauf und bergab gehen lernen und so Sicherheit gewinnen.

Ungefähr ein halbes Jahr sollen Patienten mit Endoprothesen große Drehbewegungen, lange Hebel und das Überkreuzen der Beine vermeiden.

> *Bei der Gangschulung ist, v. a. bei alten Menschen, die Selbstständigkeit beim Gehen das vorrangige Ziel. Hinkmechanismen können gegebenenfalls akzeptiert werden.*

Therapie in der Spätphase

Alltagsorientiertes Üben, besonders sicheres Gehen, steht im Vordergrund. Evtl. schließt sich an die stationäre Behandlung ein Anschlussheilverfahren in einer Reha-Klinik an. Diese Zeit kann intensiv genutzt werden, um den Patienten wieder für seinen Alltag fit zu machen. Außer Einzeltherapie kann er an Gruppen teilnehmen (z. B. Walken für die Ausdauer) und auch im Bewegungsbad üben. Der Kontakt zu Anderen spornt die Patienten in der Regel an.

6.6 Ruptur des vorderen Kreuzbandes

Der Riss des vorderen Kreuzbandes verursacht eine vordere Instabilität im Kniegelenk (vordere Schublade). Auslösender Mechanismus ist meist eine Verdrehung des Kniegelenks in Überstreckung (Innenrotation, Extension; Netter 2001) wie sie häufig beim Sport vorkommt. Als Begleitverletzung können auch das mediale Seitenband und der Innenmeniskus verletzt werden („unhappy triad"). Daneben sind auch andere Verletzungsmechanismen möglich, die komplexe Kapsel-Band-Verletzungen verursachen.

Ein Kreuzbandriss verursacht meist starke Schmerzen und einem Gelenkerguss. Betroffene klagen, sofern sie das betroffene Bein belasten können, über ein Instabilitätsgefühl („giving way", s.u.). Die Heilungsaussichten sind sehr gut. Patienten müssen keine Angst um ihre Sportfähigkeit haben, wenn sie konsequent unter therapeutischer Anleitung trainieren. Trotzdem besteht auch bei optimalem Heilungsverlauf ein erhöhtes Risiko für das Entstehen einer Kniegelenksarthrose im Alter.

Biomechanik

Das Kniegelenk ist das größte Gelenk des menschlichen Körpers. Es hat es eine zentrale Bedeutung für die Fortbewegung, den Stand, die Stabilisation und Anpassung während des Stehens und der Fortbewegung, den Erhalt der aufrechten Körperhaltung.

Das Kniegelenk besitzt zwei Freiheitsgrade: in der Sagittalebene finden Flexion und Extension statt, in der Transversalebene Innen- und Außenrotation. Die Bewegungen sind miteinander gekoppelt. Besonders deutlich wird dies bei der *Schlussrotation*: bei vollständiger Streckung im Kniegelenk rotiert die Tibia gegenüber dem Femur nach außen und verriegelt das Gelenk. So wird maximale Stabilität und eine optimale Kraftübertragung erreicht. Mit Beginn der Flexion wird das Gelenk entriegelt. Das Ausmaß der Rotationsfähigkeit nimmt mit der Beugung zu und ist in bei 90° Flexion am größten.

Menisken

Zwischen den Gelenkflächen von Femur und Tibia befinden sich die Menisken. Sie wirken als Stoßdämpfer und gleichen die Inkongruenz der Gelenkflächen aus.

> *Die Menisken werden bei Bewegungen des Kniegelenks unter Belastung verformt. Dadurch sind sie für Verletzungen besonders anfällig.*

Bänder

Die Stabilität des Kniegelenks wird in erster Linie durch Bänder gewährleistet. Kapsuläre, intra- und extrakapsuläre Bänder sichern das Gelenk und sind an der Steuerung der Bewegungen beteiligt.

Vorderes Kreuzband

Das **Lig. cruciatum anterior** (LCA) entspringt an der dorsalen Innenfläche des Condylus lateralis femoris und zieht nach distal, ventral, medial zur Area intercondylaris tibiae anterior. Nach distal hin wird es breiter. Es sind unterschiedlich starke und lange Fasern vorhanden. Funktionell werden *zwei Faserbündel* unterschieden, die miteinander verwachsen sind und sich bei Bewegungen umeinander verschlingen:

- antero-mediales Bündel (größte Spannung in Extension),
- postero-laterales Bündel.

Ventrale Faseranteile sind mit dem Lig. meniscotibiale anterius des Innenmeniskus verbunden durch das eine wichtige Gefäßstraße für die Versorgung des Ligaments verläuft. Für das LCA unterscheidet man *vier Hauptfunktionen*:

- Limitierung von Bewegung: das antero-mediale Bündel ist in Knieextension gespannt und wird gegen das knöcherne Dach der Fossa intercondylaris (Notch) gepresst. Bei zunehmender Flexion verwringen sich die Faserbündel, der Insertionsbereich des postero-lateralen Bündels wird nach ventral verschoben und das postero-laterale Bündel gerät dadurch unter Spannung (**Abb. 6.46**).

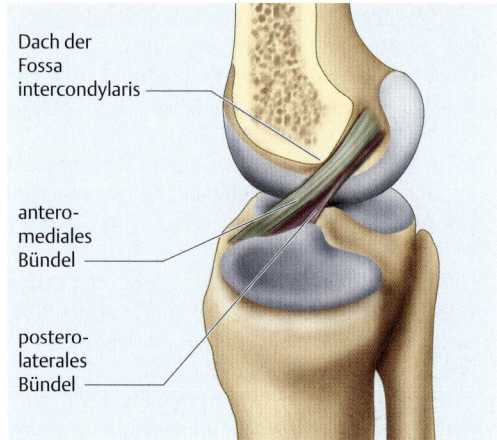

Abb. 6.46 Begrenzung der Knieextension durch das vordere Kreuzband.

- Stabilisation: das LCA verhindert die Subluxation der Tibia nach ventral bzw. ein Dorsalgleiten des Femurs auf der Tibia bei fixiertem Unterschenkel (vordere Schublade). Zusammen mit dem hinteren Kreuzband unterstützt es als sekundärer Stabilisator die mediale und laterale Stabilität, wenn die Seitenbänder als primäre Stabilisatoren des Kniegelenks ausfallen.

- Koordination der Roll-Gleitbewegung: die Bewegungen von Tibia und Femur werden durch die sich ständig der Gelenkstellung anpassende Spannung des LCA koordiniert und geführt.
- Steuerung der Gelenkbewegungen: Mechanorezeptoren registrieren die Spannung der Fasern und unterstützen so die Steuerung der zugeordneten Muskulatur.

Kreuzbandriss: Bei einer Ruptur des vorderen Kreuzbandes kommt es zur Rückverlagerung des Auflagepunktes des Femur auf der Tibia (**Abb. 6.47**).

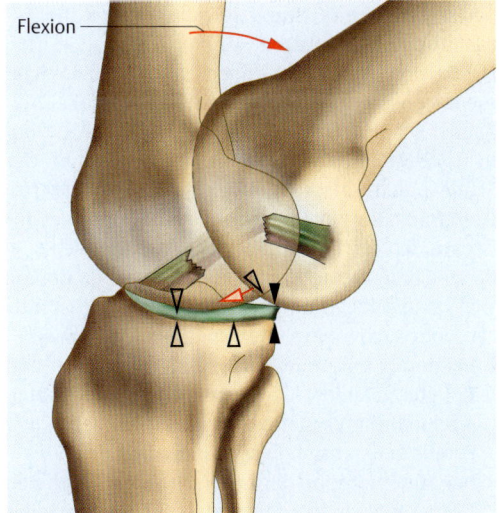

Abb. 6.47 Rückverlagerter Auflagepunkt nach vorderer Kreuzbandruptur.

Die Hinterhörner der Menisken werden vermehrt belastet. Durch die Ruptur ist die mechanische und sensorische Kontrolle des Gelenkes reduziert, was mit Funktionsstörungen des Gelenkes einhergeht und die posttraumatische Arthrosebildung begünstigt. Reflektorisch findet man eine hypertone ischiokrurale Muskulatur. Diese unterstützt mechanisch die Funktion des LCA und verhindert eine Ventralisation des Tibiaplateaus.

„Giving way": Der Ausdruck bezeichnet das unvermittelte Einknicken des Beins unter Belastung, v.a. wenn eine Drehung beim Gehen über das betroffene Bein erfolgt. Es handelt sich dabei um eine physiologische Schutzreaktion die weitere Schäden im Gelenk verhindert. Bei einem vorderen Kreuzbandriss wird das plötzliche Einknicken dadurch ausgelöst, dass die Tibia unter Belastung gegenüber dem Femur nach vorn subluxiert.

Hinteres Kreuzband

Das **Lig. cruciatum posterius** (LCP) entspringt an der Innenfläche des Condylus medialis femoris und zieht nach distal-lateral-dorsal zur Area intercondylaris tibiae posterior und zur dorsalen Tibiakante. In der Neutral-Nullstellung kreuzt es das LCA in einem Winkel von etwa 90°. Auch das LCP wird funktionell in *zwei Faserbündel* unterteilt:
- postero-mediales Bündel (größte Spannung in Extension),
- antero-laterales Bündel.

Die *vier Hauptfunktionen* des LCP sind:
- Limitierung von Bewegung: bei zunehmender Flexion verschlingen sich die Faserbündel und geraten zunehmend unter Spannung, zusammen mit dem LCA limitiert es die Innenrotation.
- Stabilisation: das LCP verhindert ein Dorsalgleiten der Tibia bzw. ein Ventralgleiten des Femurs auf der Tibia bei fixiertem Unterschenkel (hintere Schublade). Der Auflagepunkt des Femurs wird nach ventral verlagert, was v.a. in der Standbeinphase zur Geltung kommt. Die Vorderhörner der Menisken werden vermehrter Belastung ausgesetzt und der retropatellare Druck nimmt durch eine Rückverlagerung der Tuberositas tibiae zu. Zusammen mit dem LCA unterstützt es als sekundärer Stabilisator die mediale und laterale Stabilität, wenn die Seitenbänder als primäre Stabilisatoren des Kniegelenks ausfallen.
- Koordination der Roll-Gleitbewegung (siehe LCA).
- Steuerung der Gelenkbewegungen (siehe LCA).

Innenband

Das Lig. collaterale mediale (LCM, auch tibio-femorales Band, mediales Seitenband) besteht aus verschieden langen Fasern, die in unterschiedlicher Richtungen verlaufen (**Abb. 6.48**). Es zieht vom Epicondylus medialis femoris zur Innenfläche der Tibia, wo es vom Pes anserinus superficialis bedeckt wird. Ventral hat es Kontakt zum Retinaculum longitudinale mediale. Fasern des M. adductor magnus ziehen im Ursprungsbereich in das LCM. Man kann folgende Faserverläufe unterscheiden:
- oberflächlich, lang: longitudinale Fasern vom Ursprung am Femur zum tibialen Ansatz;
- tief, kurz: meniskofemorale und meniskotibiale Anteile und Fasern zur Kapsel.

Hauptfunktion des LCM ist die mediale Stabilisation des Kniegelenks (gegen Valgus- und Außenrotationsstress). Es unterstützt somit die Funktion der Muskeln der Pes-anserinus-Gruppe. In Extension

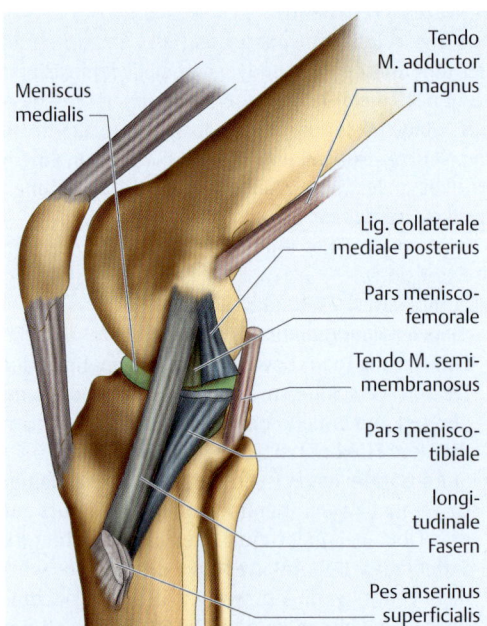

Abb. 6.48 Lig. collaterale mediale.

sind alle Anteile gespannt (**Abb. 6.48**). In Flexion entspannen sich die langen Fasern, während die kurzen Anteile ihre Spannung beibehalten oder erhöhen (Hochschild 2002).

Außenband

Das Lig. collaterale laterale (LCL, auch fibulo-femorales Band, laterales Seitenband) entspringt am Epicondylus lateralis und zieht zum Caput fibulae. Zwischen dem Band und der Gelenkkapsel verläuft die Sehne des M. popliteus. Die Hauptfunktion des Bandes ist die laterale Stabilisation des Kniegelenks (gegen Varusstress). Es wird dabei vom Tractus iliotibialis, den Sehnen des M. popliteus und des M. bizeps femoris sowie dem Lig. popliteum arcuatum unterstützt. Mit Letzterem kann es teilweise verbunden sein (Hochschild 2002). Das Band hat in Extension die größte Spannung. Wegen seiner runden Gestalt und seiner kleinen Ansatz- und Ursprungsstellen ist es nicht in der Lage, das Knie rotatorisch zu stabilisieren.

Synergistische Wirkung zwischen den Kollateral- und Kreuzbändern

Die Bewegungen im Kniegelenk sind durch das ligamentäre System vorgegeben. Kreuz- und Kollateralbänder schneiden sich (in der sagittalen Projektion) in jeder Stellung des Gelenks in einem Punkt. Der Schnittpunkt entspricht jeweils dem momentanen Drehpunkt. Bei zunehmender Flexion kommt es zur Drehpunktverschiebung nach dorsal. Die vier o. g. Bänder bilden eine funktionelle Einheit, in der sie sich ständig gegenseitig in ihrer Funktion unterstützen, aber auch limitieren können (**Abb. 6.49a–c**).

- bei der Extension im Kniegelenk sind Kreuz- und Kollateralbänder gegensinnig verspannt, wodurch die Verschraubung der Tibia gegen den Femur in Extension unterstützt wird,
- bei Außenrotation des Unterschenkels gegen den Oberschenkel werden beide Kollateralbänder gespannt (Kreuzbänder entspannt).
- bei Innenrotation werden beide Kollateralbänder entspannt, die Kreuzbänder gespannt.

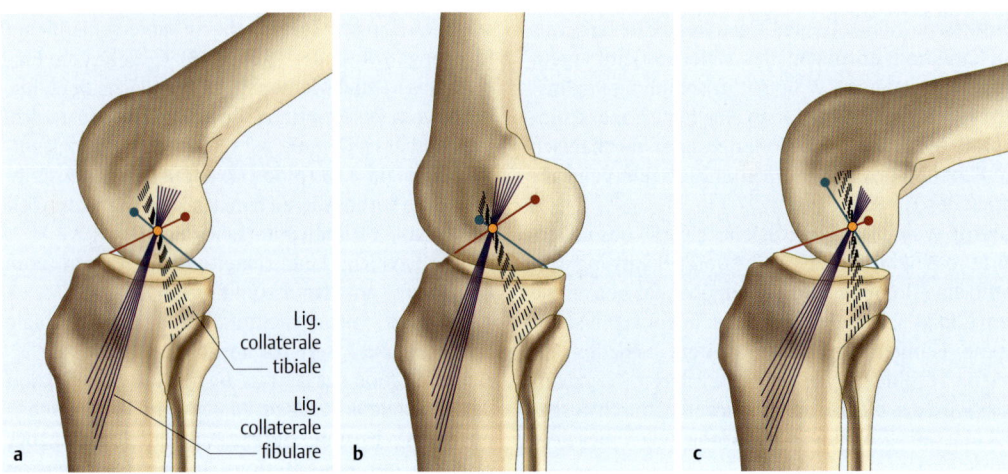

Abb. 6.49a–c Synergismus der Bänder. Rot = vorderes, grün = hinters Kreuzband

Ärztliche Therapie

Die Behandlung der Ruptur des vorderen Kreuzbandes ist konservativ und operativ möglich. Beide Methoden haben ihre Vor- und Nachteile (**Tab. 6.11, 6.12**). Nur bei hochgradig instabilen Gelenken und Kombinationsverletzungen ist eine Operation unumgänglich. Wichtige Faktoren bei der Entscheidung für das konservative oder operative Vorgehen sind neben dem Ausmaß und der Lokalisation der Verletzung das Alter des Patienten, sein Aktivitätsgrad (Beruf und Sport), Begleitverletzungen und die Compliance.

Das Ergebnis hängt bei beiden Vorgehensweisen entscheidend von der Mitarbeit und Motivation der Patienten und der physiotherapeutischen Behandlung ab. Wichtig ist, dass Patienten lernen, ihr Kniegelenk aktiv zu stabilisieren.

> *Ein vollständig gerissenes Kreuzband kann nicht zusammenheilen. Selbst wenn Teile der Fasern bei der Verletzung stehen bleiben, wird die ursprüngliche Stabilität nicht mehr erreicht. Es ist aber fast immer möglich, durch entsprechendes Training die Muskulatur so aufzubauen, dass Betroffene die Instabilität im Alltag kompensieren und Sport treiben können.*

Konservativ

Bei der konservativen Behandlung werden Patienten mit einem bewegungslimitierenden Brace versorgt (z. B. Donjoy-Schiene 0-20-90). Sie müssen das betroffene Bein etwa eine Woche entlasten. Liegt ein Gelenkerguss (Hämarthros) vor, wird das Kniegelenk punktiert. In der 2. Woche wird die Streckung freigegeben und die Vollbelastung erlaubt. Ab der 3. Woche wird die Bewegungslimitierung aufgehoben.

Tab. 6.11 Vor- und Nachteile der konservativen Behandlung bei vorderem Kreuzbandriss

Vorteile	Nachteile
• keine weitere Traumatisierung des Gelenks und der Weichteile • schnell gute (vollständige) Beweglichkeit • geringe Atrophien • geringere Behandlungskosten	• keine endgültige Diagnose der Binnenschäden ohne Kernspintomographie • verbleibende Reststabilität

Operativ

Die operative Behandlung erfolgt v. a. bei Kombinationsverletzungen oft verzögert oder in zwei Schritten (zweizeitig). Entweder wartet man mit der Rekonstruktion des LCA bis das Kniegelenk reizlos ist. Bis dahin sichert ein Brace das Gelenk und die Heilung des LCM. Beim zweizeitigen Vorgehen wird unmittelbar nach der Verletzung eine Arthroskopie durchgeführt, bei der der Meniskusschaden behandelt und das Gelenk gereinigt wird. Dabei können Operateure auch das Ausmaß der LCA-Verletzung beurteilen und weitere Begleitverletzungen feststellen und behandeln (z. B. Knorpelschäden). Im zweiten Eingriff, der nach Abklingen der Entzündung am reizlosen Gelenk wiederum arthroskopisch erfolgt, wird der Kreuzbandschaden behandelt. Der Vorteil des zweizeitigen Vorgehens ist eine geringere postoperative Morbidität. Ein Nachteil ist die längere Behandlungsdauer (Trentz, Bühren 2001).

Tab. 6.12 Vor- und Nachteile der operativen Behandlung bei vorderem Kreuzbandriss

Vorteile	Nachteile
• Reparatur der Binnenschäden • unmittelbar postoperativ gute Stabilität	• operationsbedingte Komplikationen: • Thromboserisiko, • Weichteilschäden, • Wundschmerzen, Wundheilungsstörungen • nachlassende Stabilität bis zum Abschluss der Umbauphase (des Transplantats) • Risiko der Reruptur • Bewegungseinschränkungen

Operationsverfahren: Knöcherne Aus- und ansatznahe Abrisse können refixiert werden, zentrale Rupturen (am häufigsten) werden mit einer Bandplastik versorgt. Der Beruf kann die Auswahl des Verfahrens bestimmen. Einem Fliesenleger, der täglich mehrere Stunden knien muss, wird eher zu einer Semitendinosusplastik geraten, da die Entnahmestelle der Patellarsehne über einen längeren Zeitraum hinweg auf Druck schmerzhaft sein kann und den Patienten im Alltag behindern würde. Gängigste operative Verfahren sind:
- die BTB-Plastik (bone-tendon-bone-graft = Knochen-Sehnen-Knochen-Plastik) aus dem Lig. patellae,
- die Semitendinosusplastik (doppelt oder vierfach),

- die Kreuzbandnaht,
- und in seltenen Fällen wird die Sehne des M. grazillis (doppelt bis vierfach) als Ersatz verwendet.

Nach der operativen Rekonstruktion des vorderen Kreuzbandes müssen Patienten das Bein entlasten und tragen zur Begrenzung der Bewegung und zur Sicherung der Heilung einen Brace (s.o.). Nach Entfernung der Redon-Drainage wird das Bein mehrmals täglich auf einer Bewegungsschiene mobilisiert (CPM). Die Streckung wird schnell freigegeben, die Beugung für mehrere Wochen limitiert. Es gibt verschiedene Nachbehandlungskonzepte (s.u.) die von den Erfahrungen der Ärzte und Physiotherapeuten abhängen.

> *Entscheidend für einen guten Heilungsverlauf ist weniger das Behandlungskonzept. Viel wichtiger ist es, die Wundheilungsphasen nicht zu stören und die Belastungen dem Zustand des operierten Gelenks, der Muskulatur und den persönlichen Bedürfnissen des Patienten anzupassen!*

6.6.1 Physiotherapeutische Untersuchung nach Ruptur des vorderen Kreuzbandes

Bei konservativer Behandlung ist vor allem der Sicht- und Tastbefund wichtig. In der unten folgenden Checkliste stehen wichtige Fragen, die ein Befund unbedingt beantworten sollte. Die Gelenkmobilität muss im Rahmen der ärztlichen Limitierung bis zum Abschluss der Entzündungsphase (5. Tag) erreicht sein. Eine gesonderte Überprüfung ist nicht erforderlich.

> *Physiotherapeuten sollten die typischen Tests für die Diagnose von Meniskus- und Bandverletzungen kennen und durchführen können (siehe Krischak 2005). Steht die Diagnose bereits fest, ist eine erneute Testung des Gelenks nicht mehr erforderlich und kontraindiziert, da die Tests sowohl die Bandstrukturen als auch die Menisken belasten und einen begonnenen Heilungsprozess stören können! Erst wenn im Laufe der Behandlung Probleme auftauchen, die den Verdacht einer Instabilität oder übersehenen Begleitverletzung nahe legen, dürfen entsprechende Tests mit großer Vorsicht durchgeführt werden.*

Checkliste

Ist das Kniegelenk erwärmt?	- Hinweis auf Entzündung!
Ist die Kniescheibe beweglich?	- Ausreichende Patellamobilität ist Voraussetzung für Bewegungen des Kniegelenks und die Aktivität des M. quadriceps!
Kann der Patient den Quadrizeps aktivieren? Wie ist das Muskelrelief?	- Die isometrische Aktivität des M. quadriceps fördert die Ergussresorption und muss mit Patienten spätestens ab dem 3. Tag intensiv geübt werden. Ein Muskeltest darf nicht über die Stufe 3 hinausgehen! Günstig wirkt sich der Einsatz von Reizstrom aus (EMS, elektrische Muskelstimulation).
Ist das Kniegelenk beweglich?	- In der Entzündungsphase (1.-5. Tag) kann es vorkommen, dass Patienten das Kniegelenk kaum bewegen können. Mit Beginn der Proliferationsphase müssen Patienten das erlaubte Bewegungsausmaß erreichen!
Wie ist die Beweglichkeit angrenzender Gelenke?	- Bewegungseinschränkungen von Hüft- und oberem Sprunggelenk beeinträchtigen die Funktion des Kniegelenks v. a. beim Gehen!
Ist das Kniegelenk bzw. das Bein geschwollen?	- Umfangmaße werden im Seitenvergleich an der Wade, am oberen und unteren Patellapol, dem Kniegelenksspalt und in bestimmten Abständen vom Kniegelenksspalt (10-15-20 cm) am Oberschenkel gemessen! - Die Gelenkkonturen sind bei einem Gelenkerguss verwaschen! - Eine schmerzhaft verdickte Wade kann ein Hinweis auf eine Venenentzündung oder Thrombose sein.
Hat der Patient Schmerzen?	- Schmerzen (in Ruhe, bei Belastung, beim Bewegen) erhöhen den Muskeltonus und beeinträchtigen die Gelenkbeweglichkeit. Beim Gehen sind sie ein Grund für Hinkmechanismen!
Darf der Patient das Bein belasten?	- Patienten sollten sich unbedingt an die ärztliche Vorgabe halten. Zu viel Belastung reizt das Gelenk, die Entzündung klingt langsamer ab!
Wie stehen die Beinachsen?	- Achsenfehlstellungen können Hinweise auf Fehlbelastungen im Kniegelenk geben. Sie sind in der Regel nicht durch die Verletzung verursacht!

Postoperativer Befund
Neben den o. g. Fragen ist die Klärung folgender Punkte wichtig:
Operationsverfahren: Bei Kreuzbandplastiken bestimmt die Entnahme des Transplantats den Behandlungsverlauf in der Frühphase. Im Bereich der Entnahmestelle bildet sich meist ein Erguss. Die zugehörige Muskulatur ist hyperton und verursacht oft mehr Beschwerden als das Kniegelenk (Wundschmerz). Für die unterschiedlichen Operationsverfahren gibt es von Klinik zu Klinik unterschiedliche Behandlungskonzepte (s. u.). Meist werden Physiotherapeuten mit einem Kurzbrief oder einem schriftlichen Behandlungsschema über das Procedere in Kenntnis gesetzt.
Wundverhältnisse: Verbände sollten Physiotherapeuten nur mit ausdrücklicher Genehmigung des Arztes entfernen. In den ersten Tagen postoperativ lässt sich der Zustand des Gelenks am Ausmaß der Schwellung ablesen. Selbst ausgeprägte Ergüsse verschwinden oft nach kurzer Zeit, wenn Patienten sich an die Bewegungs- und Belastungsvorgaben halten und Therapeuten das Gelenk nicht unnötig reizen (s. u. „Hands-off").
Schmerzen: Bei einer arthroskopischen Behandlung werden in der Regel intraoperativ Medikamente eingebracht, die dafür sorgen, dass das operierte Gelenk, schmerzfrei bleibt. Klagen Patienten unmittelbar postoperativ über Schmerzen im Gelenk liegt das häufig an der Redon-Drainage. Wird diese gezogen, verschwinden diese Schmerzen meist sofort. Oral verabreichte nichtsteroidale Antirheumatika (NSAR) reduzieren durch ihre antiphlogistische und abschwellende Wirkung Schmerzen.

6.6.2 Physiotherapeutische Behandlung nach Ruptur des vorderen Kreuzbandes

Die besten Ergebnisse erzielen Physiotherapeuten, die ihre Behandlung den Wundheilungsphasen anpassen. Physiologische Bewegung im Rahmen der vorgegebenen Limitierungen (Bewegungsausmaß, Belastung) stellen einen optimalen Reiz für die Reorganisation des Bindegewebes dar (van den Berg 2001). Bewegungen müssen für Patienten schmerzfrei sein und dürfen von Physiotherapeuten in der Frühphase nicht forciert werden. Die posttraumatische oder postoperative Ergussbildung des Kniegelenks lässt sich mit aktiven Techniken und Manueller Lymphdrainage gut behandeln (siehe S. 144).

Ansonsten erfolgt die Behandlung nach folgendem Grundsatz:
„Hands-off": Physiotherapeuten behandeln ohne großen Einsatz ihrer Hände! Sie intervenieren nur in begründeten Fällen und schonen das durch die Verletzung oder Operation ohnehin schon belastete Gewebe. Patienten werden angeleitet, verschiedene aktive Bewegungsübungen selbstständig auszuführen. Muskeldehnungen und Gelenkmobilisationen werden frühestens nach Abschluss der Entzündungsphase durchgeführt und werden auch dann noch sehr vorsichtig dosiert. Natürlich muss bei der Behandlung auf jeden Patienten individuell eingegangen werden. Vor allem die Besprechung der Vorgehensweise und Begründung der Maßnahmen zu Beginn der Behandlung ist entscheidend für den Erfolg und die Zufriedenheit der Patienten. Dieses Vorgehen hat mehrere Vorteile:
- Patienten übernehmen Verantwortung für die Therapie und das Ergebnis der Behandlung, dies stärkt die Psyche und wirkt sich günstig auf den Heilungsverlauf aus (van den Berg 2001);
- physiologische Heilungsvorgänge werden nicht gestört;
- Physiotherapeuten haben ausreichend Zeit für passive Maßnahmen wie Manuelle Lymphdrainage und die Aufklärung der Patienten.

> *Je weniger verletzten Strukturen gereizt werden, umso seltener treten Komplikationen auf. Das „Hands-off"-Konzept verspricht gute Behandlungsergebnisse und zufriedene Patienten.*

Behandlungsrelevante Aspekte bei konservativer Therapie

In der Frühphase der Behandlung muss der Reizzustand des verletzten Kniegelenks vermindert werden. Wichtig sind entstauende Maßnahmen und vorsichtige Mobilisationen des Kniegelenks. Patienten müssen sich streng an die Belastungsvorgaben halten und sich und das Bein schonen. Gut bewährt hat sich das Gehtraining auf dem Laufband mit Reha-Aufsatz, bei dem Patienten unter Gewichtsabnahme schmerzfrei gehen können und neben der Muskulatur auch das Herz-Kreislauf-System trainieren. Isometrische Spannungsübungen wirken der drohenden Muskelatrophie entgegen. Elektrische Muskelstimulation (EMS) unterstützt den Effekt der Übungen.

Wenn das Kniegelenk reizlos ist, ist Vollbelastung meist schon ab der 2. Woche erlaubt. Die volle Streckung muss zeitgleich erreicht werden, damit das Gelenk beim Gehen nicht falsch belastet wird. Es darf dabei aber nicht zu einer Überstreckung des Kniegelenks kommen, weil dabei dorsale Kapselanteile und die Menisken zu sehr beansprucht werden.

Ist die Beugung freigegeben, darf sie leicht forciert werden wenn sich kein Erguss mehr im Gelenk befindet. Meist erübrigt sich das isolierte Üben der Flexion, weil Patienten bei der konservativen Behandlung kaum zu Bewegungseinschränkungen neigen. Die Flexion über 90° sollte man nicht unter Belastung trainieren. Ab ca. 90° geben Patienten wegen des gestörten Rollgleitens des Femurs auf der Tibia oft Schmerzen an. Hierbei macht sich das Fehlen des vorderen Kreuzbandes als Element der Stabilisation, Koordination und Steuerung besonders bemerkbar.

Auf dem Fahrradergometer dürfen Patienten erst trainieren, wenn sie ihr Knie deutlich über 90° beugen können. Da bei der Bewegung auf dem Fahrrad der Fuß auf dem Pedal bleibt, können im Kniegelenk Scherkräfte auftreten, die den Heilungsverlauf stören.

Beinachsentraining, Stabilisationsübungen und Gleichgewichtstraining sind bereits ab der 2. Woche mit dem Brace möglich. Patienten lernen durch die Ko-Kontraktion der Kniestreck- und -beugemuskulatur das Gelenk zu sichern und gewinnen Vertrauen. Zu Beginn trainieren Patienten in stabilen Ausgangsstellungen, um eine erneute Verletzung oder Reizung des Gelenks zu verhindern. Mit zunehmender Sicherheit können labile Ausgangsstellungen gewählt und die Schiene zur Behandlung abgenommen werden. Die Intensität der Behandlung steigt. Verläuft die Heilung ohne Komplikationen, dürfen Patienten nach etwa 6 Wochen wieder sporttypische Bewegungen ohne Brace ausführen.

Aquatraining ist möglich, wenn das Kniegelenk reizlos ist und Patienten sich auf dem rutschigen Boden eines Schwimmbades sicher fühlen. Sie können mit ihrer Schiene bis zum Beckenrand gehen und das Brace unmittelbar bevor sie ins Wasser gehen ausziehen. Im Wasser können sie die Beinmuskulatur gut trainieren. Es dürfen bei den Bewegungen aber keine Scherkräfte auftreten. Günstig ist es, zunächst mit Aquajogging oder dem Gehen im Wasser zu beginnen, wobei der Oberkörper beim Gehen nur bis zur Brust eintaucht.

Behandlungsrelevante Aspekte bei operativer Therapie

In den ersten Therapieeinheiten (vaskuläre Phase) ist in Abhängigkeit von den Wund- und Gelenkverhältnissen (Tugor, Rubor, Dolor) mit statisch stabilisierten Ausgangsstellungen, die das Kniegelenk in verschiedenen Positionen beüben, zu beginnen. Dabei müssen die Wundverhältnisse und der Reizzustand des Gelenkes unbedingt beachtet werden, es dürfen keine aggressiven Übungen erfolgen. Angrenzende Gelenke werden frei bewegt und entstauende Maßnahmen durchgeführt, damit baldmöglichst mit dem Training der Teilbelastung und mit Übungen in der geschlossenen Kette unter funktionellen Gesichtspunkten (vertikale Ausgangsstellung) begonnen werden kann.

Innerhalb der Teilbelastung sind Widerstände erlaubt, die *nicht* zu einer Vermehrung der axialen Kraft (Belastung) führen, z.B. von ventral, dorsal,

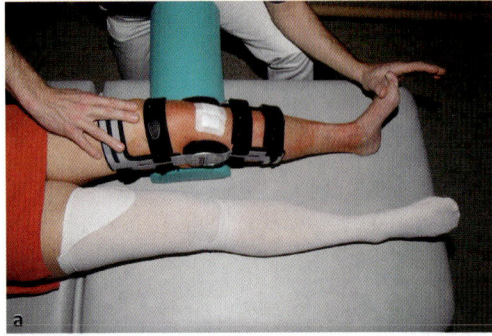
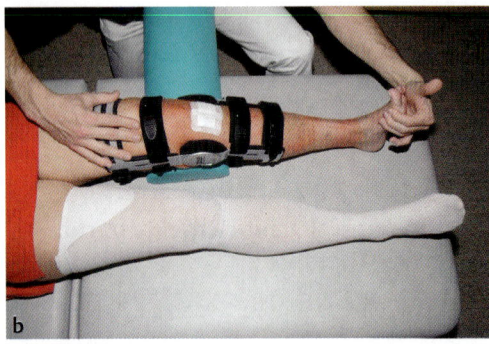
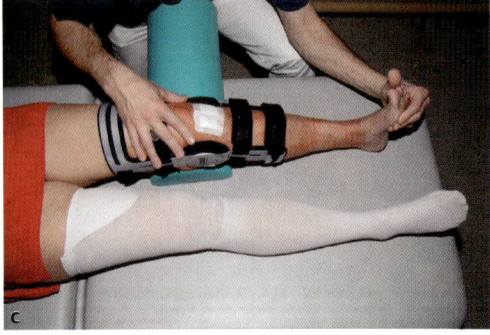

Abb. 6.50a–c Wohl dosierte Wiederstände. **a** Für die ventrale, **b** ventrolaterale und **c** dorsomediale Muskelkette.

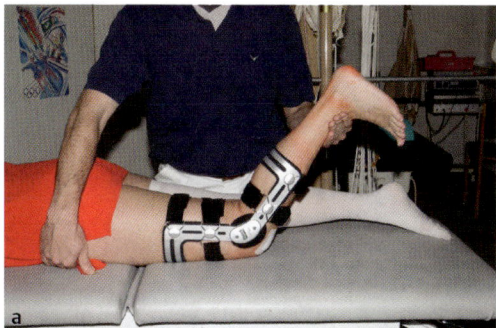
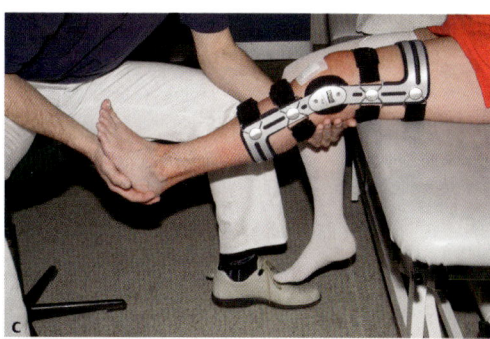
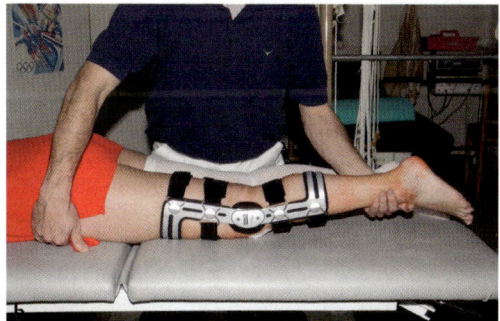
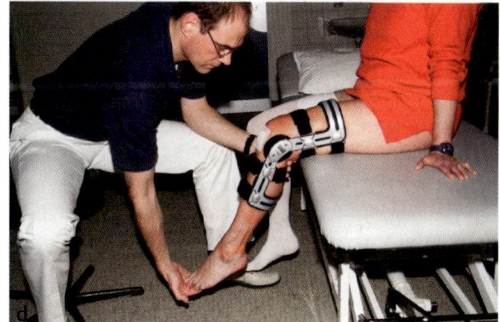

Abb. 6.51a–d Dosierte Widerstände bei Kniebewegungen **a** und **b** Widerstand für die Extensoren, die proximale Hand des Therapeuten gibt einen taktilen Reiz ventral am Becken, damit das Hüftgelenk stabilisiert wird. **c** und **d** Widerstand für die Flexoren.

medial und lateral. Die Widerstände sind dosiert von proximal nach distal aufzubauen (**Abb. 6.50a–c**).

Widerstände distal der Verletzung aktivieren die Muskulatur im offenen System (**Abb. 6.51a–d**). Sie sind zu vermeiden, da sich die entstehenden Kräfte im Drehpunkt (Gelenk) summieren und das noch instabile Gelenk überlasten.

Je nach Klinik und Operateur wird in der Nachbehandlung von Kreuzbandrupturen unterschiedlich vorgegangen. Es zeichnet sich eine deutliche Tendenz zu einer frühfunktionellen Behandlung ab. Deren Effektivität wurde in Studien, wie z. B. von Bizzini und Munzinger 1998 (Einfluss des Rehabilitationsprogrammes auf das funktionelle Ergebnis nach einer Operation am Beispiel der Rekonstruktion des vorderen Kreuzbandes) nachgewiesen.

Ziele und Maßnahmen

Folgende Checkliste gibt einen Überblick über Ziele und Maßnahmen:

Checkliste

Thromboseprophylaxe	- sämtliche Maßnahmen der Thromboseprophylaxe, Frühmobilisation
entstauende Maßnahmen, Ödemresorption	- Manuelle Lymphdrainage, „Muskelpumpe", etc. - Patellamobilisation - Isometrie
Fördern der Wundheilung	- vorsichtige Mobilisation, z. B. „Fersenschaukel" - Isometrie, Kokontraktion (s. u.)
Verbessern der Muskelfunktion	- Isometrie - aktive Bewegungen - Elektrische Muskelstimulation - Massagen (proximal/distal des Kniegelenks, nicht im Bereich der Entnahmestelle des Transplantats!)

Gehen	▪ Gangschulung
Stabilisation	▪ Gleichgewichtstraining ▪ propriozeptives Training ▪ Beinachsentraining
Mobilisation	▪ passive und aktive Bewegungen in den gegebenen Grenzen ▪ Schwerpunkt liegt auf Erreichen der Extension ▪ Hyperextension vermeiden
Integration	▪ Steigerung der Anforderungen bei Kräftigung und Übungen für das Gleichgewicht ▪ Integration sportartspezifischer Bewegungen und Belastungen
Motivation	▪ Übertragen von Eigenverantwortung ▪ Anleiten zum Eigentraining

Kräftigung in der geschlossenen Kette: Nach einer Kreuzbandverletzung soll in der geschlossenen Kette trainiert werden, weil in offenen Ketten Scherbelastungen auf das Gelenk und das Transplantat wirken. Das kann Schmerzen und evtl. auch Schäden am Transplantat provozieren. Kräftigung sollte immer unter dem Aspekt der Kokontraktion erfolgen, da dies im Alltag auch physiologisch ist.

Isokinetische Trainingsformen sind in der Umbauphase nur bei Leistungssportlern indiziert, da wie beschrieben das Training von Alltagssituationen Priorität hat. Um die Beinachse zu trainieren, kann das gesunde Bein in der offenen Kette auch Bewegungen gegen Widerstand (z. B. mittels Seilzug) durchführen. Der Patient muss dabei reaktiv sein Körpergewicht auf das (betroffene) Standbein übernehmen. Koordination ist gefordert.

Stabilisation: Phasen und Steigerungsformen der Stabilisation sind in Kapitel 6.3.4 beschrieben. Bei allen Übungen gilt:
- nicht über die Schmerzgrenze üben;
- bei zunehmenden Schmerzen und Schwellung unbedingt Belastung reduzieren;
- Übungen für die Knieextension nur über Kokontraktion durchführen.

Mobilisation: Mehr noch als bei der konservativen Behandlung muss die Flexion vorsichtig gesteigert werden. Primär ist allerdings Ziel, die Nullstellung im Kniegelenk zu erreichen, um Hinkmechanismen beim Gehen und deren Folgeschäden zu vermeiden.

> *Der Fahrradergometer ist in den ersten 6 Wochen kein geeignetes Trainingsgerät, weil es im Kniegelenk zu Scherkräften kommt, die dem Transplantat schaden.*

Behandlungskonzepte

Die Behandlungskonzepte unterscheiden sich von Klinik zu Klinik. Exemplarisch werden hier verschiedene Behandlungskonzepte der Chirurgischen Universitätsklinik Ulm vorgestellt.

Behandlungskonzept bei BTB-Plastik. Begleitverletzungen von Bändern oder Menisken verändern den Behandlungsverlauf (**Tab. 6.13**):
- Nach Entfernung der Redon-Drainage ist passiv und aktiv ein Bewegungsausmaß von 0° bis 90° anzustreben (ansonsten Gefahr von starker Nachblutung und kapsulo-ligamentären Verklebungen) Gangschulung mit einer Teilbelastung von 20 kg, sobald es die Wundverhältnisse zulassen;
- passive und aktive Patellamobilisation um das Gleitlager frei zu halten;
- aktive Knieextension nach gesicherter Wundheilung bis zur Nullstellung;
- Motorschiene oder aktive Bewegungsschiene schmerzadaptiert in den Grenzen 0/0/90° (Flexion/Extension);
- Kokontraktion, isometrische Übungen, Training der ischiokruralen Muskulatur;
- mit Erreichen der Erguss- und Schmerzfreiheit sowie der Kniestreckung (Nullstellung bezüglich Flexion/Extension) Belastungssteigerung bis Vollbelastung;
- im weiteren Verlauf Rad fahren, Stepper, Schwimmen (Beinpaddelschlag), Intensivierung aller therapeutischen Maßnahmen;
- Beginn mit sportartspezifischem Aufbautraining ab der 12. Woche.

Tab. 6.13 Therapiebesonderheiten bei Begleitverletzungen

Begleitverletzung	Behandlung	Auswirkungen auf die Therapie
Meniskusverletzungen	Meniskusresektion	keine Änderung des Programms
	Meniskusrefixation	20 kg Teilbelastung bis zur 7. Woche
Bandverletzungen	Innenbandläsionen	bei operativer Rekonstruktion zusätzlich Kniegelenksorthese für 6 Wochen
	Außenbandläsionen	Kniegelenksorthese für 6 Wochen

Behandlungskonzept bei Semitendinosusplastik:
- 0°-Brace für 1 Woche (Muskelhämatomprophylaxe);
- 20 kg Teilbelastung für 14 Tage;
- Orthese mit Flexion/Extension 0-10-90° für 4 Wochen mit zunehmender Vollbelastung;
- Orthese ohne Bewegungslimit für weitere 6 Wochen;
- Rad fahren ab 4. postoperativer Woche;
- Lastwechselsportarten ab 5. Monat;
- Kraft- und Koordinationstraining ab 7. Woche;
- Orthese bei Sport für 1 Jahr

6.7 Unterschenkelschaftfraktur

Unterschenkelschaftfrakturen treten bei großer Gewalteinwirkung (Biegung, Torsion) auf, z. B. beim Sport oder im Straßenverkehr. Sie werden in der Regel operativ versorgt (Krischak 2004). Bei unkomplizierten Verhältnissen ist die Marknagelung die Methode der Wahl. Bei offenen und komplizierteren Brüchen erfolgt die Versorgung mit einem Fixateur externe. Daneben gibt es die Möglichkeit der Platten- oder Schraubenosteosynthese, die auch mit der Marknagelung kombiniert werden kann.

Komplikationen und Verzögerungen der Heilung können sich aus verschiedenen Gründen ergeben:
- bei offener Fraktur Weichteilschaden MT II – V (häufigste Komplikation, s. **Tab. 4.1**, S. 106);
- Weichteilschaden bei geschlossenen Frakturen,
- Gefäß- und Nervenschäden, v. a. N. peronaeus (NV II – V; siehe **Tab. 4.1**, S. 106),
- Kompartmentsyndrom (siehe Kap. 4),
- Achsen- und Torsionsfehlstellung,
- Pseudarthrose,
- Infektion.

Ärztliche Therapie

Im Folgenden wird auf die Besonderheiten nach der Versorgung mit einem verriegelten Marknagel eingegangen. Andere Operationsverfahren werden im physiolehrbuch Krankheitslehre „Traumatologie für Physiotherapeuten" (Krischak 2005) dargestellt.

Voraussetzung für die Marknagelosteosynthese sind geschlossene Weichteilverhältnisse (Trentz, Bühren 2001). Der Marknagel wird nach der Reposition der Fraktur von proximal in die Markhöhle eingebracht und an einem oder beiden Enden mit Schrauben gegen ein Verrutschen gesichert (verriegelt). Er endet kurz oberhalb des Sprunggelenks und ermöglicht eine frühe Belastung des Beines. Proximale Frakturen der Fibula müssen in der Regel nicht osteosynthetisch versorgt werden, weil die Fibula über die Membrana interossea und die ansetzenden Muskeln gut stabilisiert wird. Da die Fibula kein Gewicht tragender Knochen ist droht keine Dislokation.

6.7.1 Physiotherapeutische Untersuchung nach Unterschenkelfraktur

Sicht- und Tastbefund

Postoperativ sind oft der gesamte Unterschenkel und Fuß geschwollen. Physiotherapeuten sollten die Hauttemperatur und den Fußpuls (A. dorsalis pedis) testen. Auffälligkeiten können ein Hinweis auf Störungen der Durchblutung sein, wie sie bei Gefäßverletzungen, dem Kompartmentsyndrom oder Thrombosen vorkommen.

Patienten haben eine Wunde im Bereich der Tuberositas tibiae und an den Stellen, wo die Verriegelungsschrauben eingebracht wurden. Bei guter Wundheilung stellen die Narben kein Problem dar.

Funktionsbefund

Beinachsen
Weil bei Unterschenkelfrakturen Achsenabweichungen und Torsionsfehlstellungen relativ häufig sind, muss ein genauer Befund erhoben werden. Nach der Konsolidierung der Fraktur sind Korrekturen nicht mehr möglich. Fehlbelastungen in der Frühphase können Fehlstellungen begünstigen!

Muskulatur
Die Muskulatur des Unterschenkels darf nur bis Stufe 3 getestet werden. Für die Oberschenkelmuskulatur gibt es keine Einschränkungen.

Beweglichkeit
Die Beweglichkeit der Sprung- und übrigen Gelenke des Fußes können aufgrund der Schwellung eingeschränkt sein. Normalerweise bessert sich die Beweglichkeit mit abnehmender Schwellung und zunehmender Belastung. Aber auch Bewegung kann Schwellung reduzieren, wenn diese richtig dosiert ist (z. B. beim Nutzen der Muskelpumpe).

6.7.2 Physiotherapeutische Behandlung nach Unterschenkelfraktur

Behandlungsrelevante Aspekte

Mit Marknagel versorgte Unterschenkelfrakturen heilen sehr gut, vorausgesetzt es sind keine schweren Weichteilschäden vorhanden. Patienten dürfen ab dem 3. postoperativen Tag mit 20 kg belasten, nach etwa 4 Wochen kann die Belastung kontinuierlich gesteigert werden. Bevor Patienten voll belasten, müssen Verriegelungsschrauben entfernt worden sein.

> *Der entscheidende Reiz für die Knochenheilung ist Belastung. Bei guter ärztlicher und physiotherapeutischer Behandlung bleiben nach einer komplikationslosen Unterschenkelschaftfraktur weder Bewegungseinschränkungen noch andere Defizite zurück.*

Ziele und Maßnahmen

Folgende Checkliste gibt einen Überblick über Ziele und Maßnahmen:

Checkliste

Thromboseprophylaxe	- sämtliche Maßnahmen der Thromboseprophylaxe - Frühmobilisation
Entstauende Maßnahmen, Ödemresorption	- Manuelle Lymphdrainage (MLD) - Lagerung
Fördern der Frakturheilung	- Gangschule - Belastung
Verbessern der Muskelfunktion	- aktive Bewegungen - Gangschule
Stabilisation	- Gleichgewichtstraining - Proprioceptives Training - Beinachsentraining
Mobilisation	- passive und aktive Bewegungen in den gegebenen Grenzen - freihalten der patellaren Gleitflächen - freihalten angrenzender Gelenke, v. a. Mobilität im oberen Sprunggelenk

Fallbeispiel: Frau K. zog sich beim Skifahren eine Spiralfraktur der Tibia zu. Die Fraktur wurde wegen eines Kompartmentsyndroms initial mit einem Fixateur externe versorgt. Nach Spaltung des Kompartements war das primäre Ziel der Behandlung die Entlastung des Gewebes durch abschwellende Maßnahmen wie MLD, dezente Mobilisation angrenzender Gelenke und entsprechende Lagerung. Unterstützend wirkten isometrische Anspannungen der gesamten Beinmuskulatur. Die Dorsalextension des Fußes im oberen Sprunggelenk war gegen die Schwerkraft bis zur Nullstellung möglich, es lag keine Läsion des N. peronäus vor.

Die ventrale und dorsale Muskelkette wurde synergistisch im weiterlaufenden Sinne beübt (Dorsalextension mit M. quadriceps, Plantarflexion mit den Mm. ischiocrurales. Eine antagonistische Fußbewegung zur proximalen Muskelaktivität (Dorsalextension mit Anspannen der ischiokruralen Muskulatur) konnte in den ersten Tagen nicht schmerzfrei durchgeführt werden. Wegen des Kompartmentsyndroms sollte Frau K. das betroffene Bein viel hochlegen und das Bett nicht unnötig verlassen. Die Patientin wurde zum regelmäßigen Eigentraining an der verletzten Extremität angeleitet.

PNF-Übungen mit den nicht betroffenen Extremitäten dienten dem Erhalt der Muskelkraft. Dies hatte auch positiven Einfluss auf die Aktivität der Muskulatur am verletzten Bein (Overflow). Nach Abschwellen des verletzten Unterschenkels und einer sekundären operativen Versorgung mit einem Fixateur interne war das primäre Ziel die Wiederherstellung der Kniegelenkbeweglichkeit.

6.8 Sprunggelenkfraktur

Beim Umknicken oder durch Drehstürze beim Sport (Skifahren, Inlineskaten) kann es zu Verletzungen des Sprunggelenks kommen. Frakturen des lateralen Malleolus sind die häufigste Art der Sprunggelenkfrakturen und gehen oft mit einer Abscherfraktur des medialen Malleolus einher Verletzungen des Kapsel-Band-Apparates, die bei Frakturen oft nicht erkannt werden, stören die Gelenkmechanik empfindlich.

Die Behandlung von Sprunggelenkfrakturen ist langwierig. Oft bleibt eine Einschränkung der Beweglichkeit zurück. Physiotherapeuten sollten alles daran setzen, die Beweglichkeit so zu verbessern, dass Patienten beim Gehen abrollen können. In manchen Fällen ist dies erst nach der Metallentfernung möglich. Anderenfalls müssen die Schuhe so zugerichtet werden, dass trotz eingeschränkter Dorsalextension im oberen Sprunggelenk ein Abrollen möglich ist (Abrollhilfe am Schuhabsatz).

Langfristig kann es im Bereich des Sprunggelenks nach einer Fraktur zu einer Arthrose kommen. Dies ist v. a. dann zu befürchten, wenn
- bereits bei der Verletzung der Gelenkknorpel beschädigt wurde (trimalleoläre Fraktur, s. u.),
- die Rekonstruktion nicht optimal gelingt (s. u.),
- nach Abschluss der Behandlung ein Bewegungsdefizit bleibt,
- Patienten das Gelenk nach der Heilung zu sehr belasten (Übergewicht, bestimmte Sportarten).

Bei Operationen kann es zu einer Verletzung des N. peronäus superficialis oder des N. saphenus kommen. Bei Osteoporose ist das Risiko einer instabilen Osteosynthese erhöht (Trentz, Bühren 2001). Gelegentlich gelingt die operative Rekonstruktion nicht (Verkürzung der Fibula/des Außenknöchels, Klaffen der Syndesmose).

Klassifikation

Die Einteilung der Frakturen erfolgt nach dem Chirurgen Wilhelm Weber [1872-1928] wie folgt.

Weber A
Fraktur der Fibula (Abriss des Außenknöchels) auf Höhe oder distal des Gelenkspaltes infolge einer Supination/Inversion des Talus, Syndesmose intakt (**Abb. 6.52a**). Nicht oder nur gering dislozierte Frakturen des Außenknöchels werden meist konservativ therapiert. Liegt eine Dislokation mit Abscherung des Innenknöchels vor und ist eine Stabilität des Gelenkes nicht zu erwarten, erfolgt die operative Stabilisation mittels Zuggurtung oder Zugschraube. Eine primäre Stabilität des oberen Sprunggelenkes muss nach Abschluss der Knochenheilung gewährleistet sein.

Weber B
Fraktur der Fibula auf Höhe des Gelenkspaltes (der Syndesmose) durch Pronation/Eversion des Fußes, die Syndesmose kann, muss aber nicht zerrissen sein (**Abb. 6.52b**). Eine Dislokation des distalen Fragmentes um mehr als 2 mm, die Verletzung der Syndesmose und des Lig. deltoideum (Aufklappbarkeit, Talusvorschub) sind Indikatoren für eine operative Stabilisierung durch Zugschraube oder Drittelrohrplatte. Ansonsten ist die konservative Therapie möglich. In der Regel wird operiert!

Weber C
Fraktur der Fibula oberhalb der Syndesmose meist in Folge einer Pronation/Eversion mit Rotation des Fußes, Syndesmose zerrissen (**Abb. 6.52c**). Bei der Weber C Fraktur muss immer operiert werden: Stabilisation der Fragmente mittels Stellschraube (s. u.),

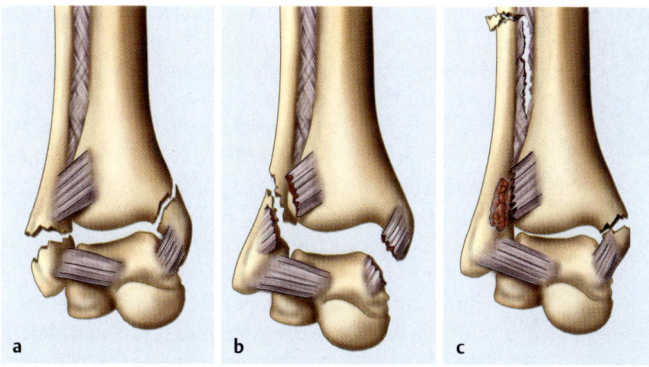

Abb. 6.52a–c Klassifikation nach Weber **a** Weber A. **b** Weber B. **c** Weber C.

Naht der Syndesmose und ggf. Naht des Lig. deltoideum.

Maisonneuve-Fraktur
Eine Sonderform der Weber C Fraktur stellt die Maisonneuve-Fraktur dar. Es handelt sich hierbei um eine Fraktur im Bereich der proximalen Fibula mit Zerreißung der Syndesmose sowie der Membrana interossea und des Lig. deltoideum.

Bimalleoläre Fraktur
Von einer bimalleolären Fraktur spricht man, wenn neben dem Außenknöchel auch der Innenknöchel gebrochen ist. Es kommt zu einem Abriss- oder Abscheren des medialen Kondylus, oft in Verbindung mit einer Verletzung der kapsulo-ligamentären Strukturen. Die Therapie gleicht der entsprechender isolierter Weberfrakturen.

Trimalleoläre oder Volkmann Fraktur
Bei einer Trimalleolären Fraktur kommt es neben einer Fraktur des lateralen und medialen Malleolus zur Absprengung der ventralen oder dorsalen Tibiakante (dem sog. Volkmann-Dreieck, **Abb. 6.53**). Da hier die Syndesmose ansetzt, liegt immer eine Syndesmosenverletzung vor, welche die Instabilität des Gelenkes begünstigt.

Kantenabsprengungen gehen häufig mit einer Luxation des Talus einher, welcher durch den Verletzungsmechanismus die Tibiakante abmeißelt. Dabei werden meist große Bereiche der Gelenkfläche geschädigt. In Abhängigkeit des ärztlichen Befundes (zerstörter Anteil der Gelenkfläche, Dislokation der Fragmente, Subluxation des Talus) erfolgt die Nachbehandlung restriktiv.

Ärztliche Therapie

Weber A Frakturen werden in erster Linie konservativ behandelt. Voraussetzung hierfür sind:
- korrekte Stellung der Fragmente (Gelenkführung),
- intakte Neurologie (N. peronaeus superficialis),
- allgemeine Begleiterkrankungen wie Ulcus cruris etc.

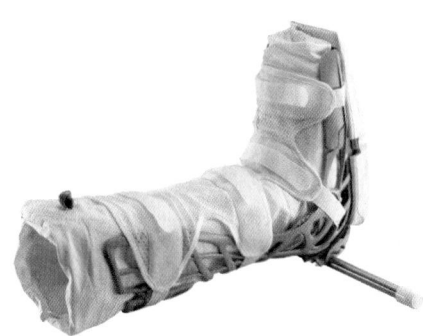

Abb. 6.54 Eine Alternative zum Gehgips bietet die Vakoped-Schiene.

Das Sprunggelenk wird bis zur beginnenden Konsolidierung in einem Gipsverband ruhig gestellt. Anschließend dürfen Patienten mit einem Gehgips oder einer Vakoped-Schiene das Bein mit 20 kg belasten (**Abb. 6.54**). Schreitet die Knochenheilung voran, kann die Belastung in Abhängigkeit von Schmerzen und Schwellung kontinuierlich gesteigert werden. Die Vakoped-Schiene schränkt die Beweglichkeit unter Belastung ein, ermöglicht aber eine frühere Mobilisation, da die Schiene zur Behandlung entfernt werden kann.

Die operative Therapie hat das Ziel, die knöchernen Strukturen bewegungsstabil zu rekonstruieren und eine frühfunktionelle Behandlung zu ermöglichen. Gelegentlich genügt eine Zuggurtungsosteosynthese des Innen- und/oder Außenknöchels. Die Fibula kann auch mit einer Drittelrohrplatte stabilisiert werden. Die gerissene Syndesmose und andere begleitende Bandverletzungen müssen genäht wer-

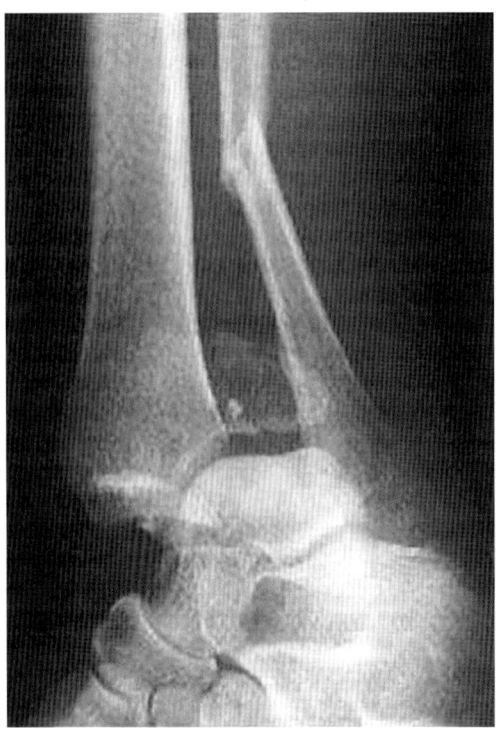

Abb. 6.53 Trimalleoläre Fraktur, Volkmann-Dreieck.

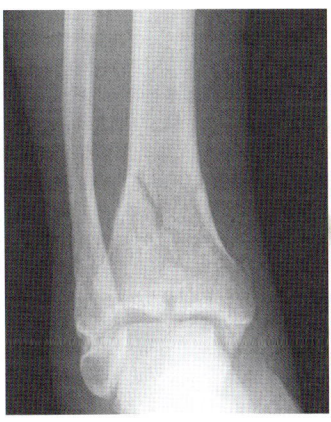 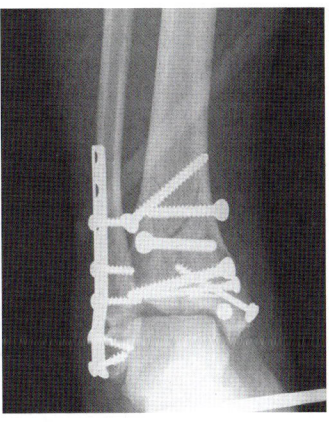

Abb. 6.55a–b Weber C Fraktur mit Syndesmosenbeteilung. **a** Präoperativ. **b** Operative Versorgung mittels einer Plattenosteosynthese und Stellschraube.

den, damit die Stabilität für das obere Sprunggelenk gewährleistet ist. Bei Bedarf verhindert eine Stellschraube proximal des distalen Talofibulargelenks eine Dislokation der Fibula.

> *Eine Stellschraube verhindert das Auseinanderweichen von Fibula und Tibia bei der Dorsalextension. Bis zur Entfernung der Stellschraube darf das obere Sprunggelenk nur eingeschränkt mobilisiert und das Bein nicht voll belastet werden!*

6.8.1 Physiotherapeutische Untersuchung nach Sprunggelenkfrakturen

Sicht- und Tastbefund

Posttraumatisch und postoperativ ist der Unterschenkel meist geschwollen. Beurteilt wird die Spannung der Haut, die Hautdurchblutung, die Temperatur und die Operationsnarbe. Zur Dokumentation misst man im Seitenvergleich den Umfang im Bereich von Mittelfuß, Malleolen und Unterschenkel (dünnste Stelle). Im Bereich der Achillessehne findet man v.a. nach Ablauf der Entzündungsphase häufig Verklebungen.

Muskulatur

Die Kraft der Dorsalextensoren und Plantarflexoren kann bis zum Wert der Stufe 3 gemessen werden. Verkürzungen können erst festgestellt werden, wenn die Beweglichkeit des Sprunggelenks frei gegeben ist.

Beweglichkeit

Postoperativ misst man die *aktive* Beweglichkeit von oberem und unterem Sprunggelenk im Seitenvergleich. Die vorsichtige passive Beurteilung (Bewegungsausmaß, Endgefühl) erfolgt erst, wenn die Entzündungsphase vorüber ist. Bewegungseinschränkungen sind normal, solang der Unterschenkel geschwollen ist.

6.8.2 Physiotherapeutische Behandlung nach Sprunggelenkfrakturen

Grundsätze

Das Gelenk befindet sich postoperativ in Ruhestellung (ca. 10° Plantarflexion) in einer Gipsschiene. Aus der Schiene heraus darf das Sprunggelenk bewegt werden. Dorsalextension und Plantarflexion sind im Bereich der schmerzfreien Matrixbelastung erlaubt und wirken abschwellend und analgesierend. Durch die Bewegung richtet sich das Narbengewebe in Funktionsrichtung aus und kann im optimalen Fall am Ende der Rehabilitation seine Funktion in nahezu ursprünglicher Art und Weise wieder aufnehmen (van den Berg 2001). Grundlage für eine gute Behandlung ist die Kenntnis der Biomechanik.

Biomechanik

Funktionell wird das Sprunggelenk in drei Gelenke unterteilt. Die Bewegungen in den Teilgelenken sind aufgrund ligamentärer Verbindungen miteinander gekoppelt. Nur bei einwandfreiem Zusammenspiel aller Teilgelenke kann das Sprunggelenk seine wesentlichen Funktionen als Teil der kinematischen Kette erfüllen:

- die Gewährleistung einer stabilen Unterstützung im Ein- und Zweibeinstand,
- den kraftvollen Abdruck für die Einleitung der Spielbeinphase beim Gehen,
- das kontrollierte Aufsetzen der Ferse als Vorbereitung für die Gewichtsübernahme in der Standbeinphase
- das Ausgleichen von Unebenheiten zur Sicherung des Gleichgewichts beim Gehen und im Stand.

Oberes Sprunggelenk: Tibia und Fibula bilden mit der Malleolengabel die knöcherne Führung für das obere Sprunggelenk (OSG). Der Talus bewegt sich zwischen den Malleolen um eine transversale Achse in Plantarflexion und Dorsalextension. Die Muskeln des Unterschenkels und des Fußes, die an Tibia und Fibula inserieren, gewährleisten die aktive Kontrolle der Bewegungen im OSG. Zahlreiche Bänder stabilisieren das Gelenk und begrenzen die Beweglichkeit.

Eine besondere Rolle spielt die *Syndesmose*, die bandhaft zwischen Tibia und Fibula. Sie gewährleistet in allen Gelenkstellungen eine stabile Einfassung des Talus zwischen den Malleolen und die „Feinjustierung" der Fibula gegenüber der Tibia.

Plantarflexion und Dorsalextension sind immer mit Bewegungen der Fibula gekoppelt (**Tab. 6.14**). Da der Talus in posterior-anterior Richtung um etwa 5 mm an Breite zunimmt, drängt er sich bei der Dorsalextension mit seinem breiteren queren Durchmesser zwischen die Malleolen. Die Fibula weicht aus und spannt die Syndesmose und die Membrana interossea (**Abb. 6.56**). Die gekoppelte Bewegung von Talus und Fibula gewährleistet die dynamische Begrenzung der Bewegungen im oberen Sprunggelenk und sorgen beim Gehen für eine optimale Kraftübertragung in jeder Phase der Belastung (Kapandji 1992). In endgradiger Dorsalextension ist das obere Sprunggelenk durch diesen Mechanismus verriegelt.

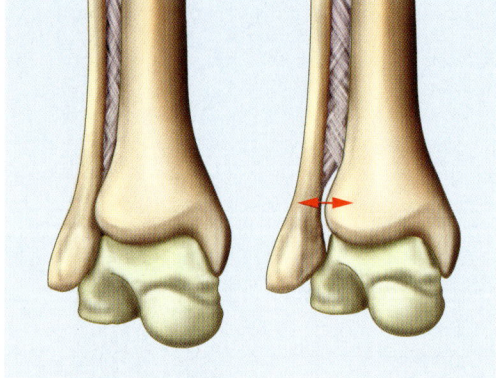

Abb. 6.56 Auseinanderspreizen der Malleolengabel.

Unteres Sprunggelenk: Das untere Sprunggelenk (USG) wird in ein hinteres und ein vorderes Gelenk unterteilt, da sie funktionell unterschiedliche Bewegungsmöglichkeiten besitzen.

Das hintere untere Sprunggelenk bildet sich aus der Verbindung zwischen Talus und Calcaneus (Art. subtalaris). In diesem Gelenk bewegen sich Rück- und Vorfuß gegeneinander. Von der Ferse aus betrachtet finden Inversions- und Eversionsbewegungen statt. Die Inversion ist eine Kombinationsbewegung aus Flexion, Adduktion und Supination (Varusstellung der Ferse), die Eversion aus Extension, Pronation und Abduktion (Valgusstellung der Ferse).

Medial und lateral begrenzen Bänder die Bewegungen (**Abb. 6.57**).

Das vordere untere Sprunggelenk wird aus der gelenkigen Verbindung von Talus, Kalkaneus und Os naviculare sowie dem Pfannenband (Lig. calcane-

> Nur wenn die Fibula im proximalen und distalen Tibiofibulargelenk frei beweglich ist, kann sich der Talus zwischen den Malleolen frei bewegen.

Tab. 6.14 Gekoppelte Bewegungen der Fibula bei Bewegungen im OSG

Plantarflexion	Dorsalextension
- der laterale Malleolus nähert sich der Tibia an (aktive Bewegung durch den M. tibialis posterior) - die Fibula bewegt sich nach distal und rotiert nach außen	- der laterale Malleolus entfernt sich von der Tibia - die Fibula bewegt sich nach proximal und rotiert nach innen

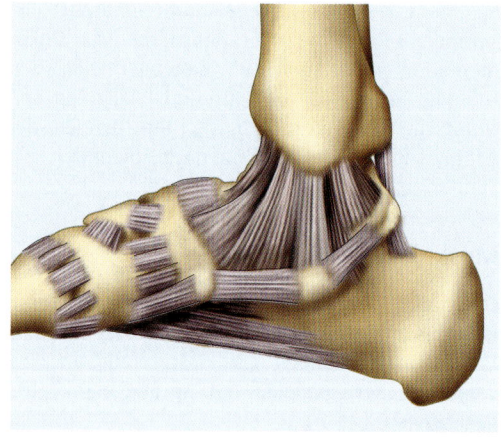

Abb. 6.57 Limitierende Bänder des hinteren unteren Sprunggelenks.

onaviculare) gebildet (Art. talocalcaneonavicularis). Hier finden Pronation und Supination statt (Verdrehung des Vorfußes gegen den Rückfuß).

Mittelfuß und Vorfuß: In Mittel- und Vorfuß finden beim Gehen und Stehen keine isolierten Bewegungen statt. Vielmehr addieren sich die Bewegungen des Vorfußes zu denen des unteren Sprunggelenks, d.h., dass die Bewegungen des Rückfußes zwangsläufig mit den Bewegungen des Vorfußes kombiniert sind und im Sinne der kinematischen Kette übertragen werden.

Statische und dynamische Stabilisatoren des Fußes: Betrachtet man den Fuß als Ganzes, erkennt man, dass ein Zusammenspiel von aktiven und passiven Strukturen auf sehr hohem Niveau notwendig ist, um eine statische und dynamische Stabilisation zu garantieren.

Das ständige Zusammenspiel von Bändern und Muskeln zusammen mit der knöchernen Architektur stabilisiert den Fuß in allen statischen wie dynamischen Situationen. Kommt es zur Dysfunktion einer der Stabilisatoren, müssen andere Strukturen mehr leisten, um dieses Defizit auszugleichen. Die Fußmuskulatur ist in der Lage durch entsprechendes Koordinationstraining und je nach sportlicher Anforderung den Ausfall von ligamentären Strukturen bis zu einem gewissen Grad zu kompensieren. Die den jeweiligen Bewegungen zugeordneten Muskeln werden in **Abb. 6.58** dargestellt.

Behandlungsrelevante Aspekte bei konservativer Therapie

Die konservative Behandlung schont das Gewebe, sie schränkt aber gleichzeitig die Möglichkeiten der physiotherapeutischen Behandlung ein. Neben der Gangschule und prophylaktischen Maßnahmen sind Trainingsformen wie PNF oder FBL möglich, die über weiterlaufende Aktivitäten die Muskulatur der betroffenen Extremität aktivieren und so helfen, Muskelatrophien zu verhindern. Eine Beeinflussung der heilenden Gewebe durch Mobilisation oder passive Maßnahmen ist kaum möglich. Einziger „funktioneller" Reiz in der Phase der Ruhigstellung ist der Wechsel von Belastung und Entlastung beim teilbelasteten Gehen mit Gehgips oder Vakoped. Die Entstehung „pathologischer" Crosslinks (siehe Kap. 1, Wundheilungsphasen) lässt sich kaum verhindern

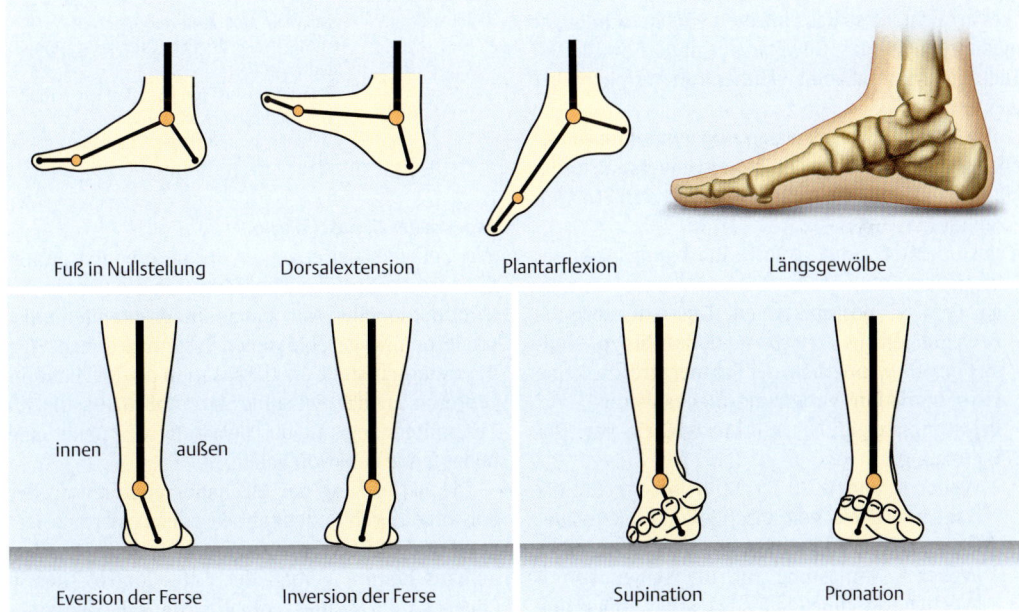

Abb. 6.58 Bewegungen des Fußes und zugehörige Muskeln:
- für die **Dorsalextension:** M. tibialis anterior, M. extensor digitorum longus, M. extensor hallucis longus,
- für die **Plantarflexion:** M. triceps surae, M. pernaeus longus, M. pernaeus brevis, M. tibialis posterior, M. flexor digitorum longus,
- für die **Inversion des Rückfußes:** M. triceps surae, M. tibialis posterior, M. tibialis anterior,
- für die **Eversion des Rückfußes:** M. pernaeus longus, M. pernaeus brevis,
- für die **Supination des Vorfußes:** M. tibialis anterior, M. extensor hallucis longus,
- für die **Pronation des Vorfußes:** M. pernaeus longus, M. pernaeus brevis, M. extensor digitorum longus,
- für die **Stabilisation des Längsgewölbes:** Inversoren des Rückfußes, Pronatoren des Vorfußes, kurze Fußmuskulatur.

und macht nach der Gipsabnahme eine manuelle Mobilisation erforderlich. Bei der Versorgung mit einer Vakoped-Schiene sind bei gutem Heilungsverlauf dosierte Bewegungen vor Vollendung der 6–8-wöchigen Ruhigstellung erlaubt.

> Aus physiotherapeutischer Sicht ist die operative Behandlung von Frakturen der konservativen Therapie vorzuziehen. Während bewegungsstabile Osteosynthesen eine frühfunktionelle Behandlung erlauben sind die Möglichkeiten bei der konservativen Behandlung in den meisten Fällen erheblich eingeschränkt!

Behandlungsrelevante Aspekte bei operativer Therapie

Vor allem am Sprunggelenk ist in den ersten Tagen nach dem Trauma bzw. der Operation die Beweglichkeit deutlich herabgesetzt. Diese „physiologische Hypomobilität" (van den Berg 2001) darf nicht mit intensiven Mobilisations- und Behandlungstechniken attackiert werden, da die Wundheilung ansonsten verstärkt wird. Es ist das therapeutische Ziel, die Anpassungsvorgänge des Gewebes kontrolliert ablaufen zu lassen und zu unterstützen. Dies wird u. a. durch die Reduktion des intravasalen Druckes erreicht, da so das Eintreten von Entzündungsmediatoren in das Gewebe verhindert wird. Die Therapie muss absolut schmerzfrei durchgeführt werden.

Die Behandlungsstrategien sind von Klinik zu Klinik unterschiedlich. In der Ulmer Universitätsklinik gilt in Abhängigkeit von den Wundverhältnissen Folgendes:
- postoperativ wird sofort Bewegungsstabilität erreicht,
- ab dem 2. postoperativen Tag extensorische Bewegungen aus der Schiene heraus bis zur Nullstellung bzw. innerhalb der Schmerzgrenze, keine Pro-/Supination (Verletzungsmechanismus),
- Belastungssteigerung in Abhängigkeit von der Verletzung:
  – Weber A und B 20 kg Teilbelastung für die Dauer von 6 Wochen, anschließend sukzessiver Übergang zur Vollbelastung,
  – Weber C Entlastung für die Dauer von 6 Wochen, anschließend sukzessive Steigerung bis Vollbelastung,
- ist eine Stellschraube eingebracht, Entfernung nach 6 Wochen, erst im Anschluss daran Vollbelastung,
- Metallentfernung nach spätestens einem Jahr.

Ziele und Maßnahmen

Folgende Checkliste gibt einen Überblick über Ziele und Maßnahmen:

Checkliste

Thromboseprophylaxe	• sämtliche Maßnahmen der Thromboseprophylaxe • Frühmobilisation
Entstauende Maßnahmen, Ödemresorption	• MLD • leichte Kompression • Lagerung
Fördern der Frakturheilung	• dosierte Belastung, Wechsel von Belastung und Entlastung • vorsichtige Mobilisation
Verbessern der Muskelfunktion	• aktive Bewegungen • Kräftigung (mit proximalen Widerständen, Isometrie) • Verbessern der Kraft in den nicht betroffenen Extremitäten • Gangschulung
Stabilisation	• Gleichgewichtstraining • propriozeptives Training • Beinachsentraining
Mobilisation	• passive und aktive Bewegungen im schmerzfreien Bereich (Dorsalextension/Plantarflexion) • zu Beginn keine Pronation und Supination (Verletzungsmechanismus) • freihalten angrenzender Gelenke

Aspekte der Gangschulung

Wie bei allen Verletzungen der unteren Extremität gilt auch bei Sprunggelenkfrakturen das Prinzip der frühfunktionellen Nachbehandlung. Patienten müssen lernen, im geschlossenen System zu gehen. Eine Besonderheit stellt die Lokalisation der Mechanorezeptoren an der Fußsohle dar (**Abb. 6.59**), die im Zusammenhang mit der Belastung des Beins eine bedeutende Funktion haben:

Die Aktivierung der Mechanorezeptoren an der Fußsohle durch Bodenkontakt oder dosierte Bewegung und Muskelarbeit im Sinne des Fußgewölbeaufbaus hemmt gemäß der Gate–Control-Theorie (siehe Kap. 1.4) die sympathische Reflexaktivität. Deshalb ist es sinnvoll, mit Patienten die optimale Belastung des Fußes zu üben.

Trainieren der funktionellen Fußbelastung: Das Aufbauen des Fußgewölbes wird im Sitzen unter Beibehalten der funktionellen Fuß- und Beinachsen

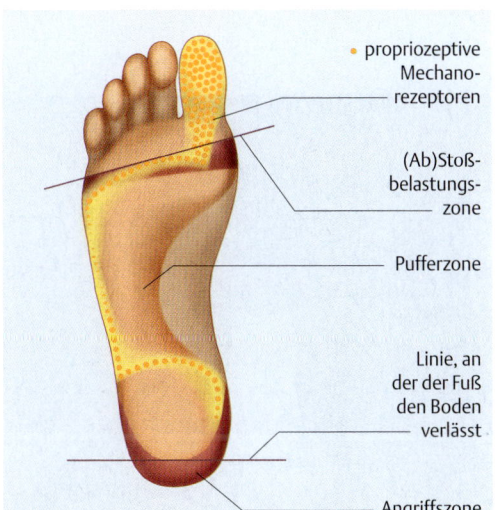

Abb. 6.59 Verteilung der Mechanorezeptoren der Fußsohle (in Anlehnung an Hervèou 1981 und Bizzini 1991).

geübt. Das Sprunggelenk befindet sich in einer leichten Plantarflexion, die Nullstellung sollte jedoch angestrebt werden. Zur Gewichtskontrolle hat der Patient eine Waage unter dem operierten Bein, so dass der Therapeut die Druckverhältnisse jederzeit kontrollieren kann. Nun wird der Patient instruiert, sein Quer- und Längsgewölbe aufzubauen und die Auflagepunkte des Fußes wahrzunehmen (als Hauptauflagepunkte für eine funktionelle Belastung des Fußes sind der Groß- und Kleinzehenballen sowie die Ferse definiert), ohne dass es zu einer vermehrten Gewichtsbelastung kommt. Er stellt sich vor, den Fuß zu verkürzen. Die Zehenspitzen müssen dabei locker auf der Unterlage liegen und weder abheben noch krallen. Um die Verschraubung des Fußes zu fördern, gibt der Therapeut am lateralen distalen Oberschenkel leichten Widerstand in Richtung Adduktion/Innenrotation. Im weiteren Therapieverlauf kann die funktionelle Fußbelastung mit zunehmender Gewichtsbelastung, im Stand und schließlich während des Gehens geübt werden.

Fallbeispiel: Ein 31-jähriger Patient hat sich beim Fußballspielen eine Weber C Fraktur am rechten Sprunggelenk zugezogen. Diese wurde im Zuge der Erstversorgung bereits auf dem Platz mit Kompression behandelt und gekühlt. Die operative Stabilisation erfolgte tags darauf durch eine Drittelrohrplatte und eine Stellschraube zur Sicherung der Syndesmose.

Unmittelbar postoperativ werden Maßnahmen wie das Hochlagern der Extremität, Manuelle Lymphdrainage sowie leichte Kompression und kontrolliertes Kühlen eingesetzt, um die physiologische Entzündungsreaktionen zu unterstützen. Assistives schmerzfreies Bewegen ist dem Patient anfänglich nur in die Plantarflexion möglich. Die Zehen kann er aktiv nur wenig beugen und strecken. Nach manueller Mobilisation der Mittelfußknochen gelingt ihm dies bereits erheblich leichter und er verspürte eine nachlassende Gewebespannung im gesamten Fuß. Nach der Therapie wird der Unterschenkel wieder in der Gipsschiene ruhig gestellt.

Um die Wundverhältnisse auf segmentalem Weg positiv zu beeinflussen, wird die Lendenwirbelsäule im Sinne einer hubfreien Flexion/Extension bewegt. Der Patient liegt dabei auf der linken Seite und das Sprunggelenk ist in Hüftgelenkshöhe unterlagert (unterstützt das Abfließen des postoperativen Ödems). Bei der Mobilisation wird die Flexion der Wirbelsäule durch den Patienten betont. Die Bewegung in Richtung Extension wird vom Physiotherapeuten unterstützt, z. B. mit dem Daumen und Zeigefinger am Dornfortsatz oder mit beiden Händen am Becken des Patienten.

In den ersten 2 postoperativen Tagen hat der Patient gelockerte Bettruhe. Da er das Bett für die notwendigsten Dinge verlassen darf, wird bereits am 1. postoperativen Tag mit der Vorbereitung des Gehens begonnen. Belasten darf der Patient das betroffene Bein noch nicht.

Der Übergang in die Proliferationsphase geschieht fließend. Deshalb wird anhand der Weichteilverhältnisse und dem objektiven Befinden des Patienten beurteilt, welchen Reizen das betroffene Gewebe ausgesetzt werden kann. Da die Wundverhältnisse gut sind, die Schwellung weitgehend abgeklungen ist und der Patient nicht über Schmerzen klagt, kommen Maßnahmen zum Einsatz, die die lokale Durchblutung im verletzten Gebiet verbessern. Sie sind jetzt ein wichtiger Bestandteil der Therapie. Aktives Bewegen in Richtung der Dorsalextension (Nullstellung) und Plantarflexion sowie aktive und passive Mobilisationstechniken im Bereich der angrenzenden Gelenke sind in dieser Phase der Behandlung sehr effektiv. Das Bewegungsausmaß richtet sich nach den Schmerzen und der Bewegungsqualität am Bewegungsende, wegen der Stellschraube ist die Dorsalextension aber bis 10° begrenzt (s. o.). Schmerzfreiheit hat noch immer höchste Priorität, um eine Freisetzung von Entzündungsmediatoren (Neurokinine) zu verhindern.

Nach 2 Wochen darf der Patient das Bein mit 20 kg belasten. Zur Verbesserung des Gehens und der Stabilität im Sprunggelenk übt der Patient die funktionelle Belastung des Fußes (s. o.). Nach 6 Wochen wird die Stellschraube entfernt, alle Bewegungen im oberen Sprunggelenk sind erlaubt. Zunächst findet man aber wieder frische Wundverhältnisse vor, die entsprechend der ersten Wundheilungsphase therapiert werden müssen.

6.9 Kalkaneusfraktur

Der Kalkaneus nimmt als Teil des knöchernen Längsgewölbes des Fußes von kranial einwirkende Kräfte auf und lenkt diese zum Teil auf den horizontal stehenden Fuß um. Weiter fungiert er als Hebelarm für den M. trizeps surae. Dieser spannt über den Kalkaneus die Plantaraponeurose, ein wichtiger Bestandteil der Verspannung des Fußlängsgewölbes. Funktionstüchtige Wadenmuskulatur ermöglicht uns den Zehenstand und ist für das Abstoßen in der letzten Phase des Standbeins beim Gehen wichtig.

Frakturen des Kalkaneus resultieren z. B. aus einer Stauchung in die Längsachse des Beines, z. B. nach einem Sturz aus großer Höhe. Unterschieden werden intraartikuläre (ca. 75 %, durch die Enge der anatomischen Verhältnisse kommt es nahezu immer zu einer Gelenkbeteiligung) und extraartikuläre (ca. 25 %) Frakturen. Kalkaneusfrakturen treten aufgrund der anatomischen Form des Knochens wesentlich häufiger auf als Talusfrakturen.

Verschiedene Faktoren sind für die Prognose von Bedeutung:
- Anzahl der Fragmente,
- deren Bezug zu den tragenden Gelenkflächen,
- Dislokation der Fragmente,
- Höhenminderung (Impression) des Knochens.

Ärztliche Therapie

Je nach Verletzung kann die Fraktur konservativ und operativ versorgt werden.
Indikation für eine konservative Therapie sind extraartikuläre Frakturen ohne Dislokation und einer pathologischen Abweichung des Böhler-Winkels (**Abb. 6.60**), der für die physiologische Stellung des Rückfußes maßgebend ist.

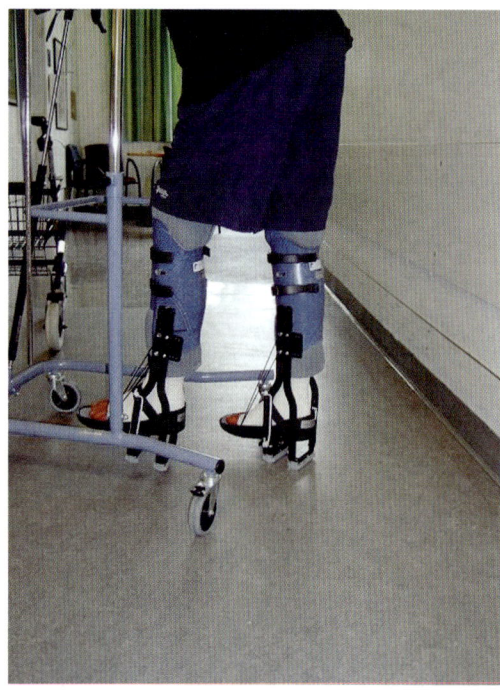

Abb. 6.61 Allgöwer-Gehapparat

Bei konservativer Therapie wird die betroffene Extremität mittels einer Unterschenkelgipsschiene ruhig gestellt. Sobald die Schwellungen abgeklungen sind, wird ein zirkulärer Gips angelegt. Das Bein muss in der Regel 6–12 Wochen entlastet werden. Gegebenenfalls kommt zur Entlastung ein Allgöwer-Gehapparat zum Einsatz (**Abb. 6.61**).
Bei der operativen Therapie wird die ohnehin schon ungünstige Weichteilsituation mit dem großen Risiko von Nekrosen und Infekt nochmals

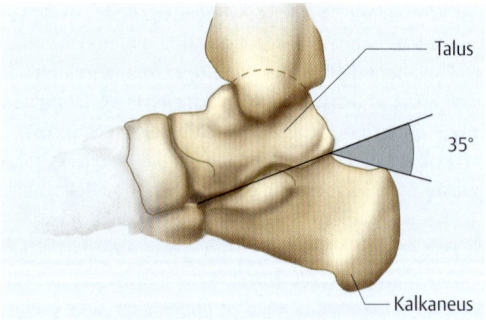

Abb. 6.60 Böhler-Winkel (Norm: 20–40°), Maß für die physiologische Rückfußstellung.

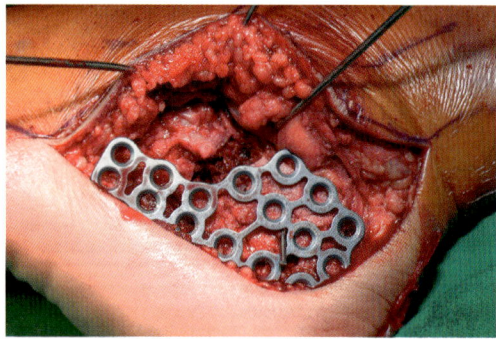

Abb. 6.62 Osteosynthese mit der Ulmer Platte.

gereizt. Daher ist eine besonders atraumatische OP-Technik erforderlich nicht selten über einen Fixateur externe oder eine „Ulmer Platte" (**Abb. 6.62**).

Sobald Belasten erlaubt ist, können Tapeverbände, Orthesen (Einlagen) und Abrollhilfen nützliche Hilfsmittel für das Stehen und Gehen sein, wenn sie die Funktionen unterstützen und helfen, strukturelle Fehlbelastungen zu reduzieren.

Komplikationen und Spätfolgen

- Lange Ruhigstellungszeiten besonders nach konservativer Versorgung führen zu Atrophien der Unterschenkelmuskulatur und auch zu deren Elastizitätsverlust,
- Spannungsverlust der Fußgewölbe stabilisierenden Muskulatur,
- evtl. Sensibilitätsstörungen im Bereich des Rückfußes bei Schädigung des N. tibialis posterior, es besteht auch ein intraoperatives Verletzungsrisiko des N. tibialis posterior,
- Gefahr einer Sympathischen Reflexdystrophie (SRD),
- Gefahr eines Kompartmentsyndroms,
- Gefahr eines Impingements des M. peronaeus longus durch dislozierte Fragmente,
- Wundheilungsstörungen in 10%, in der Hälfte davon Ausbildung eines Infektes (Osteitis).

6.9.1 Physiotherapeutische Untersuchung nach Kalkaneusfrakturen

Im Sicht- und Tastbefund ist präoperativ meist eine starke Schwellung, ein ausgeprägtes Hämatom und evtl. eine Deformität zu erkennen.

Die Beweglichkeit des gesamten Fußes ist schmerzhaft eingeschränkt. Bis zur operativen Stabilisation soll nicht bewegt werden. Wenn der Patient es zulässt, kann der Vorfuß passiv bewegt werden. Erfahrungsgemäß empfinden viele Patienten dies als entlastend.

Nach der Ruhigstellung ist eine sorgfältige strukturelle und funktionelle Untersuchung des Fußes und der Unterschenkelmuskulatur nötig:
- Art (muskulär, arthroossär) und
- Umfang der Bewegungseinschränkungen (im Bereich der Tibiofibulargelenke, der Sprung- und Fußgelenke),

- passive Einstellbarkeit der Fußgewölbe und
- aktive Stabilisierungsfähigkeit des Längsgewölbes,
- Abrollbewegungen beim Gehen,
- Hinkmechanismen und
- Schonhaltungen des Beines.

6.9.2 Physiotherapeutische Behandlung nach Kalkaneusfrakturen

Aspekte der posttraumatischen Therapie

Fördern der Resorption
Problematisch für die Erstversorgung der Faktur ist die meist ausgedehnte Hämatombildung und resultierende Schwellung. Aus diesem Grund ist die Physiotherapie hier schon in der präoperativen Phase ein wichtiger Faktor, um die Verweildauer im Krankenhaus zu verkürzen. Alle Maßnahmen, die das Abschwellen fördern sind indiziert. Sie müssen schmerzfrei sein. Therapie der Wahl ist die Manuelle Lymphdrainage. Unterstützend dazu wird der Patient mit einer AV-Pumpe versorgt (**Abb. 6.63**). Eine Fußmanschette wird bündig an der verletzten Extremität angelegt und mittels Druckluft stoßweise aufgepumpt. Der Rückfuß wird somit intermittierend leicht komprimiert und entstaut. Die Kombination einer ausgedehnten Lymphdrainage mit der AV-Pumpe lässt die Schwellung häufig innerhalb von 36 Stunden abklingen. Dann ist eine operative Versorgung möglich. So trägt die Physiotherapie nicht selten zur Verkürzung der Liegezeit des Patienten im Krankenhaus bei.

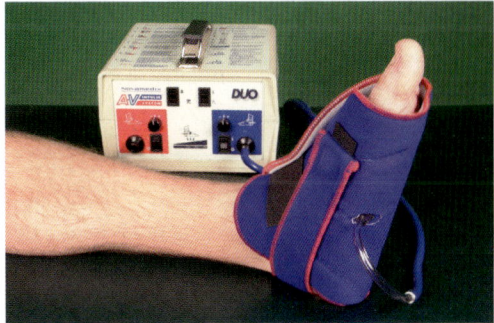

Abb. 6.63 AV-Pumpe

Aspekte der Therapie nach konservativer Versorgung in der Phase der Ruhigstellung

Fördern der Resorption und Vermindern der negativen Folgen der Immobilisation

Die in der Unterschenkelgipsschiene ruhig gestellte Extremität kann am 2. postoperativen Tag (nach Zug der Redonschläuche) bewegt werden. Am Fuß sind Zehenbewegungen, Dorsalextension und Plantarflexion in der Schiene erlaubt. Pronation und Supination des Vorfußes werden erst ab der 5. Woche geübt, da diese Bewegungen den Kalkaneus im Sinne weiterlaufender Bewegungen einbeziehen könnten (Inversion und Eversion).

Aspekte der Therapie nach konservativer bzw. operativer Versorgung bei beginnender Belastbarkeit und in der Spätphase bei voller Belastbarkeit des Beines

Wiederherstellen der Beweglichkeit der Sprung- und Fußgelenke, Kräftigen besonders der Wadenmuskulatur, Fördern des Synergismus der Gewölbe stabilisierenden Muskulatur des Fußes (siehe Beispiel), Beinachsentraining, Gehschule evtl. Üben des Gehens mit dem Allgöwer-Gehapparat.

Beispiel: Fördern des Synergismus für die Fußwölbungen unter Entlastung.

Patient in Rückenlage. Das kleine Brettchen, das flächig an die Fußsohle angelgt wird, bringt die Beinmuskelkette in ein geschlossenes System und

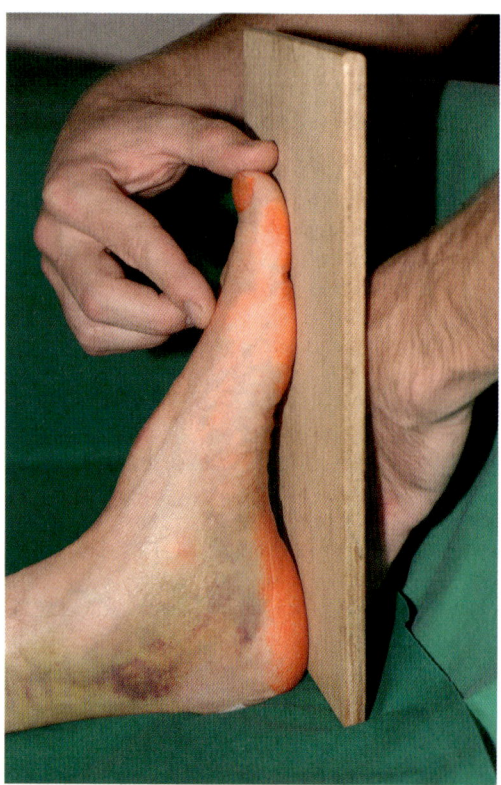

Abb. 6.64 Üben mit einem Brettchen an der Fußsohle. Die Beinmuskulatur übt im geschlossenen System.

stimuliert die Mechanorezeptoren an der Fußsohle (**Abb. 6.64**).

Der Therapeut hält das Brettchen und kontrolliert auch den Druck der Fußsohle gegen das Brett. Das Sprunggelenk befindet sich wenn möglich in der Neutral-Nullstellung.

- Der Patient übt, seinen Fuß „kürzer" werden zu lassen, indem er den Großzehballen zur Ferse ziehen will und so das Längsgewölbe aktiviert.
- Konzentriert er sich dabei auch auf die drei Hauptbelastungspunkte des Fußes, Großzeh-, Kleinzehballen und Ferse, aktiviert er auch das Quergewölbe.

Sobald Belasten erlaubt ist, muss unter Belastung geübt werden. Im Vordergrund stehen das Kräftigen der Unterschenkel- und Fußmuskulatur und das Wiederherstellen der Elastizität, besonders der Wadenmuskulatur (**Abb. 6.65**).

Zusammenfassung

- Nach Verletzungen im Bereich des Sprunggelenks und des Fußes stehen die Beweglichkeit der Unterschenkel-, Sprung-, Fuß- und Zehengelenke im Fokus der Therapie.
- Ein weiterer Schwerpunkt ist die Stabilisation des Fußlängsgewölbes.
- Sobald Belasten erlaubt ist, können Tapeverbände, Orthesen (Einlagen) und Abrollhilfen nützliche Hilfsmittel für das Stehen und Gehen sein, wenn sie die Funktionen unterstützen und helfen, strukturelle Fehlbelastungen zu reduzieren.

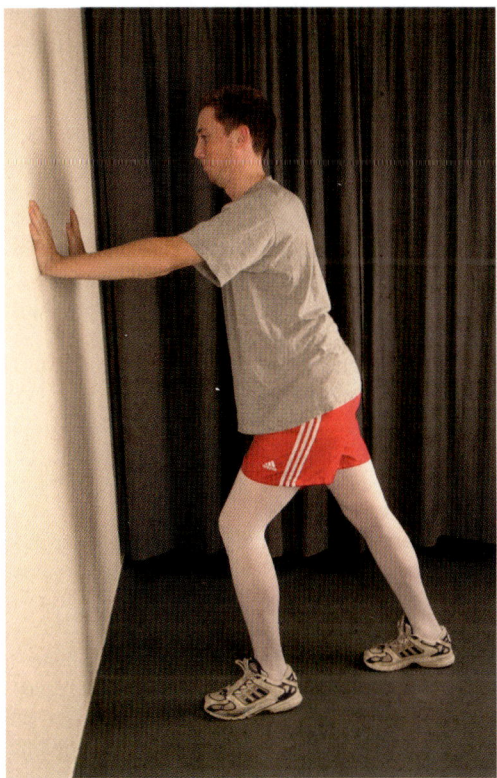

Abb. 6.65 Wadendehnung

Literatur und weiterführende Literatur

Brügger A. Gesunde Haltung und Bewegung im Alltag. Zürich: 1996.

Dvorak J et al. Manuelle Medizin: Therapie. 3. überarbeitete und erweiterte Auflage. Stuttgart: Thieme; 1997.

Eisele R. Experimentelle und klinische Untersuchung zur Thromboseprophylaxe in der Unfallchirurgie. Universität Ulm; 2002.

Götz-Neumann K. Gehen verstehen. Ganganalyse in der Physiotherapie. Stuttgart: Thieme; 2003.

Hochschild J. Strukturen und Funktionen begreifen. Funktionelle Anatomie – Therapierelevante Details. Band 2. LWS, Becken und Hüftgelenk, untere Extremität. Stuttgart: Thieme; 2002.

Kaltenborn F. Manuelle Therapie der Extremitätengelenke. Oslo: Norlis; 1982.

Kapandji I.A. Funktionelle Anatomie der Gelenke. Band 2. Untere Extremität. 2., unveränderte Auflage. Stuttgart: Enke 1992.

Kinzl L, Gebhardt F. Trauma-Taschenbuch. Berlin: Springer; 2001.

Klein-Vogelbach S. Funktionelle Bewegungslehre. 5. Auflage. Berlin: Springer; 2000.

Klein-Vogelbach S. Funktionelle Bewegungslehre, Ballübungen. Berlin: Springer; 2003.

Klein-Vogelbach S. Gangschulung zur Funktionellen Bewegungslehre. Berlin: Springer; 1995.

Krischak G. Traumatologie für Physiotherapeuten. Stuttgart: Thieme; 2005.

Netter F. Netters Orthopädie. Stuttgart: Thieme; 2001.

Perry J. . Norm und Pathologie des Gehens. München: Elsevier; 2003.

Schomacher J. Manuelle Therapie: Bewegen und Spüren lernen. 2. unveränderte Auflage. Stuttgart: Thieme; 1997.

Schomacher J. Biomechanik der Körperstrukturen. In: Hüter-Becker A, Dölken M (Hrsg.). physiolehrbuch Biomechanik, Bewegungslehre, Leistungsphysiologie, Trainingslehre. Stuttgart: Thieme; 2004.

Schünke M. Funktionelle Anatomie. Topographie und Funktion des Bewegungssystems. Stuttgart: Thieme; 2000.

Siegele J. Seilzugübungen. Stuttgart: Thieme; 2003.

Steverding M. Rehabilitation spezifischer Gewebe. In: van den Berg F. Angewandte Physiologie: 3 Therapie, Training, Tests. Stuttgart: Thieme; 2001, S. 130-194.

Trentz O, Bühren V. Checkliste Traumatologie. Stuttgart: Thieme; 2001.

van den Berg F. Angewandte Physiologie: Band 1. 1. Auflage. Das Bindegewebe des Bewegungsapparates verstehen und beeinflussen. Stuttgart: Thieme; 2001.

van den Berg F. Angewandte Physiologie: Band 1. 2. Auflage. Das Bindegewebe des Bewegungsapparates verstehen und beeinflussen. Stuttgart: Thieme; 2003.

van den Berg F. Angewandte Physiologie: Band 3. Therapie, Training, Tests. Stuttgart: Thieme; 2001.

White A, Panjabi M. Clinical Biomechanics of the Spine. Sec. Ed. Philadelphia: Wiliams & Wiliams; 1990.

*Lagern nach Ellbogenverletzungen:
Hand höher Ellbogen, Ellbogengelenk
höher als Schulter!*

7 Verletzungen der oberen Extremität

7.1 Verletzungsarten · 203
7.2 Prinzipien der physiotherapeutischen Untersuchung · 206
7.3 Prinzipien der physiotherapeutische Behandlung · 221
7.4 Schulterluxation · 227
7.5 Rotatorenmanschettenruptur · 233
7.6 Frakturen des proximalen Humerus · 237
7.7 Humerusschaftfraktur · 241
7.8 Olekranonfraktur · 243
7.9 Radiusköpfchenfraktur · 247
7.10 Unterarmfrakturen · 248
7.11 Distale Radiusfraktur · 250
7.12 Kahnbeinfraktur · 253
7.13 Sehnenverletzungen · 255
7.14 Komplexe Verletzungen der Hand · 256

Schmerzfreies und resorptionsförderndes Hochlagern, gleichmäßige Verbände beugen einer sympathischen Reflexdystrophie vor

Supraspinatus, Infraspinatus, Teres minor und Subscapularis bilden die Rotatorenmanschette

Bei mehr als 90° aller Luxationen luxiert der Humeruskopf in ventrokaudale Richtung. Die Gelenkkapsel weist in diesem Bereich eine Schwachstelle auf

7 Verletzungen der oberen Extremität

Florian Schneider

Verletzungen der oberen Extremität beeinträchtigen die Funktion der Arme und Hände. Vor allem wenn die dominante Seite betroffen ist, sind die Patienten während der Heilungsphase bei alltäglichen Tätigkeiten eingeschränkt. Ziel der chirurgischen oder konservativen Versorgung und der Physiotherapie ist es, die Funktion der Hände wiederherzustellen. Diese hängt von einem funktionsfähigen Schultergürtel und intakten Armgelenken ab. Einerseits verdanken wir der *Beweglichkeit* des Schultergürtels und der Arme den großen Bewegungsspielraum unserer Hände, andererseits ist die *Stabilisationsfähigkeit* der proximalen Gelenke der oberen Extremität eine Voraussetzung für viele feinmotorische Funktionen der Hände.

Nicht immer ist nach der Verletzung eine vollständige Rekonstruktion der anatomischen Strukturen und damit eine störungsfreie Funktion möglich. Umso wichtiger ist es, in der Physiotherapie auf die Sorgen und Bedürfnisse des Patienten einzugehen und vorhandene Ressourcen motivationsfördernd zu nutzen. Am Beispiel der sympathischen Reflexdystrophie (siehe Kap. 3) kann man erkennen, welchen Einfluss Psyche und Einstellungen der Patienten auf den Heilungsverlauf haben.

Besonders alte Patienten machen sich Sorgen um ihre Selbstständigkeit und verlieren unter Umständen die Motivation für die Rehabilitation. Es ist bei diesen Patienten ganz besonders wichtig, Perspektiven aufzuzeigen und alltagsgerecht zu üben. Ein klarer Bezug zum Beispiel zu Tätigkeiten im Haushalt oder zur geliebten Gartenarbeit fördert die Motivation, gibt dem Üben Sinn und sporrt an. Gegenstände aus Küchenschränken zu holen oder mit der Heckenschere zu hantieren, sind für den Patienten sinnvollere Übungen als Gymnastikstäbe über den Kopf zu heben! Die Zusammenarbeit mit Ergotherapeuten ist gerade bei dieser Patientengruppe besonders wichtig.

Im folgenden Kapitel werden neben einem allgemeinen Überblick über Verletzungsarten die Grundlagen der physiotherapeutischen Untersuchung und Behandlung bei Verletzungen der oberen Extremität dargestellt.

> *Die exemplarisch ausgewählten Verletzungen betreffen den Schulter-, Ellbogen- und Handbereich.*

7.1 Verletzungsarten

Frakturen

Frakturen des Armes und der Hand sind meist die Folge eines Sturzes. Wir nutzen unsere Arme – im Sinne von Gleichgewichtsreaktionen – um uns auszubalancieren und bei Bedarf rasch abzustützen. Werden Verletzungen konservativ behandelt und dabei für eine gewisse Zeit ruhig gestellt, kann dies Auswirkung auf die Beweglichkeit angrenzender Gelenke und die Muskelkraft haben. Vor allem bei älteren Patienten sind die Folgen einer länger dauernden Immobilisation schwer wiegend und führen (vorübergehend) zu einem Verlust ihrer Selbstständigkeit und zu langen Behandlungsverläufen.

> *Bei älteren Patienten sollten die Ursachen eines Sturzes genau hinterfragt werden. Nicht selten spielen Erkrankungen wie z. B. Osteoporose, Herz-Kreislauf-Probleme und Diabetes oder Gangunsicherheiten (evtl. neurologischer Ursache) eine Rolle. Dies muss bei der Behandlung berücksichtigt werden, deren Schwerpunkt dann auch bei der **Prävention** gegen Folgestürze liegt.*

Unterschiedliche, in **Tab. 7.1** gezeigte Komplikationen können die Physiotherapie nach Frakturen erschweren, Ergebnisse verzögern oder zu nicht reversiblen Spätfolgen führen.

Tabelle 7.1 Komplikationen bei Frakturen im Bereich der oberen Extremität

Komplikation oder Schädigung	Auswirkungen
Nervenläsionen	- sensible Ausfälle - Lähmungen
Weichteilschäden	- verzögerte Heilung - Kompartmentsyndrom - Volkmann-Kontraktur
Achsenfehlstellung	- Störung der Gelenkmobilität
sympathische Reflexdystrophie	- symptomatische Trias und trophische Störungen mit dem Risiko bleibender Schäden
Pseudarthrosen	- Schmerzen - Instabilität - funktionelle Störungen
Fragmentnekrose	- Knochendefekt (je nach Lokalisation und Größe mit Einbußen der Stabilität oder Gelenkfunktion)
Stufenbildung in Gelenken	- Störung der Gelenkbewegung (mechanisch, durch Schmerzen) - sekundäre Arthrose
Immobilisationsschäden	- schmerzhafte Bewegungseinschränkung - Kraftverlust
Störung der Gelenkmobilität durch Implantate	- Bewegungseinschränkung
Infektionen	- Nekrosen - Adhäsionen im Gewebe
Ossifikationen	- Bewegungseinschränkung

Luxationen

Luxationen im Bereich der oberen Extremität treten v. a. bei Stürzen oder im Sport auf. Schäden des Kapsel-Band-Apparates sind bei Luxationen fast immer vorhanden. Häufig werden auch Muskeln bzw. Sehnen verletzt. Nerven können durch Überdehnung geschädigt werden. Komplikationen treten meist im Zusammenhang mit den genannten Verletzungen auf (**Tab. 7.2**). Bei Luxationsfrakturen ist fast immer eine Operation erforderlich.

Bei der anschließenden Physiotherapie wird eine gute Stabilität des betroffenen Gelenks bei ausreichender Beweglichkeit angestrebt. Für Patienten kann es besser sein, eine endgradige Bewegungseinschränkung hinzunehmen, um die Stabilität des Gelenks nicht zu gefährden.

Ein häufige Verletzung ist die Schulterluxation, die bei laxem Bandapparat auch durch Bagatelltraumen entstehen kann. Bei häufigem Auftreten spricht man von der habituellen Schulterluxation.

Tabelle 7.2 Komplikationen bei Luxationen im Bereich der oberen Extremität

Komplikation oder Schädigung	Auswirkungen
Muskel- und Sehnen-Verletzungen	- Muskelverkalkungen (Kalzifikationen) - schmerzhafte Muskelfunktion
Kapsel-Band-Verletzungen	- Verknöcherungen in Bändern - Vernarbungen der Gelenkkapsel - Instabilitäten
Nervenläsionen	- sensible Ausfälle - Lähmungen
Luxationsfrakturen	- meist OP-Indikation - oft Stufenbildung in Gelenken
andere knöcherne Begleitverletzungen (Knorpelimpressionen, Abscherung von Knochenfortsätzen)	- Störung der Gelenkmechanik - Knorpelschäden - sekundäre Arthrose - Funktionsverlust von Muskeln
Knochennekrose (v. a. bei Lunatumluxation)	- Bewegungseinschränkung - Schmerzen
Reluxation	- Instabilität, habituelle (Sub-)Luxation

Kapsel-Band-Verletzungen

Kapsel-Band-Verletzungen treten häufig als Begleitverletzungen von Gelenkfrakturen und Luxationen auf und haben einen Stabilitätsverlust zur Folge, der die Gelenkfunktion auch noch nach der Heilungsphase erheblich beeinträchtigen kann. Die gestörte Arthrokinematik kann zu Bewegungsschmerzen führen und nachfolgend eine frühe Arthrose oder andere degenerative Veränderungen verursachen.

- **Kapsel- und Bänder-Dehnungen** machen nicht zwingend eine Ruhigstellung des betroffenen Gelenks erforderlich. Es muss aber dafür gesorgt werden, dass die betroffenen Strukturen während der Heilungsphase nicht zu stark beansprucht werden.

- **Kapsel-Band-Rupturen** sind meist eine Indikation für die Operation. Der Arzt rekonstruiert die anatomische Struktur so, dass die Gelenkführung und -stabilität erhalten bleibt.

Typische Verletzungen, die meist operativ versorgt werden, sind z. B. Rupturen des Lig. interosseum zwischen Kahn- und Mondbein oder die Ruptur des ulnaren Seitenbandes des Daumens (Skidaumen). Oft bleibt nach solchen Operationen trotz intensiver Physiotherapie ein endgradiges Bewegungsdefizit im betroffenen Gelenk.

> *Kapsel-Band-Verletzungen haben oft größere Auswirkungen auf die Funktion der Gelenke als Frakturen. Die Therapie solcher Verletzungen erfordert eine genaue Kenntnis der Gelenkmechanik. Auch nach Monaten kann das Ergebnis noch verbessert werden, die Therapie darf also nicht für einen zu kurzen Zeitabschnitt angelegt sein.*

Muskel-Sehnen-Verletzungen

An der oberen Extremität treten Muskel-Sehnen-Verletzungen vorwiegend als Sehnenrisse im Bereich der Schulter und der Finger auf. Muskel- oder Muskelfaserrisse sind eher selten. Rupturen der Rotatorenmanschette und der langen Bizepssehne treten oft ohne ein adäquates Trauma auf (Bagatelltrauma), weil die Sehnen v. a. bei älteren Menschen degenerativ verändert sind (z. B. beim Impingementsyndrom), Risse der distalen Ansatzsehne des M. biceps brachii treten nach erheblicher Gewalteinwirkung auf.

An der Hand sind Verletzungen der Streck- und Beugesehnen der Finger häufig die Folge von Arbeitsunfällen. Sie können isoliert auftreten, auch knöcherne Ausrisse der Sehnen sind möglich. Typische Ursachen sind direkte Gewalteinwirkungen durch scharfe Gegenstände.

Amputationen

Im Bereich der oberen Extremität führen meistens Arbeitsunfälle zu Amputationen. Das Nutzen von Arbeitsgeräten wie Kreissägen, Fräsmaschinen, Metallpressen führt immer wieder zu traumatischen Fingeramputationen, Abtrennungen der Hand und von Teilen des Armes. Je proximaler die Verletzung, umso schwer wiegender die Folgen. Dank moderner handchirurgischer Operationsmethoden werden diese Verletzungen heute sehr gut versorgt, vorausgesetzt, es kommt nicht zu Infektionen. Amputate können replantiert werden, wenn die Amputationszone und das Amputat nicht zu sehr beschädigt sind und der zeitliche Abstand zwischen der Verletzung und der Operation nicht zu groß ist (siehe Kap. 5).

Nagelverletzungen

Nagelverletzungen haben physiotherapeutisch keine besondere Relevanz. Dennoch sollten sich Therapeuten der Funktion des Fingernagels bewusst sein. Neben seiner ästhetischen Bedeutung stabilisiert er die Fingerkuppe und ist damit wichtig für die Greiffunktion der Finger.

Komplexe Handverletzungen

Verletzungen durch Industriemaschinen, Motorsägen, Sprengstoff und Haushaltsgeräte können gleichzeitig Haut, Muskeln, Gefäße, Nerven und Knochen betreffen. Einzelne oder mehrere Finger können abgetrennt werden. Häufig sind die Wunden z. B. durch Schmiermittel stark verschmutzt. Komplexe Handverletzungen müssen so schnell wie möglich operiert werden, um die Folgeschäden möglichst gering zu halten. Hierbei versucht der Arzt entsprechend den Schädigungen mehrere Ziele zu erreichen (siehe auch Krischak 2005):
- Stabilisation der Knochen,
- Amputation und Stumpfbildung,
- Sanierung der verletzten Gefäße,
- Readaptation verletzter Nerven.

Antibiotika verhindern nach der Operation die Ausbreitung von Infekten. Um Nekrosen zu verhindern werden zusätzlich durchblutungssteigernde Medikamente gegeben. Auch wenn die oben genannten Ziele in der ersten Operation erreicht werden, sind meist Folgeoperationen notwendig, um Weichteile zu sanieren, auf stabilere Osteosyntheseverfahren umzusteigen oder um Narben zu revidieren. Der Heilungsprozess dauert nicht selten bis zu einem Jahr und länger.

7.2 Prinzipien der physiotherapeutischen Untersuchung

Die obere Extremität bildet mit Schultergürtel, Arm und Hand eine funktionelle Einheit. Verletzungen wirken sich stets auf den gesamten Bereich und meistens auch auf das Bewegungsverhalten und die muskuläre Balance der Wirbelsäule, besonders der Halswirbelsäule aus. Die Untersuchung schließt deshalb stets die gesamte obere Extremität und die Wirbelsäule ein.

In der folgenden Checkliste werden die Kriterien und Aspekte der Untersuchung hervorgehoben, die bei Verletzungen der oberen Extremität von besonderem Interesse sind.

Checkliste

Selbstständigkeit des Patienten	▪ Rechts- oder Linkshändigkeit ▪ Ist die betroffene Seite die dominante Seite? ▪ Wie geschickt ist der Patient mit der nicht betroffenen Seite?
Stabilität und Belastbarkeit der verletzten Strukturen	▪ Art der Versorgung ▪ Ruhigstellung ▪ Dauer der Immobilisation ▪ lagerungsstabil ▪ bewegungsstabil ▪ belastungsstabil
Allgemeinbefund	▪ Kreislaufsituation ▪ Hämatome, auch verletzungsferne z. B. im Bereich des Brustkorbs, die sich auf die Atmung auswirken ▪ Schonhaltung ▪ Ausweichbewegungen
Schmerzen und Angst	▪ wo, in welcher Situation, in Ruhe, bei Bewegung, bei Belastung (Widerstände) ▪ Angst vor dem Bewegen, z. B. nach Schulterluxationen Angst vor einer Reluxation ▪ Gibt es Zeichen für eine sympathische Reflexdystrophie?
Funktionsbefund	▪ Beweglichkeit ▪ Stabilisationsfähigkeit ▪ humeroskapularer Rhythmus ▪ Sind Alltagsbewegungen möglich (Hand zum Mund, Hand auf den Rücken)? ▪ Sind nach Handverletzungen die unterschiedlichen Griffe möglich? ▪ Muskelfunktion: Kraft, Ausdauer und Geschicklichkeit ▪ Nervenverletzungen mit Sensibilitätsstörungen und Lähmungen
Hilfsmittel	▪ Schienen, Bandagen, Orthesen ▪ Anlegen und Gebrauch der Hilfsmittel: selbstständig, nur mit Unterstützung?
häusliches Umfeld	▪ Was erwartet den Patient zu Hause? ▪ Muss der Patient den Haushalt (alleine) führen? ▪ Kann er sich selbstständig an- und auskleiden? ▪ Benötigt er Hilfe bei der Körperpflege? ▪ Kann er das Essen alleine zubereiten und einnehmen? ▪ Gibt es Stolperfallen in seiner Wohnung (Teppiche, Läufer, etc.)? ▪ Selbstständigkeit bei alltäglichen Verrichtungen; müssen Angehörige angeleitet werden?
berufliches Umfeld	▪ Welche Handgriffe und Bewegungen sind für die berufliche Tätigkeit wichtig? ▪ Ist eine berufliche Eingliederungsmaßnahme erforderlich?
Hobby und Freizeit	▪ Welche Hobbys hat der Patient? ▪ Betreibt er Sport? ▪ Gibt es ständige oder zeitlich begrenzte verletzungsbedingte Limitierungen und Verbote? ▪ Gibt es Alternativen, wenn ein Hobby, eine Sportart nicht mehr ausgeübt werden können?

7.2.1 Grundsätzliche physiotherapeutische Untersuchung der oberen Extremität

Chirurgische Versorgung, posttraumatische bzw. postoperative Ruhigstellung

Physiotherapeuten müssen die Belastbarkeit der verletzten und evtl. osteosynthetisch zusammengefügten oder genähten Strukturen genau kennen. Dies gilt auch für konservativ behandelte Verletzungen wie z. B. eine frühfunktionelle Behandlung nach einer subkapitalen Humerusfraktur.

> *Limitierungen der Bewegungen während der Heilungsphase müssen bekannt sein und grundsätzlich respektiert werden.*

Art und Dauer der Ruhigstellung sind bei keinem anderen Gelenk des Körpers für die Prognose in Bezug auf die Beweglichkeit so relevant wie für das Schultergelenk. Die Falten (Recessi) der Gelenkkapsel verkleben schnell (siehe Kap. 1). Der Desaultverband, der den Arm am Körper fixiert und nur Bewegungen der Hand zulässt, ist oft für die Dauer der Wundheilung indiziert und wichtig. Prinzipiell gilt, den Arm in dieser Form nur so kurz wie nötig zu immobilisieren.

Zeitlich begrenzt getragene Armschlingen, die z. B. schmerz- und angstmindernd wirken, sind ebenfalls von Nutzen, wenn das Schultergelenk trotzdem täglich bis an das Bewegungsende bewegt wird. Wichtig ist, die Patienten über die Gefahren der Immobilisation aufzuklären und ihre Motivation für den Erhalt der bestmöglichen Beweglichkeit zu fördern.

Muss das Ellbogengelenk ruhig gestellt werden, wird dies meistens zwischen 70° und 90° Flexion getan. Das Schultergelenk bleibt in der Regel frei und kann bewegt werden. Auch alle anderen nicht ruhig gestellten Gelenke müssen beweglich bleiben. Physiotherapeuten prüfen, ob der Patient die ihm gezeigten Bewegungen, die die Gelenke freihalten, beherrscht und durchführt. Er soll auch Spannungsübungen lernen, die immer wieder überprüft werden. Auch diese Übungen vermindern Immobilisationseffekte.

Bei Handverletzungen ist es während der Ruhigstellung besonders wichtig, dass die Hand hochgelagert bzw. hochgehalten wird. So können Schwellungen in der Peripherie, die die Mobilisation der Gelenke sehr behindern, begrenzt werden.

Schonhaltungen und Ausweichbewegungen

Schwellungen, Ödeme und Hämatome, die sich nach Verletzungen im Bereich der Schulter entlang der Faszien bis in den distalen Oberarm oder den Thorax ausbreiten, können schmerzhaft sein und das Bewegen behindern. Schonhaltungen zeigen sich an der hochgezogenen Schulter und an dem eng am Körper gehaltenen Arm. Häufig ist der Oberkörper zur gesunden Seite geneigt. Nach der Entfernung ruhig stellender Verbände legen Patienten mit distalen Armverletzungen häufig den Unterarm der betroffenen Seite in die Hand des nicht betroffenen Arms und halten so den Arm im Schultergelenk in Adduktion und Innenrotation. Auch das Nutzen des gesunden Armes, obwohl die Aktivität mit der betroffenen Seite bereits möglich wäre, dient der Schonung.

Ausweichbewegungen entstehen als zu früh einsetzende weiterlaufende Bewegungen auf Schultergürtel und Wirbelsäule oder gar als Primärbewegungen des Schultergürtels. Ausweichbewegungen vermeiden schmerzhafte Bewegungen, vor denen der Patient noch Angst hat, sind aber auch die Folge von Bewegungseinschränkungen und Muskelschwäche. Entsprechend verkrampft ist die mehr beanspruchte Muskulatur, der aktive Muskeltonus (Laube 2004) besonders der Elevatoren des Schultergürtels, der Schultergelenksadduktoren und des M. biceps brachii ist erhöht.

Auch bei Ellbogenverletzungen kommt es sehr schnell zu Schonhaltungen und zu typischen Ausweichbewegungen. Soll z. B. die Hand bei noch eingeschränkter oder schmerzhafter Flexion zum Mund geführt werden, wird der Schultergürtel retrahiert und damit der Bewegungsweg der Hand vergrößert.

Handverletzte nutzen die gesunde Hand. Die Kompensationsmöglichkeiten bei Bewegungseinschränkungen im Bereich der Hand- und Fingergelenke sind so vielfältig wie die Möglichkeiten der Verletzungen.

Schmerzen

Klagen Patienten über Schmerzen bei der Bewegung, können dafür sämtliche Weichteile und Störungen der Gelenkmechanik verantwortlich sein. Eine genaue Differenzierung der Schmerzursache ergibt sich aus der Beurteilung der Muskulatur und Beweglichkeit. Treten die Schmerzen vor allem nachts oder in Ruhe auf, muss an eine Entzündung im Gelenk oder eine Kapsulitis gedacht werden. Nach schweren Traumen ist oft auch die sympathische Reflexaktivität erhöht, sodass Patienten Tag und Nacht von Schmerzen gequält sein können (siehe auch Kap. 1.4). Die subjektive Einschätzung der Intensität der Schmerzen wird mittels der Visuellen Analogskala, VAS, erfasst. So lassen sich auch Veränderungen dokumentieren.

Beweglichkeit

Optimale chirurgische Versorgung und die früh einsetzende Physiotherapie lassen in der Regel gute Ergebnisse in der Beweglichkeit erwarten. Die Bewegungsausmaße werden nach der Neutral-Null-Methode gemessen und im Seitenvergleich geschätzt. Wichtig ist, dass zusätzlich komplexe Bewegungen gewählt werden (z.B. Hand zum Mund, Haare kämmen, spezifische Handgriffe) und diese immer wieder und auch im Seitenvergleich zur Beurteilung des Behandlungsfortschrittes genutzt werden. Sie dienen als Referenzbewegungen und werden in der Dokumentation des Behandlungsverlaufs und der Befundergebnisse exakt beschrieben.

Stabilisationsfähigkeit und Koordination

Die Geschicklichkeit peripherer Gelenke hängt von der Stabilisationsfähigkeit proximaler Gelenke der oberen Extremität ab.

Schnelle Umkehrbewegungen des Armes im Schultergelenk setzen einen dynamisch stabilisierten Schultergürtel voraus. Schnelle Handbewegungen, z.B. beim Zeichnen auf eine Tafel, setzen die Stabilisation im Schulter- und Ellbogengelenk voraus; differenzierte Fingerbewegungen eine Stabilisation des Handgelenks.

Diese Funktionen werden durch Beobachtung in der Bewegungsanalyse beurteilt, weiter wird bei mangelnder Stabilisationsfähigkeit der Gelenke der Kapsel-Band-Apparat auf seine Festigkeit geprüft und die Muskulatur, besonders die tief liegende, gelenknahe auf ihre Stabilisationsfähigkeit.

Neurodynamische Tests

Je nach eingeschränkter Bewegungsrichtung muss auch an Störungen der Neurodynamik als Ursache für Schmerzen, vegetative Begleitstörungen und Bewegungseinschränkungen gedacht werden. Scheiden andere Ursachen für Schmerzen und Bewegungseinschränkungen aus, sollten die Mobilitätstests für die Nerven der oberen Extremität (bes. N. radialis, N. medianus, N. ulnaris) durchgeführt werden.

7.2.2 Spezielle Untersuchung des Schultergürtels und Schultergelenks

Funktionelle Anatomie und biomechanische Aspekte

Das Schultergelenk ist das beweglichste Gelenk unseres Körpers. Der große Bewegungsumfang der Arme resultiert aus dem Zusammenspiel mehrerer Gelenke und Gleitlager (**Abb. 7.1**):
- Glenohumeralgelenk (Schultergelenk),
- Akromioklavikulargelenk,
- Sternoklavikulargelenk,
- skapulothorakale Gleitebene,
- subakromiales Gleitlager,
- Bewegungen zwischen Schultergürtel und 1. Rippe.

Die Beweglichkeit der Brustwirbelsäule und der oberen Rippenpaare, insbesondere der 1. Rippen, beeinflusst ebenfalls den Bewegungsumfang. Auf Seite 211 wird das Zusammenspiel der Muskeln des Schultergürtels und des Arms am Beispiel der Abduktion des Armes verdeutlicht.

> *Einschränkungen der Wirbelsäulen- und Rippenwirbelgelenke können das endgradige Bewegungsausmaß des Armes reduzieren. Die Form des Brustkorbes (Skoliose, Rundrücken) hat Einfluss auf die Stellung und Gleitfähigkeit der Schulterblätter und damit auf die Beweglichkeit und die Stabilisationsfähigkeit des Schultergürtels und des Schultergelenks und auf die Beanspruchung der Sehnen, Muskeln und Bänder.*

Humeroskapulargelenk

Das Humeroskapulargelenk (Schultergelenk) lässt sich funktionell in die Art. glenohumerale und in das subakromiale Gleitlager unterteilen.

Das glenohumerale Gelenk ist ein Kugelgelenk. Es wird vom Caput humeri und der Cavitas glenoidale gebildet wird. Es weist in allen Bewegungsrichtungen ein sehr großes Bewegungsausmaß auf. Folgende anatomischen Besonderheiten gewährleisten die große Mobilität:
- Die Gelenkkapsel ist schlaff und hat mehrere Recessi (Recessus axillaris, Recessus subscapularis), die sich bei endgradigen Bewegungen entfalten.
- Die proximale Gelenkfläche, die Cavitas glenoidale mit dem zugehörigem Labrum glenoidale ist deutlich kleiner als der konvexe Gelenkpartner, der Humeruskopf.

Das subakromiale Gleitlager liegt zwischen dem Oberarmkopf und dem Akromion (Schulterdach).

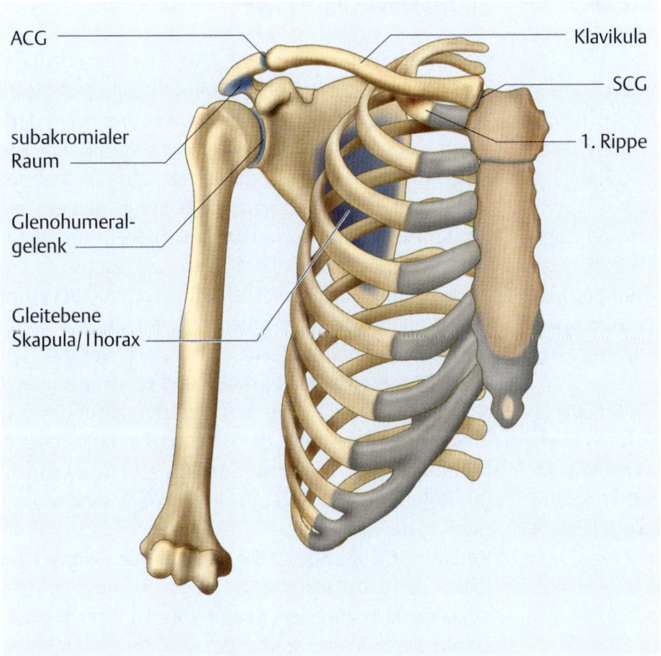

Abb. 7.1 Der Schulterkomplex besteht aus mehreren Gelenken und Gleitebenen.

Begrenzt wird es durch das Lig. coracoacromiale und den Proc. coracoideus. Durch den engen Raum ziehen die Sehnen des M. supraspinatus, des Caput longum des M. biceps brachii und zum Teil des M. infraspinatus. Die Bursa subacromialis gewährleistet reibungsarme Bewegungen.

Kapsel und Bänder: Die Gelenkkapsel weist zwischen den Sehnen des M. supraspinatus und M. subscapularis eine Lücke auf, die vom Lig. coracohumerale begrenzt wird. Das Band verhindert das Absinken des Humeruskopfes beim Herabhängen des Armes und begrenzt die Flexion und Adduktion sowie die Außenrotation bei 90° Abduktion. Das Lig. glenohumerale begrenzt die Außenrotation und verhindert die ventrokaudale Subluxation (Hochschild 2002).

> Bei über 90 % aller Luxationen luxiert der Humeruskopf nach ventrokaudal. Trotz des Verlaufs des Lig. glenohumerale weist die Gelenkkapsel an dieser Stelle eine Schwachstelle auf.

Muskulatur: Weil das Schultergelenk vom Kapselbandapparat nur unzureichend stabilisiert wird, müssen Muskeln diese Aufgabe mit übernehmen.

Die größte Bedeutung für die Stabilität des Schultergelenks haben die gelenknah verlaufenden und in die Kapsel einstrahlenden Muskeln der Rotatorenmanschette. Sie wird gebildet aus den Mm. subscapularis, supraspinatus, infraspinatus, teres minor (**Abb. 7.2**).

Impingementsyndrom (engl.: impinge = anstoßen): Werden die Sehnen der Rotatorenmanschette bei Bewegungen zwischen dem Oberarmkopf und dem Schulterdach eingeklemmt, spricht man von einem Impingement. Die Einklemmung verursacht Schmerzen und beeinträchtigt die Bewegungen im Schultergelenk. Ein typisches Zeichen für ein Impingementsyndrom ist ein "schmerzhafter Bogen" bei der Abduktion des Schultergelenks. Dabei treten die Beschwerden beim Abduzieren des

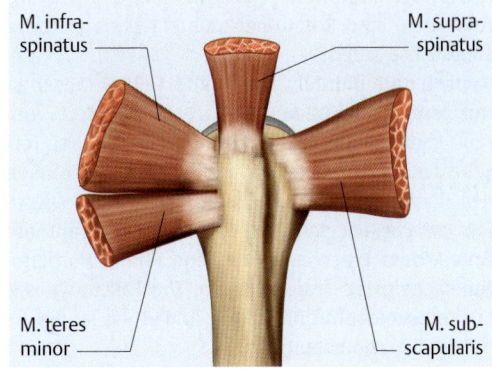

Abb. 7.2 Diese Ansicht von lateral zeigt sehr deutlich, wie die Muskeln der Rotatorenmanschette den Humeruskopf umschließen und ihn so in der Gelenkpfanne zentrieren können (Hochschild 2002).

Armes innerhalb eines bestimmten Bereiches der kreisbogenförmigen Bewegung auf, zwischen 60 und 120° (siehe **Abb. 7.25a–c**).

Ursache eines Impingementsyndroms können degenerative Prozesse und Traumen, aber auch knöcherne Varianten des Akromions sein. Im weiteren Verlauf kommt es zu Störungen der Gelenkmechanik und Veränderungen der Muskulatur (Schwächen, Dyskoordination). Unbehandelt hat ein Impingementsyndrom zwangsläufig weitere Schäden zur Folge, z.B. chronische Bursitiden, Tendopathien, Tendiniten und sowie Sehnen- und Muskelfaserrisse bis hin zur Rotatorenmanschettenruptur.

> *Bei knöchernen Verletzungen im Bereich des Schultergelenks (z. B. bei der subkapitalen Humerusfraktur) kommt es durch die Gewalteinwirkung zu einer traumatisch bedingten Verengung des Subakromialraums. Symptome machen sich oft erst mit zeitlicher Verzögerung bemerkbar.*

Akromioklavikulargelenk

Das Akromioklavikulargelenk (Art. acromioclaviculare, ACG, auch: Schultereckgelenk) verbindet die Skapula mit der Klavikula. Die Gelenkflächen von Akromion und Klavikula sind plan bis leicht konvex. Häufig befindet sich zwischen ihnen ein Diskus, der die Inkongruenz der Gelenkflächen teilweise ausgleicht. Die Gelenkfläche des Akromions ist nach ventromedial und kranial, die der Klavikula nach dorsolateral und kaudal gerichtet.

Funktionell ist das ACG ein Kugelgelenk. Um die Elevation und Depression des Schultergürtels zuzulassen, findet eine geringe inferiore und superiore Bewegung der Klavikula gegenüber dem Akromion statt. Bei der Pro- und Retraktion des Schultergürtels erfolgt eine anteriore und posteriore Bewegung. Außerdem sind Rotationen der Klavikula um ihre Längsachse möglich.
Kapsel und Bänder: Die straffe Gelenkkapsel ist mit dem Lig. acromioclaviculare verwachsen. Vom Proc. coracoideus zieht ein Bandkomplex zur Unterseite der Klavikula und verhindert v.a. das Absinken der Skapula samt Arm gegen die Klavikula. Dieses Lig. coracoclaviculare besteht aus einem hinteren Anteil, dem Lig. conoideum, und einem vorderen Anteil, dem Lig. trapezoideum. Die Faserzüge des Lig. trapezoideum sind stärker und etwas länger als die des Lig. conoideum.

Sternoklavikulargelenk

Das Sternoklavikulargelenk (Art. sternoclaviculare, SCG) verbindet den Thorax mit dem Schultergürtel. Es ist die einzige Gelenkverbindung zwischen dem Rumpf und dem Schulter-Arm-Komplex. Die Gelenkflächen sind sattelförmig und zueinander kongruent. In der Gelenkhöhle befindet sich ein mit der Kapsel verwachsener Diskus. Dieser ermöglicht Rotationen der Klavikula um ihre Längsachse.

Funktionell ist das SCG ein Kugelgelenk. Bei einer Elevation des Schultergürtels gleitet die Klavikula im SCG nach kaudal und etwas nach ventral; bei einer Depression nach kranial und etwas nach dorsal. Bei einer Retraktion der Schulter gleitet die Klavikula nach dorsal, bei der Protraktion nach ventral. Rotationen der Klavikula im SCG treten synchron mit Rotationen im ACG bei Bewegungen des Arms in der Sagittalebene auf.
Kapsel und Bänder: Die weite Gelenkkapsel ist dickwandig und fest. Ventral wird sie vom Lig. sternoclaviculare anterius, dorsal vom Lig. sternoclaviculare posterius verstärkt. Das von der ersten Rippe kommende Lig. costoclaviculare limitiert die Elevation der Klavikula. Das dünne Lig. interclaviculare verbindet beide Schlüsselbeine und zieht oberhalb des Sternums zur Klavikula der Gegenseite.

Skapulothorakale Gleitebene

Die Skapula ist muskulär mit der Wirbelsäule, dem Schädel und dem Rumpf verbunden. Sie liegt dem Thorax flächig auf. Zwei Gleitspalten und die Gelenkverbindung zwischen Akromion und Klavikula ermöglichen dreidimensionale Bewegungen. Gemeinsam bilden die Gleitspalten die skapulothorakale Gleitebene.

- Zwischen der Thoraxwand mit der Thoraxfaszie und dem M. serratus anterior befindet sich eine zur Margo medialis (medialer Rand des Schulterblattes) hin offene Gleitspalte.
- Zwischen dem M. subscapularis und dem M. serratus anterior befindet sich die zweite, nach lateral offene Gleitspalte.

In der Ruheposition ist die Skapula wegen der Thoraxform mit der Margo lateralis nach ventral ausgerichtet und bildet mit der Frontalebene einen nach außen offenen Winkel von ca. 30°. Die Margo medialis steht nahezu parallel zur Wirbelsäule, der Angulus inferior weicht gegenüber dem Angulus superior minimal nach lateral ab. Mit der Klavikula bildet die Skapula einen Winkel von ca. 60°.

Die Bewegungen der Skapula sind isolierte Schultergürtelbewegungen oder weiterlaufende Bewegungen auf die Armbewegungen. In beiden Fällen ist das Schultergelenk beteiligt.

> Muskuläre Dysbalancen im Bereich der Schultergürtel-Nacken-Muskulatur sind nach Verletzungen des Armes, bes. nach Immobilisation und bei Schonhaltungen typisch. Das kann zu Beeinträchtigungen der Gleitbewegungen der Skapula führen, zu mangelnder Stabilisationsfähigkeit des Schultergürtels auf dem Brustkorb, zu Nackenbeschwerden und die Beweglichkeit des Armes stören.

Humeroskapularer Rhythmus

Bevor im Glenohumeralgelenk Bewegung stattfindet, sorgen die Muskeln der Rotatorenmanschette und der lange Kopf des M. biceps brachii für die richtige Positionierung/Zentrierung des Humeruskopfes in der Cavitas glenoidale. Des Weiteren muss die Skapula als Widerlager für die Bewegung des Arms aktiv in der entsprechenden Position von Muskeln gehalten werden können, da sie sonst in die entgegengesetzte Richtung zurückgleiten würde. Die Bewegungen des Arms setzen sich aus Bewegung im Schultergelenk und Gleitbewegungen der Skapula auf dem Thorax zusammen. Die Skapulabewegungen setzen lange vor dem Bewegungsende im Glenohumeralgelenk ein und finden aktiv im Sinne von weiterlaufenden Bewegungen statt. Dieser Bewegungsablauf wird als *humeroskapularer Rhythmus* bezeichnet. Er

- vergrößert den Radius des Armes und der Hand,
- verhindert bzw. verzögert die Verriegelung des Schultergelenks,
- vermeidet Kompression im Subakromialraum und schützt so den Weichteilmantel der Schulter.

> Gute Kenntnisse über die Komplexität bei Armbewegungen sind eine wichtige Voraussetzung für die erfolgreiche funktionelle Rehabilitation. Die Bewegungen gehen ineinander über und sind nicht immer scharf voneinander abzugrenzen. Sie können von Individuum zu Individuum variieren. Die nicht betroffene Seite eines Patienten mit einer Schulterverletzung kann als Referenz genutzt werden, obwohl Seitendifferenzen selbstverständlich auch bei Gesunden möglich sind, z. B. durch unterschiedliche Nutzung der Arme (z. B. bei Sportlern) oder durch eine asymmetrische Brustkorbform.

Beispiel: Komplexität Abduktionsbewegung des Armes
Die Abduktion des Armes im Schultergelenk löst eine kinematische Kette aus, die fein koordinierte Muskelaktivitäten erfordert (siehe **Tab. 7.3** und **Abb. 7.3**).

Tabelle 7.3 Zusammenspiel von Muskulatur und Bewegungen des Schultergürtels bei der Abduktion des Armes

Bewegungsphase	Muskelaktivität	Bewegungen von Skapula und Wirbelsäule
Start	- M. infraspinatus, M. teres minor und M. subscapularis zentrieren den Humeruskopf in der Cavitas glenoidale - Der M. supraspinatus leitet über seine Kontraktion die glenohumerale Abduktion ein, - fast gleichzeitig startet der akromiale Anteil des M. deltoideus	noch keine Mitbewegung
spätestens bei 30°	- bei anhaltender Zentrierung des Humeruskopfes durch die Rotatorenmanschette beteiligen sich immer mehr Muskelfasern des M. deltoideus an der glenohumeralen Abduktion - der M. serratus anterior und die Pars descendens des M. trapezius beginnen die Skapula zu bewegen	die Skapula wird in leichte Abduktion und Außenrotation bewegt, sichtbar am nach lateral schwenkenden Angulus inferior
spätestens bei 90°	- bis auf die unteren skapulären Anteile des M. deltoideus ist der gesamte Muskel an der Bewegungsausführung beteiligt	die Skapula bewegt sich hauptsächlich in Abduktion und Elevation
von 160-180°	- Rumpfmuskeln machen eine Lateralflexion der Wirbelsäule zur Gegenseite	- die Abduktion im Schultergelenk und die Bewegungen der Skapula ergeben zusammen ca. 160°–170° - die restliche Bewegung wird durch die Lateralflexion der BWS zur Gegenseite erreicht

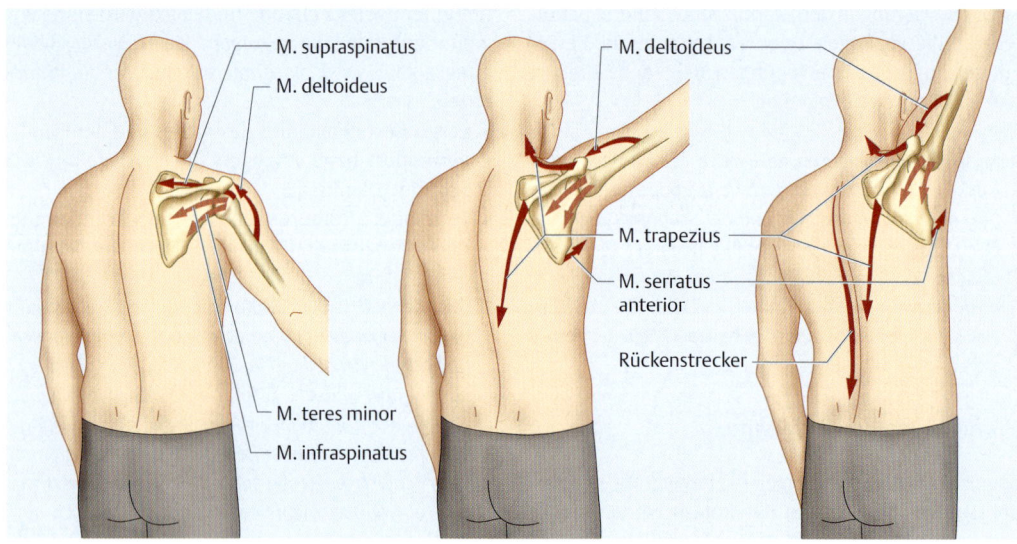

Abb. 7.3 Synergismus der Abduktion im Schultergelenk.

Funktionsbefund im Bereich des Schultergelenks

Beweglichkeit

Der humeroskapulare Rhythmus wird durch Beobachten beurteilt. Die Bewegungen des Schultergürtels lassen sich im Seitenvergleich beschreiben, z.B. Adduktion der Skapula rechts > links.

Intraartikuläre Bewegungen in den Schultergürtelgelenken und im Schultergelenk werden mithilfe der Gleittests der Manuellen Therapie beurteilt. Besonders wichtig ist das Kaudalgleiten des Humeruskopfes, ohne diese Bewegung kann der Arm nicht gehoben werden. Oft ist der Humeruskopf durch den erhöhten Spannungszustand des M. deltoideus nach kranial und ventral fixiert und lässt sich nur schwer durch Traktion nach lateral und Gleiten nach kaudal von der Cavitas glenoidale lösen. Diese Fehlstellung verursacht nicht nur Störungen der Arthrokinematik, sondern oft auch erhebliche Schmerzen.

Die angulären Bewegungen des Oberarms im Schultergelenk werden nach der Neutral-Null-Methode gemessen und dokumentiert. Wenn der Heilungszustand der Verletzung es zulässt, wird passiv und aktiv gemessen. Außer nach Neutral-Null können auch kombinierte Bewegungen mit der nicht betroffenen Seite verglichen werden, z.B. die Extension, Adduktion, Innenrotation mithilfe des Schürzengriffs, die Flexion, Adduktion, Außenrotation durch eine Bewegung der Hand zur gegenüberliegenden Schulter oder auf den Kopf.

Muskulatur

Deutliche Muskelatrophien z.B. im Bereich der Rotatorenmanschette und des M. deltoideus fallen bereits in der Frühphase nach der Verletzung auf.

In der Muskelfunktionsprüfung (Werte 0-6) wird die Kraft eingeschätzt. Die Elastizität der Muskulatur, die durch Schmerzen oder Schonhaltung verkrampft oder verkürzt sein kann, wird durch passives Bewegen festgestellt.

Funktionell muss beurteilt werden, ob die Schultergürtelmuskulatur die Skapula bei z.B. schnellen Armbewegungen auf dem Brustkorb stabilisieren kann, ob die Rotatorenmanschette den Humeruskopf in der Gelenkpfanne zentriert und die gesamte gelenksumgebende Muskulatur das Kugelgelenk stabilisiert.

7.2.3 Spezielle Untersuchung des Ellbogengelenkkomplexes

Funktionelle Anatomie und biomechanische Aspekte

Die Bewegungsmöglichkeiten im Ellbogengelenk und in den Unterarmgelenken haben eine große funktionelle Bedeutung bei Alltagsbewegungen wie z.B. der Nahrungsaufnahme oder der Körperpflege (**Abb. 7.4a–b**). Die Beuge-Streck-Bewegungen im

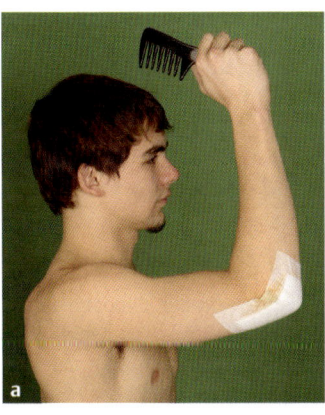
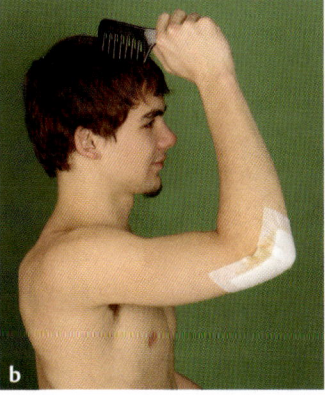

Abb. 7.4a–b Bedeutung der Ellbogenbeweglichkeit für Alltagsbewegungen. **a** Die Hand führt den Kamm zum Kopf. **b** Für das Kämmen sind mindestens 90° Flexion im Ellbogen erforderlich. Fehlt Beweglichkeit, zeigt sich die Ausweichbewegung an der zu großen Mitbewegung des Schultergürtels. Hier gut zu erkennen an der Skapula.

Ellbogengelenk und die Drehbewegungen um die Unterarmlängsachse, Pronation und Supination, ermöglichen der Hand fast jede Einstellung zu Kopf und Körper.

Die vielen Bewegungsmöglichkeiten verdankt das Ellbogengelenk (Art. cubiti) seinem komplexen Aufbau. Das Gelenk setzt sich aus drei Teilgelenken zusammen (**Abb. 7.5**):

- Art. humeroulnaris,
- Art. humeroradialis,
- Art. radioulnaris proximalis.

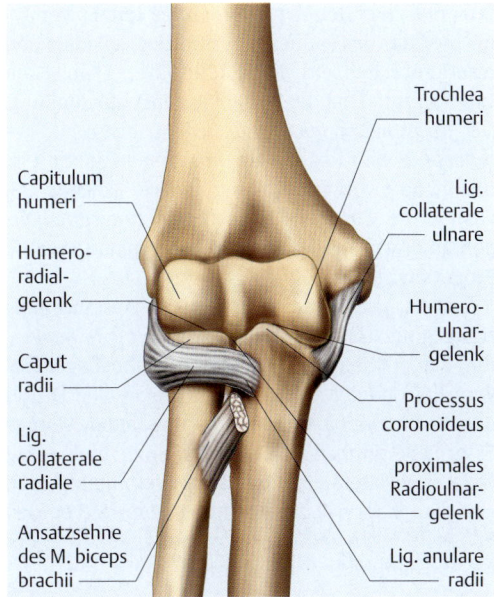

Abb. 7.5 Die drei Teilgelenke des Ellbogengelenks.

Humeroulnargelenk

Das eigentliche Ellbogengelenk (Art. humeroulnaris) ist ein Scharniergelenk, gebildet von der Incisura trochlearis der Ulna und der Trochlea humeri. In diesem Gelenk finden Flexion und Extension statt, passiv ist ein Federn in Richtung Abduktion und Adduktion möglich.

Humeroradialgelenk

Das Gelenk zwischen dem Radiusköpfchen und dem Humerus (Art. humeroradialis) entspricht anatomisch einem Kugelgelenk, besitzt aber nur zwei Freiheitsgrade. Die bikonkave Fovea articularis des Radius artikuliert mit dem kugelförmigen Capitulum humeri. In diesem Gelenk finden Flexion und Extension synchron mit Bewegungen im Humeroulnargelenk statt, weil Radius und Ulna eng miteinander verbunden sind.

Proximales Radioulnargelenk

Die Art. radioulnaris proximalis ist ein Zapfengelenk. Der Radiuskopf liegt im Lig. anulare radii. Die Gelenkflächen bilden die Circumferentia articularis radii und die Incisura radialis ulnae. Das Band ist am vorderen und hinteren Rand der Incisura befestigt und zentriert das Radiusköpfchen in der Incisura radialis ulnae. In diesem Gelenk finden Pronation und Supination statt, dabei dreht sich das Radiusköpfchen in der osteoligamentären Schlinge (Lig. anulare radii) um die Radiuslängsachse. Die Bewegungen sind mit den Bewegungen im distalen Radioulnargelenk gekoppelt. An Flexion und Extension ist das Gelenk nicht beteiligt.

Kapsel und Bänder der drei Teilgelenke besitzen eine gemeinsame dünne Gelenkkapsel, die seitlich von Kollateralbändern verstärkt wird. Recessi bilden Reservefalten, die bei endgradigen Bewegungen entfaltet werden. Einstrahlende Muskelzüge verhindern ein Einklemmen der Kapsel und erhöhen die Stabilität.

> *Posttraumatisch können sich Anteile der Kapsel fibrös verändern und bei Bewegungen eingeklemmt werden. Abhilfe verschafft die operative Entfernung fibröser Kapselanteile.*

- *Das Lig. collaterale ulnare* hat drei Faserzüge. Der vordere Anteil zieht von der ventralen Seite des medialen Kondylus zum Proc. coronoideus ulnae und strahlt ins Lig. anulare ein. Der mediale Anteil ist vergleichsweise schmal und stellt die Verbindung zwischen vorderem und hinterem Anteil dar. Der hintere Anteil zieht von der Rückseite des Epicondylus medialis zur medialen Kante des Olekranon.
- *Das Lig. collaterale radiale* teilt sich in zwei Anteile. Ein Anteil zieht vom Epicondylus lateralis zum vorderen Rand der Incisura radialis ulnae; der hintere Anteil zum hinteren Rand der Incisura radialis ulnae. Beide Anteile strahlen in das Lig. anulare ein.
- *Die Membrana interossea* verbindet Radius und Ulna fast auf der ganzen Länge des Unterarms miteinander. Man findet unterschiedliche schräg verlaufende und sich überkreuzende Faserzüge. Durch den Fasernverlauf wird eine Verschiebung des Radius gegenüber der Ulna verhindert. Die straffe Membran ist Ursprungsgebiet für die tiefen Fingerflexoren und -extensoren. Die meisten Fasern sind bei der Supination gespannt.

Muskulatur: Entsprechend der Gelenkfunktion ist die Mehrzahl der im Ellbogengelenk wirksamen Muskeln mehrgelenkig. Bewegungen des Ellbogens gehen in der Regel immer mit Bewegungen der Schulter oder der Hand- und Fingergelenk einher.

Die wichtigsten Flexoren, *M. brachialis*, *M. biceps brachii* und *M. brachioradialis* haben ihren größten Wirkungsgrad in unterschiedlichen Einstellungen bezüglich der Pro- und Supination. So ist eine kontinuierliche Kraftentfaltung bei fast allen Einstellungen des Unterarms möglich (**Tab. 7.4**).

Die meisten Unterarm-, Hand- und langen Fingermuskeln unterstützen die Flexion.

Tabelle 7.4 Flexoren im Ellbogengelenk

Muskel	maximaler Wirkungsgrad
M. brachialis	- kräftig in Pro- und Supination - stärkster Flexor in Pronation
M. biceps brachii	- in 90° Flexion - stärkster Supinator
M. brachioradialis	- in Mittelstellung zwischen Pro- und Supination

Der *M. triceps brachii* streckt den Ellbogen. Caput mediale und Caput laterale sind eingelenkig, das Caput longum inseriert am Tuberculum infraglenoidale der Skapula und ist zweigelenkig. Der *M. anconaeus* zieht vom Epicondylus lateralis zum Olekranon. Er inseriert an der dorsalen Gelenkkapsel und spannt diese, um ein Einklemmen bei der Streckung zu verhindern. Die Strecker des Ellenbogens sind nur etwa halb so kräftig wie die Beuger.

> *Isolierte Frakturen des Olekranon werden mit einer Zuggurtungsosteosynthese versorgt. Dehnungen des M. triceps brachii und Widerstandsübungen für die Extension im Ellbogengelenk sind bis zur Konsolidierung der Fraktur verboten, weil sonst der M. triceps brachii das Fragment nach kranial zieht.*

Proximal zieht der *M. pronator teres* vom Epicondylus medialis des Humerus zur Mitte des Radius und inseriert an der seitlichen Radiusfläche. Den besten Wirkungsgrad hat der Muskel in gebeugter Stellung. Der *M. pronator quadratus* verläuft distal auf der Volarseite vom Radius zur Ulna. Seine Funktion ist unabhängig von der Stellung anderer Gelenke. Bei Flexion des Ellbogens kann der *M. brachioradialis* den Unterarm aus der endgradigen Supination in die Pronation bewegen.

Der *M. biceps brachii* ist der mit Abstand kräftigste Supinator. Er wird unterstützt vom *M. supinator*, der auf der Vorderseite des Ellbogengelenks vom Epicondylus lateralis zum proximalen Drittel des Radius zieht und diesen ummantelt. Einige Fasern entspringen am Lig. anulare radii und am Lig collaterale laterale. Durch seine Verbindung zum lateralen Kapsel-Band-Apparat stabilisiert er den Ellbogen. Aus maximaler Pronation unterstützt der *M. brachioradialis* die Supination.

Funktionsbefund im Bereich des Ellbogengelenks

Beweglichkeit

Der Ellbogen ist sehr anfällig für Schwellungen, auch ein Gelenkerguss ist möglich. Beides behindert das Bewegen.

Die Bewegungen Flexion und Extension sowie Pronation und Supination werden nach der der Neutral-Null-Methode gemessen und dokumentiert. Funktionelle Kombinationsbewegungen wie Flexion und Supination (Hand zum Mund, Bewegungen bei der Körperpflege) und Extension und Pronation (Stützen) werden im Seitenvergleich beurteilt. Alltagsbewegungen werden als Referenzbewegungen für die Beurteilung des Behandlungsfortschrittes genutzt. Dabei kann der Therapeut nicht nur beobachten, ob das Bewegungsziel erreicht wird (z.B. Kämmen der Haare), sondern kann auch die Bewegungsqualität beurteilen, z.B. das Ausmaß der Ausweichbewegungen (siehe **Abb. 7.4b**).

Bei den manuellen Mobilitätstests im Bereich des Humeroulnargelenks auch die Gleitfähigkeit der Ulna nach medial und lateral prüfen. Einschränkungen dieses Gelenkspiels können auch Ursache für Bewegungseinschränkungen in die Flexion und/oder Extension sein.

Durch Traktion am Radius und über das Gleiten des Caput radii nach anterior und posterior werden nicht nur Bewegungseinschränkungen, sondern auch eine Hypermobilität z.B. nach Verletzung des Lig. annulare im Seitenvergleich festgestellt.

> Bei Verletzungen des Ellbogengelenks kommt es häufiger als bei vielen anderen Verletzungslokalisationen zu strukturellen Veränderungen der Kapsel bis hin zu Verknöcherungen. Bei der Beweglichkeitsprüfung ist daher das Beurteilen des Endgefühls, das sich dann hartelastisch anfühlt, besonders wichtig.

Muskulatur

In der Muskelfunktionsprüfung (Werte 0–6) wird die Kraft eingeschätzt. Tritt ein deutlicher Kraftverlust einer Muskelgruppe oder eines Muskels auf, muss an Nervenschädigungen gedacht werden (z.B. eine Läsion des N. radialis bei Humerusschaftfrakturen). Dies ist, falls der Befund noch nicht dokumentiert ist, selbstverständlich sofort mit dem Arzt zu besprechen.

Die Elastizität der Muskeln, besonders der Beuger und Pronatoren, ist durch eine Schutzspannung bei Schmerzen oder nach einer Ruhigstellung vermindert. Die Muskellänge wird durch passives Bewegen getestet.

7.2.4 Spezielle Untersuchung der Hand

Funktionelle Anatomie und biomechanische Aspekte

Dank der Oppositionsmöglichkeit des Daumens ist die menschliche Hand ein äußerst flexibles Greifwerkzeug, das unterschiedlichst geformte Gegenstände manipulieren und fixieren kann. Feinste Pinzettengriffe, festes Umgreifen von z.B. Seilen und fast unglaubliche Klettergriffe, die das Anhängen des Körpergewichts an die Fingerbeuger ermöglichen, zeigen die Breite der Möglichkeiten. Eine Voraussetzung für die Geschicklichkeit der Finger ist die Stabilisation der proximalen Gelenke des Armes, auch die des Handgelenks.

Die Hand besteht inklusive Radius und Ulna, die an die proximale Reihe der Handwurzelknochen angrenzen, aus 29 Knochen. Diese Knochen sind durch zahlreiche Gelenke verbunden, die über eine Vielzahl von Muskeln bewegt werden. Viele dieser Muskeln entspringen am Ober- und Unterarm, haben proximal ihren Muskelbauch und das erlaubt trotz der großen Beweglichkeit einen schlanken Aufbau der Hand. Die Muskeln arbeiten mehrgelenkig und ziehen mit langen Sehnen zu den Insertionen an den Knochen der Handwurzel, der Mittelhand und der Finger.

Distales Radioulnargelenk

Die Art. radioulnaris distalis ist ein eigenständiges Gelenk, das Ulna und Radius verbindet und in dem Pronation und Supination stattfinden (stets gleichzeitig mit den Bewegungen im proximalen Radioulnargelenk). Ulna und Radius sind am Unterarm nicht nur gelenkig und muskulär, sondern auch über die Membrana interossea verbunden. Sie ist in der Endstellung der Supination entfaltet und wirkt so begrenzend auf die endgradige Supination.

> Das distale Radioulnargelenk kann auch nach Verletzungen im Bereich des Ellbogens irritiert sein. Nach Radiusköpfchenresektionen kann es zum sog. relativen Ulnarvorschub kommen, wenn der Radius wenig nach proximal wandert. Diese Fehlstellung kann Schmerzen im Bereich des Handgelenks hervorrufen.

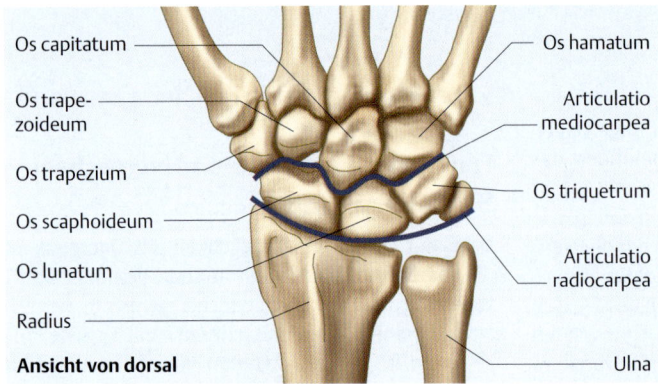

Abb. 7.6 Proximales und distales Handgelenk.

Handgelenke und Handwurzel

Unterschieden werden das proximale und das distale Handgelenk (**Abb. 7.6**). In beiden Gelenken zusammen finden die Dorsalextension, Palmar- oder Volarflexion, die radiale und ulnare Abduktion und die Zirkumduktion der Hand statt. Letztere setzt sich aus allen Bewegungen zusammen.
- **Das proximale Handgelenk,** ein Eigelenk, liegt zwischen der proximalen Handwurzelreihe (Os scaphoideum, Os lunatum, Os triquetrum) und dem distalen Ende des Radius.

Der Radius trägt die Hand.

- **Das distale Handgelenk** liegt zwischen der distalen und der proximalen Handwurzelreihe.

Funktionell muss zwischen Knochen der Handwurzel Bewegung möglich sein. Bei Bewegungseinschränkungen ist daher eine manualtherapeutische Untersuchung der Gleitfähigkeit zwischen allen Knochen wichtig.

Mittelhand

Eine uneingeschränkt funktionsfähige Hand setzt auch Beweglichkeit zwischen den proximalen und distalen Verbindungen der Mittelhandknochen (Ossa metacarpalia I-IV) voraus. Das Quergewölbe der Hand ist von dieser Beweglichkeit abhängig.

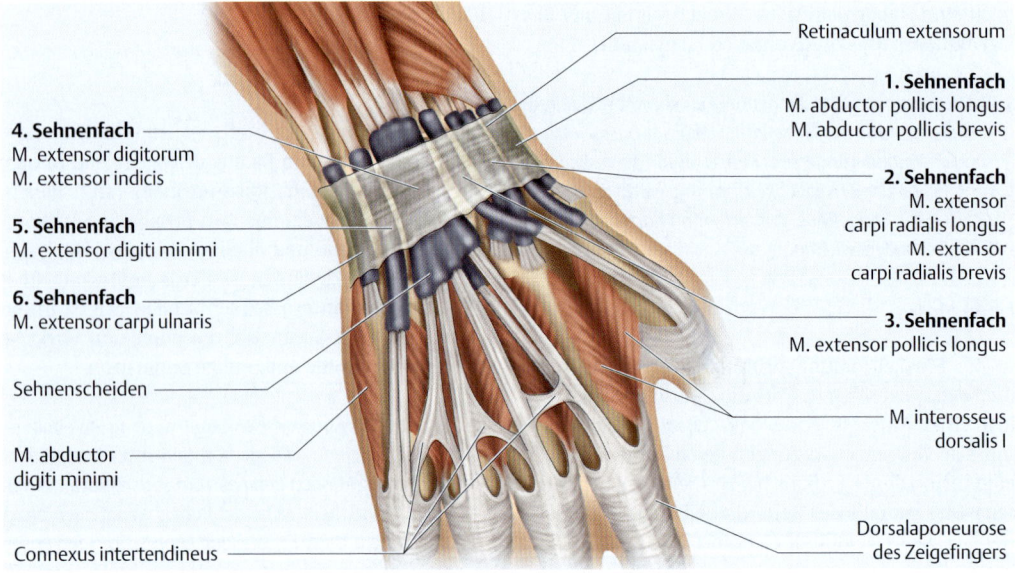

Abb. 7.7 Die 6 Sehnenfächer.

Finger- und Daumengelenke

Während die Fingergrundgelenke anatomisch gesehen Kugelgelenken entsprechen, in denen Flexion, Extension, Abduktion und Adduktion möglich sind, sind die Mittel- und Endgelenke Scharniergelenke mit stabilisierenden Kollateralbändern.

Die Art. carpometacarpea pollicis, das Daumensattelgelenk, erlaubt die Oppositionsstellung des Daumens zu den übrigen Fingern. Funktionell ist das wohl die wichtigste Funktion unserer Hand.

Daumengrund- und -endgelenk sind Scharniergelenke.

Sehnenfächer und Karpaltunnel

Der Verlauf der Sehnen der vom Ober- und Unterarm kommenden Muskeln wird mittels Haltebändern (Retinacula) im Bereich des Handgelenks gesichert.

- Auf der Dorsalseite unterscheidet man im Bereich des Retinaculum extensorum 6 Sehnenfächer (**Abb. 7.7**).
- Auf der Palmarseite bildet das Retinaculum flexorum zusammen mit der knöchernen Begrenzung der Handwurzel einen osteofibrösen Kanal, den *Karpaltunnel*, in dem neben den Sehnen der Mm. flexor digitorum superficialis, flexor digitorum profundus, flexor pollicis longus und flexor carpi radialis der N. medianus verläuft (**Abb. 7.8**).

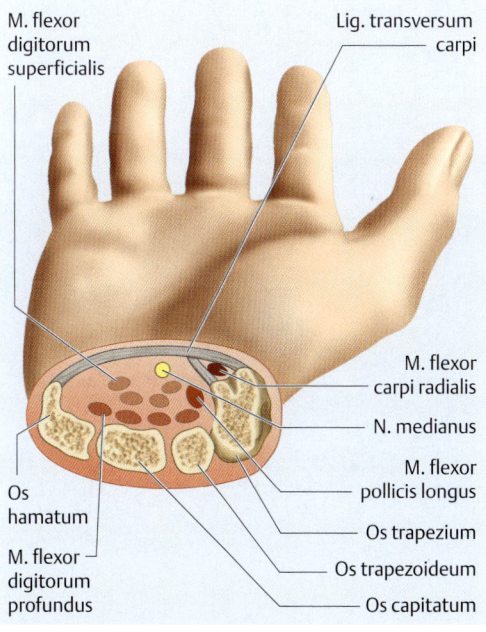

Abb. 7.8 Karpaltunnel.

Funktionsbefund im Bereich der Hand

Nach Handverletzungen ist es leider nicht immer möglich, alle fein- und grobmotorischen Fähigkeiten der Hand wieder zu erreichen. In der Handtherapie ist daher ein erstes Therapieziel die Wiederherstellung der sog. Funktionshand (**Abb. 7.9**):

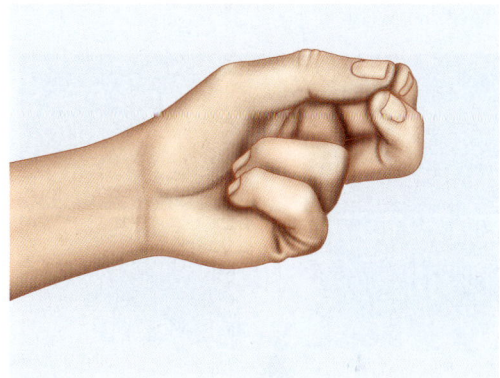

Abb. 7.9 Funktionshand.

> „Die Funktionshand ist die Stellung der Hand, die dem Patienten ermöglicht, den Anforderungen des täglichen Lebens gerecht zu werden. Dazu müssen sich die Fingerspitze des Daumens sowie des 2. und 3. Fingers berühren. Diese drei Finger übernehmen die Präzisionsgriffe der Hand. Der 4. und 5. Finger müssen endgradig gebeugt werden. Die beiden Finger dienen den Kraftgriffen und bilden den beweglichen Teil der Hand, so dass neben der Kraftausübung die Hand ganz geschlossen werden kann." (Schröder 1999, S. 71.)

Beweglichkeit

Die Beweglichkeit einzelner Gelenke wird nach der Neutral-Null-Methode und im Seitenvergleich gemessen (**Abb. 7.10**). Für die Fingergelenke gibt es geeignete kleine Winkelmesser. Der Abstand der Fingerspitzen zur Hohlhand bei der Flexion kann mit einem Lineal gemessen und das Ergebnis in cm angegeben werden.

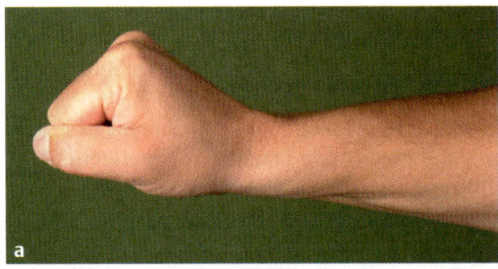

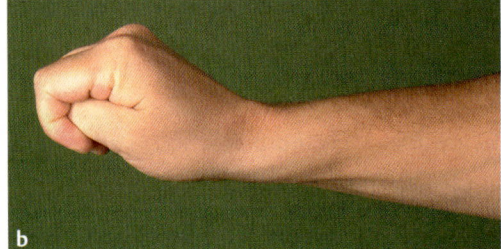

Abb. 7.11 a–b Faustschluss. **a** Daumen außen. **b** Daumen in der Hand.

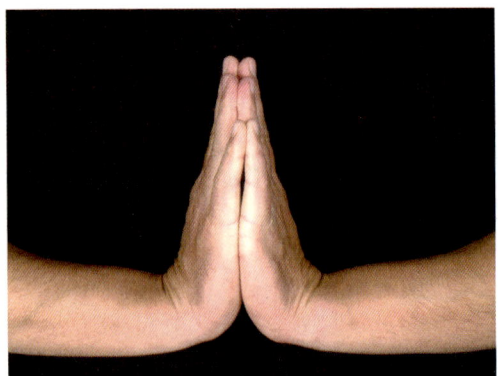

Abb. 7.10 Dorsalextension im Seitenvergleich.

Im Seitenvergleich werden kombinierte Bewegungen geprüft. Dazu gehören die oben beschriebene Stellung der Funktionshand, der Faustschluss (**Abb. 7.11 a–b**) und die verschiedenen Greif- und Griffmöglichkeiten der Hand (**Abb. 7.12 a–h**). Die meisten Griffe setzen die Opposition des Daumens zu den anderen Fingern voraus, was einzeln geprüft wird (**Abb. 7.13 a–c**). Der evtl. fehlende Abstand kann in cm angegeben werden.

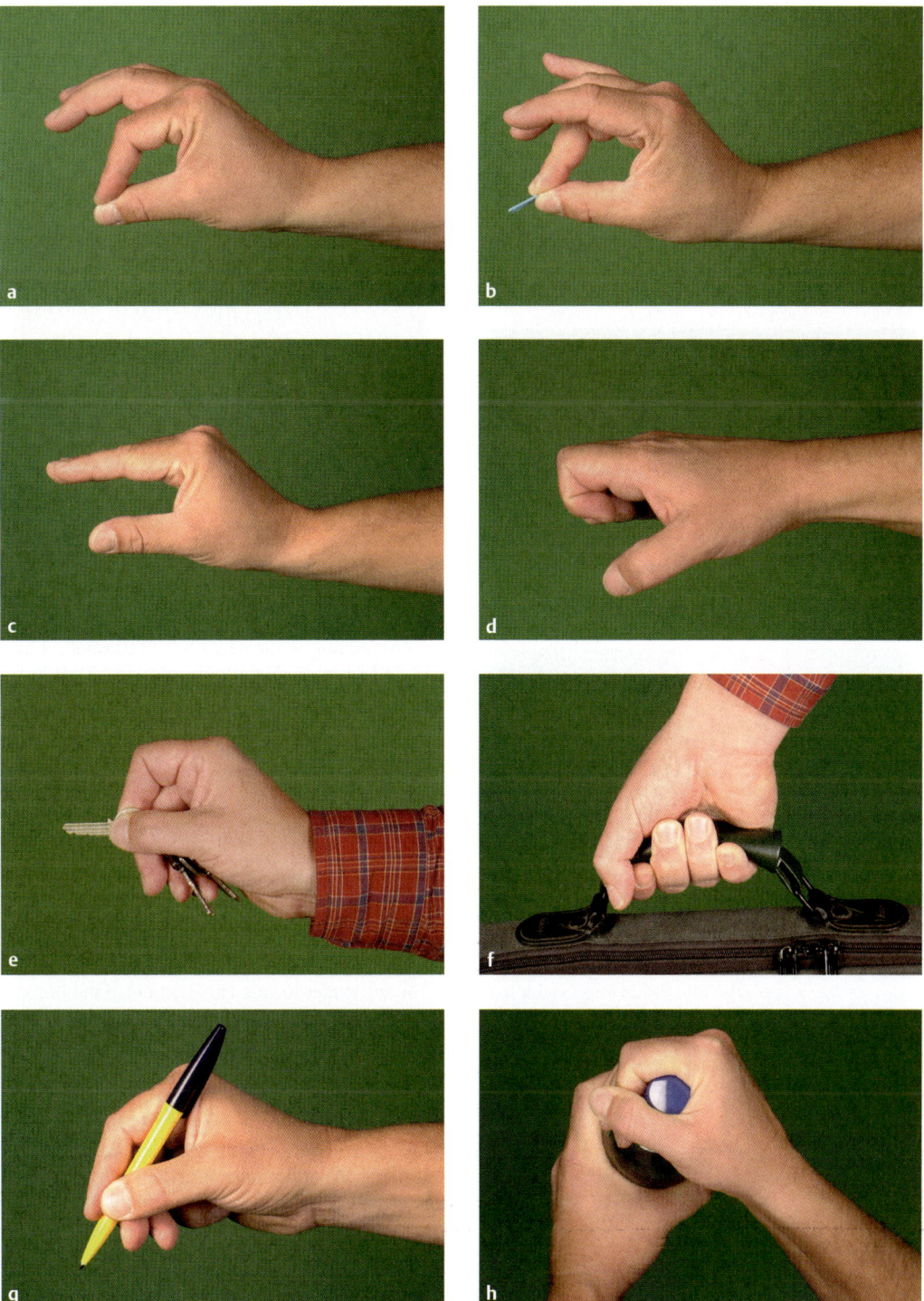

Abb. 7.12a–h Griffe. **a** Pinzettengriff. **b** Pinzettengriff Daumen/Mittelfinger. **c** Lumbrikalgriff. **d** Hakengriff. **e** Schlüsselgriff. **f** Hakengriff beim Koffertragen. **g** Schreibgriff. **h** Faustgriffe beim Aufschrauben einer Flasche.

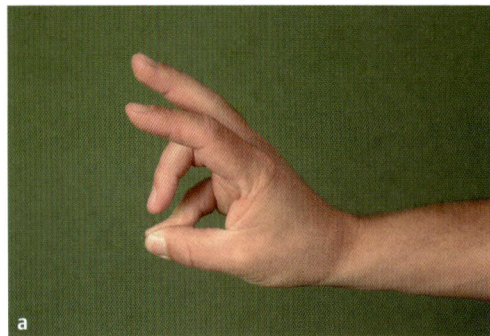

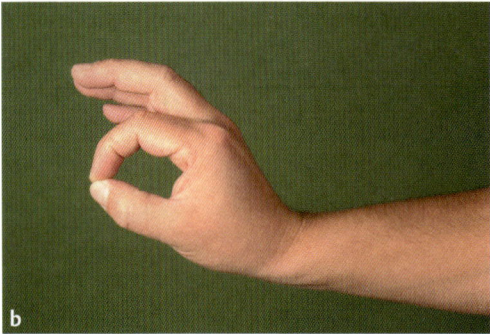

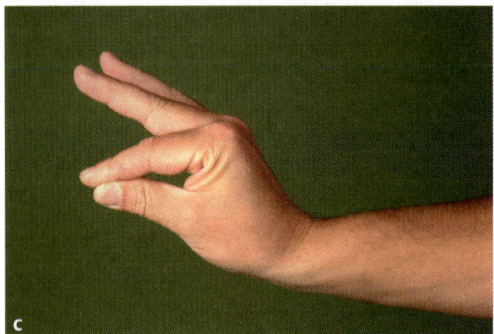

Abb. 7.13 a–c Der Daumen soll allen Fingern gegenübergestellt werden können. **a** Opposition zum kleinen Finger und **b** zum Zeigefinger. **c** Opposition zum Zeigefinger, der lumbrikal eingestellt ist.

Muskulatur

Die Funktion der Muskulatur lässt sich bei der aktiven Prüfung der o.g. Hand- und Fingerfunktionen beurteilen. Um die Kraft präzise zu messen, gibt es verschiedene Hilfsmittel wie Dynamometer (**Abb. 7.14**), Intrinsic-Meter und Vigorimeter (Schröder 1999).

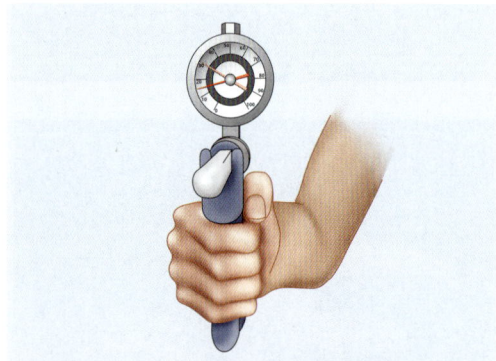

Abb. 7.14 Messen der Kraft mit dem Dynamometer.

Eine gute Beurteilung der Kraft ist möglich, wenn man Patienten die Hand gibt und sie bittet, feste zuzudrücken. Bei Funktionsgriffen wie dem Spitzen- oder Schlüsselgriff kann man dem Patient einen Gegenstand geben, den er gegen den Widerstand des Therapeuten festhalten muss.

Nervenverletzungen und Sensibilitätsstörungen

Besteht der Verdacht auf Nervenverletzungen, muss im entsprechenden Versorgungsgebiet (siehe Kap. 4) die Sensibilität beurteilt werden. Weil die Sensibilität der Finger für die Funktion der Hand besonders wichtig ist, müssen Physiotherapeuten zwischen dem oberflächlichen Schmerzempfinden (spitz/stumpf), dem Berührungs- und dem Temperaturempfinden unterscheiden.

Schmerzen nach Verletzungen der Finger und der Hand können die Funktion erheblich beeinträchtigen. Neben Wundschmerzen sind oft Schwellungen und Narben für Schmerzen verantwortlich, die Patienten bei den Bewegungen der Finger empfinden.

> In den handchirurgischen Abteilungen werden in der Regel standardisierte Befundbögen genutzt.

7.3 Prinzipien der physiotherapeutischen Behandlung nach Verletzungen der oberen Extremität

Während die übergeordneten Behandlungsziele nach Verletzungen im Bereich der unteren Extremität das Wiederherstellen der Stand- und Schwungbeinfunktionen für das Gehen darstellen, stehen die Ziele nach Verletzungen der oberen Extremität im Dienst unseres wichtigsten Werkzeugs, der Hand!

> Das übergeordnete Behandlungsziel ist, eine für alle Funktionen der Hand ausreichende Mobilität und Stabilität der Schulter und des Schultergürtels sowie des Ellbogengelenks zu erreichen.

Die Behandlungsziele sollen realistisch festgelegt werden.
- Sie ergeben sich einerseits – wie auch nach Verletzungen anderer Körperregionen – aus der Art der Verletzung, dem jeweiligen Heilungsstadium und Stabilitätsgrad der konservativ oder operativ versorgten Strukturen und verändern sich damit im Lauf des Heilungsprozesses. Bleibt z. B. bei einer älteren Patientin nach einer komplexen Schulterverletzung ein Bewegungsdefizit, ist es Ziel mit ihr die Arm- und Handfunktionen zu trainieren (und gegebenenfalls Kompensationen zu finden oder zuzulassen), die zu ihrer Selbstständigkeit im Haushalt beitragen.
- Andererseits sind Ziele an den Bedürfnissen des Patienten in Alltag, Beruf und Sport bzw. Hobby orientiert. Bezogen auf die obere Extremität bedeutet dies z. B. Schmerzfreiheit, ausreichende Kraft und Beweglichkeit für das An- und Ausziehen, die Körperpflege, Haus- und Gartenarbeit, das Heben, Tragen, Ziehen, Abstoßen und Werfen von Gegenständen, das Stützen, Abstützen mit den Armen, grob- und feinmotorisches Arbeiten mit den Händen.

Je konkreter Therapeut und Patient die Behandlungsziele formulieren, desto zielgerichteter lässt sich die Therapie gestalten.

Beispiel: Eine 68-jährige Patientin ist passionierte Teetrinkerin. Nach einer distalen Radiusfraktur lautet eines der Behandlungsziele: Tee aufbrühen können. Das beinhaltet, Funktionen zu üben wie das Greifen und Anheben des Wasserkessels, das Eingießen mit stabilisiertem Handgelenk, das Halten des Kessels in unterschiedlichen Winkeln gegen die Schwerkraft und mit unterschiedlichem Gewicht, …. usw.

7.3.1 Prophylaxen

Selbstverständlich gelten neben den folgenden je nach Zustand des Patienten und Schwere der Verletzung auch alle in Kap. 1 beschriebenen präventiven Maßnahmen.

Vermeiden/Vermindern von Immobilisationsschäden

Immobilisationsschäden nicht verletzter Gelenke werden durch regelmäßiges, möglichst aktives Bewegen vermieden. Das Bewegen von Gelenken, die an ruhig gestellte Gelenke angrenzen, wirkt sich positiv auf die immobilisierten Strukturen aus. Es unterstützt die Heilung des Gewebes und vermindert die Effekte der Immobilisation (van den Berg 1999).

Durch die Ruhigstellung z. B. des Schultergelenks bilden sich wasserlösliche Crosslinks in der Gelenkkapsel, die sich bei jüngeren Patienten nach dreiwöchiger Ruhigstellung durch Bewegung relativ schnell zurückbilden. Wird das Gelenk für einen längeren Zeitraum ruhig gestellt, sind gezielte Behandlungstechniken wie manuelle Traktion und Gleitmobilisationen aus der jeweils aktuellen Ruhigstellung für die Mobilisation erforderlich (**Abb. 7.16**). Bei älteren Patienten können schwer wiegende Bewegungseinschränkungen schon nach wenigen Tagen auftreten. Das Schultergelenk wird deshalb so früh wie möglich mobilisiert. Ein typisches Beispiel ist die frühfunktionelle Behandlung nach subkapitaler Humerusfraktur und den bereits in den ersten Tagen nach der Verletzung erlaubten Pendelübungen mit dem betroffenen Arm.

Werden z. B. Hand- und Ellbogengelenk in einem Oberarmgips ruhig gestellt, z. B. nach einer komplizierten Fraktur im Bereich der Handwurzel, sind Spannungsübungen für die gesamte Arm- und Handmuskulatur indiziert. Patienten können lernen, sich mental Widerstände vorzustellen und z. B. ihren Unterarm oder die Kleinfingerkante gegen diese zu spannen. Finger- und Daumenbewegungen, die der Gips zulässt, *dürfen* nicht nur, sondern *sollen* geübt werden.

Das Üben nach dem Prinzip der Stemmführungen nach Brunkow, bei dem in Muskelketten statisch gearbeitet wird, kann in der Regel von fast allen Patienten erlernt werden. Der nicht betroffene Arm übt immer mit. So kann die Intensität der Aktivität gesteigert werden. Intensives Üben mit der nicht betroffenen Seite, mit nicht betroffenen Körperregionen fördert im Sinne der Irradiation ebenfalls das Aktivieren der Muskeln im ruhig gestellten Bereich. Üben nach dem PNF-Prinzip (Beinpattern, Skapula- und Armpattern) und/oder Übungen, die der Patient alleine durchführen kann, z.B. mit dem Theraband, sind geeignet und wirken motivierend, der Patient kann etwas *tun*!

Resorption fördern

Schwellung und Schwellungsneigung sind bei peripheren Verletzungen besonders ausgeprägt. Ödeme der Finger und der Hand stellen ein großes Bewegungshindernis dar und verzögern die Heilung. Außerdem erzeugen die Ödeme Schmerzen. Die Nachbehandlungszeit kann sich erheblich verlängern, wenn die Ödembildung nicht wirkungsvoll unterdrückt wird. Oft kommt es durch die Schwellungen zu Komplikationen wie Kontrakturen (Schröder 1999).

Die Hand muss hochgelagert bzw. -gehalten werden, Pumpbewegungen der Finger bei hochgestreckten Armen, die den venösen Rückfluss fördern, manuelle Lymphdrainage, Kompressionsbandagen und alle physikalischen Maßnahmen, die entstauend wirken und bei der jeweiligen Verletzung möglich sind (z.B. kurzzeitige Eisanwendungen, Heiße Rolle), sind indiziert.

Auch nach Verletzungen des Ellbogengelenks treten Schwellungen auf und hier ist die Lagerung des Armes häufig problematisch. Beim bettlägerigen Patienten wird der verletzte Arm häufig auf einem Kissen oder einem Schaumstoffkeil gelagert. Hierbei besteht die Gefahr, dass nur die Hand und der Unterarm, nicht aber der Ellbogen hochgelagert wird. Liegt nun zusätzlich das Schultergelenk (bei hochgestelltem Kopfteil) erhöht, liegt das Ellbogengelenk am tiefsten. Das verstärkt die posttraumatische Schwellung.

> *Entstauend lagern bei Ellbogenverletzungen: Hand höher als Ellbogengelenk und Ellbogengelenk höher als Schultergelenk!*

7.3.2 Trainieren von Alltagsfunktionen

> *Lassen Sie Ihre Patienten stets auch das üben, was sie im Alltag (häusliches, berufliches Umfeld und Hobby) brauchen.*

Beginnen Sie damit so früh es die Belastbarkeit der betroffenen Strukturen erlaubt. Das fördert die Motivation und nimmt ängstlichen Patienten die Bedenken vor z.B. Verlust an Lebensqualität.

- Die dynamische Stabilisation des Schultergelenks lässt sich wunderbar üben mittels der Bewegungen des Armes auf einer (realen oder virtuellen) Glasscheibe beim Fensterputzen, beim Schreiben auf eine Wandtafel oder beim Massieren der eigenen Kopfhaut.
- Alltagsbewegungen erfordern Flexion und Supination im Ellbogen- bzw. in den Radioulnargelenken. Diesen beiden Bewegungen muss deshalb besondere Aufmerksamkeit entgegengebracht werden. Ellbogenbewegungen werden beim Kämmen, Essen, Trinken, Rückenwaschen gebraucht. Kräftige Beuger und Strecker beim Heben, Tragen und Abstellen schwerer Gegenstände.
- Der Schlüsselgriff der Hand wird mit Schlüssel geübt, der Pinzettengriff mit Pinzette und Klavierspieler brauchen andere funktionelle Übungen als Cellisten, Möbelpacker andere als Waldarbeiter.

Seien Sie kreativ und zeigen Sie den Patienten, was sie bereits gut können, was noch verbessert werden kann und wie verlorene Funktionen kompensiert werden können. Für das Kompensieren bei nicht reversiblen Einschränkungen sollen alle zur Verfügung stehenden Hilfsmittel, wie z.B. dickere Griffe von Besteck, bei Bewegungseinschränkungen nach Handverletzungen (vorübergehend) genutzt werden.

7.3.3 Behandlungsschwerpunkte nach Verletzungen im Bereich des Schultergelenks

Mobilität, Stabilität, Kraft und Ausdauer

Besonders nach Verletzungen im Bereich des Schultergelenks gehen diese Funktionen Hand in Hand. Das lässt sich am Beispiel der Behandlung nach Schulterluxation gut erläutern:

Beispiel: Das Schultergelenk ist ein muskulär stabilisiertes Gelenk. Es luxiert im Vergleich zu knöchern geführten Gelenken häufiger. Nach Luxationen stehen Stabilisationsübungen im Vordergrund. Diese zielen sowohl auf eine gute intra- und intermuskuläre Koordination der gelenknahen Muskeln ab. Die Übungen kräftigen aber auch und bewirken einen Zuwachs an Muskelfasern. Dieser Muskelaufbau ist notwendig, um die Kraft weiterhin zu steigern und um die erforderliche Muskelmasse zurückzugewinnen, die das Gelenk schützend umgibt. Schmerzfreies, koordiniertes und (möglichst) endgradiges Bewegen im Schultergelenk setzt ebenfalls die dynamische Stabilisation voraus mit einem durch die Wirkung der Rotatorenmanschette zentrierten Humeruskopf. Gelingt das Zentrieren nicht, nimmt die Kraft der großen Muskulatur, z. B. des M. deltoideus, nicht zu. Ihre Arbeit führt aber bei dezentriertem Gelenk zu Schädigungen. Auch die Ausdauer spielt eine Rolle. Fehlt sie, d. h. kann der Synergismus nicht wiederholt kontrolliert ausgeführt werden, z. B. weniger als 20-mal, zeigen sich im Bewegungsverhalten Ausweichbewegungen.

Armbewegungen werden durch große Schultergürtel- und Wirbelsäulenbewegungen kompensiert, was letztlich sogar einen Schutz des dezentrierten Schultergelenks darstellt.

Verbessern der Funktion des Schultergürtels

Schonhaltungen nach Arm- und Handverletzungen belasten den Schultergürtel. Es ist für die Patienten nicht nur angenehm, besonders die Schulterblatt hebende und abduzierende Muskulatur zu massieren und zu dehnen (M. trapezius pars descendens, Mm. rhomboidei, Mm. pectorales, M. serratus anterior u. a.), die Entspannung wirkt sich positiv auf die muskuläre Balance aus.
- Weiche detonisierende Massagegriffe, passive Mobilisationen des Schulterblattes auf dem Brustkorb, passives und aktives Dehnen, das der Patient selbst durchführen kann, sind indiziert.
- Aktives Üben der Schulterblattbewegungen, z. B. mit den PNF-Skapulapattern in Rückenlage, Seitlage und im Sitz oder einfaches Schulterkreisen wirkt entspannend.

Das Gleiten der Skapula auf dem Brustkorb und das Entspannen des Schultergürtels in einer vertikalen Ausgangsstellung gelingt bei aufgerichteter Wirbelsäule besser als in einer schlechten Haltung. Das Verbessern der Aufrichtung und der Haltung kann deshalb gerade in der Frühphase nach einer Verletzung wichtig sein.

Mit Zunahme der Bewegungsmöglichkeiten und der Belastbarkeit des Armes muss die Schultergürtelmuskulatur das Schulterblatt stabilisieren können. Kräftigungsübungen in der offenen (frei bewegter Arm) und geschlossenen Kette (stützender Arm) sind wichtig (**Abb. 7.15**).

Verbessern der Beweglichkeit des Schultergelenks

Zeigt die Untersuchung nach der Ruhigstellung kapsuläre Einschränken, muss manualtherapeutisch behandelt werden, Traktion nach lateral und kaudal, sowie Gleiten des Humeruskopfes nach kaudal und dorsal stehen im Vordergrund (**Abb. 7.16**).

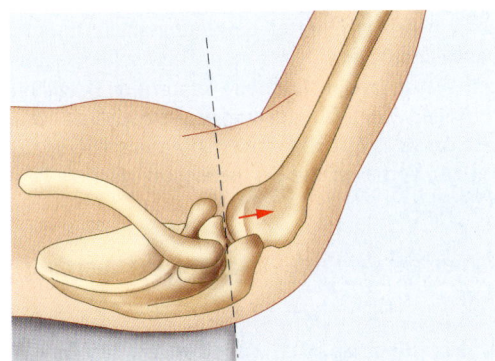

Abb. 7.16 Richtung der Traktion nach lateral im Schultergelenk aus der aktuellen Ruhigstellung.

Anguläre Bewegungen können von distal (= vom Arm aus), von proximal (= vom Schultergürtel bzw. vom Oberkörper aus) geübt werden, auch in der geschlossenen Kette am stützenden Arm.
- Beim Bewegen von distal sind Ausweichbewegungen bei noch vorhandenen Schmerzen, Bewegungseinschränkungen und bei muskulärer Schwäche oft schwer zu kontrollieren.
- Das Bewegen von proximal erlaubt in den meisten Fällen eine bessere Kontrolle des Schultergürtels und das Halten einer vor der Bewegung aufgebauten Spannung der Rotatorenmanschette. Auch können die meisten Patienten sich besser selbst kontrollieren.
- Je mehr Belastung erlaubt ist, umso mehr kann der Arm beim Bewegen von proximal in Stützfunktion gebracht werden. Die Approximation in die Längsrichtung des Armes aktiviert die stabilisierende Schultergelenksmuskulatur.

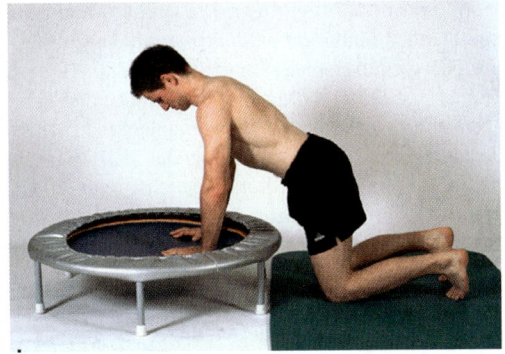

Abb. 7.15 Die Schultergürtelmuskulatur, hier besonders die Mm. pectoralis major und serratus anterior, wird beim Stützen gekräftigt.

Wiederherstellen des humeroskapularen Rhythmus

Solange Schmerzen vorhanden sind und Beweglichkeit und Kraft im Schultergelenk vermindert sind, wird der humeroskapulare Rhythmus gestört sein.

> Das Bewegungsziel der Hand bestimmt das Bewegungsverhalten des Armes.

Will die Hand auf den Kopf, werden alle dafür notwendigen Gelenke an der Bewegung teilnehmen, auch bei mangelnder Bewegungsqualität. Bereits mit der Instruktion einer Armbewegung kann der Therapeut unter Therapiebedingungen Ausweichbewegungen fördern oder begrenzen. „Heben Sie den Arm so hoch wie möglich" schließt Ausweichbewegungen ein. „Halten Sie Ihre Schulter unten, während Sie den Arm heben" aktiviert einen Synergismus, der der Ausweichbewegung entgegenwirkt und einen kontrollierten Bewegungsablauf fordert. Das bedeutet nicht, dass man Ausweichbewegungen verbal „weginstruieren" kann, ihre Ursachen sind oder waren ja berechtigt. Das Beispiel soll zeigen, dass das Instruktionsverhalten des Therapeuten zur Verbesserung der Bewegungsqualität beiträgt.

Verbessern der Kraft, Ausdauer und Koordination

In der Frühphase nach Verletzungen dienen das eigene Armgewicht und manuell gesetzte Widerstände des Therapeuten als Reiz für Muskeltraining. Dabei können gezielt unterschiedliche Ausgangsstellungen für das Nutzen der Schwerkraft gewählt werden. In Bauchlage z. B. lassen sich die dorsalen Schultergelenksmuskeln gut ansprechen. Hängt der Arm in der Bauchlage auf der Behandlungsbank seitlich über, ist eine Längsachse also vertikal eingestellt, können die Rotatoren hubfrei beim Drehen des Armes in der Frontalebene geübt werden, die Flexoren, Extensoren und transversalen Abduktoren dynamisch kon- und exzentrisch.

So früh es die Belastbarkeit der betroffenen Strukturen erlaubt, werden Übungsgeräte eingesetzt, mit denen der Patient auch selbst trainieren kann.

- Stützen auf einer beweglichen Unterlage und Geräte, die Bewegung provozieren wie z.B. das Boing (siehe **Abb. 7.23a–b**) fordern die Propriozeption und fördern Ko-Kontraktionen und die dynamische Stabilisation im Schultergelenk (**Abb. 7.17**).
- Unterschiedliche Therabänder, Hanteln, Seilzüge eignen sich gut, um die Anforderungen zu dosieren.
- Schwimmen, Liegestützen, Tischtennis, Federball, Bälle werfen und Fangen bieten bei Belastungsstabilität Vielfalt beim Trainieren.

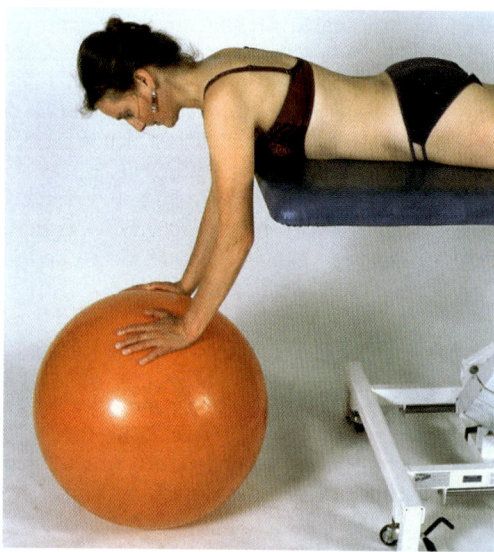

Abb. 7.17 Das Stützen auf dem beweglichen Ball fordert Kraft und Koordination.

7.3.4 Behandlungsschwerpunkte nach Verletzungen im Bereich des Ellbogengelenks

Mobilität und Kraft

Das Ellbogengelenk teilt den Arm und ermöglicht, den Unterarm gegen den Oberarm zu bewegen. Über 90° Flexion im Ellbogengelenk sind Voraussetzung für störungsfreie Bewegungen der Hand zum Mund und der Körperpflege. Die Drehbewegungen der Hand, Supination und Pronation vergrößern ihren Bewegungsspielraum erheblich. Zum Heben, Tragen und Stützen brauchen wir Kraft in den Beugern und Streckern des Ellbogengelenks. Es muss deshalb unter Berücksichtigung der Belastbarkeit der betroffenen Strukturen möglichst schnell für viel Flexion und gute Kraft der Oberarmmuskulatur gesorgt werden. Extension, Supination und Pronation sind selbstverständlich ebenso wichtig, die beschriebene Priorität bezieht sich in erster Linie auf die Chronologie der Zielsetzung.

Besonders die Beuger und Pronatoren neigen zu Verkürzungen, das Entspannen und Dehnen dieser Muskeln ist daher wichtig.

Mechanische Reizung vermeiden

> Auf die Überdosierung mechanischer Reize reagiert das Ellbogengelenk schnell mit starken Schwellungen. Verkalkungen, Ossifikationen, Myositis ossificans können folgen.

Ganz besonders im Frühstadium während der Wundheilung sind forcierte, passive Übungsbehandlungen kontraindiziert. Bei Verkalkungen im Ellbogen ist die Prognose schlecht: Bewegungsausmaß und Funktionalität des Gelenks sind dauerhaft stark eingeschränkt. Im chronischen Stadium kann der Therapeut am Ende der Bewegung den harten Bewegungsstopp spüren. Von Verkalkungen ist besonders häufig der M. brachialis betroffen.

Bei Verkalkungen wird Muskelgewebe durch die pathologische Einlagerung von Kalk in Knochen umgewandelt (Metaplasie). Ursache für den Umwandlungsprozess ist eine wiederkehrende Traumatisierung des Gewebes durch mechanischen Druck und zu frühe Zugbelastung. Das ist der Grund, warum im akuten und subakuten Stadium nach Ellbogenverletzungen Mobilisationstechniken nur äußerst vorsichtig anzuwenden und passive Maßnahmen wie Massagen im Verletzungsgebiet kontraindiziert sind (Bronner 1989).

Verbessern der Beweglichkeit des Ellbogengelenks

Das Ellenbogengelenk vereint als Drehscharniergelenk mit zwei Freiheitsgraden mehrere Gelenktypen: Scharnier-, Kugel- und Radgelenk. Sowohl Beugung und Streckung als auch Pro- und Supination können unabhängig von einander ausgeführt werden. Die meisten Alltagsbewegungen erfordern eine Kombination mehrerer Bewegungsrichtungen. Das soll beim Üben berücksichtigt werden.

Die drei Gelenke (siehe **Abb. 7.5**) werden von *einer* Gelenkkapsel umgeben und besitzen somit eine gemeinsame Gelenkhöhle. Zeigt der Befund kapsuläre Bewegungseinschränkungen, muss manualtherapeutisch durch Traktion und Gleiten, im Humeroulnargelenk auch in laterale und mediale Richtung (siehe Abb. Fallbeispiel) behandelt werden. Zeigt sich im Endgefühl ein hartelastischer Bewegungsstopp muss an Verknöcherungen gedacht werden, der Patient muss den Arzt aufsuchen.

Ausweichbewegungen z.B. bei Bewegungseinschränkungen sind oft schwer in den Griff zu bekommen. Es empfiehlt sich, alle Bewegungen von distal und proximal gleichzeitig ausführen zu lassen, wenn das Ziel der Übung ist, die Bewegung endgradig auszuschöpfen. In Tabelle **7.5** sind Beispiele für die Bewegungsrichtungen von proximal und distal zusammengefasst (Klein-Vogelbach 2000):

Tabelle 7.5 Bewegen von distal und proximal

Bewegung	ASTE	Bewegung / Bewegungsrichtung von proximal	Bewegung / Bewegungsrichtung von distal
Flexion	jede	Oberarmkopf zum Handgelenk	Handgelenk zum Oberarmkopf
Extension	jede	Oberarmkopf entfernt sich vom Handgelenk	Handgelenk entfernt sich vom Oberarmkopf
Pronation	Unterarm in Verlängerung des Oberarms	Außenrotation im Schultergelenk	Hand und Unterarm drehen nach innen
Supination	Unterarm in Verlängerung des Oberarms	Innenrotation im Schultergelenk	Hand und Unterarm drehen nach außen
Pronation	Unterarm in 90° Flexion im Ellbogengelenk, Oberarm seitlich am Körper	Lateralflexion der Wirbelsäule zum betroffenen Arm hin	Hand und Unterarm drehen nach innen
Supination	Unterarm in 90° Flexion im Ellbogengelenk, Oberarm seitlich am Körper	Lateralflexion der Wirbelsäule vom betroffenen Arm weg	Hand und Unterarm drehen nach außen

Verbessern der Kraft, Ausdauer und Koordination

In der Frühphase nach der Verletzung oder direkt nach der Immobilisationsphase z.B. in einem Gipsverband dienen das eigene Armgewicht und manuell gesetzte Widerstände des Therapeuten als Reiz für Muskeltraining. Dabei können wie beim Schultergelenk gezielt unterschiedliche Ausgangsstellungen für das Nutzen der Schwerkraft gewählt werden. Aus der Bauchlage lässt sich die Extension im Ellbogengelenk gegen die Schwerkraft üben usw.

Solange die betroffenen Strukturen noch nicht belastungsstabil sind, können durch Widerstände proximal des verletzten Gebietes die Schulter- und Schultergürtelmuskulatur z.B. in PNF-Armpattern gekräftigt werden. Die Irradiation auf die Ober- und Unterarmmuskulatur wird genutzt.

Bei Belastungsstabilität sind alle Übungsgeräte, die auch nach Schulterverletzungen zum Einsatz kommen, sinnvoll.

Auch die Unterarmmuskulatur muss trainiert werden. Schnell wechselnde Supinations-/Pronationsbewegungen bei dynamisch stabilisiertem Ellbogengelenk in unterschiedlichen Flexionsstellungen und in unterschiedlichen Platzierungen des Arms im Raum (in Bezug zur Schwerkraft) kräftigen die Supinatoren und Pronatoren. Zur Steigerung des Trainingsreizes kann der Hebel verlängert werden, z. B. kann der Patient einen Stab in der Hand halten, zunächst mittig, dann unwuchtig.

Stützen und Ziehen mit unterschiedlichen Unterarmeinstellungen trainieren die Muskeln in der geschlossenen Kette.

7.3.5 Behandlungsschwerpunkte nach Verletzungen im Bereich der Hand

> Die Handtherapie hat sich zu einem eigenen Arbeitsfeld der Physio- und Ergotherapeuten entwickelt.

Teamarbeit unbedingt erforderlich

Viele Handverletzungen sind Berufsunfälle, nicht selten ist die Berufsfähigkeit in Frage gestellt. Es ist leicht vorstellbar, dass die Angst um die berufliche Zukunft und die Unsicherheiten bezüglich evtl. Rentenansprüche die Motivation des Patienten beeinflussen, nicht immer positiv – und: der Patient ist Teil des Teams, das für die Rehabilitation der Hand zuständig ist. Ist seine dominante Hand betroffen, also z. B. die rechte bei einem Rechtshänder, wird er seine Situation noch schlimmer empfinden.

Komplexe Handverletzungen verlangen individuell angepasste chirurgische Rekonstruktionen. Entsprechend wichtig ist die Kommunikation zwischen Operateur und Therapeuten.

Nicht immer kann die Hand wieder komplett hergestellt werden.
- Teilamputationen, Narbenbildungen oder deutliche trophische Störungen stellen die Patienten nicht nur vor funktionelle, sondern auch vor ästhetisch/kosmetische Probleme.
- Sensibilitätsverluste vermindern den Schutz der Hand.
- Bewegungseinschränkungen vermindern grob- und feinmotorische Funktionen.

Handchirurgen, Physio- und Ergotherapeuten arbeiten zusammen mit dem Patienten, um alle 3 genannten Probleme zu vermindern bzw. zu beseitigen.

Trophik verbessern

Heilung und Funktionsverbesserung hängen sehr vom Gewebszustand ab. Schwellung und Ödeme bauen sich nach Verletzungen bei gutem Verlauf nach 3–5 Tagen wieder ab (Schröder 1999). Prophylaktisch bleiben alle Maßnahmen, die die Resorption fördern, Bestandteil der Therapie.

Anhaltende trophische Störungen, stark empfundene Schmerzen und ein ausgeprägtes Angstverhalten können Hinweise auf eine sich anbahnende sympathische Reflexdystrophie (Morbus Sudeck) sein (siehe Kap. 4).

Funktionshand und mehr

Erstes Ziel der Physiotherapie nach schweren Verletzungen der Hand ist das Erreichen einer Funktionshand (siehe Kap. 7.2, **Abb. 7.9**). Mit der Funktionshand stehen zwei grundlegende Funktionen zur Verfügung: ein Spitzgriff für feinmotorisches Arbeiten und ein Grobgriff zum Halten von Gegenständen.

Die meisten Alltagsfunktionen sind im wahrsten Sinne des Wortes handwerklich. Deshalb sollen natürlich alle bzw. möglichst viele Funktionen der Hand wieder erreicht werden. Neben physiotherapeutischen Mobilisations- und Kräftigungsübungen und einem entsprechenden Eigenprogramm für den Patienten kommen auch statische und dynamische Schienen zum Einsatz. Im therapeutischen Team liegt die Schienenvorsorgung in der Regel bei den Ergotherapeuten.
- **Statische Schienen** werden hauptsächlich zur Ruhigstellung eingesetzt und dienen dabei folgenden Zielen:
    – Unterstützen der Heilung durch entspanntes Lagern der Hand in der Schiene
    – Vermeiden von Überlastungen
    – Vermeiden von oder Dehnen bei Kontrakturen
    – Vermeiden von Überdehnung gelähmter Muskulatur

Dynamische Schienen werden zur passiven Mobilisation oder zum aktiven Üben gegen Gummizüge genutzt (siehe dazu auch Behandlung nach Verletzung der Beugesehnen der Finger).

Für das Üben der unterschiedlichsten Tätigkeiten der Hand werden alle erdenklichen Hilfsmittel wie Knetmasse, Therabänder, Mini-Expander, Bälle etc. eingesetzt. Aber auch Funktionsbretter, auf denen sich Türklinken, Schraub- und Steckmöglichkeiten, unterschiedliche Griffe befinden, werden genutzt. Unterstützt wird die Therapie durch physikalische Maßnahmen wie z. B. Parafinbäder (wenn keine Entzündungen vorliegen), die durchblutungsfördernd wirken und das Gewebe geschmeidig machen.

Zusammenfassung

- Schulterbehandlungen nach Verletzungen sind in der Regel langwierig. Zwar erreicht man relativ schnell ein Mindestmaß an schmerzfreier Bewegung, dann lässt das Tempo, mit dem Fortschritte erreicht werden, aber häufig nach. Die physiologischen Heilungsprozesse der Strukturen dauern bis zu einem Jahr. Das Nutzen des gesunden und das Schonen des betroffenen Armes trägt ebenfalls seinen Teil zu diesem oft zu beobachtenden Verlauf bei.
  - Die Schultergelenkskapsel neigt schnell zu Verklebungen. Besonders bei alten Patienten wird die Dauer der Immobilisation entsprechend kurz gewählt.
  - Versorgungen, die frühfunktionelle Behandlungen ermöglichen, werden angestrebt.
  - Im Vordergrund der Physiotherapie stehen das Verringern und Vermeiden von Immobilisationsschäden, ganz besonders der Kapselschrumpfung und
  - die muskuläre Stabilisation des Schultergelenks und das Üben des Synergismus der Rotatorenmanschette, der den Gelenkkopf zentriert.
  - Beim Beweglichkeitstraining spielt nicht nur das Bewegungsausmaß eine Rolle, sondern auch die Qualität des humeroskapularen Rhythmus.
- Ellbogenverletzungen
  - Überdosierung mechanischer Reize im Frühstadium nach der Verletzung können zu starken Schwellungen und sogar zu Ossifikationen führen.
  - Flexion und Supination sind für die Alltagsbewegungen besonders wichtig.
- Handverletzungen
  - Ödeme der Finger und der Hand stellen ein großes Bewegungshindernis dar und verzögern die Heilung.
  - Das Fördern der Resorption stellt einen Behandlungsschwerpunkt dar und dient der Prävention gegen eine sympathische Reflexdystrophie.
  - Mit der Funktionshand stehen zwei grundlegende Funktionen zur Verfügung: ein Spitzgriff für feinmotorisches Arbeiten und ein Grobgriff zum Halten von Gegenständen.
  - Komplexe Handverletzungen sind oft Berufsunfälle, nicht selten ist danach die berufliche Zukunft in Frage gestellt.

7.4 Schulterluxation

Das Schultergelenk ist das Gelenk, das am häufigsten luxiert; ca. 50 % aller Luxationen sind Schulterluxationen (Trentz, Bühren 2001). Schulterluxationen werden nach ihrer Ursache und nach der Richtung, in die der Humeruskopf luxiert, unterschieden. Bei mehr als 90 % aller Luxationen luxiert der Humeruskopf in ventrokaudale Richtung. Die Gelenkkapsel hat in diesem Bereich eine Schwachstelle.

Typische Verletzungsmechanismen sind Stürze auf den abduzierten und außenrotierten Arm oder Gewalteinwirkungen bei einer Wurfbewegung (z. B. beim Handball). Bei der Schulterluxation kann man den Humeruskopf außerhalb der Gelenkpfanne palpieren. Die Gelenkpfanne fühlt sich leer an, das Schulterrelief zeigt sich deutlich abgeflacht. In manchen Fällen, v. a. bei habituellen Luxationen, kommt es zu spontanen Repositionen.

Neben einem Trauma können Dysplasien, Fehlstellungen der Gelenkpfanne oder des Humeruskopfes, sowie Schwächen der Kapsel und der Muskulatur zu Luxationen führen.

> *Luxiert das Schultergelenk ohne adäquates Trauma spricht man von einer habituellen Luxation.*

Typische Begleitverletzungen und Komplikationen

Nach Erstluxationen treten vor allem bei jüngeren aktiven Menschen sehr häufig Rezidivluxationen auf. Ursachen dafür sind folgende Begleitverletzungen bei der Erstluxation (Habermeyer, Schweiberer 1996):

- Bankart-Läsion: Schädigung des Pfannenrandes, Abriss oder Ausriss des Labrum glenoidale vom vorderen unteren Pfannenrand.
- Läsionen der Rotatorenmanschette: vor allem bei über 40-jährigen Patienten Einrisse über dem Ansatz am Tuberculum majus.
- Hill-Sachs-Läsion: Impressionen oder Frakturen am hinteren äußeren Rand des Humeruskopfes.
- Dehnung der Gelenkkapsel und der glenohumeralen Bänder.

Weiter kann es beim Luxationsmechanismus zu Schädigungen des N. axillaris und der A. axillaris sowie des Plexus brachialis kommen. Periphere Lähmungen, die die muskuläre Stabilität des Schultergelenks vermindern, sind die Folge.

Ärztliche Therapie

Beim Röntgen werden knöcherne Begleitverletzungen ausgeschlossen, der Gelenkspalt und die Luxationsrichtung beurteilt. Bei Rezidiven kann mittels Computertomografie und anderer bildgebender Verfahren beurteilt werden, ob Dysplasien oder Verletzungen des Labrum glenoidale vorliegen.

Konservative Therapie: Konnten knöcherne Begleitverletzungen ausgeschlossen werden, wird die Schulter geschlossen reponiert. Die Reposition erfolgt unter medikamentöser Analgesie und Sedierung. Das ist für den Patienten schonender, das Verletzungsrisiko ist geringer und dem Arzt wird die Reposition erleichtert. Die Repositionstechnik richtet sich nach Luxationsrichtung.

Nach der Reposition wird der Arm mittels Gilchrist- oder Desault-Verband in Adduktion und Innenrotation konsequent ruhig gestellt. Die Schulter von Patienten unter 40 Jahren wird häufig drei Wochen und länger immobilisiert. Bei älteren Patienten wird für eine kürzere Zeit ruhig gestellt, um Kontrakturen und evtl. resultierende Einschränkungen in der Selbstständigkeit zu vermindern.

Nach einer Reluxation erfolgt die Ruhigstellung nur, um die Schmerzen zu reduzieren. Zwei bis vier Tage reichen aus (Habermeyer, Schweiberer 1996).

Eine operative Behandlung ist indiziert, wenn nach einer traumatischen Luxation Begleitverletzungen vorliegen und wenn nach mehrfachen Rezidiven das Schultergelenks operativ stabilisiert werden muss. Ziel ist, die Stabilität der Schulter wiederherzustellen.

7.4.1 Physiotherapeutische Untersuchung nach Schulterluxationen

Schmerzen, Instabilitätsgefühl und Angst vor einer erneuten Luxation

Nach der Reposition und auch postoperativ haben die Patienten Schmerzen. Sobald der Arm wieder bewegt werden darf, führen die Schmerzen zu Schonhaltungen, Ausweichbewegungen und reduziertem Bewegen. Angst vor einer Reluxation potenziert das Problem, muskuläre Schutzspannungen bauen sich auf, besonders im Bereich des M. trapezius pars descendens, der Mm. pectorales und der Adduktoren und Innenrotatoren des Schultergelenks.

Die Patienten können noch Wochen nach der Luxation Bewegungsschmerzen haben. Hinzu kommt nicht selten das Gefühl der Unsicherheit, der Instabilität des großen Kugelgelenks.

Beim Untersuchen muss differenziert und dokumentiert werden,
- bei welchen Haltungen (auch Lagerungen),
- bei welchen (angulären und intraartikulären) Bewegungen,
- in welchen Bewegungsabschnitten bzw. bei welchem Bewegungsausmaß Schmerzen auftreten.

Die Schmerzstärke wird mittels der VAS dokumentiert (siehe Kap. 1.4). So können Veränderungen im Verlauf der Behandlung wahrgenommen werden.

Sobald Bewegen erlaubt ist, werden in erster Linie die Bewegungen, die der Patient im Alltag, im Beruf, für seinen Sport braucht, qualitativ beurteilt. Welche Bewegung ist noch schmerzhaft, gibt es ein Unsicherheitsgefühl und werden Bewegungen vermieden? Fragen, deren Antworten die Therapieplanung bestimmen.

Sicht- und Tastbefund

Posttraumatisch haben Patienten oft ausgeprägte Hämatome, die auch nach Tagen vom Bereich der Schulter über den Oberarm bis zum proximalen Unterarm reichen und seitlich am Thorax auftreten können (Logen der Mm. biceps brachii und M. pectoralis major).

Schon wenige Tage nach der Verletzung erkennt man muskuläre Atrophien, besonders auffällig die des M. deltoideus. Bei Läsionen des N. axillaris sind diese noch deutlicher ausgeprägt und es können Sensibilitätsstörungen über dem mittleren Bereich des Muskels vorhanden sein.

Oft ist bereits während und besonders nach der Ruhigstellung die typische Schonhaltung mit der

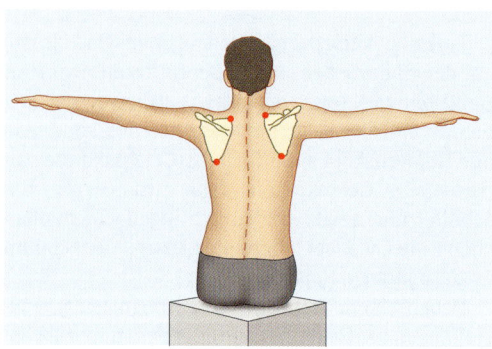

Abb. 7.18 Ausweichbewegung bei eingeschränkter Abduktion im rechten Schultergelenk.

hochgezogenen Schulter sichtbar. Die Muskulatur der Schulter-Nacken-Region ist verkrampft.

Ist Bewegen erlaubt, zeigen sich schmerzbedingt Ausweichbewegungen, die Armbewegungen werden durch Schultergürtel- und Wirbelsäulenbewegungen erweitert oder sogar kompensiert. Der humeroskapulare Rhythmus ist gestört (**Abb. 7.18**). Das Relief des Schultergelenks ist im Vergleich zum nicht betroffenen Gelenk deutlich verändert, der Humeruskopf steht zu hoch und nicht selten zu weit ventral.

Funktionsbefund

Neben dem Schmerzstatus haben nach einer Schulterluxation die folgenden Fragen erste Priorität:
- Wird der Humeruskopf beim Bewegen des Armes im Schultergelenk in der Gelenkpfanne zentriert? Findet der Synergismus der Rotatorenmanschette, besonders die Funktion des M. supraspinatus, bereits wieder statt?
- Dreht sich der Oberarm beim Heben des Armes, z.B. beim Abduzieren in physiologischer Weise oder wird der Humeruskopf beim Heben des Armes nach kranial gezogen und kommt es so zu einer Einengung des subakromialen Raums und zu einer Blockierung der Abduktion und Flexion (**Abb. 7.19**)?
- Stimmt der humeroskapulare Rhythmus? Schmerzen, Vermeiden von Bewegung, muskuläre Schwächen und Bewegungseinschränkungen stören das Bewegungsverhalten. Es ist wichtig, die Hauptursache herausfinden. In der Frühphase nach der Ruhigstellung treffen jedoch alle Gründe gleichzeitig zu.
- Wie ist die Beweglichkeit des Armes und des Schultergürtels? Gemessen wird nach der Neutral-Null-Methode. Komplexe Bewegungen, wie Hand auf den Kopf oder Hand auf den Rücken, werden im Seitenvergleich beurteilt.
- Wie ist die Kraft der Schultergelenks- und der gesamten Armmuskulatur?

> *Solange die Kapsel nicht verheilt ist, darf nicht mit langem Hebel auf die Muskelwerte 4 und 5 getestet werden.*

- Ist Bewegen des Armes mit einem dynamisch stabilisierten Schultergürtel möglich? Dies gilt besonders für Bewegungen mit langem Hebel, schnellen und beschleunigten Armbewegungen.
- Kann der Arm in Alltag, Beruf und Sport wieder uneingeschränkt genutzt werden?
- Welche Spätfolgen (Bewegungseinschränkungen, Instabilität) sind vorhanden?

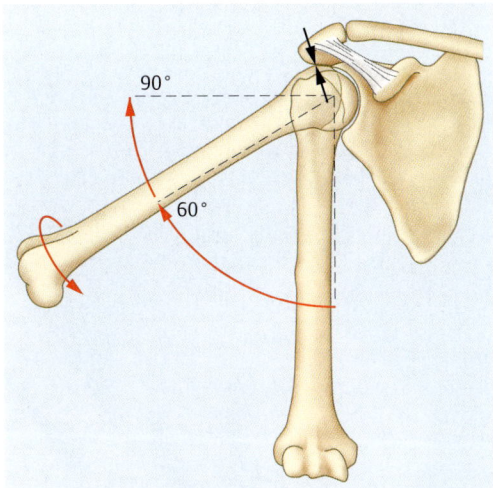

Abb. 7.19 Ohne Außenrotation während der Abduktion kommt es zur Kompression im subakromialen Raum.

7.4.2 Physiotherapeutische Behandlung nach Schulterluxationen

Behandlungsrelevante Aspekte in der Frühphase

Bei der konservativen Behandlung unterstützt die Physiotherapie in der Phase der Ruhigstellung die Wundheilung. Geeignete Maßnahmen sind Spannungsübungen der Schulter-, Arm- und Handmuskulatur. Leichte detonisierende Massagetechniken in Seitlage (auf der nicht betroffenen Seite) fördern die Ödemresorption. In dieser Ausgangsstellung können hubfreie Mobilisationen der Brustwirbelsäule dazu beitragen, die sympathische Reflexaktivität zu senken. Die Übungen wirken entspannend und beeinflussen den sympathischen Grenzstrang, der paravertebral im Bereich der Brustwirbelsäule verläuft. Massage und Bindegewebsmassage paravertebral unterstützt die Wirkung. Auch Elektrotherapie kann die Heilung unterstützen. Diadynamische Ströme und TENS regen den Stoffwechsel an und wirken schmerzlindernd.

Behandlungsrelevante Aspekte in der Spätphase

Bei jungen Patienten soll das Schultergelenk wieder voll funktionsfähig werden. In der Therapie soll sich ein kräftiger "Muskelmantel" um das muskelgeführte Gelenk bilden. Sobald Belastung erlaubt ist, muss auch an endgradigen Bewegungen gearbeitet

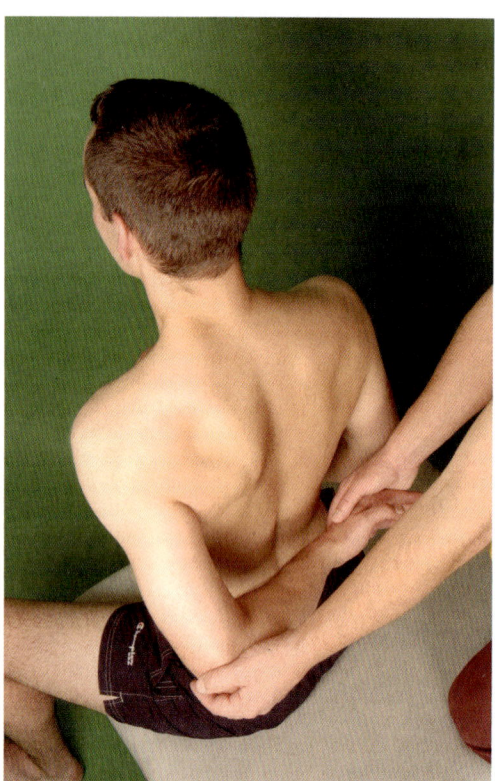

Abb. 7.20 Mit dieser Testbewegung "Hand auf den Rücken" lassen sich Extension und Innenrotation im Schultergelenk endgradig testen.

werden, auch wenn die Bewegungsrichtung des Humeruskopfes dabei in Richtung des Luxationskanals geht. Auch nach einer ventrokaudalen Luxation sollen die Extension und Innenrotation im Schultergelenk wieder frei werden (**Abb. 7.20**).

Ziele und Maßnahmen

Folgende Checkliste gibt einen Überblick über Ziele und Maßnahmen:

Checkliste

Muskuläre Stabilisation des Schultergelenks	▪ Zentrieren des Humeruskopfes ▪ Kräftigen der gelenknahen und oberflächlichen Muskulatur
Wiederherstellen der Beweglichkeit bei dynamisch stabilisiertem Schultergelenk	▪ Bewegen bei gleichzeitiger Ko-Kontraktion der gelenkumgebenden Muskeln ▪ Bewegen im geschlossenen System beim Stützen
Kräftigen der Schultergürtel- und Schultergelenksmuskulatur	▪ Steigerung von Bewegen – gegen gedachte – über manuelle Widerstände z. B. in PNF-Armpattern – bis zum Üben in geschlossenen Muskelketten – und Nutzen von Trainingsgeräten
Training alltagsgerechter, berufs- und sportspezifischer Bewegungen des Armes	▪ Individuell die Bedürfnisse abklären und so wirklichkeitsnah wie möglich üben: – vom An- und Ausziehen bis – zum Schwungholen z. B. für den Aufschlag beim Tennis

Wichtigstes Ziel der Physiotherapie ist die muskuläre Stabilisation des Schultergelenks. Um dies zu erreichen, ist eine Kräftigung der gesamten Schultermuskulatur notwendig. Bevor mit entsprechenden Kräftigungsübungen begonnen werden kann, muss gewährleistet sein, dass die Koordination zwischen der Rotatorenmanschette und den großen Schultergelenksmuskeln funktioniert. Zuerst muss der Humeruskopf zentriert werden, dann kann der Arm bewegt werden.

Schließlich müssen Patienten lernen, ihr Schultergelenk in unterschiedlichen Positionen zu stabilisieren.

Nach einer Schultergelenksluxation kann ein Patient oft sehr genau sagen, ab welcher Schultergelenksposition er sich unwohl fühlt und Angst vor einer erneuten Luxation hat. Um kein unnötiges Risiko einzugehen, sollten die Kräftigungsübungen in dieser Phase nie ganz bis zu diesem Punkt durchgeführt werden.

Fallbeispiel: Ein Handballspieler, 22 Jahre alt, luxiert sich durch den Griff eines Gegenspieler in seinen Wurfarm das rechte Schultergelenk. Luxationsweg des Humeruskopfes: ventrokaudal. Die Röntgenkontrolle schließt knöcherne Begleitverletzungen aus. Schmerzmedikamente wirken bei diesem Patienten gut, es gelingt dem Arzt ohne größere Mühe die Schulter zu reponieren. Danach wird die Schulter mit einem Gilchrist-Verband für drei Wochen ruhig gestellt.

Nach der Ruhigstellungsphase wird Physiotherapie verordnet. Die Bewegungen des Schultergelenks sind zunächst limitiert: 60° Abduktion, 60° Flexion, Außenrotation ist nicht erlaubt.

Um die Rotatorenmanschette zu stimulieren, nutzt der Physiotherapeut leichte Traktions- und Gleitimpulse (Traktionsstufe I-II), gegen die der Patient den Humerus zentrieren muss (**Abb. 7.21**). Weiter löst der Patient über gedachte und echte, proximal gesetzte Widerstände statische Muskelarbeit im Bereich des Schultergelenks aus (**Abb. 7.22a–b**). Der Arm ist in 60° Flexion und ca. 30° Abduktion gelagert, die Hand hält einen imaginären Ball. Der Patient stellt sich z. B. vor, etwas wegzuschieben und aktiviert so die ventrale Muskulatur, etwas wegzuziehen und stimuliert damit die dorsale Muskulatur. Er bewegt den Oberarm im Sinne einer transversalen Adduktion oder den Körper gegen den fixierten Arm, um die ventrale Muskulatur konzentrisch zu beanspruchen. Nach zwei Behandlungseinheiten kann der Patient seine Muskulatur über mentales Training sehr gut statisch und bei den dynamischen Übungen auch gut konzentrisch aktivieren. Nun beginnt auch das Üben mit exzentrischer Muskelarbeit.

Zwei Wochen nach Beginn der Mobilisation sind Schultergelenksbewegungen bis 90° Flexion, 90° Abduktion und 10° Außenrotation erlaubt. Selektive Bewegungen bis zur erlaubten Grenze gelingen schmerzfrei. Bei kombinierten Bewegungen fühlt sich der Patient unsicher, er hat etwas Angst vor einer erneuten Luxation. Der Physiotherapeut beachtet dies und sorgt dafür, dass bei den Übungen nur zwei Bewegungsrichtungen gleichzeitig bis zum Limit ausgeschöpft werden. Vor jeder Bewe-

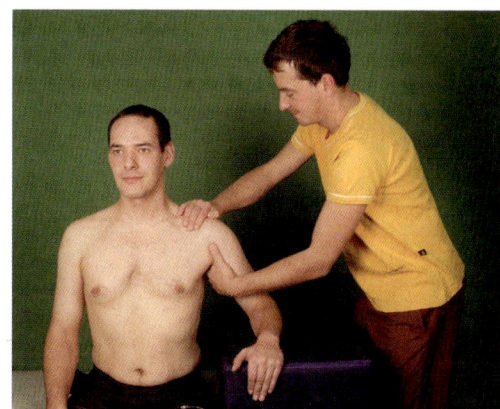

Abb. 7.21 Leichte Traktion des Humeruskopfes nach lateral, gegen die der Patient seine gelenkumgebende Muskulatur aktiviert.

gung aktiviert der Patient die Schultergelenksmuskulatur statisch. Der Therapeut unterstützt die Stabilisation des Schultergürtels durch manuelle Widerstände am Schulterblatt. Außerdem nutzt der Patient weiterhin seine Vorstellungskraft und bewegt den Arm gegen gedachte Widerstände.

Um die Koordination der Muskulatur zu fordern, werden Trainingsgeräte eingesetzt, geeignet sind z. B. Therabänder, Pro-swing, Body-blade oder Boing (**Abb. 7.23a–b**).

Acht Wochen nach Beginn der Mobilisation sind alle Bewegungen im vollen Umfang möglich. Durch die konse-

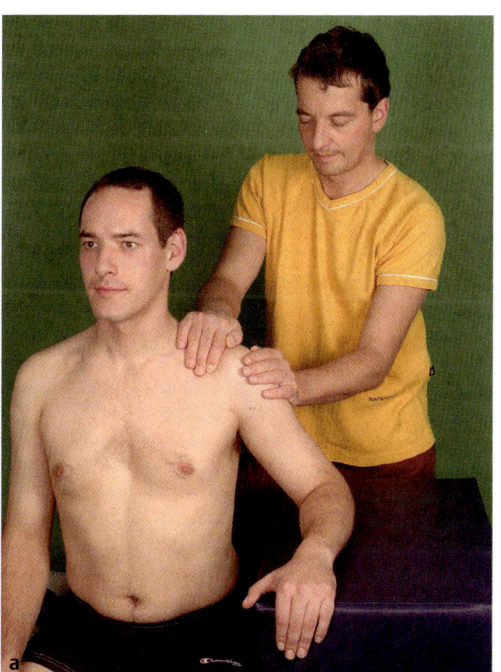

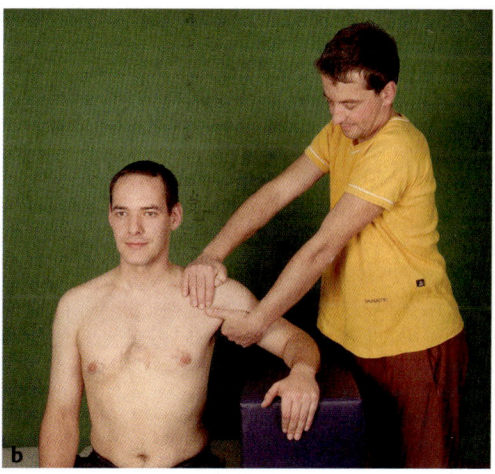

Abb. 7.22a–b Gelenknahe Widerstände. **a** Humeruskopf wird gegen den Ballen der linken Hand des Therapeuten aktiviert. **b** Die Adduktoren werden aktiviert, das stimuliert den Humeruskopf nach kaudal.

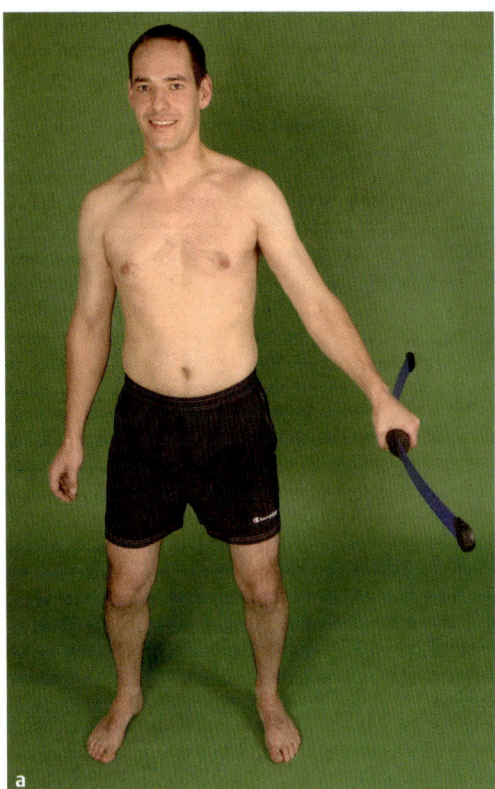

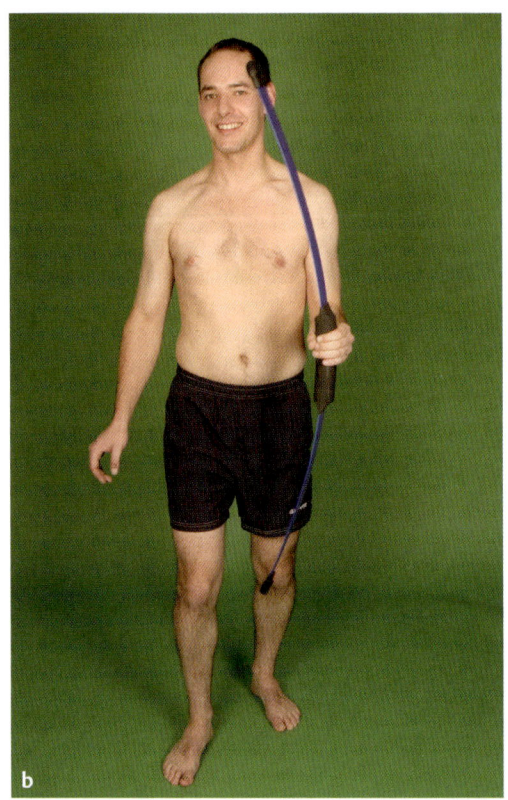

Abb. 7.23a–b Trainingsgerät Boing: sein Federn fordert eine dynamische Stabilisation des Armes und des gesamten Körpers.

a Üben in leichter Abduktionsstellung. **b** Üben in dieser Ausgangsstellung fordert die Rotatoren des Schultergelenks.

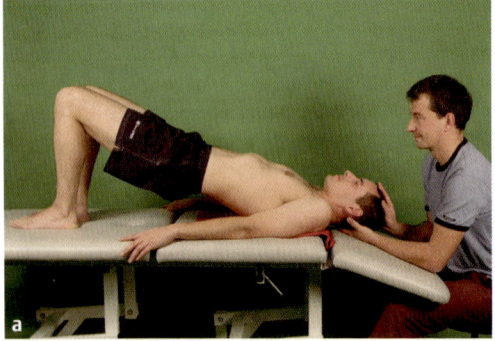

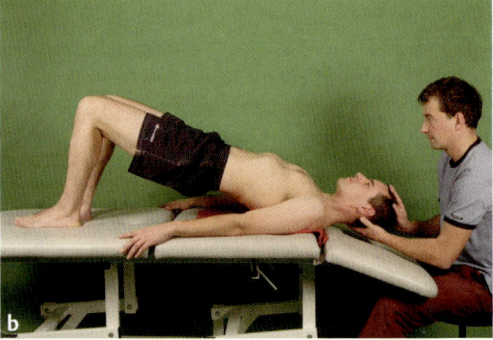

Abb. 7.24a–b Extension im Schultergelenk von proximal: Der Arm bleibt auf der Unterlage, der Brustkorb bewegt sich in Bezug auf den Arm nach vorn. **a** ASTE: Der Widerstand am Kopf stabilisiert die HWS. **b** Während der Schultergürtel in Depression/Adduktion geht, entsteht im Schultergelenk Abduktion und Außenrotation von proximal.

quente und regelmäßige Physiotherapie konnten Immobilisationsschäden weitgehend vermieden werden. Lediglich bei der maximalen Abduktion/Außenrotation empfindet der Patient ein Unsicherheitsgefühl, ein Instabilitätsgefühl.

Die endgradige Extension übt der Patient nach Anleitung selbst. Er lernt das Bewegen von proximal mit stabilisiertem Schultergürtel (**Abb. 7.24a–b**).

Schwerpunkt der Therapie sind nun Bewegungen, die der Patient für seinen Sport braucht: Stützen, Werfen, Fangen, Schwung holen, Stoßen.

Die Physiotherapie wird um die Verordnung KG-Gerät erweitert. Drei Monate nach Beginn der Behandlung hat der Patient das Gefühl, dass sein Schultergelenk in jeder Position stabil ist. Muskeltests und Stabilitätstests der Schulter sind ohne Befund. Der Patient bereitet sich im Fitnessstudio seines Vereins auf sein normales Handballtraining vor und nutzt zusätzlich noch 6 Wochen lang das Sekundärpräventionsangebot in der Praxis seiner Physiotherapeutin an medizinischen Trainingsgeräten.

7.5 Rotatorenmanschettenruptur

> *Die Rotatorenmanschette besteht aus den Sehnen der Mm. supraspinatus, infraspinatus, teres minor und subscapularis (siehe* **Abb. 7.2**).

Einer Ruptur der Rotatorenmanschette gehen meist degenerative Veränderungen voraus, z.B. ein Impingement (siehe S. 209), sodass bereits geringe Kräfte zu einem Riss der Rotatorenmanschette führen. Zum Beispiel kann das Anheben einer schweren Last eine vorgeschädigte Sehne reißen lassen. Am häufigsten betroffen ist die Supraspinatussehne.

Sind die Sehnen intakt, treten Rupturen erst bei größeren Kräften auf, vor allem in Verbindung mit einer Schultergelenksluxation.

Als klinisches Zeichen einer Ruptur kann eine Schwäche am Anfang der Abduktion gewertet werden. Druckschmerz an der Oberkante des Tuberculum majus kann ein weiterer Hinweis sein. Sonographie, Röntgen, Kernspintomographie und Arthroskopie ermöglichen eine weitere Abklärung (Lokalisation, Ausmaß der Schädigung, knöcherne Begleitverletzungen und Veränderungen).

Typische Begleitverletzungen
In der Klassifikation nach Neer und Patten unterscheidet man drei Gruppen (Habermeyer, Schweiberer 1996 und Trentz, Bühren 2001):

Tabelle 7.6 Klassifikation der Rotatorenmanschettenrupturen nach Neer und Patten

Verletzungstyp	Ausmaß der Verletzung
Gruppe I	▪ traumatische Rupturen bei jüngeren Patienten (unter 40 Jahre) ▪ oft auch nach wiederholten Mikrotraumen (etwa 5% aller Rupturen)
Gruppe II	▪ Rupturen in Kombination mit Schulterluxationen
Gruppe III	▪ Rupturen bei degenerativen Veränderungen der Rotatorenmanschette (Impingement-Risse)

Ärztliche Therapie

Die Entscheidung für das therapeutische Vorgehen ist vom Ausmaß der Verletzung und dem Grad der Einschränkungen abhängig. Das Alter des Patienten spielt eine untergeordnete Rolle. Viel wichtiger ist, welche Ansprüche ein Betroffener in Bezug auf die Beweglichkeit und Kraft seiner Schulter hat. So hat ein 65-jähriger Mann, der noch klettern gehen will, vergleichsweise höhere Ansprüche an seine Schulter als ein 50-jähriger, der zwar regelmäßig joggt, seine Schulter aber in Beruf und Alltag kaum stark beansprucht.

Konservative Therapie: Faktoren, die für eine konservative Behandlung sprechen, sind ein langsamer Beginn der Symptome, degenerative Veränderungen der Sehnen, inaktiver Patient und fehlende Motivation, evtl. das Alter des Patienten, begleitende Bewegungseinschränkung der Schulter (Habermeyer, Schweiberer 1996).

Der Patient erhält Antiphlogistika und Analgetika und evtl. Kortison gegen Entzündungen. Kurzfristige Ruhigstellungen des Armes reduzieren Entzündungen und Schmerzen. Wichtig ist die Physiotherapie nach der Ruhigstellung.

Operative Therapie: Habermeyer (1996) nennt es einen Kunstfehler, einen Patienten unter 40 Jahren mit nachgewiesener Rotatorenmanschettenruptur nicht zu operieren.

Traumatische Sehnenrupturen werden möglichst zeitnah offen oder arthroskopisch behandelt. Mit verschiedenen Nahttechniken wird die Kontinuität der Rotatorenmanschette wiederhergestellt. Voraussetzung für die Operation ist die freie Beweglichkeit der Schulter. Gegebenenfalls sollte der Patient vor der Operation physiotherapeutisch behandelt werden. Zum Zeitpunkt der Operation sollte der akute Schmerz abgeklungen sein.

7.5.1 Physiotherapeutische Untersuchung und Behandlung bei und nach Rotatorenmanschettenruptur

Behandlungsrelevante Aspekte bei konservativer Therapie

Im Vordergrund steht die Schmerzreduktion. Vor allem ältere Patienten leiden häufig nachts unter Schmerzen und können nicht durchschlafen. Ursache hierfür sind meist subakute Entzündungen, die sich in Ruhe bemerkbar machen. Sind die Patienten aktiv, überlagert der sensorische Input die Schmerzwahrnehmung.

Bei jungen Patienten ist die volle schmerzfreie Beweglichkeit das Ziel. Gelingt dies nicht in einem festgelegten zeitlichen Rahmen, muss eine operative Therapie erwogen werden.

Älteren Patienten sollen Alltagsbewegungen möglichst schmerzfrei ausführen können.

Ein weiteres wichtiges Ziel ist es, die Koordination zwischen Rotatorenmanschette und dem M. deltoideus zu verbessern. Die Fasern der Mm. subscapularis, infraspinatus und teres minor haben einen transversalen bzw. einen transverso-kaudalen Verlauf und ziehen vom Humerus zur Skapula. Dadurch sind sie in der Lage den Humeruskopf zu zentrieren und beim Heben des Armes zu kaudalisieren. Ihr gelenknaher Verlauf sorgt dafür, dass sich über einen großen Bewegungsweg ihre Länge und somit ihre Spannung kaum verändert. Dies ist die Voraussetzung dafür, dass die Sehnen im subakromialen Gleitlager v. a. bei der Abduktion nicht komprimiert werden. Kommt es zur Kompression, ergibt sich das typische Bild des schmerzhaften Bogens (siehe S. 209 f. und **Abb. 7.25a–c**).

Um sicher zu gehen, dass die Rotatorenmanschette adäquat arbeitet, werden Übungen gewählt, welche gezielt die isolierte Anspannung dieser Muskeln fordert. Dabei wird die Position des Armes im Schultergelenk variiert. Erst wenn das Zentrieren in den verschiedenen Einstellungen klappt, wird mit dynamischen Übungen begonnen, die den Einsatz großer Schultermuskeln (M. deltoideus und M. pectoralis major) erforderlich machen.

Bei aktiver Adduktion müssen die Mm. subscapularis, infraspinatus und teres minor synergistisch wirken. Deshalb können aktive Adduktionsübungen gegen Widerstand genutzt werden, um diese Muskeln zu kräftigen (siehe **Abb. 7.22**).

> Selbst wenn die Behandlung optimal verläuft, gibt es keine Garantie für Beschwerdefreiheit. Die Aussicht auf Erfolg ist abhängig von dem Ausmaß der Schädigung.

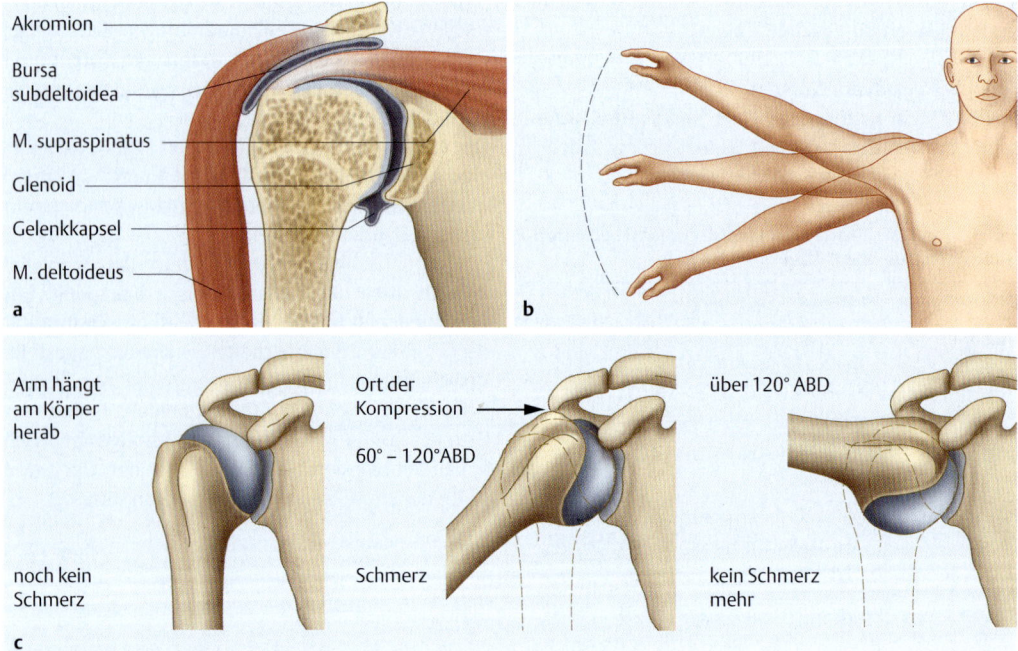

Abb. 7.25a–c Schmerzhafter Bogen. **a** Lage des M. supraspinatus im subakromialen Gleitlager. **b** Schmerzhafter Bereich der Abduktion. **c** Pathologie des schmerzhaften Bogens.

Behandlungsrelevante Aspekte bei operativer Therapie

> *Heutige Operationstechniken erlauben eine frühfunktionelle Behandlung.*

Verschiedene Kliniken haben unterschiedliche Nachbehandlungskonzepte. Wichtig sind klare Vorgaben von Seiten des Operateurs. Der Physiotherapeut muss wissen, ab welchem Zeitpunkt die genähten Muskeln auf Kontraktion und Zug belastet werden können. Es stellt sich also die Frage der Dosierung. Die Ziele entsprechen denen der Physiotherapie bei konservativer Behandlung.

Ziele und Maßnahmen

Folgende Checkliste gibt einen Überblick über Ziele und Maßnahmen:

Checkliste

Schmerzreduktion	• Entspannen der hypertonen Muskulatur • Bewegen im schmerzfreien Bereich • physikalische Maßnahmen, z. B. TENS
Stabilisation des Schultergelenks und Kräftigung	siehe Schulterluxation
Wiederherstellen der Beweglichkeit	siehe Schulterluxation

Schmerzreduktion

Schmerzen nach einer Ruptur der Rotatorenmanschette sind meist Folge einer Entzündung. Eisabreibungen können die Schmerzen vorübergehend reduzieren und ermöglichen so aktive Bewegungen. Bewegungen im schmerzfreien Bereich stimulieren die Mechanorezeptoren und überdecken so die Schmerzwahrnehmung. Das Gleiche gilt für den Einsatz von Reizstrom (z. B. TENS, siehe Kap. 1.4).

Stabilisation des Schultergelenks und Kräftigen der Muskulatur

- Aktives Zentrieren des Oberarmkopfes mit kurzem Hebel, siehe **Abb. 7.21**.
- Als Steigerung lagert der Physiotherapeut den Arm des Patienten weiter in Abduktion und wiederholt die Übung. Hierbei ist wichtig, dass der Patient konzentriert mitarbeitet. Um ihm dies zu erleichtern, ist es unerlässlich, dass die Übung immer gleich durchgeführt wird: zunächst Hand anlegen des Therapeuten, dann leichte Traktion, dann Aufforderung an den Patienten seinen Humeruskopf zu zentrieren, dann Traktion lösen.
- Um die Abduktion zu erweitern, fordert der Therapeut den Patienten auf, die Spannung selbstständig aufzubauen und den Oberarm etwas in Richtung Abduktion zu bewegen. Funktioniert dies schmerzfrei, kann das Bewegungsausmaß mit jeder Wiederholung gesteigert werden.
- Erschwert werden kann die Übung, indem der Therapeut Widerstände an der Skapula des Patienten setzt. Während dieser den Arm unter aktiver Zentrierung des Humeruskopfes z. B. abduziert, versucht der Therapeut mit gezielten Widerständen an der Skapula dafür zu sorgen, dass diese aktiv physiologisch mit bewegt wird (**Abb. 7.26a–b**). Gelingt dies dem Patienten, kann er anschließend die aktive Zentrierung in drei Serien mit z. B. 30 Wiederholungen üben (**Abb. 7.26c**). Hierbei soll er auf seine Haltung achten. Ist die Muskulatur noch schwach, kann der Unterarm auf einem Tisch gelagert werden, Kann der Arm bereits gehalten werden, wird in der offenen Kette geübt.

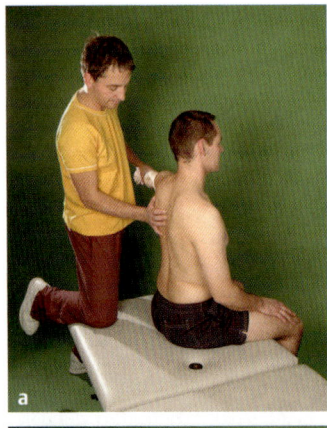
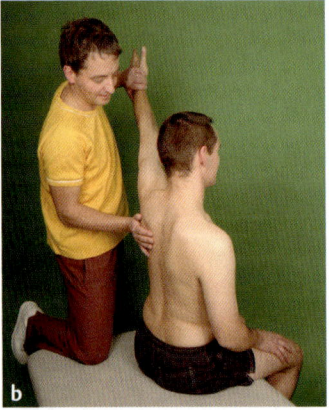
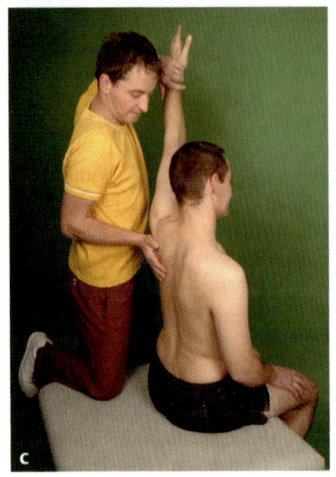
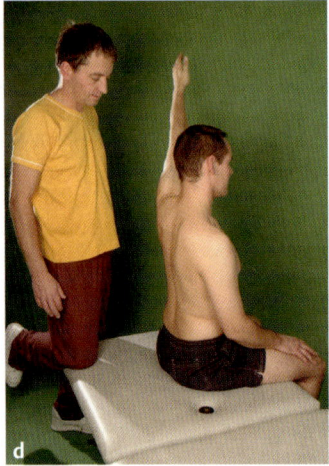

Abb. 7.26a–d Stabilisation der Schultergelenksmuskulatur **a u. b** Arm und Schultergürtel werden in unterschiedlichen Abduktionsstellungen stabilisiert. **c** Der Patient stabilisiert depressorisch gegen den Längszug am Arm. **d** Der Patient hebt den Arm, der Therapeut beobachtet den humeroskapularen Rhythmus.

- Eine weitere Steigerung ist es, Zug in Richtung Längsachse de Armes zu geben und den Patienten aufzufordern, die Skapula gegen den Zug in die Depression zu ziehen (**Abb. 7.26c**). Im Schultergelenk erhalten die gelenknahen Muskeln den Stimulus zum Zentrieren des Kopfes. Das gilt auch bei einer Approximation in Richtung der Armlängsachse.

Im späteren Verlauf muss der Schwerpunkt auf die Kräftigung der gesamten Schultermuskulatur gelegt werden, um das Schultergelenk zu stabilisieren. Treten dabei Schmerzen auf, kann dies ein Hinweis dafür sein, dass die Rotatorenmanschette noch nicht in Lage ist den Humeruskopf genügend zu zentrieren. In diesem Fall muss das Bewegungsausmaß oder der Widerstand soweit reduziert werden, bis keine Schmerzen mehr auftreten und das Übungsprogramm erneut auf die Rotatorenmanschette fokussiert wird.

Fallbeispiel: Eine 66-jährige Patientin stürzt beim Wandern auf ihren rechten ausgestreckten Arm. In der Folge hat sie Schulterschmerzen, vor allem ventral und etwas kaudal des Akromions. In Ruhe gibt sie den Wert 4, in Bewegung ab 70° Abduktion den Wert 6 auf der Visuellen Analogskala (VAS siehe Kap. 1.4) an.

Die Schmerzen bleiben auch nach einer Woche bestehen, die Patientin geht zum Arzt. Neben einigen Hinweisen, welche für ein Impingementsyndrom sprechen, fällt bei der differenzierten Muskelfunktionsprüfung auf, dass die Mm. supraspinatus und subscapularis schwach sind. Die Ultraschalluntersuchung der Rotatorenmanschette zeigt eine Verletzung im Bereich des Übergangs zwischen den beiden Muskeln. Im Röntgenbild zeigt sich ein Hochstand des Humeruskopfes. In Absprache mit der Patientin wird zunächst eine *konservative Therapie* beschlossen.

Durch die Physiotherapie kann der Schmerz auf den Wert 1 der VAS reduziert werden. Detonisierende Maßnahmen für die Schultergürtelmuskulatur und den langen Bizepskopf sowie eine Haltungskorrektur, die das entspannte Ablegen des Schultergürtels auf dem Brustkorb ermöglicht, reduzieren den Ruheschmerz innerhalb der ersten Behandlungen.

Kaudalgleiten des Humeruskopfes und die Aufforderung, den so zentrierten Kopf zu halten, aktivieren die Rotatorenmanschette mit geringer Belastung. Die Patientin lernt den stabilisierenden Synergismus unter Therapiebedingungen. Die Fehlstellung des Humeruskopfes (Hochstand) bleibt aber bei Alltagsbewegungen bestehen, die Schmerzen beim Bewegen bleiben. Die Therapeutin weiß, dass die Schmerzursache physiotherapeutisch nicht beeinflusst werden und die Therapie nur schmerzlindernd sein kann.

Die Patientin stimmt einer Operation zu. Der Sehnendefekt wird mittels transossärer Rekonstruktion gedeckt. *Postoperativ* gelten folgende Behandlungsrichtlinien:

I. Phase, 1.-21. Tag: Lagern des Arms auf einem 60° Abduktionskissen; keine Außenrotation erlaubt; Der Arm darf nur in der Physiotherapie zwischen 60° und 90° Abduktion hubfrei bewegt werden. In dieser Phase sorgt die Physiotherapeutin mit einer Haltungsschulung dafür, dass durch das Tragen des Abduktionskissens keine Beschwerden in der Wirbelsäule und im Schulter-Nacken-Bereich entstehen. Dabei werden auch Muskeln des Schultergürtels eingesetzt und somit das Schultergelenk vom proximalen Hebel aus wenig bewegt, was erlaubt ist. Der Arm wird aktiv-assistiv im erlaubten Ausmaß bewegt. Ab dem 6. postoperativen Tag können die Muskeln der Rotatorenmanschette wieder stimuliert werden. Schwerpunkt der Therapie ist das Zentrieren des Humeruskopfes und das Bewegen des dynamisch stabilisierten Schultergelenks.

II. Phase, 21.- 42. Tag: Bewegungsstabilität ist gewährleistet, bei Schmerzfreiheit besteht kein Bewegungslimit mehr. Die Patientin hat unter Abnahme der Schwere des Armes keine Bewegungsschmerzen und keine Bewegungseinschränkungen. Nur bei der aktiven Flexion spürt sie noch eine leichte Spannung. Deshalb wählt die Physiotherapeutin zunächst die Seitlage, um das Schultergelenk hubarm vom proximalen Hebel (Skapula) aus zu bewegen. Im Lauf der nächsten Behandlungseinheiten reduziert sich das Spannungsgefühl und schließlich spürt die Patientin bei der Flexion gegen die Schwerkraft keine Beeinträchtigung mehr.

III. Phase, ab dem 43. Tag: Keine Limitierung mehr in Bezug auf Bewegung und Belastung. Schwerpunkt der Behandlung ist nun die Kräftigung: PNF-Armpattern mit Techniken, die Ko-Kontraktion fordern, wie z.B. die Rhythmische Stabilisation, Üben in geschlossener Muskelkette z.B. im Vierfüßlerstand, Üben mit dem Theraband und mit anderen Trainingsgeräten.

7.6 Frakturen des proximalen Humerus

Frakturen des proximalen Humerus entstehen meist durch indirekte Gewalteinwirkung bei Stürzen auf die ausgestreckte Hand oder den Ellbogen. Analog zu Schenkelhalsfrakturen treten sie bei älteren Patienten häufiger auf. Auch pathologische, z.B. durch Tumormetastasen verursachte Frakturen sind nicht selten.

Die Frakturen werden nach Neer klassifiziert. Neer unterscheidet vier Hauptfragmente und berücksichtigt neben der Anzahl der Fragmente die Lokalisation, die Beeinträchtigung der Blutversorgung und den Grad der Dislokation. In der Summe dienen diese Faktoren zusammen mit dem Alter des Patienten der Prognose des Heilungsverlaufs.

Klinische Zeichen für eine proximale Humerusfraktur sind schmerzhafte Bewegungseinschränkungen und Druckschmerz im Bereich des Humeruskopfes. Typisch sind Blutergüsse im Bereich des medialen Oberarms, der Axilla oder der lateralen Thoraxwand, sie treten oft erst nach Tagen auf. Die Diagnose wird durch Röntgen gesichert. Bei Tumorverdacht gibt eine Kernspintomographie Aufschluss.

Begleitverletzungen und Komplikationen
Eine gefürchtete Komplikation bei Trümmerfrakturen ist die Humeruskopfnekrose. Der Kopf muss dann durch eine Totalendoprothese ersetzt werden. Bei intraartikulären Frakturen ist die Wahrscheinlichkeit einer posttraumatischen Arthrose im Schultergelenk sehr groß.

Je nach Traumamechanismus und Lokalisation der Fragmente können periphere Nerven oder der Plexus brachialis verletzt werden.

Ärztliche Therapie

Auf der Grundlage der Einteilung nach Neer entscheidet der Arzt über die Therapie. Stabile, eingestauchte Humeruskopffrakturen werden konservativ frühfunktionell behandelt. Instabile Frakturen, bei denen die Kontur des Oberarmkopfes oder der Gelenkflächen zerstört sind, werden operiert. Dazu gehören z.B. dislozierte Mehrfragmentfrakturen und die Abrissfraktur des Tuberculum majus. Auch operativ versorgt werden offene Frakturen und Frakturen, bei denen mit einer Einengung des subakromialen Raums gerechnet werden muss (Impingementsyndrome); weiter Frakturen mit erhebli-

cher Schädigung von Nerven und/oder Gefäßen. Insgesamt müssen nur ca. 1/5 aller Humeruskopffrakturen operativ versorgt werden (Müller 2002).
Konservative Therapie: Bis zum Abklingen der akuten Schmerzen wird der Arm mit einem Gilchrist- oder Dessault-Verband ruhig gestellt. Danach beginnt die frühfunktionelle Behandlung.
Operative Therapie: Für die Osteosynthese des proximalen Humerus können unterschiedliche Materialien verwendet werden: Zugschrauben, Spickdrähte, T-Platten, retrograde (von distal nach proximal eingebrachte) Marknägel oder spezielle Platten. Kann die arterielle Blutversorgung des Humeruskopfes nicht mehr hergestellt werden, muss eine Oberarmkopfprothese eingesetzt werden. Dieses Verfahren kommt auch bei irreversibler knöcherner Zerstörung des Humeruskopfes und bei Knochentumoren zur Anwendung.

Neben einer möglichst genauen knöchernen Rekonstruktion steht für den Arzt eine achsengerechte Reposition des Humeruskopfes gegenüber dem Humerusschaft im Vordergrund. Gelingt dies nicht, kann es zu Rotationseinschränkungen oder zu einer erhöhten Luxationsgefahr kommen.

7.6.1 Physiotherapeutische Untersuchung und Behandlung nach Frakturen des proximalen Humerus

Verletzungsbedingte Beeinträchtigung der Gelenkmechanik

Durch eine Humeruskopffraktur kann sich, auch wenn sie operativ therapiert wurde, eine Änderung des Neigungswinkels (ca. 45°) und des Retroversionswinkels (ca. 40°) des Caput humeri gegenüber der Schaftachse ergeben. Dies kann zu Bewegungseinschränkungen führen. Hat sich zum Beispiel der Neigungswinkel durch das Trauma deutlich vergrößert, steht das Tuberculum majus im Verhältnis zum Caput humeri höher. Dies hat zur Folge, dass es bei Abduktion des Armes früher an der Unterseite des Akromions anschlägt und die Bewegung behindert. Ähnliches passiert, wenn das Tuberculum majus nach einem Abriss operativ nicht mehr weit genug kaudal fixiert werden kann.

Wird der Retroversionswinkel des Caput humeri durch das Trauma verkleinert, verkleinert sich auch die Außenrotation im Schultergelenk. Ist bei dem Trauma auch noch der Kapselbandapparat oder die Rotatorenmanschette in Mitleidenschaft gezogen worden, ist die Gefahr einer Luxation des Schultergelenks bei der Außenrotation erhöht.

Auch Metallimplantate, die zur Stabilisierung der Fraktur verwendet werden, können ein Bewegungshindernis darstellen. Je nachdem wo die Fraktur lokalisiert ist, ist dies unvermeidlich und muss bei der Therapie berücksichtigt werden. Die Bewegungseinschränkung kann dann erst nach der Metallentfernung behandelt werden.

> *Eine deutliche Bewegungseinschränkung mit hartem Endgefühl kann bei einer operativ versorgten Humeruskopffraktur darauf hinweisen, dass sich Osteosynthesematerial gelockert hat und die Bewegung behindert.*

Behandlungsrelevante Aspekte in der Frühphase

Im akuten Stadium nach einer Humeruskopffraktur stehen neben der posttraumatischen/postoperativen Schmerzreduktion und der Schwellungsreduktion die Verhinderung von Bewegungsdefiziten und die Haltungskorrektur im Mittelpunkt der physiotherapeutischen Behandlung.

Patienten haben in der Regel starke Ruheschmerzen, die sich bei Bewegungen des Armes verstärken. Die Schmerzen können so stark sein, dass Patienten nachts nicht schlafen können und nicht in der Lage sind, den Arm im erlaubten Umfang zu bewegen. In den ersten Tagen nach der Verletzung erhalten Patienten stark wirksame Schmerzmittel.

> *Behandlungstermine sollten zeitlich so auf die Schmerzmitteleinnahme abgestimmt werden, dass das Wirkungsmaximum der Medikamente mit dem Zeitpunkt der Behandlung übereinstimmt. Gegebenenfalls erhalten Patienten schnell wirksame Schmerzmittel, die sie unmittelbar vor der Behandlung einnehmen.*

In der Frühphase der Behandlung ist die Schulterblattmobilisation wichtig. Geeignet sind isolierte Bewegungen der Skapula in allen Ebenen. Mit Schulterpattern aus der PNF beugt man gleichzeitig Atrophien der Schultergürtelmuskulatur vor.

Bewegungen des Schultergelenks sind anfangs nur eingeschränkt möglich. Meist wird die Außenrotation am stärksten limitiert, da hierbei die größten Scherkräfte auftreten können. Haben Patienten durch die zeitweilige Bewegungslimitierung Muskelverkürzungen und kapsuläre Bewegungseinschränkungen, müssen diese mittels spezifischer Dehnungen und manueller Gelenktechniken behandelt werden.

Als Erstes werden Pendelübungen verordnet. Das Gewicht des Armes kann genutzt werden und von proximal kann durch Vorneigen des Rumpfes im Schultergelenk flexorisch bewegt werden. So kann früh Verklebungen im Bereich der Kapsel vorgebeugt werden.

Ist Pendeln nicht möglich, weil z. B. zu schmerzhaft, kann der Arm auch assistiv-aktiv hubfrei bewegt werden. Die Schmerzgrenze muss toleriert werden.

Behandlungsrelevante Aspekte in der Spätphase

Wenn keine Achsenabweichungen vorliegen, kann das Schultergelenk wieder frei beweglich werden. Da oft alte Menschen sich diese Verletzung zuziehen, ist das Training von Alltagsbewegungen wichtiger als das Arbeiten an den letzten 5 Graden einer Bewegung.

Ziele und Maßnahmen

Folgende Checkliste fasst die wichtigsten Ziele und Maßnahmen zusammen:

Checkliste

Schmerzen lindern	• Entspannen der Schultergürtelmuskulatur • Pendelübungen im schmerzfreien Bereich wirken entkrampfend
Resorption fördern	• entstauend hochlagern • aktives Bewegen der Hand- und Fingergelenke (Pumpbewegungen)
Vermeiden von Immobilisationsschäden	• Pendelübungen • Bewegen des Schultergelenks über Skapula- und Rumpfbewegen
Mobilisation	• assistiv-aktives Bewegen • bei Belastungsstabilität sind alle Bewegungen und auch Bewegen gegen Widerstand erlaubt

Fallbeispiel: Eine 34-jährige Patientin hat sich bei einem Sturz auf die rechte Schulter eine subkapitale Humerusfraktur zugezogen. Diese wurde mittels einer Plattenosteosynthese operativ versorgt. Am ersten postoperativen Tag darf sie bereits Pendelübungen zur Mobilisation des Schultergelenks ausführen. Bei dem Versuch, den betroffenen Arm im Stand hängen zu lassen, klagt die Patientin über Schmerzen und es gelingt ihr nicht, Schultergürtel und Arm locker der Schwerkraft zu überlassen.

Nur wenn der schützende Gilchrist-Verband angelegt ist, fühlt sich die Patientin wohl.

Die Physiotherapie beginnt mit detonisierenden Maßnahmen für hypertone Muskeln. Nach der Funktionsmassage des M. trapezius pars descendens (**Abb. 7.27a–b**) und des M. biceps brachii ist die Extension im Ellbogengelenk endgradig möglich. Der Arm kann nun besser hängen.

Da das Pendeln noch zu schmerzhaft ist, wird der Arm mit Unterstützung des Physiotherapeuten hubfrei in Rückenlage in die Abduktion bewegt. Die sofort einsetzende weiterlaufende Bewegung bringt nur eine Elevation des Schultergürtels und kaum Abduktion. Um der Ausweichbewegung entgegenzuwirken, übt der Therapeut mit der Patientin zunächst selektiv aktiv die Depression des Schultergürtels. Nachdem die Patientin diese Bewegung mithilfe der Vorstellung "Schulter vom Ohr weg bewegen" gelernt hat, übt sie, diese gleichzeitig mit der Abduktion des Armes auszuführen. Diese widerlagernde Mobilisation reduziert die Ausweichbewegung und führt zur *echten* Abduktion des Armes im

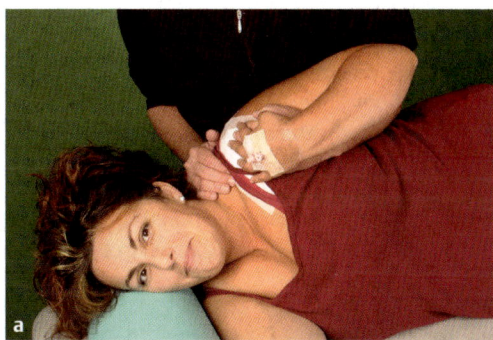
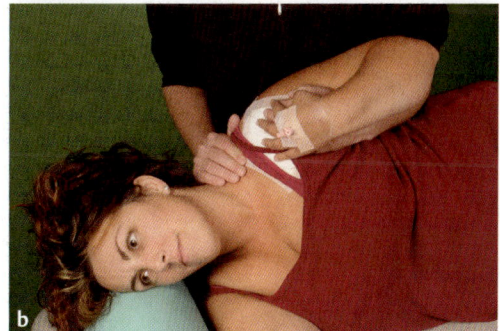

Abb. 7.27a–b Funktionsmassage für den M. trapezius descendens. **a** Der Muskel ist in der Ausgangsstellung angenähert. **b** Während der Verlängerung wird der Muskel längs zu seiner Faserrichtung mit dem Handballen Richtung Ursprung massiert.

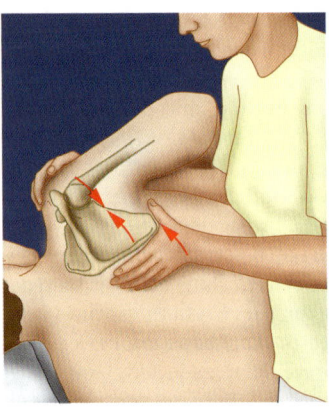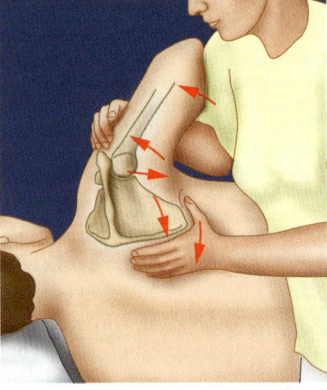

Abb. 7.28 a–b Widerlagernde Mobilisation für die Abduktion im Schultergelenk. **a** Ausgangsstellung. **b** Endstellung: Mit der Depression wird die Abduktion des Oberarms im Schultergelenk kombiniert.

Schultergelenk (**Abb. 7.28a–b**). Weil diese Bewegung fast ohne Schmerzen und auch qualitativ gut gelingt, wird sie in den ersten Tagen auch zur Kontrakturprophylaxe genutzt, um Kapselverklebungen entgegen zu wirken.

Nach dem gleichen Prinzip übt die Patientin in Seitlage die Flexion. Den Arm legt die Patientin auf einen Block vor ihrem Körper. Skapulabewegungen in der Sagittalebene führen im Schultergelenk zu flexorischen und extensorischen Bewegungen. Die Ventralrotation um die Klavikulalängsachse bringt das Akromion nach ventral kaudal und im Schultergelenk entsteht eine Flexion. Durch die Lagerung des Armes in Flexion wird so schmerzfrei bis an die Bewegungsgrenze der momentan möglichen Flexion bewegt (**Abb. 7.29a–b**).

Nach der Behandlung legt die Physiotherapeutin der Patientin wieder den Gilchrist-Verband an.

Am nächsten Tag sind Pendelbewegungen möglich. Je weiter die Patientin ihren Oberkörper nach vorn neigt, um so größer das Ausmaß der Flexion im Schultergelenk. Die Pendelbewegungen werden im schmerzfreien Bereich in alle Richtungen ausgeführt. Die Patientin führt diese Bewegungen mehrmals täglich selbst aus. Schwellungen in der Hand, die durch das Hängen und Pendeln möglich wären, wirkt sie durch anschließendes Hochlagern des Unterarms und der Hand entgegen.

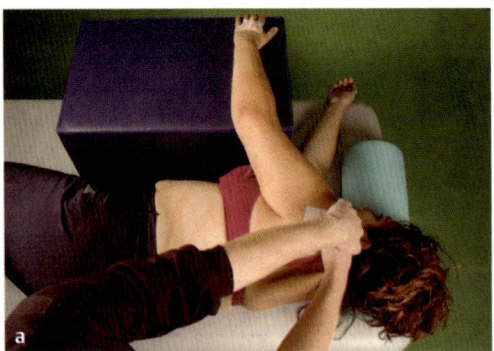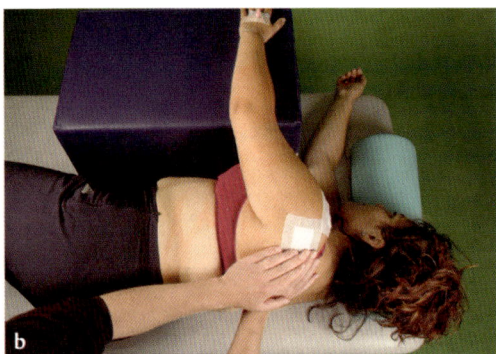

Abb. 7.29 a–b Bewegen des Schultergelenks vom proximalen Hebel. **a** Ausgangsstellung. **b** Endstellung: Bei der Bewegung des Schultergürtels vorwiegend in der Sagittalebene, dreht sich die Klavikula um ihre Längsachse nach ventral, das Akromion geht nach kaudal, im Schultergelenk vergrößert sich die Flexion.

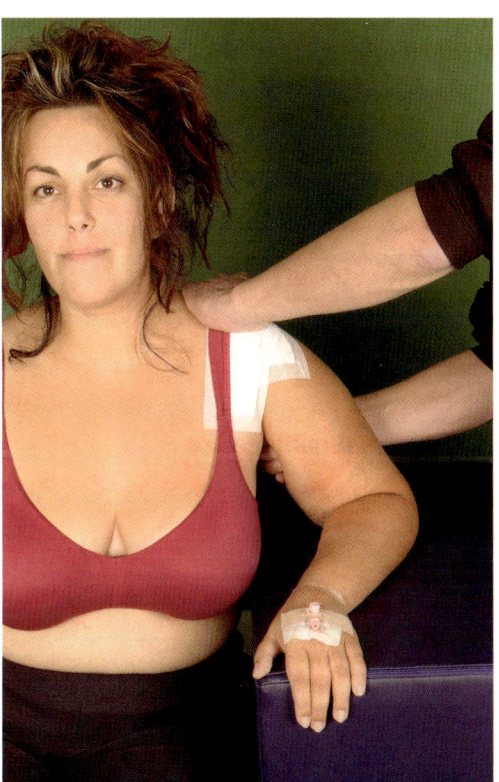

Nun können auch die stabilisierenden Muskeln des Schultergelenks selektiv aktiviert werden. Im Sitz mit abgelegtem Unterarm reagiert die Patient auf die leichte Traktion des Humeruskopfes nach lateral mit statischer Muskelarbeit. Der Therapeut spürt unter seiner proximalen Hand die Bewegung des Humeruskopfes nach kaudal (**Abb. 7.30**).

Sobald der Arm zur Horizontalen gehoben werden kann, beginnt die Patientin ihr Schultergelenk von proximal zu bewegen. Sie stützt mit der Hand auf Schulterhöhe und bewegt den Körper gegen den Arm. Dabei variiert sie die Stützposition in allen schmerzfrei möglichen Varianten. Sie stützt sich auch mit der Kleinfingerkante hinter dem Körper gegen die Wand und übt so die Extension des Armes im Schultergelenk

Abb. 7.30 Die Patientin reagiert auf die leichte Traktion des Humeruskopfes nach lateral mit statischer Muskelarbeit. Der Therapeut kontrolliert mit seiner proximalen Hand, dass keine unerwünschte Bewegung des Schultergürtels entsteht.

7.7 Humerusschaftfrakturen

Ursache ist eine direkte oder indirekte Gewalteinwirkung. Letztere kommt z. B. beim Sturz auf den Ellbogen etwas häufiger vor als direkte Traumen. Häufig handelt es sich um Quer- oder Spiralbrüche. Außer den seltenen Trümmerfrakturen treten fast alle Frakturformen auf. Durch muskulären Zug kann es zu Dislokationen von Frakturfragmenten kommen.

Es zeigen sich die klassischen Frakturzeichen: abnorme Beweglichkeit, tastbares Knochenreiben, Deformitäten aufgrund von Dislokationen sowie Schmerzen, Schwellung und Funktionsausfall. Die Diagnose wird durch eine Röntgenaufnahme in zwei Ebenen abgesichert.

Begleitverletzung und Komplikationen
Als Begleitverletzung kommt häufig eine Läsion des N. radialis vor. Der N. radialis kann auch durch einen operativen Eingriff von dorsal geschädigt oder im Heilungsprozess durch die Kallusbildung irritiert werden. Selten ist auch die A. brachialis mit verletzt. Wenn bei konservativer Therapie Pseudarthrosen entstehen, können diese sekundär operativ mit Osteosynthesen versorgt werden.

Ärztliche Therapie

Konservative Therapie: Nach der Reposition in Narkose bei Dislokation wird der Arm des Patienten je nach Schweregrad der Verletzung mit einem Thoraxabduktionsgips, Desault-Verband, Brace oder Sarmiento-Brace für 5 – 8 Wochen ruhig gestellt.

Bei der Reposition wird darauf geachtet, dass keine Rotationsabweichung im Humerusschaft entsteht.

Operative Therapie: Bei offenen Frakturen, starker Dislokation oder Nerv- bzw. Gefäßbeteiligung ist die Indikation zur Operation gegeben. Weitere Indikationen sind u. a. Mehretagenfrakturen, Querfraktur in der Schaftmitte und Repositionshindernisse z. B. durch einen zwischen den Fragmenten befindlichen Muskel.

Die Fraktur wird dabei meistens mit Plattenosteosynthesen versorgt. Das ermöglicht frühzeitiges Bewegen des Armes.

7.7.1 Physiotherapeutische Untersuchung und Behandlung nach Humerusschaftfrakturen

Behandlungsrelevante Aspekte bei konservativer Therapie

In der Phase der Ruhigstellung stehen zunächst abschwellende Maßnahmen sowie das Erhalten der Beweglichkeit der angrenzenden Gelenke, soweit dies die Versorgung zulässt, im Mittelpunkt der Therapie. Es wird auch sobald wie möglich mit Koordinationsschulungen für das Schultergelenk begonnen. Der Patient lernt, Schultergelenk und -gürtel bewusst wahrzunehmen, eine symmetrische Körperhaltung einzunehmen und Schonhaltungen zu vermeiden.

Der Patient ist mit einer Oberarmgipsschale versorgt, der Arm liegt auf einem Schaumstoffkeil. Es liegen noch Redons. Sobald die Gipsschale entfernt werden darf, kann das Ausmaß von Hämatomen und Ödemen beurteilt werden. Unterarm und Hand neigen zu Schwellungen. Der Patient nimmt aufgrund der Schmerzen eine Schonhaltung ein.

> *Periphere Durchblutung des Armes beachten. Ischämische Kontrakturen oder Einschnürungen des Gipsverbandes führen zu Unterversorgung des Gewebes und Komplikationen (s. S. n).*

Behandlungsrelevante Aspekte bei operativer Therapie

Bei Versorgung mit übungsstabiler Osteosynthese wird in der frühfunktionellen Behandlung sofort mit der Mobilisation des Schulter- und Ellenbogengelenkes begonnen. Schmerzlindernde und Durchblutungsfördernde Maßnahmen sind ein weiterer Schwerpunkt der Therapie.

Behandlungsrelevante Aspekte bei Läsion des N. radialis

Innervationsschulung durch Reize für die Oberflächensensibilität (z. B. Hautreizgriffe, Bürstungen) und die Tiefensensibilität (z. B. leichte Traktion, Kompression, Bewegung). Kontrakturen und Fehlstellungen vermeiden durch passives und assistives Bewegen, Lagern in verschiedenen Funktionsstellungen und Anleitung zum Lagern und Eigentraining der paretischen Hand. Bei verminderter Durchblutung und auffälliger trophischer Situation der Hand diese warm halten und z. B. Bindegewebsmassage durchführen, um den Parasympathikus positiv zu beeinflussen. Kontaktaufnahme und Absprache mit der Ergotherapeutin, um den Patienten mit Hilfsmitteln zu versorgen (Haarer-Becker, Schoer 1998). Abklären, ob eine Lagerungsschiene notwendig ist.

Ziele und Maßnahmen

Folgende Checkliste stellt die wichtigsten Ziele und Maßnahmen zusammen:

Checkliste

Resorption fördern und Schmerzen lindern	- Hochlagern des Armes - Manuelle Lymphdrainage - statische Muskelarbeit - Entspannen hypertoner Muskeln, bes. der Ellbogenflexoren - evtl. Kryotherapie
Vermeiden von Immobilisationsschäden	- aktives Bewegen von Schulter- und Handgelenk
Mobilisation besonders des Ellbogengelenks	- aktives Bewegen im Ellbogengelenk bei übungsstabiler Fraktur - Pro- und Supination zunächst von proximal im Ellbogengelenk - vorsichtig Manuelle Therapie, sobald die Fraktur belastungsstabil ist - Bewegungsbad nach Entfernen des Verbandes oder nach Abschluss der Wundheilung - Schulung von Alltagsbewegungen - Kontrakturbehandlung bei Lähmung des N. radialis
Regeneration des N. radialis fördern	- Druckstellenprophylaxe - durchblutungsfördernde Maßnahmen für die Hand wie Wechselbäder, Bewegungsbad - Elektrotherapie: Reizstromtherapie - Gebrauchsbewegungen schulen
Motivation	- anleiten zum Eigentraining, Gebrauch von Hilfsmitteln bei Läsion des N. radialis in Kooperation mit den Ergotherapeuten

Beweglichkeit

Die Beweglichkeit im Ellbogengelenk ist besonders eingeschränkt. Aber auch die anderen, angrenzenden Gelenke wie Schulter- und Handgelenk können Einschränkungen zeigen.

Bei Läsion des N. radialis ist die Streckmuskulatur von Hand- und Fingergelenken betroffen. Das typische Erscheinungsbild wird als *Fallhand* bezeichnet. Die Beweglichkeit in Hand- und Fingergelenken ist zunehmend eingeschränkt.

> Um zu verhindern, dass durch die Finger- und Handbeuger zu starke Kontrakturen entstehen, müssen bei Patienten mit N. radialis-Läsionen häufig Lagerungsschienen eingesetzt werden.

Muskulatur

Die **Muskulatur** kann durch die Verletzung in ihrer Kontraktionsfähigkeit beeinträchtigt werden. Bei bestehendem reflektorischem Hypertonus eines Muskels ist die entgegengesetzte Bewegungsrichtung eingeschränkt.

Ist z. B. die Muskulatur der Beugeseite reflektorisch hyperton, wird die Beweglichkeit in die Extension eingeschränkt.

7.8 Olekranonfraktur

Zu Olekranonfrakturen kommt es in der Regel durch ein direktes Trauma, z. B. einen Schlag oder ein Sturz auf den gebeugten Ellbogen. Durch den Zug des M. triceps brachii disloziert das proximale Olekranonfragment nach kranial. Als sicheres klinisches Zeichen entsteht durch den Trizepszug eine tastbare Lücke zwischen den Frakturfragmenten. Die aktive Streckung ist in ihrer Kraft stark gemindert oder nicht mehr möglich. Wie bei vielen Frakturen zeigt sich auch hier häufig sofort eine schmerzhafte Bewegungseinschränkung. Eine Röntgenaufnahme in zwei Ebenen sichert die Diagnose.

Begleitverletzungen

Typische Begleitverletzungen sind der Abbruch des Proc. coronoideus der Ulna oder eine Läsion der N. ulnaris.

Ärztliche Therapie

Konservative Therapie: Nur nicht dislozierte Olekranonfrakturen bei Kindern werden konservativ behandelt. Das Ellbogengelenk wird bis zu 8 Wochen in einer Gipsschiene ruhig gestellt.

Operative Therapie: Da es sich bei Olekranonfrakturen meistens um dislozierte Frakturen handelt, ist die Indikation zur Operation in der Regel gegeben. Ist das Olekranon komplett abgerissen, wird diese Verletzung mit einer Zuggurtungsosteosynthese versorgt oder das Fragment wird mit einer Schraube an der Ulna befestigt.

Um den N. ulnaris durch die Operation nicht zu irritieren oder zu verletzen, erfolgt der operative Zugang normalerweise von der radialen Seite. Bei Läsion des N. ulnaris ist eine Revision erforderlich.

7.8.1 Physiotherapeutische Untersuchung und Behandlung nach Olekranonfraktur

Nach Olekranonfrakturen steht die Funktion des humeroulnaren Gelenks im Vordergrund. Nach der operativen Versorgung ist der Arm hoch gelagert. Aufgrund des Traumas und der anschließenden Operation sind Ellbogen und Hand geschwollen. Die Haut des Ellbogens ist gespannt. Die Beuger des Ellbogens sind hyperton. Der Arm ist schmerzhaft und in Schonhaltung. Die Zuggurtung lässt eine frühfunktionelle Behandlung zu, bei der alle Bewegungen von Beginn an erlaubt sind.

Anhand des folgenden Patientenbeispiels wird ein exemplarischer Aufbau einer physiotherapeutischen Behandlung mit entsprechenden Therapieschwerpunkten am 4. postoperativen Tag und 6 Wochen nach der operativen Versorgung vorgestellt.

Fallbeispiel: Ein 19-jähriger Patient hat sich bei einem Sturz im Hallenbad eine einfache Olekranonfraktur zugezogen. Diese wurde vor 4 Tagen mittels einer Zuggurtungsosteosynthese operativ versorgt. Der Patient soll morgen entlassen werden.

4. postoperativer Tag: Die Osteosynthese, die als bewegungsstabil eingestuft wird, ermöglicht eine schmerzfreie Bewegungserweiterung in alle Bewegungsrichtungen des Ellbogengelenks. Die physiotherapeutische Untersuchung zeigt, dass erfreulicherweise nur eine geringe postoperative Schwellung vorhanden ist. Im Tastbefund fällt v. a. der hypertone Bizeps brachii auf. Die aktive Messung der Beweglichkeit nach der Neutral-Null-Methode ergibt folgendes Ergebnis: Extension/

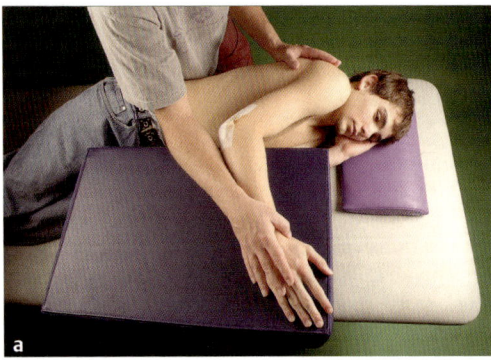 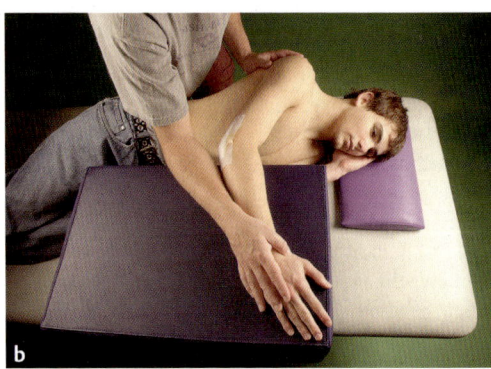

Abb. 7.31a–b Hubfreie Mobilisation des Ellbogengelenks von proximal in die Extension. a ASTE: Der taktile Reiz am Handgelenk hilft dem Patienten, den Unterarm gegen die Bewegung des Oberarms zu stabilisieren. b ESTE: Die Schulterblattbewegung führt zu einer Extension des Oberarms im Ellbogengelenk.

Flexion: 0/40/90, Pronation/Supination: 80/0/80. Den Patienten stört die eingeschränkte Flexion am meisten.

Damit der Patient möglichst schonend und schmerzfrei im Ellbogengelenk bewegen kann, wählt der Therapeut für die Behandlung zunächst die Seitlage. Der operierte Arm liegt nah am Patienten auf einem Schaumstoffblock.

Verbessern der Beweglichkeit in die Extension: In dieser Position wird der Unterarm aktiv-assistiv bis an das Bewegungsende der Extension bewegt. Um möglichst schonend vorzugehen, wählt der Therapeut für die Bewegungserweiterung das Bewegen von proximal, vom Oberarm aus. Hierzu gibt er dem Patienten einen taktilen Reiz am Handgelenk. Um die geplante Oberarmbewegung aktiv zu widerlagern und Ausweichbewegungen zu vermeiden, muss der Unterarm auf der Unterlage an Ort bleiben. Danach erhält der Patient den Auftrag, den Schultergürtel zu bewegen. Er soll den Abstand zwischen Schulter und Ohrläppchen vergrößern. Damit entfernt er den Oberarmkopf vom Handgelenk und extendiert so im Ellbogengelenk. Der Therapeut gibt einen taktilen Reiz am Akromion (**Abb. 7.31a–b**). Das Schulterblatt bewegt sich in Richtung Depression, der Oberarm bewegt sich extensorisch im Ellbogengelenk.

Zwischen den Bewegungen des Schultergürtels in Richtung Depression soll der Patient lediglich die Spannung lösen. Dadurch finden Bewegungen mit kleinem Ausmaß am Bewegungsende der Extension statt. Der Patient wiederholt die schmerzfreien Bewegungen 15-mal bei gleichbleibender Amplitude im Sekundentakt: „anspannen – lösen". Nach einer Pause von ca. 15 Sekunden führt der Therapeut den Unterarm noch etwas weiter in Extension und lässt dann den Patienten die Schulterblattbewegung wiederholen. Dieses Vorgehen

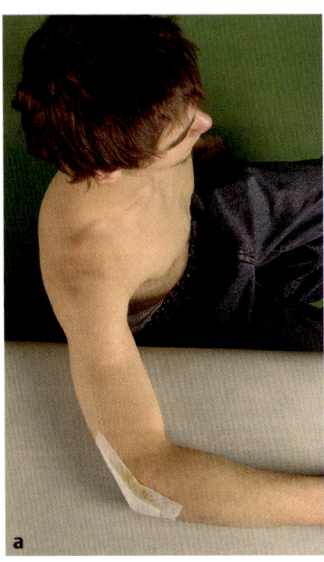 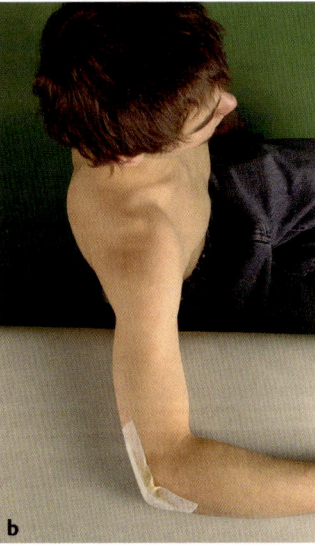

Abb. 7.32a–b Hubfreie Mobilisation des Ellbogengelenks von proximal in die Flexion. a ASTE: Der Schultergürtel ist noch in Retraktion. b ESTE: Die Protraktion des Schultergürtels führt zu einer Flexion des Oberarms im Ellbogengelenk.

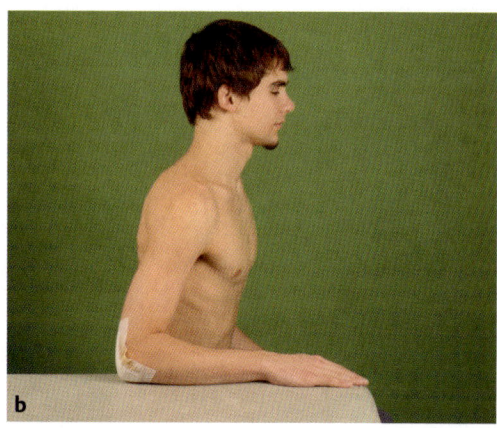

Abb. 7.33a–b Selbstständiges Üben der Flexion von proximal. **a** ASTE. **b** ESTE: Das Vorneigen des Oberkörpers führt zu einer Flexion des Oberarms im Ellbogengelenk.

wiederholen Therapeut und Patient insgesamt 6-mal. Zwischen den letzten drei Übungsintervallen konnte der Unterarm nicht mehr weiter in Extension bewegt werden. Am Ende dieser Übung zeigt sich eine Bewegungserweiterung der Extension von insgesamt 20°. Das lässt die Hypothese zu, dass die Einschränkung lediglich muskulär bedingt war, der aktive Muskeltonus der Beuger war zu hoch.

Danach lässt der Therapeut den Patienten den Unterarm gegen leichten Führungswiderstand langsam in Flexion und in Extension bewegen. Mit jeder Wiederholung lässt der Therapeut mehr Flexion zu, achtet aber darauf, dass der Patient immer bis an das Ende der Extension bewegt.

Nachdem der Patient die momentan maximal mögliche Extension erreicht hat und keine Angst mehr vor dem Bewegen hat, wird die Ausgangsstellung gewechselt. Der Patient setzt sich neben die Behandlungsbank, der Arm wird mit 90° Abduktion im Schultergelenk auf der Bank gelagert, das Ellbogengelenk wird vom Unterarm aus in bestmöglicher Flexion eingestellt. Nun soll das Ausmaß der Flexion nach dem gleichen Übungsprinzip vergrößert werden wie bei der Extension. Der Schultergürtel muss sich in dieser Position in die Protraktion bewegen (**Abb. 7.32a–b**). Insgesamt kann das Gesamtbewegungsausmaß um 40° erweitert werden: Extension/Flexion: 0/20/110.

Damit das Ergebnis gehalten werden kann, lernt der Patient folgende Übung für das Eigentraining:

In der gleichen Ausgangsstellung (Sitz an der Bankkante oder neben einem Tisch) soll er den Arm zunächst in der maximal möglichen Extension lagern. Da es dem Patient schwer fällt, die Schultergürtelbewegungen Pro- und Retraktion ohne Kontrolle selektiv durchzuführen, soll er über das Zurückneigen des Oberkörpers die Extension und über das Vorneigen die Flexion im Ellbogengelenk von proximal üben. Den Unterarm soll er dabei entsprechend der Zielbewegung lagern und während des Bewegens von proximal an Ort stabilisiert lassen (**Abb. 7.33a–b**).

6. postoperative Woche: Der Patient ist sehr motiviert, die Therapie ist gut verlaufen, die Röntgenkontrolle ergibt, dass die knöcherne Heilung fortgeschritten ist. Die Ulna ist wieder belastungsstabil. Der Ellbogen ist reizfrei.

Lediglich im Funktionsbefund fällt folgende Bewegungseinschränkung auf: Extension/Flexion (aktiv): 20/20/130, Extension/Flexion (passiv): 0/10/140. Der Bewegungsstopp für die Extension ist festelastisch. Auch bei mehrmaliger Prüfung bleiben die aktiven und passiven Bewegungsmaße unverändert.

Die Nervengleitfähigkeit der Nn. radialis und medianus, beide Nerven sind bei der Extension einer Zugbelastung ausgesetzt, zeigt keine Auffälligkeiten (**Abb. 7.34**).

Nachdem der Therapeut eine nervale Ursache durch den beschriebenen Test ausgeschlossen hat, geht er von strukturellen Verkürzungen der gelenkumgebenden Weichteile bzw. des Kapsel-Band-Apparates als Ursache

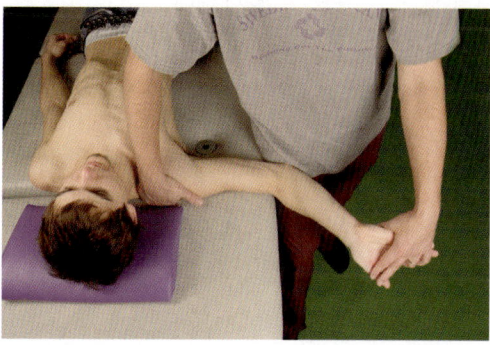

Abb. 7.34 Prüfen der Nervengleitfähigkeit des N. medianus.

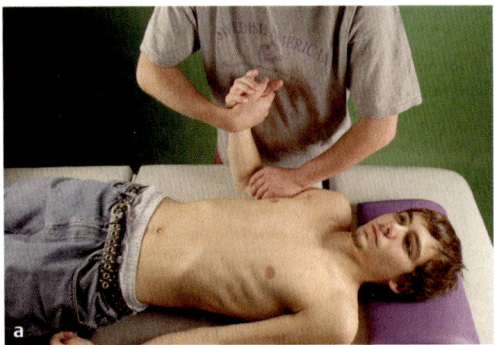 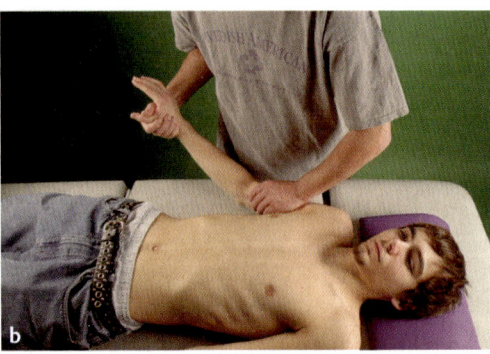

Abb. 7.35a–b Funktionsmassage des M. biceps brachii. **a** Aus der Flexion/Supination wird der Unterarm **b** in die Extension/Pronation bewegt; während der Muskel so verlängert wird, wird er längs zu seinem Faserverlauf manuell gedehnt.

der Bewegungseinschränkung aus. Bevor er das humeroulnare Gelenk manualtherapeutisch behandelt, entspannt er den hypertonen Bizeps brachii mit der Funktionsmassage (**Abb. 7.35a–b**). Manuelle Gelenktechniken zur Bewegungserweiterung verbessern die Beweglichkeit: Zunächst wird eine Traktionsbehandlung im Humeroulnargelenk durchgeführt: Traktion für ca. 10 Sekunden mit anschließend gleich langer Pause; Gesamtdauer 10 Minuten (**Abb. 7.36**). Da mit der Extension auch eine leichte Abduktion des Unterarms verbunden ist, wählt der Therapeut nun eine Gleittechnik, welche diese Bewegungsrichtung unterstützt. Da die Incisura trochlearis für diese Bewegungsrichtung der konvexe Gelenkpartner ist, wählt der Therapeut eine Gleittechnik nach medial und führt sie mit gleicher Intensität wie die vorherige Traktion durch.

Das passive Bewegungsausmaß vergrößert sich um 5°. Um dieses Steigerung aktiv zu nutzen, übt der Therapeut nach der Mobilisation das neue Bewegungsausmaß mittels folgenden PNF-Armmusters: Extension/Abduktion/Innenrotation in die Extension im Ellbogengelenk. In der Ausgangsstellung ist das Ellbogengelenk also flektiert.

Innerhalb der nächsten 4 Behandlungstermine gelingt es, das passive und aktive Extensionsdefizit komplett zu beseitigen. Im Eigentraining macht der Patient nun auch Krafttraining und steigert "Liegestützen gegen die Wand" in echte Liegestützen.

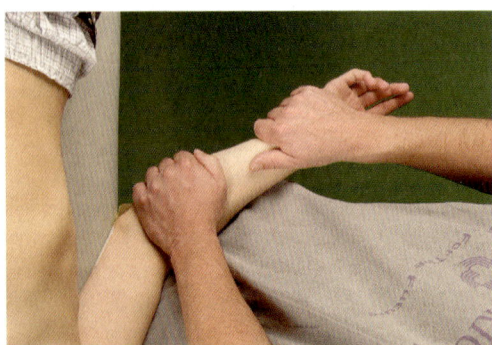 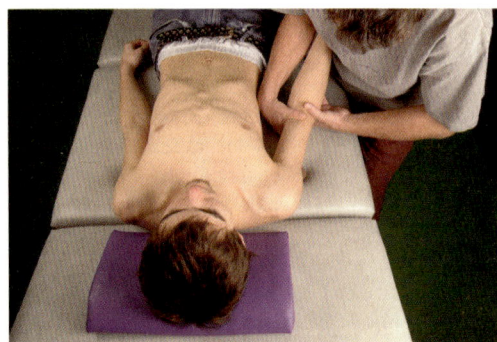

Abb. 7.36 Traktion der Ulna im proximalen Humeroulnargelenk.

Abb. 7.37 Medialgleiten der Ulna zur Bewegungserweiterung der Ellbogenextension.

7.9 Radiusköpfchenfrakturen

Radiusköpfchenfrakturen entstehen durch Stauchung beim Sturz auf die radiale Handseite bei gestrecktem Ellbogen und proniertem Unterarm. Das Körpergewicht wird mit dem Daumenballen abgefangen, der erhöhte Druck überträgt sich über den Radiusschaft auf das Köpfchen. Es werden Stauchungs-, Trümmer- und Meißelfrakturen unterschieden.

Klinisch gibt der Patient Druckschmerz unterhalb des Epicondylus lateralis an. Pronation und Supination sind schmerzhaft eingeschränkt. Bei starken Stauchungsbrüchen kann das Ellbogengelenk instabil sein, es zeigt sich eine Verschiebung nach distal im proximalen Handgelenk.

Durch Röntgen in zwei Ebenen kann die Art der Fraktur genauer bestimmt werden. Bei Meißelfrakturen zeigt sich die typische Spaltbildung.

Begleitverletzungen und Komplikationen
Eine Läsion des N. radialis ist selten. Muss aufgrund einer schweren Trümmerfraktur das Radiusköpfchen resektioniert werden, verkürzt sich der Radius, im Bereich des Handgelenks kommt es zum sog. indirekten Ulnavorschub.

Bei Kindern kann aus einer Epiphysenverletzung ein Fehlwachstum folgen. Dies führt zu einer eingeschränkten Beweglichkeit.

Ärztliche Therapie

Konservative Therapie: Nur nicht dislozierte oder gut reponierbare Frakturen ohne Beteiligung des Ellbogengelenkes werden konservativ behandelt. Zur Ruhigstellung ist eine Oberarmgipsschiene für mindestens zwei Wochen erforderlich.
Operative Therapie: Frakturen des Radiusköpfchens werden je nach Frakturtyp entweder mit einer Spickdrahtosteosynthese oder kleinen Zugschrauben versorgt. Liegt eine Trümmerfraktur des Radiusköpfchens vor, ist oft eine Resektion nötig.

> *Die anschließende Beweglichkeit im Ellbogengelenk ist nach Resektion des Radiusköpfchens meistens zufrieden stellend. Allerdings wirkt sich das fehlende Radiusköpfchen negativ auf die Stabilität des Armes beim Stützen aus.*

7.9.1 Physiotherapeutische Untersuchung und Behandlung nach Radiusköpfchenfrakturen

Das Radiusköpfchen ist im humeroradialen Gelenk an der Extension/Flexion und im radioulnaren Gelenk an der Pro- und Supination beteiligt. Die Untersuchung und die Wiederherstellung der Beweglichkeit dieser Gelenke stehen im Vordergrund der Behandlung.

> *Oft bereiten bei einer Radiusköpfchenfraktur die Drehbewegungen des Unterarms mehr Schwierigkeiten. In der postoperativen Phase ist es deshalb wichtig, soweit es erlaubt ist, alle vier Bewegungsrichtungen möglichst freizuhalten.*

Dies ist nicht immer uneingeschränkt möglich, da je nach Frakturverlauf und einer eventuellen Begleitverletzung des Lig. anulare die Pronation und Supination zunächst für einen vom Operateur festzulegenden Zeitraum limitiert werden, um einer radioulnaren Luxation vorzubeugen.

Die Ruhigstellung und die Tatsache, dass sich im Heilungsverlauf auch Verknöcherungen zwischen Radius und Ulna bilden können, sind in seltenen Fällen die Ursache für bleibende Bewegungseinschränkungen.

> *Auch bei optimaler Operationstechnik und physiotherapeutischer Nachbehandlung kann es zu Störungen im Heilungsverlauf kommen. Deutet ein harter Bewegungsstopp auf ein knöchernes Bewegungshindernis hin, muss der Physiotherapeut erkennen, dass mit physiotherapeutischen Mitteln keine weitere Bewegungserweiterung mehr möglich ist.*
> *Bei Problemen im Heilungsverlauf nach Osteosynthesen kann eine vorgezogene Metallentfernung sinnvoll sein, die in der Regel auch für weitere operative Maßnahmen, wie z. B. eine Kallusentfernung, genutzt wird.*

Im folgenden Patientenbeispiel ist ein solcher Fall mit den therapeutischen Konsequenzen beschrieben.

Fallbeispiel: Eine 63-jährige Patientin hat sich bei einem Sturz auf die ausgestreckte Hand eine Meißelfraktur zugezogen. Diese wurde mittels Zugschraube von lateral refixiert und stabilisiert.

Ab dem 3. postoperativen Tag wird Physiotherapie verordnet. Die Osteosynthese ist übungsstabil, es gibt keine Bewegungslimits.

Im Verlauf der darauf folgenden Tage erreicht die Patientin eine nahezu freie Beweglichkeit der Extension/Flexion im Ellbogengelenk. Die Pro- und Supination hingegen sind auch nach drei Wochen noch deutlich beim aktiven Bewegen eingeschränkt: Pronation/Supination 40/0/40.

Nach weiteren sechs Wochen stuft der Arzt die Fraktur als belastungsstabil ein. Die Übungsbehandlung wird nun durch manuelle Gelenktechniken vom Physiotherapeuten ergänzt. In den folgenden Behandlungen zeigt sich zunächst eine Erweiterung der Bewegung in beide Richtungen: Pronation/Supination: 60/0/60 (aktiv); 70/0/70 (passiv).

Während den nächsten zwei Wochen findet kein weiterer Fortschritt mehr statt. Als ab der 12. Woche v. a. das passive Bewegungsausmaß kleiner und der passive Bewegungsstopp in beiden Richtungen immer härter wird, beschließt der Physiotherapeut Kontakt mit dem behandelnden Arzt aufzunehmen, um ihm diesen Verlauf zu schildern. Nach dem Gespräch bittet der Arzt die Patientin, erneut in seine Sprechstunde zu kommen. In der dabei durchgeführten Röntgenkontrolle zeigt sich, dass sich eine knöcherne Brücke zwischen Radius und Ulna bildet. Aufgrund dieser Tatsache einigt sich der Arzt mit der Patientin auf eine vorzeitige Entfernung der Schraube. Während dieses Eingriffs will er auch das entstehende Knochengewebe entfernen. Die Operation verläuft erfolgreich.

Nach insgesamt 9 Wochen mit regelmäßiger Physiotherapie sind nur noch minimale passive Bewegungseinschränkungen vorhanden: Pronation/Supination 80/0/80 (passiv).

7.10 Unterarmfrakturen

Unterarmfrakturen entstehen durch indirekte oder direkte Gewalteinwirkung. Bei direkter Gewalteinwirkung kann sowohl eine axiale als auch eine senkrecht (Parierfraktur) auf Knochen treffende Kraft die Ursache sein.

Isolierte Frakturen von Ulna oder Radius treten gemeinsam gezählt ebenso häufig auf wie Frakturen von Ulna und Radius. Sind beide Unterarmknochen gebrochen, spricht man von kompletten Unterarmfrakturen. Wie bei allen Frakturen von langen Knochen kann es bei Unterarmfrakturen zur Durchspießung der Weichteile durch Knochenfragmente und somit zu offenen Frakturen kommen.

Unterarmfrakturen bei Kindern, so genannte *Grünholzfrakturen,* sind die häufigste Frakturform (20 %). Grünholzfrakturen bzw. Wulstfrakturen sind röntgenologisch schwieriger zu diagnostizieren, weil zwar die Kontinuität des Knochens aufgehoben ist, die Kontinuität des Periosts aber bestehen bleibt (Reifferscheid, Weller 1989).

Unterarmfrakturen werden entsprechend ihrer Lokalisation bezeichnet. Man unterscheidet proximale, mittlere und distale Unterarmfraktur. Des Weiteren gibt es komplexe Kombinationsverletzungen, wie die *Monteggia-Luxationsfraktur,* eine proximale Fraktur der Ulna mit einer Luxation des Radiusköpfchens. Bei der *Galeazzi-Luxationsfraktur* ist dagegen der Radiusschaft frakturiert und das distale Radioulnargelenk zerrissen oder gesprengt (Reiferscheid u. Weller 1989).

Ist nur einer der beiden Unterarmknochen frakturiert, kann dies klinisch zunächst recht unauffällig sein, da der andere Knochen und die Membrana interossea wie eine Schiene für den gebrochenen Knochen wirken.

Normalerweise zeigt sich aber eine schmerzhafte Bewegungseinschränkung der Umwendbewegungen. Entsprechende punktuelle Druckschmerzhaftigkeit und Hämatombildung mit der einhergehenden Schwellung sind weitere Zeichen für eine mögliche Fraktur.

Um die Diagnose zu erhärten und um eventuell bestehende Begleitverletzungen zu berücksichtigen, werden Röntgenaufnahmen des Unterarms samt Hand- und Ellbogengelenk angefertigt.

Ärztliche Therapie

Konservative Therapie: Bei Erwachsenen werden vor allem nicht dislozierte Ulnafrakturen und distale Radiusfrakturen mittels Unterarmorthesen therapiert. Hierbei werden oftmals schmerzorientiert die Bewegungen des Unterarms und der angrenzenden Gelenke freigegeben, um Bewegungseinschränkungen zu vermeiden.

Kindliche Grünholzfrakturen werden konservativ mit Oberarmgipsschiene therapiert. Da sich bei Kindern gewöhnlich keine Kontrakturen bilden, ist durch diese gelenküberbrückende Orthese die Beweglichkeit des Ellbogengelenks nicht gefährdet.

Operative Therapie: Alle nicht reponierbaren Frakturen werden operativ versorgt, so werden z. B. bei

- Ulna- und Radiusschaftbrüchen Platten zur Refixation eingesetzt;

- Trümmerfrakturen und offenen Frakturen zumindest zeitweise Fixateure eingesetzt, um eine Stabilisierung zu erreichen;
- bei der Monteggia- und Galeazzi-Luxationsfraktur müssen zusätzlich die verletzten Bandstrukturen genäht werden.

7.10.1 Physiotherapeutische Untersuchung und Behandlung bei Unterarmfrakturen

Die Ziele sowie die notwendigen und möglichen Maßnahmen werden im Wesentlichen durch Art und Lokalisation der Fraktur und die durchgeführte ärztliche Therapie bestimmt.

Generell besteht bei allen Frakturen im Bereich des Unterarms die Gefahr von Einschränkung der Bewegungen der Ellbogen-, Hand- und Fingergelenke. Betroffen sind meistens die Pro- und Supination. Je weiter proximal sich die Fraktur befindet, desto größer sind die Bewegungseinschränkungen im Ellbogengelenk. Je weiter distal sich die Fraktur befindet, desto stärker rückt auch die Dystrophieprophylaxe in den Vordergrund, da Patienten die Hand stärken schonen, um besonders in der Frühphase Schmerzen zu vermeiden.

Frühestens sechs Wochen nach der Operation ist die axiale Belastbarkeit des frakturierten Knochens wieder erreicht.

> *Die axiale Belastbarkeit der Ober- und Unterarmknochen spielt hauptsächlich beim Stützen eine Rolle. Dies hat vor allem dann Auswirkungen, wenn der Patient gleichzeitig eine Verletzung der unteren Extremität hat, welche eine teilweise oder komplette Entlastung notwendig macht. In diesem Fall kann am verletzten Arm keine Unterarmgehstütze zur Mobilisation des Patienten eingesetzt werden. Es muss auf eine Achselstütze zurückgegriffen werden, um die Fraktur nicht zu stark zu belasten.*

Durch zeitweilig reduzierte Belastbarkeit und durch eventuell mit entstandene Weichteilschädigungen kommt es unweigerlich zum Kraftverlust v. a. der Finger- und Handmuskeln.

Bei ausgedehnten Weichteilschädigungen können Hauttransplantationen bzw. Muskelschwenklappen zur Defektdeckung notwendig sein. Diese zusätzlichen Operationen ziehen unweigerlich eine vorsichtigere Dosierung physiotherapeutischer Maßnahmen nach sich, damit die Wundränder des Transplantats geschont werden. Da verheilte Schwenklappen und Spalthaut nicht so elastisch und gut verschieblich gegenüber den darunter liegenden Weichteilen sind, kommt es im weiteren Verlauf teilweise zu deutlichen Bewegungseinschränkungen der angrenzenden Gelenke.

Im folgenden Fallbeispiel werden anhand einer kompletten, zweitgradigen offenen Unterarmschaftfraktur Konsequenzen beschrieben, welche sich aus einer relativ leichten Weichteilschädigung für die physiotherapeutische Nachbehandlung ergeben können.

Fallbeispiel: Ein 31-jähriger Patient, Lagerist in einem Eisenwarenlager, hat eine vom Hochregal herunterfallende Eisenstange mit dem rechten Unterarm abgewehrt. Durch den starken Aufprall hat er sich hierbei eine komplette Unterarmfraktur im mittleren Drittel zugezogen. Die distalen Bruchstücke haben die Weichteile durchspießt und entsprechenden Schaden angerichtet. Um die Weichteile zu schonen, werden bei der sofort durchgeführten Operation die Frakturen mittels Fixateur externe stabilisiert. Direkt postoperativ zeigt der gesamte Unterarm eine deutliche zirkuläre Schwellung. Auch die Finger sind entsprechend dick.

In der Physiotherapie gilt, dass distal der Fraktur nur schmerzfrei oder fast schmerzfrei gegen die Schwerkraft bewegt werden darf. Proximal der Fraktur sind alle Bewegungen unlimitiert erlaubt.

Im mehrwöchigen weiteren Verlauf ergeben sich chronologisch folgenden Situationen und Probleme:

2. postoperativer Tag: Der Unterarm ist sehr druckempfindlich. Der Patient empfindet starke Schmerzen, wenn jemand den Unterarm umlagern will. Das hat folgende Auswirkungen auf die Physiotherapie: Um den schmerzhaften Druck auf das Unterarmgewebe zu vermeiden, kann der Therapeut den Unterarm direkt am Fixateur greifen. Dieser ist in sich stabil. (Die meisten Patienten haben dabei keinerlei Schmerzen!)

Die starken Schwellungen schränken die Beweglichkeit der Finger- und Handgelenke in allen Bewegungsrichtungen deutlich ein. Die subjektive Schmerzsituation wird mittels der VAS erfasst. Der Patient gibt die Schmerzintensität in Ruhe beim Wert 3 an, beim Bewegen dieser Gelenke beim Wert 6.

Der Schmerz und die Bewegungseinschränkung sind auf die Beanspruchung der Weichteile und die damit verbundene Schwellung zurückzuführen. Die Wundheilung befindet sich in diesem Zeitraum noch in der akuten Phase. Daher entscheidet sich der Therapeut für eine schonende, passive Maßnahme, die Manuelle Lymphdrainage, um die Ödemresorption zu fördern und somit den Heilungsprozess zu unterstützen. Oft ist direkt nach dieser Maßnahme eine Zunahme des Bewegungsumfangs messbar. Da durch die Manuelle Lymphdrainage der Gewebedruck gesenkt wird, ist der Widerstand beim

Bewegen reduziert. Dies wiederum führt zur Schmerzverminderung.

4. Tag postoperativ: Die Schwellung ist weniger ausgeprägt, aber der Patient gibt beim Bewegen nun Schmerzen an den Pins des Fixateurs an. Der Physiotherapeut prüft, ob die Wundränder um die Pins entzündet wirken. Falls das der Fall wäre, müsste das Bewegungsausmaß so reduziert werden, dass Zug auf die Pins umgebende Haut gebracht wird. Trotzdem sollten Bewegungen so weit wie möglich ausgeführt werden. Der wiederkehrende mechanische Reiz sorgt dafür, dass die Wundränder an den Pins vernarben und im Laufe der Zeit weniger bis keine Schmerzen beim Bewegen der Haut an diesen Stellen mehr auftreten.

3. postoperative Woche: Die knöcherne Heilung ist vorangeschritten, der Unterarm ist übungsstabil (n) und mit der Kräftigung der Unterarmmuskulatur kann begonnen werden. In den PNF-Armpattern werden distale Komponenten betont.

7. postoperative Woche: Die Röntgenkontrolle zeigt eine so weit fortgeschrittene knöcherne Heilung, dass der Fixateur entfernt werden kann. Es muss abgeklärt werden, ob die Belastbarkeit distal der Fraktur immer noch gleich hoch ist, da nun die Stabilisierung durch den Fixateur fehlt. Der Heilungsprozess der kleinen Wunden, die nach ca. 10 Wochen zu kleinen Narben verheilt sein werden, muss beobachtet werden, Reizungen beim Üben z. B. durch Griffe oder Widerstände müssen vermieden werden.

7.11 Distale Radiusfraktur

Distale Radiusfrakturen gehören zu den häufigsten Frakturen überhaupt. Verursacht werden distale Radiusfrakturen meist durch den Versuch, bei einem Sturz den Körper mit der Hand abzufangen. In Abhängigkeit von der Stellung des Handgelenks bricht die Speichenbasis. Oft kommt es zu einem Abriss des Processus styloideus ulnae. In der Regel sind die Brüche eingestaucht.

Distale Radiusfrakturen erkennt man an der schmerzhaften Schwellung proximal des Handgelenks. Es kann zu einer Dislokation der Fragmente mit einer entsprechenden Fehlstellung kommen. Röntgen in 2 Ebenen sichert die Diagnose.

Die in **Tab. 7.7** gezeigte Klassifikation erfolgt in Abhängigkeit vom verursachenden Trauma.

Tabelle 7.7 Klassifikation distaler Radiusfrakturen

Frakturtyp	*Kennzeichen*	*verursachendes Trauma*	*ärztliche Therapie*
Extensionsfraktur (Colles-Fraktur)	Fraktur mit möglicher Dislokation des distalen Fragments nach dorsal, oft auch nach radial (Bajonettstellung)	Sturz auf die dorsalextendierte Hand	▪ *konservativ*: Reposition unter Zug und dorsale Gipsschiene, Unterarmgips nach Abschwellen ▪ *operativ*: offene Reposition und Stabilisation mit Spickdraht oder Plattenosteosynthese, evtl. Fixateur externe
Flexionsfraktur (Smith-Fraktur)	Fraktur mit möglicher Dislokation des distalen Fragments nach palmar	Sturz auf die palmarflektierte Hand	▪ *konservativ*: Reposition unter Zug und ventrale Gipsschiene, Unterarmgips nach Abschwellen ▪ *operativ*: offene Reposition und Stabilisation mit Spickdraht oder Plattenosteosynthese, evtl. Fixateur externe
Galeazzi-Fraktur	Radiusschaftfraktur mit Luxation des Caput ulnae im distalen Radioulnargelenk und Schädigung der Membrana interossea	größere direkte Gewalteinwirkung (Parierfraktur)	▪ *operativ*: offene Reposition und Stabilisation mit Plattenosteosynthese, Gipsruhigstellung für mindestens 2 Wochen im Oberarmgips

Begleitverletzungen und Komplikation
Frakturen oder Luxationen im Bereich der Handwurzel sind möglich. Der N. medianus kann verletzt werden.

Ärztliche Therapie

Ziel der ärztlichen Therapie ist die exakte Reposition.
Konservative Therapie: Nur Brüche ohne Gelenkbeteiligung werden konservativ behandelt. Bei geringfügiger Dislokation erfolgt die Reposition nach 10- bis 20-minütiger Extension unter dem Bildwandler. Die Ruhigstellung erfolgt mit einer dorsalen Gipsschiene, nach Abschwellen wird ein zirkulärer Unterarmgips für 4 – 6 Wochen angelegt.
Operative Therapie: Offene Reposition, Schrauben- oder Plattenosteosynthese, gelegentlich perkutane Kirschnerdrähte, bei Trümmerfrakturen Fixateur externe.

> *Der Arm darf nicht in einem Tragetuch ruhig gestellt werden, es besteht die Gefahr der Schultersteife.*

7.11.1 Physiotherapeutische Untersuchung und Behandlung nach distaler Radiusfraktur

Schwellungsneigung und Gefahr der sympathischen Reflexdystrophie
Alle distalen Verletzungen führen zu Schwellungen, auch distale Radiusfrakturen. Die Gefahr, dass die posttraumatischen Schwellung zu einer sympathischen Reflexdystrophie führt, ist gegeben.

> *Schmerzfreies und resorptionsförderndes Hochlagern, gleichmäßige Verbände und gut angepasste Gipsschienen beugen einer sympathischen Reflexdystrophie vor.*

Ziele und Maßnahmen

Folgende Checkliste fasst die wichtigsten Ziele um Maßnahmen zusammen:

Checkliste

Resorption fördern	- Hochlagern - Manuelle Lymphdrainange - Aktives Bewegen der Langfinger und des Daumens verbessern den venösen Rückstrom und wirken Schwellungen entgegen.
Schmerzen lindern und Angst mindern	- In der Frühphase nach einer Operation geht es in erster Linie darum, die Beweglichkeit in den angrenzenden Gelenken zu erhalten. - So kann die generelle Angst vor dem Bewegen genommen werden und der Patient kann sich entspannen. - Üben mit dem nicht betroffenen Arm bereitet auf das Üben mit der "verletzten Hand" vor. Auch das baut Ängste ab.
Mobilisation	- Die Mobilität des Handgelenks ist durch die Verletzung meist in allen Ebenen eingeschränkt. - Auch die Pronation, manchmal auch die Supination sind eingeschränkt. - Manualtherapeutisch und mit angulären Bewegungen, die von der Hand und vom Unterarm aus durchgeführt werden, wird die Beweglichkeit verbessert.
Selbstständigkeit im Alltag	- Erreichte Beweglichkeit wird in alltagstypischen Bewegungen geübt.
Kräftigung	- Die Muskulatur des Handgelenks und der Finger selektiv und in der Kette der gesamten Armmuskulatur kräftigen.

Fehlstellung der distalen Radiusgelenkfläche
Gelegentlich treten Fehlstellungen der distalen Radiusgelenkfläche auf. Der Grund dafür ist eine unzureichende Reposition des distalen Fragments. Vergrößert sich z. B. der Böhlerwinkel (**Abb. 7.38**) auf 20° Richtung palmar, steht das Handgelenk in

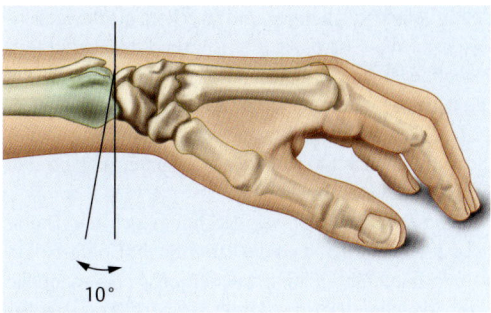

Abb. 7.38 Böhlerwinkel.

der vermeintlichen Nullstellung bereits in Dorsalextension. Dementsprechend verringert sich das Bewegungsausmaß in diese Richtung. Fällt in der Physiotherapie in der Spätphase auf, dass sich das Gesamtbewegungsausmaß von Dorsalextension und Palmarflexion deutlich in eine Richtung verschoben hat (z. B. 70/0/100), kann dies auf einen in Fehlstellung ausgeheilten Radius hindeuten.

Fallbeispiel: Eine 54-jährige Patientin, Berufskraftfahrerin, zieht sich eine distale Radiusfraktur (Colles-Fraktur) rechts durch Sturz auf die dorsalextendierte Hand beim Badminton zu. Versorgung: Reposition unmittelbar nach dem Trauma, dorsale Gipsschale für Unterarm, Handgelenk und Hand bis zu den Fingergrundgelenken. Die Fingerspitzen der verletzten Hand sind leicht geschwollen. Die Patientin hat seit dem Trauma andauernd Schmerzen zirkulär im Bereich des rechten Handgelenks, die sie in Ruhe bei Wert 6 auf der Schmerzskala der VAS angibt.

Die Fraktur ist bewegungsstabil, Ellbogen und Finger können ohne Einschränkung mobilisiert werden, Maßnahmen zur Abschwellung und Schmerzlinderung sind erforderlich.

1. posttraumatischer Tag: Die Patientin bezeichnet die Schmerzen als ihre größte Beeinträchtigung. Zu Beginn der Behandlung ist sie sehr ängstlich und befürchtet eine Zunahme der Schmerzen durch Bewegungen des verletzten Armes. Bei der Inspektion zeigt sich, dass die Wickelung der Unterarmschiene die Zirkulation in Unterarm und Hand behindert. Nachdem der Verband neu angelegt wurde, wird der Arm in einer für die Patientin angenehmen Position gelagert. Die Schmerzen werden geringer (Wert 3 auf der VAS). Manuelle Lymphdrainage proximal der Gipsschiene reduziert die Schwellung und auch die Schmerzen (Wert 2 auf der VAS). Um die Patientin auf die Bewegungsübungen vorzubereiten, um ihr die Angst zu nehmen, soll sie die Übungen zuerst mit der nicht betroffenen Seite ausführen. Auf der betroffenen Seite kann die Patientin Geschwindigkeit und Ausmaß der Bewegung selbst bestimmen. Die Bewegungen werden assistiv ausgeführt. Den Ellenbogen kann die Patientin vollständig beugen und strecken, die Beweglichkeit der Finger ist durch den Gipsverband behindert. Pronation und Supination sind eingeschränkt (60/0/20). Die Patientin wird angeleitet, die Bewegungen des Ellbogens mit Unterstützung der linken Hand selbstständig 5-mal täglich für 10 Minuten zu üben, Tempo und Pausen sind frei wählbar.

2. posttraumatischer Tag: Nachdem sich der Therapeut überzeugt hat, dass die Patientin ihr Eigentraining korrekt durchführen kann, wiederholt er die manuelle Lymphdrainage. Um den Effekt zu verstärken, lässt er die Patientin die Finger aktiv in Beugung und Streckung bewegen. Die Patientin hat inzwischen kein Problem mehr beim Üben der Pronation und Supination. Nach mehrfachem aktiven Bewegen im aktuellen Bewegungsausmaß werden kleine aktive Bewegungen am Bewegungsende zur Bewegungserweiterung der Supination durchgeführt. Um die weiterlaufende Bewegung im Schultergelenk zu verhindern, muss die Patientin ihren Arm seitlich gegen die Hand des Therapeuten drücken. Nach mehrfacher Wiederholung wird der Bewegungszugewinn (Pronation/Supination 60/0/50) mittels Funktionsbewegung in eine größere Bewegungsbahn integriert. Da die Technik guten Erfolg gezeigt hat, wird bei der Erweiterung der Pronation entsprechend vorgegangen. Um das Behandlungsergebnis zu sichern, wird der Patientin beigebracht, wie sie die Pronation und Supination aktiv üben und über Gegenbewegungen widerlagern kann. Diese Übung soll sie täglich in sechs Serien mit 15 Wiederholungen als Hausaufgabe durchführen.

6. posttraumatische Woche: Die Patientin darf seit einer Woche die Gipsschiene tagsüber weglassen und bis zur Schmerzgrenze belasten. Beim Arzt gibt sie an, dass ihr das nicht gelingt, da dabei sofort starke Schmerzen auftreten (Wert 7 auf der VAS). Auch die Bewegungen der Hand und des Unterarms werden zunehmend schmerzhaft. Der Unterarm ist im Seitenvergleich etwas erwärmt, distal zeigt sich eine stärkere Schwellung. In der Röntgenkontrolle zeigt sich eine dem Zeitpunkt entsprechende stabile knöcherne Heilung. Eine weitere Abklärung der Schmerzen bestätigt den Verdacht einer beginnenden sympathischen Reflexdystrophie (SRD). Zur Therapie wird die Patientin stationär aufgenommen. Umgehend wird ein Schmerzkatheter gelegt, um mit der lokalen medikamentösen Schmerztherapie beginnen zu können. Der Unterarm, die Hand und das Ellbogengelenk werden mittels Lagerungsschiene vorübergehend ruhig gestellt.

Zusätzlich zur medikamentösen Schmerztherapie wird eine manuelle Lymphdrainage zur Behandlung der Schwellung durchgeführt. Danach bewegt die Patientin unter Kontrolle des Therapeuten den Ellbogen und die Hand aktiv im schmerzfreien Bereich. Abschließend wird der Unterarm mit gekühlten feuchten Handtüchern für zwei Stunden gekühlt. Der Physiotherapeut ergänzt seine Therapie mit Entspannungsübungen, welche die Patientin vom betroffenen Arm wegführen. Da die Rückmeldung sehr positiv ist, soll die Patientin jeden Morgen nach dem Aufwachen selbstständig mit diesen Übungen beginnen, z. B. eine Phantasiereise durch den Körper.

7. Woche: Da die Schwellung deutlich zurückgegangen ist, wird vom Arzt die Dosierung der Analgetika kontinuierlich reduziert. Die Lagerungsschiene muss die Patientin nur noch nachts anlegen. Es gelingt ihr, Ellbogen und Hand immer weiter und leichter zu bewegen.

8. Woche: Die Patientin braucht keine intravenösen Schmerzmittel mehr und kann entlassen werden. Sie weiß, dass sie zu Hause feste Ruhe- und Entspannungszeiten einhalten soll. Sie geht zweimal in der Woche zur ambulanten Physiotherapie zur komplexen Entstauungstherapie. Hand und Ellbogengelenk sind inzwischen wieder schmerzfrei im vollen Bewegungsausmaß beweglich. Eine weitere Mobilisationsbehandlung ist deshalb nicht notwendig.

13. Woche: Da keinerlei Schmerzen und keinerlei Schwellungen mehr vorliegen, erlaubt der Hausarzt der Patientin, ihre gewohnte Sportart wieder aufzunehmen.

7.12 Kahnbeinfraktur

Das Kahnbein (Os scaphoideum) ist der Handwurzelknochen, der am häufigsten von Frakturen betroffen ist. Frakturen anderer Handwurzelknochen sind sehr selten. Gelegentlich kommt es zu Abrissfrakturen am Os triquetrum (Dreiecksbein). Durch chronische Belastungen (typisch: Pressluftwerkzeuge) kann es im Bereich des Os lunatum (Mondbein) zu Frakturen mit nachfolgender Nekrose kommen. Ursache ist meist ein Sturz auf die dorsalextendierte Hand.

Meist liegt eine Querfraktur vor. Geht die Fraktur mit einer Luxation des Os lunatum einher, spricht man von einer De-Quervain-(Luxations-)Fraktur (perilunäre, transskaphoidale Luxationsfraktur).

Druckschmerz und Schwellung in der Tabatière gelten als spezifische Hinweise auf eine Kahnbeinfraktur. Weitere Untersuchungen von Seiten des Arztes sind notwendig. Der Nachweis einer Fraktur mittels bildgebender Verfahren gelingt nicht immer. Oft lässt sich die Verletzung erst 10–14 Tage nach dem Trauma röntgenologisch nachweisen (Resorptionszone am Frakturspalt).

> *Frakturen der Mittelhandknochen können leicht übersehen werden. Ist unmittelbar nach einem typischen Trauma der Handwurzel keine Fraktur nachweisbar, muss das verletzte Handgelenk nach 10–14 Tagen erneut geröntgt werden. Eine übersehene Fraktur des Kahnbeins oder anderer Handwurzelknochen (insbes. des Os naviculare) verursacht wegen der Nekrose von Knochenfragmenten oder der Entstehung einer Pseudarthrose oft dauerhaft Beschwerden.*

Ärztliche Therapie

Konservative Therapie: Unterarmgips mit Einschluss der Grundgelenke von Daumen und Zeigefinger (Böhlergips). Da kurze Knochen langsam heilen, muss der Gips bis zu 12 Wochen getragen werden. Dennoch heilt nicht jede ruhig gestellte Kahnbeinfraktur knöchern aus.

Operative Therapie: Bei entsprechender Indikation wird so früh wie möglich eine offene Reposition mit anschließender Zugschraubenosteosynthese durchgeführt. Postoperativ wird das Handgelenk mit einem Unterarmgips mit Daumeneinschluss für ca. 4 bis 6 Wochen ruhig gestellt. Wichtige Gründe für ein operatives Vorgehen können sein:

- dislozierte Fragmente,
- Komplikationen bei konservativer Behandlung (Gefahr der Pseudarthrosebildung, Durchblutungsstörung des proximalen Fragments),
- Einklemmung von Weichteilen (Kapsel, Bänder) zwischen den Knochenfragmenten (Interposition),
- Nachteile einer langen Ruhigstellung.

7.12.1 Physiotherapeutische Untersuchung und Behandlung nach Kahnbeinfraktur

Folgen der langen Immobilisation beseitigen

Die Behandlung beginnt nach der Gipsabnahme. Die lange Ruhigstellung führt häufig zu trophischen Störungen der Hand. Sie neigt zu Schwellungen, die Haut ist verfärbt. Nach einer operativen Versorgung ist die Narbe häufig verwachsen, die Haut im OP-Gebiet lässt sich nur schwer verschieben. Aufgrund der langen Ruhigstellung ist die Muskulatur der Hand und häufig auch des gesamten Armes atrophiert und sehr kraftlos.

Verkürzungen und Schrumpfungen von Kapsel-Band-Strukturen reduzieren die Beweglichkeit. Betroffen sind in erster Linie das proximale Handgelenk, das Daumengrund- und -sattelgelenk und das Grundgelenk des Zeigefingers.

Arthrokinematik: Schon eine geringe Formveränderung, welche durch die Fraktur und deren knöcherne Heilung verursacht wird, kann eine empfindliche Störung der Arthrokinematik der Handwurzel hervorrufen. Die strukturellen Veränderungen der umgebenden Weichteile und der Kraftverlust der Muskulatur verstärken diesen Effekt.

Im Mittelpunkt der Behandlung steht die Verbesserung der Gelenkbeweglichkeit. Insbesondere

Maßnahmen der Manuellen Therapie kommen zum Einsatz:
- Traktionen,
- spezifische Mobilisationen einzelner Karpalknochen.
  - Bei Dorsalextension des Handgelenks gleitet das Os scaphoideum nach volar, die Ossa trapezii nach dorsal.
  - Durch die Spannung der palmaren Bänder kommt das Os scaphoideum zwischen dem Radius und den Ossa trapezii unter Druck.
  - Ist die Gleitbewegung des Kahnbeins nach volar gestört, wirkt sich die Spannung der palmaren Bänder noch deutlicher aus und der Druck wird noch stärker.
  - Dies kann zur Folge haben, dass die Dorsalextension eingeschränkt ist bzw. der Patient am Bewegungsende Schmerzen hat;
- Weichteiltechniken (Muskeldehntechniken).

Im Anschluss an die passive Mobilisation muss das Ergebnis durch die aktive Übung isolierter und komplexer Bewegungen der Hand, der Finger und des Armes (z. B. PNF) gefestigt werden. Schwächen oder Verkürzungen einzelner Muskeln (muskuläre Dysbalancen) gefährden den Behandlungserfolg.

Bei starker Narbenbildung ist ggf. eine vorsichtige Behandlung der Narbe erforderlich.

> Da bei den Techniken der Manuellen Therapie sehr punktuell gegriffen und fixiert werden muss, ist es wichtig, dass der Grad der Knochenheilung vom Arzt abgeklärt ist, auch wenn die Fraktur bereits belastungsstabil ist. Gibt der Patient Schmerzen an, muss die Griffanlage modifiziert werden.

Fallbeispiel: Ein 22-jähriger Student zieht sich eine Fraktur des Os scaphoideum der linken Hand durch einen Sturz beim Skateboard fahren zu. Konservative Behandlung mit Böhlergips für 6 Wochen. Anschließend Unterarmgipsschiene, die zur Therapie abgenommen werden darf.

Das Handgelenk ist bewegungsstabil, die Prüfung der Beweglichkeit zeigt folgende Einschränkungen: Handgelenk (aktiv, passiv nicht geprüft) Dorsalextension/Palmarflexion 20/0/50, ulnare/radiale Abduktion 10/0/20; Daumensattelgelenk (aktiv und passiv) gering im Muster Abduktion > Flexion > Extension, Extension leicht schmerzhaft (VAS 1), Endgefühl fest-elastisch; Daumengrundgelenk Flexion endgradig, Endgefühl fest-elastisch; Grund- und Mittelgelenk des Zeigefingers (aktiv und passiv) endgradig, Endgefühl fest-elastisch.

Behandlungsziel ist das Wiederherstellen der Beweglichkeit der betroffenen Gelenke.

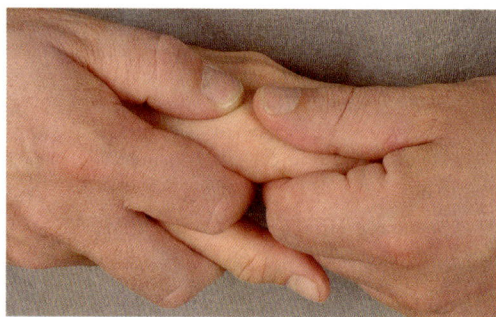

Abb. 7.39 Traktion im Grundgelenk des Zeigefingers.

Anmerkung: Exemplarisch wird die Mobilisation des Zeigefingergrundgelenks dargestellt.

Der Patient beugt und streckt die Langfinger beider Hände wiederholt in allen Gelenken wiederholt im aktuellen Bewegungsausmaß (2 Serien à 15 Wiederholungen). Anschließend erfolgt die Mobilisation durch mehrfaches Dehnen (Hold-relax) der Extensoren und Flexoren nacheinander. Danach unspezifische Traktion des Grundgelenks in Längsrichtung des Zeigefingers (**Abb. 7.39**). Mit einer Gleitmobilisation (Traktion Stufe 3) der Grundphalanx des Zeigefingers gegenüber dem 2. Mittelhandknochen nach volar wird das Grundgelenk in die Flexion mobilisiert. Die Endposition wird über einen Zeitraum von ca. 5 Minuten für jeweils 10 Sekunden gehalten, unterbrochen von gleich langen Pausen. Um die Streckung im Grundgelenk zu verbessern, wird eine Gleitmobilisation nach dorsal durchgeführt. Abschließend bewegt der Patient wieder alle Langfinger mit Betonung der Flexion im vollen Bewegungsausmaß. Diese Reihenfolge von aktivem Bewegen, Hold-relax, Traktion, Gleittechnik und abschließender aktiver Einbindung des neuen Bewegungsausmaßes in die Gesamtbewegung wiederholt der Therapeut bei den anderen eingeschränkten Fingergelenken.

Um die Bewegungseinschränkungen des Handgelenks zu behandeln, werden die Handwurzelreihen ma-

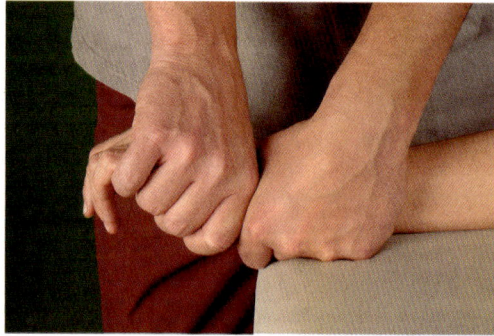

Abb. 7.40 Gleiten der proximalen Handwurzelreihe gegen den Unterarm.

nualtherapeutisch gegeneinander bewegt, ebenso die proximale Reihe gegen den Unterarm (**Abb. 7.40**).

Zusätzlich erhält der Patient ein Programm zum Eigentraining. Hierbei soll er die Schwerkraft als therapeutischen Widerstand nutzen, um über antagonistische Hemmung die Bewegungen zu erweitern Dieser Zyklus wird so oft wiederholt, bis sich das maximal zu erreichende Bewegungsausmaß einstellt. Dort wird der Zyklus noch dreimal wiederholt.

12. posttraumatische Woche: Die Belastungsstabilität ist erreicht. Dank der Physiotherapie ist von den oben genannten Bewegungseinschränkungen nur noch im Handgelenk ein Defizit in die Dorsalextension messbar (30/0/60). Es fällt auf, dass der Patient am Ende der passiven Bewegung Schmerzen angibt und eine muskuläre Schutzspannung aufbaut. Der Befund ergibt eine eingeschränkte Gleitfähigkeit des Os scaphoideum nach volar. Bereits die Probebehandlung mit Traktion im Radiokarpalgelenk und Volargleiten des Os scaphoideum lindert die Beschwerden. Innerhalb der nächsten drei Behandlungen gelingt es, die Schmerzen und das Bewegungsdefizit zu beseitigen.

7.13 Sehnenverletzungen

Man unterscheidet Verletzungen der Streck- und Beugesehnen. Verletzungen der Beugesehnen sind häufiger. Oft vorkommende Ursachen sind:
- Äußere Gewalt, bei der ein Finger passiv in eine extreme Position gezwungen wird,
- direkte Gewalteinwirkung durch scharfe Gegenstände (Messer, Scherben),
- als Begleitverletzungen von Frakturen und Luxationen,
- bei Vorschäden und degenerativen Veränderungen auch bei alltäglichen Beanspruchungen (Betten machen).

Klinisch fällt der entsprechende Funktionsverlust auf, bei Verletzungen der Beugesehnen mehr als bei Verletzungen der Strecksehnen (weil bei Letzteren Mittel- und Seitenzügel der Sehnen isoliert verletzt sein können). Wird z.B. die oberflächliche Beugesehne eines Fingers durchtrennt, ist an diesem keine aktive Beugung im proximalen Interphalangealgelenk mehr möglich. Reißt allein der Mittelzügel einer Strecksehne eines Langfingers im Bereich des Mittelglieds, kann der passiv in Streckung gebrachte Finger über die Anspannung der Seitenzügel gehalten werden, die Verletzung ist nicht sofort erkennbar (Trentz, Bührig 2001). Um knöcherne Ausrisse auszuschließen, muss eine Röntgenkontrolle erfolgen.

Ärztliche Therapie

Konservative Therapie: Konservativ werden nur noch Sehnenverletzungen behandelt, welche mit einem knöchernen Ausriss einhergehen. Hierzu werden spezielle Schienen zur sechswöchigen Ruhigstellung verwendet.
Operative Therapie: Die Sehnenstümpfe werden über aufwändige Nahttechniken (z.B. Kirchmayr-Kessler-Naht, Pulvertaft-Naht) wieder zusammen gefügt. Dynamische Orthesen verhindern eine Überlastung der Sehnennaht, die unmittelbar postoperativ dem Zug der Muskulatur noch nicht standhält. Nach einer Beugesehnennaht wird für drei bis sechs Wochen eine Kleinert-Schiene angepasst. Diese zieht über einen Gummizügel den betroffenen Finger passiv in Beugung, um die Aktivität der Flexoren zu unterbinden. Da die Strecksehnen nicht verletzt sind, kann der Patient seinen Finger aktiv gegen den Zug des Gummizügels extendieren.

7.13.1 Physiotherapie nach Sehnenverletzungen

Gleitfähigkeit der Sehnen erhalten

Neben der Wiederherstellung der Handfunktionen ist es besonders wichtig, ein Verkleben der Sehnen während des limitierten Bewegens zu verhindern.

Fallbeispiel: Eine 29-jährige Patientin durchtrennte sich durch einen Sturz auf eine Glasscherbe die oberflächliche und tiefe Beugesehne des rechten Mittelfingers knapp unterhalb der Fingermittelgelenks. Handchirurgisch gelingt dank der glatten Sehnenstümpfe eine gute Sehnennaht ohne Längenverlust. Die anschließende Therapie mittels dynamischer Kleinertschiene verläuft unproblematisch, die Schiene wird nach 4 Wochen entfernt. Die Wunde ist gut zu einer leicht rötlichen Narbe verheilt. Es zeigt sich noch eine leichte Schwellung um die Narbe. Die Patientin kann das Mittel- und Endgelenk des Zeigefingers endgradig strecken, fühlt sich aber durch einen Widerstand, der von der Narbe ausgeht, deutlich behindert.

Um diese Einschränkung zu beseitigen und einer Bewegungseinschränkung vorzubeugen, wird in der Physiotherapie mit der Narbenbehandlung begonnen. Die Patientin lernt auch Maßnahmen, die sie selbstständig ausführen kann.

Narbenpflege durch die Patientin: Sie massiert zweimal täglich eine fetthaltige Creme (z. B. Panthenolsalbe) in die Haut des Fingers, Mit dem Zeigefinger der nicht betroffenen Hand verschiebt sie das Narbengewebe quer und längs zum Verlauf des Narbenzugs. Dann streckt sie die Finger wiederholt bei in Nullstellung eingestelltem Handgelenk, danach bei in Dorsalextension eingestelltem Handgelenk.

Narbenpflege durch die Physiotherapeutin: Vor der Physiotherapie bewegt die Patientin die Hand ca. 30 Minuten in einem Kamillenhandbad. Da Narben auch kleine Lymphbahnen unterbrechen, wird das Gewebe kreisförmig um das Narbengewebe bewegt. Dann wird die Narbe behandelt, während die Patientin die Finger bewegt. Das Gewebe wird in Quer- und Längsrichtung verschoben. Während die Narbe z. B. nach distal verschoben wird, streckt die Patientin die Finger.

Da die Sehnen sehr schnell ihre Gleitfähigkeit im Sehnenlager bzw. in den Sehnenscheiden verlieren, beginnt die frühfunktionelle Behandlung wenn möglich schon am ersten postoperativen Tag.

Trotz der postoperativen Versorgung mit dynamischen Schienen können Beugesehnenverletzungen starke Einschränkungen der passiven Beweglichkeit nach sich ziehen. Dies geschieht v. a. dann, wenn es im Verlauf der Wundheilung zu einer raumgreifenden Narbenbildung im Schädigungsgebiet kommt. In der Tiefe kann eine solche Narbe dafür sorgen, dass die Sehne gegenüber ihrer Umgebung (z. B. den Ringbändern) nicht gut gleiten kann. Oberflächlich kann eine überschießende Hornhautbildung im Wundgebiet zur Narbenkontraktur führen. Verursacht eine Narbe an der Sehne über einen längeren Zeitraum große Bewegungsdefizite, muss sie operativ revidiert werden.

7.14 Komplexe Verletzungen der Hand

Verletzungen durch Industriemaschinen, Motorsägen, Sprengstoff und Haushaltsgeräte können gleichzeitig Haut, Muskeln, Gefäße, Nerven und Knochen betreffen. Einzelne oder mehrere Finger können amputiert sein. Häufig sind die Wunden z. B. durch Schmiermittel stark verschmutzt.

Ärztliche Therapie

Komplexe Handverletzungen müssen so schnell wie möglich operiert werden, um die Folgeschäden möglichst gering zu halten. Hierbei versucht der Arzt entsprechend den Schädigungen mehrere Ziele zu erreichen:
- Stabilisation der Knochen: Da komplexe Handverletzungen immer mit einem massiven Weichteilschaden einhergehen, muss minimal invasiv stabilisiert werden, um die Heilung nicht zu gefährden und nicht noch mehr Strukturen zu schädigen. Die Spickdrahtosteosynthese ist die Methode der Wahl.
- Amputation und Stumpfbildung: Wenn durch einen großen Weichteildefekt die Durchblutung nicht mehr gewährleistet ist und Gefäße nicht rekonstruiert werden können, müssen Finger bzw. Fingerglieder amputiert werden, da sie nicht mehr heilen werden. Ziel ist die Wiederherstellung der bestmöglichen Funktionalität, auch im Hinblick auf eine spätere prothetische Versorgung (Trentz, Bühren 2001).
- Sanierung der verletzten Gefäße: Um eine Revaskularisierung zu erreichen, versucht der Chirurg möglichst alle verletzten Gefäße wiederherzustellen.
- Readaptation verletzter Nerven: Mittels Nervennaht wird versucht die Kontinuität von verletzten Nerven wiederherzustellen.

Antibiotika verhindern nach der Operation die Ausbreitung von Infekten. Um Nekrosen zu verhindern, werden zusätzlich Medikamente gegeben, welche die Durchblutung steigern.

Auch wenn die oben genannten Ziele in der ersten Operation erreicht werden, sind meist Folgeoperationen notwendig, um Weichteile zu sanieren, auf stabilere Osteosyntheseverfahren umzusteigen, oder um Narben zu revidieren. Entsprechend lang kann der gesamte Heilungsprozess dauern, oft bis zu einem Jahr und länger. Es ist sehr wichtig, dass der Arzt den Patienten immer über den nächsten notwendigen Schritt aufklärt.

7.14.1 Physiotherapie nach komplexen Handverletzungen

Durch die vielen unterschiedlichen Kombinationen von Schädigungen, welche komplexe Handverletzungen aufweisen können, gibt es keinen allgemein gültigen Behandlungsplan. Orientiert an den einzelnen Schädigungen, muss der Physiotherapeut mit dem Arzt fortlaufend die jeweils erlaubten und sinnvollen Ziele und Maßnahmen immer wieder neu bestimmen. Im Hinblick auf eine bestmögliche Wiederherstellung der Funktion und eine optimale

Versorgung mit Hilfsmitteln und eventuell erforderlichen Prothesen ist die Zusammenarbeit des gesamten therapeutischen Teams gefordert (Ergo- und Physiotherapeuten, Orthopädiemechaniker).

Für den Patienten stellt eine massive plötzliche Verletzung der Hand immer eine drastische Veränderung der Lebensumstände dar. Ist die dominante Hand betroffen und/oder übt der Patient beruflich eine überwiegend handwerkliche Tätigkeit aus, verschärft sich diese Situation. Der Patient hat, auch wenn die Verletzung nicht lebensgefährlich ist, eine schwere und langwierige Rehabilitation vor sich, welche sich nicht nur auf bewegungstherapeutische Aspekte beschränkt. Häufig ist psychologische Betreuung notwendig, um dem Patienten bei der Traumaverarbeitung zu helfen (siehe Kap. 1.6).

Um den Patienten wieder in das Arbeitsleben zu integrieren (berufliche Rehabilitation), kann eine Umschulung auf einen anderen Beruf erforderlich sein. Im Patientenbeispiel wird ein Verlauf bis hin zur beruflichen Reintegration dargestellt.

Fallbeispiel: Ein 25-jähriger Waldarbeiter zieht sich bei der Reparatur eines Holzhäckslers schwere Verletzungen an der rechten Hand zu: Mehrfragmentschaftfrakturen der Ossa metacarpalia II-V, subtotale Amputation unterhalb der Mittelgelenke von Zeigefinger und Mittelfinger mit Trümmerfrakturen der Grund-, Mittel- und Endphalangen, Ring- und Kleinfinger haben massive Weichteilschädigungen v. a. auf der volaren Seite mit starker Verschmutzung im Wundgebiet durch Holzspäne. Die Beugesehnen von Ring- und Kleinfinger sind komplett durchtrennt, durch den großen Weichteilschaden sind auf der volaren Seite arterielle und venöse Gefäße mitverletzt, einige davon so stark, dass sie operativ nicht rekonstruiert werden können, im volaren Bereich der großen Weichteildefekte sind die Nervenäste an den Strahlen IV und V stark geschädigt und durchtrennt.

Das handchirurgische Operationsteam kann wegen der großen Weichteildefekte und der teilweise sehr kleinen Knochenfragmente den Klein- und den Ringfinger nicht erhalten. Durch die Verschmutzung und die schlechte Durchblutungssituation besteht keine Hoffnung, dass die Finger heilen. Deshalb entschließen sich die Operateure beide Finger auf Höhe der Grundgelenke zu amputieren. Die Frakturen der Ossa metacarpalia III-V werden mittels Spickdrahtosteosynthese stabilisiert. Die physiotherapeutische Behandlung beginnt am 1. postoperativen Tag:

1. postoperativer Tag: Handgelenk und Mittelhand sind in einer Unterarmgipsschiene ruhig gestellt, um die Weichteil- und Knochenheilung nicht zu gefährden. Mit der abklingenden Narkose stellen sich Phantomschmerzen ein. Diese werden zunächst medikamentös behandelt. Zusätzlich bekommt der Patient Antibiotika, um einem Infekt vorzubeugen. Um die Wundheilung zu unterstützen und einer Schwellung im Operationsgebiet vorzubeugen, wird eine manuelle Lymphdrainage proximal der Verletzung durchgeführt.

2. postoperativer Tag: Der Physiotherapeut beginnt mit der komplexen physikalischen Entstauungstherapie. Er erklärt dem Patienten, wie er den Unterarm und die Hand lagern muss, damit die Schwellung nicht zunimmt. Die Behandlung wird auch in den nächsten Tagen fortgesetzt.

18. postoperativer Tag: Die Operationswunden im Bereich der vorgenommenen Exartikulationen sind gut verheilt, die Fäden werden entfernt. Die Phantomschmerzen sind schwächer geworden. Trotzdem wacht der Patient manchmal nachts davon aus. Um die medikamentöse Therapie zu unterstützen, bekommt der Patient ein TENS-Gerät. Der Therapeut unterweist den Patienten im Umgang mit dem Gerät. Augrund der Frakturen der Ossa metacarpalia III-V muss die Abhärtung der Weichteile (siehe Kap. 5, S. n) sehr vorsichtig begonnen werden. Diese erfolgt zunächst nur durch Streichungen über Frotteehandtücher und Zellstoff. Klopfungen können erst durchgeführt werden, wenn die knöcherne Heilung weiter fortgeschritten ist. Die manuelle Lymphdrainage darf nun auch an der Hand durchgeführt werden. Um Bewegungseinschränkungen von Daumen, Zeige- und Mittelfinger zu verhindern, beginnt die Mobilisation. Der Patient darf nun, mit vom Physiotherapeuten stabilisierter Mittelhand, die Finger I-III assistiv schmerzfrei bewegen.

7. postoperative Woche: Die Spickdrähte wurden vor einer Woche entfernt. Das Mittelfingergrund- und Endgelenk der rechten Hand weisen deutliche Bewegungseinschränkungen in Flexion und Extension auf. Mit manuellen Techniken wird die Beweglichkeit verbessert. Die Phantomschmerzen haben sich weiter verbessert. Die Abhärtung darf nun auch mittels Klopfungen und Vibrationen durchgeführt werden. Um Funktionsgriffe und Kompensationen zu üben, erhält der Patient zusätzlich Ergotherapie.

9. postoperative Woche: Die Phantomschmerzen treten nicht mehr auf. Die Verletzungen sind inzwischen gut verheilt. Die Beweglichkeit des Mittelfingers hat sich deutlich verbessert. Durch die Ergotherapie gelingen dem Patienten wieder viele Präzisions- und Funktionsgriffe. Lediglich das kraftvolle Zugreifen bereitet dem Patienten anhaltend Probleme. Dieser Umstand macht ihm psychisch zunehmend zu schaffen, da er die Fortführung seines Berufes gefährdet sieht.

10. postoperative Woche: Der Patient hat zum zweiten Mal innerhalb kurzer Zeit seine Therapietermine nicht wahrgenommen, ohne sich zu entschuldigen. Der

Physiotherapeut erkundigt sich telefonisch nach dem Grund. Der Patient wirkt resigniert und ist enttäuscht, weil er nie mehr als Waldarbeiter beschäftigt sein kann. Nach diesem Gespräch nimmt der Physiotherapeut Kontakt zum Arzt auf und schildert ihm die Situation. Der Arzt bestellt daraufhin den Patienten zu sich in die Sprechstunde. In einem längeren Gespräch stellt der Arzt fest, dass sich der Patient in einer ernsthaften psychischen Krise befindet. Er überzeugt den Patienten von der Notwendigkeit einer psychologischen Betreuung und überweist ihn an eine Psychologin.

13. postoperative Woche: Die behandelnde Psychologin findet in den mit dem Patienten geführten Gesprächen heraus, dass er weniger Angst davor hat, nicht mehr in seinem alten Beruf arbeiten zu können. Es trifft sogar das Gegenteil zu. Durch das traumatische Erlebnis der Verletzung durch die Holzhäckselmaschine hat er in Wirklichkeit große Probleme sich vorzustellen, wieder mit solchen Geräten arbeiten zu müssen. Nachdem dies dem Patienten selbst bewusst wird, erkennt er, dass die Ursache für seine Probleme das Festhalten an seinem alten Beruf ist. Er ist bereit, sich mit Alternativen zu befassen.

15. postoperative Woche: Der bisherige Arbeitgeber hat sich dazu bereit erklärt dem Patienten die Möglichkeit zu bieten, sich in seinem Betrieb zum Bürokaufmann umschulen zu lassen. Da es sich um einen Arbeitsunfall handelte, wird die berufsgenossenschaftliche Unfallversicherung für die entsprechenden Rahmenbedingungen und den finanziellen Ausgleich für den Patienten während der Umschulungszeit sorgen.

Literatur und weiterführende Literatur

Habermeyer, Schweiberer n

Hauser-Bischoff C. Schulterrehabilitation in Orthopädie und Traumatologie. Stuttgart: Thieme; 2002.

Hochschild J. Strukturen und Funktionen begreifen. Funktionelle Anatomie – Therapierelevante Details. Band 1. Stuttgart: Thieme; 2002.

Klein-Vogelbach S. Funktionelle Bewegungslehre. 5. Auflage. Berlin: Springer; 2000.

Klein-Vogelbach S. Funktionelle Bewegungslehre, Behandlungstechniken. Berlin: Springer; 2003.

Krischak G. Traumatologie für Physiotherapeuten. Stuttgart: Thieme; 2005.

Kromer T. Das Ellenbogengelenk. Berlin: Springer; 2004.

Reifferscheid M, Weller S. Chirurgie. Stuttgart: Thieme; 1989.

Schomacher J. Biomechanik der Körperstrukturen. In: Hüter-Becker A, Dölken M (Hrsg.). physiolehrbuch Biomechanik, Bewegungslehre, Leistungsphysiologie, Trainingslehre. Stuttgart: Thieme; 2004.

Schröder B. Handtherapie. Stuttgart: Thieme; 1999.

Trentz O, Bühren V. Checkliste Traumatologie. Stuttgart: Thieme; 2001.

van den Berg F. Angewandte Physiologie: Band 1. Das Bindegewebe des Bewegungsapparates verstehen und beeinflussen. Stuttgart: Thieme; 1999.

van den Berg F. Angewandte Physiologie: Band 3. Therapie, Training, Tests. Stuttgart: Thieme; 2001.

Thoraxverletzungen beeinträchtigen die Atmung

8 Verletzungen der Wirbelsäule

8.1 Verletzungsarten · *261*
8.2 Anatomische Grundlagen · *266*
8.3 Prinzipien der Physiotherapie bei Verletzungen der Wirbelsäule · *274*
8.4 Frakturen der Brust- und Lendenwirbelsäule · *290*
8.5 Frakturen der Halswirbelsäule · *297*
8.6 HWS-Beschleunigungsverletzung · *303*
8.7 Verletzungen des Brustkorbs · *311*
8.8 Rippenserienfraktur · *314*

Instabilitäten einzelner Segmente reduzieren sich durch konsequentes Trainieren der lokalen Muskulatur und aktives Stabilisieren

Der menschliche Kopf stellt mit einem Eigengewicht von ca. 3-4 kg ein stattliches Übungsgewicht für die Halsmuskulatur dar

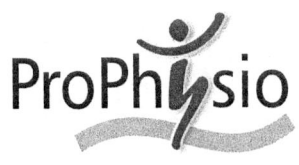

Fitness + Funktions-Training (FFT)		**Preise**
10er-Karte		**70,-**
Halb-/JahresAbo		**70,-/ 50,-**
Fit 60+	monatl.	**54,-**
Fit 60+ (HalbjahresAbo)		**45,-**

Fragen Sie nach unseren Partnerangeboten.

Aquajogging / Aquafit
- 10er-Karte — **107,-**
- Halb-/JahresAbo — **43,-/ 37,50**

freies Schwimmen 10er-Karte — **40,-**
(Di, Do + Fr 8:00-9:00h)

durchgehende Kurse

Montag
Aquajogging	11:00-11:45h
Aquafit	11:45-12:30h
Aquajogging	18:45-19:30h
Aquajogging	19:30-20:15h

Dienstag
| Aquafit | 09:30-10:15h | |
| Sport bei Diabetes | 10:00-11:00h | 3 Monate **72,-** |

Mittwoch
| Aquajogging | 11:15-12:00h |
| Aquajogging | 20:00-20:45h |

Donnerstag
| Sport bei M. Parkinson | 10:30-11:15h | 3 Monate **105,-** |

Freitag
| Aquafit | 10:00-10:45h |

Yoga, Feldenkrais-Methode und Entspannungstraining auf Anfrage.

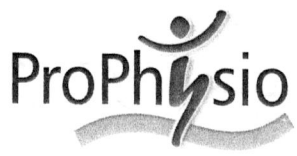

Präventionsangebote
all Preise inkl. MWST

		Preise
Montag		
Aquajogging II	12:30-13:15h 26.11.07-18.02.08	75,-
Wirbelsäulen- gymnastik	17:30-18:30h 15.10.-17.12.2007	98,-
Dienstag		
Aquajogging II	10:15-11:00h 13.11.07-29.01.08	75,-
Aquajogging I	16:30-17:15h 13.11.07-29.01.08	75,-
Aquajogging II	17:15-18:00h 13.11.07-29.01.08	75,-
Aquajogging II	18:00-18:45h 13.11.07-29.01.08	75,-
Aquajogging II	19:15-20:00h 13.11.07-29.01.08	75,-
Entspannung	18:00-18:45h 30.10.07-08.01.08	93,-
Beckenbodenpräv. für Frauen	19:00-19:45h 30.10.07-08.01.08	93,-
Mittwoch		
Rückenfit an L./W.	17:45-19:15h 07.11.07-16.01.08	125,-
Aquajogging II	19:15-20:00h 07.11.07-16.01.08	75,-
Donnerstag		
Nordic Walking	15:30-17:00h 15.11.07-17.01.08	115,-
Rücken plus	18:00-19:30h 11.10.-20.12.2007	125,-
Aquajogging ÜGI	18:00-18:45h 06.12.07-14.02.08	75,-
Aquajogging ÜGII	18:45-19:30h 06.12.07-14.02.08	75,-

8 Verletzungen der Wirbelsäule, des Kopfes und des Brustkorbs

Florian Schneider

Verletzungen der Wirbelsäule, des Brustkorbs und des Kopfes können wegen der engen Beziehung zu lebenswichtigen Organen schwerwiegende Folgen haben. Hauptursache solcher Verletzungen sind schwere Unfälle mit großer Krafteinwirkung. Bei Wirbelsäulenverletzungen findet die Krafteinwirkung meist indirekt statt und kann neben den Knochen auch die Bandstrukturen und Bandscheiben verletzen. Im schlimmsten Fall kann das Rückenmark geschädigt werden.

Brustkorbverletzungen entstehen meist durch direkte Gewalteinwirkung. Ausgeprägte Traumen können zu Schäden an Herz und Lungen führen. Kopfverletzungen entstehen ebenso durch eine direkte Gewalteinwirkung. In schwerwiegenden Fällen kann das Gehirn geschädigt werden.

8.1 Verletzungsarten

8.1.1 Verletzungen der Wirbelsäule

Verletzungen der Wirbelsäule können Knochen, Bandscheiben, Bänder, das Rückenmark und austretende Spinalnerven schädigen. Häufig treten Kombinationsverletzungen auf, wobei Frakturen die größte klinische Relevanz besitzen.
- Isolierte Bandscheibenschäden sind eher die Folgen chronischer Fehlbelastung und werden in dem physiolehrbuch "Physiotherapie in der Orthopädie" beschrieben (Dölken 2005).
- Rückenmarksverletzungen werden eingehend im physiolehrbuch "Physiotherapie in der Neurologie" (Pape u.a. 2004) besprochen.

> Reine Weichteilverletzungen wie Prellungen und Distorsionen kommen häufig vor. Aus unfallmedizinischer Sicht sind sie, abgesehen von Beschleunigungsverletzungen der HWS, aber kaum von Bedeutung, da es nicht zu gravierenden strukturellen Schäden kommt. Unbenommen davon können solche Verletzungen sehr schmerzhaft sein und für Betroffene langfristige Folgen haben. Zum Beispiel können degenerative Veränderungen durch relativ unbedeutende Verletzungen (Mikrotraumen) ausgelöst werden. Ein Nachweis zwischen dem Auftreten solcher Verletzungen und dem Auftreten von Symptomen ist im Nachhinein meist nicht mehr möglich.

Wirbelfrakturen

Klassifikation

Frakturen der Wirbelsäule werden neben der Lokalisation nach dem Verletzungsmechanismus und der Stabilität klassifiziert. Einengungen des Spinalkanals spielen bei der Beurteilung ebenfalls eine Rolle. Die Klassifikation von Wirbelfrakturen ist für Physiotherapeuten interessant, da sie Aufschluss darüber geben kann,
- ob und in welchem Umfang im Bereich der Verletzung bewegt werden darf und
- welche Funktionsausfälle zu erwarten sind.

Verletzungsmechanismus
Nach dem Verletzungsmechanismus unterscheidet man:
- Kompressionsfrakturen,
- Distraktionsverletzungen,
- Rotationsverletzungen.

Pathologische Frakturen der Wirbelsäule treten im Zusammenhang mit Erkrankungen wie Osteoporose oder Tumoren auf.

Stabilität
Die Stabilität wird nach einem Drei-Säulen-Modell beurteilt (siehe **Abb. 8.1**):
- vordere Säule (A): vordere Hälfte des Wirbelkörpers, vorderer Anteil des Anulus fibrosus, Lig. longitudinale anterius;
- mittlere Säule (B): hintere Wirbelkörperhälfte, hinterer Anteil des Anulus fibrosus, Lig. longitudinale posterius und vorderer Anteil der Wirbelbögen;
- hintere Säule (C): hinterer Anteil der Wirbelbögen, Facettengelenke, Lig. flavum, Ligg. interspinalia und supraspinalia.

Bei Trentz, Bühren (2001) wird von einer Zwei-Säulen-Theorie gesprochen. Wirbelkörper und Bandscheibe stellen die druckfeste vordere Säule dar, die hinteren Wirbelanteile und die zugehörigen Bänder

bilden die zweite Säule. Danach werden unterschieden:
- Typ A (Wirbelkörperkompressionsfrakturen): betreffen nur die vordere Säule, die hintere Säule ist intakt;
- Typ B (Distraktionsverletzungen): vordere und hintere Wirbelelemente sind geschädigt, es handelt sich um charakteristische Flexions-Distraktions- bzw. Hyperextensionsverletzungen.
- Typ C (Rotationsverletzungen): beide Säulen sind betroffen, alle Bandstrukturen sind zerrissen, es besteht eine Instabilität gegen axiale Drehung und Translation; oft in Verbindung mit Frakturen von Querfortsätzen oder Rippen.

Zurück zum Drei-Säulen-Modell: Abhängig davon, welche der drei Säulen betroffen sind, lassen sich Aussagen in Bezug auf die Stabilität treffen:
- Frakturen einer Säule können stabil sein.
- Brechen zwei oder drei Säulen ist der betroffene Abschnitt meist instabil.
- Isolierte Verletzungen von Quer- und Dornfortsätzen sind in Bezug auf die Belastbarkeit und die Prognose eher harmlos.
- Die Auswirkung auf die axiale Belastbarkeit ist bei Verletzungen der hinteren Säule meist nicht so einschneidend wie bei Verletzungen der vorderen, weil die Druckbelastung hauptsächlich vorne auf dem Wirbelkörper liegt. In Bezug auf Bewegungen ist die Beeinträchtigung jedoch stark, da die Facettengelenke mit betroffen sind.

Einengung des Spinalkanals
Die Einengung des Spinalkanals wird unabhängig von den Auswirkungen auf die darin befindlichen Strukturen (Meningen und Rückenmark) beurteilt. Man unterscheidet:
- Grad 0: keine Einengung des Spinalkanals,
- Grad 1: Einengung um bis zu einem Drittel,
- Grad 2: Einengung um bis zu zwei Drittel,
- Grad 3: Einengung um mehr als zwei Drittel.

Kombiniert man die zwei Kriterien "Stabilität" und "Grad der Einengung" kann man Wirbelfrakturen sowohl topographisch als auch funktionell sehr gut klassifizieren (**Abb. 8.1a–c**). Nervenschädigungen werden separat in einem neurologischen Status erfasst und ergänzen den Befund. Sie sind wichtig für die ärztliche Therapie und die Prognose der Verletzung (Störmer 2004).

Ärztliche Therapie

Die ärztliche Therapie richtet sich nach der Stabilität und der Mitbeteiligung neuraler Strukturen. Instabile Frakturen und begleitende neurologische Ausfälle sind fast immer eine zwingende Operationsindikation. Stabile Verletzungen mit guter Prognose werden konservativ behandelt. Daneben spielen das Alter, der Allgemeinzustand, begleitende Verletzungen von Organen oder Extremitäten und die Erwartungen eines Patienten eine Rolle bei der Therapieentscheidung.

Konservative Therapie
- Die Ruhigstellung stabiler Frakturen der Brust- und Lendenwirbelsäule dauert je nach Schweregrad und Symptomen des Patienten unterschiedlich lange.
- Patienten erhalten nach Frakturen der Lenden- und der unteren Brustwirbelsäule zur Ruhigstellung meist ein Drei-Punkte-Korsett, das sie während der ersten sechs Wochen nur beim Liegen ausziehen dürfen.
- Nach Frakturen von Dorn- und Querfortsätzen erfolgt in der Regel eine frühfunktionelle Behandlung.
- Im Bereich der mittleren und oberen Brustwirbelsäule kann wegen der stabilisierenden Funktion des Brustkorbs eher auf eine Operation verzichtet werden als in anderen Bereichen. Der Brustkorb ersetzt aber nicht das erforderliche Stützkorsett!

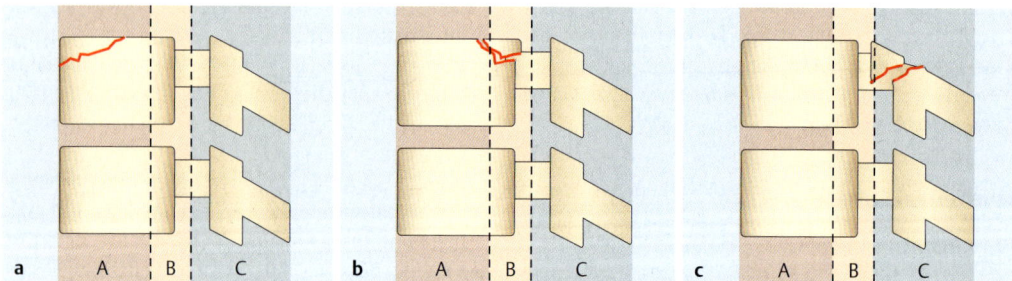

Abb. 8.1a–c Schematische Darstellung verschiedener Wirbelsäulenverletzungen und ihre Klassifikation nach dem Drei-Säulen-Modell. **a** A-Verletzung: Vorderkantenabsprengung. **b** AB1-Verletzung: Absprengung der Hinterkante eines Wirbelkörpers mit Einengung des Wirbelkanals um ein Drittel. **c** C-Fraktur mit Einengung des Spinalkanals um zwei Drittel.

Operative Therapie
- Instabile Frakturen und Frakturen, die den Spinalkanal einengen, werden operativ versorgt.
- Je nach Lokalisation und Ausmaß der Schädigung werden Wirbelfrakturen entweder von dorsal, von ventral oder von ventral und dorsal stabilisiert.
- Eine ventrale operative Versorgung ist im Bereich der Brustwirbelsäule aufwändiger als im lumbalen Bereich. Deshalb wird häufig versucht, einen gebrochenen Wirbel nur durch eine dorsale Spondylodese wieder aufzurichten. Ventral können sich Fragmente durch den Zug der longitudinalen Bänder zumindest teilweise reponieren.
- Die Stabilisierung erfolgt mit speziellen Metallimplantaten (z. B. Fixateur interne; Titankörbchen, Platten). Bei Bedarf werden Knochendefekte mit Spongiosa oder Fremdmaterial aufgefüllt.
- Bei allen stabilisierenden Wirbelsäulenoperationen muss mindestens ein Bewegungssegment versteift werden, damit der verletzte Wirbel ausreichend fixiert wird und heilen kann (siehe auch Krischak 2005).
- Das wichtigste Ziel einer Operation ist das Wiederherstellen der Stabilität. Dadurch wird die spätere Belastbarkeit gewährleistet und die Liegezeit der Patienten verkürzt sich.
- Die Operation muss alle neuralen Strukturen entlasten (s. u.). Gegebenenfalls muss die Bogenwurzel eines betroffenen Wirbelkörpers ein- oder beidseitig entfernt werden (Laminektomie).
- Durch die Rekonstruktion der physiologischen Krümmung und der Abstände zwischen den Wirbelkörpern werden möglichst optimale Bedingungen für die späteren Belastungen der Wirbelsäule angestrebt. Abweichungen der Krümmung begünstigen das Auftreten von Folgeschäden.

Bei einer Einengung des Spinalkanals um mehr als ein Drittel, egal ob durch Fragmente oder ein Frakturhämatom, werden Patienten in den meisten Fällen operiert, unabhängig davon ob sie neurologische Ausfälle haben oder nicht.
- Die Operation sorgt dafür, dass das Rückenmark, die Meningen und Spinalnerven entlastet werden. Dadurch verbessert sich die Wahrscheinlichkeit, dass sich neurologische Symptome wieder zurückbilden. Das Risiko für das verzögerte Auftreten von neurologischen Ausfällen und Schmerzen wird reduziert.
- Eine Hämatomausräumung reduziert den Druck auf das Gewebe. Sie trägt dadurch wirksam zur Heilung bei und reduziert Schmerzen.
- Eine Operation verbessert die Prognose bei neurologischen Ausfällen, insbesondere bei Querschnittlähmungen.
- Sie verhindert, dass es im Bereich des Spinalkanals zu bleibenden Einengungen oder Narbenbildungen kommt, die auch Jahre nach dem Unfall noch Beschwerden verursachen können, z. B. durch eine gestörte Mobilität neuraler Strukturen.

Fallbeispiel: Eine 27 Jahre alte Mountainbikerin mit Wettkampferfahrung hat sich vor zwei Jahren bei einem Sturz im Rennen eine Fraktur des 10. Brustwirbelkörpers zugezogen. Diese wurde als AB2 (siehe S. 262) Fraktur klassifiziert. Da die Patientin keine neurologischen Ausfallerscheinungen hatte, wurde die Fraktur nur von dorsal stabilisiert. Die postoperative Röntgenkontrolle ergab, dass durch die operative Aufrichtung der Wirbel stabilisiert und die Verengung des Spinalkanals reduziert wurde. Die Röntgenkontrolle nach einem Jahr ergab eine stabile Situation und das Metall wurde entfernt. Vier Wochen nach der Metallentfernung war die Patientin wieder voll im Leistungstraining.

Einige Zeit nach der Metallentfernung bekam sie zunehmend Schmerzen im Bereich der unteren Brustwirbelsäule, die auch ins linke Bein ausstrahlten. Daraufhin ging die junge Frau zum Arzt, der ihr Physiotherapie verordnete. Die Physiotherapeutin konnte bei ihrer Untersuchung neben der operationsbedingten Bewegungseinschränkung keine Auffälligkeiten der Wirbelsäulenmobilität feststellen. Die Traktion der Wirbelsäule im Segment Th 11 empfand die Patientin als angenehm. Der SLR (Straight leg raise) in Rückenlage zeigt eine geringe Seitendifferenz, das linke Bein ließ sich nicht so weit anheben. Beim Slump-Test (siehe Kap 1, S. 22), der eine deutliche Seitendifferenz zeigte, ließen sich bei der Flexion der Wirbelsäule die typischen Beschwerden provozieren. Sensibilität und Motorik waren unauffällig.

Die Therapeutin interpretierte das Untersuchungsergebnis als Beleg für eine gestörte Neurodynamik wegen der Einengung des Spinalkanals auf Höhe von Th 10. Eine Mobilisation des Nervensystems erschien ihr wegen der bestehenden Verengung des Spinalkanals jedoch nicht als geeigneter Therapieansatz, da sie eine weitere Reizung der neuralen Strukturen befürchtete. Ihr Behandlungsziel war die Aufrichtung der Brustwirbelsäule und eine Verbesserung der Stabilisationsfähigkeit. Schon nach zwei Behandlungen berichtete die Patientin von einem Nachlassen der Beschwerden.

Allerdings zeigte sich im Lauf der Behandlung, dass die Besserung nicht von Dauer war. Da die Patientin weiterhin mit dem Mountainbike trainierte, ließen die Beschwerden nicht nach und verstärkten sich nach mehreren Wochen sogar. Der M. iliopsoas zeigte eine auffällige

Schwäche. Ein Verzicht auf das Training kam für die Patientin allerdings nicht in Betracht. Die Physiotherapeutin schickte sie deshalb zum Arzt, der sie an einen Neurologen überwies. Der Neurologe diagnostizierte eine beginnende neurologische Schädigung, die nach seiner Meinung durch die Verengung und die Belastung in Flexion beim Radfahren entwickelt haben könnte.

Da sich die Patientin noch immer nicht damit abfinden wollte, auf das Radfahren zu verzichten, ließ sie sich in eine Spezialklinik überweisen. Auch dort machte man die Spinalstenose in Kombination mit der Belastung für die Verschlechterung verantwortlich. Als Therapie schlug man der Patientin alternativ zwei Maßnahmen vor: Entweder die Fortsetzung der konservativen Behandlung bei gleichzeitigem Verzicht auf das Radfahren. Oder eine relativ riskante operative Erweiterung des Spinalkanals mit der Aussicht, dass die Patientin wieder schmerzfrei Radfahren könne. Die Patientin entschied sich für die Operation. Sechs Wochen später war sie beschwerdefrei und konnte drei Monate später wieder auf dem Fahrrad trainieren.

Zusammenfassung

- Wirbelsäulenverletzungen treten oft als kombinierte Verletzung von Knochen, Bändern und Bandscheiben auf. Bei schweren Verletzungen kann auch das Rückenmark verletzt werden und es kommt zu neurologischen Symptomen.
- Die Klassifikation von Wirbelfrakturen richtet sich nach dem Verletzungsmechanismus, der Stabilität und dem Grad der Einengung des Spinalkanals.
- Die Stabilität von Wirbelfrakturen wird nach dem Zwei- oder Drei-Säulen-Modell beurteilt. Die Modelle erlauben Aussagen in Bezug auf die Belastbarkeit und Prognose einer Fraktur.
- Die ärztliche Therapie orientiert sich in erster Linie an der Stabilität der Wirbelsäule und möglichen neurologischen Symptomen. Wichtigste Ziele der Behandlung sind
  - Stabilisation der Fraktur,
  - Entlastung neuraler Strukturen,
  - Rekonstruktion der physiologischen Krümmungen,
  - Vermeiden von Spätschäden.

8.1.2 Verletzungen des Brustkorbs

Brustkorbverletzungen entstehen meistens durch direkte Gewalt. Man unterscheidet gedeckte (geschlossene) und offene Verletzungen. Einfache Verletzungen wie Prellungen sind meist schmerzhaft, bedürfen aber keiner besonderen Behandlung. Bei schweren Verletzungen kann es zu Frakturen von Rippen, Sternum und Brustwirbelkörpern kommen. Organverletzungen sind bei gedeckten und offenen Thoraxverletzungen möglich.

Rippenfrakturen

Zur Fraktur einzelner Rippen kann es durch ein umschriebenes, direktes Trauma (Schlag oder Stoß) kommen. Bei Osteoporose und Tumoren (Metastasen) können isolierte Rippenbrüche als pathologische Frakturen schon nach Bagatelltraumen auftreten (z. B. forciertes Husten). Bei einer großen stumpfen Gewalteinwirkung auf den Thorax können mehrere Rippen gleichzeitig brechen.
- Sind mehr als drei Rippen gebrochen spricht man von Rippenserienfrakturen.
- Bei Frakturen mehrerer Rippen kann ein elastischer Rippengürtel die Schmerzen lindern und die Atembewegungen erleichtern.
- Die Schmerzen bei der Atmung sind in der Regel größer, je mehr Rippen beteiligt sind und je weiter ventral sich die Verletzung befindet. Paravertebral schient die Rückenmuskulatur die Rippen.

Sternumfraktur

Das Brustbein kann bei einer direkten Gewalteinwirkung auf die vordere Brustkorbwand brechen. Selten kommt es im Zusammenhang mit der Frakturen eines Brustwirbelkörpers durch eine Stauchung des Sternums zu einer Fraktur.
- Problematisch sind kombinierte Frakturen von Sternum und mehreren Rippen. Man spricht in einem solchen Fall von einem *instabilen Thorax*.
- Bei einem instabilen Thorax, bei dem die Fragmente des Sternums oder der Rippen getrennt werden, ist die Atemtätigkeit stark behindert. Die Sauerstoffversorgung des Patienten ist gefährdet.

Ärztliche Therapie

Erstes Ziel bei Thoraxverletzungen ist die Sicherung der Atmung. Bei der Verletzung lebenswichtiger Organe (s. u.) müssen auch die Vitalfunktionen gesichert werden. Frakturen heilen in den meisten Fällen ohne spezifische Repositions- und Osteosynthesetechniken komplikationslos aus.
- Einzelne Rippenfrakturen ohne weitere Verletzungen werden bei Bedarf medikamentös behandelt. Verbände sind nicht erforderlich, zirkuläre Verbände behindern die Atembewegung.

- Einfache, nicht dislozierte Sternumfrakturen werden bei Bedarf medikamentös behandelt (Analgesie). Es erfolgt keine Ruhigstellung.
- Bei einem instabilen Thorax erfolgt eine "innere Schienung" der Frakturen durch Intubation und Überdruckbeatmung. Diese gewährleistet auch die Sauerstoffversorgung.
- Bei schweren Rippenserienfrakturen mit Hämato- oder Pneumothorax muss eine Thoraxsaugdrainage gelegt werden, um die Funktion der Lungen zu gewährleistet (s. u.).
- Eine operative Therapie (Thorakotomie) ist nur bei einer Verletzung von Gefäßen (persistierende Blutung) sowie bleibendem Hämato- oder Pneumothorax erforderlich.

Hämatothorax und Pneumothorax

Hämato- und Pneumothorax sind ernsthafte Folgen von Brustkorbverletzungen. Die Patienten befinden sich oft in einem lebensbedrohlichen Zustand.

- Sammelt sich nach einer Verletzung Blut oder Luft im Pleuraraum entwickelt sich ein Hämato- oder Pneumothorax.
- Die Behandlung richtet sich nach der Art der Verletzung (siehe auch Krischak 2005).
- In allen Fällen muss eine Thoraxsaugdrainage (z. B. Bülau-Drainage) gelegt werden um die Atemtätigkeit zu gewährleisten. Bei schweren Verletzungen erfolgt eine Thorakotomie.

> *Über die Bülau-Drainage erfolgt der Abtransport von Flüssigkeiten (z. B. Blut) und Luft aus dem Pleuraraum. Die Drainage erzeugt einen permanenten Unterdruck im Pleuraraum, der für die Entfaltung der Lungen bei der Inspiration unbedingt erforderlich ist.*

Verletzung von Organen und Gefäßen

Schwerwiegende Verletzungen der Thoraxorgane machen eine intensivmedizinische Behandlung erforderlich. In der Regel muss der Brustkorb eröffnet werden. Die Patienten werden intubiert und bleiben einige Tage auf der Intensivstation. Betroffen sein können:

- die Lungen,
- die Luftröhre und die Bronchien,
- das Herz (Myokardverletzungen)
- der Herzbeutel (insbes. Herzbeuteltamponade),
- die großen intrathorakalen Gefäße (Aorta, Vena cava, etc.),
- die Speiseröhre (Ösophagus).

Zusammenfassung

- Thoraxverletzungen beeinträchtigen die Atmung.
- Erstes Ziel der ärztlichen Behandlung ist die Sicherung der Sauerstoffversorgung. In vielen Fällen genügt hierfür die Verabreichung schmerzlindernder Medikamente.
- Knöcherne Thoraxverletzungen ohne die Beteiligung innerer Organe werden fast immer konservativ behandelt. Schwerwiegende Verletzungen machen eine intensivmedizinische Behandlung erforderlich.
- Bei isolierten Rippenfrakturen ohne größere Gewalteinwirkung (pathologische Frakturen) müssen andere Ursachen wie Osteoporose und Tumorerkrankungen (Metastasen) ausgeschlossen werden. Eine Osteoporose manifestiert sich häufig erstmals durch eine Rippenfraktur.

8.1.3 Kopfverletzungen

- Bei oberflächlichen Kopfverletzungen kommt es zu Schädigungen der Haut. Diese heilen wie alle Hautverletzungen des Körpers (siehe Kap. 1).
- Knochenverletzungen im Bereich des Schädels sind meist die Folge direkter Gewalteinwirkung und können mit Schäden am Gehirn einhergehen.
- In 2–5 % der Fälle sind Schädel-Hirn-Traumen (SHT) mit Verletzungen der Halswirbelsäule kombiniert (Trentz, Bühren 2001).
- Bei Schädelfrakturen können sich intrakranielle Hämatome oder Ödeme entwickeln, die weitere Schäden am Gehirn verursachen. Häufig ist eine operative Entlastung oder Ausräumung erforderlich. Typische, jedoch nicht obligate Symptome weisen auf eine intrakranielle Druckerhöhung hin:
  - Veränderungen des Bewusstseins,
  - ein- oder beidseitige Pupillenerweiterung (Mydriasis),
  - Störungen der peripheren Motorik,
  - abgeschwächte Reflexe.

Ärztliche Therapie

- Oberflächliche Verletzungen der Kopfhaut ("Loch im Kopf", Platzwunden) werden genäht oder zumindest geklammert. Wegen der Spannung der Kopfhaut klaffen die Wundränder oft auseinander.

- Bei leichten Verletzungen (Commotio cerebri, leichtes SHT) genügt meist eine kurze Schonung des Patienten. In manchen Fällen werden Patienten kurzzeitig ärztlich überwacht. Eine physiotherapeutische Behandlung ist nicht erforderlich.
- Schwere Kopfverletzungen müssen gegebenenfalls operativ versorgt werden.

> *Die physiotherapeutische Untersuchung und Behandlung von Patienten mit neurologischen Symptomen nach schweren SHT wird im physiolehrbuch "Physiotherapie in der Neurologie" (Wulf 2004) behandelt.*

8.2 Anatomische Grundlagen

8.2.1 Aufbau und Funktion der Wirbelsäule

Um die funktionellen Auswirkungen von Wirbelsäulenverletzungen verstehen und einordnen zu können, muss man den komplexen Aufbau und die Aufgaben unseres zentralen Achsenorgans kennen. Im Folgenden werden Aspekte erläutert, die im Zusammenhang mit der Physiotherapie nach Wirbelsäulenverletzungen bedeutsam sind.

Funktionelle Anatomie

Gliederung
Die Wirbelsäule ist das tragende Achsenorgan. Sie ist Voraussetzung für die aufrechte Haltung, den freien Gebrauch der Hände und die Fortbewegung. Sie bildet die schützende Hülle für das Rückenmark. Funktionell unterscheidet man verschiedene Abschnitte der Wirbelsäule:
- Halswirbelsäule (HWS),
  - obere HWS: Okziput und 1. Halswirbelkörper (HWK),
  - untere HWS: 2.-7. HWK,
- Brustwirbelsäule (BWS): 1.-12. Brustwirbelkörper (BWK),
- Lendenwirbelsäule (LWS): 1.-5. Lendenwirbelkörper (LWK),
- Os sacrum (Kreuzbein),
- Os coccygis (Steißbein).

Verletzungen der Wirbelsäule werden nach dem betreffenden Abschnitt benannt (z.B. HWS-Beschleunigungsverletzungen, LWK 3-Fraktur). Verletzungen des Kreuz- und Steißbeins werden den Beckenverletzungen zugeordnet.

Die drei hier behandelten Abschnitte haben verschiedene Hauptaufgaben:
- Die Lendenwirbelsäule
  - trägt die Last des gesamten Rumpfes,
  - ist Widerlager für die Bewegungen der unteren und oberen Extremität,
  - ermöglicht in erster Linie die Flexion und Extension des Rumpfes.
- Die Brustwirbelsäule:
  - dient als Aufhängung für den gesamten Thorax (Rippen und Sternum),
  - ist Widerlager für die Bewegung der oberen, unteren Extremität und des Schultergürtels,
  - ermöglicht in erster Linie Rotation des Rumpfes.
- Die Halswirbelsäule
  - trägt den Kopf und damit die wichtigsten Sinnesorgane,
  - ermöglicht eine große Beweglichkeit des Kopfes in alle Richtungen.

Aufbau der Wirbelkörper
Damit die einzelnen Wirbelsäulenabschnitte ihren Aufgaben gerecht werden können, weisen die jeweiligen Wirbelkörper in ihrer Gestalt Unterschiede auf. Die Größe der Wirbelkörper nimmt, entsprechend der zu tragenden Last, nach kaudal zu. Während die Lendenwirbelkörper sehr groß und massiv sind, sind die Halswirbelkörper in ihrer Gestalt vergleichsweise filigran.

Bis auf den Atlas (HWK 1) bestehen alle Wirbel aus einem Wirbelkörper und einem Wirbelbogen. Diese bilden das Foramen vertebrale. Die übereinander liegenden Foramina vertabralia bilden mit den zugehörigen Bändern den Spinalkanal (Canalis vertebralis) in dem sich das Rückenmark und die Cauda equina befinden.

Wirbelkörper haben drei knöcherne Fortsätze, an denen Bänder und Muskeln inserieren (**Abb. 8.2a–b**):
- seitlich rechts und links die beiden Procc. transversi (Querfortsätze),
- dorsal den Proc. spinosus (Dornfortsatz).

Im Bereich der Lendewirbelsäule werden die seitlichen Fortsätze auch Procc. costalis genannt, da sie Rippenrudimente enthalten.

Von der Seite betrachtet weisen die Wirbelbögen im vorderen Bereich jeweils unten und oben bogen-

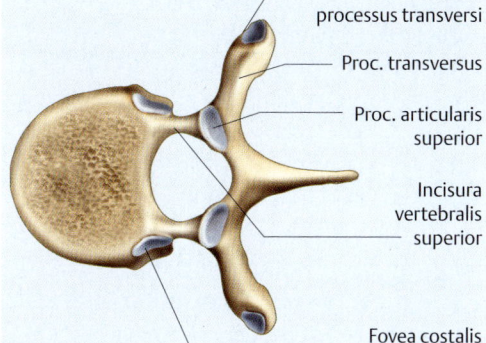

Abb. 8.2a–b Aufbau eines Wirbelkörpers am Beispiel des 7. Brustwirbels. a Ansicht von lateral. b Ansicht von kranial.

förmige Einschnitte auf. Die übereinanderliegenden Einschnitte zweier Wirbel bilden das Foramen intervertebrale durch der den Spinalnerv aus dem Wirbelkanal austritt.

Gelenke und Bewegungssegmente

Zwischen zwei benachbarten Wirbelkörpern gibt es gelenkige Verbindungen:

- das *Intervertebralgelenk* wird aus der unteren Endfläche des oberen und der oberen Endfläche des unteren Wirbelkörpers und der dazwischen liegende Bandscheibe gebildet;
- die *Facettengelenke* (jeweils zwei) werden von den Gelenkfortsätzen (Procc. articularis superior und inferior) gebildet, die sich im vorderen Bereich auf beiden Seiten der Wirbelbögen befinden; dabei bilden der untere Fortsatz des oberen Wirbels und der obere Fortsatz des untern Wirbels je ein Facettengelenk.

Die Brustwirbelkörper 1–9 haben außerdem jeweils eine Gelenkfläche seitlich am hinteren oberen und unteren Rand des Wirbelkörpers: Fovea costalis superior und Fovea costalis inferior (**Abb. 8.2a–b**). Die Fovea costalis inferior eines Wirbels bildet mit der Fovea costalis superior des darunter liegenden Wirbels gemeinsam mit der dazwischenliegenden Bandscheibe die Gelenkpfanne für ein Rippenköpfchen (Caput costae).

An der ventralen Fläche der Procc. transversi von BWK 1 bis BWK 10 befindet sich eine kleine Gelenkfläche (Fovea costalis proc. transversus) für das Tuberculum costae der zugehörigen Rippe.

Bewegungssegment

> Zwei Wirbelkörper bilden mit den Facettengelenken, den evtl. vorhandenen Wirbelrippengelenken, der dazwischen liegenden Bandscheibe (dem Intervertebralgelenk) und den zugehörigen Weichteilen (Kapsel-Band-Apparat, segmentale Muskeln, Spinalnerv) ein Bewegungssegment. Das Bewegungssegment ist die kleinste funktionelle Einheit der Wirbelsäule.

- Wird im folgenden Text ein einzelnes Bewegungssegment beschrieben, wird dieses nach dem oben liegenden Wirbelkörper benannt. Das Bewegungssegment L2 z.B. umfasst den 2. und den 3. Lendenwirbelkörper mit der dazwischen liegenden Bandscheibe und den zugehörigen Weichteilen.
- In der Brustwirbelsäule gehören auch die Rippenwirbelgelenke zum Bewegungssegment!

In **Tab. 8.1** (siehe S. 268) sind die Bewegungsausschläge der einzelnen Bewegungssegmente aufgeführt. Natürlich gibt es individuelle Unterschiede in der Beweglichkeit der Wirbelsäule und in der Literatur finden sich entsprechend Angaben, die sich geringfügig unterscheiden.

Bandscheiben

Zentrale Elemente der Intervertebralgelenke sind die Bandscheiben. Die Bandscheiben sind elastische Verbindungen (Synchondrosen), die in erster Linie auf Druck beansprucht werden. Um den Anforderungen in Bezug auf Bewegung und Belastung gerecht zu werden, haben sie einen speziellen Aufbau (**Abb. 8.3**). Zentral liegt ein Gallertkern (Nucleus pulposus), der einen sehr hohen Wasseranteil (bis zu 88%) aufweist. Im Nucleus pulposus befinden sich neben stark wasserbindenden Molekülen ungeordnete Kollagenfibrillen und einige wenige Knorpelzellen.

Der Bandscheibenkern wird von einem Faserring (Anulus fibrosus) umschlossen, der aus mehreren Schichten besteht. Die verschiedenen Schichten

Tabelle 8.1 Beweglichkeit einzelner Bewegungssegmente

WS Abschnitt	Bewegungssegment	Flexion und Extension gesamt ca. in °	Einseitige Lateralflexion ca. in °	Einseitige Rotation ca. in °
Halswirbelsäule	C 0	25	5	5
	C 1	20	5	40
	C 2	10	10	5
	C 3	15	11	7
	C 4	20	11	7
	C 5	20	8	7
	C 6	16	7	5
	C 7	10	5	2
	C0-C7	*136*	*62*	*78*
Brustwirbelsäule	Th 1	5	5	9
	Th 2	5	6	8
	Th 3	5	5	8
	Th 4	5	6	8
	Th 5	5	6	8
	Th 6	6	6	7
	Th 7	7	6	7
	Th 8	7	6	6
	Th 9	7	6	4
	Th 10	10	7	2
	Th 11	12	10	2
	Th 12	12	8	2
	TH 1-TH 12	*86*	*77*	*71*
Lendenwirbelsäule	L 1	12	6	2
	L 2	14	6	2
	L 3	15	8	2
	L 4	17	6	2
	L 5	18	3	1
	L1-L5	*76*	*29*	*9*

8.2 Anatomische Grundlagen

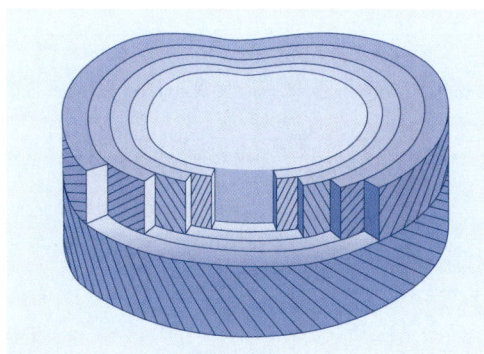

Abb. 8.3 Aufbau einer Bandscheibe.

ausmaß (**Tab. 8.1**). Einen weiteren Einfluss haben die Elastizität und der Verlauf der Bänder.

In **Abb. 8.4** wird die Ausrichtung der Facettengelenke vereinfacht dargestellt. Tatsächlich gibt es auch bei Wirbelkörpern des gleichen Wirbelsäulenabschnitts Unterschiede in der Gestalt und in der Beweglichkeit.

> Wegen der unterschiedlichen segmentalen Beweglichkeit können die funktionellen Auswirkungen einer Verletzung von Segment zu Segment innerhalb eines Wirbelsäulenabschnittes sehr unterschiedlich sein. So hat z. B. eine Verletzung der oberen Halswirbelsäule eine ganz an-

haben unterschiedliche Faserverläufe. Die innen liegenden Schichten zeigen einen sehr schrägen, fast horizontalen Verlauf. Die äußeren Schichten verlaufen fast vertikal. Benachbarte Schichten sind so angeordnet, dass sich die Fasern überkreuzen.

Nach oben und unten werden die Bandscheiben von den Deck- oder Endplatten begrenzt. Ob die Deckplatten anteilig zu den Bandscheiben oder zu den Wirbelkörpern gehören, wird kontrovers diskutiert.

> Bei Verletzungen zeigt sich, dass die Verbindung der Deckplatten zu den Bandscheiben fester ist als die zu den Wirbelkörpern (van den Berg 1999). Gegenüber einwirkenden Kräften bei Wirbelsäulenverletzungen erweisen sich gesunde Bandscheiben als relativ stabil. Möglicherweise kann es aber zu Mikroverletzungen kommen, die eine Bandscheibendegeneration begünstigen.

Funktionell kann man den Nucleus pulposus als Kugellagerelement betrachten, das drei Freiheitsgrade aufweist. Die Bewegungen werden vom Anulus fibrosus gebremst, indem er die Bewegung des Nukleus limitiert.

Die Druckbelastung, welche durch die Schwerkraft zustande kommt, wird vom Kern der Bandscheibe aufgenommen und an den Anulus fibrosus weitergegeben. Dabei *wandeln sich die Druckkräfte in Zugkräfte um*. Die Richtung der Zugkräfte ändert sich in Abhängigkeit von der Bewegung. Die Bewegungen werden von der Ausrichtung der Facettengelenke bestimmt.

Segmentale Beweglichkeit

Die Facettengelenke der verschiedenen Wirbelsäulenabschnitte unterscheiden sich hinsichtlich der Ausrichtung ihrer Gelenkflächen (**Abb. 8.4a–c**). Die Ausrichtung der Gelenkflächen bestimmt die Bewegungsmöglichkeit und das mögliche Bewegungs-

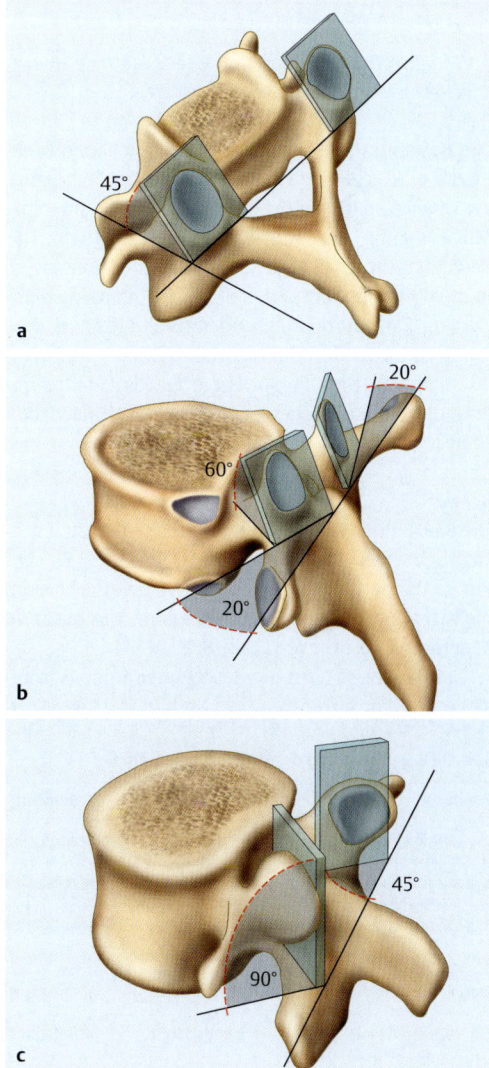

Abb. 8.4a–c Ausrichtung der Facettengelenksflächen in den verschiedenen Wirbelsäulenabschnitten. **a** Halswirbelsäule. **b** Brustwirbelsäule. **c** Lendenwirbelsäule (Hochschild 1998).

Tabelle 8.2 Bänder der Wirbelsäule

Bezeichnung	Verlauf
Lig. longitudinale anterius	zieht auf der Vorderseite der Wirbelsäule vom Os occipitale zum Os sacrum, hierbei hat es Verbindung zu den einzelnen Wirbelkörpern
Lig. longitudinale posterius	zieht auf der Rückseite der Wirbelkörper vom Os occipitale bis zum Os sacrum, es hat Verbindung zu den einzelnen Wirbelkörpern und zu den Zwischenwirbelscheiben
Lig. flavum	verlaufen segmental von Wirbelbogen zu Wirbelbogen
Ligg. interspinalia	verlaufen zwischen den Dornfortsätzen zweier benachbarter Wirbel
Ligg. supraspinalia	verbindet ab dem 7. Halswirbelkörper die Spitzen der Dornfortsätze bis zum Os sacrum
Lig. nuchae	verläuft von der Protuberantia occipitalis zum Dornfortsatz des 7. Halswirbels
Ligg. intertransversaria	verlaufen zwischen den Querfortsätzen zweier benachbarter Wirbel

dere Auswirkung auf die Rotationsbeweglichkeit als eine Verletzung der unteren Halswirbelsäule.

Die Bewegungssegmente C0 und C1 haben funktionell eine große Bedeutung. Kleine Kopfbewegungen zwischen C0 und C1 (Kopfnicken) sind ohne Mitbewegung der Halswirbelsäule möglich. Das Bewegungsausmaß in der Sagittalebene (Inklination und Reklination) beträgt etwa 15–20° in beide Richtungen. Zwischen Atlas und Axis (C1/C2) ist eine Rotation zu beiden Seiten (rechts/links) von etwa 40° möglich. Dies entspricht etwa der Hälfte der gesamten Rotationsbeweglichkeit der Halswirbelsäule.

Bänder

Die Bänder der Wirbelsäule unterscheiden sich hinsichtlich ihrer Länge und ihres Verlaufs. Es gibt kurze Bänder, die von einem Wirbelkörper zum nächsten ziehen, und längere Bänder, die mehrere Segmente überbrücken (**Tab. 8.2**).

Die Bänder sichern die Bewegungen der Wirbelsäule und gewährleisten ihre Stabilität. Unkontrollierte Bewegungen einzelner Abschnitte werden verhindert. **Tab. 8.3** zeigt in einer Übersicht, bei welchen Bewegungen die verschiedenen Bänder angespannt oder entspannt sind.

> *Die Funktion der Bänder ist abhängig von der Integrität der Bandscheiben. Durch den Quelldruck des Nucleus pulposus werden die Wirbelkörper auseinandergedrückt und die Grundspannung der Bänder aufrecht erhalten (diskoligamentäre Gleichgewicht). Wird dieses Verhältnis wegen einer Verletzung (oder Degeneration) gestört, erhöht sich die Gefahr, für eine Instabilität betroffener Bewegungssegmente.*

Bewegungen der Wirbelsäule

Monosegmentale Bewegungen

Das Bewegungssegment ist die kleinste funktionelle Einheit der Wirbelsäule. Bewegungen innerhalb eines Bewegungssegments werden als monosegmental bezeichnet. Monosegmentale Bewegungen sind nur passiv möglich.

Tabelle 8.3 Spannung der Wirbelsäulenbänder

Band	Flexion	Extension	Lateralflexion rechts	Lateralflexion links
Lig. longitudinale anterius	▪ entspannt	▪ angespannt		
Lig. longitudinale posterius	▪ angespannt	▪ entspannt		
Lig. flavum	▪ angespannt	▪ entspannt	▪ linke Seite angespannt ▪ rechte Seite entspannt	▪ rechte Seite angespannt ▪ linke Seite entspannt
Ligg. interspinale	▪ angespannt	▪ entspannt		
Lig. supraspinale	▪ angespannt	▪ entspannt		
Lig. nuchae	▪ angespannt	▪ entspannt		
Ligg. intertransversaria			▪ linke Seite angespannt ▪ rechte Seite entspannt	▪ rechte Seite angespannt ▪ linke Seite entspannt

Polysegmentale Bewegungen
Bewegen sich mehrere Bewegungssegmente gleichzeitig, spricht man von polysegmentalen Bewegungen. Aktive Bewegungen der Wirbelsäule betreffen immer mehrere Segmente, weil alle Muskeln, auch die monosegmentalen, Bestandteil eines Muskelsystems sind, in dem immer polysegmentale Muskeln aktiviert werden.

Zur Beurteilung der Wirbelsäulenbeweglichkeit orientiert man sich wie bei anderen Gelenken am Koordinatensystem mit den üblichen Achsen und Ebenen. Diese Beschreibung wird den tatsächlichen Abläufen jedoch nicht gerecht, weil Rotation und Lateralflexion wegen der Ausrichtung der Gelenkflächen und der Bandverläufe immer kombiniert stattfinden. Im oberen Teil der Halswirbelsäule z.B. sorgen die Ligg. alaria dafür, dass die Lateralflexion des Kopfes immer mit einer Rotation vom 2. Halswirbel verbunden ist.

Bewegung der Halswirbelsäule und des Kopfes
Die Flexion der Halswirbelsäule erfolgt durch die Aktivität der ventral der Halswirbelsäule verlaufenden Muskeln. In den tiefen Schichten liegen nahe der Halswirbelsäule jeweils rechts und links der M. longus colli, M. longus capitis und M. rectus capitis anterior. Oberflächlich verlaufen beiderseits der Wirbelsäule u.a. die Mm. scalenus anterior, medius und posterior. In größerem Abstand zur Halswirbelsäule verlaufen die infra- und suprahyoidalen Muskeln, die den Hals und den Kopf flektieren können, wenn die Kaumuskulatur den Mund geschlossen hält.
Die Extension der Halswirbelsäule und des Kopfes erfolgt u. a. durch die Anspannung der paarig verlaufenden Mm. semispinalis capitis, splenius capitis, trapezius (pars descendens) und der kurzen Nackenmuskeln.
Lateralflexion: Werden die paarig ventral und dorsal der Halswirbelsäule verlaufenden Muskeln einseitig angespannt kommt es zur Lateralflexion der Halswirbelsäule zu dieser Seite.
Rotation: Der M. sternocleidomastoideus dreht den Kopf bei einseitiger Anspannung zur Gegenseite. Dabei unterstützen ihn die Mm. semispinalis capitis, longissimus capitis und splenius capitis.

Bewegungen des Rumpfes
Die Flexion gegen Widerstand/gegen die Schwerkraft erfolgt durch konzentrischen Aktivität der ventralen Rumpfmuskulatur, insbesondere der Bauchmuskulatur. Der M. rectus abdominis beugt den Rumpf wegen seines geraden Verlaufs und seiner großen Entfernung zum Drehpunkt der Bewegung sehr kraftvoll. Er ist auf die Unterstützung der schrägen Bauchmuskeln angewiesen.

Wird die Wirbelsäule mit der Schwerkraft flektiert, muss die Rückenmuskulatur die Bewegung exzentrisch zulassen.
Die Extension erfolgt durch die Aktivität der autochtonen Rückenmuskulatur. Bei der kraftvollen Streckung arbeiten v.a. die langen Muskeln (M. longissimus thoracis, M. iliocostalis) des sakrospinalen Systems.
Die Lateralflexion erfolgt durch die einseitige Kontraktion der schrägen Bauchmuskeln, der autochtonen Rückenmuskeln und des M. quadratus lumborum.
Die Rumpfrotation findet im Wesentlichen in der unteren Brustwirbelsäule statt. Hierbei wirken der M. obliquus internus abdominis der einen Seite mit dem M. obliquus externus abdominis der anderen Seite zusammen. Unterstützt werden sie von den transversospinalen und spinotransversalen Anteilen der Rückenmuskulatur.

Aktive Stabilisation der Wirbelsäule

- Die aufrechte Haltung erfordert eine ständige aktiv-dynamische Stabilisation der Wirbelsäule. Die Stabilisation muss segmental, aber auch global erfolgen. Dementsprechend sind an der Stabilisation kurze, gelenknahe (insbesondere Mm. multifidi) und lange, gelenkferne Muskeln beteiligt.
- Dorsale Operationszugänge können Vernarbungen im Bereich der tiefen Rückenmuskeln verursachen und lokale Propriozeptoren zerstören (Kramer et al, 1996). Fallen die Mm. multifidii aus, müssen angrenzende Muskeln deren Ausfall kompensieren.
- Die Bauchmuskulatur spielt für die Stabilisation der Wirbelsäule eine wichtige Rolle. Dies belegen zahlreiche Untersuchungen (z.B. Hodges, Richardson und Jull 1996; O`Sullivan, Twomey 1997).
- Bei der Bauchpresse spannen die Bauchmuskeln (insbesondere der M. transversus abdominis) und das Diaphragma gleichzeitig an und erhöhen den Druck auf den Beckenboden. Dadurch erhöht sich der intraabdominelle Druck, die Wirbelsäule wird von ventral stabilisiert. Die Bauchpresse hilft auch bei der Entleerung von Blase und Darm, beim Husten und Niesen und bei der Geburt.

Die Aktivität der ventralen Muskelketten ist für die Stabilisation der Wirbelsäule unerlässlich.

Zusammenfassung

- Die Wirbelsäule ist das zentrale Achsenorgan. Sie gewährleistet die aufrechte Haltung. Anatomisch und funktionell unterscheidet man Hals-, Brust- und Lendenwirbelsäule sowie Kreuz- und Steißbein.
- Die Wirbelkörper der Hals-, Brust- und Lendenwirbelsäule sind, mit Ausnahme des 1. HWK, einheitlich aufgebaut. Sie bestehen aus einem Wirbelkörper, dem Wirbelbogen und mehreren Fortsätzen. Von kranial nach kaudal nimmt die Größe der Wirbelkörper zu. Durch die Bandscheiben (Intervertebralgelenke) und die kleinen Wirbelgelenke (Facettengelenke) sind die Wirbel beweglich miteinander verbunden.
- Zwei Wirbelkörper bilden mit den gemeinsamen Intervertebral- und Facettengelenken sowie den zugehörigen Weichteilen ein Bewegungssegment. Das Bewegungssegment ist die kleinste funktionelle Einheit der Wirbelsäule. Die segmentale Beweglichkeit ist von der Stellung der Gelenkflächen und dem Verlauf der Bänder abhängig. Monosegmentale Bewegungen können nicht aktiv ausgeführt werden. Aktive Bewegungen sind immer polysegmental.
- Die aufrechte Haltung erfordert eine ständige aktivdynamische Stabilisation der Wirbelsäule. Die Stabilisation muss segmental, aber auch global erfolgen. An der Stabilisation sind kurze, gelenknahe und lange, gelenkferne Muskeln beteiligt. Die Bauchmuskulatur hat einen wesentlichen Anteil bei der aktiven Stabilisation des Rumpfes.
- Bei Verletzungen und Operationen der Wirbelsäule werden die gelenknahen Rückenmuskeln häufig verletzt. Den Funktionsausfall müssen gelenkferne längere Muskeln kompensieren, die diese Aufgabe oft nur unzureichend bewältigen können.

8.2.2 Aufbau und Funktion des Brustkorbs

Funktionelle Anatomie

Der knöcherne Thorax (Brustkorb) besteht aus
- den Brustwirbeln,
- den Rippen und
- dem Sternum (Brustbein).

Der knöcherne Brustkorb schützt lebenswichtige Organe wie Herz und Lungen. Kranial schließt sich der Hals mit seinen Weichteilen an, kaudal grenzt das Zwerchfell (Diaphragma) den Thorax gegen den Bauchraum (Abdomen) ab.

Brustwirbelsäule
Der Aufbau der Brustwirbelsäule ähnelt im Prinzip dem anderer Wirbelsäulenabschnitte. Besonderheiten wurden bereits im Zusammenhang mit dem Aufbau der Wirbelsäule genannt (siehe Kap. 8.1.1).

Rippen
Die Rippen besitzen knöcherne und knorpelige Anteile (**Tab. 8.4**). Sie inserieren dorsal mit 2 Gelenken an der Brustwirbelsäule (Art. costotransversaria und Art. capitis costae). Die Gelenke ermöglichen die Atembewegungen. Ventral besitzen nur die ersten sieben Rippenpaare eine gelenkige Verbindung zum Brustbein (Art. costosternalis). Die Rippenpaare 7–10 besitzen einen gemeinsamen Knorpel, mit dem sie am Sternum ansetzen. Der gemeinsame Knorpel bildet den Rippenbogen (Arcus costalis). Die beiden letzten Rippenpaare haben keine Verbindung zum Sternum und enden frei an der hinteren seitlichen Flanke.

Tabelle 8.4 Aufbau der Rippen

knöcherne Anteile	knorpelige Anteile
- Corpus costae, - Collum costae, - Caput costae	- Cartilago costalis - Arcus costalis

Untereinander sind die Rippen durch die Interkostalmuskulatur miteinander verbunden. Straffe Bänder stabilisieren die gelenkigen Verbindungen zur Wirbelsäule und zum Sternum. Das Rippenfell kleidet die Innenflächen des Thorax aus.

Sternum
Das Sternum besteht aus drei Anteilen, die beim Jugendlichen über Synchondrosen miteinander verbunden sind: dem Manubrium sterni, dem Corpus sterni und dem Proc. xiphoideus. Mit zunehmendem Alter verknöchern die Synchondrosen. Seitlich besitzt das Sternum Einkerbungen für die gelenkigen Verbindungen mit den Rippen 1–7. Am oberen seitlichen Ende findet sich die Incisura clavicularis, die proximale Gelenkfläche des Sternoclaviculargelenks (siehe Kap. 7).

Stabilität

Trotz seiner guten Beweglichkeit in Bezug auf die Atmung ist der Thorax sehr stabil. Gleichzeitig besitzen die Rippen eine große Elastizität, was das Risiko für das Auftreten von Frakturen herabsetzt.

> *Die Osteoporose manifestiert sich häufig erstmals durch Rippenfrakturen. Wegen der Demineralisierung der Rippen werden diese instabil und können schon bei geringen Krafteinwirkungen brechen. Auch die langjährige Einnahme von Kortison, z. B. bei chronischen Atemwegserkrankungen, kann wegen der damit einhergehenden Entmineralisierung der Knochen das Frakturrisiko deutlich erhöhen.*

Mobilität

Die Rippen schränken die Beweglichkeit der Brustwirbelsäule in der Sagittal- und Frontalebene ein (Flexion/Extension und Lateralflexion). In der Transversalebene (Rotationen) ist der Bewegungsumfang relativ groß.

Atembewegungen
- Bei der Inspiration dehnt sich der Thorax in seitlicher und anterior-posteriorer Richtung aus. Bei der Exspiration findet eine Umkehr dieser Bewegungen statt.
- Bei der Einatmung arbeiten das Zwerchfell (Bauchatmung), die Mm. levatores costarum, intercostales externi sowie die Mm. scaleni und der M. serratus posterior superior (Brust- oder Rippenatmung) zusammen. Bei Bedarf können die Brustmuskeln (M. pectoralis major und minor), der M. serratus anterior und der M. sternocleidomastoideus als Atemhilfsmuskeln die Inspiration unterstützen.
- Die Ausatmung erfolgt durch die Wirkung der Schwerkraft und die Retraktionskraft der Lungen zum größten Teil passiv. Die Exspiration unterstützen die Bauchmuskeln (Bauchpresse, s. o.), die Mm. intercostalis interni, die Mm. subcostales, der M. transversus thoracis und der M. serratus posterior inferior.

Zusammenfassung

- Brustwirbelsäule, Rippen und Brustbein bilden den knöchernen Thorax. Wegen der Rippen sind die Bewegungsmöglichkeiten der Brustwirbelsäule eingeschränkt. Den größten Bewegungsspielraum hat die Brustwirbelsäule in der Transversalebene (Rotation).
- Alle Rippen sind über zwei Gelenke mit der Brustwirbelsäule verbunden. Eine gelenkige Verbindung mit dem Sternum haben nur die ersten sieben Rippen. Die Rippen 7-10 setzen mit einem gemeinsamen Knorpel am Brustbein an. Die letzten beiden Rippen enden frei.
- Der Brustkorb ist wegen seines Aufbaus sehr stabil. Er schützt lebenswichtige Organe.

8.2.3 Kopf

Der knöcherne Schädel besteht aus platten Knochen, die über Suturen (Knochennähte) miteinander verbunden sind. Man unterscheidet den Gesichtsschädel (Viszerokranium) und den Gehirnschädel (Neurokranium). Der Gesichtsschädel formt die Augenhöhlen, die Nase und den Mund, der Gehirnschädel trägt das Gehirn. Die Dura mater kleidet die Innenfläche des Schädels aus und verspannt ihn von innen. Sie bildet Duplikaturen (Hautfalten), welche die Groß- und Kleinhirnhemisphären trennen und das Kleinhirn zeltförmig überspannen. Nach kaudal setzt sich die Dura mater encephali in die Dura mater spinalis fort und bildet den Duralsack, der das Rückenmark umhüllt.

8.3 Prinzipien der Physiotherapie bei Verletzungen der Wirbelsäule

8.3.1 Prinzipielle physiotherapeutische Untersuchung

Die Schwerpunkte der Untersuchung werden in der folgenden Checkliste zusammengefasst dargestellt.

Angaben zum Befund bei Patienten mit neurologischen Symptomen nach Rückenmarksverletzungen und schweren Kopfverletzungen finden sich auch im physiolehrbuch "Physiotherapie in der Neurologie" (Hüter-Becker, Dölken 2004).

Checkliste

Verletzung	- Verletzungsmechanismus/Klassifikation - Lokalisation der Verletzung (betroffene Segmente) - Begleitverletzungen - ärztliche Therapie, bei OP: Zugang und Maßnahme
Schmerzen	- in Ruhe, bei Lagewechsel, bei Bewegung, bei Belastung, beim Atmen

Lagerung	- Spezialbett
	- Lagerungsmaterialien
	- Besonderheiten, z. B.
	  - flache Lagerung, Seitenlage mit Unterlagerung
	  - wenn das Kopfteil des Bettes wegen einer Wirbelsäulenverletzung nicht hochgestellt werden darf,
	  - wenn der Handgriff über dem Patienten entfernt werden muss, damit sich der Patient nicht daran hochzieht

Stabilität	- primär stabile Fraktur/Verletzung - operative Stabilisation - mit oder ohne Korsett

Mobilität	- Bettruhe/Dauer der Immobilisation
	- Wirbelsäulenbeweglichkeit (wenn erlaubt, evtl. nur in einzelnen Abschnitten)
	- Sitzverbot
	- Transfers
	  - stabiles Drehen,
	  - Aufstehen über die Seite,
	  - Bücken
	  - Hinlegen auf den Boden, Aufstehen vom Boden
	- Gehen mit oder ohne Hilfsmittel, Sicherheit beim Gehen
	- Gleichgewicht

Muskulatur	- Schwächen, Lähmungen - Hypertonus (z. B. nach Schleudertrauma) - Test der Rumpfmuskulatur (oft nicht möglich/erlaubt) - bei Tests der Extremitätenmuskulatur weiterlaufende Bewegungen und Belastungen beachten, keine langen Hebel bei lagerungs- und bewegungsstabilen Frakturen
neurologischer Befund	- motorische und sensible Ausfälle (zu Schädigungen des Rückenmarks siehe physiolehrbuch Physiotherapie in der Neurologie, Pape 2004)
Extremitäten	- Begleitverletzungen - erlaubte Bewegungen - nicht mögliche Bewegungen (wegen Verletzungen, Lähmungen) - verbotene Bewegungen (wegen Gefährdung der Heilung)
Angst	- vor Bewegungen, dem Aufstehen und dem Gehen
Hilfsmittel	- Hilfsmittelversorgung (Korsett, Mieder, Greifzange, Anziehhilfen, Toilettensitzerhöhung, Barhocker o. Ä.) - Geschicklichkeit im Umgang mit den Hilfen, z. B. selbstständiges Anziehen des Korsetts

häusliches Umfeld	• Was erwartet den Patienten zu Hause?
	  – Sind Transfers möglich?
	  – Kann er seinen Haushalt alleine führen?
	  – Ist die Selbstständigkeit bei alltäglichen Verrichtungen (Waschen, Toilette) gewährleistet?
	  – Gibt es Stolperfallen in seiner Wohnung (Teppiche, Läufer, etc.)?
	• Ist zu erwarten, dass seine Selbstständigkeit eingeschränkt ist? Müssen Angehörige angeleitet werden?

Sonstige Befunde	• begleitende Weichteil- und Organverletzungen

8.3.2 Prinzipielle physiotherapeutische Behandlung

Behandlungsphasen und Schwerpunkte

Die Physiotherapie hängt in erster Linie von der Stabilität der verletzten Strukturen ab. Je nach Operationsergebnis und oder je nach Heilungsfortschritt sind unterschiedliche Schwerpunkt zu setzen. Im Folgenden wird in Akut-, Früh- und Spätphase der Behandlung eingeteilt (in Anlehnung an Haarer-Becker, Schoer 1998). Ziel dieser Einteilung ist es, die Schwerpunkte einzelner Behandlungsphasen herauszuarbeiten. Die Übergänge sind fließend und die Dauer der Phasen variiert von Fall zu Fall.

Akutphase (Phase der Ruhigstellung)
Die Akutphase beginnt unmittelbar nach der Verletzung und der ärztlichen Intervention. Kennzeichen der Akutphase sind vor allem Schmerzen und eine deutlich eingeschränkte Funktion. Patienten befinden sich nach schwereren Wirbelsäulenverletzungen oft noch auf der Intensiv- oder Wachstation.

Frühphase (Phase der steigenden Belastbarkeit)
Die Frühphase folgt der Akutphase. Meist haben die Patienten noch erhebliche Schmerzen und können sich nur eingeschränkt bewegen. Die Verletzung macht eine Änderung des Bewegungsverhaltens erforderlich. Der Bereich um die Verletzung (Wirbelsäulenabschnitt) bleibt ruhig gestellt. Anmerkung: Nicht immer bleibt der ganze Wirbelsäulenabschitt (LWS, BWS, HWS) ruhig gestellt!

Spätphase (Reha-Phase)
In der Spätphase dürfen Patienten den verletzten Wirbelsäulenabschnitt wieder bewegen – vorausgesetzt, er wurde nicht operativ versteift. Die Therapie kann bis zur Alltagsbelastung, z. T. auch darüber hinaus, gesteigert werden. Bei dauerhaften Bewegungseinschränkungen werden, evtl. mit Hilfsmitteln, Bewegungsmöglichkeiten erprobt, die den Betroffenen Selbstständigkeit garantieren.

Die Spätphase strebt eine vollständige Wiederherstellung der Funktion im Sinn der ICF (Internationale Klassifikation der Funktionsfähigkeit, Behinderung und Gesundheit der Weltgesundheitsorganisation, WHO) an (Schuntermann 2003):

> „Eine Person gilt nach ICF als funktional gesund, wenn –
> vor ihrem gesamten Lebenshintergrund (Konzept der Kontextfaktoren) –
> 1. ihre körperlichen Funktionen (einschließlich des geistigen und seelischen Bereichs) und ihre Körperstrukturen allgemein anerkannten (statistischen) Normen entsprechen (Konzepte der Körperfunktionen und -strukturen),
> 2. sie all das tut oder tun kann, was von einem Menschen ohne Gesundheitsproblem (Gesundheitsproblem im Sinn der ICD) erwartet wird (Konzept der Aktivitäten), und
> 3. sie zu allen Lebensbereichen, die ihr wichtig sind, Zugang hat und sich in diesen Lebensbereichen in der Weise und dem Umfang entfalten kann, wie es von einem Menschen ohne Beeinträchtigung der Körperfunktionen oder -strukturen oder der Aktivitäten erwartet wird (Konzept der Teilhabe an Lebensbereichen)."

Schwerpunkte in der Akutphase

Schmerzen lindern
- In der Akutphase haben Patienten häufig Wundschmerzen.
- Schmerzen können die Heilung verzögern. Wenn sich die Schmerzen trotz der Einnahme von Medikamenten und schmerzlindernden Maßnahmen nicht bessern, müssen Physiotherapeuten prüfen, ob sich die Belastung während der Übungsbehandlung verringern lässt und ob die Patienten bei Lagewechseln ihre Wirbelsäule ausreichend stabilisieren.

Fördern der Wundheilung
- Ausstreichungen des Rückens, der Hals- und der Nackenregion sowie milde Wärmeanwendungen fördern den Stoffwechsel und den Lymphabfluss. Das Verletzungsgebiet muss dabei ausgespart werden!
- Sind Bewegungen erlaubt, können diese, mit geringer Frequenz und Amplitude hubfrei ausgeführt, zur Wundheilung beitragen.

- Spannungsübungen tragen ebenfalls zur Wundheilung bei.

Vermeiden von Immobilisationsschäden
- Die Behandlung der Extremitäten ist meist nicht erforderlich. Immobilisationsschäden sind bei kurzen Liegezeiten nicht zu befürchten.
- Bei Patienten auf der Intensivstation verhindern Prophylaxen, dass es zu Immobilisationsschäden kommt.
- Bei bettlägerigen Patienten tragen neben den Prophylaxen auch die Stabilisations- und Kräftigungsübungen dazu bei, das Auftreten von Immobilisationsschäden zu verhindern.

Lagern
- Die Lagerung ist ein wichtiger Bestandteil der Therapie, der die Wundheilung unterstützt und helfen kann, Schmerzen zu vermeiden.
- Physiotherapeuten kontrollieren die Lagerung unter dem Gesichtspunkt der Entlastung und Stabilität. Sie arbeiten dabei eng mit dem Pflegepersonal zusammen, um ein einheitliches Vorgehen zu gewährleisten.

Bewegungsverhalten
- In der Akutphase dürfen Patienten ihre Wirbelsäule meistens nicht bewegen. Physiotherapeuten müssen zusammen mit dem Pflegepersonal die Patienten instruieren und gegebenenfalls Maßnahmen ergreifen, die unbeabsichtigte Bewegungen vermeiden.
- Physiotherapeuten müssen den Patienten beibringen, wie sie sich mit stabilisierter Wirbelsäule im Bett drehen können.

Stabilisation
- Bereits in der Akutphase können die meisten Patienten die Grundspannung (Ganzkörperanspannung) erlernen.
- In Abhängigkeit vom Allgemeinzustand und Begleitverletzungen können ausgehend von der Grundspannung Kräftigungsübungen mit verschiedenen Schwerpunkten durchgeführt werden.

Schwerpunkte in der Frühphase

Prophylaxen sind weiterhin erforderlich, wenn Patienten operiert wurden oder das Bett noch nicht verlassen dürfen.

Bewegungsverhalten
Bei stabilen Verhältnissen dürfen Patienten in der Frühphase das Bett verlassen. Dabei müssen sie selbst darauf achten, dass im Verletzungsgebiet keine Bewegung stattfindet.
- Physiotherapeuten üben mit Patienten den Transfer vom Bett in den Stand (Aufstehen).
- Sie geben Hinweise für das der Verletzung angepasste, rückengerechte Verhalten.

Haltungsschulung
In der Frühphase geht es in erster Linie darum, Wissen zu vermitteln und einfache Situationen wiederholt zu üben:
- Patienten lernen, welche Bewegungen und Körperhaltungen sich nachteilig auf die verletzten Strukturen auswirken.
- Physiotherapeuten erklären die Folgen einer schlechten Haltung und falschen Verhaltens am Modell, mit Skizzen, durch Vormachen o. Ä.
- Patienten lernen, ihre Haltung selbstständig zu korrigieren. Dies beinhaltet:
  - die Wahrnehmung einer schlechten Haltung,
  - die Kenntnis von besseren Alternativen,
  - das Lernen der Korrektur.
- Sie lernen, ihre Wirbelsäule in verschiedenen Alltagssituationen zu stabilisieren und zu entlasten.

Stabilisation und Kräftigung
Stabilisationsübungen sind ein wesentlicher Bestandteil der Behandlung. In der Frühphase wählen Physiotherapeuten sichere Ausgangsstellungen, v. a. die Rückenlage, um eine Gefährdung der Heilung auszuschließen.
- Neben der Grundspannung und ihren Variationen sind auch die Transfers und Alltagsbewegungen (Haltungsschulung, Bücktraining) geeignet, die Stabilisationsfähigkeit von Patienten zu verbessern.
- Die genaue Anleitung und Kontrolle sichert den Behandlungserfolg. Mit externen Widerständen können Physiotherapeuten die Intensität steigern Schwerpunkte setzen.
- Arme und Beine sind geeignete Hebel, über die Physiotherapeuten Widerstände für die Kräftigung der Bauch- und Rückenmuskulatur geben können. So verhindern sie außerdem die Atrophie der Arm- und Beinmuskulatur.

Mobilisation
- Rotatorischer Widerstand stimuliert die schrägen Anteile der Bauch- und Rückenmuskulatur. Weil dies im Verletzungsgebiet eine lokale Muskelaktivität zur Folge hat, sind in den betroffenen Wirbelsäulenabschnitten Bewegungseinschränkungen nicht zu erwarten.
- Mobilisieren Physiotherapeuten nicht betroffene Wirbelsäulenabschnitte, müssen sie darauf achten, dass es nicht zu weiterlaufenden Bewegungen kommt. Im Zweifel verzichten sie in dieser Phase auf die Mobilisation.
- Sind Bewegungen in der Frühphase erlaubt, müssen diese weitgehend schmerzfrei (aktiv oder assistiv) vom Patienten ausgeführt werden können.
- Bewegungseinschränkungen dürfen in der Frühphase nicht mit forcierten Techniken behandelt werden, da diese weitgehend die Wundheilung gefährden.
- Die Bewegungen von Armen und Beinen dürfen keine *unbeabsichtigten* weiterlaufenden Bewegungen der Wirbelsäule verursachen (s.o.). Operativ versorgte Frakturen allerdings sind in der Regel stabil genug für hubfreie und hubarme Bewegungen, die weiterlaufend oder während den Alltagsbewegungen (Essen, Betten machen usw.) entstehen. Kleine unbelastende Bewegungen fördern die Heilung (siehe Kap. 1).

Schwerpunkte in der Spätphase

Bewegungsverhalten
In der Spätphase sollten Patienten das rückengerechte Verhalten weiter üben, um es zu automatisieren.
- Vorausgesetzt, der Rücken wird ausreichend muskulär stabilisiert, können jetzt auch solche Bewegungsabläufe geübt werden, die bis zu diesem Zeitpunkt aus medizinischen Gründen noch verboten waren.
- Beim Heben und Tragen kann die Belastung gesteigert werden, insbesondere wenn Patienten aus beruflichen Gründen schwere Lasten tragen müssen.

Stabilisation und Kräftigung
Patienten müssen ihre Wirbelsäule in allen Lebenslagen stabilisieren können. Um dies zu erreichen, muss das Training gesteigert werden. Folgende Möglichkeiten stehen zur Verfügung:
- Verkleinerung der Unterstützungsfläche,
- erhöhte Anforderungen an die Koordination, z.B. labile Unterstützungsflächen wie Therapieball, Schaukelbrett, etc.,
- Erhöhen der Übungsintensität durch Veränderung von Trainingsparametern, z.B. Anzahl der Wiederholungen, Frequenz, Pausen, etc.,
- zunehmender Einsatz medizinischer Trainingsgeräte, z.B. Seilzug.

Mobilisation
Sind in der Spätphase noch Bewegungseinschränkungen vorhanden, dürfen diese jetzt mit forcierten Techniken behandelt werden. Dabei dürfen keine Schmerzen ausgelöst werden. Die Mobilisation hat das Ziel, eine physiologische Beweglichkeit der Wirbelsäule wieder herzustellen und funktionelle Probleme zu beseitigen.
- Geeignete Behandlungstechniken sind:
  - therapeutische Übungen aus der Funktionellen Bewegungslehre,
  - verschiedene Techniken der PNF
  - Weichteiltechniken und mobilisierende Massagen,
  - Muskeldehnungen,
  - manuelle Techniken.
- Physiotherapeuten sollten bei der Mobilisation daran denken, dass instabile Segmente häufig mehr Beschwerden verursachen als hypomobile. Im Zweifel ist es für Patienten besser, eine verminderte Beweglichkeit zu belassen, als das Entstehen einer chronischen Instabilität zu riskieren. Sind Physiotherapeuten sich nicht sicher, welches Bewegungsausmaß sie erwarten oder erreichen können, sollten sie immer mit dem behandelnden Arzt Rücksprache halten.

Operativ versteifte Wirbelsäulenabschnitte dürfen nicht mobilisiert werden.

Maßnahmen

Folgende Checkliste gibt einen Überblick über die wichtigsten Maßnahmen nach Verletzungen der Wirbelsäule.

Checkliste

Schmerzen lindern	• Lagerung • Entlastungsstellungen • wenn möglich vorsichtige Mobilisation
Fördern der Wundheilung	• passive Maßnahmen • Ruhigstellung • Stabilisation • gegebenenfalls dosierte Mobilisation
Vermeiden von Immobilisationsschäden	• Prophylaxen
Bewegungsverhalten	• Transfers • Haltungsschulung • Bücktraining • Entwöhnung
Stabilisation, Kräftigung	• Isometrie • Kräftigung mit Kleingeräten, medizinische Trainingstherapie • Verhaltenstraining
Mobilisation	• hubfreie/hubarme Mobilisation • ADL-Training • manuelle Mobilisationstechniken • andere mobilisierende Maßnahmen und therapeutische Übungen

Prophylaxen

Prophylaxen sind nach Verletzungen des Wirbelsäule nur in der Ruhigstellungsphase (Akutphase und evtl. Beginn der Frühphase) erforderlich. Sobald Patienten selbstständig das Bett verlassen können sollten Physiotherapeuten sie dazu anhalten dies zu tun. Dabei ist es immer besser umher zu gehen als stehen zu bleiben (Nachemson, Wilke 1970).

Wichtig sind bei Bettlägerigkeit Thrombose- und Pneumonieprophylaxe.

Kontrakturprophylaxe
Kommt es wegen der Schwere der Verletzungen oder wegen der ärztlichen Therapie zu einer länger dauernden Immobilisation, verhindert passives Bewegen Kontrakturen.

Schmerzen lindern

Schmerzen nach Verletzungen der Wirbelsäule können unterschiedliche Ursachen haben. Die Schmerzbehandlung richtet sich nach der Ursache (siehe Kap. 1).

Wundschmerzen
- Ist Bewegung erlaubt, bessern sich Wundschmerzen häufig durch vorsichtige Bewegen; ist keine Bewegung erlaubt, helfen entstauende Maßnahmen, die Schmerzen zu reduzieren.
- Schmerzen in Ruhe können durch eine Veränderung der Liegeposition beeinflusst werden. Müssen Patienten längere Zeit auf dem Rücken liegen, können einfache Stabilisationsübungen schmerzlindernd wirken.
- Kälteanwendungen im Wundgebiet zur Schmerzlinderung müssen gut überlegt sein und vorsichtig dosiert werden. In der Akutphase müssen die Vorteile der Kryotherapie (Analgesie, Muskeldetonisierung, Entzündungshemmung) gegenüber den Nachteilen (Ödembildung, Gewebsspannung erhöhend) gegeneinander abgewogen werden. Für die Eisanwendung wird man sich entscheiden, wenn sich damit die Einnahme von Medikamenten reduzieren lässt.
- Wenn möglich, können vorsichtige Ausstreichungen im Bereich der Brustwirbelsäule helfen, die sympathische Reflexaktivität zu senken. Dies kann die Schmerzwahrnehmung günstig beeinflussen und die Wundheilung fördern.

Andere Schmerzursachen

- Haben Patienten Schmerzen beim Lagewechsel oder beim Aufstehen, müssen Physiotherapeuten den Bewegungsablauf so lange üben, bis die Transfers schmerzfrei möglich sind. Meist sind die fehlende muskuläre Stabilisation oder unerwünschte weiterlaufende Bewegungen für die Schmerzentstehung verantwortlich.
- Schmerzen können auch ein Zeichen zu hoher Belastung sein. Physiotherapeuten müssen das Übungsprogramm an die Belastbarkeit der verletzten Strukturen anpassen.
- Patienten müssen ihr Verhalten der reduzierten Belastbarkeit anpassen, sich mehr Ruhepausen gönnen und wenn möglich Entlastungsstellungen einnehmen.

Lagern

- In der Akutphase müssen Patienten in der Regel flach im Bett liegen. Optimal ist eine feste Matratze, bei Bedarf kann ein Brett unter die Matratze gelegt werden, um ein Einsinken und somit ungewollte Biegebeanspruchungen der Wirbelsäule zu verhindern (Rücksprache mit dem Arzt und der Pflege!).
- Bei ausgeprägter Lendenlordose kann die LWS in Rückenlage unterlagert werden.
- Für Patienten, die längere Zeit liegen müssen, gibt es Spezialbetten, die das Auftreten von Druckgeschwüren verhindern.
- Die Kniegelenke sollten nur vorübergehend mit flachen Kissen unterlagert werden. Damit sich der Druck auf die Ferse nicht erhöht ist es besser, den gesamten Unterschenkel zu unterlagern, damit die Ferse frei bleibt. Dies gilt v. a. für Patienten mit Sensibilitätsstörungen und für bewusstlose Patienten.
- Manche Patienten empfinden die Stufenlagerung als Entlastung. Die Stufenlagerung ist aber nur möglich, wenn dadurch die Position der Beine die Heilung der Verletzungen nicht gefährdet wird.
- Patienten, die auf der Seite liegen dürfen, müssen das Drehen en bloc üben (s.u.). In der Seitenlage muss je nach Konstitution die Taille unterlagert werden. Ein Kissen zwischen den Beinen verhindert Druckstellen.

> *Auch in Seitenlage dürfen die Beine nicht beliebig angebeugt werden. Wird das oben liegende Bein im Hüft- und Kniegelenk etwas angebeugt, muss es mit Kissen unterlagert werden, damit es nicht zu einer transversalen Adduktion im Hüftgelenk und weiterlaufend zu einem Drehen des Beckens in der Wirbelsäule kommt.*

Bewegungsverhalten

Nach Verletzungen der Wirbelsäule, und insbesondere nach Spondylodesen, besteht in angrenzenden Segmenten die Gefahr, dass es kompensatorisch zu Fehlbelastungen kommt. Vor allem bei fehlender muskulärer Kontrolle und nicht rückengerechtem Verhalten können die Nachbarsegmente langfristig hypermobil werden. In vielen Fällen treten wegen der mechanischen Überbeanspruchung degenerative Veränderungen auf (Spondylarthrose, Bandscheibenschäden), die häufig mehr Probleme verursachen als die fehlende Beweglichkeit der versteiften Segmente.

Im Rahmen der Physiotherapie müssen Patienten über dieses Risiko aufgeklärt werden. Bewegungen und Aktivitäten des täglichen Lebens müssen unter dem Aspekt der Schonung der Wirbelsäule eingeübt und automatisiert werden. Der Schwerpunkt liegt dabei

- auf der Vermeidung von Bewegungen, die die Wundheilung gefährden,
- auf solchen Aktivitäten, bei denen die verloren gegangene Mobilität ein wesentlicher Bestandteil des Bewegungsablaufs war,
- auf Bewegungen, die sich häufig wiederholen,
- Bewegungsabläufen, die für ein selbstständiges Handeln und Verhalten im Alltag wichtig sind.

Bewegungen der Beine

Bewegungen der Beine können unerwünschte Muskelaktivitäten und weiterlaufende Bewegungen in der Wirbelsäule verursachen. Dies kann die Heilung gefährden. Deshalb müssen Patienten darauf achten, dass sie ihre Beine

- nie gestreckt anheben,
- immer nacheinander anstellen.

> *Für das erlaubte Bewegungsausmaß der Hüftgelenksflexion und -extension bei unterschiedlichen Läsionshöhen gibt es keine Normwerte! Ob es zu weiterlaufenden Bewegungen kommt, hängt im Einzelfall von der Beweglichkeit der Hüftgelenke und dem Dehnungszustand der Muskulatur ab. Physiotherapeuten müssen Bewegungsabläufe genau beobachten, um feststellen zu können, wann weiterlaufende Bewegungen beginnen. So können sie den Patienten individuell die Limitierungen der Bewegungen nennen.*

Anlegen des Korsetts

Patienten, die mit einem Korsett (z. B. Drei-Punkte-Korsett) versorgt werden, müssen über die Notwendigkeit der Versorgung aufgeklärt und bezüglich des richtigen Anlegens angeleitet werden. Üblicher-

weise können sie das Korsett in Rückenlage anziehen, indem sie
- das Becken anheben (s. u.),
- das Korsett unter dem Becken durchführen, richtig positionieren
- und schließen.

Nach dem Aufstehen kann es erforderlich sein, den Verschluss des Korsetts nachzuziehen.

> Patienten sollten so früh wie möglich lernen, das Korsett selbstständig an- und auszuziehen. So werden sie unabhängig von fremder Hilfe und können das Bett alleine verlassen.

Anheben des Beckens
Beim Anheben des Beckens ist zu beachten:
- Die Beine werden nacheinander angestellt.
- Vor dem Anheben stabilisieren Patienten ihre Wirbelsäule.
- Das Becken wird ohne Bewegung in der LWS angehoben; die Bewegungen in der Wirbelsäule finden in der oberen BWS und HWS statt.

> Bei Frakturen der Halswirbelsäule und der oberen Brustwirbelsäule kann das Anheben des Beckens kontraindiziert sein.

Drehen en bloc
Patienten dürfen oft schon in der Akutphase auf die Seite drehen. Anfangs helfen ihnen dabei die Pflegekräfte, die wissen, was dabei zu beachten ist. Physiotherapeuten haben die Aufgabe, den Patienten beizubringen, wie sie selbstständig auf die Seite drehen können. Das wichtigste Kriterium dabei ist, dass die Drehung en bloc erfolgt. Becken und Brustkorb dürfen sich nicht gegeneinander verdrehen. Im Beispiel (**Abb. 8.5a–b**) wird das Drehen auf die rechte Seite beschrieben:
- Ausgangsstellung ist die Rückenlage. Das linke Bein ist angestellt. Den linken Arm hält die Patientin wie in **Abb. 8.5a** vor dem Körper. Den rechten Arm legt sie ausgestreckt neben den Kopf. Das rechte Bein bleibt gestreckt liegen.
- Das Drehen leitet die Patientin ein, indem sie gleichzeitig den Druck der linken Ferse in die Unterlage erhöht und mit der Handwurzel der linken Hand gegen einen gedachten Widerstand ohne Bewegung des Arms nach rechts schiebt.
- Durch den Druck der Ferse hebt sich das linke Gesäß. Gleichzeitig hebt sich durch den Spannungsaufbau im linken Arm die linke Schulter, die Patientin beginnt sich en bloc zu drehen.
- Die Patientin erreicht stabil die Seitenlage.

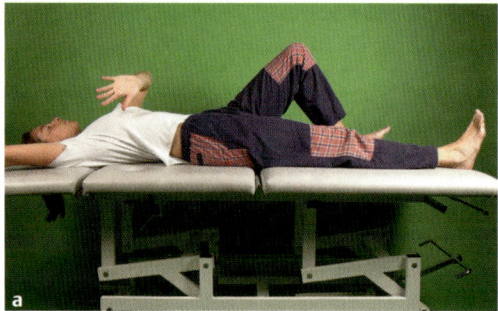
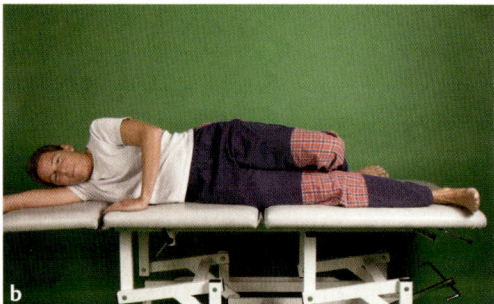

Abb. 8.5a–b Stabiles Drehen auf die Seite. **a** Ausgangsstellung Rückenlage. **b** Endstellung Seitenlage.

> Patienten müssen lernen, ohne Hilfe auf beide Seiten zu drehen. Begleitverletzungen können es erforderlich machen, dass Physiotherapeuten nach Alternativen zu dem beschriebenen Bewegungsablauf suchen müssen.

Aufstehen
Damit es nicht zu Immobilisationsschäden kommt, sollen Patienten so früh wie möglich alleine aufstehen und umher gehen. Längeres Stehen sollten sie vermeiden. Vor dem Aufstehen müssen Patienten gegebenenfalls das Korsett anziehen (s.o.). Das Aufstehen erfolgt entsprechend den ärztlichen Vorgaben über die Seite oder die Bauchlage. Patienten, die nicht sitzen dürfen, stehen in der Regel über die Bauchlage auf.
- Vor dem Aufstehen muss das Bett entsprechend der Größe des Patienten höher oder tiefer gestellt werden.
- Bei ängstlichen Patienten und nach längerer Immobilisation kann zur Sicherheit beim ersten Aufstehen eine zweite Person helfen. Ein Gehwagen kann anfangs als Hilfsmittel eingesetzt werden, sollte aber nicht auf Dauer verwendet werden.
- Physiotherapeuten müssen Patienten nicht spazieren führen. Sie müssen sich aber davon überzeugen, dass ihre Patienten alleine aufstehen und gehen können und sie dazu ermutigen, dies mehrmals täglich zu tun.

> *Das Korsett ersetzt nicht das rückengerechte Verhalten. Auch mit dem Korsett müssen Patienten stabil auf die Seite drehen und entsprechend der ärztlichen Vorgaben über die Seit- oder Bauchlage aufstehen.*

Aufstehen über die Bauchlage: Patienten, die nicht oder nur kurz sitzen dürfen, müssen über die Bauchlage aufstehen. Aber auch Patienten, denen das Aufstehen über die Seite erlaubt ist, können vom Aufstehen über die Bauchlage profitieren, da es hierbei zu weniger Belastungen der Wirbelsäule kommt als beim Aufstehen über die Seite.

In der Klinik können Patienten meistens problemlos über die Bauchlage aufstehen, da Klinikbetten höhenverstellbar sind. Zuhause haben sie das Problem, dass Ihr Bett für diesen Transfer zu niedrig ist. Sie müssen dann entweder zunächst vor ihrem Bett knien und anschließend aufstehen – oder sie entscheiden sich für das Aufstehen über die Seite, was in der Reha-Phase fast immer möglich ist.

- Voraussetzung für das Aufstehen über die Bauchlage ist das stabile Drehen auf die Seite, ein hohes Bett und ausreichend Platz. Wenn Patienten weit weg von der Bettkante liegen über die sie aufstehen möchten genügt der Platz in der Regel.
- Patienten mit Wirbelfrakturen dürfen in der Regel nur mit Korsett in die Bauchlage drehen und oft dürfen sie diese Position auch nur so kurz einnehmen, wie es für den Transfer erforderlich ist.
- Das Drehen in die Bauchlage ist eine Fortsetzung des stabilen Drehens in die Seitenlage. Dabei bremst der oben liegende (linke) Arm die Bewegung ab. Die Hand wandert mit zunehmender Drehung kopfwärts bis beide Arme gestreckt neben dem Kopf liegen. Dann werden beide Arme angebeugt, sodass die Hände den Oberkörper unter den Schultern nach oben drücken können.
- Der Patient wird darauf hingewiesen, den Kopf nicht zu drehen. So werden unerwünschte weiterlaufende Bewegungen verhindert.
- Das oben liegende (linke) Bein kommt zuerst mit dem Knie auf die Unterlage und wird ganz gestreckt. Beim Erreichen der Bauchlage wird es über die Bettkante hinaus bewegt und auf den Boden gestellt (erst Abduktion, dann Flexion im Hüftgelenk).
- Während das Bein den Boden erreicht drückt sich der Patient mit den Händen ab und hebt den Oberkörper an. Das zweite Bein (im Beispiel das rechte) verlässt das Bett und sucht Bodenkontakt während der Oberkörper vollständig vertikalisiert wird.
- Der Patient steht bäuchlings vor dem Bett.

Aufstehen über die Seite: Früher wurde der Weg über die Bauchlage bevorzugt, da intradiskale Druckmessungen (Nachemson 1970) ergeben hatten, dass im Sitz die Belastung der Lendenwirbelsäule ungünstig erhöht ist. Neuere Messungen (Wilke 1998) konnten diese Mehrbelastung nicht in diesem Maße bestätigen. Deshalb wird der Weg über die Seitenlage und den Sitz inzwischen weniger kritisch gesehen. Die meisten Patienten empfinden diesen Transfer als angenehmer, da er ihrem Bewegungsverhalten vor dem Unfall mehr ähnelt als das Aufstehen über die Bauchlage.

- Die Patientin dreht auf die rechte Seite (**Abb. 8.5a–b**).
- In Seitenlage drückt sie sich zunächst mit der linken Hand, dann mit dem rechten Arm von der Unterlage ab. Der Rücken bleibt dabei gerade (**Abb. 8.6**).

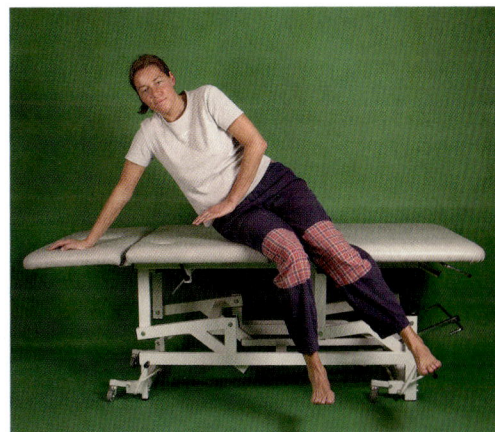

Abb. 8.6 Transfer Seitenlage-Sitz über seitlichen Stütz.

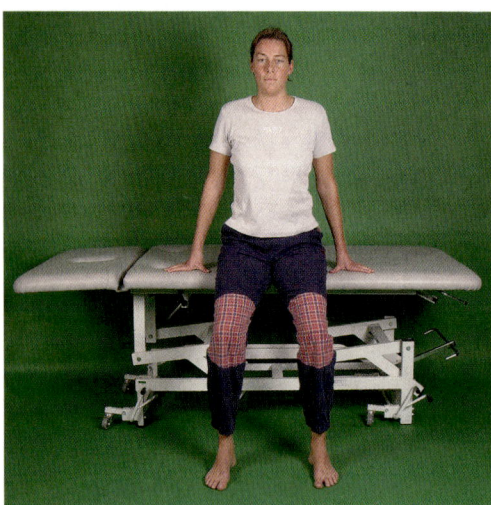

Abb. 8.7 Im Sitz können die Arme den Rumpf entlasten, wenn die Hände neben dem Körper aufgestützt werden.

- In der Endstellung (Sitz) können beide Hände neben dem Körper den Rumpf abstützen (**Abb. 8.7**).

Der Abdruck der oben liegenden Hand beim Aufsitzen darf nicht zu lange dauern, weil es sonst zu unerwünschten Bewegungen der Wirbelsäule kommt.

Fallbeispiel: Eine 27-jährige Patientin zieht sich bei einem Skiunfall eine Fraktur des 3. Lendenwirbels zu. Anhand der Röntgen- und CT-Bilder diagnostiziert der Arzt eine AB0 (siehe S. 261 f.) Fraktur mit deutlicher Höhenminderung der Wirbelkörpervorderkante. Aus der neurologischen Untersuchung ergeben sich keine Hinweise für eine Verletzung des Rückenmarks. Um den Wirbelkörper wieder aufzurichten und zu stabilisieren wird eine dorsale Spondylodese durchgeführt. Das Bewegungssegment L3 wird versteift. Im Operationsbericht werden folgende Vorgaben für das physiotherapeutische Vorgehen gemacht: muskuläre Stabilisationsübungen für den Rumpf, nach Entfernen der Redon-Drainage Aufstehen und Gehen mit stabilisiertem Rumpf.

Am 1. postoperativen Tag übt der Physiotherapeut mit der Patientin die Grundspannung in Rückenlage. Zur Vorbereitung erarbeitet er mit ihr die Anspannung des M. transversus abdominis. Hierzu fordert er sie auf, den Bauch unterhalb des Nabels etwa einzuziehen. Diese Anspannung soll sie unter Beibehalten der Atmung für ca. 6–8 Sekunden halten. Zur Kontrolle der Anspannung legt die Patientin ihre Hände auf ihren Unterbauch.

Weil die Patientin es ist es nicht gewohnt ist, lange auf dem Rücken zu liegen, möchte sie lernen, sich stabil vom Rücken auf die Seite und wieder zurück zu drehen. Deshalb übt der Physiotherapeut mit der Patientin das Drehen en bloc. Nach mehreren Wiederholungen gelingt es der Patientin, sich ohne Hilfe des Therapeuten stabil von der Rückenlage auf die Seite und wieder zurück zu drehen. Als Übungsprogramm soll die Patientin mehrmals täglich für ca. 8-10 Sekunden die Grundspannung in Rückenlage und das Drehen üben.

2. postoperativer Tag: Morgens zieht der Arzt die Redon-Drainage. Die Behandlung findet am Nachmittag statt. Ziel der Behandlung ist es, mit der Patientin aufzustehen. Ein Kollege unterstützt den Therapeuten. Vorbereitend aktiviert der Physiotherapeut das Herz-Kreislauf-System der Patientin. Anschließend dreht sich die Patientin auf die linke Seite und setzt sich nach einer kurzen Pause auf. Dabei kontrolliert der Kollege die Rumpfstabilisation, während der Therapeut die Beine unterstützt. Bevor sich die Patientin hinstellt, kontrolliert der Physiotherapeut den Puls.

Das eigentliche Aufstehen erfolgt durch die Belastung der Beine und die Vorneigung der Oberkörperlängsachse. Da der Kreislauf der Patientin stabil ist, kann sie, begleitet von den beiden Therapeuten, vorsichtig die ersten Schritte machen. Der Rückweg ins Bett und in die Rückenlage findet in der umgekehrten Reihenfolge statt. Auch hier achtet der Physiotherapeut beim Übergang vom Sitz in Seitenlage darauf, dass durch das angehängte Gewicht der Beine keine zu starke Lateralflexion stattfindet.

Haltungsschulung

Die Haltungsschulung hat das Ziel, Patienten über die Vorteile einer rückengerechten Haltung zu informieren, ihnen die Nachteile zu erklären, die sich aus einem Nichtbeachten einfacher Verhaltensregeln ergeben und die rückengerechte Haltung einzuüben.

Auch wenn Physiotherapeuten eine idealisierte aufrechte Haltung und rückengerechtes Verhalten als Referenz nutzen, müssen sie ihre Behandlung immer an den gegebenen Bedingungen orientieren. Nicht jeder Mensch kann das Ideal erreichen, und das optimale Verhalten wird durch die Verletzung, konstitutionelle Faktoren (z. B. die Längenverhältnisse von Rumpf und Beinen, die Gewichtsverteilung) und nicht zuletzt durch die konkreten Anforderungen im Alltag bestimmt.

Rückenschonendes Sitzen

Nach einer Verletzung der Wirbelsäule müssen die meisten Patienten das rückenschonende Sitzen lernen. Dabei sind verschieden Aspekte zu beachten:

- Patienten dürfen nach Verletzungen der Wirbelsäule häufig nicht oder nur erhöht sitzen. Geeignet für das kurzzeitige Sitzen sind:
  - bei höhenverstellbaren Betten die Bettkanten, wenn das Bett deutlich höher ist als die Unterschenkellänge des Patienten,
  - hohe Stühle, deren Sitzfläche höher ist als die Unterschenkellänge des Patienten (z.B. Höhe eines Barhockers).
- Entlastetes Sitzen ist auch möglich:
  - auf Keilkissen oder Stühlen mit nach vorne geneigter Sitzfläche,
  - umgekehrt auf dem Stuhl, wobei die Arme auf der Lehne oder dem Tisch abgelegt werden können und der Rumpf eventuell zusätzlich vorne angelehnt wird,
  - auf Stühlen mit Armlehne,
  - auf dem Gymnastikball (dieser sollte etwas höher als die Unterschenkellänge des Patienten sein).
- Schlechte Sitzmöbel sind:
  - alle, die zu lange benutzt werden,
  - weiche Sessel und Sofas, bei denen das Becken einsinkt und nach dorsal rotiert,
  - solche mit zu tiefer Sitzfläche, sodass das Anlehnen nicht möglich ist,
  - die meisten Autositze, v.a. wenn die Lehne nicht nahezu senkrecht eingestellt ist.
- Für die Toilette gibt es Sitzerhöhungen. Für Hilfsmittel holt man sich Rat bei Ergotherapeuten.
- Patienten, die beruflich lange sitzen müssen, sollten „dynamisch" sitzen lernen: unterschiedliche Sitzpositionen und verstellbare Stühle.
- Mit dem Autofahren, v.a. von längeren Strecken, sollten sich Patienten nach Wirbelsäulenverletzungen Zeit lassen. Wenn Sie vom Arzt die Erlaubnis haben, sollten sie folgende Regeln beachten:
  - Beim Einsteigen ins Fahrzeug erst rückwärts hinsetzen, dann auf dem Autositz drehen und die Beine nacheinander ins Fahrzeug stellen,
  - Rückenlehne senkrecht stellen, eventuelle zusätzlich ein kleines Lordosekissen oder ein gefaltetes Handtuch in Höhe der Lendenwirbelsäule zwischen Rücken und Lehne platzieren,
  - Nicht zu lange Strecken fahren, Pausen machen.
  - Rückspiegel benutzen statt Schulterblick.

Bücktraining

Beim Bücktraining sollen Patienten lernen, wie sie sich rückenschonend bücken und Gegenstände aufheben oder erreichen können. Ziel ist es, die Wirbelsäule während des gesamten Bewegungsablaufs aktiv zu stabilisieren. Je nach Konstitution, Kraft und Beweglichkeit muss der ideale Bewegungsablauf individuell erarbeitet werden. Dabei orientiert man sich an zwei unterschiedlichen Bücktypen (siehe **Abb. 8.8**).

Das Bücktraining beginnt in der Frühphase als Einzeltraining. In Abhängigkeit von der Verletzung üben Patienten zunächst mit dem Korsett. Später kann das Training auch in einer kleinen Gruppe erfolgen. Das Bückverhalten wird nur internalisiert, wenn Patienten den Sinn verstanden haben und der Bewegungsablauf sehr oft wiederholt wird. Ein möglicher Ablauf für das Bücktraining kann sein:
- Bücktyp festlegen,
- Bewegungsablauf erklären und wiederholt üben,
- Hilfen zur Eigenkontrolle geben,
- Übertragen des Bewegungsablaufs auf verschiedene Situationen,
- Heben und Tragen.

Bücktypen

Der horizontale Bücktyp (**Abb. 8.8a**) bückt sich mit nahezu waagerecht eingestelltem Oberkörper. Dabei müssen die Rückenstrecker viel Kraft aufbringen, die Hüftgelenke müssen ausreichend Bewegungstoleranz haben. Geeignet ist der horizontale Bücktyp für Menschen mit:
- kurzem Oberkörper,
- mehr Gewichten im Bereich des Beckens,
- Knieproblemen,
- Schwächen der Beinmuskeln, v.a. des M. quadriceps femoris.

Der vertikale Bücktyp (**Abb. 8.8b**) bückt sich mit nahezu senkrechtem Oberkörper. Dabei werden die Kniegelenke stark belastet, v.a. wenn die Fersen wegen mangelnder Beweglichkeit der Sprunggelenke oder Verkürzungen der Wadenmuskulatur

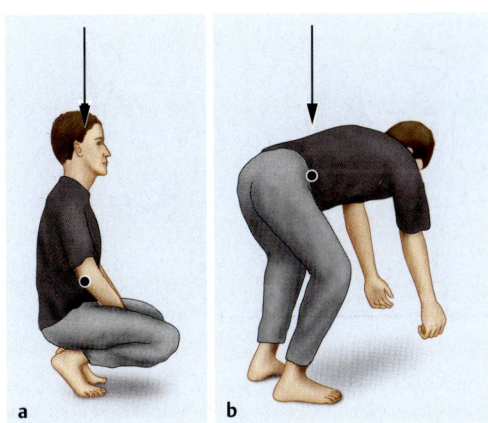

Abb. 8.8a–b Verschiedene Bücktypen. **a** Vertikaler Bücktyp. **b** Horizontaler Bücktyp.

nicht am Boden bleiben können. Geeignet ist der vertikale Bücktyp für Menschen mit:
- langem Oberkörper,
- viel Gewichten im Bereich des Schultergürtels,
- ausreichender Kraft in den Beinen,
- schlechtem Haltungs- und Bewegungsempfinden, weil das "in die Hocke gehen" besser vorstellbar und umzusetzen ist.

Entlastungsstellungen

Patienten sind nach Verletzungen der Wirbelsäule längere Zeit nicht voll belastbar. Dies betrifft insbesondere die Strukturen des Bewegungsapparates, v.a. die Muskulatur. Deshalb ist es für Betroffene wichtig, Entlastungsstellungen kennen zu lernen.
Die Ziele dabei sind:
- Fehlbelastungen der verletzten Strukturen zu vermeiden,
- der Muskulatur die für die Haltearbeit erforderlichen Pausen gewähren,
- Schmerzen zu reduzieren oder zu vermeiden.

Als Maßnahmen sind geeignet:
- Unterbrechungen der Arbeit, v.a. wenn diese vorwiegend statische Beanspruchungen erfordert (z.B. Umhergehen nach langem Sitzen)
- Einnehmen entlastender Körperpositionen wie
  - Hinlegen (Vergrößern der Unterstützungsfläche),
  - Ablegen der Arme (**Abb. 8.9a**),
  - Aufstützen des Kopfes mit einer Hand beim Sitzen (**Abb. 8.9b**),
  - Aufstellen eines Fußes beim Stehen (**Abb. 8.9c**),
  - ventrales Abstützen des Rumpfes beim Sitzen (**Abb. 8.9d**).

Aktivitäten des täglichen Lebens

Aktivitäten des täglichen Lebens (engl.: activities of daily living = ADL) üben Patienten unter Anleitung von Physio- oder Ergotherapeuten. Im Mittelpunkt steht die Vermittlung rückenschonender Verhaltensweisen bei alltäglichen Tätigkeiten in Haushalt und Beruf. Dem ADL-Training sollten Maßnahmen der Haltungsschulung und das Bücktraining vorausgegangen sein, damit Patienten den Sinn der Maßnahmen verstehen und die Anleitungen schneller umsetzen können.

Ziele und Maßnahmen des ADL-Trainings sind:
- Informationssuche bezüglich:
  - belastender Tätigkeiten,
  - erschwerender Faktoren und
  - möglicher Lösungsansätze.
- Übertragen des gelernten Bewegungsverhaltens in den Alltag.
- Gestalten der Rahmenbedingungen wie:
  - Veränderungen am Arbeitsplatz und Zuhause (Ergonomie),
  - Verwenden von Hilfsmitteln, z.B. beim An- und Ausziehen,
  - konkrete Tipps, z.B. Anlehnen an der Wand beim An- und Ausziehen der Hose.

Entwöhnen vom Korsett

Patienten, die ein stützendes Korsett tragen, müssen langsam vom Korsett entwöhnt werden. Dabei ist folgendes zu beachten:
- Die Entwöhnung beginnt mit kurzen, belastungsarmen Phasen, in denen auf das Korsett verzichtet

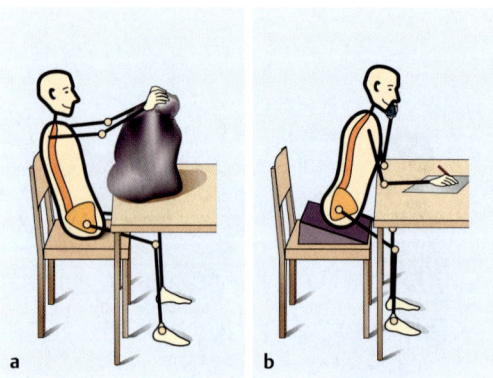
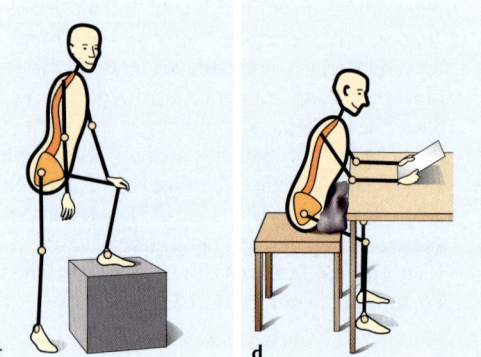

Abb. 8.9a–d Entlastungsstellungen. **a** Entlastung der Hals- und Brustwirbelsäule vom Gewicht der Arme und des Schultergürtels. **b** Entlastung der Halswirbelsäule vom Gewicht des Kopfes. **c** Entlasten der Lendenwirbelsäule Vergrößerung der Unterstützungsfläche und Änderung der Gelenkstellung. **d** Entlastung der Lendenwirbelsäule vom Bauchgewicht.

wird. Wenn keine Schmerzen auftreten werden die Phasen von Tag zu Tag verlängert.
- Bei der Physiotherapie wird das Korsett in der Regel abgelegt.
- Patienten machen unter therapeutischer Aufsicht ein ADL-Training ohne Korsett, wobei der Schwierigkeitsgrad kontinuierlich zunimmt.

Die Entscheidung bezüglich der Entwöhnung von anderen Hilfsmitteln muss individuell getroffen werden. Dabei ist neben dem Heilungsverlauf, der Verletzung und dem Allgemeinzustand auch zu beachten, wie gut sich Patienten unter Eigenkontrolle rückengerecht verhalten können.

Der richtige Gebrauch von Hilfsmitteln fördert die Heilung, während der zu frühe Verzicht darauf die Heilung verzögern oder zu Fehlbelastungen führen kann.

Stabilisieren und Kräftigen

Verletzungen der Wirbelsäule haben oft eine Instabilität zur Folge. Diese wird durch die Ruhigstellung und gegebenenfalls mit operativen Maßnahmen behoben. Patienten müssen darüber hinaus lernen, ihre Wirbelsäule aktiv zu stabilisieren, um die Heilung zu sichern und Folgeschäden zu vermeiden. Deshalb sind Stabilisations- und Kräftigungsübungen ein wichtiger Bestandteil der physiotherapeutischen Behandlung.
- Übungen zur Stabilisation und Kräftigung der Rumpfmuskulatur sind nicht voneinander zu trennen.
- In der Frühphase müssen Patienten lernen, ihre gesamte Wirbelsäule aktiv zu stabilisieren. Später folgen Übungen für die selektive Stabilisation, insbesondere der verletzten und instabilen Segmente.
- Die gelungene aktive Stabilisation reduziert das Auftreten von Folgeschäden. Nach versteifenden Operationen sind die angrenzenden Segmente besonders anfällig für eine sekundäre Instabilität.
- Die effektivste Methode besteht darin, gleichzeitig die Agonisten und Antagonisten einer Bewegung anzuspannen (*Ko-Kontraktion*). Für die Bewegungen der Wirbelsäule sind das in erster Linie die Bauch- und Rückenmuskeln.
- Voraussetzung für eine optimale aktive Stabilisation der Wirbelsäule ist eine intakte Muskulatur und ein stabiler Kapsel-Band-Apparat. Fallen wegen der Verletzung Anteile der Muskulatur aus und ist der Kapsel-Band-Apparat beschädigt, beeinträchtigt dies die selektive Stabilisationsfähigkeit.
- Um die verloren gegangene lokale Stabilisationsfähigkeit zu kompensieren, ist es erforderlich die globalen Rückenmuskeln zu aktivieren. Dies sollte zunächst mit fein dosierten Widerständen geschehen.
- Bei Bewegungen der Arme und Beine darf es nicht zu weiterlaufenden Bewegungen der Wirbelsäule kommen.

Das Korsett stellt keine Konkurrenz zum Muskeltraining dar. Es soll die Kräftigung der Muskulatur nicht ersetzen und das Tragen eines Korsetts führt nicht zwangsläufig zu Atrophien der Muskulatur.

Grundspannung

Die Grundspannung strebt eine Stabilisation der gesamten Wirbelsäule an. Sie vermittelt Patienten ein Gefühl dafür, wie sie mit Hilfe ihrer Muskulatur den Rumpf stabilisieren können und hilft ihnen, das Prinzip der Kokontraktion kennen zu lernen. Ausgangsstellung ist die Rückenlage.
- Die Rückenlage bietet Patienten die größte Unterstützungsfläche und Stabilität.
- Die Rückenlage erlaubt eine optimale Kontrolle der Haltung des Patienten. Physiotherapeuten können Ausweichbewegungen schnell erkennen und Fehler korrigieren.

Die Grundspannung soll jeder Patient beherrschen. Sie ist Voraussetzung für alle weiteren Stabilisationsübungen, für sichere Transfers und für rückengerechtes Verhalten!

Ausführung (Abb. 8.10): Die Beine sind angestellt. Sie können je nach Verletzungshöhe aber auch gestreckt oder weniger stark flektiert sein. Arme und Kopf bleiben auf der (möglichst festen) Unterlage liegen. Die Wirbelsäule liegt flach auf der Unterlage. Diese Position halten die Patienten, indem sie gleichzeitig Bauch und Rückenmuskeln anspannen und die Extremitäten und den Kopf in die Unterlage drücken. Physiotherapeuten kontrollieren die Spannung, diagonal an Schulter und Becken. Dabei darf keine Bewegung stattfinden.

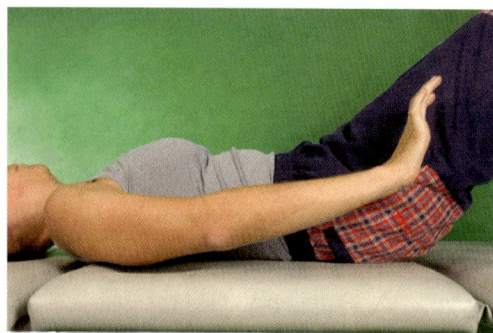

Abb. 8.10 Bei der Grundspannung stabilisiert die Patientin ihre Wirbelsäule durch die gleichzeitige Anspannung von Bauch- und Rückenmuskulatur. Die Spannung wird hier im Sinne der Stemmführung von distal eingeleitet.

Die Arme sind in **Abb. 8.10** etwas angehoben. Dies ist eine Variation der Grundspannung, bei der die Hände gegen einen gedachten Widerstand drücken. Grundsätzlich können alle Variationen geübt werden, bei denen gewährleistet ist, dass die Wirbelsäule in einer neutralen Position aktiv stabilisiert wird. Am Anfang werden nur kurze Hebel eingesetzt, damit es nicht zu Fehlbelastungen im Verletzungsgebiet kommt.

Haben Patienten beim Aufbau der Grundspannung Schmerzen, müssen Physiotherapeuten die Ursache herausfinden. Oft genügt schon eine kleine Veränderung der Arm- oder Beinstellung oder eine geringere Intensität der Muskelspannung, um die Übung schmerzfrei zu ermöglichen.

Stabilisationsübungen in verschiedenen Ausgangsstellungen
Stabilisationsübungen sind in allen Ausgangsstellungen möglich. Die Fähigkeit, die Wirbelsäule in allen Körperpositionen zu stabilisieren, ist Voraussetzung für rückengerechtes Verhalten.
- Alle Stabilisationsübungen setzen die Beherrschung der Grundspannung voraus.
- Mit zunehmender Verkleinerung der Unterstützungsfläche steigen die Anforderungen an Gleichgewicht, Koordination und Kraft.
- Die Auswahl der Ausgangsstellung hat einen Einfluss darauf, welche Muskeln bevorzugt anspannen.
- Kleingeräte wie z. B. Therabänder und Kurzhanteln können eingesetzt werden, damit Patienten schon in der Frühphase nach der Verletzung selbstständig ihre Muskulatur kräftigen.

Die Rückenlage ist die einfachste Ausgangsstellung. Ausgehend von der Grundspannung können Physiotherapeuten durch Widerstand an den Extremitäten gezielt verschiedene Anteile der Rumpfmuskulatur stärken. Die Variationsmöglichkeiten sind vielfältig. Übungsbeispiele werden in den Kapiteln 8.4 und 8.5 genannt.

Die Seitenlage bietet eine geringere Unterstützungsfläche. Durch Widerstände und das Anheben eines Armes oder Beines können Physiotherapeuten die Intensität beliebig steigern und verschiedene Anteile der Muskulatur kräftigen.

Die Bauchlage fördert die Anspannung dorsaler Muskelgruppen, insbesondere der autochtonen Rückenmuskulatur. Patienten, die auf dem Bauch liegen dürfen, können in dieser stabilen Ausgangsstellung aktiv gegen die Schwerkraft arbeiten. Das Gewicht des Kopfes, der Arme oder der Beine kann als wirksamer Hebel eingesetzt werden. Physiotherapeuten können außerdem Widerstand am Kopf, an den Armen und an den Beinen geben.

Vierfüßlerstand: Der Vierfüßlerstand ist eine Ausgangsstellung, die sich hervorragend für die Kräftigung nach Wirbelfrakturen eignet. Er bietet unzählige Variationsmöglichkeiten und ist bei der Behandlung von Patienten mit Wirbelfrakturen unverzichtbar.
- Patienten können den Vierfüßlerstand gegen die Schwerkraft halten (**Abb. 8.11**).
- Physiotherapeuten können verschiedene Muskelgruppen durch manuelle Widerstände gezielt ansprechen.
- Durch das Anheben eines Armes oder eines Beines steigt die Anforderung an die stabilisierende Muskulatur.
- Eine labile Unterlage erhöht die Intensität der Übungen.
- Bei schwächeren und unsicheren Patienten kann ein Teil des Körpergewichts auf einem Gymnastikball abgelegt werden.

Der Sitz: ist eine alltägliche Position, der sich sowohl für Stabilisations- und Kräftigungsübungen eignet. Dabei müssen die in Kapitel 8.3 genannten Regeln für das rückengerechte Sitzen beachtet werden. Die Variationsmöglichkeiten sind zahlreich.

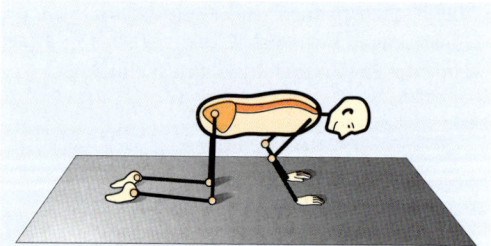

Abb. 8.11 Stabilisieren des eigenen Körpergewichts im Vierfüßlerstand.

Krafttraining

Kräftige Rumpfmuskeln stabilisieren den Rücken. Ohne ein kräftiges Muskelkorsett sind Patienten nicht in der Lage, den Anforderungen des täglichen Lebens (Haushalt, Beruf) gerecht zu werden. Deshalb wird in der Spätphase die Intensität der Übungen kontinuierlich gesteigert. Die Auswahl der Übungen bestimmen Physiotherapeuten entsprechend der aktuellen Verfassung des Patienten. Es können Übungen aus den unterschiedlichsten Therapiekonzepten verwendet werden (FBL, Brügger, PNF, MTT usw.). Kleingeräte wie Therabänder und Hanteln, der große Gymnastikball, Seilzüge und Krafttrainingsgeräte können genutzt werden.

Grundsätzlich gilt:
- Die Belastung muss der Belastbarkeit der verletzten Strukturen angepasst werden (Hebelwirkung beachten!).
- Die Belastung wird kontinuierlich gesteigert.
- Die koordinativen Anforderungen sollten weiter steigen.
- Vor dem eigentlichen Krafttraining wärmt sich der Patient auf.
- Das Training wird bis zum Abschluss der Behandlung kontinuierlich zwei- bis dreimal/Woche durchgeführt.
- Physiotherapeuten müssen weiterhin darauf achten, dass es bei den Übungen nicht zu Fehlbelastungen kommt. Hierfür sind immer wieder Korrekturen erforderlich.
- Patienten lernen Übungen, die sie ohne großen Aufwand korrekt zu Hause machen können (Kontrolle!) und nach Abschluss der Behandlung selbstständig fortsetzen.

Konkrete Beispiele werden im Zusammenhang mit der physiotherapeutischen Behandlung konkreter Verletzungen genannt. Weitere Anregungen findet man in Fachbüchern zur Medizinischen Trainingstherapie u. Ä.

Mobilisation

Bewegung ist für die Wirbelsäule und die angrenzenden Strukturen wichtig. Für Menschen mit Wirbelsäulenverletzungen hat Bewegung v. a. im Hinblick auf die Wiedereingliederung in den Alltag eine große Bedeutung. Spätestens in der Spätphase sollte die Mobilisation der Wirbelsäule – in Abhängigkeit von der Verletzung, der (operativen) Behandlung und der Schmerzen – forciert werden, damit Betroffene wieder ein normales Bewegungsverhalten lernen. Dabei dürfen die Grundsätze rückengerechten Verhaltens (s. o.) nicht vernachlässigt werden.

Ziele der Mobilisation sind:
- Vermeiden von Immobilisationsschäden,
- Verbessern von alltäglichen Bewegungsabläufen,
- Automatisieren von Bewegungsabläufen unter dem Gesichtspunkt rückengerechten Verhaltens,
- Einstellen der physiologischen Krümmungen der Wirbelsäule.

Die mobilisierenden Maßnahmen erfolgen z. B. nach einem bestimmten Schema:
- Anfangs werden achsengerechte die Bewegungen Extension/ Flexion und Lateralflexion in den entsprechenden Bewegungsebenen geübt. Die Rotation wird am spätesten geübt.
- Die Mobilisation beginnt hubfrei, z. B. mit Übungen aus der Funktionellen Bewegungslehre, und wird dann kontinuierlich gesteigert.
- De Mobilisation erfolgt immer schmerzfrei,
- Patienten sollen lernen, die verschiedenen Wirbelsäulenabschnitte unabhängig voneinander (selektiv) zu bewegen.
- Sie müssen lernen, einzelne Abschnitte selektiv zu stabilisieren, während sie andere Abschnitte bewegen.
- Sie müssen lernen, weiterlaufende Bewegungen wahrzunehmen und ungewollte Bewegungen zu vermeiden.

> *Bewegungen, bei denen es zu unkontrollierten Drehmomenten und unerwünschten weiterlaufenden Bewegungen kommt, müssen vermieden werden. Dies gilt v. a. bei Spondylodesen.*

Mobilisation in Abhängigkeit der Verletzung/ärztlichen Behandlung

Wann mit der Mobilisation begonnen werden kann, ist abhängig von der Art der Verletzung und der durchgeführten ärztlichen Behandlung. Je nach ärztlicher Verordnung kann bei stabilen oder operativ stabilisierten Wirbelkörperverletzungen schon sehr früh mit aktiven feindosierten hubarmen Bewegungsübungen begonnen werden. Die Schmerzgrenze ist dabei zu beachten.

Übungen und Techniken, welche eine größere mechanische Belastung für den Wirbel bedeuten, sollten hingegen erst nach sicherer knöcherner Heilung (evtl. erst nach 12 Wochen) angewandt werden. Dies gilt sowohl für operativ wie für konservativ behandelte Wirbelfrakturen.

Wirbelsäulenabschnitte, die nicht von der Verletzung betroffen sind, können u. U. schon früher mobilisiert werden. Dabei muss auf weiterlaufende Bewegungen geachtet werden. Bei manchen Verletzungen werden einzelne Bewegungen in eine festgelegte Richtung auch schon früher erlaubt, wenn es durch die Bewegung nicht zu einer Gefährdung der Heilung kommt.

Harmonisieren der Wirbelsäulenbewegung
- Bei lokalen Bewegungseinschränkungen der Wirbelsäule besteht immer die Gefahr, dass diese in den direkt benachbarten Bewegungssegmenten kompensiert werden. Physiotherapeuten müssen deshalb kontrollieren, ob bei den globalen Bewegungen der Wirbelsäule in den Segmenten unter- und oberhalb des versteiften Bereichs zu viel Bewegung stattfindet. Ist dies der Fall, müssen sie prüfen, ob die weiter entfernten Segmente normale Beweglichkeit aufweisen. Ist das nicht der Fall, können diese über entsprechende Maßnahmen (s.o.) mobilisiert werden. Danach beurteilen sie erneut die Gesamtbewegung der Wirbelsäule in der entsprechenden Richtung.
- Gelingt es mit dieser Strategie nicht, die Bewegung zu harmonisieren, muss versucht werden die Bewegung in den angrenzenden Segmenten zu begrenzen. Dies kann unter anderem mit den selektiven Stabilisationsübungen versucht werden.
- Häufig gelingt es nur eingeschränkt, die Bewegung zu harmonisieren. In diesem Fall hat dies auch Auswirkung auf die Aktivitäten des täglichen Lebens. Physiotherapeuten müssen Patienten dabei helfen, Bewegungsabläufe so umzustellen, dass die kritischen Wirbelsäulenpositionen vermieden werden.

Komplikationen bei Störungen der Beweglichkeit
Gelingt es Patienten nicht, ihre Wirbelsäule nach Verletzungen wieder annähernd normal zu bewegen, drohen verschiedene Komplikationen. Dabei muss immer berücksichtigt werden, dass auch schon vor der Verletzung Bewegungseinschränkungen bestanden haben können, die sich im Rahmen der Nachbehandlung nicht hinreichend therapieren lassen.
- *Hypomobilität*, v.a. im Bereich betroffener Segmente kann
  - die Einstellung der physiologischen Wirbelsäulenkrümmungen verhindern,
  - Fehlbelastungen und Hypermobilitäten in angrenzenden Segmenten verursachen.
- *Hypermobilität* führt zu einer Mehrbelastung knöcherner und bindegewebiger Strukturen
  - Wirbelgelenke können vorzeitig verschleißen, es kann zu Spondylarthrosen mit erheblichen Beschwerden kommen,
  - Bänder sind nicht mehr in der Lage Bewegungen der Wirbelsäule zu führen und zu begrenzen,
  - die Beanspruchung der Muskulatur nimmt zu, es kommt zu schmerzhaften Muskelverspannungen.
  - Bandscheiben im betroffen Segment werden stärker beansprucht und können vorzeitig verschleißen.
- *Instabilitäten* einzelner Bewegungssegmente
  - verstärken die Beschwerden, die bei einer Hypermobilität auftreten,
  - verursachen permanent Schmerzen,
  - können nur durch konsequente aktive Stabilisation und andauerndes rückenschonendes Verhalten gebessert werden.
- *posttraumatische Wirbelsäulensyndrome* können sich mittel- und langfristig auf der Basis einer Verletzung und deren Folgen entwickeln. Wesentliche Merkmale sind
  - starke Schmerzen, oft mit Ausstrahlung in die Arme (BWS), die Beine (LWS) oder den Kopf (HWS),
  - reduzierte Belastbarkeit mit unwillkürlicher Schonhaltung oder Ausweichbewegungen,
  - muskuläre Dysbalancen mit meist lokal ausgeprägten Hypertonien und schwacher Rumpfmuskulatur,
  - Nebeneinander von hyper- und hypomobilen Segmenten oder Wirbelsäulenabschnitten.

Fallbeispiel: Eine 42-jähriger Mann war bei einer Wanderung ausgerutscht und gestürzt. Dabei hatte er sich eine Fraktur des 4. Lendenwirbelkörpers mit einer leichten Einengung des Wirbelkanals zugezogen (AB1, siehe S. 261 f.). Um den Wirbelkörper zu stabilisieren und um die Einengung des Spinalkanals zu beseitigen, wurde die Fraktur von dorsal und ventral operiert. Der Wirbelkörper wurde mit Spongiosa sowie dorsaler und ventraler Instrumentierung wieder aufgebaut. Die Bewegungssegmente L3 und L4 mussten versteift werden. Der postoperative Verlauf war unkompliziert. Nach 12 Wochen konnte der Patient seine Tätigkeit als Koch wieder aufnehmen. Nach Abschluss der Behandlung begann er ein Trainingsprogramm in einem Fitnessstudio, das er bis zum Zeitpunkt des Auftretens von Beschwerden fortgeführt hat. Die Beschwerden begannen nach ungefähr zwei Jahren und traten anfangs v. a. unter Belastung auf.

Der Orthopäde kann aktuell keine erneute Verletzung der Wirbelsäule feststellen und überweist den Patienten zur Physiotherapie. Der physiotherapeutische Befund ergibt folgende Auffälligkeiten:

Über den Dornfortsätzen L2–L4 befindet sich eine schlecht verschiebliche, aber sonst reizlose Narbe.

In diesem Bereich liegt eine sichtbare Atrophie der Rückenmuskulatur vor (trotz Krafttraining und der beruflichen Belastung!), die Muskulatur im Narbengebiet ist verhärtet.

Bei der Flexion und Extension stellt der Physiotherapeut eine Hypermobilität der Segmente Th12, L1 und L5 fest, Schmerzen treten in den betroffenen Segmenten bei der Flexion und bei der Extension auf.

Beim Anheben der Arme gegen Widerstand (3 kg-Hantel) kann der Patient die Wirbelsäule nicht ausreichend stabilisieren, es findet eine Ausweichbewegung in die Flexion oberhalb der stabilisierten Segmente statt.

Auf der Basis seines Befundes stellt der Physiotherapeut eine Hypothese auf: Durch die Operation sind Narben im Bereich der medialen Rückenstrecker entstanden. Die Muskelfunktion ist hier und in den angrenzenden Segmenten beeinträchtigt. In den Segmenten Th12, L1 und L5 besteht eine strukturelle Instabilität, die der Patient nicht kompensieren kann. Bei der Arbeit traten Fehlbelastungen in den betroffenen Segmenten auf, die zu den Schmerzen geführt haben.

Die Behandlung plant der Physiotherapeut folgendermaßen:

Mit Weichteiltechniken möchte er die Narbenverschieblichkeit verbessern, davon erhofft er sich auch eine Verbesserung der Muskelfunktion.

Mit der Kräftigung der Bauchmuskulatur (insbesondere des M. transversus abdominis), des Beckenbodens und des Zwerchfells möchte er die verloren gegangene Funktion der Mm. multifidi kompensieren.

In verschiedenen Ausgangsstellungen soll der Patient lernen, seine Wirbelsäule aktiv zu stabilisieren, die Belastung soll so weit gesteigert werden, bis die Ausübung der beruflichen Tätigkeit schmerzfrei möglich ist.

Exemplarisch wird der Ablauf der zweiten Therapieeinheit dargestellt: Einleitend macht der Physiotherapeut eine Quermassage im Narbengebiet. Dadurch kommt es zwar nicht unmittelbar zu einer Verbesserung der Narbenverschieblichkeit. Aber reflektorisch nimmt der Muskeltonus im Narbengebiet ab, was der Patient als wohltuend empfindet. In Rückenlage lernt der Patient, die Bauchmuskulatur, den Beckenboden und das Zwerchfell für die Stabilisation der Lendenwirbelsäule einzusetzen. Der Therapeut gibt hierzu verbale Anweisungen und taktile Hilfen. Zur Steigerung soll der Patient anschließend unter Beibehaltung der erlernten Stabilisation seine Beine im Wechsel mit schleifender Ferse anziehen.

Nachdem dies gelingt übt der Therapeut mit dem Patienten die Stabilisation im Vierfüßlerstand, zunächst ohne weitere Bewegungsaufträge, dann mit dem Auftrag, im Wechsel ein Bein auszustrecken. Der Therapeut nimmt die erforderlichen Korrekturen vor. Eine schwierigere Ausführung (diagonales Anheben eines Beines und eines Armes) gelingt dem Patienten nicht. Zuletzt soll der Patient versuchen, seine Körperlängsachse im Sitz dynamisch zu stabilisieren (**Abb. 8.15a–c**, S. 292). Beim Anheben der Arme mit vorgeneigter Körperlängsachse kann der Patient die Wirbelsäule kaum noch stabilisieren. Als Heimübung soll der Patient die Stabilisation der Lendenwirbelsäule in Rückenlage mit dem wechselseitigen schleifenden Heranziehen der Fersen üben. Der langsame Wechsel soll pro Serie zehnmal erfolgen, die tägliche Übungseinheit besteht aus fünf Serien.

Die Hypothesen des Therapeuten erweisen sich als richtig. Im Verlauf der Therapie gelingt es dem Patienten immer besser, seine Wirbelsäule auch unter Belastung zu stabilisieren. Nach der Behandlungsserie kann er seiner Arbeit wieder schmerzfrei nachgehen.

Zusammenfassung

- Bei der Behandlung von Wirbelsäulenverletzungen unterscheidet man drei Phasen:
  - Die Akutphase ist die Phase der Ruhigstellung. Im Mittelpunkt der Behandlung steht die Schmerzlinderung, die Förderung der Wundheilung und die Vermeidung von Immobilisationsschäden. Bereits in der Akutphase lernen Patienten, ihre Wirbelsäule aktiv zu stabilisieren und stabil im Bett zu drehen.
  - Die Frühphase ist die Phase der steigenden Belastbarkeit. In der Frühphase lernen Patienten, wie sie sich rückenschonend bewegen können, ohne den betroffenen Abschnitt zu gefährden. Stabilisationsübungen gewährleisten die Kräftigung der Bauch- und Rückenmuskulatur. Variable Ausgangsstellungen schulen die Wahrnehmung und erhöhen die Anforderung.
  - Die Spätphase (Reha-Phase) strebt eine vollständige Wiederherstellung der Funktion im Sinn der ICF an. Patienten dürfen ihre Wirbelsäule im verletzten Bereich wieder bewegen – wenn sie nicht operativ versteift wurde. Sie lernen, sich im Alltag rückenschonend zu verhalten und werden an die Belastungssituationen des Alltags herangeführt.

8.4 Frakturen der Brust- und Lendenwirbelsäule

Zu einer Fraktur von Brust- oder Lendenwirbelkörpern kommt es durch die Einwirkung großer Kräfte. Typisch sind Stürze aus großer Höhe, ungebremste Stürze auf den Rücken und Verkehrsunfälle.

Die Schwere und das Ausmaß der Verletzung beeinflussen die klinischen Symptome. Hierzu gehören:
- Schmerzen (Spontan- und Bewegungsschmerz),
- Haltungsschwäche oder Schwierigkeiten, den Rücken aufzurichten,
- bei Verletzungen des Rückenmarks neurologische Ausfallerscheinungen bis hin zur Querschnittlähmung (siehe Pape 2004).

Klassifikation
Zur Klassifikation siehe Kap. 8.1.1. Entscheidendes Kriterium ist die Stabilität der Wirbelsäule, weil davon das weitere Vorgehen abhängt.

Bei einer isolierten Vorderkantenabsprengung (s. **Abb. 8.1a**) sollte, solange die knöcherne Heilung noch keine Stabilität gewährleistet, möglichst wenig Druck auf die Vorderkante des Wirbelkörpers kommen. Deshalb müssen Flexionsbewegungen vermieden werden. Extension hingegen reduziert den Druck auf den verletzten vorderen Bereich des Wirbelkörpers. Aus diesem Grund kann es sein, dass der behandelnde Arzt schon recht früh erlaubt, den Patienten in Richtung Extension bewegen zu lassen. Die Flexion hingegen wird limitiert oder ganz verboten.

Diagnose
Neben Klinik und Anamnese werden Wirbelfrakturen durch Röntgen in 2 Ebenen nachgewiesen. Die Aufmerksamkeit bei der Beurteilung der Bilder richtet sich (nach Trentz, Bühren 2001) auf
- bei seitlichen Aufnahmen auf:
  - Form und Kontinuität von Deck- und Grundplatten,
  - Höhe der Zwischenwirbelabstände,
  - Form und Lage von Vorder- und Hinterkante,
  - Lage der Gelenk- und Dornfortsätze,
  - Verlauf der Schwingungen.
- bei a.-p.-Aufnahmen auf:
  - Höhe und Breite der Wirbelkörper,
  - Lage der Bogenwurzelabgänge,
  - Stellung und Verbindungslinie der Dornfortsätze,
  - Verlauf der Verbindung von Wirbelkörpervorder- und -hinterkanten.
- Bei Bedarf, insbesondere bei Verdacht auf eine Rückenmarksverletzung, werden CT oder MRT-Aufnahmen angefertigt.

Besonderheiten bei Frakturen der LWS
- Verändert sich durch eine Fraktur die Gestalt eines Wirbelkörpers kann es aufsteigend zu kompensatorischen (skoliotischen) Fehlhaltungen kommen.

Besonderheiten bei Frakturen der BWS
- Wegen der Kyphose der Brustwirbelsäule besteht bei Frakturen im Bereich der A-Säule wegen des erhöhten Drucks auf die Vorderkante der Wirbelkörper die Gefahr, dass zerstörte Wirbelkörper zusammensintern (**Abb. 8.12**).

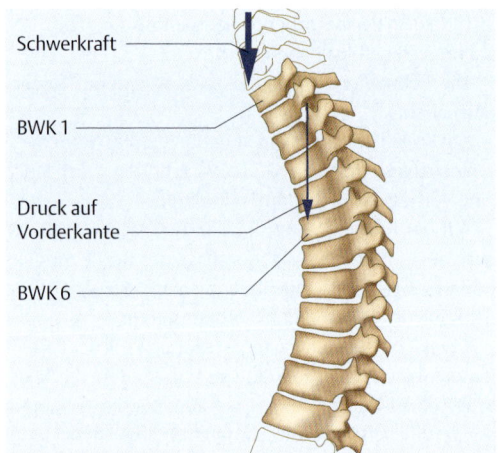

Abb. 8.12 Kyphose als Ursache für verstärkten Druck auf den vorderen Bereich von Brustwirbelkörpern.

- Sind neben Wirbeln auch Rippen oder das Sternum gebrochen, können ähnliche Komplikationen wie bei Thoraxverletzungen (siehe Kap. 8.1.2) auftreten. Die stabilisierende Funktion des Brustkorbs für die Wirbelsäule geht teilweise verloren.
- Als Folge von Wirbelbrüchen kommt es im Bereich der Brustwirbelsäule häufig zu einer verstärkten Kyphosierung. Diese kann die Atmung beeinträchtigen und so die allgemeine Belastbarkeit herabsetzen.
- Im Bereich der Brustwirbelsäule treten relativ häufig pathologische Frakturen auf. Oft werden sie durch Osteoporose verursacht, aber auch andere Erkrankungen wir Tumoren können die Stabilität von Knochen herabsetzen.

Bei pathologischen Frakturen treten oftmals die typischen Beschwerden auf, ohne dass die Betroffenen sich an einen entsprechenden Verletzungsmechanismus erinnern können. Pathologische Veränderungen, die zu einer Fraktur eines Wirbelkörpers führen, beschränken sich meist nicht auf ein Segment. Auch in anderen Wirbelsäulenabschnitten oder den Extremitäten kann die knöcherne Stabilität herabgesetzt sein.

Ärztliche Therapie

Siehe Kap. 8.1.1

8.4.1 Physiotherapie nach Brust- und Lendenwirbelfrakturen

Befund

Siehe Checkliste Kap. 8.3.1

Behandlung

Eine Übersicht über geeignete Maßnahmen bietet die Checkliste in Kapitel 8.3.2. Im selben Kapitel werden auch die Behandlungsprinzipien erläutert. Hier werden konkrete Beispiele für Stabilisations- und Mobilisationsübungen gegeben.

Stabilisations- und Kräftigungsübungen

Kräftigung in Rückenlage
Kräftigungsübungen in Rückenlage sind oft schon in der Akutphase, spätestens in der Frühphase der Behandlung möglich. Voraussetzung ist, dass Patienten in der Lage sind, die Grundspannung aufzubauen und zu halten.

- Widerstand kann an Armen und Beinen gegeben werden. Dadurch lassen sich gezielt bestimmte Anteile der Bauch- und Rückenmuskulatur kräftigen.
- Bewegen Patienten ihre Extremitäten gegen den Widerstand des Therapeuten (z. B. Armpattern aus der PNF), darf es nicht zu weiterlaufenden Bewegungen in der Wirbelsäule kommen.
- **Übungsbeispiele:** Die beiden Beispiele zeigen, wo und in welche Richtung Widerstand gegeben werden kann, damit bestimmte Anteile der Rumpfmuskulatur gekräftigt werden. Die Auswahl geeigneter Übungen hängt von den individuellen Gegebenheiten (Verletzung, Schwächen, muskuläre Dysbalancen, Krümmungen der Wirbelsäule, etc.) ab.
- Kräftigung der langen Rückenstrecker (**Abb. 8.13**).
- Kräftigung der schrägen Anteile der Rumpfmuskulatur (**Abb. 8.14**).

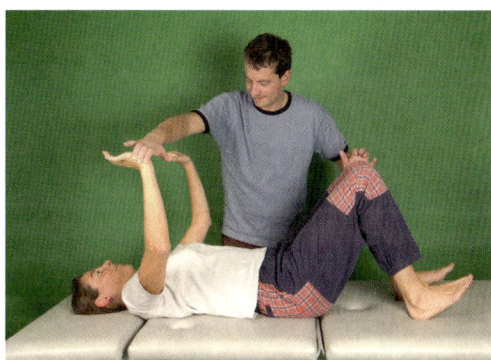

Abb. 8.14 Kräftigung der schrägen Anteile der Rumpfmuskulatur. Der Therapeut gibt Widerstand seitlich an der rechten Hand und am linken Knie.

Stabilisation im Sitz
Übungen im Sitzen sind am Ende der Früh- und in der Spätphase geeignet, Patienten auf alltägliche Belastungen vorzubereiten. Haben Patienten gelernt, rückenschonend zu sitzen, tragen Übungen im Sitzen dazu bei, dass die Kontrolle der Sitzhaltung automatisiert wird. Variationen sind durch eine Veränderung der Armhaltung oder der Rumpfneigung, durch externe Widerstände, Kleingeräte, labile Sitzgelegenheiten (Gymnastikball), etc. möglich.

- Durch die Vorneigung der Körperlängsachse wird vermehrt die Rückenmuskulatur aktiviert.
- Durch die Rückneigung der Körperlängsachse wird vermehrt die Bauchmuskulatur aktiviert.

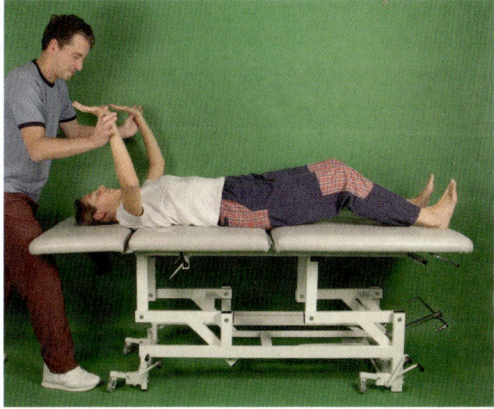

Abb. 8.13 Kräftigung der langen Rückenstrecker. Der Therapeut gibt an den Armen Widerstand in Richtung Extension. Die Patientin muss vermehrt in die Flexion anspannen. Weiterlaufend erhöht sich die Spannung der langen Rückenstrecker.

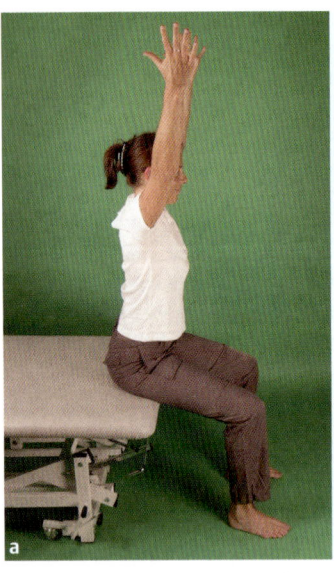 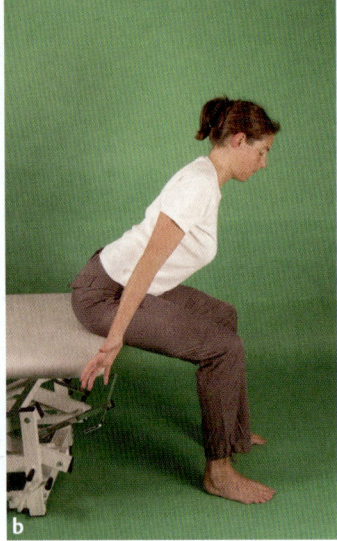 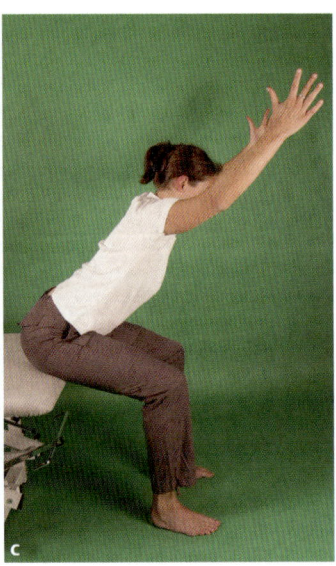

Abb. 8.15a–c Variationen einer Stabilisationsübungen im Sitzen. **a** Das Anheben der Arme fördert die Aufrichtung und erhöht die Intensität der muskulären Aktivität. **b** Das Vorneigen der Körperlängsachse erfordert eine erhöhte Aktivität der dorsalen Muskelgruppen. **c** Die Kombination von Vorneigung und Anheben der Arme erfordert eine maximale Anspannung der Rücken- und Gesäß- und dorsalen Oberschenkelmuskeln.

Übungsbeispiel: Das folgende Beispiel zeigt, wie sich die Intensität einer Übung im Sitz an der Bankkante systematisch steigern lässt.
- Durch das Anheben der Arme wird die Aufrichtung der Wirbelsäule betont (**Abb. 8.15a**).
- Durch die Vorneigung der Körperlängsachse müssen die Rückenstrecker mehr Haltearbeit leisten (**Abb. 8.15b**).
- Die Intensität der Übung erhöht sich, wenn in der Vorneigung die Arme angehoben werden (**Abb. 8.15c**).
- Zur weiteren Steigerung können Kleingeräte eingesetzt werde (Kurzhanteln, Stäbe, Keulen, etc.).

Selektive Stabilisation

Selektive Stabilisationsübungen sollen Patienten helfen, verletzte oder instabile Bewegungssegmente aktiv zu stabilisieren. Physiotherapeuten wählen hierzu, angepasst an die Heilung und den muskulären Zustand von Patienten, geeignete Ausgangsstellungen.

Übungsbeispiel: Das Beispiel zeigt, wie durch die Wahl der Ausgangsstellung und den gezielten Widerstand des Therapeuten selektiv bestimmte Wirbelsäulenabschnitte stabilisiert werden können.
- Stabilisation der unteren BWS in Seitlage (**Abb. 8.16a–b**).

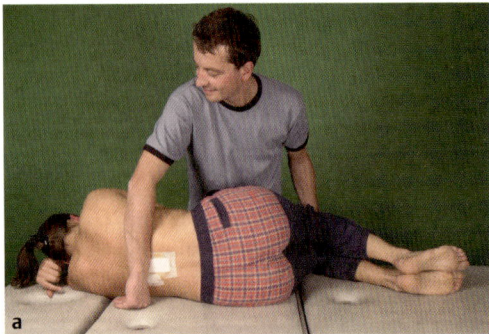 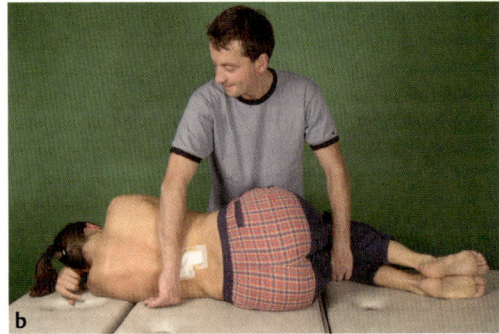

Abb. 8.16a–b Selektive Stabilisation der unteren BWS. Der Therapeut gibt an den gebeugten Beinen Widerstand für die Flexion und Extension der Lendenwirbelsäule. Mit der anderen Hand verhindert er, dass die Bewegung nach kranial weiterläuft. **a** Kräftigung der ventralen Kette. Die Patientin spannt gegen den Widerstand des Therapeuten in die Flexion. **b** Kräftigung der dorsalen Muskelkette. Die Patientin spannt gegen den Widerstand des Therapeuten in die Extension.

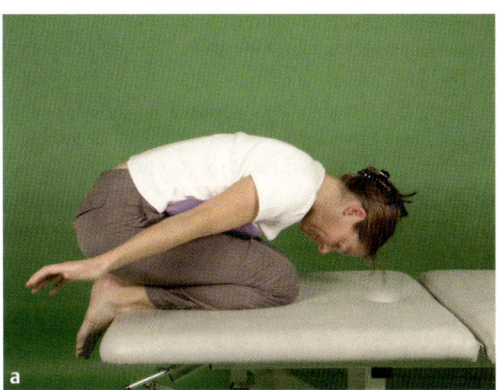 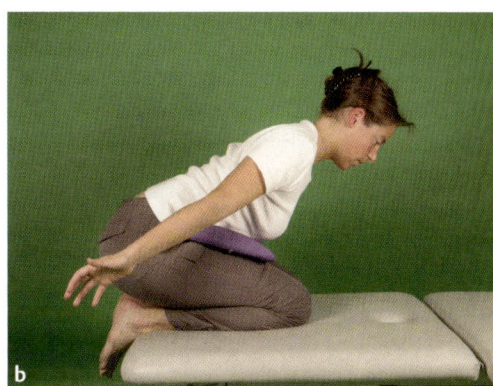

Abb. 8.17a–b Aufrichtung der Brustwirbelsäule gegen die Schwerkraft. **a** Die Patientin sitzt im Fersensitz. Der Oberkörper liegt auf einem Kissen. **b** Die Patientin richtet sich auf. Das Kissen dient als Hypomochlion, die Abduktion und Extension der Arme im Schultergelenk erhöht die Intensität.

Stabilisation

Bei der dynamischen Stabilisation, die in der Spätphase der Behandlung möglich ist, bewegen Patienten ihre Wirbelsäule gegen Widerstand. Dies setzt eine volle Belastbarkeit verletzter Wirbelsäulenabschnitte voraus.

- Bei dynamischen Kräftigungsübungen wirken z. T. große Kräfte auf die Wirbelsäule. Physiotherapeuten müssen wissen, welchen Belastungen sie ihre Patienten aussetzen und einschätzen, ob einzelne Patienten diese Belastungen aushalten.
- Dynamische Kräftigungsübungen lassen sich mit einfachen Mitteln ohne großen Aufwand an Geräten machen. Für viele Patienten genügt es, wenn sie Bewegungen aus geeigneten Ausgangsstellungen gegen die Schwerkraft machen (s. u.).

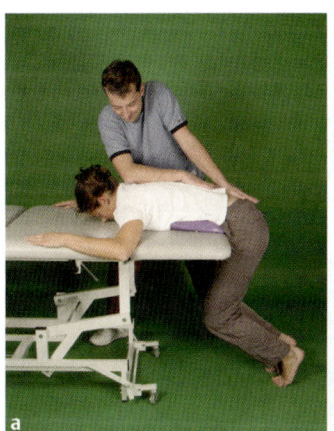 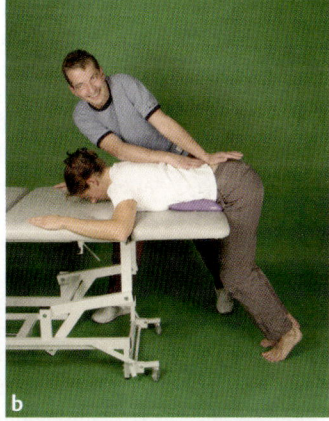
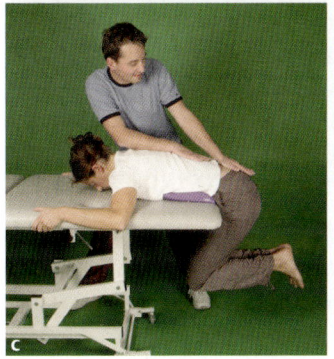 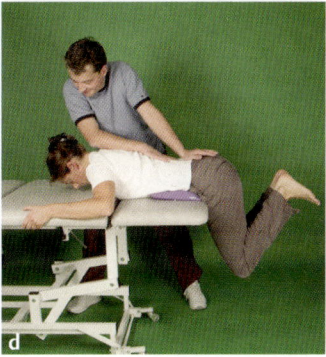

Abb. 8.18a–d Kräftigung der LWS-Extensoren im Beckenüberhang an der Bankkante. **a** In der Ausgangsstellung gibt der Therapeut Widerstand gegen die Extension der LWS (ASTE). Die Füße der Patientin bleiben auf dem Boden. **b** Die Patientin extendiert ihre LWS gegen den Widerstand des Therapeuten (ESTE). **c** Die Patientin hebt ihre Beine an (ASTE). Das zusätzlich gehaltene Gewicht der Beine erhöht die Intensität ist der Übung. Dem Patienten ist es unmöglich, über die aktive Streckung der Kniegelenke die Bewegung zu unterstützen. **d** Der Therapeut gibt erneut Widerstand, während die Patientin ihre LWS extendiert (ASTE). Die Muskulatur spannt maximal an.

- Bevor Patienten dynamische Übungen an Krafttrainingsgeräten machen, sollten Physiotherapeuten prüfen, ob sie die entsprechende Bewegung gegen die Schwerkraft oder den Widerstand des Therapeuten ausführen korrekt können!
- **Übungsbeispiele:** Die Beispiele sind nur für Patienten in der Spätphase der Behandlung geeignet.
- Extension der Brustwirbelsäule gegen die Schwerkraft, Kräftigung der langen Rückenstrecker (**Abb. 8.17a–b**).
- Extension der LWS gegen Widerstand, Kräftigung der lumbalen Anteile der Rückenstrecker (**Abb. 8.18a–d**). Diese Übungen eignet sich nur für kräftige Patienten mit einer stabil verheilten Wirbelfraktur in der Spätphase der Behandlung.

Mobilisation

Bei der Mobilisation der Wirbelsäule haben die Maßnahmen verschiedene Schwerpunkte und stellen unterschiedliche Anforderungen an Patienten und Therapeuten (s. S. 277). Die weiter unten beschriebenen Übungen sind *Beispiele* aus unterschiedlichen Behandlungsansätzen. Welchen Behandlungsansatz Physiotherapeuten im Einzelfall verfolgen, welche Übungen sie auswählen, hängt von der Heilungsphase, den Möglichkeiten eines Patienten, sowie den Kenntnissen des Therapeuten ab. Wichtig ist, dass die Therapeuten für eine korrekte Ausführung der Übungen sorgen und Kontraindikationen beachten.

> *Die beste Mobilisationsbehandlung bringt nichts, wenn sie nicht korrekt ausgeführt wird und die Bewegung im falschen Segment ankommt.*

Hinweise zur Mobilisation bei Frakturen der Brustwirbelsäule

- Bei Frakturen der Brustwirbelsäule müssen Physiotherapeuten auf die Thoraxmobilität achten. Die Thoraxbeweglichkeit ist für die Atmung wichtig (siehe Kap. 8.7.2).
- Die Beweglichkeit der Rippengelenke spielt für die Atmung und die Bewegungen der Brustwirbelsäule eine wichtige Rolle. Ist die Beweglichkeit der Rippenwirbelgelenke eingeschränkt, können diese mit manuellen Techniken mobilisiert werden wenn keine pathologischen Veränderungen den Einsatz solcher Techniken verbieten.
- Übungen zur Aufrichtung der Brustwirbelsäule können gut mit der Einatmung kombiniert werden.
- In der Brustwirbelsäule ist die Rotationsmobilität besonders groß. Für die Atemfunktion und die Aufrichtung muss die Rotation geübt werden.

Hinweise zur Mobilisation der Lendenwirbelsäule

- Hauptbewegungsrichtungen der Lendenwirbelsäule sind die Flexion und Extension sowie die Lateralflexion. Die Rotation spielt eine untergeordnete Rolle.
- Eine freie Beweglichkeit der Lendenwirbelsäule setzt eine freie Hüftgelenksextension und eine ausreichende Hüftgelenksflexion voraus.
- Physiotherapeuten müssen darauf achten, dass bei der Mobilisation der Lendenwirbelsäule Bewegungen nicht ungewollt in die Brustwirbelsäule weiterlaufen. Viele Patienten sind im thorakolumbalen Übergang hypermobil. Andere neigen dazu, eine Hypermobilität zu entwickeln, v. a. wenn die Mobilität der Lendenwirbelsäule in der Sagittalebene eingeschränkt ist.

Hubfreie/hubarme Mobilisation

Bei hubfreien Bewegungen steht die Bewegungsachse vertikal. Bei hubarmen Bewegungen werden die bewegten Körperteile so wenig wie möglich gegen die Schwerkraft angehoben. Daher belasten hubfreie und die hubarme Mobilisationen der Wirbelsäule die betroffenen Segmente kaum. Die erforderliche Muskelarbeit ist gering, die Muskulatur spannt nicht mehr als nötig an. Wiederholtes Üben automatisiert und ökonomisiert diese Bewegungen.

Die hubfreie und hubarme Mobilisation wird auf einen festgelegten Wirbelsäulenabschnitt durch Widerlagerung begrenzt. Auf diese Weise ist eine gezielte Mobilisationsbehandlung möglich. Die ersten Bewegungen macht der Patient assistiv (gelegentlich führen Physiotherapeuten die Bewegungen auch passiv). Dabei wird seine Aufmerksamkeit auf die Wahrnehmung der Bewegung gelenkt. Die therapeutischen Hilfen werden nach und nach abgebaut bis der Patient die gewünschte Bewegung aktiv ausführen kann.

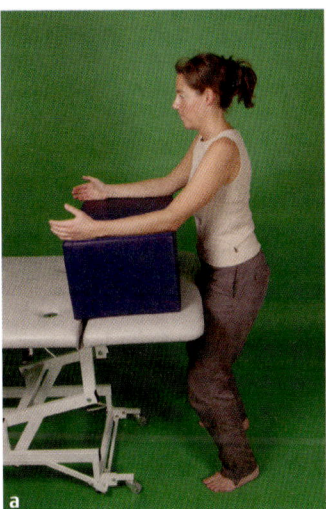 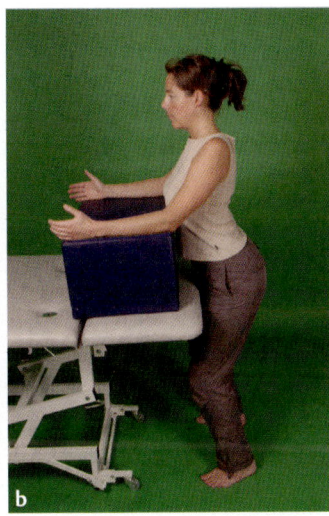

Abb. 8.19a–b Mobilisation der Lendenwirbelsäule im Stand mit Abnahme des Armgewichts. **a** Neutralstellung. **b** Extension.

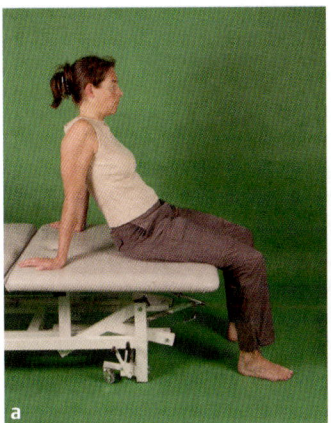 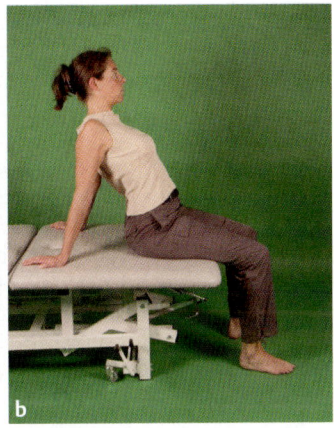

Abb. 8.20a–b Mobilisation im Sitz mit abgestützten Armen. **a** Neutralstellung. **b** Extension.

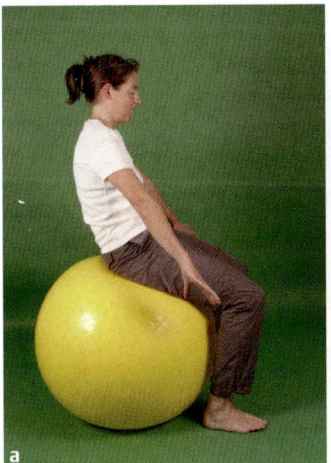 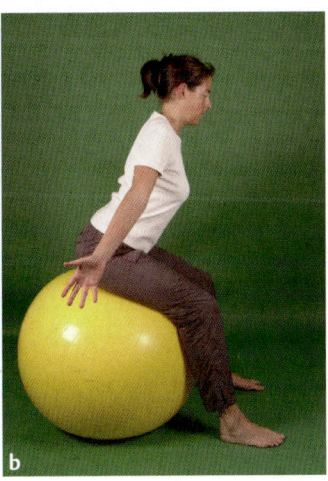

Abb. 8.21a–b Mobilisation der Flexion und Extension auf dem Gymnastikball. **a** Der Ball kann nicht mehr weiter nach vorn rollen. **b** Der Ball kann nicht mehr weiter nach hinten rollen.

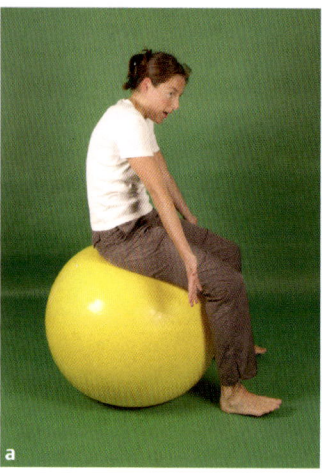 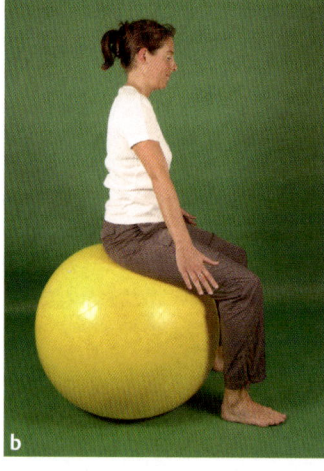

Abb. 8.22a–b Die Rollbewegung des Balls ist gering. Die gegenläufigen Arm- und Schultergürtelbewegungen begrenzen das Rollen. **a** Außenrotation der Arme während der Flexion der Wirbelsäule. **b** Innenrotation während der Extension.

Übungsbeispiel: Die Beispiele zeigen, wie in unterschiedlichen Ausgangsstellungen verschiedene Wirbelsäulenabschnitte mobilisiert werden können.
- Hubarme Mobilisation der Lendenwirbelsäule im Stand (**Abb. 8.19a–b**).
- Hubarme Mobilisation der Lendenwirbelsäule im Sitz (**Abb. 8.20a–b**). Die Patientin sitzt an der Bankkante und stützt sich mit ihren Armen ab. Durch die Stützaktivität reduziert sie die Belastung der Wirbelsäule. Gleichzeitig begrenzt sie den möglichen Bewegungsausschlag und aktiviert die dorsale Muskelkette.

Mobilisation mit dem großen Gymnastikball
Der große Gymnastikball lässt sich bei der Mobilisation der Wirbelsäule vielseitig verwenden.
 Zwei Beispiele sollen dies verdeutlichen:
- Als labile Unterlage im Sitz folgt der Ball den Bewegungen der Patientin und begrenzt diese (**Abb. 8.21**).
- Als Widerlager ermöglicht er die gezielte schonende Mobilisation einzelner Wirbelsäulenabschnitte (**Abb. 8.22**).

Zusammenfassung

- Im Mittelpunkt der Behandlung steht die aktive Stabilisation der Wirbelsäule.
- Zunächst müssen Patienten die Grundspannung erlernen. Auf der Grundspannung bauen sämtliche Transfers und globale Stabilisationsübungen auf.
- Prophylaxen sind nur erforderlich, wenn Patienten längere Zeit liegen müssen. Die Gefahr für das Entstehen von Kontrakturen ist gering.
- In Abhängigkeit von der Lokalisation und Stabilität der Fraktur sind auch in der Frühphase schon Bewegungen betroffener Segmente erlaubt.
- Der Brustkorb stabilisiert die Brustwirbelsäule. Bei einer Sternumfraktur, geht diese Wirkung verloren.
- Frakturen von Brustwirbelkörpern erhöhen die Gefahr einer Kyphosierung der Brustwirbelsäule. Die verstärkte Kyphose kann die Atmung beeinträchtigen.
- Frakturen von Lendenwirbelkörpern begünstigen die Entstehung von skoliotischen Fehlhaltungen.
- Grundsätzlich ist die Stabilität der Brustwirbelsäule wegen der stabilisierenden Wirkung des Brustkorbs größer als die der Lendenwirbelsäule.

8.5 Frakturen der Halswirbelsäule

Typische Verletzungsmechanismen, die zu einer Fraktur der Halswirbelsäule führen, sind Stürze auf den Kopf (Hyperkompression) oder extreme Überstreckbewegungen (Hyperextensionstrauma), wie sie bei Verkehrs- und Badeunfällen auftreten können. Besonders tückisch sind Kopfsprünge in unbekannte oder flache Gewässer, v.a. wenn sich unter der Wasseroberfläche ein Hindernis befindet.

Die klinischen Symptome sind abhängig von der Höhe und dem Ausmaß der Verletzung. Typische Beschwerden sind
- Spontanschmerzen im Nacken oder Hals,
- Bewegungsschmerzen,
- Schwierigkeiten bei der Stabilisation der HWS (Kopf-Haltungsschwäche),
- schmerzhafter Muskelhartspann, der oft spontan auftritt,
- neurologischen Ausfallerscheinungen (siehe Pape 2004).

Die Kopfverletzungen können von Hautabschürfungen bis zu schweren Schädel-Hirn-Verletzungen reichen. In manchen Fällen sind die Patienten bewusstlos.

> *Besteht auch nur der geringste Verdacht auf eine schwerwiegende Wirbelsäulenverletzung dürfen keine unkontrollierten Kopfbewegungen erfolgen.*

Klassifikation

Zur Klassifikation siehe Kap. 8.2.1. Die Einteilung von Frakturen der Halswirbelsäule erfolgt:
- nach anatomischen Gesichtspunkten:
  - Frakturen der oberen HWS,
  - Frakturen der unteren HWS.
- Bei Frakturen der oberen Halswirbelsäule unterscheidet man:
  - Frakturen der Okzipitalkondylen,
  - Atlasfrakturen,
  - Frakturen des Axis und des Dens axis.
- nach der Stellung der angrenzenden Wirbel:
  - Dislokationen,
  - Subluxationen,
  - Luxationen.

Daneben gibt es eine Reihe spezieller Klassifikationen, die sich auf einzelne Abschnitte, Kombinationsverletzungen und Verletzungen des Rückenmarks beziehen (Trentz, Bühren 2001). Als Beispiel sei hier die Klassifikation von Dens-Frakturen nach Anderson und d'Alonzo (1974) genannt (**Tab. 8.5**).

Tabelle 8.5 Klassifikation von Densfrakturen nach Anderson und d'Alonzo (1974)

Einteilung	Kriterien
Typ I	Fraktur der Densspitze
Typ II	Fraktur der Densbasis
Typ III	Fraktur des Dens einschließlich des Axiskörpers (hanged man's fracture)

Diagnose

Neben der Anamnese und der klinischen Untersuchung muss die HWS mindestens in 2 Ebenen geröntgt werden. Transorale Aufnahmen (bei geöffnetem Mund) geben Hinweise auf eine Verletzung im kraniozervikalen Übergang (Segmente C0, C1). CT und MRT sind erforderlich, wenn das Röntgen keinen eindeutigen Befund liefert und der Verdacht auf Verletzungen der Weichteile, von Gefäßen und des Rückenmarks besteht.. Sie zeigen mehr Details und ermöglichen eine Beurteilung des Spinalkanals.

> *Die Diagnose einer Dens axis-Fraktur ist relativ schwierig, da sie nur mit Spezialaufnahmen nachgewiesen werden kann. Bleibt sie unerkannt kann sich eine Pseudarthrose entwickeln. Dann kann ein vergleichsweise kleines erneutes Trauma schwerwiegende Verletzungen verursachen.*

Besonderheiten bei Frakturen der HWS

- Die Behandlung von Frakturen der oberen HWS muss, v.a. bei einer konservativen ärztlichen Therapie, wesentlich vorsichtiger erfolgen als bei Frakturen der unteren HWS. Die Gefahr, dass Verletzungen der Bandstrukturen und daraus resultierende Instabilitäten übersehen werden, ist bei Frakturen der oberen HWS größer.
- Besonders gefährlich sind Verletzungen bei denen es zu einer transversalen Instabilität zwischen Atlas und Axis kommt. Diese tritt dann ein, wenn die Ligg. alaria und das Lig. transversum atlantis oder der Dens axis verletzt bzw. frakturiert werden. Im schlimmsten Fall disloziert der Dens axis und dringt in die Medulla oblongata ein. Verletzt er dabei das Atemzentrum, führt die Verletzung unweigerlich zum Tod ("Genickbruch").
- Die Fraktur der beiden Bogenwurzeln von C2 mit einer Luxation des Wirbelkörpers nach ventral ("hanged-man's fracture") endet fast immer tödlich.

Ärztliche Therapie

Die ärztliche Therapie richtet sich nach dem Ausmaß der Verletzungen. Sie muss immer mit dem Ziel erfolgen, die Stabilität der Halswirbelsäule zu erreichen und (weitere) Schäden des Rückenmarks zu verhindern. Dabei muss unter Umständen das Ziel, die Mobilität der betroffenen Segmente zu erhalten, zurückgestellt werden.

Konservative Therapie

Eine konservative Therapie ist bei stabilen Verhältnissen und dem Ausschluss neurologischer Symptome möglich (siehe Krischak 2005). Allgemeine Kontraindikationen können die Durchführung einer Operation verhindern. Bei Bedarf erfolgt eine manuelle Reposition und Extensionsbehandlung. Anschließend erfolgt die Ruhigstellung entsprechend der Schwere der Verletzung:

- bei leichten Verletzungen (geringe Instabilität, keine Gefahr einer Dislokation) mit einer weichen Zervikalstütze, z.B. eine Schanz-Krawatte (**Abb. 8.23**);
- bei schwereren Verletzungen mit einer harten Zervikalstütze, z.B. Stiff-Neck;
- ist eine absolute Ruhigstellung der HWS erforderlich, muss ein Halo-Fixateur angelegt werden.

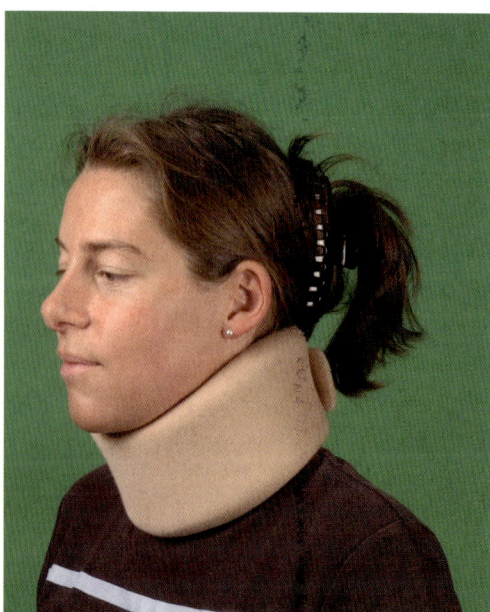

Abb. 8.23 Stabilisation der HWS mit einer Schanz-Krawatte.

Vorteile der konservativen Therapie:
- keine weiteren Gewebeschäden,
- frühfunktionelle Behandlung (mit Einschränkungen je nach Schweregrad der Verletzung).

Nachteile der konservativen Therapie:
- die Muskeln der Halswirbelsäule atrophieren, beim Entwöhnen vom stützenden Verband können Patienten Schwierigkeiten haben, ihren Kopf aktiv zu stabilisieren,
- lange Behandlungsdauer,
- Gefahr von Pseudarthrosenbildung und Bandinstabilitäten,
- Bewegungseinschränkung von benachbarten Segmenten,
- Achsfehlstellung bei der knöchernen Ausheilung.

Operative Therapie

Alle Frakturen der Halswirbelsäule, bei denen neurologische Ausfälle festgestellt werden, müssen operiert werden. Instabile, dislozierte und nicht reponierbare Frakturen sowie Einengungen des Spinalkanals ohne neurologische Symptome sind weitere OP-Indikationen. Selbst wenn es keine zwingende OP-Indikation gibt, tendiert man heute dazu Verletzungen der oberen Halswirbelsäule zu operieren. Von der sofortigen Stabilisation erhofft man sich langfristig ein funktionell besseres Ergebnis. Außerdem verkürzt sich durch die Operation die Behandlungsdauer.

Die gewählten operativen Verfahren richten sich nach der Verletzung. Im Prinzip geht es immer darum,
- das Rückenmark oder Nervenwurzeln zu entlasten,
- dislozierte Wirbel oder Fragmente zu reponieren,
- eine größtmögliche Stabilität bei einem möglichst geringen Verlust von Mobilität zu erreichen.

Zum Einsatz kommen Zugschrauben, Antigleitplatten, Hakenplättchen, Platten und Cages, bei Bedarf in Verbindung mit autogener Knochentransplantation (siehe Krischak 2005). Bei schweren Verletzungen muss die HWS in der Frühphase nach der Operation mit einer Zervikalstütze oder einem Halo-Fixateur ruhig gestellt werden.

Vorteile der operativen Therapie:
- meist sofortige Stabilität,
- frühe Mobilisation des Patienten und der angrenzenden Segmente möglich,
- weniger Immobilisationsschäden der Muskulatur.

Nachteile der operativen Therapie
- weitere Gewebeschäden, v.a. der Muskulatur
- relativ hohes OP-Risiko.

8.5.1 Physiotherapie nach Halswirbelsäulenfrakturen

Befund

Siehe Checkliste Kap. 8.3.1

Behandlung

Prinzipiell gelten für Frakturen der Halswirbelsäule die in Kapitel 8.3.2 genannten Grundsätze. Bei den einzelnen Maßnahmen sind z.T. Modifikationen erforderlich, die im Folgenden genannt werden.

Schmerzen lindern

- Massagen sind bei konservativ versorgten Frakturen der Halswirbelsäule in der Frühphase der Behandlung kontraindiziert. Sanfte Ausstreichungen im Bereich der Brustwirbelsäule senken die sympathische Reflexaktivität und können dazu beitragen, dass sich Verspannungen lösen.
- Schmerzlindernd wirken Wärme- oder Kälteanwendungen und Manuelle Lymphdrainage.
- Elektrotherapeutische Verfahren wie TENS u.Ä. können zur Schmerzlinderung beitragen. Dabei müssen Kontraindikationen beachtet werden.

Lagern

- Patienten müssen in der Akutphase flach liegen. Unter Umständen darf das Kopfteil ein wenig hochgestellt werden. Ein kleines flaches Kissen unter dem Hals hilft Patienten, die Nackenmuskeln zu entspannen.
- In Seitenlage muss der Hals und der Kopf unterlagert werden, damit es weder in der Halswirbelsäule noch in den Kopfgelenken zu Bewegungen kommt.

Bewegungsverhalten

- Patienten sind oft ängstlich. Physiotherapeuten müssen diese Ängste ernst nehmen und Patienten helfen, Vertrauen und Sicherheit zurück zu gewinnen.
- Patienten tragen Zervikalstützen in der Frühphase Tag und Nacht. Während der Physiotherapie dürfen die Orthesen in Absprache mit dem behandelnden Arzt meist abgenommen werden.

Transfers

- Alle Transfers müssen rückenschonend mit aktiv stabilisierter Halswirbelsäule stattfinden. Beim Drehen en bloc (siehe S. 280) achten Physiotherapeuten darauf, dass der Kopf in Verlängerung der Wirbelsäule eingestellt bleibt.
- Patienten mit Verletzungen der oberen Halswirbelsäule stehen über die Seite auf. Gegebenenfalls helfen Therapeuten, indem sie den Kopf beim Transfer führen.
- Auch mit dem Halo-Fixateur müssen die Transfers stabil erfolgen.

Haltungsschulung

- Wegen der Belastung der Halswirbelsäule bei einer schlechten Körperhaltung verhalten sich Patienten oft unwillkürlich rückengerecht. Physiotherapeuten sollten Patienten darauf aufmerksam machen und das Bewusstsein für rückengerechtes Verhalten fördern.
- Patienten, die sich nicht rückengerecht verhalten, müssen korrigiert und entsprechend angeleitet werden.

Entlastungsstellungen

- Hilfreich sind Entlastungsstellungen, bei denen das Gewicht des Kopfes von den Händen abgenommen wird, z.B. Sitzen mit auf die Hände gestütztem Kopf (siehe **Abb. 8.9b**).

Aktivitäten des täglichen Lebens

- Betroffene haben bei Hausarbeiten, die eine gleichzeitige Aktivität beider Arme erfordert, häufig Beschwerden. Physiotherapeuten sollten solche Tätigkeiten mit den Patienten üben. Oft sind längere Pausen erforderlich.
- Physiotherapeuten sollten Patienten auf den Gebrauch von Hilfsmitteln hinweisen, z.B. einen zusätzlichen Rückspiegel im Auto. Ergotherapeuten kennen häufig noch mehr Hilfsmittel und Tricks.

Stabilisation und Kräftigung

- Isometrische Spannungsübungen helfen, dem Kraftverlust der Hals- und Nackenmuskulatur teilweise vorzubeugen. Dabei gilt: je instabiler die verletzte Region, umso feiner muss der Widerstand für die Spannungsübung dosiert werden. Neben der Stärke des manuellen Widerstands spielt dabei auch die Position der Therapeutenhände (Länge des wirksamen Hebels) und der

Übungsauftrag an den Patienten eine wichtige Rolle.
- Es ist sinnvoll, den Widerstand nicht nur eindimensional zu geben (in Flexion/ Extension, Lateralflexion oder Rotation). Funktioneller sind Spannungsübungen mit Widerstand in kombinierte Bewegungsrichtungen.
- Viele Stabilisationsübungen eignen sich gut für das Eigentraining und können von Patienten mehrmals am Tag wiederholt werden.
- Die Kräftigung erfolgt anfangs in stabilen Ausgangsstellungen mit geringem Widerstand. Bei komplikationslosem Verlauf kann die Übungsintensität durch die Wahl labiler Ausgangsstellungen und größere Widerstände verhältnismäßig schnell gesteigert werden.

Die nachfolgenden Übungen stellen eine Auswahl dar, die sich in der Praxis bewährt hat. Die Mehrzahl der Übungen eignet sich für die Akut- und Frühphase nach Verletzungen der Halswirbelsäule.

In der Spätphase stehen Medizinische Trainingstherapie und Haltungsschulung im Vordergrund der Behandlung.

Globale Stabilisationsübungen
- Da im Bereich der Halswirbelsäule die Bewegungssegmente sehr dicht beieinander liegen, kann es bei zu starken isometrischen Widerständen am Kopf zu einer ungewollten Mitbewegung in instabilen Segmenten kommen. Dies kann die Heilung verletzte Strukturen gefährden. Um dem vorzubeugen, sollte der Widerstand sehr gering sein und nahe an der Bewegungsachse des betroffenen Segments gegeben werden, um das wirksame Drehmoment so gering wie möglich zu halten.
- Übungen für die Stabilisation der Halswirbelsäule können Patienten nach Anleitung durch Physiotherapeuten selbst durchführen.

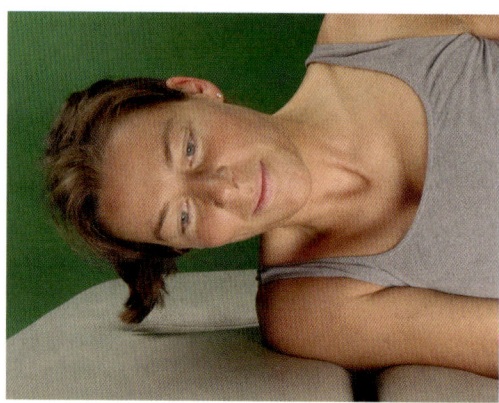

Abb. 8.25 Halten des Kopfes gegen die Schwerkraft in Seitenlage.

Halten gegen die Schwerkraft: Heben Patienten den Kopf in Bauchlage gegen die Schwerkraft an, arbeiten die Extensoren der Halswirbelsäule (**Abb. 8.24**); in Rückenlage werden beim Anheben des Kopfes die Flexoren gekräftigt; in Seitenlage müssen die Hals- und Nackenmuskeln der oben liegenden Seite den Kopf gegen die Schwerkraft stabilisieren (**Abb. 8.25**).

> *Der menschliche Kopf stellt mit einem Eigengewicht von ca. 3–4 kg ein stattliches Übungsgewicht für die Halsmuskulatur dar. Deshalb ist die Wahrscheinlichkeit groß, dass Patienten schnell ermüden. Zusätzlicher Widerstand ist nicht notwendig.*

Anspannung über Veränderung der Rumpfposition: Eine weitere Möglichkeit eine reflektorische Anspannung der Hals- und Nackenmuskeln zu provozieren besteht in der Veränderung der Rumpfposition. Dabei wird der Patient angeleitet, keine Veränderungen der Kopf- zur Rumpfposition zuzulassen. Zur Kontrolle können Patienten die Stellung unterschiedlicher Distanzpunkte zueinander kontrollieren während sie den Rumpf bewegen (z.B. Abstand Kinnspitze – Incisura jugularis). In aufrechter Position reicht schon eine leichte Oberkörper-

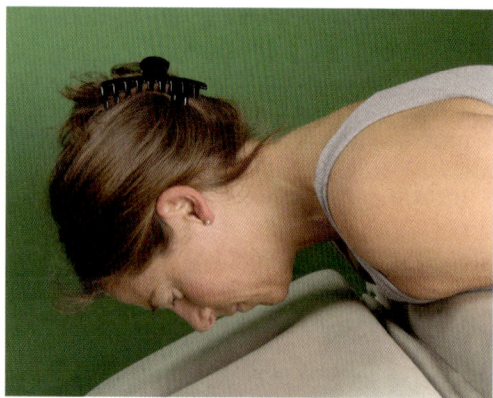

Abb. 8.24 Halten des Kopfes gegen die Schwerkraft in Bauchlage.

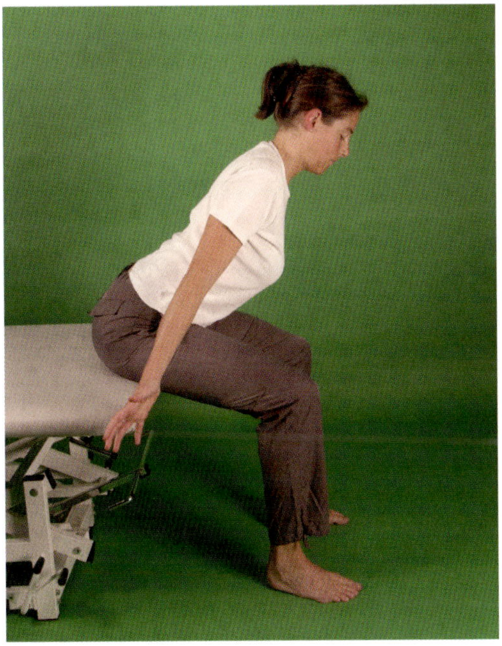

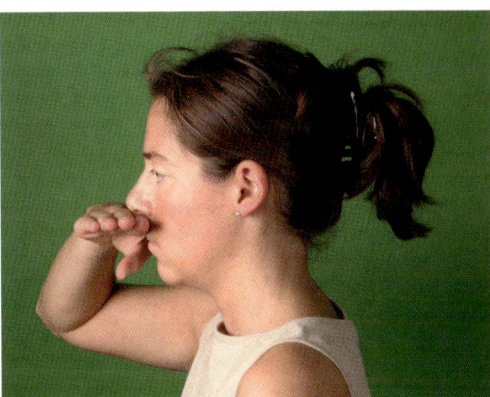

Abb. 8.27 Übung für die ventrale Stabilisation der Halswirbelsäule. Die Patientin spannt gegen den Widerstand der Hand in die Inklination.

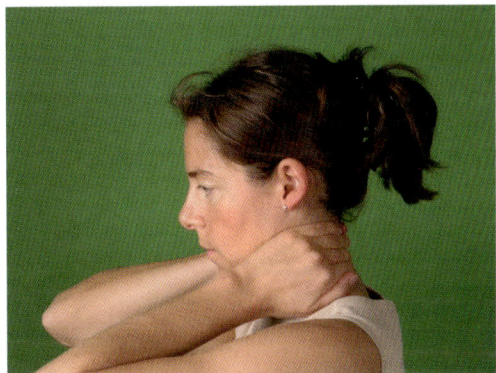

Abb. 8.28 Übung für die dorsale Stabilisation der Halswirbelsäule. Die Patientin gibt sich mit der Kleinfingerkante beider Hände Widerstand gegen die Reklination, während sie die darunter liegenden Segmente mit ihren gefalteten Händen stabilisiert.

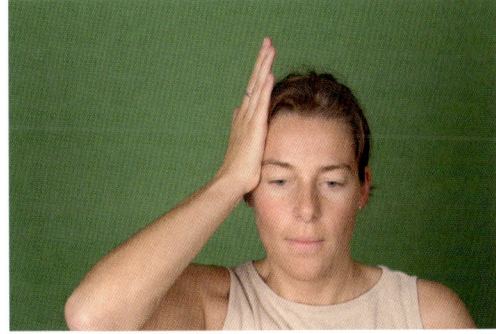

Abb. 8.29 Übung für die seitliche Stabilisation der Halswirbelsäule. Mit der rechten Hand gibt sich die Patientin am Kopf Widerstand gegen die Lateralflexion der nach rechts.

Abb. 8.26 Durch die Vorneigung des Oberkörpers wird die dorsale Muskelkette von der Lendenwirbelsäule bis zum Nacken aktiviert um die Stellung der Wirbelsäule und des Kopfes zu halten.

vorneigung (**Abb. 8.26**) damit die wirkende Schwerkraft für eine Anspannung der dorsalen Nackenmuskeln sorgt.

Anspannung gegen eigenen manuellen Widerstand: Übungen gegen eigenen manuellen Widerstand sollten Patienten zunächst unter strenger Therapeutenkontrolle durchführen. Der Widerstand am Kopf kann für alle Bewegungsrichtungen gegeben werden (**Abb. 8.27–8.29**). Dabei dürfen die Bewegungssegmente in der entsprechenden Bewegungsebene keine Instabilität aufweisen. Hilfreich empfinden viele Betroffene die optischen Kontrolle, z. B. indem sie vor einem Spiegel üben.

Segmentale Stabilisation

Der Patient befindet sich in Rückenlage. Mit dem Daumen und Zeigefinger einer Hand fixiert man den kaudalen Wirbelkörper des betroffenen Segments und gibt unter leichter Traktion (Stufe I) einen geringen rotatorischen Widerstand. Der Patient wird aufgefordert, seine Muskulatur durch eine Augenbewegung in die entgegengesetzte Richtung anzuspannen. Mit der freien Hand kann man am Kopf zusätzlichen Widerstand gegen die Rotation geben und Bewegung verhindern.

Für die Lateralflexion, die Flexion und die Extension erfolgt die segmentale Stabilisation genauso. Kombinationsrichtungen sind möglich, wenn Patienten in der Lage sind den Widerstand des Therapeuten zu spüren und adäquat dagegen anzuspannen (**Abb. 8.30**). Mit etwas Übung können Patienten diese Spannungsübungen gefahrlos selbst durchführen. Diese Form der Spannungsübungen spricht v. a. die tiefliegenden kurzen Hals- und Nackenmuskeln an.

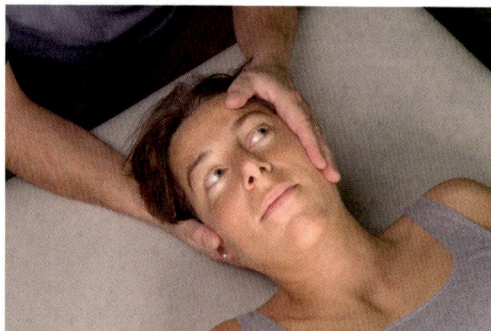

Abb. 8.30 Anspannung der tiefen Nackenmuskeln durch Augenbewegung nach links hinten oben bei vom Therapeuten fixierte Kopf.

Mobilisation
- Stellt sich nach der Ruhigstellungsphase heraus, dass Bewegungseinschränkungen bestehen, müssen Physiotherapeuten klären, ob diese von der Verletzung bzw. Operation verursacht wurden, oder sekundär durch die Ruhigstellung entstanden sind.
- Die Mobilisationsbehandlung beginnt mit aktiven Bewegungen bis zur Schmerzgrenze. Passive Maßnahmen sind erst möglich, wenn die Fraktur voll belastbar ist, und müssen auch dann noch sehr vorsichtig erfolgen.
- Bestehen in Segmenten, die nicht von der Verletzung betroffen waren, aufgrund der Ruhigstellung Bewegungseinschränkungen, können diese mit segmentaler Traktion und manuellen Mobilisationstechniken behandelt werden. Hierzu ist jedoch eine fundierte Ausbildung in manueller Therapie, viel Erfahrung und Fingerspitzengefühl erforderlich.
- Wurde das Segment C1 versteift, müssen Patienten lernen, die fehlende Rotation der Halswirbelsäule durch Drehungen des ganzen Körpers zu kompensieren.

> *Haben Physiotherapeuten zu wenig Informationen über die Verletzung bzw. Operation, dürfen sie auf keinen Fall manuelle Gelenktechniken und passive Dehntechniken einsetzen.*

Zusammenfassung

- Frakturen der Halswirbelsäule kann man nach anatomischen Gesichtspunkten unterscheiden in:
  - Frakturen der oberen HWS,
  - Frakturen der unteren HWS.
- Die Behandlung von Frakturen der oberen HWS muss, v. a. bei einer konservativen ärztlichen Therapie, wesentlich vorsichtiger erfolgen als bei Frakturen der unteren HWS. Die Gefahr, dass Verletzungen der Bandstrukturen und daraus resultierende Instabilitäten übersehen werden, ist bei Frakturen der oberen HWS größer.
- Massagen zur Muskellockerung im Nackenbereich sind in der Frühphase nach Frakturen der Halswirbelsäule kontraindiziert.
- Für Patienten mit Frakturen der Halswirbelsäule gelten die gleichen Verhaltensregeln wie für Patienten mit Frakturen der Brust- oder Lendenwirbelsäule.
- Stabilisationsübungen sollten zunächst auf die globale Stabilisation der Wirbelsäule abzielen. Segmentale Stabilisationsübungen sind erst möglich, wenn die Fraktur voll belastbar ist.
- Bewegungseinschränkungen müssen sehr vorsichtig behandelt werden. Die Mobilisation erfolgt zunächst aktiv bis zur Schmerzgrenze.

8.6 HWS- Beschleunigungsverletzung (Schleudertrauma)

Die Bezeichnung "Schleudertrauma" ist ein Sammelbegriff für alle Verletzungen, die durch die ruckartige Beschleunigung des Kopfes gegenüber dem Rumpf entstehen. Ein typisches Beispiel sind Auffahrunfälle im Straßenverkehr. Dabei wird der Kopf ähnlich einer Peitschenbewegung (engl. whiplash) nach vorne beschleunigt, um dann ruckartig zurückzuschlagen.

HWS-Beschleunigungsverletzungen weisen viele unterschiedliche Symptome auf. Grund dafür ist
- die enge räumliche Nachbarschaft verschiedener Strukturen, die bei einem Schleudertrauma verletzt oder irritiert werden können,
- die Stellung der Halswirbelsäule vor dem Einwirken der beschleunigenden Kraft.

Eine Rolle spielt auch, ob Betroffene kurz vor dem Unfall auf die bevorstehende Gewalteinwirkung vorbereitet waren. Ist dies der Fall, wird die Halswirbelsäule reflektorisch muskulär stabilisiert, der Kopf wird dadurch nicht so stark beschleunigt und das Trauma fällt geringer aus.

> *Bei Auffahrunfällen haben die Fahrzeuginsassen des vorderen Autos oft die schwerwiegenderen Halswirbelsäulenverletzungen.*

Tab. 8.6 gibt einen Überblick über mögliche Verletzungen und deren Auswirkungen.

Tab. 8.6 Pathologie des Schleudertraumas

Verletzung	Pathomechanismem	Mögliche Symptome
Distorsion: Überdehnung von • Gelenkkapseln • Bändern • Muskeln	• durch Ödembildung vermehrte Nozizeption und Irritation der Propriozeptoren (u. a. Vestibulariskerne) • Verminderung der mechanischen Führung • Druck- und Zugschädigung im Kehlkopfbereich und der ventralen Muskulatur	• Schmerzen, Störung von Stell- und Haltereflexen, Gleichgewichtsprobleme • Unsicherheitsgefühl, kompensatorischer muskulärer Hypertonus • Schluckbeschwerden
Ruptur: Zerreißung von • kapsulären Anteilen • Bändern • Muskelfasern	• mechanische Instabilität, • Druck auf radikuläre Strukturen	• globaler muskulärer Hypertonus und daraus resultierende starke Bewegungseinschränkung in alle Richtungen • Steilstellung der HWS • radikuläre Symptomatik mit sensiblen und evtl. motorischen Auswirkungen entsprechend dem geschädigten Segment (z. B. ausstrahlende Schmerzen in den Arm)
Schädigung von zervikalen Bandscheiben	• Druck auf radikuläre Strukturen	• deutlichere radikuläre Symptomatik mit sensiblen und evtl. motorischen Auswirkungen entsprechend dem geschädigten Segment
Fraktur	• Stabilitätsverlust	• Schmerzen, • Instabilität
dislozierte Fraktur mit Einengung des Spinalkanals	• Schädigung des Rückenmarks	• inkomplette oder komplette Querschnittsymptomatik bis hin zum Tod durch Atemstillstand

Pathomechanik
Hypertonie der Nackenmuskulatur: Beim Schleudertrauma kommt es durch die ruckartige Belastung zu einer Schädigung von Weichteilgewebe im Bereich der Halswirbelsäule. Die Stabilität des verletzten Bereichs nimmt ab, es entsteht eine *strukturelle Hypermobilität*. Der Körper beantwortet die Verletzung mit einer reflektorischen Tonuserhöhung der längeren Hals- und Nackenmuskeln, was zu einer tonischen Hypomobilität führt.

Eine Studie konnte diesen Zusammenhang z. B. für den M. semispinalis nachweisen (Kramer et al 1999). Bei diesen Messungen zeigte sich, dass zur Verhinderung bestimmter Bewegungen die Agonisten gehemmt werden, während die Antagonisten eine Schutzspannung aufbauen.

Der *reflektorische Hypertonus* ist eine physiologische Reaktion mit dem Ziel, die Heilung der verletzten Strukturen (v. a. Bänder, Kapseln und Muskeln) zu fördern. Gleichzeitig bietet er eine Erklärung

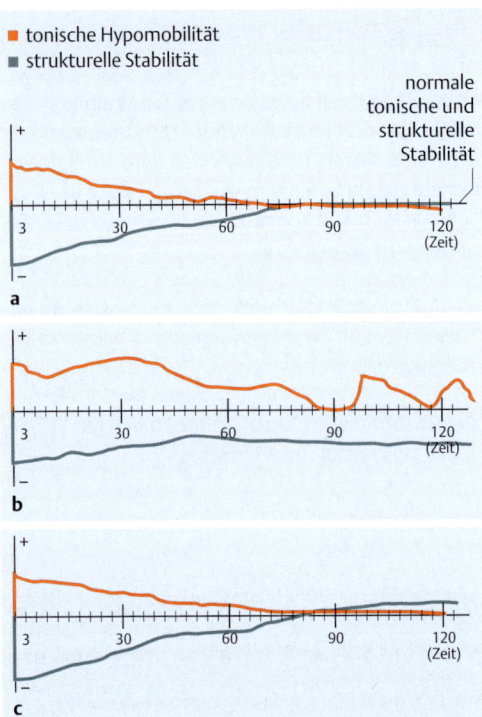

Abb. 8.31a–c Heilungsverläufe von HWS-Beschleunigungsverletzungen. **a** Restitutio ad integrum: die Halswirbelsäule des Patienten hat nach zehn Wochen eine fast normale strukturelle Stabilität erreicht, der Muskeltonus ist fast normal. Wenn keine anderen Schäden vorliegen ist der Patient beschwerdefrei. **b** Entstehung einer Instabilität: auch nach über 120 Tagen ist die strukturelle Stabilität noch nicht erreicht. Bei erhöhter Beanspruchung kommt es immer wieder zu Irritationen der Halswirbelsäule, die tonische Reaktionen der Muskulatur zur folge haben. **c** Entstehung einer strukturellen Hypomobilität: durch eine zu lange Ruhigstellung hat sich eine gering ausgeprägte strukturelle Hypomobilität entwickelt. Dies bedeutet, dass der Patient den Kopf nicht mehr uneingeschränkt bewegen kann.

dafür, warum einige Patienten im längeren Verlauf nach HWS-Beschleunigungsverletzungen chronische Beschwerden bekommen:

- Der Schutz reicht nicht aus um die kollagene Heilung in dem Maß ablaufen zu lassen, dass wieder genügend Stabilität entsteht. Es bleibt eine strukturelle Hypermobilität als Auslöser für eine andauernde Schmerzsymptomatik bestehen.
- Die Anspannung sorgt für eine so starke Immobilisierung, dass es wegen der fehlenden Bewegung zu Degeneration noch nicht geschädigte Gelenkstrukturen kommen kann (siehe Kap. 1.1).
- Durch die andauernde Anspannung wird die Durchblutung und somit der Stoffwechsel der hypertonen Muskulatur herabgesetzt.

> Wird der Heilungsprozess in der Akutphase nach der Verletzung durch mobilisierende oder Tonus reduzierende Maßnahmen (z. B. Massagen, Muskeldehnungen, manuelle Mobilisation) zu früh gestört, erhöht sich die Gefahr für eine Chronifizierung der Beschwerden!

In den Abbildungen **Abb. 8.31a–c** sind mögliche Heilungsverläufe von HWS-Beschleunigungsverletzungen dargestellt.

Klassifikation

Wegen der Komplexität der Symptome und den diagnostisch oft nicht nachweisbaren strukturellen Schäden ist die Klassifikation von HWS-Beschleunigungsverletzungen schwierig. Es wurden unterschiedliche Vorschläge gemacht, die zum Teil auch die subjektiven Beschwerden Betroffener mit in die Beurteilung einfließen lassen. Als Beispiel wird hier eine Klassifizierung genannt, die auf ein Konsenspapier aus dem Jahr 1991 zurückgeht (Griffka 1998, **Tab. 8.7**). Andere gebräuchliche Klassifikationen (z. B. Quebeck Task Force I-V) sind ähnlich aufgebaut und berücksichtigen je nach Grad mehr oder weniger klinische und apparativer Zeichen.

Tabelle 8.7 Klassifizierung von HWS-Beschleunigungsverletzungen (modifiziert von U. Moorahrend)

Schweregrad	Symptome
Schweregrad I	- Schmerzsymptomatik nicht über 72- 96 Stunden - keine erfassbaren Veränderungen durch diagnostische Verfahren
Schweregrad II	- Symptomdauer bis zu drei Wochen nach Schädigungsereignis - objektive Feststellung des muskulären Hartspanns und "pain release" unter Physiotherapie
Schweregrad III	- radiologisch objektivierbare Fehlstellung bis hin zur Subluxation eines Bewegungssegments mit oder ohne neurologische Störungen
Schweregrad IVa	Luxation oder Luxationsfraktur der HWS, ggf. kombiniert mit neurologischen Störungen
Schweregrad IVb	tödliche HWS Beschleunigungsverletzungen

Diagnose

Die Diagnostik ist sehr aufwändig. Trotzdem lassen sich nur stärkere Schädigungen (ab Schweregrad III) bildlich darstellen. Neben Röntgenaufnahmen in verschiedenen Ebenen werden hierzu auch CT und

Unfallgeschädigter:
- „Warum wird mir vom Sanitäter eine Halskrause angelegt, es wird doch nichts Ernsthaftes passiert sein?"
- „Ich habe doch hoffentlich kein Schleudertrauma?"
- „Wie lange ich wohl Beschwerden habe, ob ich je wieder schmerzfrei bin? Wann kann ich meinen Kopf wieder normal bewegen?"

Unfallverursacher:
- „Oh, sie legen dem Fahrer eine Halskrause an. Hoffentlich ist nichts Ernsthaftes passiert. Ob ich wohl mit einer Anzeige rechnen muss?"

Untersuchender Arzt:
- „Die Röntgenkontrolle ergibt keinerlei knöcherne Schädigung. Die klinischen Symptome deuten auch auf keine Verletzungen der Bandscheiben hin. Der Patient hat aber Schmerzen! Soll ich noch weitere Untersuchungen machen?"
- „Wie genau stimmt das Schmerzempfinden des Patienten mit dem Ausmaß der Schädigung überein? Ist der Patient hart im Nehmen oder täuscht er die Beschwerden nur vor?"
- „Für welchen Zeitraum muss die Halswirbelsäule ruhiggestellt werden? Soll ich dem Patienten Physiotherapie verordnen?"

Sachbearbeiter bei der Haftpflichtversicherung des Unfallverursachers:
- „Schon wieder ein Schleudertrauma? Ich bin mal gespannt, was dem Geschädigten alles einfällt! Ob wir nicht besser gleich ein zweites Gutachten einholen?"
- „Ob sich der Geschädigte wohl mit einer einmaligen Schmerzensgeldzahlung abspeisen lässt?"

Physiotherapeut:
- „Der Patient gibt Schmerzen, Schwindel und leichte Sehstörungen an, obwohl der Unfall schon einige Tage her ist. Kann er schon auf die Schanz-Krawatte verzichten?"
- „Wie kann ich dem Patienten die Notwendigkeit der Ruhigstellung vermitteln?"
- „Was kann ich außer Haltungsschulung und vorsichtiger Massage zwischen den Schulterblättern und im Schulterbereich tun?"

Abb. 8.32 Offene Fragen aus unterschiedlichen Perspektiven beim Schleudertrauma.

MRT herangezogen. Bei Verletzungen Grad I und II spielen die klinischen Zeichen eine größere Rolle.

Neben der mechanischen Stabilität sind bei der Diagnose einer HWS-Beschleunigungsverletzung auch andere Faktoren zu berücksichtigen. Durch die Schädigung der Weichteile entstehen v. a. im akuten Stadium Ödeme, die negativen Einfluss auf die Propriozeption, das Schmerzempfinden und das Vegetativum haben. Günther (2000) hat in einer prospektiven Studie nachgewiesen, dass bei Patienten nach HWS-Beschleunigungsverletzungen Grad I–II im akuten Stadium ein Ödem im Halsbereich entsteht, welches mit gezielter manueller Lymphdrainage positiv beeinflussbar ist.

Versicherungsrelevante Probleme
Die Schwere einer HWS Beschleunigungsverletzung hat maßgebliche Auswirkungen auf die Krankheitsdauer, die damit verbundene Arbeitsunfähigkeit und möglicherweise auch auf die Minderung der Erwerbsfähigkeit. Ereignet sich ein Schleudertrauma bei einem Verkehrsunfall, spielen außerdem die Schuldfrage und damit in Zusammenhang stehende versicherungsrechtliche Fragen (z. B. Schmerzensgeld) ein wichtige Rolle. Weil der volkswirtschaftliche Schaden durch HWS-Beschleunigungsverletzungen groß ist, werden die möglichen Folgen solcher Verletzungen widersprüchlich diskutiert, insbesondere wenn bei einem geringen Schweregrad bildgebende Verfahren keinen "harten" Beweis für die Verletzung liefern (**Abb. 8.32**).

Ärztliche Therapie

Konservative Therapie
Bei geringerer Ausprägung (Grad I und II) erfolgt die Therapie immer konservativ. Gegen die akuten Symptome wie Schmerzen und Muskelsteifigkeit werden Medikamenten (Analgetika, Antiphlogistika, Muskelrelaxantien) verordnet. Zur Schonung der verletzten Strukturen wird die Halswirbelsäule vorübergehend ruhig gestellt.

Bei schweren Schleudertraumen (Grad III) ist das ärztliche Vorgehen einheitlicher. Die Halswirbelsäule muss mehrere Tage konsequent ruhig gestellt werden. Dabei kommen steife Orthesen, in manchen Fällen auch Halo-Fixateure (s. Kap. 8.6) zum Einsatz. **In Bezug auf die Art und Dauer der Ruhigstellung** sind die Vorgehensweisen einzelner Ärzte und Kliniken bei den leichteren Fällen sehr unterschiedlich. Sie reichen von sehr kurzen Immobilisationszeiten (wenige Stunden mit einer weichen Halskrause (Schanz-Krawatte) bis hin zu einer konsequenten länger dauernden Ruhigstellung der Halswirbelsäule mit einer steifen Orthese (z.B. "Stiff-Neck" für ca. drei Wochen). Inzwischen belegen mehrere klinische Therapiestudien (u.a. Kramer et al 1999), dass eine Ruhigstellung zumindest während der Akutphase der Wundheilung (zwischen zwei und 12 Tagen posttraumatisch) sinnvoll ist. Wie und wann die Tragezeit der Orthese reduziert wird, richtet sich nach den Beschwerden des Patienten.

Für beide Vorgehensweisen – die konsequente Ruhigstellung und die frühe Mobilisation – gibt es gute Gründe. Die konsequente Ruhigstellung fördert die Heilung der verletzten Strukturen und hilft, Schmerzen zu reduzieren. Die frühe Mobilisation verhindert Immobilisationsschä-

den und hilft, Schonhaltungen zu vermeiden. Letztlich muss sich die Behandlung am individuellen Befund und der Patientenpersönlichkeit orientieren. Die Notwendigkeit der Ruhigstellung während der Nacht ist unbestritten, da es während des Schlafens wegen unkontrollierter Bewegungen und Liegepositionen des Kopfes zu schädlichen Belastungen der verletzten Strukturen kommen kann.

Operative Therapie
Bei sehr schweren Schleudertraumen (Grad IVa, gelegentlich auch Grad III) ist eine Operation erforderlich, damit es nicht zu weiteren Nervenschädigungen kommt. Das Vorgehen orientiert sich an der Art der knöchernen Verletzung und dem Ausmaß der Einengung des Spinalkanals oder des Foramen intervertebrale. Die Therapie entspricht der von Frakturen der Halswirbelsäule (siehe Kap. 8.6).

Zusammenfassung

- Das Schleudertrauma verursacht eine strukturelle Schädigung der zervikalen Weichteile, die nicht immer diagnostisch nachweisbar ist! Diese führt zu einer strukturellen Hypermobilität, in deren Folge wegen der reflektorischen Tonuserhöhung der Hals- und Nackenmuskulatur eine tonische Hypomobilität entsteht. Sowohl die Hypermobilität als auch die Hypomobilität kann für die lang anhaltenden Beschwerden der Patienten verantwortlich sein.
- Die Therapie richtet sich nach dem Schweregrad der Verletzung. Über die erforderliche Dauer der Ruhigstellung herrscht bei leichteren Formen keine Einigkeit. Meist orientiert sich der behandelnde Arzt an den Symptomen. Nachts sollte die Halswirbelsäule mit einer Zervikalstütze für mindestens zwei Wochen ruhig gestellt werden.

8.6.1 Physiotherapie nach Beschleunigungsverletzung

Befund

Checkliste

Sicht- und Tastbefund	▪ Schonhaltung des Kopfes ▪ Ausweichbewegungen ▪ tastbare Muskelverspannungen
Schmerzen	▪ im Bereich der Halswirbelsäule ▪ Schmerzprovokation in Ruhe, bei Bewegung ▪ ausstrahlende Schmerzen in Kopf, Schulter und Arme
Muskulatur	▪ Tonus ▪ Kraft ▪ in der Spätphase Dehnfähigkeit
Beweglichkeit	▪ aktiv (wenn erlaubt) ▪ passiv (wenn erlaubt)
Neurologie	▪ sensible und motorische Störungen ▪ Schwindel ▪ Gleichgewichtsstörungen
Sonstiges	▪ subjektive Beschwerden, "Krankheitsempfinden" ▪ möglicher sekundärer Krankheitsgewinn

Behandlung

Checkliste

Schmerzen lindern	▪ Lagerung ▪ Förderung der Ödemresorption ▪ vorsichtige Mobilisation ▪ Elektrotherapie
Sichern der Wundheilung	▪ entstauende Maßnahmen ▪ Lagerung ▪ Stabilisation
Fördern der Ödemresorption	▪ Manuelle Lymphdrainage ▪ vorsichtige Mobilisation
Fördern der Durchblutung	▪ Wärmeanwendungen ▪ vorsichtige Mobilisation
Dämpfung der sympathischen Reflexaktivität	▪ Mobilisationen im Bereich der oberen Brustwirbelsäule ▪ Wärmeanwendungen im Bereich der oberen Brustwirbelsäule
Stabilisation	▪ Isometrie ▪ Autostabilisation
Mobilisation	▪ hubfreie und hubarme Mobilisation
Verhalten	▪ Haltungsschulung ▪ Entlastungsstellungen ▪ Angstabbau

Schwerpunkte in den verschiedenen Behandlungsphasen

- Die Behandlung von Patienten richtet sich nach den Heilungsphasen. Da nicht immer endgültig festgestellt werden kann, welche Strukturen in welchem Ausmaß geschädigt wurden, müssen Physiotherapeuten sich nach den aktuellen Beschwerden und den ärztlichen Vorgaben richten.
- Die in den verschiedenen Physiologiebüchern beschriebenen Zeiträume für die Wundheilungsphasen orientieren sich meist am idealen Ablauf. Viele Faktoren können die einzelnen Phasen und somit die gesamte Wundheilung verlängern. So kann z. B. eine durch mangelnde Ruhigstellung verursachte Retraumatisierung dafür verantwortlich sein, dass Entzündungen erneut aufflammen. Physiotherapeuten müssen ihre Behandlung daher nach den Symptomen richten und sich im Zweifelsfall an den behandelnden Arzt wenden.
- Die Psyche spielt im Zusammenhang mit der Heilung von Beschleunigungsverletzungen der Halswirbelsäule eine große Rolle. Physiotherapeuten müssen die Ängste der Patienten ernst nehmen und versuchen, ihnen bei der Bewältigung des Traumas zu helfen. Allerdings kann zu viel Vorsicht auch schaden und ängstliches Verhalten verstärken.

Akutphase

- Die verletzten Strukturen brauchen Ruhe. In den ersten Tagen sind Stabilisationsübungen indiziert. Mobilisation sind in der Akutphase kontraindiziert.
- Manuelle Lymphdrainage fördert die Ödemresorption.
- Patienten müssen angeleitet werden, wie sie die HWS entlasten und schonen können:
  - Instruktion von Entlastungsstellungen (siehe S. 284),
  - Haltungsschulung (siehe S. 276).
- Detonisierende Massagen und Muskeldehnungen im Verletzungsgebiet sind in der Akut- und Frühphase der Heilung kontraindiziert.
- Wärmeanwendungen und leichte Mobilisationen im Bereich der oberen Brustwirbelsäule senken die sympathische Reflexaktivität und fördern die Heilung.

Frühphase

- In der Frühphase der Heilung können die Beschwerden relativ schnell abklingen. Physiotherapeuten müssen Patienten darauf hinweisen, dass die Heilung trotz der initialen Besserung noch lange nicht abgeschlossen ist und eine gewisse Schonung die Prognose verbessert.
- Intermittierende Traktionen können in der Frühphase die Symptome verstärken (Haarer-Becker, Schoer 1998).
- Patienten legen die Zervikalstütze zur Therapie immer ab. Im Verlauf der Proliferationsphase können Patienten tagsüber vorübergehend auf die Orthese verzichten. Nachts muss die Zervikalstütze weiterhin getragen werden.

> *Der Zeitpunkt, ab dem die Tragezeit einer verordneten Orthese reduziert werden kann, richtet sich zum eine nach der Verordnung des Arztes, zum anderen nach dem Empfinden des Patienten. Patienten, die Angst haben auf die Halskrause zu verzichten, müssen schrittweise entwöhnt werden. Konkrete Verhaltenshinweise geben dem Patienten Sicherheit und helfen ihm, ohne die Orthese zurecht zu kommen.*

- In der Frühphase dürfen kleine aktive und passive Bewegungen (s. u.) ausgeführt werden, die das Ziel haben
  - Schmerzen zu lindern,
  - den Stoffwechsel anzuregen,
  - die Weichteilheilung zu fördern,
  - die Narbenbildung zu vermindern.
- Im weiteren Verlauf der Behandlung kann das Bewegungsausmaß vergrößert werden. Bereitet es dem Patienten keine Mühe und Beschwerden, das Gewicht des Kopfes in der Senkrechten zu halten, können Stabilisationsübungen auch im Sitz und im Stand durchgeführt werden (siehe Kap. 8.5.1). Dabei kann die Schwerkraft sehr fein dosiert für die isometrische Stimulation der Halsmuskulatur eingesetzt werden, in dem man den Patienten auffordert seinen stabilisierten Rumpf leicht nach vorne, nach hinten oder zur Seite zu neigen.
- Leichte detonisierende Massagen und Wärmeanwendungen können helfen, die Schmerzen zu lindern. Im Verletzungsgebiet müssen Physiotherapeuten sehr vorsichtig arbeiten.
- Bewegungseinschränkungen dürfen noch nicht mit forcierten Techniken behandelt werden.

Spätphase

- Tagsüber können sich Patienten ohne die Zervikalstütze bewegen. Bei belastenden Tätigkeiten (z. B. Schreibtischarbeit) und Schmerzen sollten sie die Halskrause anbehalten. Beim Schlafen kann sie je nach Schwere der Verletzung etwa ab der 3. bis 4. Woche weggelassen werden.

- In der Spätphase können die Anforderungen weiter gesteigert werden. Hierfür eigenen sich labile Unterlagen (z.B. Schaukelbrett, Posturomed, Therapiekreisel) die helfen, Gleichgewichtsreaktionen zu provozieren und zu automatisieren.
- Stellt sich in der Spätphase heraus, dass die Beweglichkeit einzelner Segmente der Halswirbelsäule reduziert ist, können Physiotherapeuten etwa ab der 8. Woche nach der Verletzung mit manuellen Gelenktechniken die Hypomobilität behandeln.

Maßnahmen

Lagern
- Nach einem Schleudertrauma sollten Patienten versuchen, ihren Kopf nachts flach abzulegen. Die Zervikalstütze sichert die HWS vor ungewollten Bewegungen. Kleine Kissen können Höhenunterschiede zwischen Hals und Unterlage ausgleichen.
- Die Bauchlage in der Frühphase nach der Verletzung verschlechtert die Symptome und gefährdet die Wundheilung.
- Bei Bedarf kann das gesamte Kopfteil des Bettes erhöht werden - nicht nur der Kopf!

Manuelle Lymphdrainage
- Die Manuelle Lymphdrainage verbessert die Ödemresorption, regt die Durchblutung an und verbessert die Wundheilung. Günther (2000) hat in einer prospektiven Studie nachgewiesen, dass die Manuelle Lymphdrainage in der Akutphase nach der Verletzung (Grad I –II) die Ödemresorption im Halsbereich positiv beeinflusst und so Beschwerden lindert.

Wärmeanwendungen
- Wärmeanwendungen senken die sympathische Reflexaktivität und fördern die Heilung. Sie verbessern die Durchblutung und senken den Muskeltonus.
- Die Anwendung erfolgt im Bereich der Brustwirbelsäule, nicht unmittelbar in der Hals- und Nackenregion.
- Geeignet sind heiße Rollen, Peloide (z.B. Fango), wärmende Kompressen (z.B. Dinkel- oder Kirschkernkissen) und Wärmflaschen.

Stabilisation, Kräftigung
- Stabilisationsübungen sind bereits in der Akutphase möglich und reduzieren das Risiko für das Auftreten von Muskelatrophien (siehe Kap. 8.5.1).
- Stabilisationsübungen geben Patienten Sicherheit.
- Patienten können Stabilisationsübungen mehrmals täglich mit der Zervikalstütze selbstständig durchführen.

Mobilisation
- In der Frühphase nach der Verletzung unterstützt die vorsichtige Mobilisation die Wundheilung und hilft Schmerzen zu lindern.
- Bewegungen unter leichtem axialen Druck (s.u.) werden von Patienten in der Frühphase nach der Verletzung oft besser toleriert.
- Bewegungseinschränkungen dürfen erst nach Abklingen der akuten Symptome behandelt werden. Geeignete Techniken sind
  - aktive und passive Bewegungen,
  - Muskeldehnungen in der Spätphase,
  - manuelle Mobilisationstechniken bei strukturellen Bewegungseinschränkungen in der Spätphase.

Mobilisation in der Frühphase: Die ersten Bewegungen erfolgen achsengerecht unter Abnahme der Eigenschwere des Kopfes. Die Rückenlage eignet sich für alle Bewegungsrichtungen, wenn der Kopf während der Bewegung vom Therapeuten gehalten oder abgelegt wird. Die Lateralflexion kann z.B. durch Bewegungen des Brustkorbs von proximal eingeleitet werden. Leichter axialer Druck am Scheitelpunkt verbessert die Stabilität und Führung der Gelenke und gibt den Patienten Sicherheit (**Abb. 8.33**).

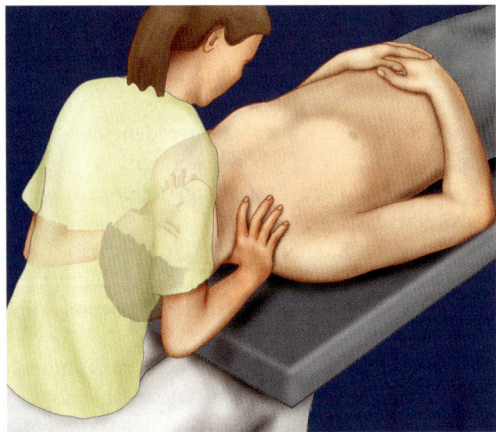

Abb. 8.33 Der Therapeut gibt leichten axialen Druck am Scheitelpunkt. Der Patient bewegt die Halswirbelsäule vom Brustkorb aus lateralflexorisch (Haarer-Becker, Schoer 1998).

Fallbeispiel: Herr K., 37 Jahre, ist bei Nebel auf ein stehendes Auto aufgefahren. Er hat sich eine HWS-Beschleunigungsverletzung Grad II-III zugezogen. Der Arzt in der Notaufnahme verordnet ihm eine Schanz-Krawatte für zehn Tage. Außerdem verordnet er ihm Physiotherapie und Manuelle Lymphdrainage. Die Behandlung beginnt am 2. Tag nach dem Unfall.

Bei der Befundaufnahme stellt der Physiotherapeut fest, dass sich im Nackenbereich ein leichtes Ödem gebildet hat. Der Tonus der gesamten Hals- und Nackenmuskulatur ist deutlich erhöht, rechts mehr als links. Der Patient gibt seine Ruheschmerz mit einem Wert von 7 auf der visuellen Analogskala (VAS, siehe S. n) an. Für die Bewegungen kann in der Akutphase kein Schmerzwert ermittelt werden.

Die erste Behandlung beginnt der Physiotherapeut mit der Lymphdrainage, zunächst in Rücken- dann in Bauchlage. Beim Drehen unterstützt der Therapeut den Patienten. Die Behandlung des Rückens erfolgt großflächig, ohne detonisierende Maßnahmen unmittelbar in der Halsregion. Die Schmerzen von Herrn K. nehmen ab (VAS 5).

Nach der Lymphdrainage setzt der Therapeut die Behandlung in Rückenlage mit angelegter Schanz-Krawatte fort. Herr K. soll, eingeleitet über Augenbewegungen, seine Hals- und Nackenmuskeln in verschiedene Richtungen anspannen (siehe S. n). Zu Hause soll Herr K. die Übungen mit angelegter Krawatte drei Mal täglich in drei Serien à zehn Wiederholungen im Stand durchführen. Hierbei soll sich der Kopf nicht bewegen und der Druck zwischen Okziput und hinterem Rand bzw. Kinn und vorderem Rand der Schanz-Krawatte darf sich nicht verändern. Beim Sitzen macht Herrn K. trotz der Schanz-Krawatte eine Translation das Kopfes nach ventral. Zum Ausgleich kyphosiert er seine Brust- und Lendenwirbelsäule. Deshalb erarbeitet der Physiotherapeut mit Herrn K. die aufrechte Körperhaltung.

Vor der nächsten Behandlung zwei Tage später gibt Herr K. an, dass sich sein Ruheschmerz gebessert hat (selten mehr als 4 auf der VAS). Der Therapeut beginnt seine Behandlung wie beim ersten Mal in Rückenlage. Die Stabilisationsübungen über die Blickbewegung lässt der Therapeut Herrn K. ohne die Orthese ausführen. Anschließend fordert er Herrn K. auf, seinen Kopf in die Blickrichtung zu drehen. Er unterstützt den Patienten und wiederholt die Bewegung bis sich eine Verbesserung der Rotation ohne Zunahme der Schmerzen einstellt. Nach rechts kann Herr K. den Kopf schließlich 30° drehen, nach links 20°. Anschließend soll Herr K. versuchen, im Sitzen seinen Kopf mit angelegter Schanz-Krawatte langsam und vorsichtig ohne Hilfe des Therapeuten im Wechsel nach rechts und links zu drehen. Dies gelingt ihm im gleichen Bewegungsumfang wie zuvor in Rückenlage, ohne dass er eine Schmerzzunahme verspürt. Zur Ergänzung des Heimübungsprogramms soll Herr K. die Rotation im Sitz üben.

In den nächsten zwei Behandlungen übt der Physiotherapeut mit Herrn K. in Rückenlage die Flexion, die Extension und die Lateralflexion auf die gleiche Art und Weise wie die Rotation. Schließlich soll Herr K. die Rotation und die Lateralflexion in der unteren HWS gekoppelt ausführen (z. B. Lateralflexion rechts bei gleichzeitiger Rotation rechts).

Die Entwöhnung von der Schanz-Krawatte beginnt am 10 posttraumatischen Tag. Nach einleitenden Übungen nimmt der Therapeut Herrn K. die Krawatte im Sitz ab. Herr K. fühlt sich lediglich etwas unsicher, verspürt aber keine Schmerzen. Unter Aufsicht und Kontrolle des Therapeuten übt Herr K. den Wechsel vom Sitz zum Stand, wobei er seine Aufmerksamkeit auf die Stabilisation der Halswirbelsäule und die Anspannung der Nackenmuskulatur richtet. Da Herr K. weder bei den Transfers noch beim Sitzen oder Stehen Schmerzen angibt, kann er die Schanz-Krawatte mehrmals täglich für eine halbe Stunde abnehmen. Da sich der Befund beim nächsten Termin nicht verschlechtert hat und Herr K. sich auch ohne die Krawatte sicher fühlt, rät ihm der Therapeut die Krawatte tagsüber auszulassen und nur noch bei Bedarf anzulegen. Nachts darf Herr K. noch nicht auf die Schanz-Krawatte verzichten.

Im weiteren Verlauf der Behandlung bessert sich die Beweglichkeit und das subjektive Befinden von Herrn K. Er kann auch nachts auf die Schanz-Krawatte verzichten und nimmt seine Arbeit wieder auf. Der Physiotherapeut kann aber noch eine Einschränkung der Lateralflexion nach links und einen erhöhten Tonus der Nackenmuskulatur, rechts mehr als links, feststellen. Da das Trauma inzwischen mehr als sechs Wochen zurück liegt kann er die verspannte Muskulatur mit Massagen behandeln. Den Schwerpunkt legt er auf die Region zwischen den Schulterblättern und die absteigenden Anteile des M. trapezius. Danach kann Herr K. den Kopf besser zu Seite neigen und spürt eine weitere Abnahme der Schmerzen (VAS 1).

In den letzten drei Behandlungen legt der Physiotherapeut Wert auf Übungen zur Verbesserung der Koordination. Er arbeitet mit labilen Unterlagen im Sitz und Stand. Zusätzlich setzt er visuelle Reize ein, indem er Herrn K. auffordert, während einer komplexen Übung (z. B. "Cocktailparty" aus der FBL) einem sich bewegenden Gegenstand hinterher zu schauen. Bei der Abschlussuntersuchung gibt Hr. K. keine Beschwerden an. Der Abschlussbefund ergibt, bis auf eine etwas verminderte Lateralflexion links (die schon vor dem Unfall bestanden haben kann), keine Auffälligkeiten.

Das nächste Fallbeispiel schildert den Fall einer Frau, die erst nach einem halben Jahr zur Behandlung erschien. Trotzdem erzielte die Physiotherapeutin schnell einen Behandlungserfolg.

Fallbeispiel: Fr. L., eine 49-jährige Hausfrau, hat vor einem halben Jahr ein Schleudertrauma Grad II erlitten. Nach der Ruhigstellung mit einer Stiff-Neck-Orthese für zwei Wochen erhielt sie für weitere zwei Wochen eine Schanz-Krawatte. Anschließend war Frau L. schmerzfrei, hatte allerdings Bewegungseinschränkungen die sich unbehandelt nur wenig zurückbildeten. Die größten Einschränkungen hatte Frau L. beim Kopfwenden, z. B. wenn sie mit dem Auto rückwärts fuhr. Der Arzt verordnete 10-mal Physiotherapie und Manuelle Therapie.

Der Befund ergibt Einschränkungen der Rotation und Lateralflexion beidseits, wobei v.a. in den Segmenten C2-C5 das Gelenkspiel deutlich herabgesetzt ist. Als Hypothese nimmt die Physiotherapeutin eine strukturelle Hypomobilität der genannten Segmente an. Sie behandelt diese u. a. mit Funktionsmassagen und segmentalen manuellen Mobilisationen. Zu Hause dehnt und kräftigt Frau L. nach Anleitung durch die Therapeutin ihre Hals- und Nackenmuskulatur.

Nach 8 Behandlungen hat sich der Befund wesentlich verbessert. Frau L. hat weder Bewegungseinschränkungen noch Schmerzen. Die zwei letzten Behandlungstermine werden zur Sekundärprophylaxe genutzt..

Im abschließenden Fallbeispiel zeigt sich, welche Konsequenzen eine zu kurze Ruhigstellung in der Akutphase haben kann. Die Patientin hat Glück, denn die Symptome lassen durch die Behandlung nach.

Fallbeispiel: Frau K., eine 22-jährige Eventmanagerin hat sich vor einem Jahr einen HWS-Beschleunigungsverletzung zugezogen. Die Halswirbelsäule wurde lediglich zwei Tage mit einer Schanz-Krawatte ruhig gestellt. Die verordnete Physiotherapie konnte die Patientin aus beruflichen Gründen nicht wahrnehmen. Nach vier Wochen war sie beschwerdefrei.

Acht Monate nach dem Unfall begannen die aktuellen Beschwerden. Frau K. wachte nachts wegen Schmerzen auf. Morgens klagte sie immer öfter über Taubheitsgefühle im rechten Daumen und Zeigefinger. Als die Beschwerden auch tagsüber auftraten, ging sie zum Orthopäden. Nach eingehender Untersuchung diagnostizierte der Arzt eine Instabilität der Halswirbelsäule und verordnet 10-mal Physiotherapie.

Der physiotherapeutischen Befund bestätigt die ärztliche Diagnose. Die Instabilität betrifft in erster Linie das Segment C4, aber auch die beiden nachfolgenden Segmente sind betroffen. Ziel der Behandlung ist die Stabilisation der Halswirbelsäule. Die Physiotherapeutin entscheidet sich für segmentale Stabilisationsübungen (s. S. ##). Zu Hause soll Frau K. regelmäßig im Sitz vor dem Spiegel isometrische Spannungsübungen machen. Ihr Kopfkissen tauscht Frau K. auf Empfehlung der Physiotherapeutin gegen ein geeignetes kleineres Kissen aus. Die Beschwerden nehmen ab.

Trotz nachlassender Beschwerden sind Stabilisations- oder Kräftigungsübungen mit größerem Widerstand nicht möglich. Sie führen zu vermehrten Schmerzen. Die segmentale Instabilität kann die Therapeutin weiterhin feststellen.

Am Ende der Behandlungsserie ist Frau K. trotz der segmentalen Instabilität fast beschwerdefrei. Sie kann verschiedene stabilisierende Übungen korrekt ausführen und damit einer Verschlechterung entgegen wirken. Treten erneut stärkere Beschwerden auf, empfiehlt die Physiotherapeutin Frau K. eine weitere Behandlungsfolge.

Zusammenfassung

- Physiotherapeuten müssen bei der Behandlung von Patienten mit Schleudertrauma die Pathomechanik berücksichtigen. Anfängliche schmerzhafte Hypertonien der Hals- und Nackenmuskulatur sind Schutzreaktionen, die in der ersten Phase der Heilung normal sind und die Heilung verletzter Strukturen fördern.
- Massagen im Verletzungsgebiet sind in den ersten Wochen kontraindiziert.
- Manuelle Gelenktechniken im betroffenen Wirbelsäulenabschnitt dürfen erst nach Abschluss der Proliferationsphase (frühestens nach sechs Wochen) eingesetzt werden.
- Besonders wichtig sind in der Frühphase entstauende Maßnahmen wie Manuelle Lymphdrainage, die auch gut gegen die Schmerzen wirken.
- Stabilisationsübungen sind von Beginn an ein wesentlicher Bestandteil der Behandlung. Patienten sollten diese Übungen mit der Orthese möglichst früh selbstständig durchführen.

8.7 Verletzungen des Brustkorbs

8.7.1 Physiotherapeutische Untersuchung

Checkliste

▪ Atmung	▪ Atembewegung, Atemrichtung ▪ Schonatmung, flache Atmung ▪ Störung der Atemmechanik ("paradoxe Atmung")
▪ Schmerzen	▪ in Ruhe, bei der Atmung, bei Bewegungen, beim Husten ▪ Schmerzvermeidung
▪ Lagerung	▪ evtl. hoch gestelltes Kopfteil zur Atemerleichterung im Liegen ▪ spezielle Lagerungen zur Entlastung oder Atemlenkung
▪ Mobilität	▪ Kann der Patient aufstehen? ▪ Sind bestimmte Bewegungen verboten?
▪ Brustwirbelsäule	▪ Mobilität ▪ Schonhaltung
▪ Muskulatur	▪ Atemhilfsmuskeln ▪ Hypertonien der thorakalen und der Schultergürtelmuskulatur ▪ Zwerchfell
▪ Sonstiges	▪ Verletzung innerer Organe (Herz, Lunge, etc.) ▪ Thoraxsaugdrainage, Atemhilfsgeräte, Beatmung (siehe Kap. 9.3)

8.7.2 Physiotherapeutische Behandlung

Schwerpunkte in den verschiedenen Behandlungsphasen

Behandlungsphasen: siehe Kap. 8.3.2

Schwerpunkte in der Akutphase

Vermeiden von Immobilisationsschäden
- Bei leichteren Thoraxverletzungen drohen keine Immobilisationsschäden. Bei schweren Thoraxverletzungen, insbesondere solchen, die eine Thoraxsaugdrainage oder Beatmung erforderlich machen, ist das Risiko des Auftretens von Immobilisationsschäden deutlich höher.
- Prophylaxen tragen dazu bei, das Risiko für das Auftreten von Komplikationen zu verringern.

Schmerzen lindern
- Schmerzen treten in erster Linie bei tiefer In- und Exspiration, beim Husten, Niesen und bei Bewegungen auf.
- Hilfreich ist das Erlernen einer schonenden Hustentechnik, bei der die Betroffenen mit den Händen ihre gebrochenen Rippen schienen.
- Lagerungen können dazu beitragen, Schmerzen zu lindern und die Atmung zu erleichtern.

Atemtherapie
- In der Akutphase haben Physiotherapeuten die Aufgabe, mit ihrer Behandlung die Atmung zu sichern und das Auftreten einer Pneumonie zu verhindern.
- Lagerungen sind geeignet, die Atembewegung zu lenken. Voraussetzung dabei ist, dass die Heilung nicht gefährdet wird.

> *In Ruhe ist die Hauptatembewegung abdominal. Dies bedeutet, dass ein Patient auch bei flacher thorakaler Atembewegung genügend Luft ein- und ausatmen kann. Manchen Patienten muss aber mit entsprechenden verbalen und taktilen Hinweisen geholfen werden, diese Atemform zu nutzen.*

Schwerpunkte in der Frühphase

Atemtherapie
- Schwerpunkt ist die Atemlenkung und Atemvertiefung.

Mobilisation
- Die Mobilisation der Brustwirbelsäule hilft, die Atemtätigkeit zu verbessern.
- Die Rippen dürfen nur mobilisiert werden, wenn dadurch die Heilung der Verletzung nicht gefährdet wird.

Schmerzen lindern
- Patienten mit einer Brustkorbverletzung bewegen sich oft ängstlich, weil unvermittelt Schmerzen auftreten können. Rückenschonende Transfers (siehe Kap. 8.3.2) können helfen, Bewegungsübergänge schmerzfrei zu gestalten.

Verhalten
- Schmerzen sind oft die Folge nicht angepassten Verhaltens. Je nach Schwere der Verletzung müssen Physiotherapeuten mit Patienten ein Verhal-

tenstraining durchführen, um Fehlbelastungen zu vermeiden.

Schwerpunkte in der Spätphase

Atemtherapie
- Noch bestehende Asymmetrien bei der Atembewegung, eine zu flache Atmung oder Schmerzen bei der tiefen In- und Exspiration machen eine weitere Behandlung erforderlich.
- Das Ziel der Atemtherapie besteht darin, v. a. restriktive Ventilationsstörungen zu vermindern und die Atembewegungen zu normalisieren.

Mobilisation
- Neben der Brustwirbelsäule können jetzt auch die Rippen gefahrlos mobilisiert werden. Dies schließt sowohl die Mobilisation der Rippenwirbel- und Costosternalgelenke als auch die Verbesserung der Elastizität thorakaler Weichteile mit ein.

Checkliste

Sicherung der Atmung	- Atemtherapie - Lagerung
Förderung der Wundheilung	- Lagerung - Atemtherapie - Verhalten
Vermeiden von Immobilisationsschäden	- Prophylaxen (nur bei schweren Thoraxverletzungen)
Schmerzlinderung	- Lagerung - Atemtherapie - Mobilisation - Wärme- oder Kälteanwendungen
Mobilisation	- Atemtherapie - Manuelle Mobilisationstechniken - Dehnlagerungen

Maßnahmen

Prophylaxen

Thromboseprophylaxe und Pneumonieprophylaxe siehe Kapitel 1 und Kapitel 9

Kontrakturprophylaxe
Sind wegen der Schwere der Verletzungen oder wegen der ärztlichen Therapie längere Liegezeiten erforderlich, verhindert das tägliche passive Bewegen der Extremitäten Kontrakturen der Extremitätengelenke (s. a. Kap. 9.3.2).

Atemtherapie

Kapitel 9.3.3 befasst sich ausführlich mit der Beatmung und der Atemtherapie auf der Intensivstation, erklärt wird auch der Einsatz von Atemhilfsgeräten. Die dort genannten Maßnahmen sind mit wenigen Einschränkungen für Patienten mit Brustkorbverletzungen geeignet:
- Dehnlagerungen dürfen die Wundheilung nicht gefährden!
- Thoraxkompressionen zur Atemhilfe sind bei Frakturen kontraindiziert! Die Thoraxkompression zur Schienung gebrochener Rippen beim Husten (s. u.) sollten Patienten so früh wie möglich selbst erlernen. Bei schwerem Husten oder Hustenreiz helfen Medikamente.
- Vibrationen können bei Rippenserien- und Sternumfrakturen die Frakturheilung beeinträchtigen. Im Frakturbereich dürfen sie nicht angewendet werden.

Weitere Maßnahmen werden in Kapitel 8.8 beschrieben. Außerdem eigenen sich zur Atemverbesserung:
- Kälte- und Wärmeanwendungen am Thorax (Eisabreibungen, heiße Rolle),
- Wahrnehmungsübungen, die das Gefühl für die Atembewegungen verbessern und den Patienten helfen, Defizite der Atmung selbst zu erkennen.
- Ausstreichungen, Packegriffe und andere gewebelösende und -entspannende Techniken.

> *Thoraxtraumen können den Tonus der interkostalen Muskulatur reflektorisch erhöhen. Dieser Hypertonus schränkt die Atembewegungen ein. Gelingt es, diesen Hypertonus etwas zu senken, kann sich die Atembewegung wieder vergrößern. Die Bewegungszunahme darf aber keine neuen Schmerzen verursachen, weil sich sonst der Hypertonus der Mm. intercostales sehr schnell wieder einstellt und die Thoraxbewegung erneut behindert wird.*

Schmerzen lindern

- Im Prinzip gilt für Thoraxverletzungen das gleiche wie für Wirbelsäuleverletzungen (s. S. n).
- Wundschmerzen können durch Maßnahmen der Atemtherapie abnehmen.
- In der Akut- und Frühphase können atemabhängige Schmerzen physiotherapeutisch oft nicht wesentlich beeinflusst werden. In der Spätphase trägt die Mobilisation des Brustkorbs zur Schmerzlinderung bei.

Lagern

- Umlagerungen in der Akutphase gewährleisten eine ausreichende Ventilation, Perfusion und Diffusion der Lungen.
- Physiotherapeuten helfen Patienten, eine schmerzfreie Lage (z. B. für die Nacht) zu finden. Lagewechsel üben Patienten unter Anleitung des Physiotherapeuten, wenn möglich nach den Grundsätzen rückengerechten Verhaltens (s. S. n).
- Ein erhöhtes Kopfteil kann die Atmung erleichtern.

Bewegungsverhalten

- Patienten mit Thoraxverletzungen profitieren von rückengerechtem Verhalten. Transfers, Alltagsaktivitäten (ADL), etc. sollten mit einer aktiv stabilisierten Wirbelsäule durchgeführt werden, beim Sitzen und Bücken gelten die gleichen Regeln wie für Patienten mit Verletzungen der Wirbelsäule (s. Kap. 8.3.2).
- Da es außer einem elastischen Rippengürtel oder der "inneren Schienung" keine Möglichkeit der Ruhigstellung gibt, ist es wichtig, bei Alltagsbewegungen größere Belastungen im Verletzungsgebiet zu vermeiden. Patienten sollten deshalb auch nach einem leichten Thoraxtrauma (leichter Prellung, einfacher Rippenbruch) keine schweren Lasten heben und sich rückengerecht verhalten.
- Da viele Schultergürtelmuskeln an den Rippen ansetzen, kann die Aktivität dieser Muskeln Bewegungen im Verletzungsgebiet zur Folge haben. Patienten sollten Tätigkeiten, bei denen es zu solchen unerwünschten weiterlaufenden Bewegungen kommen kann, in der Frühphase nach der Verletzung vermeiden.

Mobilisation

Die Mobilisation nach Frakturen beginnt erst, wenn die Konsolidierung abgeschlossen ist. Für Atembewegungen ist eine ausreichende Beweglichkeit der Brustwirbelsäule und der Rippenwirbelgelenke erforderlich. Schmerzhafte Blockaden schränken die Atembewegungen ein.

- Eine gute Beweglichkeit des Brustkorbs und der Brustwirbelsäule ist Voraussetzung für eine gute Atmung.
- Bewegungen des Brustkorbs und der Brustwirbelsäule können Schmerzen reduzieren. Dies setzt eine ausreichende Belastbarkeit der verletzten Strukturen voraus. Sonst können Bewegungen die Schmerzen verstärken.
- Manuelle Mobilisationstechniken sind bei einer guten knöchernen Stabilität geeignet, strukturelle Bewegungseinschränkungen zu behandeln.
- Einen hohen Stellenwert haben Weichteiltechniken, welche ebenfalls die Beweglichkeit des Thorax verbessern. Sie wirken sich günstig auf die Spannung und Elastizität des Gewebes aus und verbessern so die Compliance von Lungen und Thorax. Geeignete Maßnahmen sind:
  – Packegriffe,
  – Ausstreichungen der Interkostalräume,
  – detonisierende Massage,
  – Bindegewebstechniken.
- Dehnlagerungen und Dehnzüge über die Arme können die Beweglichkeit des Brustkorbs verbessern und die Atembewegungen lenken und vertiefen.

Zusammenfassung

- Die Behandlung von Thoraxverletzungen erfolgt in drei Phasen. In jeder Phase steht die Sicherung der Atmung im Mittelpunkt der Behandlung.
- In der Akutphase besteht ein erhöhtes Risiko für Immobilisationsschäden, v.a. in Bezug auf die Atmung und Herz-Kreislauf-Organe. Schmerzen treten v.a. im Zusammenhang mit der Atmung, beim Husten, Niesen und bei Bewegungen auf. Geeignete Hinweise und Verhaltenstipps helfen Patienten, diese Schmerzen zu verringern.
- In der Frühphase sollen Patienten wieder normal atmen lernen. Maßnahmen zur Atemlenkung und Atemvertiefung helfen, dieses Ziel zu erreichen. Die Brustwirbelsäule darf in der Frühphase nach der Verletzung vorsichtig mobilisiert werden.
- In der Spätphase müssen noch bestehende Störungen der Atemtätigkeit erkannt und behandelt werden. Die Rippen und der Thorax dürfen schmerzfrei mobilisiert werden.

8.8 Rippenserienfraktur

Rippenserienfrakturen sind Frakturen von drei oder mehr benachbarten Rippen. Sie entstehen bei massiver stumpfer Gewalteinwirkung auf den Thorax, z. B. bei schweren Stürzen, Einklemmungen bei Verkehrsunfällen oder Verschüttungen (Trentz, Bühren 2001). Mit zunehmendem Alter steigt das Risiko von Rippenfrakturen, weil die Elastizität der Rippen nachlässt.

Hauptsymptom bei Rippenserienfrakturen sind atemabhängige Schmerzen, die sich beim Husten oder Niesen verstärken. Patienten atmen zur Vermeidung von Schmerzen flacher als gewöhnlich. Die betroffene Seite kann bei der Atmung "nachhinken". Bei Serienstückfrakturen erkennt man eine *paradoxe Atmung*: das instabile Brustwandsegment wird bei der Inspiration eingezogen, während es sich bei der Exspiration vorwölbt ("Volet mobile").

Bewegungen des Rumpfes können zu scharfen, schneidenden Schmerzen führen. Patienten versuchen, schmerzauslösende Bewegungen zu vermeiden. Krepitation und Druckschmerzhaftigkeit erlauben eine genaue Lokalisation. Oft lässt sich im Verlauf der betroffenen Rippen eine Stufe tasten.

Klassifikation
Unterschieden werden Rippenserienfrakturen nach
- der Zahl der gebrochenen Rippen,
- der betroffenen Seite (einseitig rechts oder links, beidseitig),
- der Lokalisation im Verlauf der Rippen.

Diagnose
Klinik und Röntgen-Thorax a.p. sichern die Diagnose. Befinden sich die Frakturen am Übergang vom Knochen zum Knorpel, lassen sie sich im Röntgenbild nicht immer erkennen.

Ärztliche Therapie

Die ärztliche Therapie muss die Atmung sichern. Bei weniger gravierenden Verletzungen stabilisieren elastische Rippengürtel, die zirkulär um den Thorax gelegt werden, die gebrochenen Rippen und erleichtern so die Einatmung. Alternativ kann ein dachziegelförmiger Verband mit Klebebinden angelegt werden. Ergänzend können Analgetika und hustenreizlindernde Medikamente (Antitussiva) verabreicht werden.

Bei ungenügender oder nicht möglicher Spontanatmung und bei Bewusstlosigkeit müssen Patienten beatmet werden. Die Beatmung schient außerdem die Fraktur von innen und trägt so zur Schmerzlinderung und Heilung bei.

Sammelt sich nach einer Verletzung Blut oder Luft im Pleuraraum, entwickelt sich ein Hämato- oder Pneumothorax. Dieser muss mit einer Thoraxsaugdrainage behandelt werden (s. Kap. 8.2.2). Bei einem bleibendem Hämato- oder Pneumothorax muss, wie bei der Verletzung großer Gefäße oder Thoraxorgane, der Brustkorb operativ eröffnet werden (Thorakotomie).

8.8.1 Physiotherapie nach Rippenserienfraktur

Befund

Siehe Checkliste Kap. 8.7.1

Behandlung

Die Ziele und Maßnahmen bei der Behandlung von Patienten mit Rippenserienfrakturen decken sich mit denen anderer Thoraxverletzungen (siehe Kap. 8.7.2).
- Im Mittelpunkt der Behandlung steht die Sicherung und Verbesserung der Atmung. Vor allem in der Akut- und Frühphase ist die Gefahr für das Auftreten von Komplikationen (v. a. Pneumonie) groß.
- Beim Gehen kann sich der Brustkorb symmetrisch ausdehnen, die Atmung vertieft sich und alle Lungenteile werden besser belüftet. Deshalb wird eine frühe Mobilisation der Patienten angestrebt.
- Physiotherapeuten sollten Patienten dazu ermuntern, ausreichend zu trinken. Eine ausreichende Flüssigkeitsaufnahme erleichtert die Sekretlösung und das Abhusten.
- Die Behandlung sollte, gerade bei älteren Menschen, nicht zu früh abgebrochen werden. Bei einer eingeschränkten Atemtätigkeit und ungenügenden Thoraxmobilität ist die Leistungsfähigkeit von Patienten reduziert und das Risiko für das Auftreten von Komplikationen erhöht.

Maßnahmen in den verschiedenen Heilungsphasen

Ergänzend zu den in Kapitel 8.7.2 genannten Maßnahmen werden hier konkrete Übungen vorgestellt.

Akutphase
- In der Akutphase braucht der Patient Ruhe. Bei der Atemtherapie darf es nicht zu unkontrollierten Bewegungen kommen. Die dosierte Lippenbremse vertieft die Atmung.
- Patienten sollen so früh wie möglich lernen, beim Husten den verletzten Bereich mit den Händen zu schienen (**Abb. 8.34**).

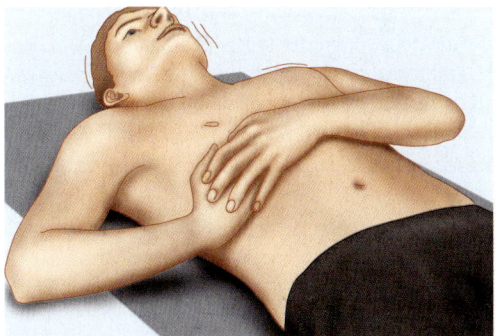

Abb. 8.34 Beim Husten können Patienten ihre Brustkorbwand mit den Händen schienen.

Frühphase
- Basaltexte helfen Patienten, ihre Atembewegungen bewusst wahrzunehmen. Manueller Kontakt erleichtert die Wahrnehmung und Atemlenkung.
- Eine Atemvertiefung erreicht man mit Atemhilfsgeräten, wie sie in Kap. 9.3.3 genannt werden.

Spätphase
- Auffälligkeiten bei der Atmung, insbesondere asymmetrischen Atembewegungen, lassen sich jetzt mit "massiveren" Techniken behandeln. Lagerungen können mit manuellen Techniken kombiniert werden.
- Die Mobilisation der Brustwirbelsäule kann mit der Dehnung der Brustkorbwand kombiniert werden. Daneben können auch manuelle Techniken für die Mobilisation der Brustwirbelsäule und Rippenwirbelgelenke eingesetzt werden.

Fallbeispiel: Eine 73-jährige Patientin hat sich bei einem Sturz auf Glatteis und eine stabile Fraktur des 7. Brustwirbelkörpers (A0 siehe S. 261 f.) und der 7. Rippe rechts zugezogen. Das Röntgenbild zeigt, dass die Wirbelkörper entsprechend dem Alter und dem Geschlecht der Patientin osteoporotisch verändert sind. Die Patientin bekommt ein Drei-Punkt-Stützkorsett verordnet, mit dem eine frühfunktionelle Behandlung möglich ist. Das Korsett soll eine gleichmäßige Druckverteilung auf die Wirbelkörper gewährleisten. Die Rippenfraktur wird ebenfalls konservativ behandelt. Zur Behandlung wird die Patientin stationär in die Klinik aufgenommen.

Bei der Befundaufnahme im Rahmen der ersten physiotherapeutischen Behandlungseinheit klagt die Patientin über Kurzatmigkeit aufgrund der Schmerzen, welche ihr die Rippenfraktur v. a. beim Einatmen bereitet. Die Atemfrequenz ist deutlich erhöht (28/Min). Aufgrund dieser Angabe misst der Physiotherapeut am Brustkorb das Ausmaß der Atembewegungen mithilfe des sich verändernden Brustumfangs bei Exspiration und Inspiration. Hierbei zeigt sich, dass diese deutlich eingeschränkt sind. Die weitere Befundaufnahme in Rückenlage ergibt keine zusätzlichen Auffälligkeiten.

Die Physiotherapie beginnt mit dem Schulen der Wahrnehmung der Atembewegungen. Er lenkt die Aufmerksamkeit der Patientin mit Basaltexten zunächst in Richtung der abdominalen Atembewegung (Ehrenberg 2001). Diese vertieft sich dadurch ein wenig. Daraufhin fordert er die Patientin auf, ihre Hände auf die Bauchecke zu legen und ihren Atem in Richtung der Hände strömen zu lassen. Dadurch vertieft sich die Atmung noch etwas mehr und die Atemfrequenz sinkt deutlich (20/Min).

Um die Patientin bei der Atmung noch mehr zu unterstützen, macht der Therapeut vorsichtige interkostale Ausstreichungen, zunächst auf der linken und dann auf der rechten Thoraxseite. Die Patientin empfindet dies als sehr angenehm. Nun fordert der Physiotherapeut die Patientin auf, ihre Hände seitlich an den Thorax zu legen und vorsichtig in diese Richtung zu atmen. Auch hierbei zeigt sich eine geringfügige Vergrößerung der Atembewegung. Auf Nachfrage gibt die Patientin an, dass sie deutlich freier atmen kann. Er beauftragt die Patientin, die Atemwahrnehmungsübungen fünf mal täglich für zehn Minuten zu wiederholen.

Da das Korsett noch nicht geliefert wurde kann die Patientin noch nicht mobilisiert werden. Den Schwerpunkt der weiteren Behandlung bilden deshalb globale Spannungsübungen. Am Ende übt der Physiotherapeut mit der Patientin das Drehen en bloc. Da die Patientin sich nur nach links drehen kann, stellt der Physiotherapeut, bevor er das Zimmer verlässt, noch das Nachtkästchen der Patientin auf die linke Seite des Bettes.

Am zweiten Tag trifft das Korsett ein. Nachdem die Übungen vom Vortag in einem etwas schnelleren Durchlauf wiederholt wurden zeigt der Physiotherapeut der Patientin, wie sie ihr neues Hilfsmittel über die Drehung auf die linke Seite und wieder zurück anziehen kann. Nachdem dies gelungen ist, hilft er der Patientin aus der Seitenlage in den Sitz. Dies ist notwendig, da sich die Patientin noch nicht schmerzfrei seitlich abstützen kann. Im Sitz stellt sich heraus, dass das Korsett unangenehm auf die Prellung am Thorax drückt. Der Physiotherapeut verzichtet deshalb auf eine weitere Mobilisation und nimmt stattdessen Kontakt zum Orthopädiemechaniker auf, damit dieser das Korsett anpasst. Bei der nächsten Behandlung gibt die Patientin zwar immer noch leichte Druckschmerzen an, die sie aber als erträglich bezeichnet. Der Physiotherapeut kann mit der Patientin aufstehen und auf dem Stationsflur eine kurze Strecke gehen.

Im Verlauf von weiteren fünf Tagen, an denen die Patientin täglich physiotherapeutisch behandelt wird, gelingt es der Patientin, selbstständig das Korsett anzuziehen und aufzustehen. Die Gehstrecke bleibt aber zunächst auf ca. 200 Meter beschränkt, da das Korsett die Atmung und somit die körperliche Leistungsfähigkeit der Patientin beeinträchtigt. Da die Patientin bei Ihrer Tochter wohnt, und diese die täglichen Besorgungen erledigen kann, wird sie nach Hause entlassen. Zu Hause soll sie die physiotherapeutische Behandlung fortsetzen. Die Stabilisations- und Kräftigungsübungen soll sie ohne das Korsett machen.

Nach zwei weiteren Wochen sind die Beschwerden der Rippenfraktur soweit abgeklungen, dass das Korsett keine Druckschmerzen mehr verursacht. Die Patientin kann weitere Strecken gehen und einen Teil ihrer täglichen Besorgungen unter Zuhilfenahme ihres Trolleys wieder selbst vornehmen. Die Röntgenkontrolle nach sechs Wochen ergibt, dass die Fraktur soweit ausgeheilt ist, dass die Patientin das Korsett nicht mehr benötigt. Aufgrund der regelmäßigen Physiotherapie kann die Patientin inzwischen ihre Haltung gut kontrollieren und die Oberkörperlängsachse auch bei Lagewechseln stabilisieren.

Zusammenfassung

- Bei Rippenserienfrakturen steht die Atemtherapie im Mittelpunkt der Behandlung. Die Atemtherapie sichert die Sauerstoffversorgung und verhindert Komplikationen.
- Patienten sollen so früh wie möglich lernen, beim Husten den verletzten Bereich mit den Händen zu schienen.
- Die Behandlung sollte, gerade bei älteren Menschen, nicht zu früh abgebrochen werden. Bei einer eingeschränkten Atemtätigkeit und ungenügenden Thoraxmobilität ist die Leistungsfähigkeit von Patienten reduziert und das Risiko für das Auftreten von Komplikationen (v. a. Pneumonien) erhöht.
- Die Mobilisation der Brustwirbelsäule muss in der Frühphase schonend erfolgen. Die Rippenwirbelgelenke dürfen erst mobilisiert werden, wenn die Frakturen konsolidiert sind.

Literatur und weiterführende Literatur

Anderson LD D`Alonzo RT 1974. Fractures of the odontoidprocess of axis J Bone Surg. 56- A; 1663-1674.

Ehrenberg H. Atemtherapie in der Physiotherapie. 2. Aufl. München: Pflaum; 2001.

Frisch H. Programmierte Untersuchung des Bewegungsapparates. 6. Auflage. Berlin: Springer; 1995.

Griffka J. Orthopädie. Berlin, Heidelberg: Springer; 1998.

Göhring H. Physiotherapie in der Inneren Medizin. In: Hüter-Becker A, Dölken M. (Hrsg.) physiolehrbuch. Stuttgart: Thieme; 2005.

Günther H. Aktuelle Beiträge zur Lymphdrainage, Band 7. Heidelberg: Karl F Haug; 2000.

Haarer-Becker R., Schoer D. Physiotherapie in Orthopädie und Traumatologie. Stuttgart: Thieme; 1998.

Hochschild J. Funktionen und Strukturen begreifen. Band 1. Stuttgart: Thieme; 1998.

Hodges PW, Richardson CA. Inefficient muscular stabilization of the lumbar spine associated with low back pain. Spine. 1996;21:2640-50. .

Hüter-Becker A, Dölken M. (Hrsg.) Physiotherapie in der Neurologie. Stuttgart: Thieme; 2004.

Kapandji IA. Funktionelle Anatomie der Gelenke. 3. Aufl. Stuttgart: Hippokrates; 2001.

Kramer M. et al. Fine wire EMG of the cervical muscles in the diagnostic of whiplash injuries. Abstract Book of the World Congress on Whiplash-Associated Disorders. Vancouver, Canada, 7.-11.2.1999.

Kramer M et al. Device- assisted muscle strengthening in the rehabilitation of patients after surgically stabilized vertebral fractures. Archives of physical Medicine and Rehabilitation accepted for publication. June 2004.

Krischak G. Traumatologie für Physiotherapeuten. Stuttgart: Thieme, 2005.

Nachemson A. Elfström G. Intravital dynamic pressure measurement in lumbar spine. Scand. J. Rehab. Med. (Suppl. 1) 1970; 2:1 – 40.

O'Sullivan P, Twomey L, Allison GT. Evaluation of specific stabilizing exercise in the treatment of chronic low back pain with radiologic diagnosis of spondylolysis or spondylolithesis. Spine. 1997;24:2959–2967.

Pape A. Physiotherapie bei Querschnittlähmung. In: Hüter-Becker A, Dölken M. (Hrsg.) Physiotherapie in der Neurologie. Stuttgart: Thieme; 2004.

van den Berg F. Angewandte Physiologie, Band 1. das Bindegewebe des Bewegungsapparates verstehen und beeinflussen. Stuttgart: Thieme, 1999.

Schuntermann M. Einführung in die Internationale Klassifikation der Funktionsfähigkeit, Behinderung und Gesundheit (ICF) der Weltgesundheitsorganisation (WHO) unter besonderer Berücksichtigung der sozialmedizinischen Begutachtung und Rehabilitation. Ein Grundkurs auch für das Selbststudium geeignet (Version 1.0, September 2003). Frankfurt am Main: Rehabilitationswissenschaftliche Abteilung Verband Deutscher Rentenversicherungsträger. 2003. www.vdr.de

Störmer. Physiotherapie bei Querschnittlähmung. In: Hüter-Becker A., Dölken M. (Hrsg.) Physiotherapie in der Neurologie. Stuttgart: Thieme; 2004.

Wilke H. New in Vivo Measurements of Pressures in the Intravertebral Disc in Daily Life. Spine. 1999; April 15; 24(8): 755-762.

White A, Panjabi M. Clinical Biomechanics of the Spine. Sec. Ed. Philadelphia: Wiliams & Wiliams; 1990.

Wulf D. Physiotherapie In: Hüter-Becker A, Dölken M. (Hrsg.) Physiotherapie in der Neurologie. Stuttgart: Thieme; 2004.

*Weaning = schrittweise Entwöhnung
vom Beatmungsgerät*

9 Physiotherapie auf der chirurgischen Intensivstation

*Schmerztherapie
ermöglicht frühe
Mobilisation*

9.1 Charakteristika der Physiotherapie im Arbeitsfeld Intensivstation · 321
9.2 Psychosoziale Situation des Patienten · 330
9.3 Prinzipien der Physiotherapie · 333
9.4 Operationen am Herzen · 343
9.5 Operationen an der Lunge · 347
9.6 Operationen am Bauch · 350

*Herzoperationen
führen zu Verhaltens-
änderungen*

*Physiotherapie vermeidet
pulmonale und behandlungs-
bedingte Sekundärschäden*

*Das Eingehen
auf den Patienten
reduziert
psychischen Stress*

9 Physiotherapie auf der chirurgischen Intensivstation

Stephanie Fresenius, Bärbel Trinkle

9.1 Charakteristika der Physiotherapie im Arbeitsfeld Intensivstation

9.1.1 Das Team auf einer Intensivstation

Wo Menschen produktiv für ein gemeinsames Ziel zusammenarbeiten sollen, muss ein offener Informationsfluss herrschen. Dies gilt insbesondere für das Team auf einer Intensivstation. Das Hauptziel auf einer solchen Station ist es, die lebenswichtigen Körperfunktionen eines Patienten zu erhalten oder wiederherzustellen, um ihn in stabilem Grundzustand dem weiteren Gesundungsprozess zuzuführen.

Die oft schwierigen Arbeitsbedingungen und die gleichzeitig starken emotionalen Belastungen erfordern maximale Konzentration, Kompetenz und Kooperationsfähigkeit. Sie stellen somit hohe Anforderungen an jedes Mitglied des Intensivteams.

Die enge Zusammenarbeit des Teams bietet aber auch die Chance, die in der ständigen Konfrontation mit schwerstkranken Patienten auftretenden Stresssituationen gemeinsam zu verarbeiten.

Eine Intensivstation schafft sich ihre eigene Welt und grenzt sich nach außen ab - nicht nur räumlich. Für eine Physiotherapeutin, die meist noch andere Stationen zu betreuen hat, bedeutet die Integration in ein derart festgefügtes Team oft einen schwierigen und langwierigen Prozess.

Die für die Intensivstation charakteristische hohe Personalfluktuation bringt für die Physiotherapeutin eine ständig neue Definition ihrer Rolle und ihres Stellenwertes mit sich.

Die Physiotherapeutin ist zudem ebenso belastenden emotionalen Einflüssen ausgesetzt wie das Pflegepersonal. Allerdings verbringt sie ihre Arbeitszeit nicht bei *einem* Patienten, sondern hat in der Regel *alle* zu behandeln.

Zeitlich sind dies pro Patient zwar "nur" zweimal täglich 30 Minuten, jedoch fordert diese halbe Stunde Therapie – bei ständig wechselnden Patienten - jeweils die volle physische und psychische Kraft.

9.1.2 Aufgaben der Physiotherapeutin

Durch die Physiotherapie werden alle Strukturen des Bewegungssystems und die Atmung positiv beeinflusst. Vorhandene Fähigkeiten werden erhalten, Komplikationen vermieden und die Eigenwahrnehmung geschult. Mit zunehmender Stabilisierung des Allgemeinzustandes wird der Patient zur Selbstständigkeit angeleitet.

Kontinuierlicher Austausch und tägliche Präsenz erleichtern die Integration der Physiotherapeutin in das Team einer Intensivstation. Dies ist unerlässlich, um optimale Behandlungsergebnisse zu erzielen.

Hilfsmittel

Folgende Hilfsmittel können auf einer Intensivstation zur Anwendung kommen:
- heiße Rolle,
- Eis,
- Bettfahrrad,
- Therapieball,
- Theraband, Hanteln,
- Handtrainer,
- Lehnstuhl,
- Steh- und Gehhilfen,
- Atemhilfsgeräte (siehe Kap. 9.3.3)
- Vibrax

9.1.3 Arbeitskleidung und Hygiene

Intensivpatienten sind häufig durch ihre eingeschränkte oder fehlende Immunabwehr infektgefährdeter als andere Patienten. Das Einhalten von Hygienevorschriften schützt jedoch nicht nur die Patienten, sondern auch das Personal.

Neben den individuellen Besonderheiten jeder Intensivstation sind folgende allgemeine Verhaltensregeln zu beachten:

- Vor Betreten der Intensivstation: normale Klinikkleidung gegen spezielle Hose und OP-Hemd austauschen (stationsspezifische Kleidung).
- Vor Beginn der Therapie: Haare zusammenbinden, Schmuck und Uhren ablegen, Hände waschen und desinfizieren, Handschuhe, Schürze oder Überkittel anziehen, die nur bei ein und demselben Patienten getragen werden sollten.
- Grundsätzlich: Atemtherapiegeräte nur mit desinfizierten Händen zusammenbauen.
- In Ausnahmefällen (z.B. Immunsuppression, Zustand nach Organtransplantation, Methicillin-Resistenz etc.): zusätzlich Mundschutz und Haube tragen!

Lagerungsmaterialien und Sekretsammelsysteme (Blasenkatheter, Redon-Flaschen etc.) dürfen nicht auf den Fußboden gelangen!

9.1.4 Monitoring und therapeutische Hilfen

Mithilfe des erweiterten Monitoring (Überwachung) werden lebenswichtige Organfunktionen registriert und Störungen frühzeitig erkannt (**Abb. 9.1**). Das Monitoring erfasst vor allem folgende Funktionen:
- Herz und Kreislauf (kontinuierliche EKG- und Blutdrucküberwachung),
- Atmung (Pulsoxymetrie),
- Säure-Basenhaushalt, Elektrolyte (Blutgasanalyse),
- Stoffwechsel (Labor),
- Nierenfunktion (Blutuntersuchung; Urinsammelanalyse),
- Blutgerinnung (Blutuntersuchung),
- Leberfunktion (Blutuntersuchung),

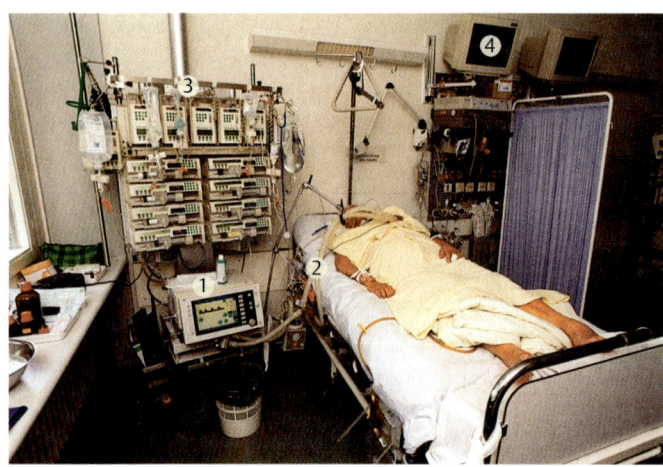

Abb. 9.1 Monitoring eines Intensivpatienten: **1** Beatmungsgerät **2** Beatmungsschlauch **3** Perfusorenbaum **4** Monitor (EKG, Blutdruck, Sauerstoffsättigung)

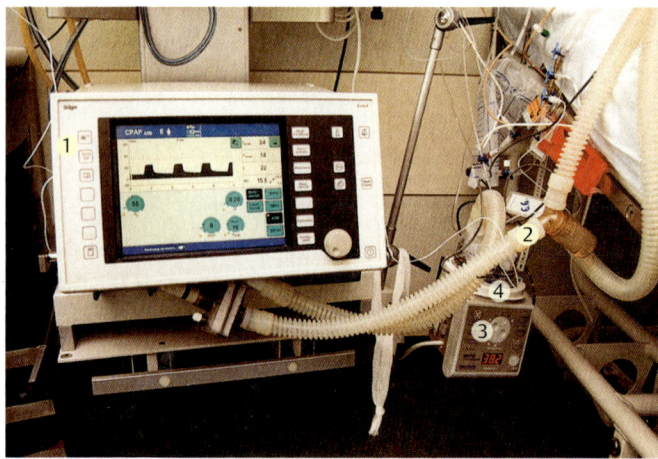

Abb. 9.2 Beatmungsgerät. **1** Bedienungsfeld der Steuereinheit **2** Beatmungsschlauch **3** Heizung **4** Befeuchter

- Magen-Darm-Funktion (Stuhluntersuchung etc),
- Temperatur (Sonde).

Beatmungsgerät

Das Beatmungsgerät unterstützt die Ventilation vorübergehend oder übernimmt sie sogar vollständig. Auf diese Weise wird in kritischen Phasen eine adäquate Oxygenierung (Sauerstoffversorgung) des Patienten sichergestellt (**Abb. 9.2**).

Indikationen:
- respiratorische Insuffizienz mit einer Atemfrequenz > 35 Atemzüge pro Minute,
- sichtbare Zyanose,
- Aspirationsrisiko bei bewusstseinseingeschränkten Patienten,
- schweres Thoraxtrauma,
- länger andauernde operative Eingriffe,
- Ausfall des Schluckreflexes,
- drohender oder eingetretener Atemstillstand,
- schwere Myokardinsuffizienz.

Tubusposition: orotracheal, nasotracheal, via Tracheostoma (Luftröhrenschnitt) (**Abb. 9.3a–b**).

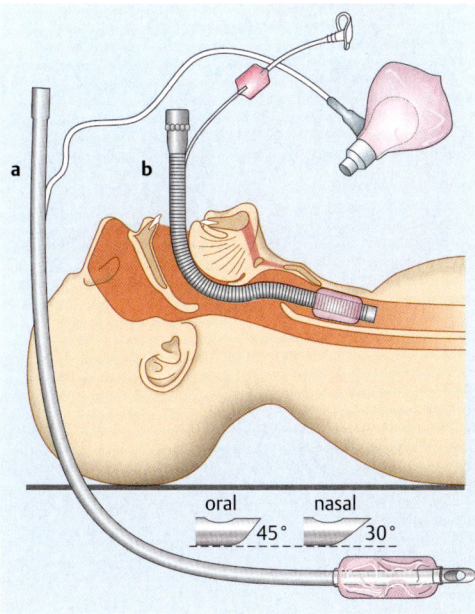

Abb. 9.3a–b Orotracheale Intubation **a** Endotrachealtubus mit Blockermanschette und unterschiedlicher Anschrägung zur oralen oder nasalen Intubation **b** Regelrechte Tubuslage

Sauerstoffsonde

Funktion: Anreichern der Atemluft des spontan atmenden Patienten mit Sauerstoff
Indikation: eingeschränkte Sauerstoffsättigung des Blutes
Position: Nasenloch
Nebenwirkung: starkes Austrocknen der Nasenschleimhäute und Sekreteindickung

> Eine Sauerstoffzufuhr von mehr als sechs Litern pro Minute führt zu keiner weiteren Erhöhung der Sauerstoffkonzentration in der Einatemluft. Bei gesteigertem Sauerstoffbedarf des Patienten sollte dann eine Sauerstoffmaske, ggf. mit Beutel eingesetzt werden.

Pulsoxymetrie (Abb. 9.4)

Funktion: nicht invasive Überwachung der arteriellen Sauerstoffsättigung
Indikation: respiratorische Insuffizienz, Beatmung
Position: peripher, z. B. Finger, Zeh oder Ohrläppchen
Besonderheiten: Kurzzeitiges Entfernen des Pulsoxymeters zur besseren endgradigen Bewegung der Extremität ist möglich (nach Absprache mit dem Pflegepersonal und Ausschalten der Alarmfunktion!).

> Übrigens: Am Pulsoxymeter lässt sich der Erfolg einer Atemtherapie unmittelbar ablesen!

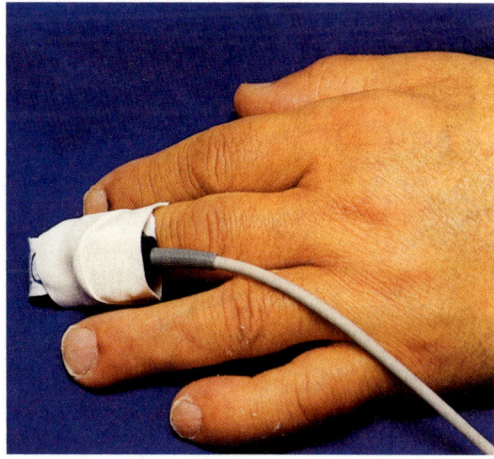

Abb. 9.4 Sensor Pulsoxymeter

Zentraler Venenkatheter (ZVK)
(Abb. 9.5a–b)

Funktion: wichtiges Hilfsmittel zur Diagnostik und Therapie
Indikation: Zufuhr hochwirksamer Medikamente, Messung des zentralen Venendrucks (ZVD), langfristige parenterale Ernährung, Sicherung eines kontinuierlichen venösen Zugangs.
Lokalisation: Vena cava superior
Zugangsweg: lateraler Hals (V. jugularis externa oder interna), unterhalb der Klavikula (V. subclavia), Armbeuge (V. basilica)

Pulmonalarterienkatheter (PAK) (Abb. 9.6)

Funktion: direkte Einschätzung der kardiovaskulären Situation
Indikation: schwere koronare Herzkrankheit, Linksherzinsuffizienz, pulmonale Hypertonie, schwerer Schock, Lungenembolie.
Position: A. pulmonalis (durch rechten Vorhof und rechten Ventrikel)
Zugangsweg: lateraler Hals, unterhalb der Klavikula

> *Bei liegendem Pulmonaliskatheter (Eintrittsstelle und sichtbarer Katheterabschnitt) darf es auf keinen Fall zu Manipulationen von außen während der Therapie kommen (z. B. Vibrax oder manuelle Vibrationen)!*

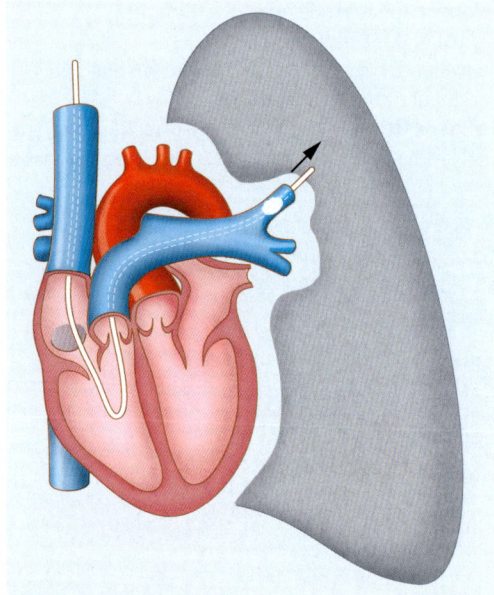

Abb. 9.6 Pulmonalarterienkatheter. Verlauf des Katheters durch die rechte Herzkammer zur Pulmonalarterie.

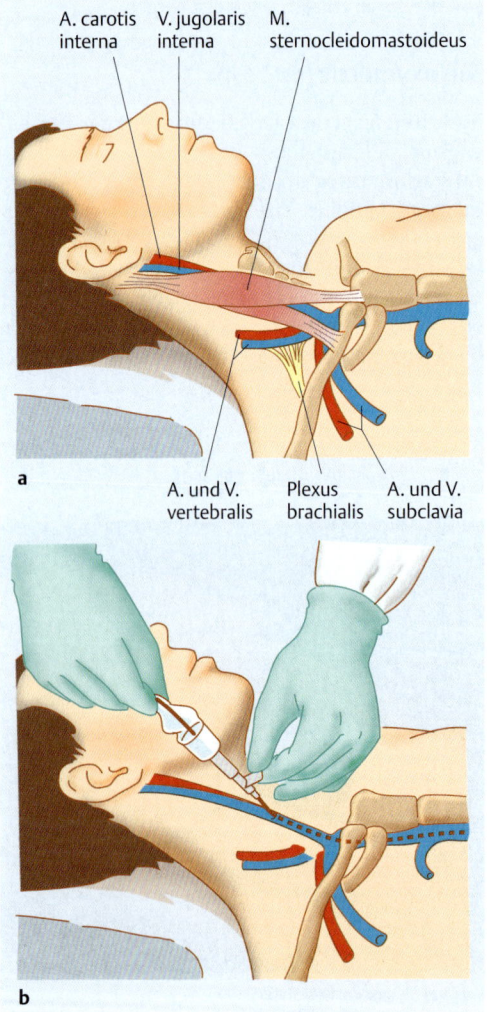

Abb. 9.5a–b Zentraler Venenkatheter **a** Verlauf der Venen **b** Über die V. jugularis interna wird der Katheter in die V. cava superior (obere Hohlvene) vorgeschoben.

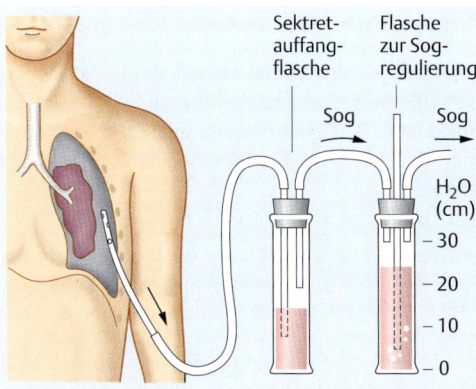

Abb. 9.7 Thoraxdrainage (Bülau)

Thoraxdrainagen

Bülau-Drainage (Abb. 9.7)
Funktion: Absaugen von intrapleuraler Luft. Ziel ist die Wiederentfaltung der verletzten oder erkrankten Lunge.
Indikation: Hämato-Pneumothorax, intrapleuraler Erguss, Spannungspneumothorax
Position: zweiter Interkostalraum in der Medioklavikularlinie, fünfter Interkostalraum in der Axillarlinie

Substernale Drainage
Funktion: Drainage von Wundsekret aus dem perikardialen Raum
Indikation: Prophylaxe/Entlastung einer Perikardtamponade
Position: xyphoidaler Raum (Sternumspitze)

Bauchdrainagen

Funktion: Drainage von Wundsekret aus der Bauchhöhle
Indikation: Vermeiden von Flüssigkeitsansammlungen im Bauchraum, z. B. postoperativ
Position: je nach Operationsgebiet

Arterielle Gefäßzugänge (Abb. 9.8a–b)

Funktion: Entnahme von arteriellem Blut zur Blutgasanalyse, kontinuierliche invasive Blutdruckmessung
Indikation: z. B. instabiles Herz-Kreislaufsystem, gestörter Sauerstoffaustausch (pulmonale oder extrapulmonale Ursache)
Position: A. radialis (Handgelenk), A. femoralis (Leiste), A. dorsalis pedis (Fuß)
Der Vorteil eines kontinuierlichen arteriellen Zugangs liegt vor allem darin, dass der Patient nicht immer aufs Neue punktiert werden muss.

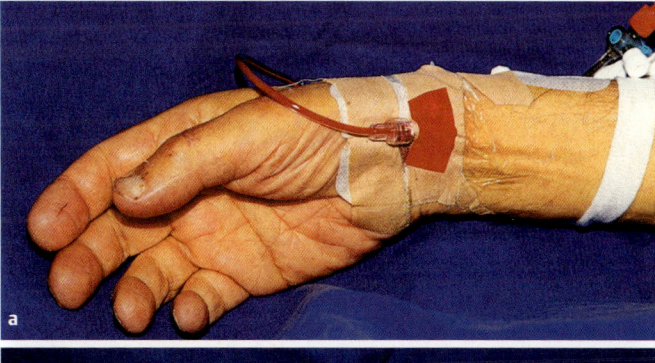

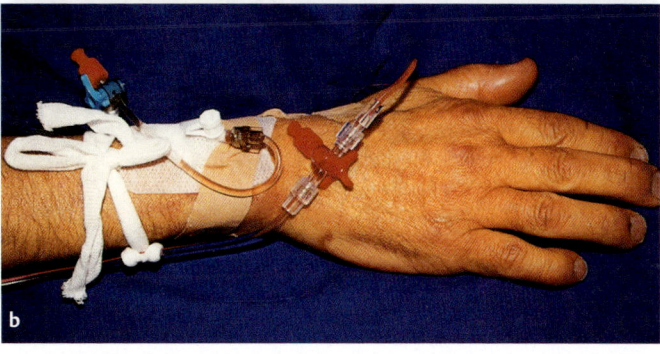

Abb. 9.8a–b Zugang A. radialis **a** von ventral **b** von dorsal

> *Keine Mobilisation am betroffenen Gelenk! Kontrakturprophylaxe an den Fingergelenken und am Ellbogengelenk sind möglich, ebenso eine Mobilisation der Handwurzelknochen.*

Shaldon-Katheter

Funktion: großer, zweilumiger venöser Zugang
Indikation: verschiedene Blutreinigungsverfahren (z. B. Hämodialyse)
Position: häufig in der V.femoralis (bis V.cava inferior vorgeschoben), ggf auch V.jugularis interna

> *Keine Mobilisation des betroffenen Hüftgelenkes!*

Magensonde (Abb. 9.9a–d)

Funktion: Drainage des Mageninhalts, Entlastung nach Operationen, enterale Ernährung
Indikation: Luftansammlung im Magen, Magenatonie, gastroösophageale Blutung, Pankreatitis und Peritonitis
Position: Magen (via Nasenloch und Ösophagus)

> *Bei der Therapie sollten Dislokation und Abknicken der Magensonde vermieden werden!*

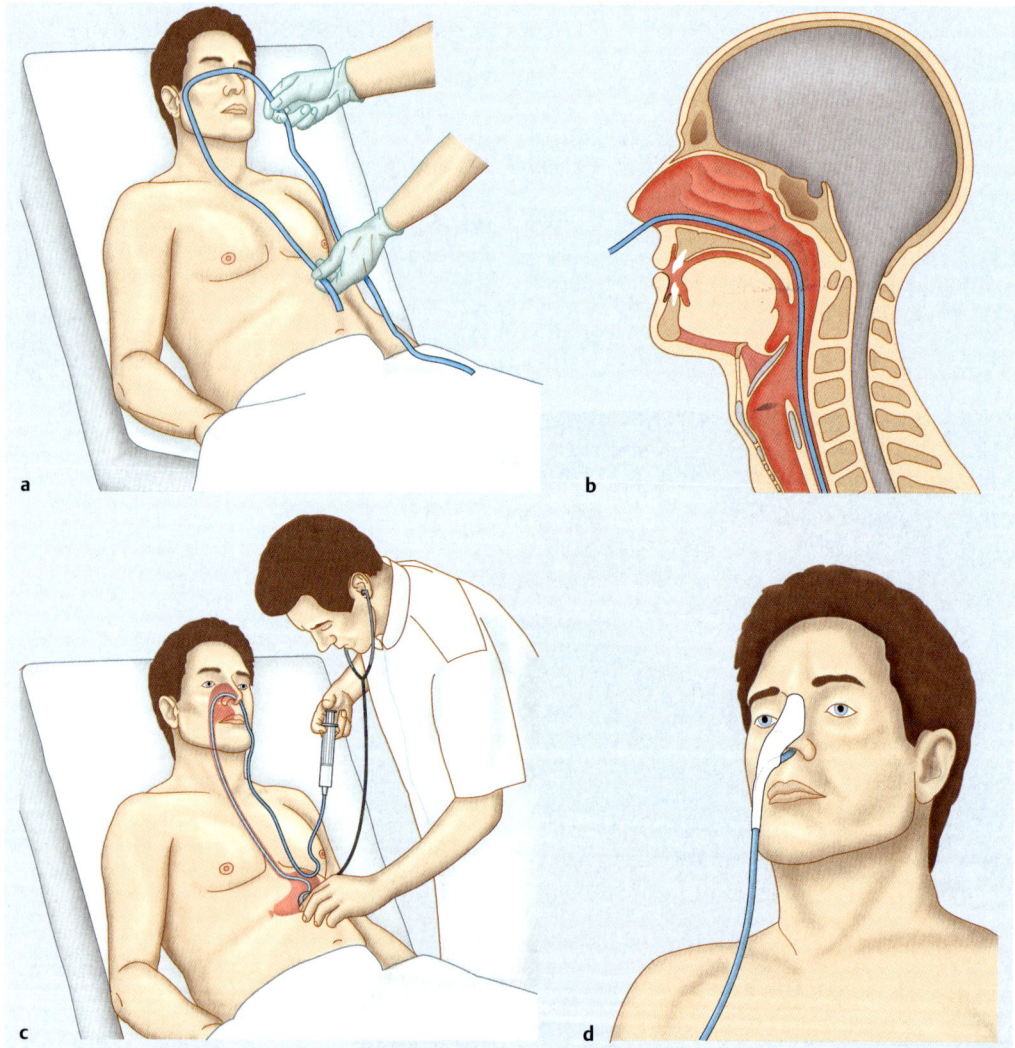

Abb. 9.9a–d Magensonde **a** Abschätzen der Einführtiefe vom Naseneingang bis zur Magengegend **b** Passage der Sonde durch den unteren Nasengang in den Rachen und Ösophagus **c** Lagekontrolle: Insufflation von 10–20ml Luft über die Sonde, Lokalisierung des Geräusches mit Stethoskop über dem Magen. Im Zweifel: Röntgenkontrolle **d** Die Sonde wird mit Pflaster auf dem Nasenrücken fixiert.

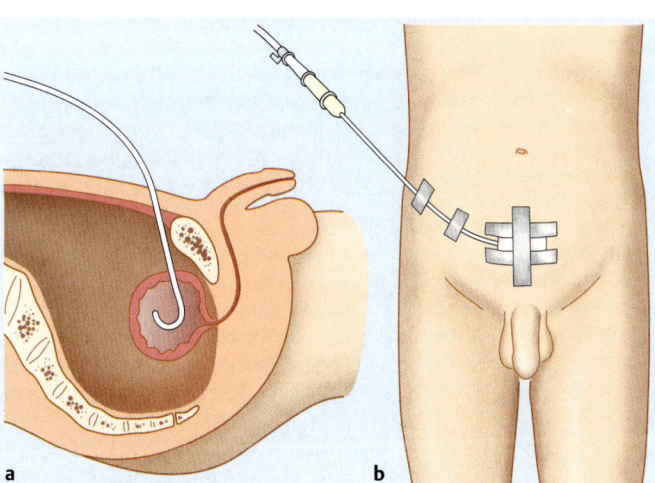

Abb. 9.10a–b Suprapubischer Blasenkatheter **a** Lage des Katheters **b** Fixierter Blasenkatheter

Blasenkatheter (Abb. 9.10a–b)

Funktion: geschlossene Urinableitung und -sammlung
Indikation: Bilanzierung und Funktionsüberwachung der Niere, Blasenfunktionsstörung
Position: transurethral, suprapubisch

> Während der Therapie und Mobilisation sollte ein Zug am Blasenkatheter möglichst vermieden werden.

Temperatursonde

Funktion: Temperaturmessung
Indikation: Fieberhafte Zustände unterschiedlicher Ursache, Zustand nach Großeingriff (Gefahr des Auskühlens!)
Position: rektal

9.1.5 Medikamente auf der Intensivstation

Michael Fresenius

Das nachfolgende Kapitel gibt der auf Intensivstationen tätigen Physiotherapeutin einen kurzen Überblick über in diesem Bereich häufig verwendete Medikamente. Die Medikamente sind nach Hauptwirkgruppen geordnet. In Klammern stehen die gängigsten Handelsnamen häufig verordneter Präparate.

Analgetika

Analgetika sind Substanzen, die die Schmerzwahrnehmung reduzieren oder ganz unterdrücken. Sie werden eingeteilt in **Nicht-Opioidanalgetika** wie Paracetamol (Ben-u-ron) oder Metamizol (Novalgin) und **Opioidanalgetika.** Letztere gliedern sich auf in *schwach wirksame Substanzen* wie Tramadol (Tramal), Pethidin (Dolantin) oder Piritramid (Dipidolor) und *stark wirksame Opioide* wie Morphin (MST), Fentanyl (Fentanyl Janssen), Sufentanil (Sufenta) oder Remifentanil (Ultiva). Opioide haben neben ihrer analgetischen auch eine unterschiedlich ausgeprägte sedierende und eine antitussive (Husten dämpfende) Komponente. Diese wird z. B. beim wachen oder leicht sedierten intubierten Patienten ausgenutzt, der so den Beatmungstubus besser toleriert.

Basispräparat ist das besonders beim Myokardinfarktschmerz bevorzugt eingesetzte Morphin. Die stärker wirksamen und auch intraoperativ eingesetzten synthetisch hergestellten Opioide wie

Sufentanil, Fentanyl, Alfentanil (Rapifen) oder das sehr kurz wirksame Remifentanil haben auch eine ausgeprägte atemdepressive Wirkung. Sie erfordern deshalb bei höherer Dosierung eine künstliche Beatmung. Die schwächer wirksamen Opioide haben dagegen für den spontan atmenden, wachen Patienten eine große Sicherheitsbreite, da sie Atmung und Vigilanz kaum beeinflussen.

Neben den zentral wirksamen, stark Schmerz lindernden Opioiden werden bei leichten Schmerzzuständen und besonders bei Knochenschmerzen die so genannten nicht-steroidalen Analgetika bzw. Antiphlogistika aus der Gruppe der Nicht-Opioidanalgetika eingesetzt. Sie weisen neben dem analgetischen auch einen entzündungshemmenden Effekt auf. Zu dieser Substanzklasse gehören Diclofenac (Voltaren), Indometacin (Amuno), Ibuprofen (Anco, Tabalon).

Analgetika sollten möglichst in festgelegten Zeitintervallen – z.B. 6-mal tgl. $^1/_2$ Ampulle Dipidolor - intravenös, subkutan oder, falls möglich, oral verabreicht werden, um einen effektiven Wirkspiegel aufrecht zu erhalten. Alternativ können einige der Substanzen über kleine Infusionspumpen kontinuierlich appliziert werden. Einen Sonderfall stellt die patientenkontrollierte Analgesie (PCA) dar: Hierbei kann sich der Patient über einen intravenösen Gefäßzugang über Knopfdruck in bestimmten Zeitintervallen eine vorgegebene Analgetikamenge selbstständig injizieren.

Bei invasiven maschinellen Beatmungsformen und zur besseren Tolerierung schmerzhafter Therapiemaßnahmen werden dem Patienten häufig stark wirksame Analgetika in Kombination mit Sedativa (s. u.) kontinuierlich über zwei getrennte Perfusoren infundiert. Gebräuchlich ist etwa die Kombination aus Ketamin (Ketanest S) und Midazolam (Dormicum) oder Propofol (Disoprivan).

Lokalanästhetika

Im Rahmen der postoperativen Schmerztherapie werden über lumbal oder thorakal platzierte Periduralkatheter kontinuierlich niedrig prozentige (0,2–0,3%) und lang wirksame Lokalanästhetika wie Bupivacain (Carbostesin) oder Ropivacain (Naropin) verabreicht. Optimale Schmerzreduktion gerade nach Brustkorb- und Oberbaucheingriffen ermöglicht die Frühmobilisation. Das Ergebnis: eine deutlich verbesserte Lungenfunktion und weniger Pneumonien und Darmatomien.

Sedativa und Hypnotika

Bei spontan atmenden, agitierten (unruhigen) Patienten werden zur Sedierung bolusweise Neuroleptika wie Promethazin (Atosil) und Haloperidol (Haldol) oder geringe Dosen eines Benzodiazepins, z.B. Midazolam (Dormicum) oder Clonidin (Catapresan) gegeben.

Antibiotika

Antibiotika sind Substanzen, die entweder die Vermehrung von bakteriellen Mikroorganismen verhindern (bakteriostatischer Effekt) oder diese im Gewebe direkt abtöten (bakterizider Effekt).

Durch den unkontrollierten und breiten Einsatz von Antibiotika ist es zunehmend zur Ausbildung Antibiotika-resistenter Keime gekommen. Beispiel hierfür sind der Oxacillin- und Methicillin-resistente Staphylococcus aureus (MRSA) und die Vancomycin-resistenten Enterokokken (VRE). Durch längere Anwendung bestimmter Antibiotika im intensivmedizinischen Bereich treten zunehmend resistente Hospitalkeime wie Pseudomonas aeruginosa oder Klebsiellen auf.

Patienten mit solchen Infektionen oder Keimbesiedelungen müssen auf der Intensivstation isoliert werden. Die Ausbreitung der Keime lässt sich nur durch eine konsequente Händedesinfektion und das Tragen von Schutzkitteln verhindern.

Zu den häufig eingesetzten intravenös applizierbaren Antibiotika gehören Tazobac (Piperacillin/Tacobactam), Zinacef (Cefuroxim), Rocephin (Ceftriaxon), Claforan (Cefotaxim), Clont (Metronidazol) Ciprobay (Ciprotloxacin) oder Zienam (Imipenem).

Antimykotika

Antimykotika sind Substanzen, die gegen Pilze (Spross- und Fadenpilze) gerichtet sind. Sie steigern die Durchlässigkeit der Pilzmembran oder hemmen die Pilzwandsynthese während der Vermehrung. Pilzinfektionen spielen bei Patienten mit Tumorerkrankungen, unter Immunsuppression nach Transplantation, längerer Antibiotikaeinnahme sowie bei septischen Krankheitszuständen eine Rolle. Typische Antimykotika sind Fluconazol (Diflucan), Voriconazol (VFend), das Nieren schädigende Amphotericin B (AmBisome, Amphotericin B) oder das neu zugelassene Caspofungin (Caspofungin MSD).

Katecholamine

Katecholamine sind hoch potente Substanzen, die bei kontinuierlicher Applikation die Kontraktionskraft des Herzens steigern und den Gefäßtonus verändern. Die im Handel befindlichen Substanzen wie Adrenalin (Suprarenin), Dobutamin (Dobutrex), Dopamin (Dopamin) oder Noradrenalin (Arterenol) zeigen aufgrund ihrer selektiven Stimulation der verschiedenen Adrenorezeptoren (Katecholaminrezeptoren) unterschiedliche Wirkprofile. So steigen unter Dobutrex meist Herzfrequenz und Blutdruck, und es kommt zu einer Nachlastsenkung für das linke Herz (daher besonders geeignet zur Therapie der akuten Herzinsuffizienz). Unter Arterenol hingegen steigen Blutdruck und Nachlast infolge einer generalisierten Gefäßverengung an (Einsatz beim septischen Schock).

Die Katecholamine werden routinemäßig über einen zentralen Venenkatheter verabreicht, dessen Spitze in der oberen Hohlvene liegen sollte.

> *Bei in der Armbeuge liegendem zentralem Venenkatheter (Basilica-Katheter) besteht bei aktiver oder passiver Bewegung die Gefahr extremer Blutdruckschwankungen und Tachykardien bzw Arrhythmien. Die Ursache: Die Katecholamine werden nicht kontinuierlich, sondern bolusweise (Einschwemmphänomen) ins Gefäßsystem abgegeben, da der Katheter beim Bewegen abknicken kann.*

Antiarrhythmika

Die zahlreich im Handel befindlichen Antiarrhythmika dienen zur Normalisierung des Herzrhythmus. Je nach Art der Rhythmusstörung werden verschiedene Medikamente eingesetzt. Bei vom Vorhof ausgehenden Störungen werden eher Antiarrhythmika wie Digitalis (Novodigal), Verapamil (Isoptin) oder Propafenon (Rythmonorm) verwendet, bei Kammerarrhythmien Lidocain (Mexitil, Xylocain) oder Amiodaron (Cordarex).

Koronarmittel

Koronarmittel sind Substanzen, die die peripher venösen und arteriellen Körpergefäße, aber auch die Koronargefäße weit stellen. Zu dieser Gruppe zählen die Nitropräparate, z.B. Nitroglycerin (Nitrolingual) oder Isosorbitdi- und -mononitrate (Isoket).

Bronchosekretolytika

Bei ausgeprägter Sekretbildung werden *Muko-* oder *Sekretolytika* wie N-Acetylcystein (Fluimucil, ACC ratiopharm) eingesetzt, um die Viskosität des Schleims herabzusetzen.

Substanzen wie Bromhexin (Bisolvon) bzw. dessen Metabolit Ambroxol (Mucosolvan, Ambrohexal, Mucobroxol, Ambril etc.) unterstützen die Produktion eines dünnflüssigen Sekrets.

Ätherische Öle wie Transpulmin oder Pulmotin steigern die Bronchialsekretion direkt und regen die Zilientätigkeit an.

Die Substanz Carbocistein (Transbronchin, Mucopront) beeinflusst die intrazelluläre Schleimsynthese: Es führt zur Bildung von gut lösbarem Sekret in reduzierter Menge.

Um das Sekret insgesamt besser zu mobilisieren, können auch *Broncholytika* eingesetzt werden. Sie erhöhen den Durchmesser der Bronchien. Zu diesen Substanzen zählen Bronchodilatoren und Asthmamittel wie Fenoterol (Berotec), die Theophyllinderivate (Euphylong, Euphyllin), aber auch die $\beta 2$-wirksamen Katecholamine.

Diuretika

Diuretika fördern die Ausscheidung von Wasser und meist auch von Kalium und Calcium. Indiziert sind sie bei intravasaler Hypervolämie, Niereninsuffizienz oder drohendem Nierenversagen, bei kardial oder nicht kardial bedingtem Lungenödem, bei Hirnödem oder zur Vermeidung von Wassereinlagerungen während der mechanischen Beatmung. *Schleifendiuretika* wie Furosemid (Lasix) fördern die Wasserausscheidung, indem sie die Natriumrückresorption in der Niere hemmen. *Osmodiuretika* wie Osmofundin (Mannitol) erhöhen dagegen die Osmolarität. So wird Wasser aus dem Gewebe mobilisiert und die Wasserausscheidung erhöht.

Antihypertensiva / Vasodilatanzien

Bei erhöhtem systolischem Blutdruck werden nach erfolgreicher Bolusgabe (intravenöse Schnellinjektion) kontinuierlich entweder Nitropräparate (Nitrolingual, Nipruss) oder Calciumantagonisten, z.B. Nifedipin (Adalat) eingesetzt. Weitere gebräuchliche Präparate sind Clonidin (Catapresan) und Urapidil (Ebrantil).

Antidota

Antidota sind Medikamente, die die Wirkung bestimmter Substanzen durch deren Verdrängung vom Wirkort bzw. Wirkrezeptor teilweise oder komplett aufheben. So kann beispielsweise bei klinischem Narkoseüberhang die Opioidwirkung durch Naloxon (Narcanti) oder die Wirkung der Benzodiazepine durch Flumazenil (Anexate) antagonisiert werden. Auf diese Weise lässt sich eine drohende Reintubation abwenden.

> *Narcanti antagonisiert alle wesentlichen Opioidwirkungen. Das bedeutet: Beim Einsatz von Narcanti muss das schlagartige Auftreten von Schmerzen berücksichtigt werden!*

Hämostyptika

Manche Patienten (z.B. Marcumar- oder blutende Zirrhosepatienten) benötigen zur Stabilisierung ihrer Blutgerinnung entweder Blutplasma – das in Form von Frischplasma (FFP) alle notwendigen Gerinnungsfaktoren enthält - oder speziell aus dem menschlichen Blut isolierte Gerinnungsfaktoren, z.B. Faktor II, VII, IX, X (in Prothromblex) oder Faktor II (Fibrinogen).

Zusammenfassung

- Für die Arbeit auf einer Intensivstation ist die Integration der Physiotherapeutin ins Team und ihre möglichst regelmäßige Anwesenheit bei Visiten und Übergaben unerlässlich. Die eigene Therapie muss sorgfältig dokumentiert werden.
- Die hohe Patientenfluktuation und die laufenden medizinischen Neuerungen verlangen zudem eine ständige Aktualisierung des eigenen Kenntnisstandes.
- EKG, automatische Blutdruckmessung und Beatmungsgerät sind Teil des aufwendigen Monitoring, das eine Intensivstation prägt. Die Physiotherapeutin muss mit den intensivmedizinischen Geräten wie auch der stationseigenen Dokumentation vertraut sein. Nur so kann sie ein fundiertes Therapiekonzept entwickeln und bestmögliche Behandlungsergebnisse erzielen.
- Auf der Intensivstation muss aus Hygienegründen besondere Kleidung getragen werden, bei immunsupprimierten Patienten auch Mundschutz und Haube. Lagerungsmaterialien und Sekretsammelsysteme dürfen nicht auf den Boden gelangen.
- Zu den wichtigsten eingesetzten Medikamenten gehören Analgetika, Sedativa, Katecholamine und andere herzwirksame Substanzen sowie Diuretika und Antibiotika.

9.2 Psychosoziale Situation des Patienten

Stephanie Fresenius, Bärbel Trinkle

Jede körperliche Erkrankung beeinflusst auch die psychische Verfassung. So können selbst banale Erkrankungen schwerwiegende Ängste mobilisieren. Kein Wunder also, wenn schwerstkranke Patienten einer Intensivstation, die sich ihrer lebensbedrohlichen Situation nicht selten voll bewusst sind, in eine psychische Krise geraten.

Der Intensivpatient hat keinerlei Möglichkeit, der Auseinandersetzung mit seiner Krankheit auszuweichen, da gewohnte Ablenkungen durch Arbeit oder Freizeitbeschäftigungen entfallen. Er bedarf daher in besonderem Maße neben der körperlichen auch einer psychischen Betreuung.

Sämtliche psychopathologischen Auffälligkeiten betroffener Patienten werden unter dem Fachbegriff „intensive care syndrome" zusammengefasst (Mc Kegney 1966).

Auslöser können sein:

Angst

Die fremde Umgebung der Intensivstation ist für den Patienten oft belastend. Womöglich erlebt er gar den Tod seines Bettnachbarn mit: Gerätealarme, die Hektik einer vielleicht mehrstündigen Reanimation in unmittelbarer Nähe, das Abschiednehmen der Angehörigen, der Abtransport des Toten – all dies ist selbst für einen gesunden Menschen schwer zu verarbeiten. Umso mehr für einen Patienten, der ohnehin schon mit der eigenen Todesangst zu kämpfen hat.

Abhängigkeit von Maschinen

Die moderne Intensivmedizin ist ohne einen großen technisch-apparativen Aufwand nicht denkbar. Oft gelingt es in kritischen Phasen nur mithilfe von

Geräten, die lebenswichtige Funktionen wie Atmung oder Kreislauf zu erhalten.

Häufig wirkt die „Science-fiction-Landschaft" aus Geräten und Monitoren zunächst beängstigend auf den Patienten. Dann setzt eine Gewöhnung ein, die eine zunehmende psychische Abhängigkeit mit sich bringen kann: Manch ein Patient reagiert auf die Beendigung der maschinellen Unterstützung mit Angst.

Bericht eines Patienten: (Mc Kegney 1966):
„Als ich vom Respirator abgenommen wurde und Sauerstoff nur noch durch eine Nasensonde erhielt, war ich völlig verstört. Ich wurde erst dann wieder ruhig, als das Beatmungsgerät mit seinen pumpenden und saugenden Geräuschen wieder lief. Es war das Gefühl der Ruhe und Sicherheit."

Hilflosigkeit

Eingeschränkte Mobilität und extreme Hilflosigkeit setzen den Patienten unter enormen Stress. Kleinste Bewegungen – etwa beim Husten, Schlucken oder Augenöffnen - können eine enorme Willens- und Kraftanstrengung bedeuten. Jeder unachtsame Handgriff, jede unphysiologische Lagerung, jede Falte im Laken kann dem Patienten zur Qual werden.

Selbst wenn er in der Lage wäre, sich selbst zu bewegen, wird der Patient oft von diversen Gefäßzugängen, Kathetern oder Beatmungsschläuchen daran gehindert. Das Fehlen jeglicher Intimität und körperlichen Abgrenzungsmöglichkeit erschweren ihm die Situation zusätzlich.

Isolation

Der Intensivpatient wurde meist plötzlich aus seinem gewohnten Leben herausgerissen. Er ist in seinen Kommunikationsmöglichkeiten stark eingeschränkt, befindet sich unter fremden Menschen, ist womöglich zeitlich und räumlich nicht orientiert, hat vielleicht kaum Informationen über seinen Gesundheitszustand und kann sich aufgrund mechanischer Hindernisse oder körperlicher Schwäche nicht schriftlich äußern. Diese Form der Isolation bedeutet Einsamkeit, Angst und Zweifel.

Stress

Auf einer Intensivstation gibt es aus organisatorischen, pflegerischen und therapeutischen Gründen meist keinen klaren Tag-Nacht-Rhythmus. Die Geräusche der technischen Hilfsmittel, das Schrillen der Alarme, lautes Reden etc verstärken den Stress für den Patienten. Er bekommt das Gefühl, rund um die Uhr beansprucht zu sein und leidet nicht selten unter permanentem Schlafentzug. Trotz maximaler geistiger und körperlicher Erschöpfung findet er kaum Ruhe.

Hinzu kommt die physische und psychische Abhängigkeit von Medikamenten, in die der Patient geraten kann. Bei Absetzen der Substanzen können Entzugssymptome auftreten, die wiederum mit Stress einhergehen.

Die nachfolgende Untersuchung zeigt die Stressbelastung aus Sicht der Patienten (Bunzel et al. 1982).

Folgenden Fragen wurde auf drei Intensivstationen verschiedener Krankenhäuser nachgegangen:
- Gibt es psychische Belastungen, die von den befragten Patienten als sehr groß, andere, die als gering bewertet werden? Wenn ja, welche Belastungen sind dies im Speziellen?
- Gibt es Stressfaktoren, die in ihrem Belastungsgrad von der Mehrheit der Patienten einheitlich bewertet werden - und andere, die in besonderem Maße den individuellen Ängsten, Problemen und Befürchtungen unterliegen? Wenn ja, welche sind dies?

Studienaufbau: In einer Vorerhebung wurden 52 Stressfaktoren festgelegt, die sich im Wesentlichen auf drei Problemkreise bezogen: Umgebung, Krankenhauspersonal, Außenwelt&Familie. 50 Patienten wurden am Tag ihrer Entlassung von der Intensivstation gebeten, die auf Kärtchen gedruckten Faktoren in vier Kategorien von „hat mich sehr stark belastet" bis hin zu „hat mich nicht belastet" einzuordnen.

Ergebnisse: Tab. 9.1 zeigt die fünf Stressfaktoren, die von allen Patienten - unabhängig von Geschlecht, Diagnose und Art der Intensivstation - als psychische Maximalbelastung beurteilt wurden. Dabei liegen Informations- und Kommunikationsmangel auf den ersten Rängen. **Tab. 9.2** zeigt die "Schlusslichter" der Liste. Hierzu gehören jene Aussagen, die mit Scham zu tun haben. Eine schwere körperliche Krise scheint das Schamgefühl der betroffenen Patienten aufzuheben. Einzige Variable mit Einfluss auf die Bewertung ist das Alter. In der genannten Untersuchung war die Hälfte der Befragten unter 50, die andere Hälfte über 50 Jahre alt. **Tab. 9.3** zeigt die Rangfolge der fünf erstgenannten Stressbelastungen für die über 50-jährigen Patienten (Anm.: Die Jüngeren unterschieden sich kaum von der Gesamtgruppe). Die Ergebnisse zeigen deutlich, dass Lärmbelastung für ältere Patienten einen signifikant größeren Stressfaktor darstellt als für jüngere. Fallen Faktoren wie „dass draußen vor dem

Krankenzimmer so viel Lärm ist" bei jüngeren Patienten auf Platz 24 der Belastungsskala, so heben ihn ältere Patienten auf Platz 4.

Tab. 9.1 Rangliste der 5 erstgenannten Faktoren der Gesamtstichprobe

Rang	Faktor	Häufigkeit der Nennung
1	„dass ich nicht weiß, wie lange ich im Krankenhaus liegen muss."	130
2	▪ „dass ich immer Angst habe, es könnten medizinische Maßnahmen eingesetzt werden, die mir sehr weh tun." ▪ „dass ich ständig vom Personal aufgeweckt werde, wenn ich gerade eingeschlafen bin."	115
3	▪ „dass ich einen Blasenkatheter habe und nicht selbst auf die Toilette gehen kann."	114
4	▪ „…dass ich oft nicht weiß, was ich mit mir anfangen soll."	111
5	▪ „dass mir zu meinem Gesundheitszustand nur oberflächliche Informationen gegeben werden."	110

Tab. 9.2 Rangliste der 3 letztgenannten Faktoren der Gesamtstichprobe

Rang	Faktor	Häufigkeit der Nennung
33	▪ „dass ich mit Männern und Frauen gemeinsam in einem Raum liegen muss."	64
34	▪ „dass ich mich von jungen Schwestern und Pflegern überall waschen lassen muss und mich dabei geniere." ▪ „dass ich nackt im Bett liegen muss."	62
35	▪ „dass mich etliche Personen im Spital per „Du" anreden."	58

> Zu den Aufgaben der Mitarbeiter einer Intensivstation gehört es, die psychische Belastung für die Patienten auf ein unumgängliches Mindestmaß zu reduzieren.

9.2.1 Kommunikation mit dem Patienten

Für die Arbeit einer Physiotherapeutin können folgende Verhaltensmerkmale gelten:

- Der Patient wird persönlich und mit Namen angesprochen, selbst wenn noch keine Reaktionen zu erwarten sind.

Tab. 9.3 Rangliste der 5 erstgenannten Faktoren bei den über 50-Jährigen

Rang	Faktor	Häufigkeit der Nennung
1	▪ „dass ständig störende Geräusche um mich sind."	34
2	▪ „dass ich mein Wärmebedürfnis nicht selbst regulieren kann (zudecken, Fenster öffnen bzw. schließen)."	33
3	▪ „dass ich immer Angst habe, es könnten medizinische Maßnahmen eingesetzt werden, die mir sehr weh tun."	32
4	▪ „dass draußen so viel Lärm ist, der mich im Zimmer stört (Lachen, Rufen, laute Diskussion)." ▪ „dass ich wegen der Unruhe auf Station nachts nicht schlafen kann." ▪ „dass neben mir bewusstlose oder schwerkranke Patienten liegen." ▪ „dass ich mir Sorgen um meine Lieben daheim mache."	31
5	▪ „dass ich manchmal fürchte, die vielen Medikamente könnten mir eher schaden als nutzen." ▪ „dass ich das Gefühl habe, seit meinem Aufenthalt im Krankenhaus psychisch verändert zu sein." ▪ „dass ich nicht weiß, wie lange ich im Krankenhaus liegen muss." ▪ „dass das Pflegepersonal seine Arbeit so lautstark verrichtet (Lachen, Poltern, Rufen)."	30

- Es werden örtliche und zeitliche Orientierungshilfen angeboten, z.B. Nennen der Uhrzeit und des Datums und des momentanen Aufenthaltsortes.
- Alle Möglichkeiten der Kontaktaufnahme sollten ausgeschöpft werden (z.B. schriftliche Kommunikation, Gestik oder Ablesen von den Lippen).
- Der Intimbereich ist zu schützen: Der Patient sollte nicht für alle sichtbar nackt im Bett liegen.
- Unnötige Lärmquellen sind auszuschalten.
- Jede therapeutische Maßnahme muss dem Patienten angekündigt und erklärt werden.
- Die Therapie findet **mit** dem Patienten statt; er muss zur Mitarbeit angeleitet werden und sollte ein positives Feedback erhalten.

9.3 Prinzipien der Physiotherapie

Einholen von Informationen

Die Teilnahme der Physiotherapeutin an Besprechungen, Übergaben und Visiten ist absolut notwendig, um genaue Informationen über den Patienten zu erhalten, denn sein Allgemeinzustand kann sich ständig verändern. Therapeutische Ziele und Maßnahmen, Indikationen und Kontraindikationen müssen aus dem aktuellen Wissen über den Zustand des Patienten abgeleitet und laufend angepasst werden.

Die folgende Checkliste stellt Fragen an die einzelnen Teammitglieder vor, die helfen, möglichst viele Informationen zu bekommen:

Checkliste

Pflegepersonal	- Wie ist der aktuelle Zustand des Patienten? - Wie hat der Patient die Nacht verbracht? - Gibt es Veränderungen seit der letzten physiotherapeutischen Behandlung? - Wie sind Bewusstseinslage und Kooperationsfähigkeit? - Wie ist der Zustand der Haut (Durchblutung, gefährdete Stellen)? - Wurde der Patient schon mobilisiert? - Wie ist die Sekretsituation?
Intensivmediziner	- Welche lebenswichtigen Funktionen (Kreislauf, Beatmung, Ernährung, Darmfunktion) müssen medikamentös oder maschinell unterstützt oder übernommen werden? - Beeinflusst die Medikation die Physiotherapie?
Radiologe	- Gibt es minderbelüftete Lungenareale? - Sind pneumonische Herde vorhanden?
Operateur	- Wie ist die Stabilität der versorgten Frakturen? - Liegen Wundheilungsstörungen vor? - Kam es zu Komplikationen während der Operation?

Wie in anderen Bereichen ist auch auf einer Intensivstation die genaue physiotherapeutische Untersuchung Basis der abzuleitenden therapeutischen Maßnahmen.

Dazu sollten Grundkenntnisse über die wichtigsten Geräte und gängigsten Medikamente (siehe Kap 9.1.5) vorhanden sein, um die Situation des Patienten richtig einschätzen zu können.

9.3.1 Physiotherapeutische Untersuchung

Einholen mündlicher und schriftlicher Informationen

- Grund des Aufenthalts (Unfall, prä-/postoperativ, Überwachung),
- Datum und Uhrzeit der Aufnahme,
- Vorgeschichte zur aktuellen Erkrankung,
- Vorerkrankungen und Nebendiagnosen,
- aktueller Zustand:
  - Gesamtzustand
  - Bewusstseinslage (Sedierung)
  - Vitalfunktionen nach Monitoring
  - Beatmungssituation
  - Schmerzstatus und -medikamente
  - Kooperation
- Röntgenbilder,
- CT- Befunde,
- Zusatzinformationen aus Patientenkurve.

Trotz der Vielzahl der Informationen ergibt sich nur ein ungefähres Bild der Patientensituation. Die Daten müssen in Beziehung zu den eigenen Untersuchungen gestellt werden, um Fehlinterpretationen zu vermeiden.

Eigene Untersuchung

Checkliste

Lagerung	Besonderheiten
Invasive Zugänge	Zentralvenöse oder arterielle Katheter? Drainagen?
Beatmungssituation	Beatmungsform (Hüter-Becker et al. 1996); Beatmungstoleranz
Haut / Unterhaut	Trophik, Turgor, Farbe, Temperatur, Ödeme, Emphyseme, Wunden, Entzündungen, Narben, Narbenverschieblichkeit
Muskulatur	Muskelrelief, Tonus
Gelenke	Form, Bewegungsausmaß, Qualität der Bewegungsstopps, Krepitationen
Schmerzen	Lokalisation, Qualität, Intensität
Atemstatus	▪ Viskosität und Farbe des abgesaugten Sekretes, ▪ Gewebeverschieblichkeit und -widerstand, ▪ Beweglichkeit der Rippen, ▪ Thoraxform und -beweglichkeit, ▪ Einziehungen der Interkostalräume bei gelähmter Muskulatur, ▪ Atemhilfsmuskulatur, ▪ Atemrichtung, ▪ Atemform, ▪ Atemfrequenz bei Spontanatmung.

> Eventuell auftretende Schmerzen während der Behandlung sind manchmal schwer zu interpretieren. Werden Schmerzreaktionen vermutet, sollte das Pflegepersonal informiert werden.

9.3.2 Präventive physiotherapeutische Behandlung

Prophylaxen

Die Immobilität des Patienten beinhaltet einige Risiken, die durch prophylaktische Maßnahmen deutlich gesenkt werden können. Dabei wird ganzheitlich auf alle Organsysteme eingewirkt.

Pneumonieprophylaxe
siehe Kap 1.3.3

Thrombosephrophylaxe
Von ärztlicher Seite bekommt der Patient Medikamente, die die Blutgerinnung hemmen (Heparin, Liquemin etc.). Die Indikationen für eine Heparinisierung werden unter dem Fachausdruck "MOIST" (Malignoma, Orthopedic Finding, Immobilization, Surgery, Trauma) zusammengefasst.

Von pflegerischer Seite erhält der Patient Kompressionsverbände oder Antithrombose-Strümpfe.

Zur Unterstützung dieser Maßnahmen ist es die Aufgabe der Physiotherapeutin, die Extremitäten des Patienten durchzubewegen – zunächst passiv, später aktiv. Die beste Thromboseprophylaxe ist jedoch eine frühzeitige Mobilisierung (z.B. Lehnstuhl, Stehbrett, etc.) (**Abb. 9.11**).

Kontrakturprophylaxe
Frühzeitiges und konsequentes Durchbewegen der Gelenke ist die wirkungsvollste Kontrakturprophylaxe. Zu Beginn muss es darum gehen, die passive Beweglichkeit in allen Ebenen (ein- und mehrdimensional) in vollem Umfang auszuschöpfen. Geeignet sind Techniken aus der *propriozeptiven neuromuskulären Faszilitation* (PNF: Arm- und Beindiagonalen); dabei sollten die auf die Wirbelsäule hin weiterlaufenden Bewegungen zugelassen werden. Da die Finger-, Daumen-, Fuß- und Zehengelenke verstärkt zu Kontrakturen neigen, ist die endgradige Mobilisation dieser Gelenke besonders zu

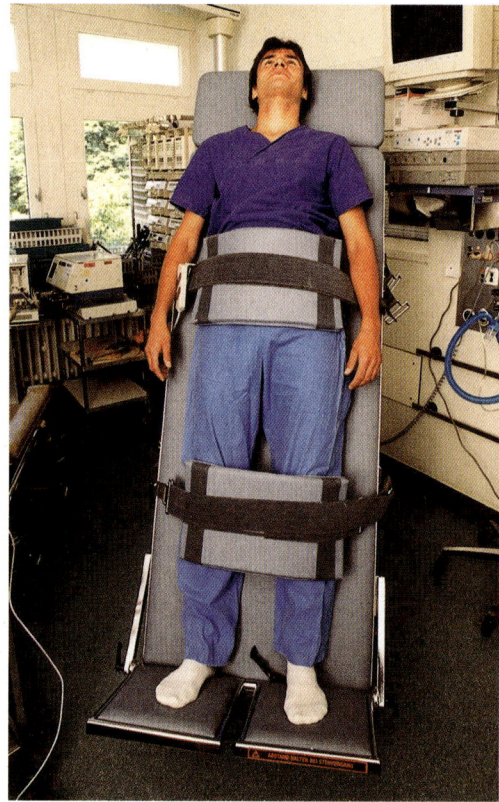

Abb. 9.11 Stehbrett

betonen. Eine selektive Mobilisation der Halswirbelsäule ist dagegen nicht notwendig.

Der Patient sollte von Anfang an zur Mitarbeit angehalten werden, um die Körperwahrnehmung zu schulen.

> *Beim Einsatz von Muskelrelaxanzien oder bei schlaffem Muskeltonus sollte die Therapeutin auf vorsichtiges Durchbewegen ohne Druck und Zug achten, denn: Aufgrund des geringen Muskeltonus fehlt der physiologische Gelenkschutz. Es besteht die Gefahr der Traumatisierung von Muskeln, Sehnen und Kapsel-Band-Apparat!*

Bei erhöhtem Muskeltonus – etwa nach schwerem Schädel-Hirn-Trauma oder bei apallischem Syndrom – empfiehlt sich wegen der Gefahr der Mikrotraumatisierung von Muskelfasern ein schonendes, langsames Bewegen. Schmerzhafte Mobilisierung kann zudem zur Verstärkung der Spastizität führen.

Beim Mobilisieren müssen die diversen Gefäßkatheter und Drainagen beachtet werden.

> *Bei schon bestehender Thrombose, unklarer Polytraumatisierung, hämodynamischer Instabilität oder einem Quick-Wert unter 15% (intraartikuläre Einblutungsgefahr) ist jede Mobilisation kontraindiziert!*

Spitzfußprophylaxe

Endgradiges passives Bewegen – wenn möglich zweimal täglich – ist die wichtigste Maßnahme zur Spitzfußprophylaxe.

Bei extrem hypertoner Muskulatur ist die Seitenlage am günstigsten. Der Fuß wird in leichter Mittelstellung gehalten. Um die Streckspastik nicht zu erhöhen, können dem Patienten gut gepolsterte hohe Turnschuhe angezogen werden, die gleichmäßigen Druck auf Unterschenkel und Fuß ausüben. Die Lagerung mit einem so genannten Spitzfußkasten sollte nur dann erfolgen, wenn dadurch die Extensorenspastik nicht verstärkt wird.

Prophylaxe von Druckläsionen und Dekubitus

Wesentliche Voraussetzungen für die Kontraktur- und Dekubitusprophylaxe sind das richtige Lagern der Gelenke in Ruhestellung und ein häufiger Lagewechsel.

Häufiges kontrolliertes Umlagern des Patienten hat positiven Einfluss auf Gelenkbeweglichkeit, Atmung, Muskeltonus und Hauttrophik. Außerdem wirkt ein Lagewechsel stimulierend auf den Patienten. Die Umlagerung sollte *alle zwei Stunden* durchgeführt werden. Sie fällt meist in den Kompetenzbereich des Pflegepersonals.

Einige Körperstellen sind bei langen Liegezeiten für Druckläsionen an Nerven und Gewebe prädestiniert – sie sollten deshalb entweder gut unterpolstert oder frei gelagert werden.

Dazu gehören:
- Schulterblatt,
- Dornfortsätze (kaudaler Brustwirbelbereich),
- Außen- und Innenseiten der Oberarme,
- Ellenbogen (N.ulnaris),
- Trochanter major,
- Spina iliaca anterior superior,
- Fibulaköpfchen (N.peroneus),
- Ferse,
- Innen- und Außenknöchel,
- Kreuzbein,
- Steißbein.

Lagern

Vor allen Dingen gilt: Die Patienten müssen möglichst bequem, jedoch ihrer Situation angepasst gelagert werden.

In **Tabelle 9.4** sind einige typische Lagerungsformen aufgeführt.

Tab. 9.4 Lagerungsformen

Krankheitsbild	Lagerung
Schädel-Hirn-Trauma	30° Kopfhochlage
Orthostatische Kreislaufstörungen	Flachlagerung
Herzinsuffizienz, Lungenödem, Bauchschnitt	Leichte Oberkörper-Hochlagerung
Hypovolämie	Kopftieflage

Insuffizienzen der passiven Strukturen des Bewegungsapparates werden durch exaktes Lagern in folgenden Ausgangsstellungen vermieden:

Rückenlage:

- leichte Abduktion im Schultergelenk,
- leichte Flexion im Ellenbogengelenk,
- Hände in Funktionsstellung (Dorsalextension im Handgelenk, leichte Flexion und Abduktion aller Fingergelenke, Daumen in Abduktion),
- Beine in leichter Außenrotation,
- Fersen frei gelagert,
- Füße in Nullstellung.

Seitenlage:

- unten liegenden Arm möglichst intermittierend im Schultergelenk in Außenrotation/Abduktion

und Innenrotation/Abduktion lagern (Patient darf nicht direkt auf dem Schultergelenk liegen),
- oberen Arm in Flexion vor dem Körper,
- unteres Bein in leichter Flexion,
- oberes Bein in 90° Flexion zur Unterstützung von Hüft- und Kniegelenk.

Bauchlage:
- Kopf in Rotation, Gesicht unbedingt frei lagern,
- Arme entweder über dem Kopf oder am Körper lagern, Ellenbogen in leichter Flexion,
- Sprunggelenke unterlagern (Spitzfuß!).

Lagerungsmaßnahmen müssen die besonderen Bedingungen des Patienten berücksichtigen (z. B. Shaldon-Katheter in der Leiste, Bülau-Drainage seitlich im Thorax etc.). Spezielle Betten (z. B. Rotationsbett) können die Lagerung optimieren.

9.3.3 Atemtherapie

Bei Intensivpatienten zählt die atemtherapeutische Behandlung zu den Hauptaufgaben der Physiotherapeutin. Dies gilt insbesondere für Patienten mit obstruktiven Atemwegserkrankungen oder operativ bzw. traumatisch bedingter Ateminsuffizienz. Atemtherapie nimmt zudem eine zentrale Stellung in der Vorbeugung von Komplikationen während der maschinellen Beatmung, bei der Entwöhnung vom Respirator (Weaning) und bei der Betreuung frisch extubierter Patienten ein. Typische Komplikationen sind Pneumonie, Atelektasen und Schocklunge (Acute Respiratory Distress Syndrome = ARDS).

Maschinelle Beatmung

Indikationen

- globale respiratorische Insuffizienz,
- kardiopulmonale Instabilität,
- postoperative Erholung nach Großeingriff.

Stadien der maschinellen Beatmung

Um die Prinzipien der maschinellen Beatmung zu verstehen, sind Kenntnisse in der Atemphysiologie Grundvoraussetzung

Die voll kontrollierte Beatmung (IPPV = (intermittend positive pressure ventilation)
Zu Beginn seines Aufenthaltes auf der Intensivstation ist der Patient oft kontrolliert beatmet (volumen- und/oder druckkontrolliert). Er wird analgosediert und selten auch relaxiert.

Da der voll kontrolliert beatmete Patient oft keine Reaktionen zeigt, sind nur passive Maßnahmen möglich.

Checkliste

Ziel	Maßnahme
Senken von Gewebewiderständen und Hyperämisierung des Gewebes	Heiße Rolle, Eisabreibungen, Ausstreichen der Interkostalmuskulatur, Packegriffe, Gewebsrollen, Schulterblattmobilisation
Erhalten und Verbessern der Thoraxbeweglichkeit	Ausstreichen der Interkostalmuskulatur, Dehnlagerungen, passives Bewegen der Arme (cave: Bei Muskelrelaxation entfällt der physiologische Gelenkschutz!)
Lösen und Abtransportieren des Bronchialsekrets	Manuelle Vibrationen, Lagerungsdrainagen (**Abb. 9.12**), Dehnlagerungen

Bei intensivpflichtigen Patienten sollte jedoch beachtet werden, dass einige der Lagerungen nicht ganz ungefährlich sind (Einfluss auf Kreislauf, Hirndruck etc.) (**Abb. 9.12 a–i**).

Nach Absprache mit dem Arzt sollte der Patient während der gesamten therapeutischen Maßnahme genau beobachtet werden.

Je nach Bedarf wird das Bronchialsekret vor oder nach der Maßnahme abgesaugt.

Die assistierte Beatmung (BIPAP = Biphasic positiv airway pressure)
Diese Form der Beatmung ermöglicht dem zunehmend wacher werdenden Patienten, die einzelnen Beatmungszyklen durch aktive Inspiration selbst auszulösen.

Dabei wird durch die individuelle Einstellung der Respiratorhilfe (Druckunterstützung) die Atemmuskulatur trainiert.

Der Hintergrund: Bei einem Inspirationsversuch des Patienten senkt sich der Druck im Beatmungssystem. Dadurch öffnet sich ein Ventil am Beatmungsgerät, und die dem eingestellten Druckniveau entsprechende Luft wird vom Respirator abgegeben.

Die Zwerchfellkontraktion endet jedoch nicht nach Auslösen des Maschinenhubs, denn N.phrenicus und Interkostalmuskulatur werden durch das Atemzentrum weiter erregt: Die Neurone im Hirnstamm erzeugen kontinuierliche Aktionspotenziale. Denn sie "wissen nicht", dass der Patient nicht selbstständig atmet.

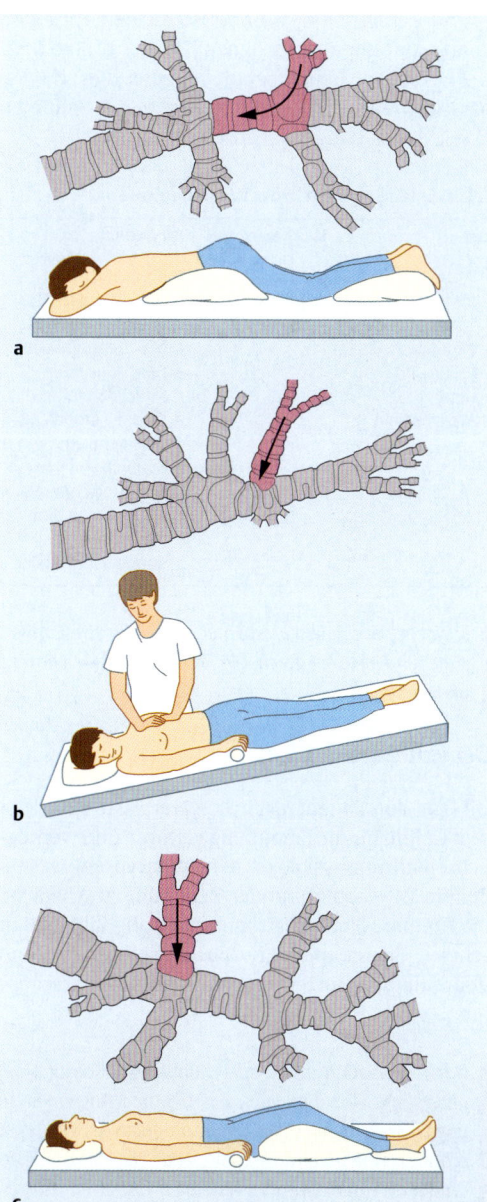
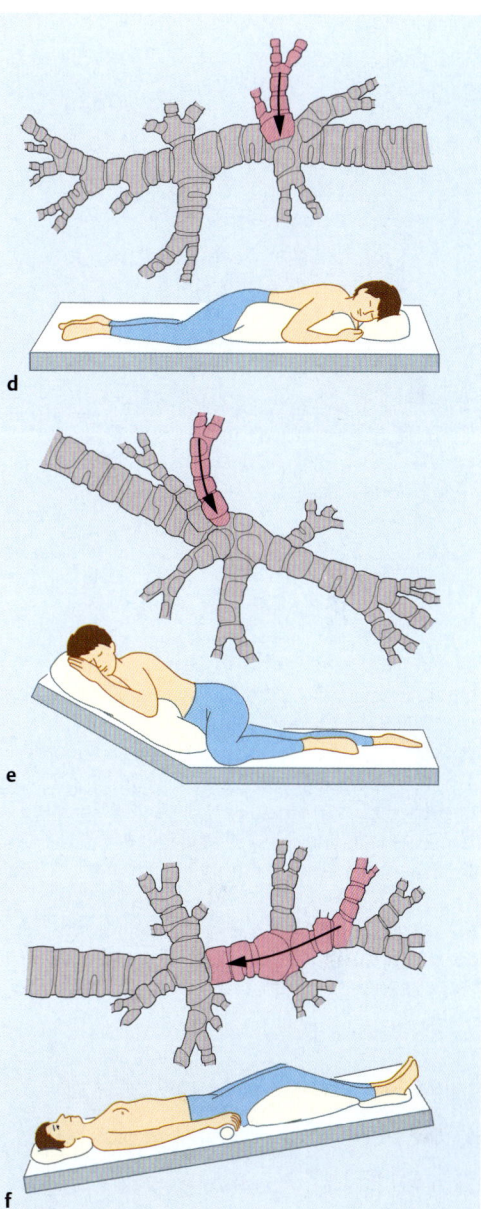

Abb. 9.12 a–i Lagerungsdrainagen. Ausgangsstellungen für die Drainage verschiedener Lungenabschnitte. **a** Unterlappen, apikale Segmente. **b** linke Lingula (unteres Ende des linken Oberlappens). **c** Oberlappen, anteriore Segmente. **d** Oberlappen, posteriores Segment und rechter posteriorer Bronchus. **e** Oberlappen, posteriores Segment und linker posteriorer Bronchus. **f** Unterlappen, anteriore basale Segmente.

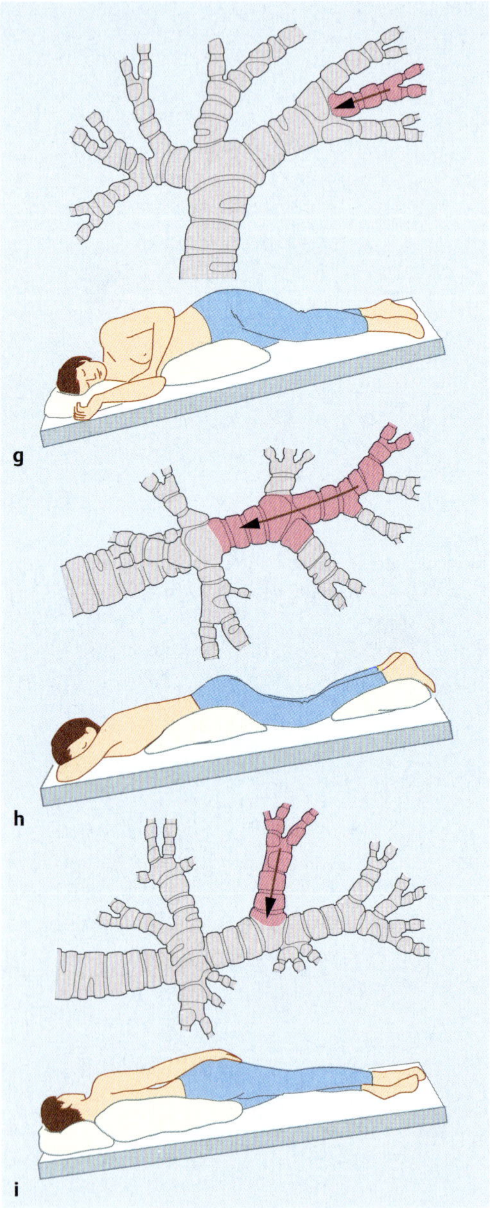

Ziel der BIPAP-Beatmung ist es, den Patienten vom Respirator zu entwöhnen (Weaning) (**Tab.9.5**).

Für die Physiotherapeutin bedeutet dies: Zu den passiven Maßnahmen der Atemtherapie kommen aktive Atemübungen hinzu.

Tab. 9.5 Maßnahmen in der Weaningphase

Ziel	Wachheitsgrad	Maßnahme
▪ Wahrnehmen der Atembewegung ▪ Verbessern der Ventilation, Perfusion und Diffusion ▪ Atemvertiefung	↓ zunehmend	▪ Kontaktatmung (Ehrenberg 1998) a) Therapeutenhände b) Patientenhände ▪ Dehnzüge oder Streckdehnung ▪ C-Lage / Mondlage, Drehdehnlage ▪ Koppeln von Bewegung und Atmung a) Therapeut führt die Bewegung b) Patient bewegt alleine

> Je wacher der Patient, desto mehr bzw. effektivere Atemzüge führt er selbst durch. Die Therapie wird zunehmend aktiv gestaltet.

Der extubierte Patient

Oft hat der Patient nach längerer Beatmungszeit sein Gefühl für die Einatmung verloren und womöglich einen unphysiologischen Atemtyp entwickelt. Zudem ist er aufgrund der Beatmung geschwächt, die Atemmuskulatur atrophiert. Häufig fällt es ihm schwer, Sekret produktiv abzuhusten. Lange und unproduktive Hustenattacken führen zur Erschöpfung.

> Nach Extubation und wiedererlangter Spontanatmung gilt es, mit dem Patienten das Ein- und Ausatmen zu üben. Außerdem sollte eine produktive, möglichst schmerzarme und Narben schonende Hustentechnik erarbeitet werden. Bei allzu häufigem forciertem Husten besteht die Gefahr eines Alveolarkollapses. Ein effektiver Hustenstoß setzt intrapulmonale Drücke bis zu 100 mm Hg voraus.

Übergeordnetes Ziel der Atemhilfsmaßnahmen ist das Wiedererlangen der physiologischen Atmung.

Die Ventilation, Perfusion und Diffusion verbessert sich durch die in **Tab. 9.6** gezeigten Maßnahmen.

Abb. 9.12 g–i (Fortsetzung) Lagerungsdrainagen. Ausgangsstellungen für die Drainage verschiedener Lungenabschnitte. **g** Unterlappen, lateraler basaler Bronchus. **h** Unterlappen, posteriore basale Segemente. **i** Mittellappen, rechts.

Tab. 9.6 Atemhilfsmaßnahmen

Ziel	Maßnahme
Übergeordnetes Ziel: Wiedererlangen der physiologischen Atmung	
Verbessern der Ventilation, Perfusion und Diffusion und Atemvertiefung	Umlagerungen Gezielte verlängerte Einatmung und Ausatmung, dosierte Lippenbremse, lange Lippenbremse (Ehrenberg 1998), Nasenstenose Dehnlagerungen
Sekretsammeln, -lösen und -abtransport	Ausatmen mit Summen und Brummen, Lagerungsdrainagen mit oder ohne manuellen Vibrationen
Erlernen einer schonenden Hustentechnik	Huffing, Husten mit locker aufeinander liegenden Lippen Thoraxkompression manuell oder mit einem Tuch (Göhring 2001)
Kräftigen der Atemmuskulatur und des Zwerchfells	schnüffelndes Einatmen

Die therapeutischen Maßnahmen sind weitestgehend *aktiv* zu gestalten.

Der Patient sollte den Umgang mit einem auf seine Problematik abgestimmten Atemhilfsgerät erlernen und selbstständig durchführen.

Atemhilfsgeräte

Drei Faktoren sind für die Auswahl eines Atemhilfsgerätes entscheidend:
- Welches Gerät scheint uns nach genauer Untersuchung für den Patienten geeignet?
- Ist der Patient in der Lage und ausreichend kooperativ, die Anweisungen umzusetzen (Compliance)?
- Welche Geräte sind in der jeweiligen Klinik vorhanden und üblich (häufig abhängig von Verträgen mit Zulieferfirmen, ökonomischer Aspekt, Vorlieben des Personals)?

CPAP-Maske (continuous positive airway pressure)

Ziel: Eröffnen von Atelektasen, Schutz vor Alveolarkollaps
Einsatzbereich: Verzögern/Vermeiden einer Reintubation bei massiver Ateminsuffizienz
Wirkungsweise/Anwendung: Über eine dicht über Mund und Nase sitzende Maske wird dem Patienten ein sehr hoher Frischgasfluss angeboten.

Effekt: In den Luftwegen wird über den gesamten Atemzyklus ein kontinuierlicher positiver Druck aufgebaut (CPAP). Durch Vorschalten eines veränderbaren Exspirationshindernisses wird in den Atemwegen ein ständiger Überdruck erzeugt, der einem Kollaps von Bronchiolen und Alveolen entgegenwirkt.
Weitere Effekte: Beseitigen von Atelektasen, Erhöhen der funktionellen Residualkapazität, Verbessern des pulmonalen Gasaustausches.

Trigger-Bird (Abb. 9.13)

Ziel: Erweitern der Atembewegungen, vollständige Belüftung der Lunge, Lösen und Abtransport von Bronchialsekret
Einsatzbereich: erste postoperative Tage
Kontraindikation: chronisch obstruktive Lungenerkrankungen
Wirkweise/Anwendung: Der Patient löst mit der Einatmung einen Impuls aus und erhält vom Trigger-Bird ein zusätzliches Einatemvolumen (Flow). Die Ausatmung wird durch negativen Druck (aktiven Sog) erleichtert. Flow, Druck, Zeit und Volumen sind variabel.

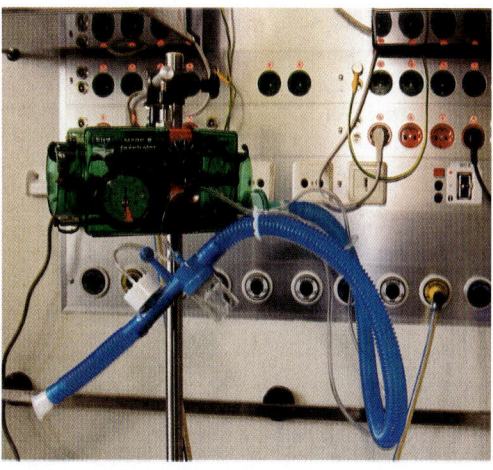

Abb. 9.13 Trigger-Bird

VRP1-Desitin („Flutter") (Abb. 9.14a–c)

Ziel: Lösen und Abtransport von Bronchialsekret, Atemvertiefung, Vorbeugung eines Alveolarkollapses
Einsatzbereich: prä- und postoperative Phase, chronisch obstruktive Lungenerkrankungen
Wirkweise/Anwendung: Durch den bei der Exspiration entstehenden positiven Druck wird die Metallkugel in der "Pfeife" zum Schwingen

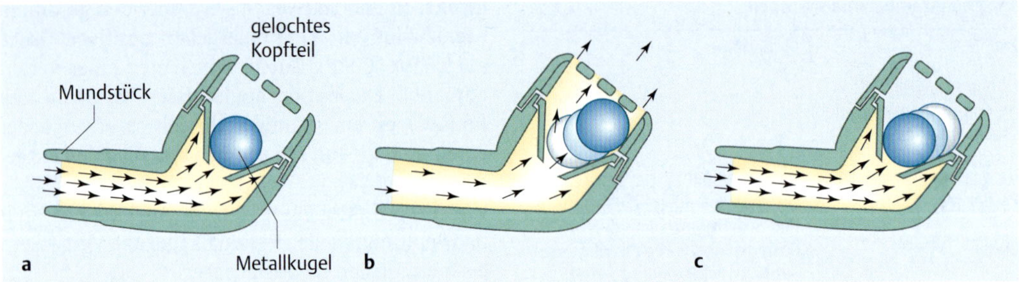

Abb. 9.14a–c "Flutter". Vorgänge, die sich während der gesamten Ausatemphase wiederholen

gebracht. Diese Vibrationen bringen wiederum die Ausatemluft in Schwingung. Der Effekt: Das Sekret löst sich von der Bronchialwand und kann abtransportiert werden.

SMI Trainer (Sustained Maximal Inspiration)

Voldyne (Abb. 9.15)
Ziel: gleichmäßige Gasverteilung in der Lunge, Atemvertiefung
Einsatzbereich: prä- und postoperative Phase
Wirkweise/Anwendung: Bei diesem Gerät lassen sich sowohl das Volumen als auch der Flow messen. Nach Überschreiten des Mindestflow wird das inspirierte Volumen auf einer Skala sichtbar. Der Strömungsanzeiger zur Flowkontrolle sollte im markierten Bereich gehalten werden. Die Ausatmung erfolgt nicht in das Gerät.

Mediflo
Ziel: gleichmäßige Gasverteilung in der Lunge, Atemvertiefung
Einsatzbereich: prä- und postoperative Phase
Wirkweise/Anwendung: Dieses Gerät bietet die Möglichkeit, die erwünschte inspiratorische Kapazität einzustellen (Volumen x Zeit).

Fallbeispiel: niedrigste Einstellung 200 ccm; der Patient hält mit der Einatmung die Kugel 4 Sekunden lang in der Schwebe. Rechnung: 200 ccm x 4 Sekunden = 800 ccm/sec bzw. 0,8 Liter. Die Flussrate (Flow) kann bis auf 1,2 Liter erhöht werden.

Triflo (Abb. 9.16)
Ziel: gleichmäßige Gasverteilung in der Lunge, Atemvertiefung
Einsatzbereich: prä- und postoperative Phase
Kontraindikationen: Lungenemphysem und Asthma
Wirkweise/Anwendung: Eröffnen von Atelektasen: Der Patient atmet lange und tief ein. Zwei Bällchen sollen dabei möglichst lange in der Schwebe gehalten werden. Eine dritte so genannte Kontrollkugel, die nicht zum Schweben gebracht werden

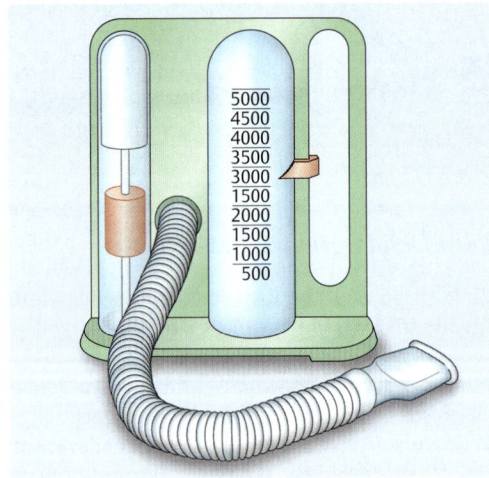

Abb. 9.15 Atemtrainer.

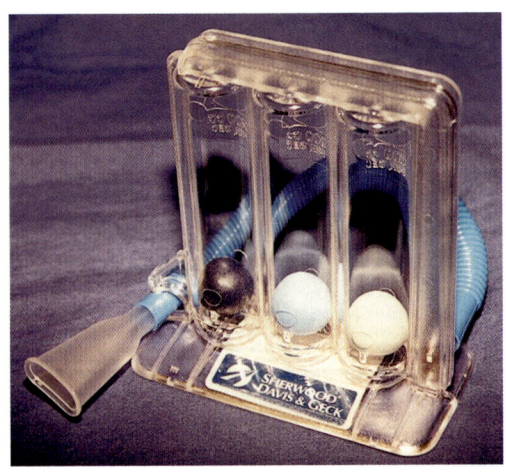

Abb. 9.16 Triflo

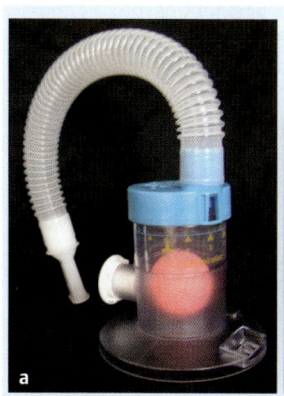
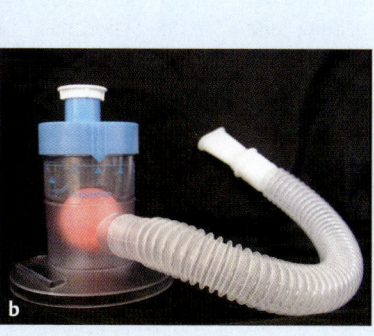

Abb. 9.17a–b Mediflo duo **a** PEP Trainer **b** SMI Trainer

soll, verhindert einen zu hohen Inspirationsflow. Die Ausatmung erfolgt nicht in das Gerät.

PEP Gerät (Positive Exspiratory Pressure Gerät)
PEP Maske
Ziel: Vermeiden eines Tracheobronchialkollapses, Eröffnen von Atelektasen, Lösen und Abtransport von Bronchialsekret
Einsatzbereich: chronisch obstruktive Lungenerkrankungen, starke Sekretproduktion, prä- und postoperative Phase
Kontraindikationen: hohe intrathorakale Drücke
Wirkweise/Anwendung: Der individuelle Ausatemwiderstand wird bestimmt (definiert durch zweiminütiges müheloses Ausatmen ohne Zeichen einer Dyspnoe). Die Atmung erfolgt durch die Maske in selbstbestimmter Tiefe und Frequenz. Dabei sollte der Patient mit aufrechtem Oberkörper sitzen.

Mediflo duo (PEP und SMI Trainer)
(Abb. 9.17a–b)

Durch Umstecken des Schlauches kann das Gerät sowohl als Einatem- als auch als Ausatemgerät genutzt werden.

PEP Trainer
Ziel: Lösen und Abtransport von Bronchialsekret, Vorbeugung eines Alveolarkollapses
Einsatzbereich: chronisch obstruktive Lungenerkrankungen, starke Sekretproduktion, prä- und postoperative Phase
Kontraindikation: hohe intrathorakale Drücke
Wirkweise/Anwendung: Der Exspirationswiderstand ist auf der gelben Skala individuell einstellbar. Je höher der Wert, desto kürzer die Ausatemzeit bei gleich bleibenden Volumina. Der rote Ball soll ständig schweben. Der Patient übt in sitzender Ausgangsstellung.

SMI Trainer
Ziel: Atemvertiefung, gleichmäßige Gasverteilung in der Lunge
Einsatzbereich: prä- und postoperative Phase
Wirkweise/Anwendung: Der Schlauch wird umgesteckt, der Inspirationswiderstand kann auf der blauen Skala individuell eingestellt werden. Zu Beginn empfiehlt sich eine mittlere Einstellung. Der rote Ball soll für 3–5 Sekunden schweben, ohne am Deckel anzuschlagen. Die Ausatmung erfolgt nicht in das Gerät.
Mit einem *Atemhilfsgerät* hat der Patient die Möglichkeit, auch in Abwesenheit des Therapeuten seine Atemmuskulatur zu trainieren. Sekretlösung und Abtransport werden unterstützt, Pneumonie und Atelektasen wird vorgebeugt.

> *Atemtrainer dienen nur als unterstützende Maßnahme und können eine kompetente physiotherapeutische Atemtherapie nicht ersetzen.*

Aktivierende Behandlung

Lange Liegezeiten auf Spezialmatratzen zur Dekubitusprophylaxe beeinträchtigen Körperwahrnehmung, Tiefensensibilität und Propriozeption massiv. Eine frühzeitige aktivierende Behandlung ist daher anzustreben – etwa durch Lagewechsel, das Anbahnen von Bewegungsübergängen oder die Therapie im Sitz auf der Bettkante (Achtung: für Sohlendruck sorgen!). Die Mobilisation des Patienten auf die Bettkante oder aus dem Bett beginnt möglichst bereits auf der Intensivstation.

Die Vertikalisation im *Stehbrett* (siehe **Abb. 9.11**) ist ebenfalls eine wirkungsvolle Maßnahme zur Anregung von Herz und Kreislauf wie auch zur Verbesserung der Atemfunktionen. Außerdem wirkt sie der Osteoporose vor und hilft, den muskulären Tonus zu regulieren.

Dokumentation

Durch die Physiotherapie-Dokumentation wird der aktuelle Stand der täglichen Untersuchung und Behandlung festgehalten. Auch bei der Therapie beobachtete Auffälligkeiten und Besonderheiten werden notiert.

Tabelle 9.7 zeigt das Behandlungsprotokoll eines Patienten mit Zustand nach Whipple-Operation (Pankreatikoduodenotomie+Billroth II) und Schlafapnoe-Syndrom.

Tab. 9.7 Behandlungsprotokoll

Datum	Uhrzeit	Schwerpunkt der Behandlung	Besonderheiten / Auffälligkeiten
22.04.03	9:30	AT-passiv → Heiße Rolle; IC-Striche, Packegriffe, Kontrakturprophylaxe	
22.04.03	15:00	AT-passiv → manuelle Vibrationen, Drainagelagerung (Seitlage links, Kopftief), Packegriffe	Laut Röntgenbild zunehmende Sekretansammlung im rechten Unterlappen. Erhöhte Temperatur
23.04.03	9:00	AT-passiv → Heiße Rolle, Drainagelagerung, manuelle Vibrationen, Kontrakturprophylaxe	
23.04.03	14:30	AT-passiv → Heiße Rolle, Drainagelagerung, manuelle Vibrationen	Sekret ist gut mobilisierbar
24.04.03	9:30	AT-passiv → Heiße Rolle, Drainagelagerung, manuelle Vibrationen, Kontrakturprophylaxe, Spitzfußlagerung	Zunehmende Spitzfußtendenz beidseits!
24.04.03	15:00	AT-passiv → Drainagelagerung, manuelle Vibrationen, Spitzfußbehandlung, -lagerung	
25.04.03	10:30	AT-assistiert → Wahrnehmung der Atembewegung, Drainagelagerung, manuelle Vibrationen, Kontrakturprophylaxe, Spitzfußbehandlung	Patient ist wach und kooperativ; seit heute morgen assistiert (BIPAP) beatmet: viel Sekret abgesaugt
25.04.03	14:00	AT-assistiert → Dehnzüge der Beine zur Atemvertiefung, Kontrakturprophylaxe, Spitzfußbehandlung	Patient ist sehr unruhig und toleriert den Tubus nicht
26.04.03	9:00	AT-aktiv → Wahrnehmen der Atembewegung, Sekretlösen durch Ausatmen auf → A in Kombination mit manuellen Vibrationen, Erarbeiten einer schonenden Hustentechnik, aktiv/assistiertes Bewegen der Extremitätengelenke	Patient ist extubiert und hat produktiv abgehustet.
26.04.03	14:15	AT-aktiv → Basaltext, Abhusten des Sekretes mit Thoraxkompression, Mobilisation an die Bettkante mit Hilfe der Schwester	
27.04.03	8:00	AT-aktiv → Wahrnehmen der Atembewegung, Erlernen des Umgangs mit Mediflo duo	Patient wird auf Normalstation verlegt. Physiotherapeutische Dokumentation wird beigelegt.

| Patienten einer Intensivstation sind vielen Stressfaktoren ausgesetzt. Kompetenz und Einfühlungsvermögen des Behandlungsteams helfen, ihre psychische Belastung so weit wie irgend möglich zu senken.

Zusammenfassung

- Die fremde Umgebung der Intensivstation und die Sorge um die eigene Gesundheit bedeuten für den Patienten eine maximale psychische Belastung. Angst, Hilflosigkeit, Einsamkeit, Stress und die Abhängigkeit von Maschinen sind typische Reaktionen. Das Team einer Intensivstation hat die Aufgabe, den Patienten auch psychologisch zu begleiten und die Belastungen – etwa durch Lärm - bestmöglich zu begrenzen.
- Voraussetzung einer erfolgreichen physiotherapeutischen Behandlung ist die umfassende Information über den Patienten. Dazu gehören neben Einweisungsdiagnose und aktuellem Zustand auch Vorgeschichte, Nebendiagnosen und die Befunde aus der Patientenkurve.
- Pneumonie-, Thrombose- und Kontrakturprophylaxe beugen Risiken vor, denen der Patient aufgrund seiner Immobilität ausgesetzt ist. Dennoch gilt: Die beste Prophylaxe ist eine frühzeitige Mobilisierung – z. B. im Lehnstuhl oder Stehbrett.
- Atemtherapie zählt zu den zentralen Aufgaben der Physiotherapeutin. Bei vollkontrolliert beatmeten Patienten ohne erkennbare Reaktionen sind die Maßnahmen passiv, mit zunehmender Wachheit kommen aktive Atemübungen hinzu.
- Mit frisch extubierten Patienten muss das Ein- und Ausatmen geübt werden. Wichtig auch: das Erarbeiten schmerzarmer, Narben schonender Hustentechniken.
- Atemhilfsgeräte unterstützen die Stabilisierung der Lungenfunktion prä- wie postoperativ. Sie ersetzen jedoch nicht die physiotherapeutische Behandlung!
- Lagewechsel, das Anbahnen von Bewegungsübergängen und andere Maßnahmen der aktivierenden Behandlung fördern Körperwahrnehmung und Tiefensensibilität.

9.4 Operationen am Herzen

9.4.1 Aortokoronarer Venenbypass (ACVB): Operation und postoperative Behandlung

In **Tab. 9.8** sind die wichtigsten Abkürzungen aus diesem Gebiet aufgeschlüsselt.

Der Thorax wird mittels einer Längsdurchtrennung des Brustbeins eröffnet und bleibt über die gesamte OP-Dauer aufgedehnt.

Das Herz wird vorübergehend ruhiggestellt. Die Herz-Lungen-Maschine übernimmt in dieser Zeit die Funktion von Herz und Lunge.

Bei den meisten Bypass-Operationen wird außer der oberflächlich an Unter- und Oberschenkel verlaufenden V.saphena magna zusätzlich eine Brustwandarterie (A.thoracica interna) als Bypassgefäß verwendet. Die entnommenen Gefäße werden zwischen Aorta und Koronargefäßen eingesetzt. Anschließend wird das Brustbein durch Drahtschlingen (Cerclage) geschlossen und die Wunde geklammert.

Der Patient wird beatmet und sediert auf die Intensivstation verlegt, bis die lebenswichtigen Funktionen stabilisiert sind. Auch auf der Normalstation bleibt der Patient zunächst weiter unter Monitorüberwachung (EKG, Herzfrequenz und Blutdruck), um eventuelle postoperative Komplikationen frühzeitig zu erkennen.

Tab. 9.8 Kardiologische Begriffe

Begriff	Bedeutung
ACVB	Aortokoronarer Venenbypass
MCB	Mammariokoronarer Bypass (Brustwandarterie)
AKE	Aortenklappenersatz
MKE	Mitralklappenersatz
TKE	Trikuspidalklappenersatz
HWI	Hinterwandinfarkt
VWI	Vorderwandinfarkt
AV	Aortenvitium
LV Fkt.	Linksventrikuläre Funktion
SM	Schrittmacher
SMI	Schrittmacherimplantation
SMR	Schrittmacherrhythmus
SR	Sinusrhythmus
ASD	Atriumseptumdefekt
VSD	Ventrikelseptumdefekt
Defi	Defibrillator
ZVK	Zentraler Venenkatheter
PTCA	Percutane transluminale Coronarangioplastie (Dilatation)
KHK	Koronare Herzkrankheit
TEA	Thrombendarteriektomie (Ausschälung)
AV-Block	Arterio-ventrikulärer Block
Kommissurotomie	Klappensprengung

9.4.2 Physiotherapie

In der Regel werden wegen der erforderlichen präoperativen Untersuchungen die Patienten einige Tage vor der Operation stationär aufgenommen. Diese Phase ermöglicht der Physiotherapeutin, dem Patienten die postoperativ notwendigen Maßnahmen zu erläutern und mit ihm einzuüben.

Voraussetzung für ein fundiertes, individuell angepasstes Therapiekonzept ist das Wissen um den Gesamtzustand des Patienten. Am Anfang müssen Sie also Informationen einholen – so umfassend und präzise wie irgend möglich. Hierzu gehören:

- Einweisungsdiagnose,
- Datum der Operation und Operationsverlauf,
- Dauer und eventuelle Besonderheiten während des Intensivaufenthaltes,
- physiotherapeutisch relevante Nebendiagnosen,
- Medikamente (stark wirksame Schmerzmittel, Medikamente mit Wirkung auf die Herzfrequenz, z. B. Betablocker),
- aktueller Allgemeinzustand,
- erlaubte Belastung,
- Wundverhältnisse (Sternal- und Beinwunde).

Darüber hinaus muss sich die Physiotherapeutin selbst ein möglichst genaues Bild vom Zustand des Patienten machen. Dazu gehört nicht zuletzt die eingehende physiotherapeutische Untersuchung, die in der folgenden Checkliste zusammengefasst ist.

Checkliste

Eigenanamnese auch: Sozialanamnese	Schwere Allgemeinerkrankungen? Andere Auffälligkeiten? Frühere Operationen? Beruf, Familie, Lebensgewohnheiten (Alkohol etc)
Familienanamnese	Genetische Vorbelastung?
Kardiale Situation	Frühere Herzinfarkte? Letzter Infarkt wann? Andere Herzerkrankungen? Frühere Herzoperationen? Angina pectoris vor der jetzigen Operation?
Belastbarkeit vor der Operation	Grad der Einschränkung?
Schmerzen	Lokalisation? Qualität (brennend, dumpf, stechend etc)? Intensität?
Schmerzbekämpfung	Entlastungsstellungen? Vermindern der Belastung? Medikamente?
Allgemeinbefinden (subjektiv)	Operation gut überstanden? Ängste? Zukunftssorgen?
Allgemeinzustand (objektiv)	Atembefund? Herz-Kreislauf-Situation (Monitor bzw manuelle Messung)? Muskelfunktion? Statik und Bewegungsverhalten (Thoraxinstabilität, Schonhaltung)?

Physiotherapeutische Behandlung

Der herzchirurgische Patient hat einerseits die Problematik des Frischoperierten (z. B. kardiale Instabilität, Anämie, operatives Trauma), andererseits liegen zusätzlich internistische Grunderkrankungen (z. B. Hypertonie, Myokardinfarkt, pulmonale Beteiligung) vor.

Aus der Kenntnis dieser Doppelbelastung leiten sich für die physiotherapeutische Behandlung folgende Prinzipien ab (**Tab. 9.9, 9.10**):

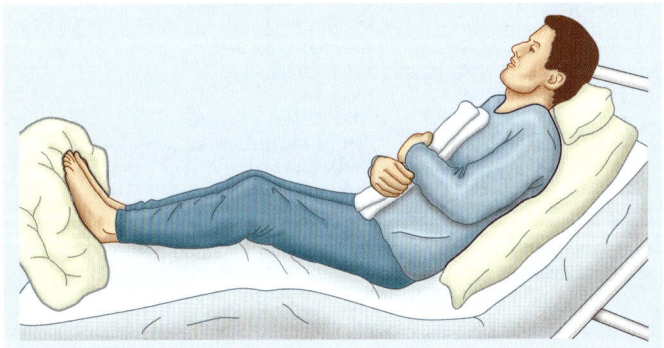

Abb. 9.18 Sternotomierter Patient fixiert während des Hustens seine Narbe

Tab. 9.9 Prinzipien der Atemtherapie

Indiziert sind	Ungünstig sind
▪ Atemtechniken zum Lösen, Sammeln und Abtransport des Bronchialsekrets, ▪ Narben schonende Hustentechniken (**Abb. 9.18**), ▪ Atem vertiefende Maßnahmen	▪ hohe intrathorakale Drücke, ▪ lang anhaltende statische Kontraktionen, ▪ Dehnlagerungen, ▪ Dehnzüge der oberen Extremität, ▪ inspiratorischer Stretch, ▪ Klopfungen auf dem Thorax, ▪ Überforderung.

Tab. 9.10 Prinzipien der Bewegungstherapie

Indiziert sind	Ungünstig sind
▪ Bewegungen der Extremitäten bei extensorisch stabilisierter Wirbelsäule, ▪ Techniken zum Wiedererlangen der endgradigen Beweglichkeit der operierten Extremität (Gefäßentnahme), ▪ Wahrnehmungs- und Entspannungsübungen, ▪ Steigern der individuellen Ausdauer.	▪ unilaterale und diagonale Armbewegungen, ▪ Armflexion über 90° in den ersten postoperativen Tagen, je nach Wundheilungs- und Konsolidierungsstadium der Sternumosteotomie, ▪ rotatorische, flexorische und lateralflexorische Bewegungen der Wirbelsäule, ▪ Seitenlage.

Sämtliche Maßnahmen der Bewegungstherapie müssen für Patienten mit Sternumcerclage modifiziert werden, da sie zur Dislokation der Osteotomie bzw. zur Bildung einer Pseudarthrose führen können.

Da die Konsolidierungsphase einige Wochen andauert, ist es wichtig, sternotomierten Patienten postoperative Verhaltensregeln zu vermitteln.
- **Liegen:** möglichst auf dem Rücken, Seiten- und Bauchlage vermeiden.
- **Aufstehen aus dem Bett:** über den Langsitz bei hochgestelltem Kopfteil und symmetrischem Armstütz.
- **Aufstehen aus dem Sitz:** durch Vorneigen des stabilisierten Oberkörpers in den Hüftgelenken.

> *Extreme unilaterale Armbewegungen sollten vermieden werden. Auch darf der Patient in den ersten 12 Wochen keine schweren Gegenstände heben oder tragen. Später sollte er darauf achten, Gewichte gleichmäßig auf beide Arme zu verteilen.*

Je nach Herzzentrum gibt es bezüglich der Mobilisations- und Belastungseinschränkungen große Unterschiede. Allgemein gilt: Die Übungsbehandlung wird an die individuelle Belastbarkeit des Patienten angepasst. Dabei wechseln sich Belastungs- und Entspannungsphasen ab.

Belastungsphase: Die *Dosierung* richtet sich nach der erlaubten Belastung (Arzt) und den klinischen und subjektiven Zeichen des Patienten.

Als Grundlage der physiotherapeutischen Therapie (Richtlinien der Weltgesundheitsorganisation zur Infarktrehabilitation, 1968) stehen das Göteborger und das Heidelberger Modell zur Verfügung.

Entspannungsphase: Atemübungen und Übungen zur Verbesserung der Eigenwahrnehmung.

Zur Durchführung der Übungen eigenen sich die Ausgangstellungen Rückenlage, Sitz und Stand, das Gehen auf ebener Strecke, die Treppe sowie bei guter Belastbarkeit das Fahrradergometer oder das Laufband.

> *Während der Belastungsphase sollte die Pulsfrequenz um nicht mehr als 20 Schläge/min gegenüber dem Ruhepuls steigen. Am Ende der Entspannungsphase sollte sie auf den Ausgangswert zurückgegangen sein.*

Grenzen der Belastbarkeit erkennen

Zu Beginn der postoperativen Phase überwacht der Monitor die Herz-Kreislauf-Situation und signalisiert Patienten und Therapeutin, wann die Belastungsgrenze erreicht ist.

Für die Therapeutin deutlich sichtbare Zeichen der Überforderung sind Zyanose, Blässe, Anstieg oder Abfall der Herzfrequenz und eine Veränderung der Atemfrequenz.

Mit zunehmender Selbstständigkeit sollte der Patient jedoch in die Lage versetzt werden, seine Belastung eigenständig zu dosieren und zu kontrollieren. Dafür muss er auf mögliche klinische und subjektive Zeichen der Überforderung hingewiesen werden und lernen, sie zu erkennen.

Checkliste

Klinische Zeichen der Überforderung	▪ erhöhte/erniedrigte Herzfrequenz ▪ erhöhte Atemfrequenz ▪ vermehrte Schweißbildung/Kaltschweißigkeit
Subjektive Zeichen der Überforderung	▪ Atemnot ▪ Schwächegefühl ▪ Übelkeit ▪ Schwindel ▪ Schmerzen ▪ retrosternaler Druckschmerz ▪ pektanginöse Beschwerden

Um auf diese Symptome adäquat reagieren zu können, werden in der Behandlung Strategien zur Eigenkontrolle und Selbsthilfe vermittelt. Dazu gehören die eigenständige Puls- und Blutdruckkontrolle, Entspannungs- und Wahrnehmungsübungen und die selbstständige Dosierung der Belastung.

Herzgruppe

In vielen Krankenhäusern wird auch in der Phase der Frühmobilisation das Üben in der Gruppe angeboten (Rücksprache mit dem Arzt). Dafür müssen bestimmte Rahmenbedingungen vorhanden sein bzw. geschaffen werden:
- Ruhiger Raum mit Fenstern (Station sollte für Notsituationen in Rufweite sein),
- Telefon im Raum mit Notfallnummer,
- Sauerstoffanschluss,
- Notfallkoffer und Defibrillator (aktiviert),
- Stühle mit Rückenlehne,
- Gesicherter Transfer von und zu der Übungsstunde.

Das Üben in der Gruppe erfordert von der Therapeutin die Fähigkeit, die Gruppenteilnehmer gleichzeitig und doch möglichst individuell zu betreuen.

Wünschenswert wäre ein Co-Therapeut, der die Pulskontrolle, Korrekturen und die Beobachtung der Patienten übernimmt.

Behandlungsprinzipien in der Frühmobilisationsphase
- wie in der Einzeltherapie abwechselnd Belastungs- und Entspannungsphase,
- kein Anheben schwerer Therapiegeräte (Pezziball, Medizinball etc.),
- sorgfältige Beobachtung des Einzelnen, um Zeichen der Dekompensation frühzeitig zu erkennen,
- bei Zeichen der Überforderung: Entspannungsphase mit Pulskontrolle einschieben,
- ausbleibende Erholung des Teilnehmers: Gruppenbehandlung abbrechen und Patient zurück aufs Zimmer bzw zum Arzt begleiten,
- Stühle nicht durch Teilnehmer selbst zurückstellen lassen.

Die Vorteile der Gruppenbehandlung liegen im Verlassen der Krankenzimmer-Isolation, in der Ablenkung von der Ich-Bezogenheit, im Kontakt und Erfahrungsaustausch mit Gleichbetroffenen und im Perspektivenwechsel. All dies fördert die Motivation des Patienten, seinen Gesundungsprozess aktiv mitzugestalten, enorm.

9.4.3 Rehabilitation

Nach 10–14 Tagen werden die Patienten in die Anschlussheilbehandlung (AHB) entlassen. Hier werden sie nach individueller Belastbarkeit in Einzel- und Gruppenbehandlungen betreut.

Die Gruppenbehandlungen werden wie folgt unterteilt:
Übungsgruppe: Belastbarkeit weniger als 75 Watt oder weniger als 1 Watt/kg Körpergewicht
Trainingsgruppe: Belastbarkeit mindestens 75 Watt oder 1 Watt /kg Körpergewicht
Gemischte Gruppe: Patienten mit unterschiedlicher Belastbarkeit werden zusammengefasst (z.B. aus personellen Gründen).

Außerdem werden die Patienten geschult, ihre Lebensgewohnheiten umzustellen. Dazu gehören Raucherentwöhnung, Diätberatung und Stressmanagement.

Nach der Anschlussheilbehandlung empfiehlt es sich für die Patienten, das Angebot der ambulanten Herzgruppe/Koronarsportgruppe vor Ort wahrzunehmen.

Informationen zur ortsansässigen Herzgruppe kann die Deutsche Herzstiftung geben:
Deutsche Herzstiftung
Postfach 180171, 60082 Frankfurt/M.

> *Der Erfolg der Herzoperation hängt wesentlich von der Disziplin und Therapietreue des Patienten ab. Dazu gehört meist auch eine dauerhafte Veränderung des Lebensstils.*

Fallbeispiel: 71 Jahre alter Patient mit koronarer Dreigefäßerkrankung. Zustand nach einfachem MCB und zweifachem ACVB (Gefäßentnahme rechter Unterschenkel) am Vortag.

Aktueller Zustand: Assistierte Beatmung (BIPAP). Der Patient wird zunehmend wacher und reagiert adäquat, ist motiviert, aber sehr erschöpft. Die Extubation steht an.

Vorerkrankungen / Nebendiagnosen: Hinterwandinfarkt vor sechs Monaten, Hyperlipidämie, arterielle Hypertonie, Adipositas, Nikotinabusus.

Physiotherapeutische Untersuchung: Der Patient ist in Rückenlage, Kopfteil leicht erhöht. Er ist orotracheal intubiert und weist folgende Zugänge auf: zentraler Venenkatheter (ZVK) am lateralen Hals, zwei substernale Drainagen unterhalb des Proc.xyphoideus, arterieller Gefäßzugang am rechten Handgelenk, transurethraler Blasenkatheter. Pulsoxymeter am linken Zeigefinger.

Wunden: ca. 10–15 cm lange geklammerte Wunde über dem Sternum, ca. 20 cm lange geklammerte Wunde medial am rechten Unterschenkel.

Die Untersuchung der Gelenke erfolgt aktiv/assistiert. Es zeigen sich eine schmerzbedingte Flexionseinschränkung des rechten Kniegelenkes ab 60°, eine schmerzbedingte Bewegungseinschränkung der Schultergelenke ab ca. 30° Flexion sowie eine Tonuserhöhung der Schultergürtel-Nackenmuskulatur und des M. pectoralis major beidseits.

Es fällt eine eingeschränkte Gewebeverschieblichkeit besonders am lateralen, ventralen Thorax auf. Die Atemrichtung ist bevorzugt abdominal.

Schmerzen hat der Patient bei vertiefter Einatmung, bei Husten, bei Bewegungen von Oberkörper und Armen sowie im rechten Kniegelenk.

Die *physiotherapeutischen Ziele und Maßnahmen* sind:

1. Detonisieren der Schultergürtel–Nackenmuskulatur. Hierzu werden entspannende Massagegriffe, die heiße Rolle und die schnelle Lagerung nach Scharschuch-Haase eingesetzt.
2. Senken von Gewebswiderständen durch Packegriffe und IC-Striche.
3. Wahrnehmen der Atembewegung durch Kontaktatmung. Hierbei liegen die Therapeutinnen- bzw. Patientenhände lateral und dorsal auf dem Thorax.
4. Kontrakturprophylaxe durch schmerzfreies aktives/assistiertes Bewegen der Extremitätengelenke. Die Betonung liegt auf den Armen in den Schultergelenken und auf dem rechten Kniegelenk.

Zusammenfassung

- Der herzchirurgische Patient hat einerseits die Problematik des Frischoperierten, andererseits internistische Grunderkrankungen, die in der Therapie berücksichtigt werden müssen.
- In der postoperativen physiotherapeutischen Behandlung lernt der Patient, seine Belastungsgrenzen zu erkennen und Maßnahmen, um die körperliche Ausdauer zu trainieren. Die Physiotherapeutin muss Überforderungszeichen sicher erkennen können, um die Behandlung rechtzeitig abzubrechen.
- Bei der Atemtherapie sollten unter anderem hohe intrathorakale Drücke unbedingt vermieden werden.
- Bewegungstherapeutische Maßnahmen müssen für Patienten mit Sternumcerclage modifiziert werden. Sonst: Gefahr der Dislokation der Osteotomie!
- Bei den Übungsbehandlungen wechseln sich Belastungs- und Entspannungsphasen ab.
- Um die neu gewonnene Lebensqualität zu erhalten, muss häufig eine grundlegende Verhaltensänderung stattfinden. Angebote wie Raucherentwöhnung, Diätberatung und Stressmanagement helfen, die Basis hierfür zu schaffen.

9.5 Operationen an der Lunge

Typische Indikationen für Operationen an der Lunge sind Tumoren, Tumormetastasen und Entzündungsprozesse. Abbildung **9.19a–c** zeigt mögliche Schnittführungen:

Zu den gängigsten Operationen zählen

- **Bronchoplastik:** operativ angelegte Anastomose der Bronchialstümpfe (z. B. nach Entfernen von Tumoren des Tracheobronchialbaums).
- **Segmentresektion:** Entfernen eines oder zweier Lungensegmente (z. B. bei Tumoren, Metastasen, lokalen Entzündungsherden).
- **Lobektomie:** Lungenlappenresektion (z. B. bei Lungenkarzinom).
- **Pneumonektomie:** Resektion eines ganzen Lungenflügels (z. B. bei zentral sitzendem Karzinom).

Der an der Lunge operierte Patient unterliegt der Problematik des Frischoperierten. Da das Zielorgan die Lunge ist, steht die Atemtherapie jedoch im Vordergrund.

Patienten mit medianer Sternotomie müssen außerdem auf bestimmte Verhaltensrichtlinien während der ersten postoperativen Wochen hingewiesen werden.

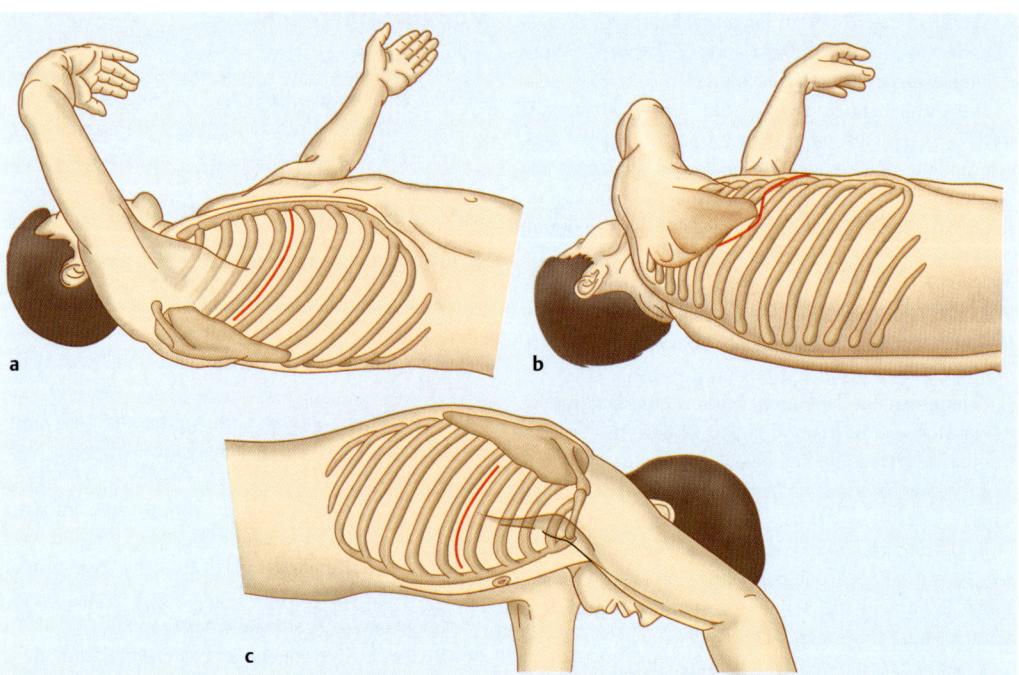

Abb. 9.19a–c Thorakotomie **a** axillär **b** posterolateral **c** anterolateral.

9.5.1 Physiotherapie

Auch beim an der Lunge operierten Patienten gilt: Voraussetzung für ein fundiertes, individuell angepasstes Therapiekonzept ist das Wissen um den Gesamtzustand des Patienten (s. Operationen am Herzen, S. 343).

Die Prinzipien der physiotherapeutischen Behandlung sind in der folgenden Checkliste zusammengefasst:

Checkliste

Lunge	▪ Belüftung betroffener Lungenabschnitte ▪ Sammeln, Lösen und Abtransport von Bronchialsekret ▪ Hustentechniken zur Prophylaxe hoher intrathorakaler Drücke bei instabilem Bronchialsystem mit Sekretstau (Hüter-Becker et al 1996) ▪ Atemvertiefung in Richtung des Resektionsgebietes ▪ Kräftigung des Zwerchfells
Allgemeine Maßnahmen	▪ Dehnung der operierten Seite ▪ Verbesserung der Thoraxbeweglichkeit ▪ Erarbeitung und Stabilisierung der aufrechten Körperhaltung ▪ Verbesserung der Ausdauer

Fallbeispiel: 58 Jahre alter Patient mit Karzinom des rechten Lungenober- und -mittellappens und Zustand nach Lobektomie rechts vor 2 Tagen.

Aktueller Zustand des Patienten: Komplikationsloser Verlauf (Durchtrennung der 5. u. 6. Rippe am Sternum, anschließend Refixation und Hautnaht, sofortige postoperative Extubation). Vorerkrankungen oder Nebendiagnosen sind – mit Ausnahme eines Nikotinabusus – nicht bekannt.

Röntgen- und CT-Befund des Thorax zeigen einen kleinen Mantelpneu rechts sowie einen nicht punktierungswürdigen Pleuraerguss links mit darüberliegenden Dystelektasen.

Die medikamentöse Behandlung beschränkt sich auf ein Sekretolytikum und eine intravenöse PCA-Pumpe zur Schmerztherapie.

In der physiotherapeutischen Untersuchung werden zunächst die invasiven Zugänge lokalisiert: 2 Bülau-Drainagen im rechten unteren Thoraxbereich, intravenöse PCA-Pumpe am rechten Handrücken.

Wunde: ca. 20 cm lange geklammerte Wunde im Rippenverlauf zwischen 5. u. 6. Rippe von Thoraxmitte bis Schulterblatt.

Die Untersuchung der Gelenke ergibt eine schmerzbedingte endgradige Bewegungseinschränkung des rechten Armes im Schultergelenk, eine deutliche Schonhaltung sowie eine schmerzbedingte Einschränkung der

Wirbelsäulenbeweglichkeit, besonders in Extension und Lateralflexion nach links.

Atembefund: Der Patient vermeidet es weitgehend, das flüssige, rot-bräunliche Bronchialsekret abzuhusten. Auffallend ist die eingeschränkte Gewebeverschieblichkeit auf der gesamten rechten Thoraxseite. Auch die Rippenbeweglichkeit und die Atemexkursion nach rechts sind deutlich reduziert. Es überwiegt die thorakale Atembewegung auf der nicht operierten Seite bei deutlichem Einsatz der Einatemhilfsmuskulatur. Die Atemfrequenz ist erhöht (22/min).

Die physiotherapeutischen Ziele und Maßnahmen sind:
1. Verbessern der Ventilation, Perfusion und Diffusion. Hierzu dienen eine gezielt verlängerte Ein- und Ausatmung, Übungen mit dem bereits präoperativ eingesetzten Mediflo duo als Einatemtrainer (SMI) und die von den Beinen her eingeleitete C-Lage.
2. Erlernen einer schonenden Hustentechnik durch manuelle Thoraxkompression (cave: Austrittsstellen der Bülaudrainagen!) und Husten gegen die leicht aufeinander liegenden Lippen.
3. Thromboseprophylaxe durch intensive Wadenmuskelpumpe (mindestens 10 min mit Pausen) und Mobilisation an die Bettkante mit Fußsohlenkontakt.

9.5.2 Sonderfall: Lungentransplantation

Die Lungentransplantation bietet eine therapeutische Möglichkeit bei Patienten im Endstadium einer chronischen Lungenerkrankung.

Dazu gehören:
- Lungenfibrose,
- Lungenemphysem,
- Mukoviszidose,
- irreversibler Lungenhochdruck.

Voraussetzung für eine Transplantation ist die Verfügbarkeit eines adäquaten Spenderorgans. Ob die Transplantation allerdings tatsächlich sinnvoll ist, hängt zusätzlich ab von einer genauen Indikationsstellung, der Motivation und Einsicht des Patienten sowie einem gesicherten sozialen und psychosozialen Umfeld.

Die Form der Transplantation orientiert sich an der Grunderkrankung. Zur Auswahl stehen die kombinierte Herz-Lungentransplantation (HLTx), die einseitige Lungentransplantation (SLTx) und die doppelseitige Lungentransplantation (DLTx).

Nach einer Transplantation stellen Abstoßung und Infektionsgefahr die größten Risiken dar. Gegen die Abstoßungsreaktion des Immunsystems muss der Patient lebenslang Medikamente, so genannte Immunsuppressiva (z.B. Cyclosporin), einnehmen. Negativer Effekt dieser Medikation ist eine Schwächung der Infektabwehr. Der Transplantierte sollte daher Infektionsquellen (z.B. große Menschenansammlungen, Kontakt mit Haustieren etc.) meiden.

Nach 6-12 Monaten ist in Absprache mit dem Transplantationszentrum eine bedingte Wiedereingliederung in den Berufsalltag möglich.

Präoperative Physiotherapie

Ist die Entscheidung zur Transplantation gefallen, so muss die oft Monate dauernde Wartezeit auf die Spenderlunge genutzt werden, den Patienten optimal auf die Operation und die Zeit danach vorzubereiten.

Folgende Ziele sind präoperativ anzustreben:
- Steigern der körperlichen Leistungsfähigkeit durch individuell abgestuftes Ausdauertraining (unter Berücksichtigung der Grunderkrankung),
- Training der Atem- und Atemhilfsmuskulatur durch Einüben geeigneter Husten- und Atemtechniken,
- Einsatz von und Umgang mit Atemhilfsgeräten (siehe Kap. 9.3.3).

Postoperative Physiotherapie

Wegen der hohen Infektionsgefahr in dieser Phase muss jede Kontaktperson Haube, sterile Handschuhe und Mundschutz tragen. Auch der Patient trägt Mundschutz und Haube, liegt aber nicht unbedingt isoliert im Einzelzimmer.

Der lungentransplantierte, noch beatmete Patient erhält möglichst alle 2-3 Stunden intensive passive Atemtherapie. In der nächtlichen Ruhephase wird die Atemtherapie jedoch ausgesetzt, da der Patient die Erholung dringend benötigt.

Ist der Patient extubiert, so muss auf die spezifischen Probleme der transplantierten Lunge eingegangen werden: Im Vordergrund steht die Denervierung der Lunge und der damit verbundene fehlende Hustenreflex. Der Patient muss regelmäßig zum Husten aufgefordert und beim Abhusten unterstützt werden. Dem verminderten mukoziliaren Transport lässt sich am besten durch eine Lagerungsdrainage aller Lobi der transplantierten Lunge und Vibrationstherapie begegnen.

Für eine erfolgreiche physiotherapeutische Behandlung sind nachstehende Maßnahmen unerlässlich:
- ca. 10 min vor jeder Atemtherapie Inhalation mit einem Bronchodilatator (z.B. Sultanol),
- Schmerzfreiheit des Patienten zu jeder Behandlung (Gabe zentral wirksamer Schmerzmittel),
- frühzeitige Mobilisation,
- sorgfältiges Monitoring von Sauerstoffsättigung und Blutdruck während der Mobilisation,

- konsequente sorgfältige Lagerung zur Drainage des Transplantates. Sinn: Verringerung der Ödembildung und Drainage der Luftwege,
- bei Transplantation der rechten Lunge: Lagerung auf die linke Seite,
- nach bilateraler Transplantation: abwechselnde Lagerung auf die rechte bzw. linke Seite.

> *Die Rückenlage sollte bei lungentransplantierten Patienten weitestgehend vermieden werden!*

In den ersten drei postoperativen Wochen erhält der Patient zusätzlich Sauerstoff, um die Sauerstoffrate (O2-Sättigung) über 90% zu halten.

In der Phase der *Sauerstoffentwöhnung* ist die Pulsoxymetrie (siehe S. 323) nicht nur ein wertvolles Kontrollinstrument, sondern auch geeignet, der psychischen Abhängigkeit des Patienten von der Sauerstofftherapie entgegenzusteuern: Die Sonde vermittelt ihm Sicherheit.

Da die Grunderkrankung durch die Transplantation behoben ist, muss das Ziel sein, eine *physiologische Atemform wiederherzustellen.* Eine weitere Herausforderung angesichts des eingeschränkten Sekrettransportes ist das Erlernen einer selbstständigen sorgfältigen Bronchialtoilette.

Sobald der Patient in der Lage ist, 400–500 Meter zu gehen, beginnt das *Ausdauertraining* mit einer kontinuierlich niedrigen Belastung. Hierbei darf die Herzfrequenz bis zu 75–85 Prozent der für das Patientenalter maximal tolerierten Grenzwerte betragen.

Nach der Entlassung aus der stationären Behandlung wird die Physiotherapie für weitere drei Monate ambulant fortgeführt.

Ein individuell erstelltes Trainingsprogramm ermöglicht es dem Patienten, auch ohne therapeutische Betreuung weiter zu üben, um das Erreichte zu erhalten.

Zusammenfassung

- Der an der Lunge operierte Patient unterliegt der Problematik des Frischoperierten. Da das betroffene Organ die Lunge ist, steht die Atemtherapie insgesamt im Vordergrund.
- Hohe intrathorakale Drücke sollten bei instabilem Bronchialsystem unbedingt vermieden werden. Besonders wichtig ist daher das Erlernen Narben schonender Hustentechniken.
- Bei einer Lungentransplantation muss die Wartezeit auf eine Spenderlunge genutzt werden, um den Patienten optimal auf die Operation und die postoperative Phase vorzubereiten. Ein individuell abgestuftes Ausdauertraining hilft, die körperliche Leistungsfähigkeit zu steigern.

9.6 Operationen am Bauch

Operationen am Bauch werden heutzutage häufig in Form minimalinvasiver laparoskopischer Eingriffe durchgeführt. Auf diese Weise lassen sich Schmerzen und postoperative Komplikationen auf ein Minimum beschränken. Laparoskopien werden sowohl zur Diagnostik als auch zur Therapie eingesetzt.

Ist eine Laparoskopie nicht möglich (z. B. bei Verwachsungsbauch mit Adhäsionen oder Blutungskomplikationen), so wird ein offenes Verfahren mit Bauchschnitt angewendet. Die Schnittführung ist dabei abhängig von der Lokalisation des erkrankten Organs (**Abb. 9.20**).

Die Anlage einer Drainage ist indiziert, wenn postoperativ größere Wundsekretmengen erwartet werden. Darüber hinaus dient sie der Früherkennung von Nahtinsuffizienzen und Blutungen.

Mithilfe einer adäquaten Schmerztherapie können die Patienten frühzeitig mobilisiert und Ateminsuffizienzen vermieden werden.

Gängige Verfahren sind:
- die intravenöse PCA-Pumpe (patientenkontrollierte Analgesie): Der Patient kann sich die Medikation bei Bedarf selbst zuführen; Überdosierungen wird durch vom Arzt am Gerät eingestellte Begrenzungen der Stunden- und Tagesdosen vorgebeugt.
- ein lumbaler oder thorakaler Periduralkatheter.

9.6.1 Physiotherapie

Auch hier ist das Wissen um den Gesamtzustand des Patienten Voraussetzung für ein fundiertes, individuell angepasstes Therapiekonzept (vgl. Operationen am Herzen S. 343). Zu den Basisinformationen zählen
- Einweisungsdiagnose,
- Datum der Operation und Operationsverlauf,
- physiotherapeutisch relevante Nebendiagnosen,

- Schmerzen/Schmerzmedikation (PCA-Pumpe, Periduralkatheter),
- aktueller Allgemeinzustand,
- Wundverhältnisse/Lokalisation der Drainagen,
- Mobilisationsfähigkeit.

Darüber hinaus muss sich die Physiotherapeutin selbst ein möglichst genaues Bild vom Zustand des Patienten machen. Dazu gehört nicht zuletzt die eingehende physiotherapeutische Untersuchung.

Checkliste

Anamnese	Frühere Erkrankungen / Operationen? Familienanamnese: genetische Disposition? Sozialanamnese: Beruf? Lebensgewohnheiten?
Aktuelle Situation	Operation gut überstanden? Ängste, Sorgen? Bisherige Mobilität? Schmerzen?
Schmerzen	Lokalisation? Qualität (bohrend, stechend, dumpf etc)? Intensität?
Atemstatus	Atemtiefe? Atemrhythmus? Atemgeräusche?
Herz-Kreislaufsituation	Stabil?
Muskulatur	Tonus?
Statik und Bewegungsverhalten	Schonhaltung?

Physiotherapeutische Behandlung

Beim bauchchirurgischen Patienten steht der Schmerz im Vordergrund. In den ersten postoperativen Tagen muss deshalb auch bei der Physiotherapie Wert auf Schmerzlinderung gelegt werden.

Zu den schmerzlindernden Maßnahmen zählen die Annäherung des Bauchgewebes durch entlastende Lagerung, die Wahrnehmung der Atembewegungen, das schnelle Lagern nach Scharschuch-Haase sowie die Entspannungstherapie.

Prinzipien der Atemtherapie
Indiziert sind
- Atemtechniken zum Sammeln, Lösen und Abtransportieren von Bronchialsekret,
- narbenschonende Hustentechniken und Narbenfixation,
- Atembewegungen in kostoabdominale Richtung,
- Techniken zur Thoraxmobilisation.

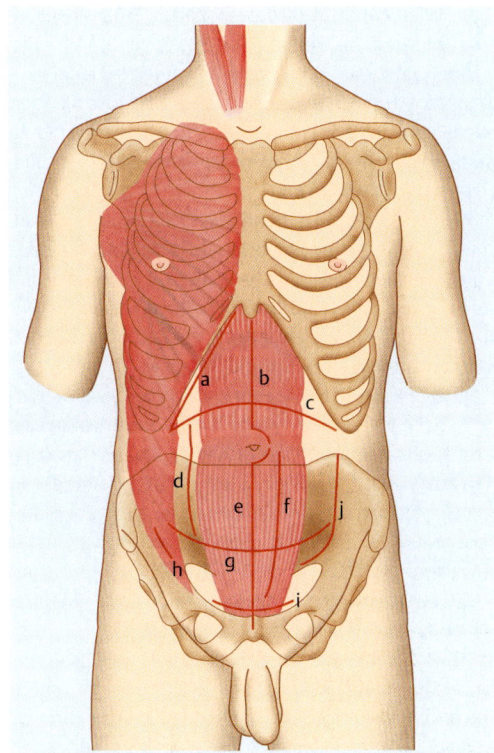

Abb. 9.20 Häufigste Schnittführungen

Prinzipien der Bewegungstherapie
Indiziert sind
- Bewegungen der proximalen Extremitätengelenke,
- Wahrnehmungs- und Entspannungsübungen,
- Kreislauf anregende Maßnahmen,
- frühestmögliche Mobilisation,
- Erarbeiten einer physiologischen Haltung,
- Erarbeiten angepasster schmerzfreier Bewegungsübergänge (z.B. Transfer Rückenlage zur Seitenlage über Drehen en bloc).

> In der Erholungsphase nach Bauchoperationen sollten hohe intraabdominelle Drücke (Bauchpresse) und die Provokation von Schmerzen vermieden werden!

Fallbeispiel: 67 Jahre alter Patient mit Magenkarzinom und Zustand nach Gastrektomie vor 6 Tagen.

Aktueller Zustand des Patienten: Sepsis aufgrund einer Nahtinsuffizienz (15–20 cm lange Wunde am Oberbauch). Reintubation am 5. postoperativen Tag. Analgosedierung und voll kontrollierte Beatmung. Niereninsuffizienz, Dialysepflicht. Flüssigkeitseinlagerungen im Gewebe. Nebendiagnosen und -befunde: Arterielle Hypertonie, Nikotinabusus, Diabetes mellitus, Niereninsuffizienz, Untergewicht. Temperatur: 38,9°.

Am 5. postoperativen Tag wurde aufgrund einer akuten Ateminsuffizienz die notfallmäßige Reintubation notwendig. Der Patient ist vollständig sediert. Er kann während der Therapie nicht kooperieren und zeigt keine erkennbaren Reaktionen.

Röntgen- und CT-Befund des Thorax zeigen eine Pneumonie rechts und links basal und ein beginnendes Lungenversagen (ARDS). Der Patient wird druck- und volumenkontrolliert beatmet. Die Medikation besteht aus Sufenta/Dormicum zur Analgosedierung sowie den Katecholaminen Arterenol und Dobutrex.

In der physiotherapeutischen Untersuchung werden zunächst alle invasiven Zugänge lokalisiert: orotracheale Intubation, zentraler Venenkatheter (ZVK) am lateralen Hals, arterieller Gefäßzugang am rechten Handgelenk, Shaldon-Katheter in der linken Leiste, suprapubischer Blasenkatheder, Temperatursonde rektal. Pulsoxymeter am linken Zeigefinger.

Die Gelenke des Patienten sind ohne Befund. Schmerzreaktionen sind nicht erkennbar.

Das Bronchialsekret ist zäh und grünlich-gelb.

Die Gewebeverschieblichkeit ist auf dem gesamten Thorax und im Bereich des Oberbauches eingeschränkt.

Der Patient befindet sich über etwa acht Stunden in Bauchlage (aufgrund der kritischen Lungensituation), den Kopf in Rechtsrotation, die Arme neben dem Körper, Ellbogen in leichter Flexion, die Sprunggelenke unterlagert.

Die physiotherapeutischen Ziele und Maßnahmen sind:
1. Senken von Gewebewiderständen und Hyperämisierung. Dazu wird der Thorax dorsal und lateral mit Eis abgerieben (Fieber), und es werden Packgriffe gesetzt.
2. Verbessern der Thoraxbeweglichkeit durch das Ausstreichen der Interkostalräume.
3. Sammeln und Lösen von Sekret durch Drainagelagerung (Kopftief) nach Abwägen aller Risiken (Absprache mit dem Arzt), unter genauester Beobachtung. Manuelle Vibrationen auf dem Thorax.

Zur Kontrakturprophylaxe können die Sprunggelenke in Bauchlage nur bedingt endgradig bewegt werden. Beim Bewegen der Kniegelenke muss auf den Shaldon-Katheter geachtet werden; aus der Bauchlage können die Schulterblätter auf dem Thorax mobilisiert werden (z. B. in den Diagonalen der PNF Skapulapattern, cave: den Arm dabei mitführen).

Die Arme werden im Schultergelenk in Abduktion, Außenrotation und Flexion bewegt (cave: arterieller Gefäßzugang rechtes Handgelenk). Die Ellenbogengelenke werden in Flexion/Extension bei Abduktions- und Außenrotationsstellung des Armes im Schultergelenk mobilisiert.

Achtung: Das rechte Handgelenk dieses Patienten darf nicht bewegt werden, da hier der Zugang zur A.radialis liegt. Beim Bewegen der Fingergelenke muss das Pulsoxymeter am linken Zeigefinger beachtet werden.

Zusammenfassung

- Aufgrund der Zunahme der minimalinvasiven laparoskopischen Eingriffe kommt es in der Abdominalchirurgie nur noch selten zu postoperativen Komplikationen.
- Bei konventionellen Operationsverfahren spielt neben den herkömmlichen postoperativen Prophylaxen die Schmerztherapie eine große Rolle: Sie ermöglicht die frühzeitige Mobilisation der Patienten
- Bei der Bewegungstherapie sollten Schmerzprovokationen und Bauchpresse vermieden werden.
- Auch bei Bauchoperierten hat die Atemtherapie einen hohen Stellenwert. Atemvertiefende Übungen, Narben schonende Hustentechniken und Techniken zur Thoraxmobilisation beugen Komplikationen durch Schonatmung etc vor.

Literatur

Benzer H, Buchardi H, Larsen R, Suter PM. Intensivmedizin. Heidelberg: Springer-Verlag; 1993.

Bunzel B, Venzer H, Gollner C, Pauser G. Psychische Stressfaktoren in der Intensivmedizin. Der Anästhesist. 1982;31:693-698.

Cotta H, Heipertz W, Hüter-Becker A, Rompe G. Krankengymnastik. Bd.7. Stuttgart: Thieme Verlag; 1995.

Edel H, Knauth K. Atemtherapie. Berlin: Ullstein Mosby; 1993.

Ehrenberg H. Atemtherapie in der Physiotherapie. München: Pflaum Verlag; 1998.

Freivogel S. Motorische Rehabilitation nach Schädel-Hirn-Trauma. München: Pflaum Verlag 1997.

Fresenius M, Heck M. Repetitorium Intensivmedizin. 1. Auflage. Heidelberg: Springer-Verlag; 2001.

Fresenius S. Physio Praxis. 7/8 2004 S. 36–38. Umgang mit dem bewußtlosen Patienten

Gärtner U, Roth G. Physiotherapie in der Intensivmedizin. München: Pflaum Verlag; 2000.

Göhring H. Atemtherapie - Therapie mit dem Atem. Stuttgart: Thieme Verlag; 2001.

Häring R, Zilch H. Chirurgie mit Repetitorium. 2.Aufl. Berlin: Walter de Gruyter Verlag; 1988.

Häring R, Zilch H. Chirurgie mit Repetitorium. Berlin: Walter de Gruyter Verlag; 1997.

Hagl S. Manual Lungentransplantation. Universität Heidelberg: Abteilung für Herzchirurgie; 1996.

Hallhuber M. Gesund leben: Ein 5 Punkte–Programm. Zeitschrift der Deutschen Herzstiftung, Sonderdruck Nr. 18. Frankfurt/Main; 1997.

Hüter-Becker A, Schewe H, Heipertz W. Physiotherapie. Bd.4. Stuttgart: Thieme Verlag; 1996.

Hüter-Becker A, Schewe H, Heipertz W. Physiotherapie. Bd.10. Stuttgart: Thieme Verlag; 1996.

Larsen R. Anästhesie und Intensivmedizin. 3.Aufl. München: Urban und Schwarzenberg; 1990.

Larsen R. Anästhesie und Intensivmedizin für Schwestern und Pfleger. 4.Aufl. Heidelberg: Springer Verlag; 1997.

Lawin P. Praxis der Intensivmedizin. Stuttgart: Thieme Verlag;1998.

Mc Kegney J. Intensive Care Unit Syndrome. Comm. Med. 1966;30:633-638.

Mang H. Grundlagen der Atemtherapie. 3.Aufl. Erlangen: Copy Center 2000; 1989.

Marino P. ICU. München: Urban und Schwarzenberg; 1994.

Maurus P. Herzgruppe: Ein therapeutischer Erlebnisraum. München: Pflaum Verlag; 1998.

Mohr W, Falk V. Die Bypass-Operation - Neue Entwicklungen. Zeitschrift der Deutschen Herzstiftung, Sonderdruck Nr. 11. Frankfurt/Main; 1998.

Pschyrembel W, Zink Ch, Dornblüth O. Klinisches Wörterbuch. 257. Aufl. Berlin: Walter de Gruyter Verlag; 1998.

Robinson JS. Psychologische Auswirkung der Intensivpflege. Der Anästhesist. 1975;24:416-418.

Roche Lexikon Angiologie Kardiologie. München: Urban und Schwarzenberg; 1992.

Roche Lexikon Medizin. 3.Aufl. München: Urban und Schwarzenberg; 1993.

Rost R. Sport- und Bewegungstherapie bei inneren Krankheiten. 2.Aufl. Köln: Deutscher Ärzte Verlag; 1995.

Schumpelick V, Bleese N, Mommsen U. Chirurgie. 4.Aufl. Stuttgart: Ferdinand Enke Verlag; 1999.

Strätling-Tölle (Hrsg.). 50 Tage Intensiv. 1. Auflage. Frankfurt a.M. Mabuse Verlag 2000.

van den Berg F. Angewandte Physiologie. Bd.1. Stuttgart: Thieme Verlag; 2000.

van den Berg F. Angewandte Physiologie. Bd.3. Stuttgart: Thieme Verlag; 2001.

Sachverzeichnis

A

A-alpha-Fasern 36, 40
A-beta-Fasern 36, 40
Abhängigkeit von Maschinen, Intensivpatient 330
Abrissfraktur 75
– Physiotherapie 77
Abszess 94
ACH (Azetylcholin) 44
Achselstützen 159 f
Achsenorgan, zentrales 266
ACVB (aortokoronarer Venenbypass) 343
A-delta-Fasern 36 f, 40
– Struktur 37
ADL s. Aktivitäten des täglichen Lebens
Adrenalin 56, 329
Afferenzen, mechanosensitive, hochschwellige 40
Aitken-Klassifikation, Epiphysenverletzung 78 f
Akromioklavikulargelenk, Untersuchung, physiotherapeutische 210
Aktinfilamente 15
Aktivität
– Atmungsunterstützung 52
– ICF 33
Aktivitäten des täglichen Lebens 157
– Training
   – nach Amputation 125
   – nach Halswirbelfraktur 299
   – bei Wirbelsäulenverletzung 284
Alfentanil 328
Alles-oder-Nichts-Gesetz der Erregungsübertragung 36 f

Allgöwer-Gehapparat 196
Amiodaron 329
Amputation 115 ff
– ADL-Training 125
– Behandlung, physiotherapeutische 120 ff
– Behandlungsziele 120
– Extremität
   – obere 116, 205
   – untere 115 ff, 134
– Funktionsfähigkeit der gesunden Extremität 126
– Funktionstraining der amputierten Extremität 126 ff
– bei komplexer Handverletzung 256
– Kontrakturprophylaxe 121
– Kontrakturursachen 122
– manuelle Lymphdrainage 123
– Maßnahmen 120 ff
   – entstauende 122 f
   – kreislaufstabilisierende 122
– Prothesenversorgung 116 ff
– psychische Betreuung des Patienten 129
– radiale 116
– Schmerzreduzierung 122
– Selbständigkeitsförderung 125
– Sport 128
– Stumpflagerung 121
– Stumpfpflege 123 f
– transversale 116
– traumatische 115
– ulnare 116
– Untersuchung, physiotherapeutische, postoperative 120

– Wickeln des Stumpfes 123 f
– Wundheilungsstörung 127
– Wundnahtentlastung 121
– Wundödemreduzierung 121
Amputationshöhe 115
Amputatreplantation 115
Amputatversorgung 115
Analgesie, patientenkontrollierte 328
– nach Bauchoperation 350
Analgetika 327 f
– nicht-steroidale 328
Analgetika-Infusionspumpe 328
Analgetikum-Sedativum-Kombination 328
Analogskala, visuelle 45
Angina-pectoris-Anfall 62 f
Angst, Intensivpatient 330
Anspannung
– gegen manuellen Widerstand 301
– Rumpfpositionsveränderung 300 f
Antiarrhythmika 329
Antibiotika 328
Antidota 330
Antihypertensiva 329
Antimykotika 328
Anulus fibrosus 261, 267
Appetitlosigkeit 59
Aquatraining nach Kreuzbandruptur 184
Arachnoidea spinalis 22
Armabduktion
– Mobilisation, widerlagernde 239 f
– Muskelzusammenspiel 211 f

– Schultergürtelbewegung 211
Armmuskeltraining 225 f
Armschlinge 207
Armverletzung, distale, Schonhaltung 207
Arteria radialis, Zugang 325
Arterienverletzung 110 f
Arthrofibrose 80, 84
Arthrokinematische Störung, Mobilisation 148
Aspiration 62
Atembewegungen 273
– Vertiefung 52
Atemfrequenz
– Belastbarkeitsbeurteilung 55
– Senkung 52
Atemhilfsgeräte 339 ff
Atemhilfsmaßnahmen 338 f
Atemmuskulaturkräftigung 339
Atemparameter 51
Atemregulation 49 f
– zentrale 50
Atemtherapie
– nach Amputation 121
– nach Bauchoperation 351
– bei Brustkorbverletzung 312
– herzoperierter Patient 345
– Intensivpatient 336 ff
– nach Lungentransplantation 349 f
Atemtrainer 340
Atemübungen, Einfluss auf den Kreislauf 56
Atemvertiefung 52, 339
Atmung 48 ff
– Einflussfaktoren 50
– paradoxe 314
– Überwachung 50 f
– unterstützende Maßnahmen 51 f

Atmungserleichterung 52
Atmungssicherung bei Rippenserienfraktur 314 f
Atropin 56
Aufbautraining, sportartspezifisches, nach Kreuzbandruptur 186
Aufstehen
– über die Bauchlage 281
– aus Rückenlage 162
– über die Seite 281
– aus dem Sitz 162 f
– bei Wirbelsäulenverletzung 280 ff
Ausatmung 273
Ausdauertraining, Stepper 154
Ausfall, motorischer 93
Auslöschphänomen 46
Außenmeniskus 6
Ausweichbewegung, Extremität, obere 207
Automobilisation im Schlingentisch 144
A-Verletzung, Wirbel 262
AV-Knoten 54
AV-Pumpe 197
Axon, nozizeptives 36 f
Axonotmesis 101 f
Azetabulumfraktur 168 ff
– Arthroseprophylaxe 171
– Begleitverletzung 169
– Behandlung
 – ärztliche 169
 – physiotherapeutische 170 ff
– Belastbarkeit, volle, funktionsbefund 170
– dislozierte 169
– Entlastungsphase, funktionsbefund 170
– Klassifikation 168 f
– Koordinationsverbesserung 171
– Muskelfunktionsverbesserung 171
– Prophylaxen 170
– Spätfolgen 169
– Untersuchung, physiotherapeutische 169 f
– Verbesserung der Stützkraft der Arme 171
– Wundheilungsförderung 170
Azetylcholin 44

B

Baker-Zyste 135
Balanceförderung 155 f
Band
– extrakapsuläres 8
 – Wundheilung 81
– fibulo-femorales 180
– intrakapsuläres 8
 – Wundheilung 81
– kapsuläres 8
 – Wundheilung 81
– tibiofemorales 179 f
Banddehnung, Extremität, obere 204
Bandersatzplastik 9
Bändersynergismus, Kniegelenk 180
Bandnaht 84
Bandplastik 84
Bandruptur 79
– Wundheilung 81
Bandscheibe 267, 269
Bandteilruptur, Wundheilung 81
Bandverlängerung, immobilisationsbedingte 9
Bandverletzung, Wundheilung 81
Bankart-Läsion 227
Barorezeptoren 53, 55
Basilica-Katheter 329
Bauchdrainage 325, 350
Bauchlage
– Intensivpatient 336
– Stabilisationsübungen 286
Bauchmuskulatur, Wirbelsäulenstabilisation 271
Bauchoperation 350 ff
– Atemtherapie, postoperative 351
– Bewegungstherapie, postoperative 351
– Schnittführung 350 f
Bauchpresse 271
Bauchschnitt, Lagerung 335
Beatmung
– assistierte 336, 338
– maschinelle 336, 338
– voll kontrollierte 336
– Weaningphase 338
Beatmungsgerät 323
Beckenbewegung im Hüftgelenk 177
Beckenfraktur 133, 168 ff
Behinderungsgrad, Wechselwirkungen 34
Bein
– Beweglichkeitsprüfung nach Operation bei Schenkelhalsfraktur 174 f
– Traglinie 136
Beinachse
– mechanische 136
– Untersuchung nach Unterschenkelschaftfraktur 187
– Wiederherstellung nach Fraktur 133
Beinachsenabweichung
– in der Frontalebene 137
– im Kniegelenk 136 f
– im Schenkelhals 137
– in der Transversalebene 137
Beinachsenprüfung 136 ff
Beinachsentraining 138, 156 ff
– nach Kreuzbandruptur 184
– im Liegen 156
– im Sitz 156 f
– im Stand 157 f
– Stepper 154
Beinbewegungen bei Wirbelsäulenverletzung 279
Beinextensionsübung 172
Beinmuskulaturkräftigung 154
Beinpresse 154
Beinübungen
– in der geschlossenen Kette 152 ff
– in der offenen Kette 154 f
Belastbarkeit
– dynamische 25
– Extremität, untere, nach Verletzung 139 f
– herzoperierter Patient 345
– mechanische 24 f
 – Beurteilung 28 f
 – Einflussfaktoren 29
 – Erhöhung 28
 – Limitierung 29 f
– statische 25
Belastung
– axiale, Limitierung 30 f
– Definitionen 29 f
– Kreislaufregulation 54 f
– mechanische, beim Gehen 30
Belastungslimitierung 30 f
– Quantifizierung 30 f
– strukturbezogene 31
Belastungsstabilität 29
Belastungsstörung, posttraumatische 64 ff
– Pharmakotherapie 66
– Symptome 65
– Therapie 65 ff
– verhaltenstherapeutische Behandlung 65 f
Benzodiazepin 328
Beugesehnenverletzung 255
Beweglichkeit
– Extremität
 – obere 208
 – untere 174 f
– Hand 218
– Limitierung 30
– Prüfung nach Unterschenkelschaftfraktur 188
– Störung nach Wirbelsäulenverletzung 288
Bewegung
– ohne Belastung neuraler Strukturen 105

- komplexe 34 f
- physiologische 4 f
- rotatorische 4
- translatorische 4

Bewegungseinschränkung 31 ff
- Behandlung 32
- Kapsel-Band-Verletzung 80
- Ursache 32

Bewegungsempfinden 23

Bewegungskontrolle, Verbesserung nach Amputation 125 ff

Bewegungsschiene
- aktive 150
- motorgetriebene, passive 149

Bewegungssegment 267
- Beweglichkeit 268 ff
- C0 268, 270
- C1 268, 270
- Instabilität nach Wirbelsäulenverletzung 288

Bewegungsstabilität 29

Bewegungstherapie
- nach Bauchoperation 351
- herzoperierter Patient 345

Biegespannung 25

Biegungsfraktur mit Biegekeil 74

BIPAP (Biphasic positive airway pressure) 336, 338

Blasenkatheter 327
- suprapubischer 327

Blut, Transportfunktion 52 f

Blutdruck
- arterieller, Belastbarkeitsbeurteilung 55
- Regulation 53

Blutmenge, Regulation 54

Bogen, schmerzhafter 209, 234

Böhler-Winkel 196, 251

Boing 232

Bone bruise (Knochenkontusion) 6

Botulinumtoxin 38

Bronchialsekretabtransport 339

Broncholytika 329

Bronchoplastik 347

Bronchosekretolytika 329

Brustkorb s. auch Thorax
- Aufbau 272
- Mobilität 273
- Stabilität 273

Brustkorbverletzung 264 f, 311 ff
- Akutphase 311
- Atemtherapie 312
- Behandlung, physiotherapeutische 311 ff
- Bewegungsverhalten 313
- Frühphase 311
- gedeckte 264
- Kontrakturprophylaxe 312
- Lagerung 313
- Maßnahmen 312 ff
- Mobilisation 313
- offene 264
- Schmerzlinderung 312
- Spätphase 312
- Untersuchung, physiotherapeutische 311

Brustwirbelfraktur 290 ff
- Kräftigung in Rückenlage 291
- Mobilisation, Hinweise 294
- Stabilisation
  - dynamische 292 f
  - selektive 292
  - im Sitz 291 f

Brustwirbelsäule 266, 273
- Entlastungsstellung 284

BTB-Plastik 181

Bücktraining 283

Bücktyp
- horizontaler 283
- vertikaler 283 f

Bülau-Drainage 265, 325

Bupivacain 328

Bypass-Operation 343

C

Caput humeri
- Neigungswinkel 238
- Retroversionswinkel 238

Caput-Collum-Diaphysen-Winkel 137

CCD-Winkel (Caput-Collum-Diaphysen-Winkel) 137

C-Fasern 36 f, 40
- Nozizeptoren 40
- Struktur 37

C-Fraktur, Wirbel 262

Cholesterin 59

Circulus vitiosus bei sympathischer Reflexdystrophie 95

Clonidin 328

Commotio cerebri 266

Continuous passive motion 144, 149 f
- nach Kreuzbandruptur 186

Cowboy-Übung nach Klein-Vogelbach 157

CPAP-Maske 339

CPM s. Continuous passive motion

Crosslinks 9, 18, 148

CRPS (komplexes regionales Schmerzsyndrom) s. Reflexdystrophie, sympathische

Curare 38

D

Darmnervensystem 42

Daumenamputation 116

Daumenopposition zu den Fingern 220

Defektfraktur 74

Dehnungsrezeptoren, Kreislaufregulation 53

Dekubitusprophylaxe, Intensivpatient 335

Densfraktur, Klassifikation 297

De-Quervain-Fraktur 253

Dermis 11

Desault-Verband 207, 228

Dialyse 57

Diarthrose 4

Diclofenac 328

Digitalis 329

Distorsion 79

Distraktionsverletzung, Wirbelsäule 261

Diuretika 329

Dobutamin 329

Dokumentation 342

Dopamin 329

Dornfortsatz 266 f

Dornfortsatzfraktur 262

Drainage, substernale 325

Drehen en Bloc bei Wirbelsäulenverletzung 280

Dreiecksbein, Abrissfraktur 253

Drei-Punkte-Gang 164

Drei-Punkte-Korsett 262

Drei-Säulen-Modell der Wirbelsäule 261

Druckbeanspruchung 26

Druckerhöhung, intrakranielle 265

Druckläsion
- Prophylaxe, Intensivpatient 335
- Vorzugslokalisation 335

Druckregulation, intraartikuläre 7

Druckspannung 25

Druckstellenvermeidung, Amputationsstumpf 123

Druckveränderung, hydrostatische, Kreislaufregulation 55

Druckverhältnisse, intradiskale 27 f

Duchenne-Hinken 140

Dura mater 22

Durchschwingen beim Gehen mit Stützen 164

Dynamometer 220

Dysbalance, muskuläre
- Amputationsstumpf 121
- Schultergürtel-Nacken-Muskulatur 211

E

Einatmen, schnüffelndes 339
Einatmung 273
Einbeinbeuge, dynamisch stabilisierte 157
Einbeinstabilisation 157 f
Einbeinstand, statisch stabilisierter 157
Elastinfasern 11
Elektrolyt-Haushalt 57
Elektrotherapie 47
- Frequenzbereiche 47
- bei Gelenkerguss 144
- bei Phantomschmerzen 129
Ellbogenexartikulation 116
Ellbogengelenk 225
- Ausweichbewegung 225
- Beweglichkeitsverbesserung 225
- Bewegungsübungen 222
- Biomechanik 212 ff
- Flexoren 214
- Funktionsbefund 215
- Immobilisationsschadenvermeidung 221
- Mobilisation 242
  - hubfreie 244
- Teilgelenke 213 f, 225
- Vermeidung mechanischer Reize 225
Ellbogengelenkbewegung, Bedeutung 213
Ellbogenkomplex, Untersuchung, physiotherapeutische 212 ff
Ellbogenruhigstellung 207
Ellbogenverletzung
- Behandlungsschwerpunkte 224 ff
- Schonhaltung 207
Empyem 94
Endomysium 15
Endoneurium 21
Endotenon 19
Endotrachealtubus 323
Endplatte, synaptische 37
Enterokokken, Vancomycin-resistente 328
Entlastung beim Gehen 158 ff, 164 f
Entspannung, Atmungsunterstützung 51
Entzündungsprozess, viszeraler, Schmerzfortleitung 41 f
Entzündungsreaktion, überschießende, Verhinderung 46
Entzündungszeichen 45
Epidermis 10 f
- Zelltypen 10 f
Epimysium 15
Epineurium 21
Epiphysenfugenverletzung 78 f
Epiphysenverletzung, Aitken-Klassifikation 78 f
Ergotherapie, Prothesenträger 118
Ermüdungsbruch 73
Ernährung
- künstliche 59
  - Ursachen für Mangelerscheinungen 58
- Überwachung 58 f
Erregungsübertragung
- Alles-oder-Nichts-Gesetz 36 f
- interzelluläre 37
Erysipel 94
Exspiration 273
Extremität
- amputierte, Funktionstraining 126 ff
- gesunde, Training nach gegenseitiger Amputation 126
- Ischämie 94
- obere
  - Amputation 116, 205
  - Ausweichbewegung 207
  - Beweglichkeit 208
  - Fraktur 203 ff
    - Komplikation 204
  - Funktionsbefund 206
- Kapsel-Band-Verletzung 204 f
- Koordination 208
- Luxation 204
  - Komplikation 204
- Muskel-Sehnen-Verletzung 204
- Nagelverletzung 204
- Nervenverletzung 101
- neurodynamische Tests 208
- Schmerzen 207 f
- Schonhaltung 207
- Stabilisationsfähigkeit 208
- Untersuchung, physiotherapeutische 206 ff
- Verletzung 203 ff
  - Resorptionsförderung 222
  - Training von Alltagsfunktionen 222
  - physiotherpeutische Behandlung 221 ff
- untere
- Amputation 115 ff
- kinematische Kette 150
- Nervenverletzung 101
- physiotherapeutische Untersuchung 134 ff
- Verletzung 133 ff
  - Belastbarkeit 139 f
  - entstauende Maßnahmen 143
  - Instabilität 155
  - Kompression 143
  - manuelle Lymphdrainage 143
  - Mobilisation 146 ff
    - aktive 151 f
  - Muskelkräftigung 152 ff
  - physiotherapeutische Behandlung 142 ff
- Sekundärprävention 168
- Stabilisation 155
- Thromboseprophylaxe 142
- Üben
  - in der geschlossenen Kette 152 ff
  - in der offenen Kette 154 f
- Wundheilung 145 f
Extubation 338 f

F

Facettengelenk 261, 267
- Gelenkflächenausrichtung 269
Fahrradergometer 154
- Training nach Kreuzbandruptur 184
Fallhand 243
Faserknorpelscheibe 6
Faszie 15
Faszienlogenentlastung 93 f
Faustgriff 219
Faustschluss 218
Fentanyl 327 f
Fersenbein s. Kalkaneus
Ferseneversion 193
Ferseninversion 193
Fersenschaukel 151, 154
Fingeramputation 116
- bei komplexer Handverletzung 256
Fingergliedamputation bei komplexer Handverletzung 256
Fingernagelverletzung 204
Fingerprothese 118
Fixateur externe, Weichteilschädigung 18 f
Flexion
- im Ellbogengelenk, Übung 245
- im Schultergelenk 240
Flumazenil 330
Flüssigkeitsansamm-

lung, posttraumatische, im Gewebe 91
Flüssigkeitshaushalt 57 f
Flutter 339 f
Fraktur 73 ff
– Behandlung
    – frühfunktionelle 75 f
    – konservative 75 f
    – operative 75 f
– Beinachsenwiederherstellung 133
– bimalleoläre 190
– Einteilung 73 ff
– Extremität
    – obere 203 f
    – untere 133
– geschlossene 75
– intraartikuläre 5
    – Komplikation 80
– beim Kind 78 f
– Klassifikation 75
– Nachbehandlung, physiotherapeutische 76 ff
– offene 75
– trimalleoläre 190
– Weichteilschaden, AO-Klassifikation 89
Frakturhämatom, Kompartmentsyndrom-Entstehung 93
Frakturheilung 75 f
– Komplikation 76
Fremdkörperaspiration 62
Frequenzbereiche bei Elektrotherapie 47
Funktionshand 217, 226
– aktive 108
– Bewegen, passives 109 f
– Kleben 109
– Lagern 109
– passive 108 f
– bei Tetraplegie 108 ff
Funktionstraining, amputierte Extremität 126 ff
Fußbewegungen, beteiligte Muskeln 193
Fußdorsalextension 192 f
Fußgewölbe, destabilisiertes 141
Fußlängsachse
– anatomische 142
– funktionelle 137, 139, 142
    – Massage 128
Fußlängsachsendivergenz 141 f
Fußlängsachsenkonvergenz 141 f
Fußlängsgewölbe 193
Fuß-Pendelbewegungen 144
Fußpronation 193
Fußreflexzonenmassage bei Phantomschmerzen 128
Fußsohlen-Mechanorezeptoren 194 f
Fußstellung, Musculusquadriceps-Aktivität 150
Fußsupination 193
Fußwölbung, Förderung nach Kalkaneusfraktur 198

G

GABA 42
Galeazzi-Luxationsfraktur 248, 250
Gang
– entlastender 30
– minimal belastender 30
– Parameter 138 ff
– Spurbreite 139
– teilbelastender 30
– vollbelastender 30
Ganganalyse 135, 138 ff
Ganglien, vegetative 43
Gangrän 94
Gangschulung 158 ff
– nach Kreuzbandruptur 186
– nach Sprunggelenkfraktur 194 f
Gangsicherheit
– Förderung 166 f
– untergrundabhängige 166 f
Gastrektomie, Physiotherapie 351 f
Gate-Control-Theorie 46
Gefäßverletzung 110 f
– arterielle 110 f
– bei komplexer Handverletzung 256 203 f
– Schweregrad 111
– venöse 111
Gefäßwanddefekt
– langstreckiger 111
– tangentialer 111
Gefäßwandschichten 111
Gefäßzugang
– arterieller 325 f
– venöser 58
Gefühllosigkeit 94
Gehen
– Belastung, erlaubte 164 f
    – Folgen der Überschreitung 164 f
– entlastetes 158 ff, 164 f
– mit Gehhilfe 160 f
    – muskulärer Synergismus 158
– mit Handstock 166
– Körperlängsachsen-Ausrichtung 139
– Sicherheitsförderung 166 f
– mit Stütze 140
– mit Teilbelastung 165
– mit Vollbelastung 166
Gehgeschwindigkeit 138
– Sicherheitsförderung 166
Gehhilfe 158 ff
– muskulärer Synergismus beim Gehen 158
Gehrichtung, Sicherheitsförderung 166
Gehstrecke 138
– Sicherheitsförderung 166
Gehstützen 140
– Treppengehen 167 f
Gehtraining
– bei Hüftgelenkendoprothese 177
– Laufband 161
Gehwagen 159 f
Gelenk
– angrenzendes, Physiotherapie bei Schaftfraktur 76 f
– Bewegungssteuerung 8
– echtes 4
– glenohumerales 208 f
– Schmerzursache 45
– unechtes 4
Gelenkerguss 9
– Behandlung 144
Gelenkflüssigkeit 9 f
Gelenkfraktur 74
– Physiotherapie 77
Gelenkhülle 7
Gelenkinstabilität, Kapsel-Band-Verletzung 79
Gelenkkapsel 7 ff
– Wundheilung 80
Gelenkknorpel 5 f
– Ernährung 5 f
    – immobilisationsbedingte Störung 6
– Immobilisationsschaden 6
– Impression 5
– Mikroverletzung 5
Gelenkknorpelschaden 5 f
– immobilisationsbedingter 6
Gelenkstruktur 3 f
Gelenktyp 3 f
Genickbruch 297
Genu
– recurvatum 137 f
– valgum 136
– varum 136
Geschicklichkeitsförderung nach Verletzung der unteren Extremität 155 f
Gewalteinwirkung
– direkte 73
– indirekte 73
Gewebsschädigung, Schmerzentstehung 46
Gilchrist-Verband 228
Giwing way 178 f
Gleichgewichtsreaktion auf dem Pezziball 152
Gleitebene
– skapulothorakale 209
    – Untersuchung, physiotherapeutische 210 f
Gleitlager, subakromiales 208 f

Glenohumeralgelenk 208 f
Granulationsgewebe 13
Grenzstrang, paravertebraler 43
Griff, anatomischer 160
Griffe 219
Grobgriff 226
Grundspannung, Wirbelsäulenverletzung 285 f
Grünholzfraktur 73, 78, 248
– Therapie 248
Gymnastikball
– Gleichgewichtsreaktion 152
– Hüftgelenkmobilisation 152
– Kniegelenkmobilisation 151 f
– Wirbelsäulenmobilisation 295 f

H

Haare 12
Hakengriff 219
Halo-Fixateur 298
Haloperidol 328
Halswirbelfraktur 297 ff
– ADL-Training 299
– Bewegungseinschränkung nach Ruhigstellung 302
– Bewegungsverhalten 299
– Entlastungsstellungen 299
– Haltungsschulung 299
– Klassifikation 297
– Lagerung 299
– Mobilisationsbehandlung 302
– Physiotherapie 299 ff
– Schmerzlinderung 299
– Spannungsübungen, isometrische 299 f
– Therapie
  – konservative 298
  – operative 298
– Verletzungsmechanismus 297

Halswirbelsäule 266
– Bewegung 271
– Entlastungsstellung 284, 299
– Extension 271
– Flexion 271
– Hypermobilität, strukturelle 303 f
– Lateralflexion 271
– obere, Instabilität 297
– Stabilisation 299 ff
  – segmentale 301 f
– Verletzung (s. auch Halswirbelfraktur) 265
Halswirbelsäulen-Beschleunigungsverletzung 303 ff
– Akutphase 307
– Diagnostik 304 f
– Frühphase 307
– Klassifizierung 304
– Lymphdrainage, manuelle 308
– Maßnahmen 308 ff
– Mobilisation 308
– Pathologie 303
– Physiotherapie 306 ff
– Spätphase 307 f
– Stabilisation 306, 308
– Therapie
  – konservative 305 f
  – operative 306
– Wärmeanwendung 308
Haltungsempfinden 23
Haltungsschulung
– nach Halswirbelfraktur 299
– nach Wirbelsäulenverletzung 276, 281 f
Hämatom
– intrakranielles 265
– lokales, Gewebeschädigung 93
Hämatothorax 265, 314
Hämofiltration 57
Hämostyptika 330
Hand
– Beweglichkeitsprüfung 218
– Bewegungsziel, Bewegungsverhalten des Armes 224

– Biomechanik 215
– Funktionsbefund 217
– Nervenverletzung 220
– Ruhigstellung 207
– Sehnenfächer 216 f
– Sehnenverletzung 255 f
– Sensibilitätsstörung 220
– Untersuchung, physiotherapeutische 215 ff
Handgelenk
– distales 216
– Immobilisationsschadenvermeidung 221
– proximales 216
Handkraftmessung 220
Handmuskulatur, Untersuchung 220
Hand-off-Konzept 183
Handstock 160 f, 166
Handverletzung
– Ausweichbewegung 207
– Behandlungsschwerpunkte 226
– komplexe 204, 256 ff
  – Amputation 256
  – Heilungsprozess 256
  – Physiotherapie 256 ff
  – Stabilisation 256
– Ruhigstellung 207
– Trophikverbesserung 226
Handwurzel 216
– Arthrokinetikstörung 253
  – Behandlung 253 f
Handwurzelknochenfraktur 253
Hanged-man's fracture 297
Hautabhärtung, Amputationsstumpf 123
Hautanhangsgebilde 12
Hautfunktion 10
Hautheilungsphasen 13
Hautschichten 10 ff
Hauttransplantation 13
Head-Zone 42

Hebel, wirksamer, Muskelkraftentfaltung 16 f
Hemipelvektomie 116
Hemmung, supraspinale 42
Herzgruppe 346
Herzinsuffizienz, Lagerung 335
Herzkammerflimmern 54
Herzkrankheit, koronare 62
Herz-Kreislauf-Stillstand, funktioneller 54
Herz-Kreislauf-System 52 f
– Anpassung
  – lokale 54
  – zentrale 54
– Belastbarkeitsbeurteilung 55 f
– Belastbarkeitsparameter 55
Herz-Kreislauf-Tätigkeit 48 ff
Herzoperation 343 ff
– Physiotherapie 344 ff
Herzoperierter Patient
– Atemtherapie 345
– Belastbarkeitsgrenzen 345
– Bewegungstherapie 345
– Frühmobilisationsphase 346
– Rehabilitation 346 f
Herzrhythmusstörung 329
Herzzeitvolumen 54
Hilflosigkeit, Intensivpatient 331
Hill-Sachs-Läsion 227
Hinkmechanismus 140 ff
– Ursache 140 f
Hinterhorn des Rückenmarks 39 ff
– Nervenfasern 41
Hinterkantenabsprengung, Wirbelkörper 262
His-Bündel 54
Histamin 38
Hochvoltstrom 47
Hüftexartikulation 116
Hüftgelenk

Sachverzeichnis

- Abduktionsübung 172
- Adduktionsübung 172
- Beckenbewegung 177
- Belastung 27
- Extensionsübung 172, 177
- Flexionsübung 172, 177

Hüftgelenkendoprothese 175 f
- Gehtraining 177
- postoperativ kontraindizierte Bewegungen 175
- Stehtraining 177
- Verhaltensregeln für den Patienten 176

Hüftgelenkmobilisation
- hubarme 177
- Pezziball 152
- im Schlingentisch 151

Hüftluxationsgefahr nach Operation bei Schenkelhalsfraktur 175
Humeroradialgelenk 213
Humeroskapulargelenk
- Bänder 209
- Kapsel 209
- Muskulatur 209
- Untersuchung, physiotherapeutische 208 ff

Humeroulnargelenk 213
- Ulnatraktion 246
Humerusbelastbarkeit, axiale 249
Humerusfraktur, proximale 237 ff
- Behandlung, physiotherapeutische 238 ff
- Frühphase 238 f
- Maßnahmen 239 ff
- Schmerzreduktion 238
- Spätphase 239
- Untersuchung, physiotherapeutische 238

Humeruskopffraktur 238
Humeruskopfnekrose 237

Humerusschaftfraktur 241 ff
- Begleitverletzung 241
- Behandlung, physiotherapeutische 242
- Maßnahmen 242
- Untersuchung, physiotherapeutische 242

Hustentechnik, schonende 339
HWS s. Halswirbelsäule
Hyperalgesie
- primäre 39, 41
- sekundäre 39, 41

Hyperlordose, kompensatorische 137
Hypermobilität
- strukturelle, nach Halswirbelsäulen-Beschleunigungsverletzung 303 f
- nach Wirbelsäulenverletzung 288

Hypertonus, reflektorischer, nach Halswirbelsäulen-Beschleunigungsverletzung 303 f
Hypnotika 328
Hypodermis 12
Hypomobilität
- tonische, nach Halswirbelsäulen-Beschleunigungsverletzung 303 f
- nach Wirbelsäulenverletzung 288

Hypothermie, Amputatversorgung 115
Hypovolämie, Lagerung 335

I

Ibuprofen 328
ICF (Internationale Klassifikation der funktionsfähigkeit, Behinderung und Gesundheit) 33 f
ICU-Syndrom (Intensive-care-unit-Syndrom) 65
Immobilisationsschaden
- Gelenkknorpel 6

- bei Kahnbeinfrakturbehandlung 253 f
- Kapsel-Band-Apparat 9
- Muskulatur 18
- Sehne 20
- Vermeidung 221 f, 242
- Verminderung 221 f

Impingementsyndrom 20, 209 f
- Ursache 210
Indometacin 328
Innenmeniskus 6
Inspiration 273
Instabilität
- atlantoaxiale 297
- Bewegungssegment 288
- Gelenk 79
- Kniegelenk 177
- Schultergelenk 228
- untere Extremität 155

Intensive-care-unit-Syndrom 65
Intensivpatient, chirurgischer
- aktivierende Behandlung 341
- Atemtherapie 336 ff
- Dekubitusprophylaxe 335
- Druckläsionenprophylaxe 335
- Kommunikation 332
- Kontrakturprophylaxe 334 f
- Lagerung 335
- Mobilisation 341
- Monitoring 322 f
- Physiotherapie 321 ff
  - Dokumentation 342
  - Hilfsmittel 321
- Situation, psychosoziale 330 ff
- Spitzfußprophylaxe 335
- Stressbelastung 331 f
- Thromboseprophylaxe 334

Intensivstation, chirurgische
- Arbeitskleidung 321 f

- Hygiene 321 f
- Medikamente 327 ff
- Team 321

Interimsprothese 117
Internationale Klassifikation der funktionsfähigkeit, Behinderung und Gesundheit 33 f
Intervertebralgelenk 267
Intrinsic-Meter 220
Intubation, orotracheale 323
Ischämie, warme, Amputat 115
Isolation, Intensivpatient 331
Isometrie, Verbessern der Stützkraft der Arme 163

K

Kadenz
- Ganganalyse 138
- Sicherheitsförderung 166

Kahnbeinfraktur 253 ff
- Behandlung, physiotherapeutische 253 ff
- Immobilisationsschäden 253 f

Kalkaneusfraktur 196 ff
- Behandlung, physiotherapeutische 197 ff
- Komplikation 197
- Osteosynthese 196
- Prognosefaktoren 196
- Resorptionsförderung 197
- Therapie
  - konservative 196, 198
  - operative 196 ff
- Untersuchung, physiotherapeutische 197

Kältegefühl 94
Kältetherapie 46
Kapsel-Band-Apparat 9
- Immobilisationsschaden 9

Kapsel-Band-Ruptur, Extremität, obere 205

Kapsel-Band-Verletzung 9, 79 ff
- Behandlung, gewebespezifische 146
- Entzündungsphase 81 ff
- Extremität
  - obere 204 f
  - untere 133 f
- Komplikation 80
- Physiotherapie 81 ff
  - Aufbau 83
- Proliferationsphase 82 f
- Therapie 81 ff
  - Einflussfaktoren 83 f
  - operative 84
- Umbauphase 83
- Wundheilung 80 f
Kapseldehnung, Extremität, obere 204
Kapselverklebung, Mobilisation 148
Kapselverkürzung, Mobilisation 148
Karpaltunnel 217
Katecholamine 38, 329
Keime, Antibiotika-resistente 328
Keratinozyten 10 f
Kette
- geschlossene
  - Beinübungen 152 ff
  - Stütz-Pattern 163 f
  - Training nach Kreuzbandruptur 186
  - untere Extremität 152 ff
  - Verbessern der Stützkraft der Arme 163
- kinematische, Extremität, untere 150
- offene
  - Beinübungen 154 ff
  - Kräftigung des Musculus triceps brachii 164
  - untere Extremität 154 f
  - Verbessern der Stützkraft der Arme 163
Kleinert-Schiene 255
Kniearthrose nach Ruptur des vorderen Kreuzbandes 178 f
Knieexartikulation 116
- Prothese 118
Knieextension 150
Knieextensoren 153
Knieflexion 150
Knieflexoren 153
Kniegelenk
- Außenband 180
- Bänder 8
- Bändersynergismus 180
- Beinachsenabweichung 136 f
- Biomechanik 178 ff
- Innenband 179 f
- Muskelaktivität, Kette
  - geschlossene 153
  - offene 153
- Schublade, vordere 177
- Seitenband
  - laterales 180
  - mediales 179 f
- stabilisierende Muskeln 153
- überstrecktes 137 f
Kniegelenkerguss
- Automobilisation im Schlingentisch 144
- Behandlung 144
- CPM 144
- Elektrotherapie 144
- Kreuzbandriss 178
- Untersuchung 135
Kniegelenkinstabilität, vordere 177
Kniegelenkkollaps, medialer 141, 156
Kniegelenkmobilisation
- Fersenschaukel 151, 154
- Pezziball 151 f
- im Schlingentisch 151
Kniegelenkstabilität 178
Kniegelenkstellung, Kreuzbandspannung 80
Knochenbrücke, radioulnare 248
Knochenkontusion 6
Knochenverletzung, Behandlung, gewebespezifische 146
Knorpelschaden 5 f
Knorpelverletzung, Behandlung, gewebespezifische 146
Kohlendioxidpartialdruck, Atemregulation 49 f
Ko-Kontraktion 18
Kompartment, druckdolentes 93
Kompartmentspaltung 93
Kompartmentsyndrom 91, 93
- Behandlung
  - ärztliche 93
  - physiotherapeutische 93
- Lokalisation 91, 93
- primäres 93
- sekundäres 93
- Symptome 93
Kompression
- Thromboseprophylaxe 60
- bei Verletzung der unteren Extremität 143
Kontraktur 9, 94
- nach Amputation 122
Kontrakturprophylaxe 105
- nach Amputation 121
- bei Brustkorbverletzung 312
- Intensivpatient 334 f
Kontusion 79
Koordination
- Extremität, obere 208
- intramuskuläre 17
Kopf, Aufbau 273
Kopfanheben gegen die Schwerkraft 300
Kopfbewegung 271
Kopfhautverletzung 265
Kopfrotation 271
Kopfverletzung 265 f
Koronare Herzkrankheit 62
Koronarmittel 329
Körperfunktion, ICF 33 f
Körperlängsachse, Ausrichtung beim Gehen 139
Körperstruktur, ICF 33 f
Korsett
- Entwöhnung 284 f
- bei Wirbelsäulenverletzung 279 f
Krafteinwirkung
- exzentrische 25
- zentrische 25
Kraftentfaltung 16
- Hebel, wirksamer 16 f
- optimale 16
Kräftigungsübung, dynamische, bei Wirbelfraktur 293
Krafttraining nach Wirbelsäulenverletzung 287
Kreislauf unterstützende Maßnahmen 56
Kreislaufregulation 53 f
- Anpassung an Belastung 54 f
- bei hydrostatischer Druckveränderung 55
- lokale 53 f
- bei Temperaturschwankung 55
- zentrale 54
Kreislaufstörung, orthostatische, Lagerung 335
Kreuzband
- hinteres 8, 179 f
  - Faserbündel
    - antero-laterales 179
    - postero-mediales 179
- vorderes 8, 178 ff
  - Faserbündel
    - antero-mediales 178
    - postero-laterales 178
- Hauptfunktionen 178 f
- Rekonstruktion 181 f
- Ruptur 177 ff

- Begleitverletzung 187
- Behandlung, physiotherapeutische 183
- Behandlungskonzept 186 f
- entstauende Maßnahmen 185
- konservative Therapie 181, 183 f
- Muskelfunktionsverbesserung 185
- Operationsverfahren 181 f
- operative Therapie 181 f, 184 f
- Untersuchung, physiotherapeutische 182 f
- Verletzungsmechanismus 177
- Wundheilungsförderung 185

Kreuzbandnaht 182
Kreuzbandspannung, stellungsabhängige 80
Kyphose bei Brustwirbelfraktur 290

L

Lagerungsdrainage 336 ff
Lagerungsstabilität 29
Lagewechsel, Einfluss auf den Kreislauf 56
Lamina basalis 11
Laminektomie 263
Langerhans-Zellen 10 f
Laufband, Gehtraining 161
Lendenwirbelfraktur 290 ff
- Kräftigung in Rückenlage 291
- Mobilisation, Hinweise 294
- Stabilisation
  - dynamische 292 f
  - selektive 292
  - im Sitz 291 f

Lendenwirbelsäule 266
- Entlastungsstellung 284

- Extensorenkräftigung 293 f
- Mobilisation
  - im Sitz 295
  - im Stand 295

Lidocain 329
Ligamenta
- interspinalia 261, 270
- intertransversaria 270
- supraspinalia 261, 270

Ligamentum
- collaterale
  - fibulare 180
  - laterale 180
  - mediale 179 f
  - radiale 214
  - tibiale 179 f
  - ulnare 214
- cruciatum
  - anterior s. Kreuzband, vorderes
  - posterius s. Kreuzband, hinteres
- flavum 261, 270
- longitudinale
  - anterius 261, 270
  - posterius 261, 270
- nuchae 270

Lisfranc-Linie, Amputation 115
Lobektomie 347
Lokalanästhetika 328
Lumbrikalgriff 219
Lungenembolie 60 f
- fulminante 61
- massive 61
- submassive 61
- Therapie 61 f

Lungenödem, Lagerung 335
Lungenoperation 347 ff
- Physiotherapie 348 f

Lungenperfusion, Verbesserung 52
Lungensegmentresektion 347
Lungentransplantation 349 f
- Atemtherapie 349 f
- Lagerung, postoperative 350
- Physiotherapie

  - postoperative 349 f
  - präoperative 349
- Sauerstoffentwöhnung 350

Luxation 79
- Extremität
  - obere 204
  - untere 133

Luxationsfraktur, transskaphoidale, perilunäre 253
Lymphangitis 94
Lymphdrainage, manuelle 47, 90
- Amputationsstumpf 123
- Halswirbelsäulen-Beschleunigungsverletzung 308
- bei Kalkaneusfraktur 197
- bei sympathischer Reflexdystrophie 97
- bei Verletzung der unteren Extremität 143

M

Magensonde 326
Maisonneuve-Fraktur 190
Manuelle Therapie bei Kahnbeinfraktur 253 f
Massage, funktionelle Fußlängsachse 128
Mechanorezeptoren, plantare 194 f
Mediflo 340 f
Mediflo duo 341
Medikamente, Kreislauf stabilisierende 56
Mehrfragmentfraktur 74
Meissner-Tastkörperchen 23
Melanozyten 10 f
Membran, postsynaptische 37 f
Membrana interossea 214
Meniskus 6, 178
- Funktion 7

Meniskusschaden 7
Meniskusverletzung, Be-

handlung, gewebespezifische 146
Merkel-Zellen 23
Metamizol 327
Midazolam 328
Missempfindungen 41, 93
Mittelfuß, Biomechanik 193
Mittelhand 216
MLD s. Lymphdrainage, manuelle
Mobilisation
- aktive 151 ff
- nach Azetabulumfraktur 172
- nach Brustkorbverletzung 313
- nach Brustwirbelfraktur 294
- Ellbogengelenk 242
- bei Gelenkkapselverklebung 148
- mit Gymnastikball 295 f
- bei Halswirbelfraktur 302
- Halswirbelsäule 308
- herzoperierter Patient 346
- hubarme 294
- hubfreie 172, 294
- Hüftgelenk 152
- Intensivpatient 341
- Kniegelenk 151, 154
- Kontraindikation 335
- nach Kreuzbandruptur 186
- bei Lendenwirbelfraktur 294
- Lendenwirbelsäule 295
- manuelle 149
- Maßnahmen 149 ff
- Patella 150, 186
- nach distaler Radiusfraktur 251
- im Schlingentisch 144
- Schulterblatt 238
- nach Verletzung der unteren Extremität 146 f
- widerlagernde 239 f

- Wirbelsäule 277, 287, 295 f
- wundheilungsabhängige 147

Mobilität 3 ff
- Atmungsunterstützung 52
- Einflussfaktoren 33 f
  - personenbezogene 34
- Verbesserung 32 f
- Wechselwirkungen 34

Mondbeinfraktur 253
Monteggia-Luxationsfraktur 248
Morbus Sudeck s. Reflexdystrophie, sympathische
Morphin 327
Motorische Einheit 24
MRSA (Methicillin-resistenter Staphylococcus aureus) 328
Musculus
- biceps brachii 214
  - Funktionsmassage 246
- brachialis 214
- brachioradialis 214
- deltoideus, Atrophie 212
  - nach Schulterluxation 228
- glutaeus
  - maximus, Funktionsprüfung nach Operation bei Schenkelhalsfraktur 174
  - medius, Funktionsprüfung nach Operation bei Schenkelhalsfraktur 174
- iliopsoas, Verkürzung nach Oberschenkelamputation 121
- latissimus dorsi, beckenstabilisierende Aktivität beim Stützen 141
- pronator quadratus 214
- quadriceps

- Aktivität, Fußstellungseinfluss 150
- Funktionsprüfung nach Operation bei Schenkelhalsfraktur 174
- triceps brachii, Kräftigung 164

Muskel
- Dehnungszustand 16
- Kraftentfaltung 16
- verkürzter, Mobilisation 148

Muskelaktivität am Kniegelenk, Kette
- geschlossene 153
- offene 153

Muskelarbeit 17
- dynamisch exzentrische 17
- dynamisch konzentrische 17
- statische 17

Muskelatrophie, immobilisationsbedingte 18
Muskelbindegewebe 15 f
- Funktion 16

Muskeldehnschmerz 93
Muskelfaser 14 f
Muskelfaserkontraktion 15
Muskelfunktion 16
- Erweiterung 17
- Umkehr 17
- Verbesserung nach Nervenverletzung 105

Muskelkontraktionen, isometrische, Amputationsstumpf 122
Muskelkräftigung, Verletzung der unteren Extremität 152 ff
Muskellähmung bei Schenkelhalsfraktur 174
Muskelmassenverringerung, immobilisationsbedingte 18
Muskeln, Kniegelenk stabilisierende 153
Muskelnekrose durch Kompartmentsyndrom 93
Muskelrelaxanzien 335

Muskel-Sehnen-Verletzung, Extremität
- obere 205
- untere 134

Muskelsynergismus bei Armabduktion 211 f
Muskeltonus, erhöhter 335
Muskelverletzung, Behandlung, gewebespezifische 146
Muskulatur
- Immobilisationsschaden 18
- ischiokrurale, Funktionsprüfung nach Operation bei Schenkelhalsfraktur 174
- Strukturschäden 18

Myofibrillen 15
Myosinfilamente 15
Myositis ossificans 94 f

N

NA (Noradrenalin) 44
N-Acetylcystein 329
Nährstoffhaushalt 58 f
Nahrungsaufnahme, Unterstützung 58
Naloxon 330
Narbenbehandlung, manuelle 14
Narbenkontraktur 13
Narbenpflege 256
Nerv
- Aufbau 21
- peripherer
  - bindegewebige Hülle 21
  - sensibles Versorgungsgebiet 104
  - Stressposition 105 ff

Nervenbindegewebe 21
Nervendehnung 101 f
Nervendurchtrennung 101
Nervenendigung
- afferente, nozizeptive 37
- freie 23

Nervenfasern
- dicke 36

- Leitungsgeschwindigkeit 36
- schlafende 41
- viszerale 36

Nervenfasertyp 36 f
Nervengewebe, Durchblutung 101
Nervenkompression 101
Nervenläsion bei Schenkelhalsfraktur 174
Nervenminderdurchblutung durch Dehnung 103
Nervenplexus 102
Nervenreadaptation bei komplexer Handverletzung 256
Nervenschlinge 103
Nervenstimulation, elektrische, transkutane 47
Nervensystem
- peripheres 23 ff
  - afferentes 23
  - efferentes 24
  - Mobilität 103
- vegetatives peripheres 42 ff
  - haltungsbedingte Irritation 43
- zentrales, Bindegewebsstrukturen 21 f

Nervenverletzung 101 ff
- Diagnostik 102
- Hand 220
- Lagerung 105 ff
- Muskelfunktionsverbesserung 105
- periphere 101
- physiotherapeutische Behandlung 105 ff
- Therapie 103

Nervenwurzelausriss 102 f
Nervenzerreißung 101
Nervus
- femoralis
  - Gelenkstellungswirkung 107
  - sensibles Versorgungsgebiet 104
- ischiadicus
  - Gelenkstellungswirkung 107
  - sensibles Versorgungsgebiet 104

- medianus
  - Gelenkstellungswirkung 106
  - Gleitfähigkeitsprüfung 245
  - sensibles Versorgungsgebiet 104
- peronaeus
  - Läsion bei Schenkelhalsfraktur 174
  - sensibles Versorgungsgebiet 104
- radialis
  - Gelenkstellungswirkung 106
  - Gleitfähigkeitsprüfung 245
  - Läsion bei Humerusschaftfraktur 241
  - Regenerationsförderung 242
  - sensibles Versorgungsgebiet 104
- tibialis, Läsion bei Schenkelhalsfraktur 174
- ulnaris
  - Gelenkstellungswirkung 106
  - sensibles Versorgungsgebiet 104
Neuralgie 41
Neuralrohrverlängerung, flexionsbedingte 22
Neurapraxie 101 f
Neurodystrophisches Syndrom s. Reflexdystrophie, sympathische
Neuropeptide 38
Neurotmesis 101 f
Nicht-Opioidanalgetika 327
Nierenfunktion 57
Nierenfunktionsstörung, Therapie 57 f
Nitropräparate 329
Noradrenalin 44, 56, 329
Noziception 35, 38 ff
- Grundgliederung 39 f
- lang andauernde 41
Nozizeptoren 39

- Afferenzen, mechanosensitive, hochschwellige 40
- Anatomie 40
- der C-Fasern 40
- Funktion 40 f
- polymodale 40
- Sensibilisierung 39
Nucleus pulposus 267

O

O-Bein 136
Oberarmamputation 116
Oberarmprothese 119
Oberflächensensibilität 23
- Rezeptoren 23
Oberschenkelamputation 116
- Musculus-iliopsoas-Verkürzung 121
- transkondyläre 116
Oberschenkelprothese 117
Ödem 57
- Reflexdystrophie, sympathische 95
Olekranonfraktur 214, 243 ff
- Behandlung, physiotherapeutische 243 ff
- Therapie
  - konservative 243
  - operative 243
- Untersuchung, physiotherapeutische 243
Opioidanalgetika 327
Os
- coccygis 266
- lunatum, Fraktur 253
- sacrum 266
- scaphoideum s. Kahnbein
- triquetrum, Abrissfraktur 253
Osmodiuretika 329

P

6 P nach Pratt 110
PAK (Pulmonalarterienkatheter) 324

Palpationsschmerz 94
Panaritium 94
Papillen, dermale 11
Paracetamol 327
Parästhesien 41, 93
Parasympathikus 42 ff
- Innervationsgebiete 44
- Transmitter 44
Paratenon 19
Parese 94
Patella, tanzende 135
Patellamobilisation 150
- nach Kreuzbandruptur 186
Patientenbetreuung, psychische, nach Amputation 129
Pauwels-Klassifikation, Schenkelhalsfraktur 173
PCA s. Analgesie, patientenkontrollierte
Pendelbewegungen des Fußes 144
PEP-Gerät 341
PEP-Maske 341
Peptidüberträgerstoffe 38
Perimysium 15
Perineurium 21
Pethidin 327
Pezziball, Kniegelenkmobilisation 151 f
Phantomempfindungen 128
Phantomschmerz 128
- Aufklärung 120
- Elektrotherapie 129
- nach Fingeramputation 256
- Fußreflexzonenmassage 128
Phlegmone 94
Physiotherapie
- Einfluss auf Vitalfunktionen 48
- Emboliauslösung 60
- Kreislauf unterstützende 56
- bei Schmerzen 45 ff
- Thromboseprophylaxe 60
Pia mater 22
Pilzinfektion 328

Pinzettengriff 219
Piritramid 327
Plantarflexion 192 f
Plasmavolumenregulation 54
Platzwunde 265
Plexus
- brachialis 102
- lumbalis 102
Pneumonektomie 347
Pneumonie 62
Pneumothorax 265, 314
PNF, Verbessern der Stützkraft der Arme 164
PNF-Skapulapattern 223
Polytrauma 134
Poplitealzyste 135
Pressorezeptoren 53, 55
Processus
- spinosus s. Dornfortsatz
- transversus s. Querfortsatz
Promethazin 328
Pronation, Fuß 193
Propafenon 329
Prothese
- myoelektrische 116 f
- vorübergehende 117
Prothesenträger
- Ergotherapie 118
- Training 117, 119
Prothesenversorgung 116 ff
PTB s. Belastungsstörung, posttraumatische
Pulmonalarterienkatheter 324
Puls, Belastbarkeitsbeurteilung 55
Pulsausfall 94
Pulsoxymetrie 323
Purkinje-Fasern 54

Q

Querfortsatz 266 f
Querfortsatzfraktur 262
Querfraktur 73
Querschnittlähmung 107 ff
Querschnittverletzung 107 ff
- Therapieziele 107

R

Radioulnargelenk
- distales, Biomechanik 215 f
- proximales 213 f

Radiusextensionsfraktur 250

Radiusflexionsfraktur 250

Radiusfraktur, distale 250 ff
- Behandlung, physiotherapeutische 251 ff
- Immobilisationsschadenvermeidung 221 f
- Klassifikation 250
- Mobilisation 251
- Resorptionsförderung 251
- Schmerzlinderung 251

Radiusgelenkfläche, distale, Fehlstellung 251

Radiusköpfchenfraktur 247 f
- Begleitverletzung 247
- Behandlung, physiotherapeutische 247 f
- Heilungsstörung 247

Radiusschaftfraktur 248 f

Raum, subakromialer 209
- Einengung bei Schulterluxation 229

Reflexdystrophie, sympathische 41, 95 ff
- aktive Maßnahmen 97
- auslösende Faktoren 95
- passive Maßnahmen 97
- Physiotherapieziele 96 f
- Stadieneinteilung 96
- symptomatische Trias 95 f

Reiz
- nozizeptiver 39
- thermischer, Einfluss auf den Kreislauf 56

Reizleitungsfunktion, Schmerz 36

Reizübertragung
- Agonisten 38
- Antagonisten 38

Reizverarbeitung 38 ff

Remifentanil 327 f

Rhythmus, humeroskapularer 211
- Wiederherstellung 224

Rippe 273

Rippenfraktur 264
- isolierte 264

Rippengürtel, elastischer 264

Rippenserienfraktur 264, 314 ff
- Akutphase 315
- Atmungssicherung 314 f
- Frühphase 315
- Klassifikation 314
- Maßnahmen 315 f
- Physiotherapie 314 ff
- Spätphase 315

Rollator 159 f

Ropivacain 328

Rotationsverletzung, Wirbelsäule 261

Rotatorenmanschette 209
- Muskelatrophie 212
- Übungen 234

Rotatorenmanschettenläsion 227

Rotatorenmanschettenruptur 233 ff
- Behandlung, physiotherapeutische 234 ff
  - postoperative 237
- Klassifikation 233
- Kräftigung der Schultergürtelmuskulatur 235 f
- Schmerzreduktion 235
- Schultergelenkstabilisation 235 f
- Therapie
  - konservative 233 f
  - operative 233, 235
- Untersuchung, physiotherapeutische 234
- Ursache 233

Rückenlage
- Aufstehen 162
- Intensivpatient 335
- Stabilisationsübungen 286

Rückenmarkverletzung 107 ff

Rückfußamputation 115

Rückfußstellung, Böhler-Winkel 196

Ruffini-Körperchen 23

Ruheschmerz, Extremität, obere 207

Rumpfbewegung 271

Rumpfextension 271

Rumpfflexion 271

Rumpflateralflexion 271

Rumpfpositionveränderung, Anspannung 300 f

Rumpfrotation 271

S

Sarkomer 14 f

Sauerstoffentwöhnung nach Lungentransplantation 350

Sauerstoffpartialdruck, Atemregulation 49 f

Sauerstoffsonde 323

Säure-Basen-Haushalt 57

Schädel 273

Schädel-Hirn-Trauma 265 f
- Lagerung 335
- leichtes 266

Schaftfraktur, Physiotherapie 76 f

Schanz-Krawatte 298

Schaukelbrett, Stabilisation, dynamische 155

Schenkelhals, Achsenabweichung 137

Schenkelhalsfraktur 173 ff
- Behandlung
  - konservative 175
  - operative 175
  - physiotherapeutische 175 ff
- Komplikation 173

- Muskulaturuntersuchung, postoperative 174
- Pauwels-Klassifikation 173
- Untersuchung, physiotherapeutische 174 f

Schenkelhalsvalgisierung 137

Schenkelhalsvarisierung 137

Scherung 25

Schiene
- dynamische, bei Handverletzung 226
- statische, bei Handverletzung 226

Schleifendiuretika 329

Schleudertrauma s. Halswirbelsäulen-Beschleunigungsverletzung

Schlingentisch
- Hüftgelenkmobilisation 151
- Kniegelenkmobilisation 151

Schlüsselgriff 219

Schmerz 35 ff
- atmungsabhängiger 264
- Behandlungsstrategie 45
- Bewegung 46
- Elektrotherapie 47
- Extremität, obere 207 f
- Kältetherapie 46
- Lagern 47
- Leitungsbahn 35
- Lymphdrainage, manuelle 47
- neurogener 39, 41
  - Erregungsübertragung 41
- bei passiver Bewegung 94
- Physiotherapie 45 ff
- Reizleitung 36, 40
- stechender 93
- Ursache 45 f
  - Analyse 46
  - im Gelenk 45

– Wärmeanwendung 48
Schmerzbehandlung 46 ff
– Atmungsunterstützung 51
Schmerzmanagement 45
Schmerzreizverarbeitung 38 ff
Schmerzsyndrom, regionales, komplexes s. Reflexdystrophie, sympathische
Schmerz-Überempfindlichkeit s. Hyperalgesie
Schmerzwahrnehmung s. Nozizeption
Schonhaltung
– Armverletzung, distale 207
– Ellbogenverletzung 207
– Extremität, obere 207
– bei Schulterluxation 228
– bei Schulterverletzung 207
Schrägfraktur 73
Schreibgriff 219
Schrittlänge 138
– Sicherheitsförderung 166
Schublade, vordere, Kniegelenk 177
Schulterblattmobilisation bei proximaler Humerusfraktur 238
Schultereckgelenk, Untersuchung, physiotherapeutische 210
Schultergelenk
– Ausweichbewegung 223
– nach Luxation 228 f
– Beweglichkeitsverbesserung 223 f
– Beweglichkeitswiederherstellung 230
– Bewegungsschmerz nach Luxation 228
– Extension, endgradige 232
– Funktionsbefund 212
– Immobilisationsschadenvermeidung 221

– Instabilitätsgefühl nach Luxation 228
– Ruhigstellungsfolgen 207
– Stabilisation 230
  – dynamische 222
  – nach Rotatorenmanschettenruptur 235 f
– Stabilität 222 f
– Verletzung, Behandlungsschwerpunkt 222 ff
Schultergürtel
– Funktionsverbesserung 223
– Untersuchung, physiotherapeutische 208 ff
Schultergürtelbewegung bei Armabduktion 211
Schultergürtelmuskulatur, Kräftigung 223
– nach Rotatorenmanschettenruptur 236
Schultergürtel-Nacken-Muskulatur, Dysbalance 211
Schulterluxation 227 ff
– Armbeweglichkeit 229
– Behandlung, physiotherapeutische 229 f
– Frühphase 229
– Funktionsbefund 229
– Maßnahmen 230
– Schonhaltung 228
– Spätphase 229 f
– Tastbefund 228 f
– Untersuchung, physiotherapeutische 228 f
– ventrokaudale, Physiotherapie 230 ff
Schulterverletzung, Schonhaltung 207
Schweißdrüsen 12
– apokrine 12
– ekkrine 12
Sedativa 328
Sehne 19 f
– Immobilisationsschaden 20

Sehnenfaszikel 19
Sehnenfibrillen 19
Sehnengleitfähigkeit 255
Sehnenruptur 20
Sehnenscheide 19 f
Sehnenverletzung
– Behandlung, gewebespezifische 146
– Extremität, obere 205
– Hand 255 f
Seilzugübung 154 f
Seitenlage
– Intensivpatient 335
– Stabilisationsübungen 286
Selbständigkeitsförderung nach Amputation 125
Semitendinosusplastik 181
– Behandlungskonzept 187
Sensibilitätsstörung, Hand 220
Shaldon-Katheter 326
Sinusknoten 54
Sitz
– Aufstehen 162 f
– Stabilisationsübungen 286
Sitzen, rückenschonendes 281 f
Slump-Test 22
SMI-Trainer 340 f
Spalthaut 13, 93
Spannung, mechanische 25 ff
Spannungsübungen, isometrische, nach Halswirbelfraktur 299 f
Spinalkanaleinengung
– frakturbedingte 262 f
  – Behandlung 263
  – Schweregrad 262
Spiralfraktur 74
Spitzfußprophylaxe, Intensivpatient 335
Spitzgriff 226
Spontanfraktur 73
Sport nach Amputation 128
Sprunggelenk
– Biomechanik 191 f
– oberes 192

– unteres 192
Sprunggelenkfraktur 189 ff
– Behandlung, physiotherapeutische 191 ff
– Gangschulung 194 f
– Klassifikation 189 f
– Therapie
  – konservative 190, 193 f
  – operative 190, 194
– Untersuchung, physiotherapeutische 191
Stabilisation
– dynamische 155
– Verletzung der unteren Extremität 155
Stabilisationsfähigkeit, Extremität, obere 208
Stabilisationsübungen
– globale 300
– nach Kreuzbandruptur 184, 186
Standbein, Kniegelenkstabilisation 153
Standphasen-Schwungphasen-Verhältnis, zeitliches 139
Staphylococcus aureus, Methicillin-resistenter 328
Stehbrett 334, 341
Stehtraining bei Hüftgelenkendoprothese 177
Stelzenbein 93
Stemmführungen nach Brunkow 221
Stepper 154
Sternoklavikulargelenk, Untersuchung, physiotherapeutische 210
Sternotomie 343 f
Sternum 273
Sternumfraktur 264 f
Stiff-neck 298
Strecksehnenverletzung 255
Stress, Intensivpatient 331 f
Ströme, diadynamische 47
Stuhlgang 59
Stumpflagerung 121

Stumpfpflege 123 f
Stumpfschmerz 128
Sturz beim älteren Patienten 203
Stützkraft der Arme, Verbessern 163 f
Stütz-Pattern 163 f
Subakromialraumverengung, traumatisch bedingte 210
Subintima 7
Subkutis 12
Sudeck, Morbus s. Reflexdystrophie, sympathische
Sufentanil 327 f
Supination, Fuß 193
Sympathikus 42 ff
– Innervationsgebiete 44
– Transmitter 44
Synapse
– chemische 37
– erregende 38
– hemmende 38
Synarthrose 4
Synchondrose 269
Syndesmose 192
Synergismus, muskulärer, beim Gehen mit Gehhilfe 158
Synovia 9 f
Synovialzellen, Schutz 7

T

Talgdrüsen 12
Talus-Fibula-Bewegungskopplung 192
Teilbelastung beim Gehen 165
Teilhabe am öffentlichen Leben, ICF 33 f
Temperaturschwankung, Kreislaufregulation 55
Temperatursonde 327
TENS-Therapie (transkutane elektrische Nervenstimulation) 47
Tetraplegie, funktionshand 108 ff
Thalamus 40
Theraband, Verbessern der Stützkraft der Arme 163 f
Thorakotomie 265, 348
Thorax s. auch Brustkorb
– instabiler 264 f
Thoraxdrainage 325
Thoraxsaugdrainage 265
Thoraxschienung, innere 265
Thoraxtrauma, Schmerzreduzierung 51
Thrombose 59 f
– lokale 111
Thromboseprophylaxe 60
– Intensivpatient 334
– medikamentöse 60
– bei Verletzung der unteren Extremität 142
Tibiatorsion 137
Tibiofibulargelenk, distales 192
Tiefensensibilität 23 f
Traglinie des Beines 136
Trainingsstabilität 30
Tramadol 327
Transfer 162 f
– in den Stand 162 f
Transmitter 37 f
– inhibierende 42
– Parasympathikus 44
– Sympathikus 44
Trauma
– perforierendes, Arterienverletzung 110 f
– stumpfes, Arterienverletzung 110
Traumaerlebnis 64 f
– physiologische Reaktionen 65
Traumaverarbeitung 64 ff
Trendelenburg-Zeichen 140 f
Treppengehen mit Gehstützen 167 f
Triflo 340
Trigger-Bird 339
Triglyceride 59
Trophische Störung, Reflexdystrophie, sympathische 95 f
Tuberculum-majus-Abrissfraktur 77

U

Üben
– in der geschlossenen Kette, untere Extremität 152 ff
– in der offenen Kette, untere Extremität 154 f
Ulnaschaftfraktur 248 f
Ulnatraktion im Humeroulnargelenk 246
Ulnavorschub, relativer 215
Ultrareizstrom nach Träbert 47
Umweltfaktoren, ICF 33 f
Unterarmamputation 116
Unterarmfraktur 248 ff
– distale 248
– Dystrophieprophylaxe 249
– proximale 248
Unterarmgehstützen 159 f
– Einstellen 161
Unterarmknochen, Belastbarkeit, axiale 249
Unterarmkompartment 91
Unterarmprothese 118 f
Unterschenkelamputation 115
Unterschenkelkompartment 92
Unterschenkelprothese 117
Unterschenkelschaftfraktur 187 f
– Behandlung, physiotherapeutische 188
– Untersuchung, physiotherapeutische 187 f
Urinausscheidung 59

V

Vakoped-Schiene 190
VAS (visuelle Analogskala) 45
Vasodilatanzien 329
Vasodilatation 44
Vasokonstriktion 44
Vater-Pacini-Körperchen 23
Venenbypass, aortokoronarer 343
Venenkatheter, zentraler 324
– Katecholamin-Applikation 329
Venennaht, Thromboserisiko 111
Venenverletzung 111
Verapamil 329
Verband, zu enger
– Kompartmentsyndrom 93
– Volkmann-Kontraktur 94
Verdeckungsphänomen 46
Verhalten, rückengerechtes 276 f
Vierfüßlerstand 287
– Beinextension 172
– Kräftigung nach Wirbelfraktur 286
– Wirbelsäulenstabilisierung nach Amputation 126
Vier-Punkte-Gang 166
Vigorimeter 220
Virchow-Trias 111
Viszerosensor 42
Viszerozeption 42 ff
Vitalfunktionen 48 ff
– Physiotherapieeinfluss 48
– Störung 59 ff
Voldyne 340
Volkmann-Fraktur 190
Volkmann-Kontraktur 94
– nach Kompartmentsyndrom 93
Vollbelastung beim Gehen 166
Volumenbelastung, hohe 57
Volumengabe, Kreislaufunterstützung 56
Volumenregulation 54
Vorderkantenabsprengung, Wirbelkörper 262
Vorfuß, Biomechanik 193

Vorfußamputation 115
VRE (Vancomycin-resistente Enterokokken) 328
VRP1-Desitin 339 f

W

Waage nach Klein-Vogelbach 152, 156 f
Wadenmuskulaturdehnung 199
Wärmeanwendung 48
Weaning 338
Weber-A-Fraktur 189
– Behandlung 190
Weber-B-Fraktur 189
Weber-C-Fraktur 189
– Osteosynthese 191
– Verlauf 195
Weichteilbeanspruchung, physiologische 90
Weichteilinfektion 94
Weichteilschaden 89 ff
– Klassifikation 89
– primärer 90
– sekundärer 90 ff
Weichteilverletzung, Infektionsformen 94
Wickeln, Amputationsstumpf 123 f
Widerstand, therapeutischer, Limitierung 30
Wirbelfraktur 261 ff
– Klassifikation 261 f
– pathologische 291
– Spinalkanaleinengung 262
– Stabilität 262
– Stabilitätswiederherstellung 263
– Therapie
   – konservative 262
   – operative 263
Wirbelkompressionsfraktur 261
Wirbelkörper
– Aufbau 266 f

– Hinterkantenabsprengung 262
– Vorderkantenabsprengung 262
  – isolierte 290
Wirbelsäule
– Anschnitte 266
– Aufbau 266 ff
– Bänder 261, 270
– Distraktionsverletzung 261
– Rotationsverletzung 261
– Säule
  – hintere 261
  – mittlere 261
  – vordere 261
Wirbelsäulenbeweglichkeit, segmentale 268 ff
Wirbelsäulenbewegung 270 ff
– Harmonisierung 288
– monosegmentale 270
– polysegmentale 271
Wirbelsäulenmobilisation, Gymnastikball 295 f
Wirbelsäulenoperation, stabilisierende 263
Wirbelsäulenstabilisation
– aktiv-dynamische 271
– aktive 271
– nach Amputation 126
Wirbelsäulensyndrom, posttraumatisches 288
Wirbelsäulenverletzung
– ADL-Training 284
– Akutphase 275 f
– Anheben des Beckens 280
– Aufstehen 280 ff
– Beinbewegungen 279
– Beweglichkeitsstörung 288
– Bewegungsharmonisierung 288

– Bewegungsverhalten 276 ff
– Drehen en Bloc 280
– Entlastungsstellungen 284
– Extremitätenuntersuchung 274
– Frühphase 275 ff
– Grundspannung 285 f
– Haltungsschulung 276, 281 f
– Immobilisationsschadenvermeidung 276
– Kontrakturprophylaxe 278
– Korsett 279 f
– Korsettentwöhnung 284 f
– Kräftigung 276 f, 285
– Krafttraining 287
– Lagerung 274, 276, 279
– Maßnahmen 278 ff
– Mobilisation 277, 287
– Mobilität 274
– Muskulaturuntersuchung 274
– neurologischer Befund 274
– Physiotherapie 274 ff
– Schmerzlinderung 275, 278 f
– Spätphase 275, 277
  – Bewegungseinschränkung 277
– Stabilisation 276 f, 285
  – Übungen 286
– Stabilität 274
– Untersuchung, physiotherapeutische 274
– Wundheilungsförderung 275, 278
– Wundschmerz 278

Wundheilung 12 f
– Entzündungsphase 13, 145
  – Mobilisation 147
– gewebespezifische Behandlung 146
– primäre 13
– Proliferationsphase 13, 145
  – Mobilisation 147
– sekundäre 13
– Umbauphase 13, 145
  – Mobilisation 148
– Verletzung der unteren Extremität 146 f
– Verletzungsauswirkung 13
Wundheilungsstörung
– nach Amputation 127
– Weichteilschaden, sekundärer 90

X

X-Bein 136

Z

Zervikalstütze
– harte 298
– weiche 298
Zugbeanspruchung 26
Zugspannung 25
ZVK (zentraler Venenkatheter) 324
Zweibeinbeuge, dynamisch stabilisierte 157
Zweibeinstand, statisch stabilisierter 157
Zweietagenfraktur 74
Zwei-Punkte-Gang 166
Zwei-Säulen-Modell der Wirbelsäule 261
Zwerchfellkräftigung 339